SOFORTMASSNAHMEN

Wenn es um Sekunden geht

Dieser Abschnitt des Buches unterrichtet über Sofortmaßnahmen in dringenden Notfällen. Im Hauptteil werden alle Fälle noch einmal ausführlich behandelt. Es empfiehlt sich, die Hauptabschnitte öfter zu lesen und die Maßnahmen zu üben. Tritt ein Notfall ein, dienen die knappen Hinweise dieses Abschnittes, falls erforderlich, als Gedächtnisstütze.

Notruf: 110 **Feuerwehr: 112**

Ein Notruf muß folgende Informationen enthalten:

- Unfallort (Ort, Straße, Hausnummer, Stockwerk; Autobahn, Bundesstraße usw., bei Ortschaft X bzw. bei Kilometerstein Y).
- Art des Unglücks (Verkehrsunfall, Brand); Beschreibung des Unfallhergangs; Besonderheiten (gefährliche Ladung o. ä.).
- Zahl der Verletzten.
- Art der Verletzungen und Besonderheiten (Vergiftung, Schock, Atemstillstand, starke Blutung).
- Wer der Anrufer ist (Name, Adresse, Rufnummer).

Teilen Sie alles Notwendige klar mit.
Fassen Sie sich kurz.

ATEMSPENDE

Bei Atemstillstand tritt innerhalb weniger Minuten mit hoher Wahrscheinlichkeit eine Schädigung des Gehirns ein. Durch die Atemspende wird so lange Luft in die Lungen geblasen, bis die Atmung des Betroffenen wieder einsetzt.

Mund-zu-Mund-Beatmung

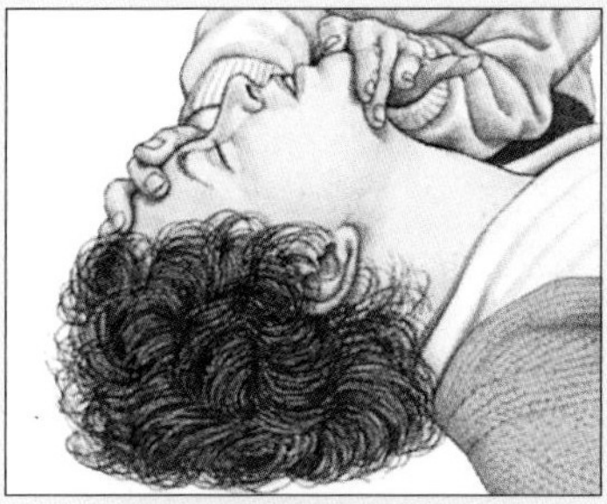

1 Wenn der Betroffene nicht mehr atmet, überstrecken Sie seinen Hals, um die Atemwege freizumachen: Legen Sie dazu eine Hand auf seine Stirn, und drücken Sie den Kopf zurück. Mit der andern Hand heben Sie das Kinn an.

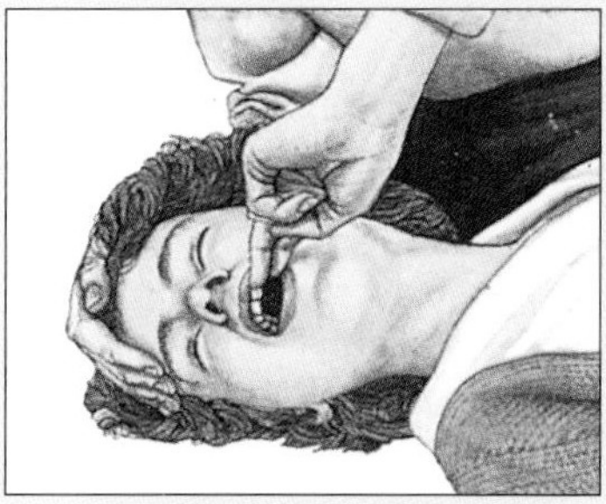

2 Entfernen Sie alles, was bei der Atemspende hinderlich sein könnte, aus dem Gesicht des Betroffenen, etwa eine Brille. Drehen Sie den Kopf zur Seite, und entfernen Sie alle Fremdstoffe aus dem Mund.

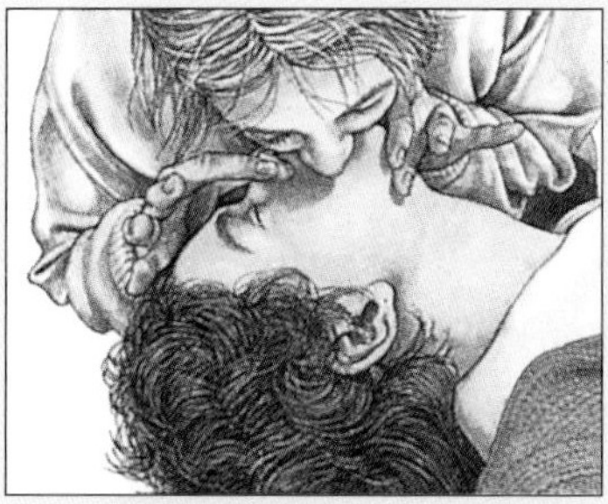

3 Verschließen Sie die Nase des Betroffenen mit den Fingern, und blasen Sie in seinen Mund Luft ein – möglichst rasch vier volle Atemzüge hintereinander. Bei Säuglingen und Kleinkindern umschließen Sie gleichzeitig Nase und Mund mit Ihrem Mund.

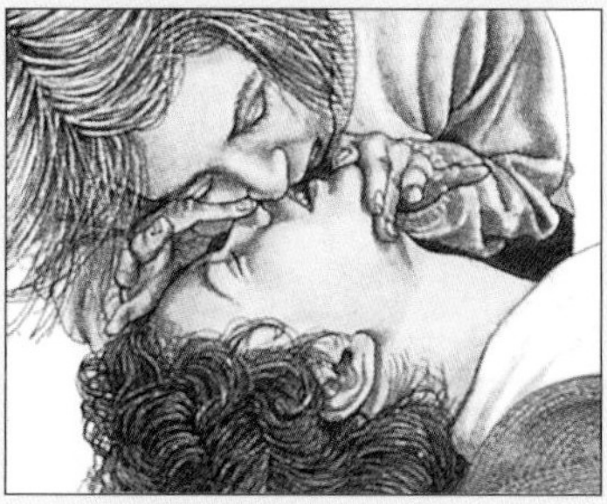

4 Nach vier Atemzügen beobachten Sie, ob der Brustkorb des Betroffenen zurücksinkt. Ist dies der Fall, setzen Sie die Atemspende fort, nun aber im normalen Atemrhythmus. Bei Säuglingen und Kleinkindern müssen Sie etwas schneller beatmen. Blasen Sie die Luft bei einem Kleinkind behutsamer ein als bei einem Erwachsenen. Blasen Sie bei einem Säugling in kleinen, sanften Stößen.

Fortsetzung nächste Seite

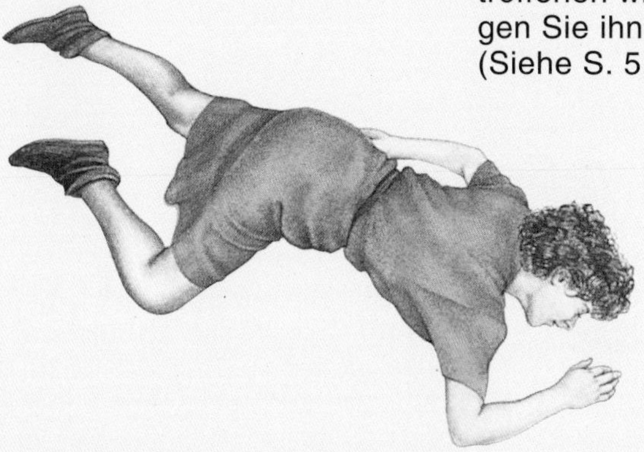

5 Wenn die Atmung bei dem Betroffenen wieder einsetzt, bringen Sie ihn in die Seitenlage. (Siehe S. 5.)

BEWUSSTLOSIGKEIT

Drehen Sie einen bewußtlosen, aber atmenden Menschen in die Seitenlage. (Das gilt nicht, wenn Sie einen Bruch der Wirbelsäule vermuten.) Durch diese Lagerung, besonders durch das Überstrecken des Halses, wird verhindert, daß Blut, Speichel oder die Zunge die Atemwege verschließt.

Einen Bewußtlosen in die Seitenlage bringen

1 Knien Sie sich in einem Abstand von etwa 25 cm neben dem Betroffenen hin. Drehen Sie seinen Kopf zu sich. Überstrecken Sie den Kopf nach hinten, damit die Atemwege frei werden.

2 Legen Sie den nahen Arm des Betroffenen an seiner Seite entlang. Stecken Sie den Arm ein wenig unter den Körper. Legen Sie den andern Arm quer über die Brust. Legen Sie den fernen Fußknöchel über den nahen Knöchel.

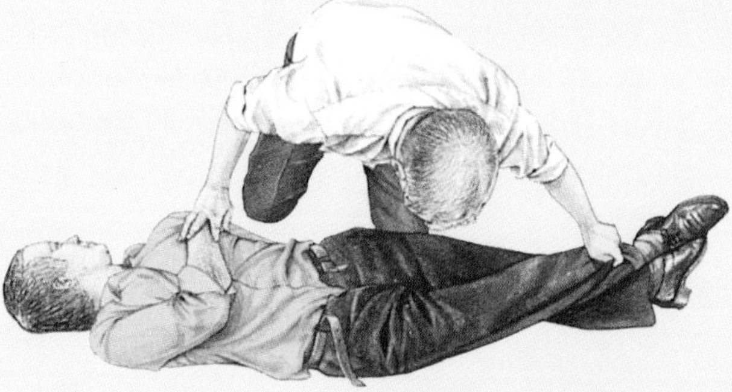

3 Stützen Sie den Kopf des Betroffenen mit einer Hand ab. Ergreifen Sie die Kleidung an der fernen Hüfte mit der andern Hand.

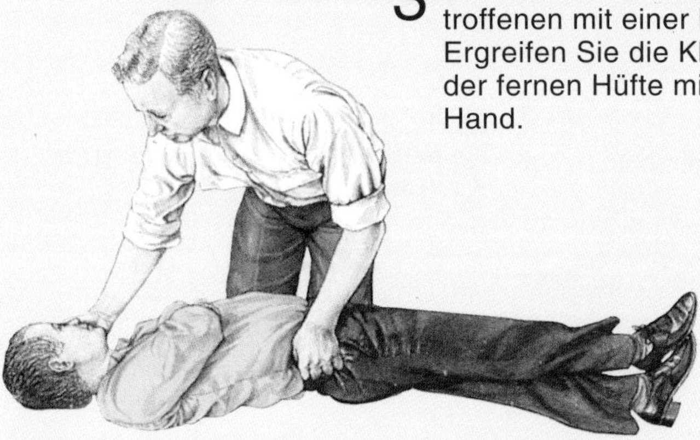

Fortsetzung nächste Seite

4 Drehen Sie den Betroffenen herum, indem Sie ihn schnell zu sich herziehen. Stützen Sie ihn dabei mit den Knien.

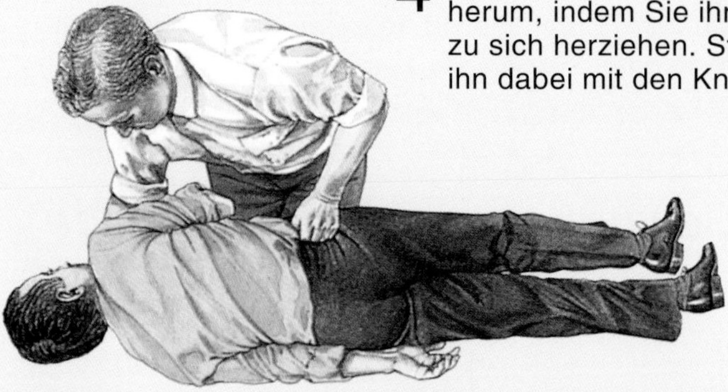

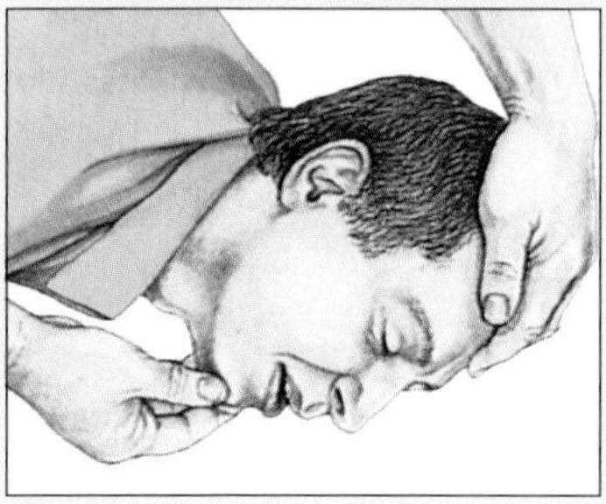

5 Überstrecken Sie den Kopf des Bewußtlosen, indem Sie ihn im Nacken nach hinten beugen. Dadurch werden die Luftwege offengehalten, so daß der Betroffene ungehindert atmen kann.

6 Winkeln Sie den Arm an, der Ihnen näher liegt, um den Oberkörper des Bewußtlosen zu stützen. Beugen Sie das nahe Bein, um den Unterkörper zu stützen. Ziehen Sie den andern Arm unter dem Körper hervor.

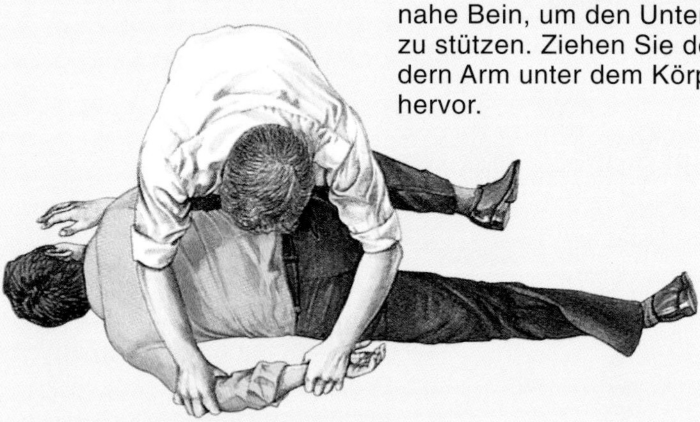

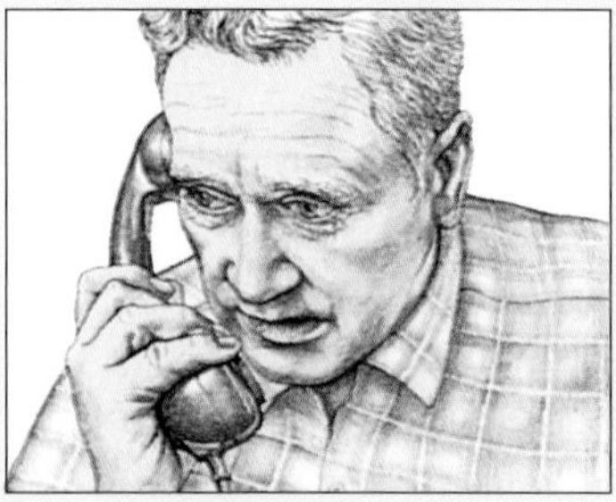

7 Wählen Sie den Notruf 110. (Siehe S. 1.)

BLUTUNGEN

Selbst wenn es Ihnen nicht gelingt, eine Blutung vollständig zu stillen, kann auch eine Minderung schon lebensrettend sein.

Blutung aus einer tiefen Schnittwunde

1 Legen Sie den Verletzten hin. Entfernen Sie möglichst die Kleidung im Wundbereich.

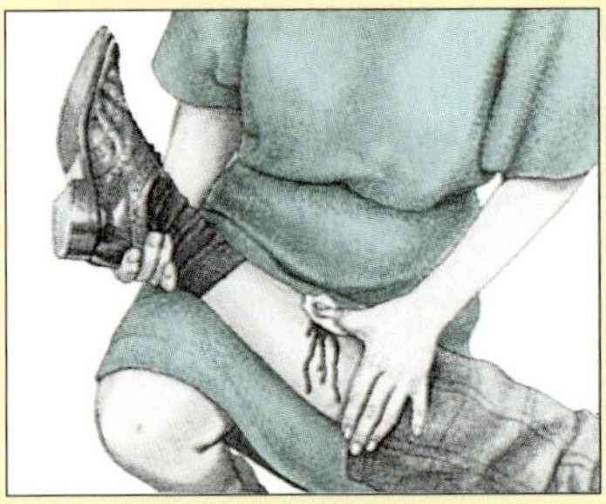

2 Wenn sich kein großer Fremdkörper in der Wunde befindet, drücken Sie mit einem sauberen, saugfähigen Material oder mit den bloßen Händen fest auf die Wunde. Heben Sie den Körperteil mit der Wunde möglichst über die Höhe des Herzens an. So fließt das Blut langsamer.

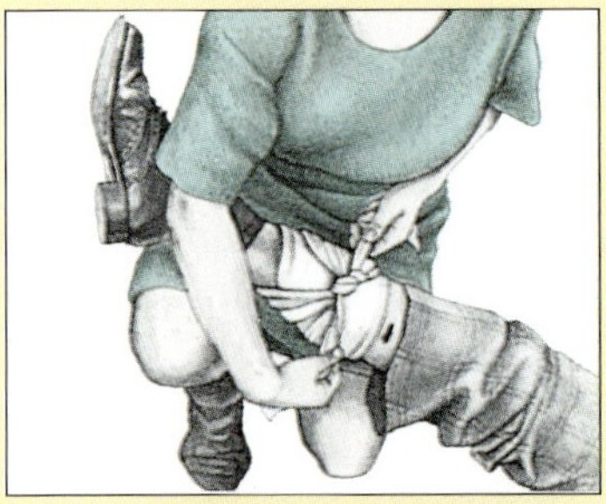

3 Halten Sie den Druck zehn Minuten lang aufrecht. Währenddessen legen Sie eine saugfähige Kompresse, z. B. auch ein sauberes, gefaltetes Taschentuch (Innenseite!) auf die Wunde. Befestigen Sie diese Auflage mit einem Schal oder einem sauberen Stoffstreifen.

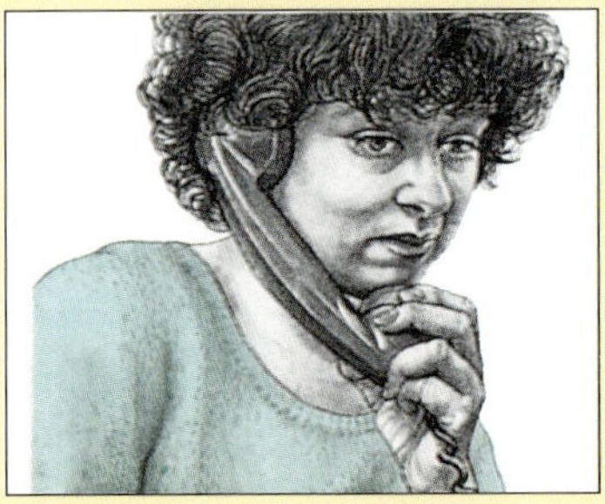

4 Wählen Sie den Notruf 110. (Siehe S. 1.)

Wenn die Wunde groß ist

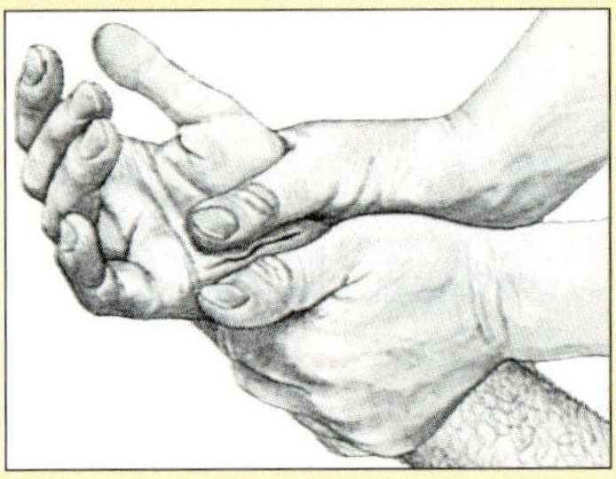

Drücken Sie die Wundränder vorsichtig, aber fest zusammen. Halten Sie diesen Druck zehn Minuten lang aufrecht. Heben Sie den verletzten Körperteil nach Möglichkeit über die Höhe des Herzens an. Weitere Maßnahmen siehe oben, Schritt 3 und 4.

Großer Fremdkörper in der Haut

1 Drücken Sie die Wundränder um den Fremdkörper zusammen.

- *Versuchen Sie nicht, den Fremdkörper zu entfernen. Möglicherweise verschließt er ein Gefäß.*

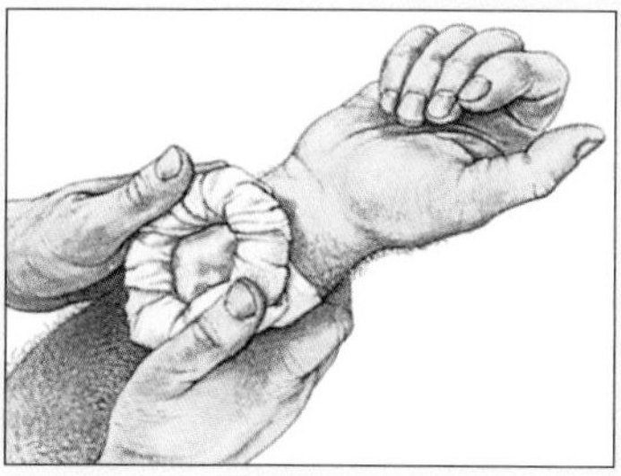

2 Decken Sie die Wunde mit einem sauberen Tuch ab. Legen Sie anschließend ein dickes, ringförmiges Polster aus sauberem Material um die Wunde. Das Polster muß möglichst höher sein als der Fremdkörper, damit auf diesen kein Druck ausgeübt wird. (Siehe S. 123.)

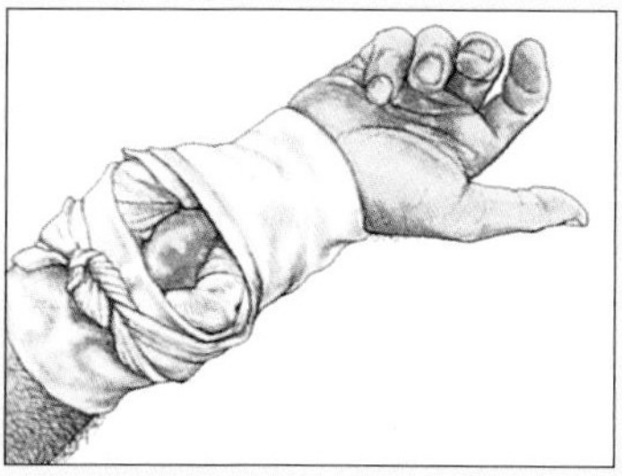

3 Legen Sie einen Verband aus schräg geführten Stoffstreifen an. Dieser Verband darf nicht über den Fremdkörper gelegt werden. Wenn Sie richtiges Verbandmaterial zur Hand haben – um so besser.

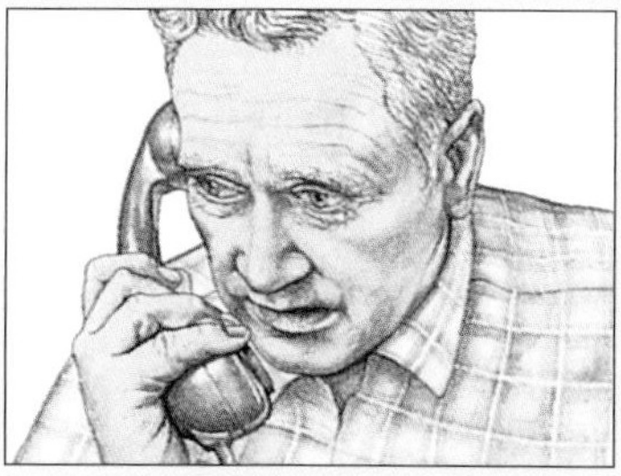

4 Wählen Sie den Notruf 110. (Siehe S. 1.)

Blutung, die nicht zu stillen ist

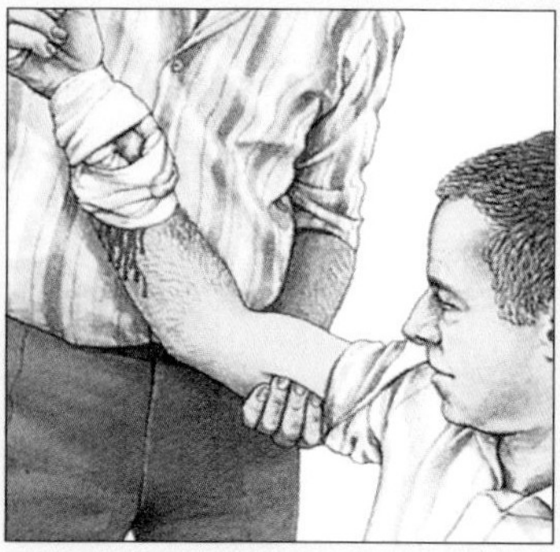

1 **Starke Blutung am Arm**
Wenn alle andern Maßnahmen keinen Erfolg haben, halten Sie den Arm hoch, und drücken Sie mit den Fingern die Arterie ab, die zwischen den Muskeln auf der Innenseite des Oberarms verläuft. Drücken Sie die Arterie fest gegen den Knochen.

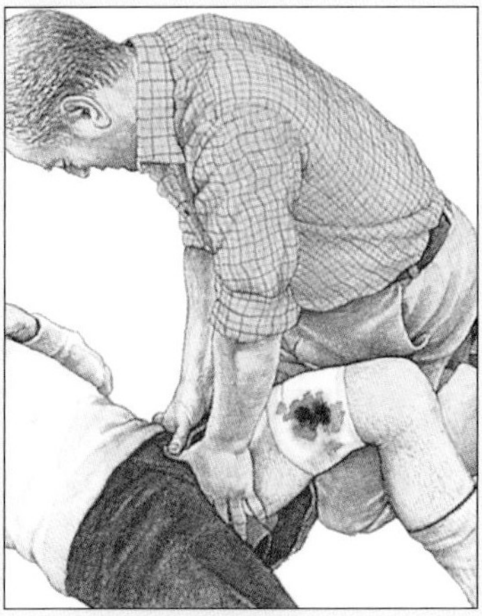

Starke Blutung am Bein
Wenn alle andern Maßnahmen keinen Erfolg haben, drücken Sie die Oberschenkelarterie ab. Legen Sie den Verletzten hin, und winkeln Sie das verletzte Bein an. Drücken Sie mit den beiden übereinandergelegten Daumen die Arterie in der Mitte der Leistenbeuge gegen den Beckenknochen.

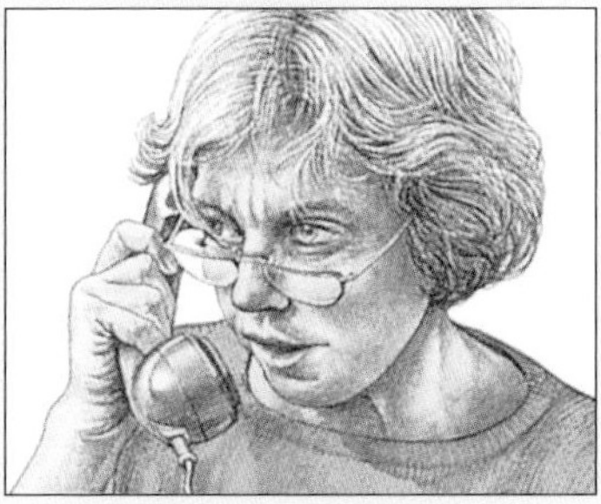

2 Bitten Sie jemanden, den Notruf 110 zu wählen. (Siehe S. 1.)

Blutung aus der Nase, einem Ohr oder dem Mund

1 Die Ursache kann eine schwere Kopf- oder Brustverletzung sein. Betten Sie den Verletzten in einer halb sitzenden Lage. Der Kopf wird nach der verletzten Seite hin geneigt, damit das Blut abfließen kann.

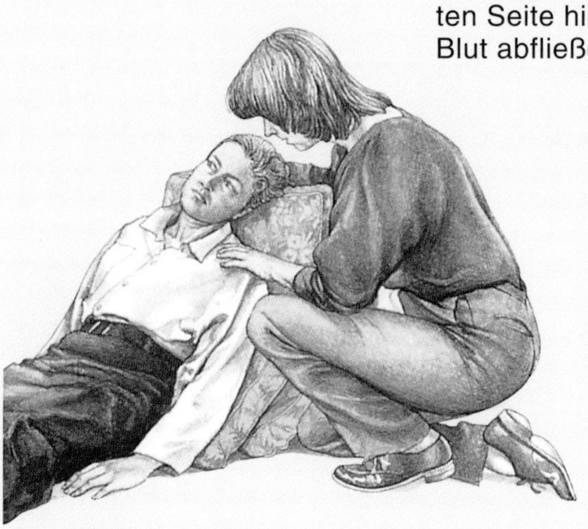

Fortsetzung nächste Seite

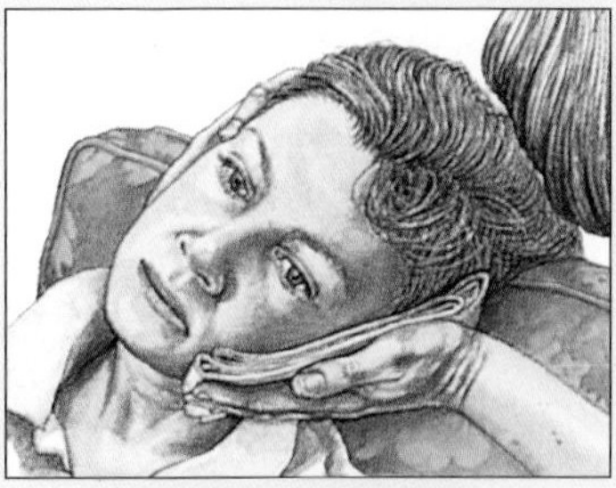

2 Decken Sie die Stelle ab, an der das Blut austritt, aber üben Sie keinen Druck aus.

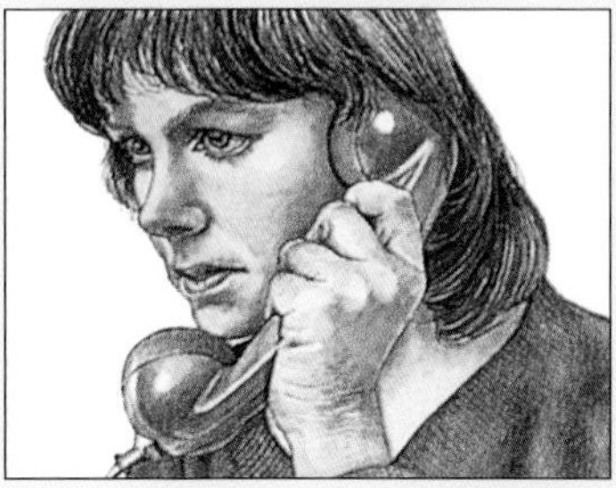

3 Wählen Sie den Notruf 110.
(Siehe S. 1.)

4 Wenn der Verletzte das Bewußtsein verliert, bringen Sie ihn in die Seitenlage.
(Siehe S. 5.)

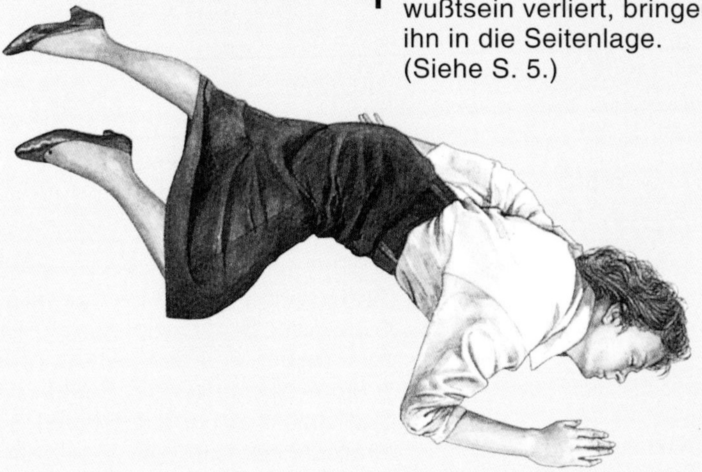

ELEKTRISCHER SCHLAG

Wenn jemand einen elektrischen Schlag bekommt, muß man vor allen andern Hilfsmaßnahmen zuerst den Strom unterbrechen.

Unfall durch elektrischen Strom

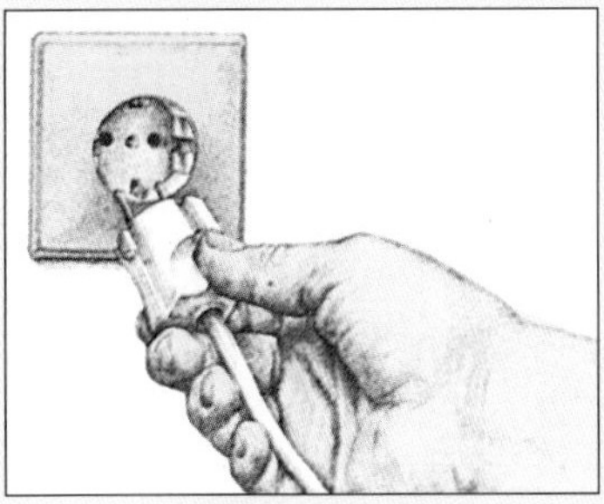

1 Unterbrechen Sie den Strom, indem Sie den Stecker herausziehen. Nötigenfalls schalten Sie die Sicherung am Hauptsicherungskasten aus.

- *Benutzen Sie nicht den Schalter am Gerät. Die Ursache des Unfalls kann ein schadhafter Schalter sein.*

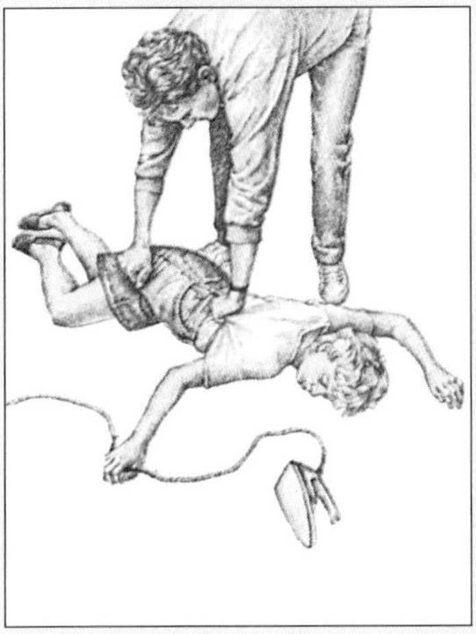

2 Wenn der Strom nicht ausgeschaltet werden kann, stellen Sie sich auf trockenes, isolierendes Material, etwa eine dicke Schicht Zeitungspapier, eine Gummimatte oder einen Holzkasten. Ergreifen Sie den Verunglückten an der Kleidung, und ziehen Sie ihn weg. Sie können ihn auch mit dem Fuß wegschieben.

- *Fassen Sie den Verunglückten nicht am Körper an.*

3 Wenn der Verunglückte das Bewußtsein verloren hat, bringen Sie ihn in die Seitenlage. (Siehe S. 5.)

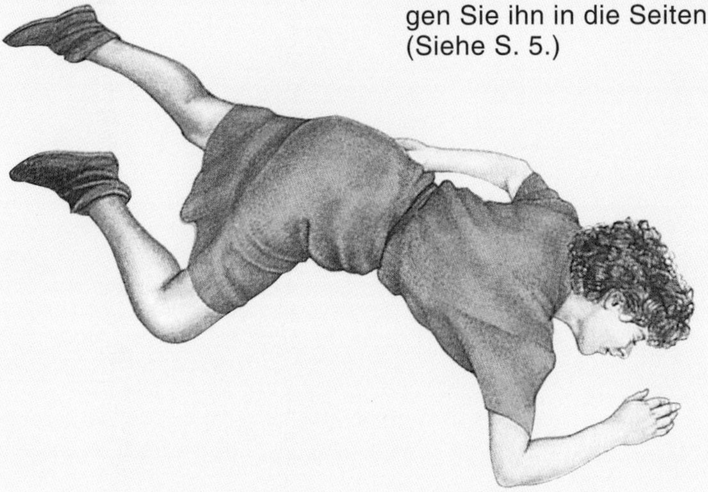

Fortsetzung nächste Seite

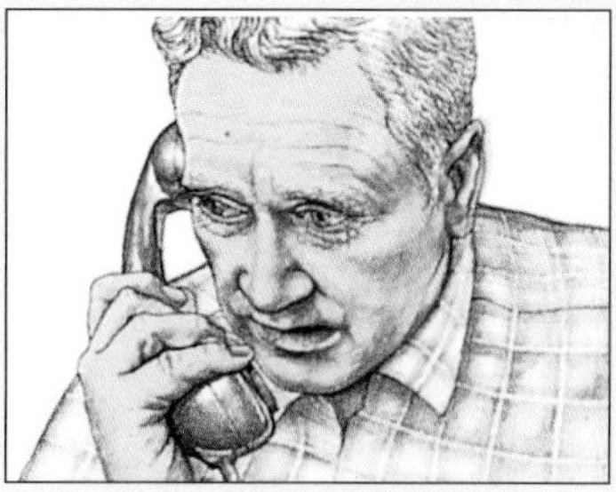

4 Wählen Sie den Notruf 110. (Siehe S. 1.)
Geben Sie an, wie lange der Verunglückte mit dem Strom in Berührung war.

ERSTICKUNGSANFALL

Alle Fremdkörper, die in die Luftröhre gelangt sind, müssen so schnell wie möglich wieder herausgebracht werden.

Wenn der Betroffene bei Bewußtsein ist

1 Fordern Sie den Betroffenen auf zu husten. Manchmal genügt dies schon, um den Fremdkörper zu lösen.

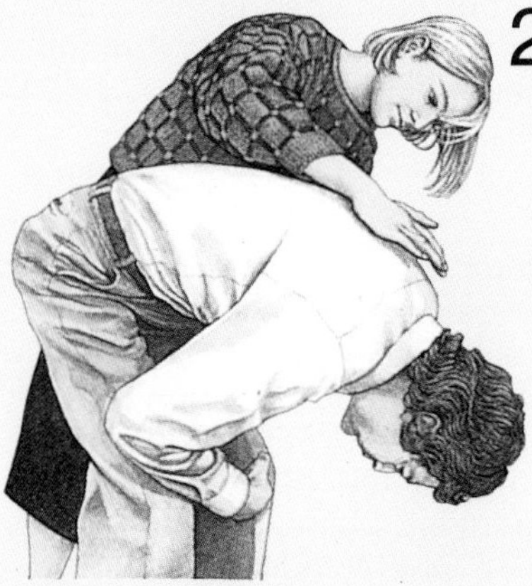

2 Hat das Husten keinen Erfolg, helfen Sie dem Betroffenen, den Oberkörper weit nach vorn zu beugen, so daß der Kopf sich tiefer befindet als die Brust. Der Betreffende kann dabei sitzen oder stehen. Klopfen Sie ihm jetzt mit dem Handballen mehrmals fest zwischen die Schulterblätter, und zwar stark genug, um den festsitzenden Fremdkörper möglichst zu lösen.

Wenn der Erstickende das Bewußtsein verliert ▶

Wenn ein Kind betroffen ist

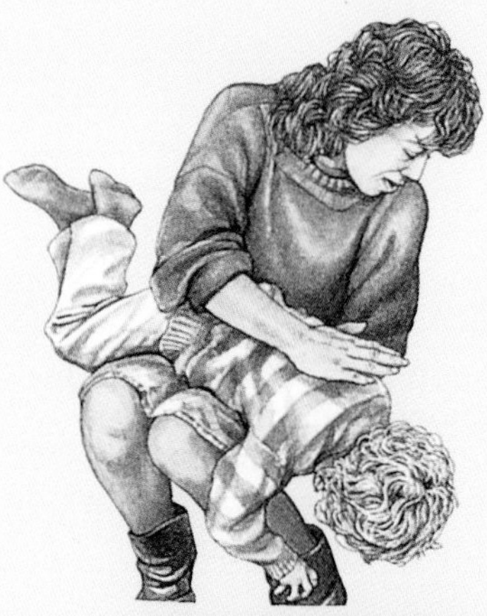

Behandlung eines Kleinkinds
Überprüfen Sie, ob sich ein Fremdkörper im Mund oder im Rachen befindet, den Sie entfernen können. Fordern Sie das Kind auf zu husten. Wenn dies keinen Erfolg hat, legen Sie es mit dem Kopf nach unten übers Knie. Stützen Sie seine Brust, und klopfen Sie ihm mehrmals mit dem Handballen fest genug auf den Rücken, um den Fremdkörper zu lösen.

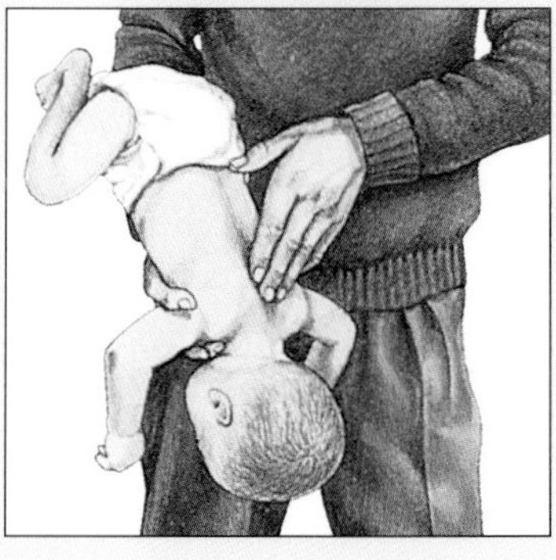

Behandlung eines Säuglings
Legen Sie einen Säugling mit dem Kopf nach unten auf Ihren Unterarm. Halten Sie dabei Kopf und Brust mit der Hand. Klopfen Sie mit den Fingern mehrmals kräftig zwischen die Schulterblätter. Diese Schläge dürfen bei weitem nicht so stark ausgeführt werden wie bei einem Erwachsenen.

Wenn der Erstickende das Bewußtsein verliert

1 Beginnen Sie mit der Atemspende. (Siehe S. 3.)

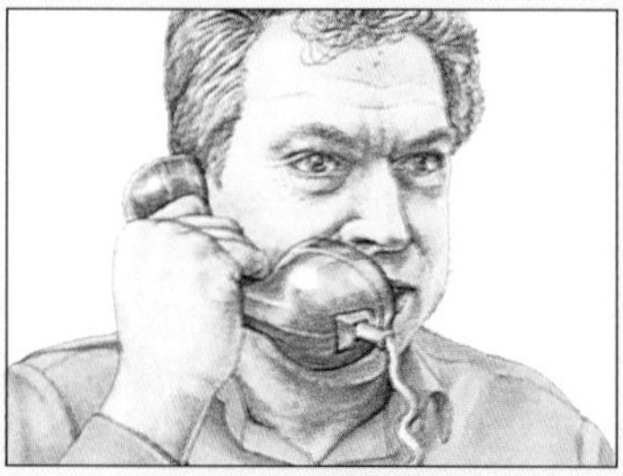

2 Wenn eine dritte Person anwesend ist, bitten Sie sie, den Notruf 110 zu wählen. (Siehe S. 1.) Wenn Sie allein sind, hören Sie mit der Atemspende erst dann auf, wenn die normale Atmung wieder einsetzt.

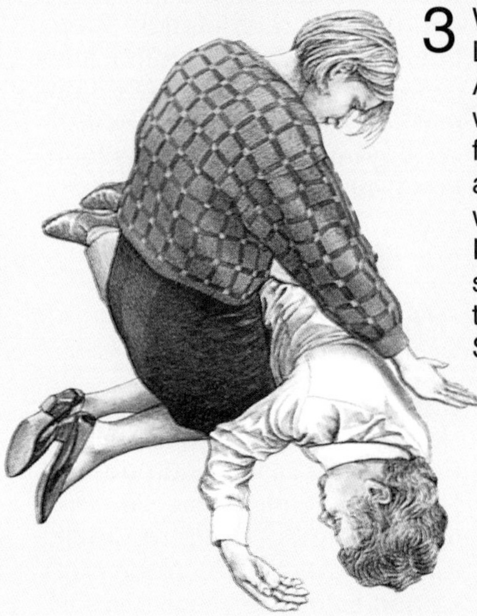

3 Wenn bei der Atemspende die Lungen durch die ersten vier Atemzüge nicht mit Luft gefüllt werden, drehen Sie den Betroffenen auf die Seite, und zwar auf diejenige, die Ihnen zugewandt ist. Seine Brust lehnt an Ihren Oberschenkeln. Überstrecken Sie den Kopf des Betroffenen nach hinten. Klopfen Sie mehrmals auf den Rücken.

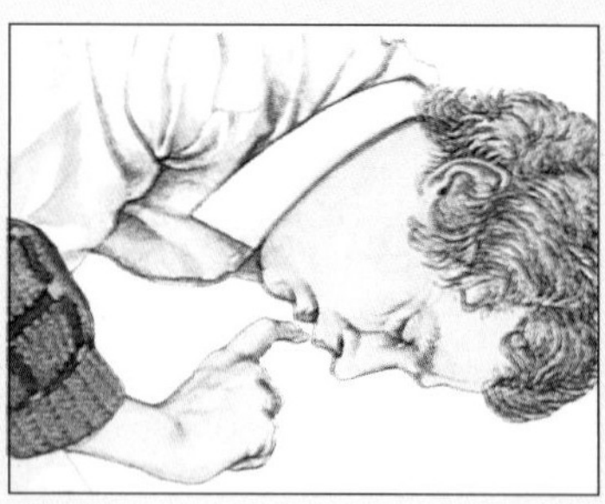

4 Schauen Sie im Mund des Betroffenen nach, ob sich der Fremdkörper gelöst hat. Wenn ja, nehmen Sie ihn mit dem gekrümmten Finger heraus.

5 Wenn nicht, nehmen Sie die Atemspende wieder auf.

6 Wenn sich die Lungen nach den ersten vier Atemzügen nicht mit Luft füllen, wiederholen Sie die Schritte 3 und 4.

FEUER

Wenn sich Feuer in einem Raum ausbreitet, fliehen Sie rasch. Rauch von schwelenden Kunststoffen kann tödlich wirken.

Ein Fritiertopf fängt Feuer

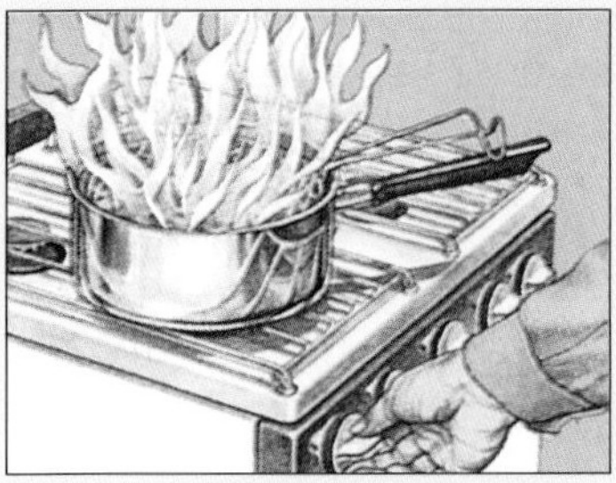

1 Stellen Sie die Herdplatte oder Gasflamme ab.

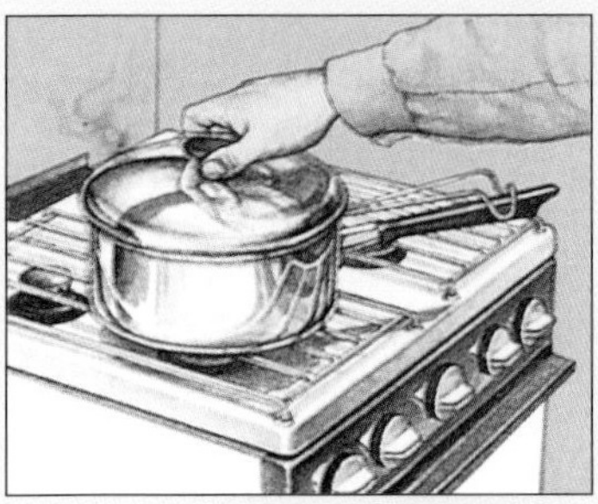

2 Decken Sie den Topf mit einer Löschdecke, einem schweren nassen Tuch, einem Holzbrett oder einem großen Deckel oder Teller ab.

- *Bewegen Sie den Topf nicht.*
- *Löschen Sie nicht mit Wasser.*
- *Lassen Sie den Deckel auf dem Topf, bis dieser abgekühlt ist.*

Ein Elektrogerät brennt

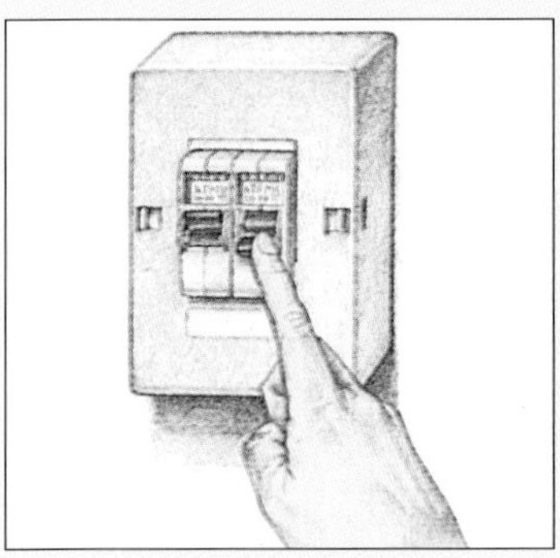

1 Schalten Sie den Strom am Hauptsicherungskasten aus, oder ziehen Sie, wenn das möglich ist, den Stecker aus der Steckdose.

2 Löschen Sie das Feuer mit Wasser oder einem Feuerlöscher – aber nicht, wenn ein Fernsehgerät oder Computer brennt. (Siehe S. 16.)

- *Löschen Sie ein brennendes Elektrogerät nicht mit Wasser, wenn der Strom eingeschaltet ist.*

Fortsetzung nächste Seite

Ein Fernsehgerät brennt ▶
Ein Ölofen brennt ▶
Kunststoff brennt ▶
Kleidung brennt ▶
Brandgeruch ▶
In einem Stockwerk eingeschlossen ▶

Feuer

Feuer

Ein Fernsehgerät oder Computer brennt

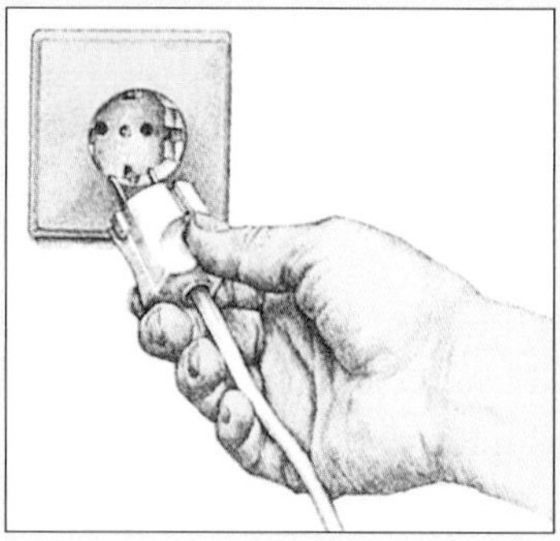

1 Ziehen Sie den Stecker heraus, oder stellen Sie den Strom durch den Schalter am Hauptsicherungskasten ab.

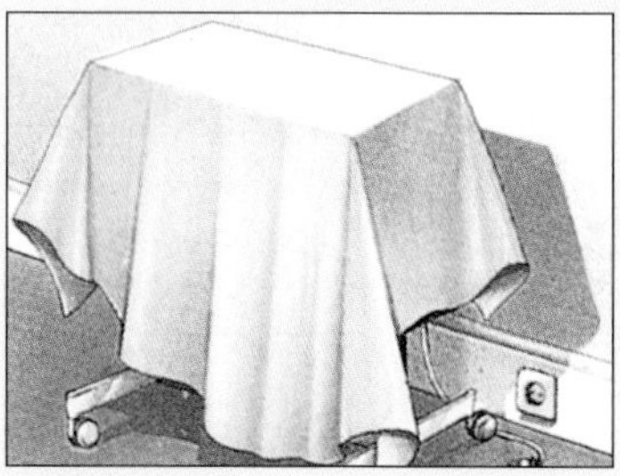

2 Ersticken Sie die Flammen mit einer Decke, einem Teppich oder einer Löschdecke.

- *Löschen Sie den Brand nicht mit Wasser oder einem Feuerlöscher, denn im Gerät kann noch eine Restspannung vorhanden sein.*

Ein Ölofen brennt

1 Drehen Sie, wenn das möglich ist, den Ölhahn am Ofen zu.

2 Löschen Sie mit einem Feuerlöscher (CO_2 oder Pulver). Ist keiner vorhanden, lassen Sie das Öl ausbrennen. Entfernen Sie brennbare Gegenstände in einem Umkreis von 2 m. Befeuchten Sie sie mit Wasser.

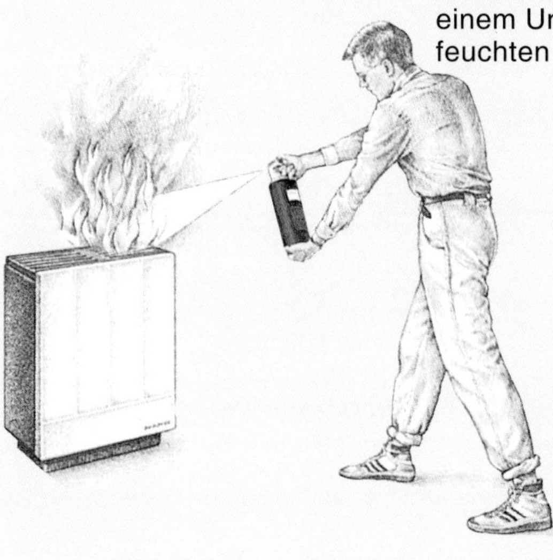

- *Versuchen Sie nicht, den Brand mit Wasser zu löschen, da der Brenner glühend ist und beim Auftreffen des Wassers zerreißen kann. Außerdem kann es, wenn Öl mit Wasser gelöscht wird, zu einer Explosion kommen, ähnlich wie bei brennendem Fett.*

Kunststoff brennt

Wenn Kunststoffe brennen, entsteht ein beißender Rauch, der einen Menschen rasch bewußtlos machen oder vergiften kann.

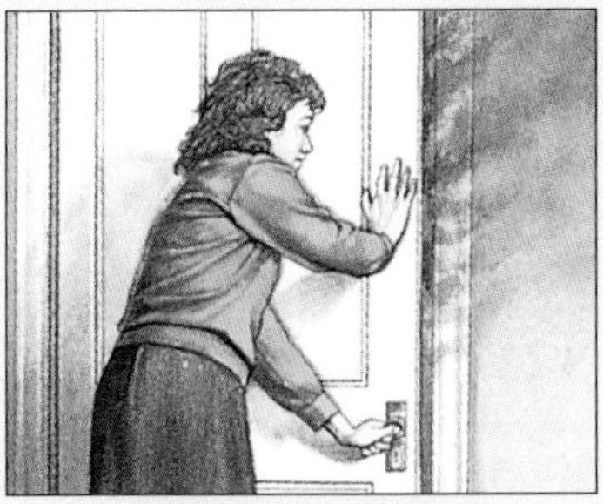

1 Versuchen Sie nicht, das Feuer zu löschen. Verlassen Sie das Zimmer, und schließen Sie die Tür, damit sich der Rauch nicht ausbreiten kann.

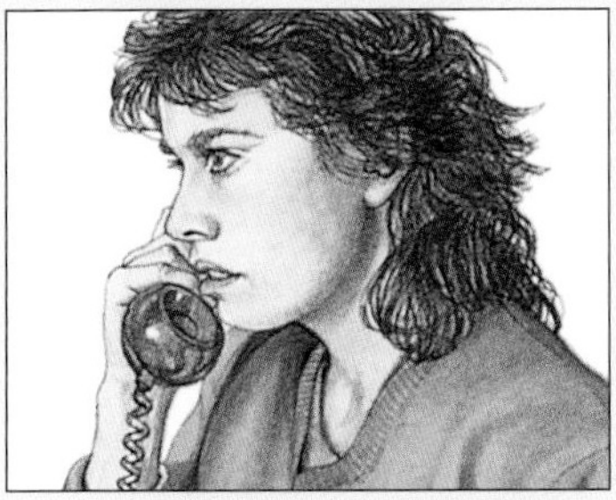

2 Rufen Sie die Feuerwehr. (Notruf 112; siehe S. 1.)

Brandgeruch ▶

In einem Stockwerk eingeschlossen ▶

Kleidung brennt

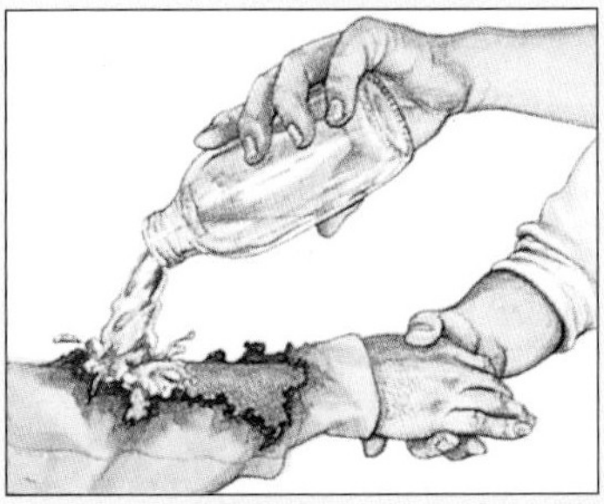

1 Legen Sie den Betroffenen auf den Boden, damit die aufwärts strebenden Flammen nicht auf seinen Kopf übergreifen. Löschen Sie das Feuer mit Wasser oder einer andern nicht brennbaren Flüssigkeit. (In einer Küche ist vielleicht Milch zur Hand.)

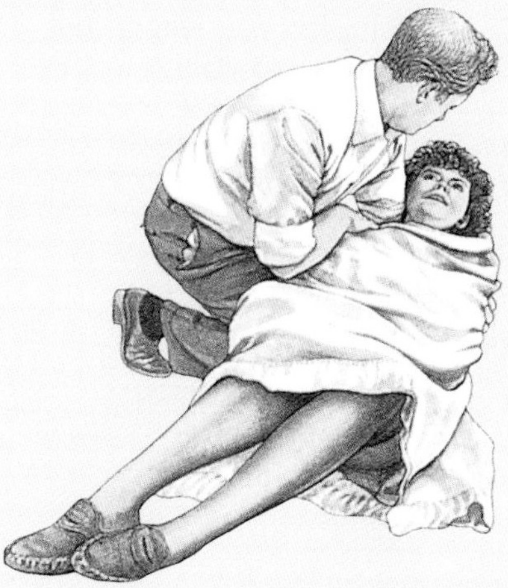

Sie können den Betroffenen auch fest in einen Mantel oder einen dicken Stoff wickeln (Vorhang, Badelaken, Decke; keine Zellstoffdecke). Legen Sie ihn dabei gleichzeitig auf den Boden.

- *Benutzen Sie kein Material aus Synthetikfasern, um die Flammen zu ersticken.*
- *Rollen Sie den Betroffenen nicht auf dem Boden, da sonst die Flammen unverletzte Körperteile versehren können.*

Fortsetzung nächste Seite

2 Behandeln Sie Verbrennungen. (Siehe S. 27.)

Wenn Sie Brandgeruch wahrnehmen

1 Alarmieren Sie alle Hausbewohner. Wenn das Feuer zu stark ist, als daß Sie es selbst bekämpfen könnten, sollten alle das Haus verlassen.

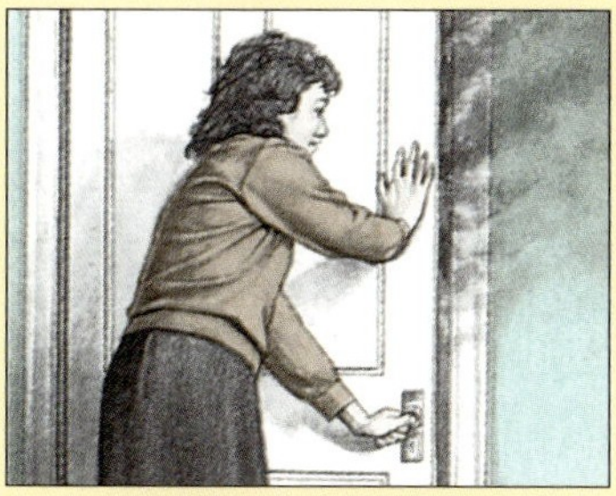

2 Schließen Sie alle Türen hinter sich, damit sich Flammen und Rauch möglichst wenig ausbreiten.

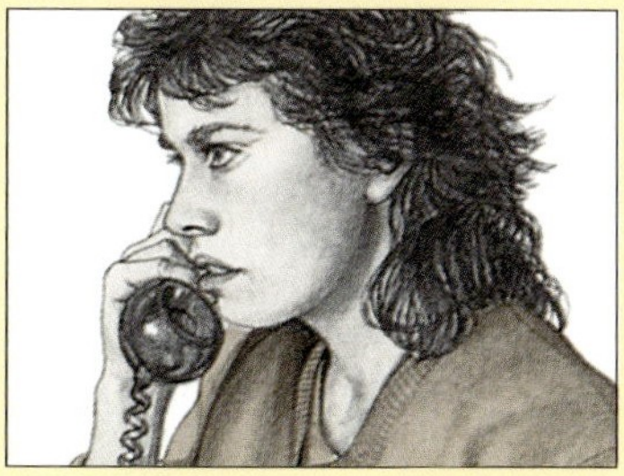

3 Rufen Sie die Feuerwehr. (Notruf 112; siehe S. 1.)

In einem Stockwerk eingeschlossen

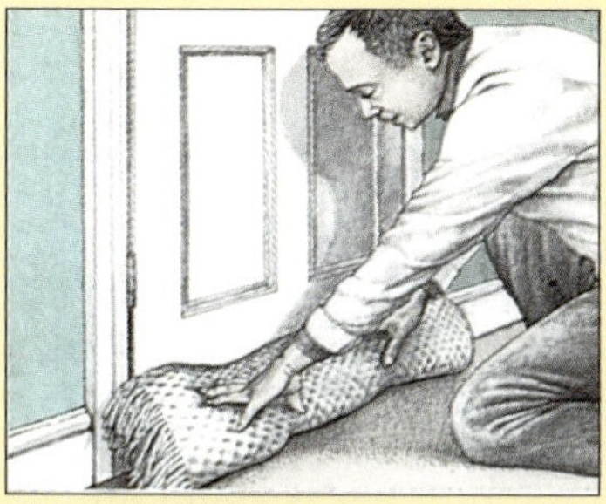

1 Wenn Sie in einem oberen Stockwerk eingeschlossen sind, gehen Sie in ein Zimmer auf der Straßenseite des Hauses. Schließen Sie die Tür, und verstopfen Sie Ritzen mit Bettzeug oder Kleidung.

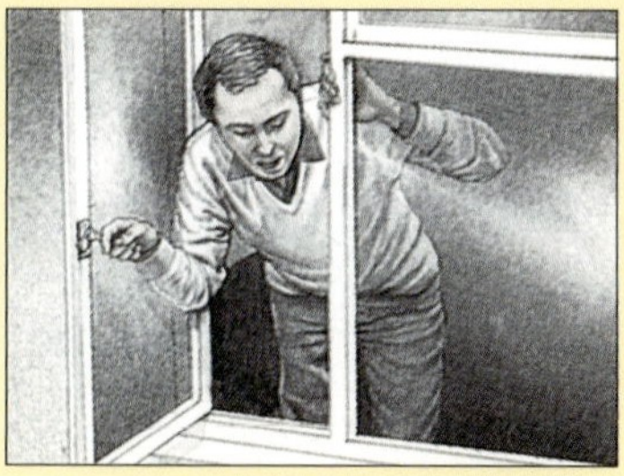

2 Öffnen Sie das Fenster, und rufen Sie um Hilfe. Warten Sie, bis die Feuerwehr kommt.

- *Springen Sie nicht aus dem Fenster – allenfalls im äußersten Notfall.*

GASAUSTRITT

Als erstes muß das Gas am Haupthahn abgestellt werden.

Wenn es stark nach Gas riecht

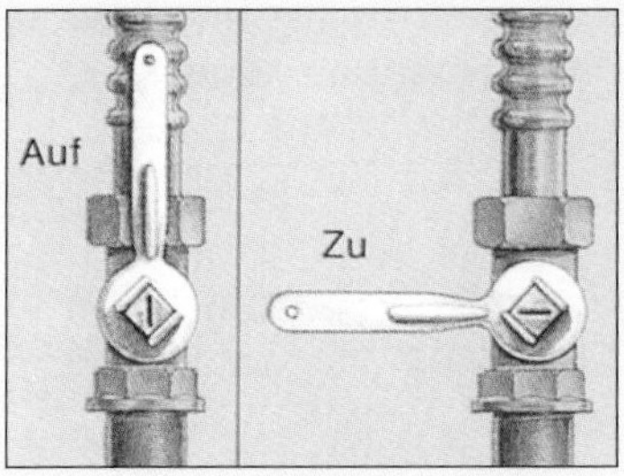

1 Schließen Sie den Hauptgashahn in der Nähe des Gaszählers oder im Keller.

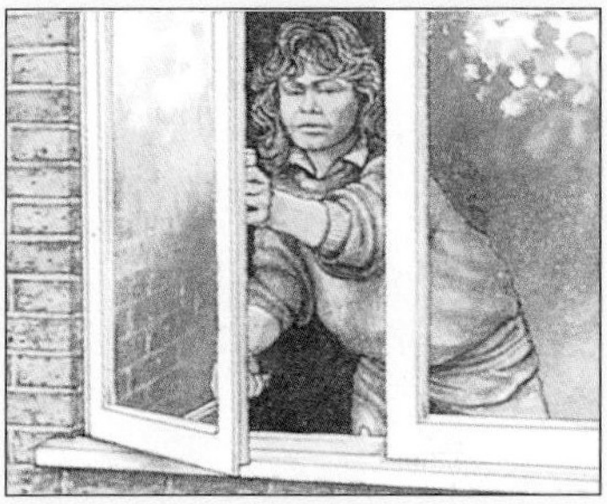

2 Öffnen Sie Türen und Fenster.

Leichter Gasgeruch ▶

3 Löschen Sie Zigaretten und offenes Feuer. Betätigen Sie keine elektrischen Schalter, und ziehen Sie keine Stecker heraus. Dabei könnten Funken entstehen, die das Gasgemisch explodieren lassen.

4 Veranlassen Sie, daß alle Personen das Gebäude schnell

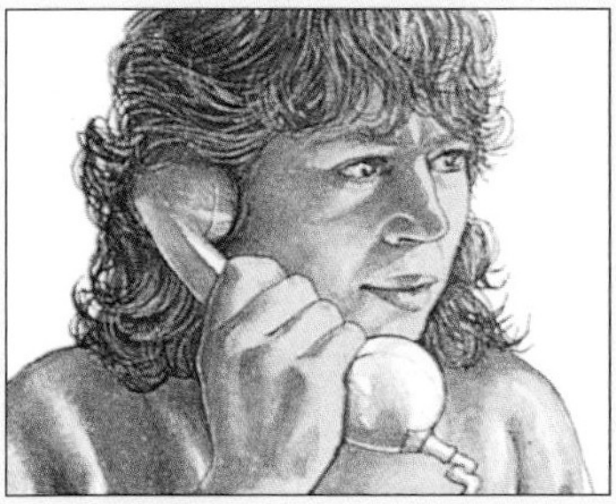

5 Rufen Sie das zuständige Gaswerk oder die Feuerwehr (Notruf 112) oder auch einen Installateur an.

- *Versuchen Sie nicht etwa, die undichte Stelle mit Hilfe einer offenen Flamme (Streichholz, Feuerzeug) zu finden. Bestreichen Sie die Gasleitung mit einer Seifenlauge. An der undichten Stelle treten Seifenblasen auf.*
- *Versuchen Sie nicht, die Leitung selbst zu reparieren.*
- *Betreten Sie keinen Raum oder Bereich, in dem der Gasgeruch besonders stark ist.*

Gaswerk:

Tel. ....

Wenn es leicht nach Gas riecht

1 Suchen Sie sofort die Stelle, aus der das Gas ausströmt. Vielleicht ist die Zündflamme am Gasgerät erloschen, oder die Flamme am Herd ist erloschen.

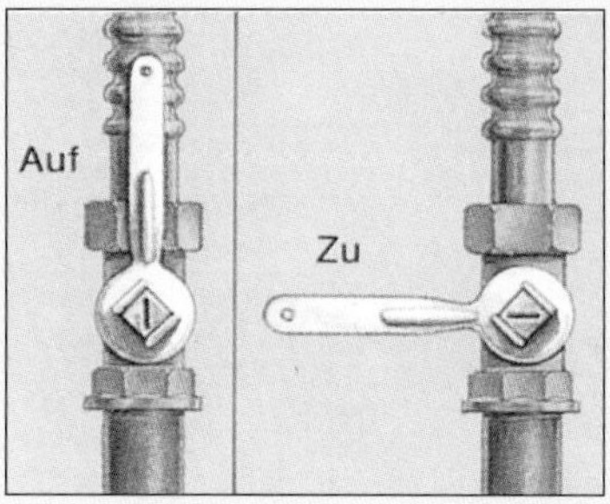

2 Schalten Sie das Gasgerät aus. Schließen Sie den Hauptgashahn in der Nähe des Zählers.

3 Löschen Sie Zigaretten und offenes Feuer.

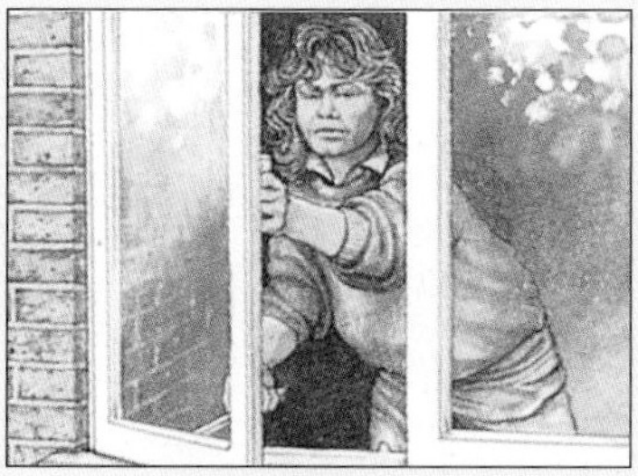

4 Öffnen Sie Türen und Fenster, damit sich das Gas verflüchtigen kann. Warten Sie, bis der Geruch verschwunden ist.

5 Zünden Sie die Zündflamme erst nach etwa drei Minuten

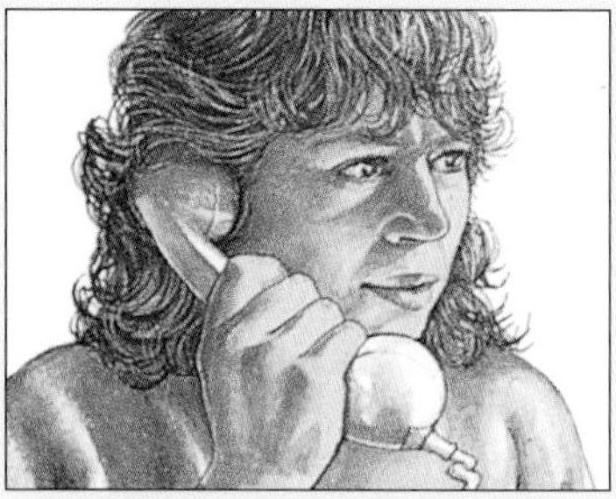

6 Wenn der Geruch weiter anhält oder erneut auftritt, rufen Sie sofort Ihr zuständiges Gaswerk oder einen Installateur an.

- *Versuchen Sie nicht, selbst eine Reparatur auszuführen.*

Gaswerk:

Tel. ....

HERZINFARKT UND SCHLAGANFALL

Herzinfarkt-Symptome Plötzlich einsetzender, vernichtender Schmerz in der Brust, der oft auf die Arme, den Hals und den Unterkiefer ausstrahlt. Manchmal Atemnot, Todesangst.

Schlaganfall-Symptome Kopfschmerzen, einseitige Lähmung des Gesichts, des Körpers oder Beschwerden beim Schlucken und Sprechen. Möglicherweise auch Verwirrung, Schwindel und Bewußtlosigkeit.

Was tun bei einem Herzinfarkt oder Schlaganfall?

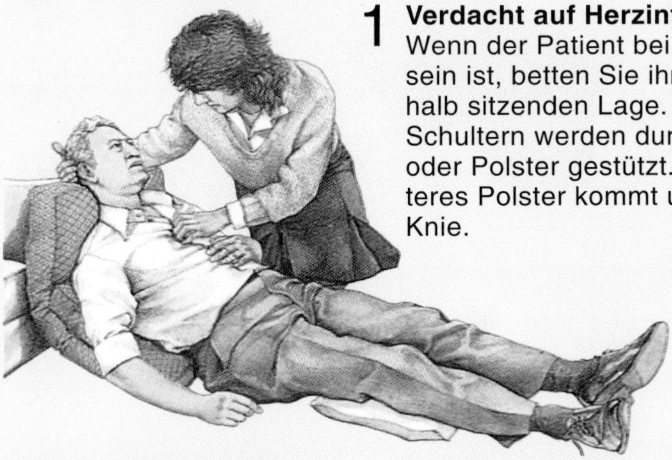

1 **Verdacht auf Herzinfarkt** Wenn der Patient bei Bewußtsein ist, betten Sie ihn in einer halb sitzenden Lage. Kopf und Schultern werden durch Kissen oder Polster gestützt. Ein weiteres Polster kommt unter die Knie.

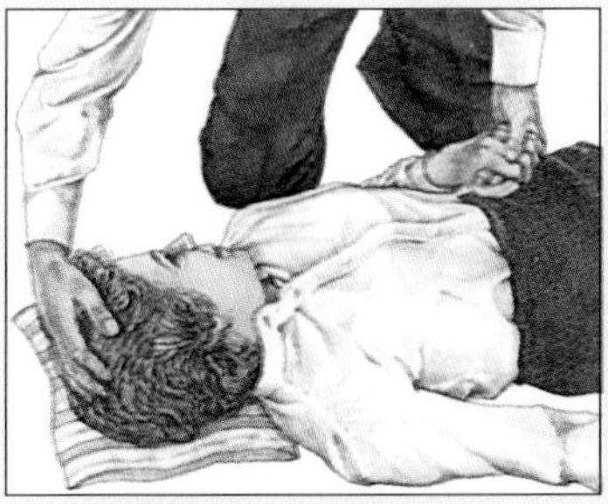

Verdacht auf Schlaganfall Wenn der Patient bei Bewußtsein ist, legen Sie ihn hin. Kopf und Schultern werden auf ein Kissen gebettet und damit leicht erhöht gelagert. Drehen Sie den Kopf zur Seite, damit der Speichel aus dem Mund abfließen kann.

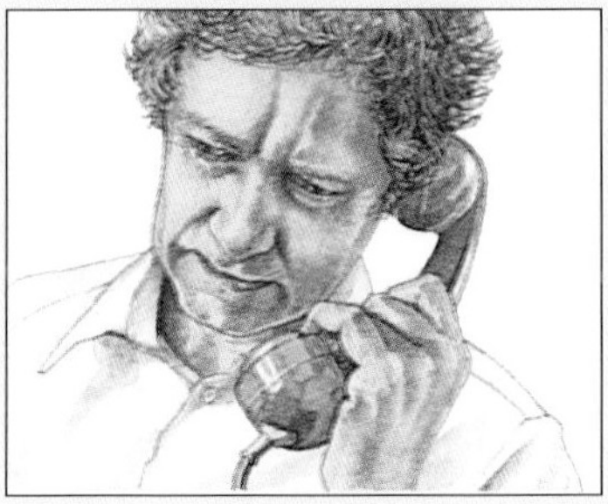

2 Wählen Sie den Notruf 110. (Siehe S. 1.)

Fortsetzung nächste Seite

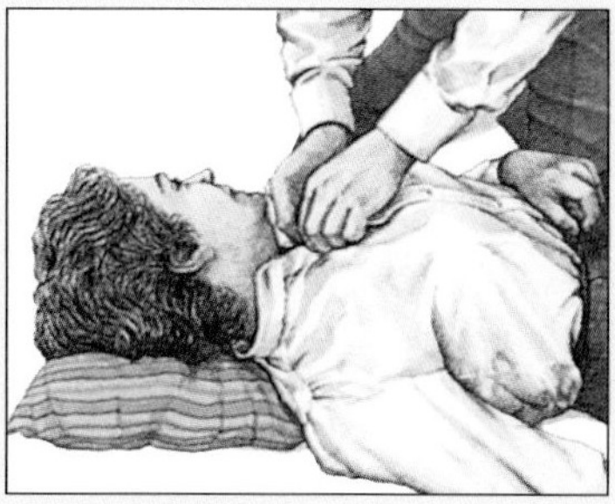

3 Lockern Sie die Kleidung am Hals, an der Brust und um die Taille, damit der Blutkreislauf und die Atmung nicht behindert werden.

- *Geben Sie dem Patienten nichts zu essen oder zu trinken.*
- *Sorgen Sie dafür, daß sich der Patient nicht unnötig bewegt – wodurch sein Herz zusätzlich belastet würde.*

4 Wenn der Patient das Bewußtsein verliert, bringen Sie ihn in die Seitenlage. (Siehe S. 5.)

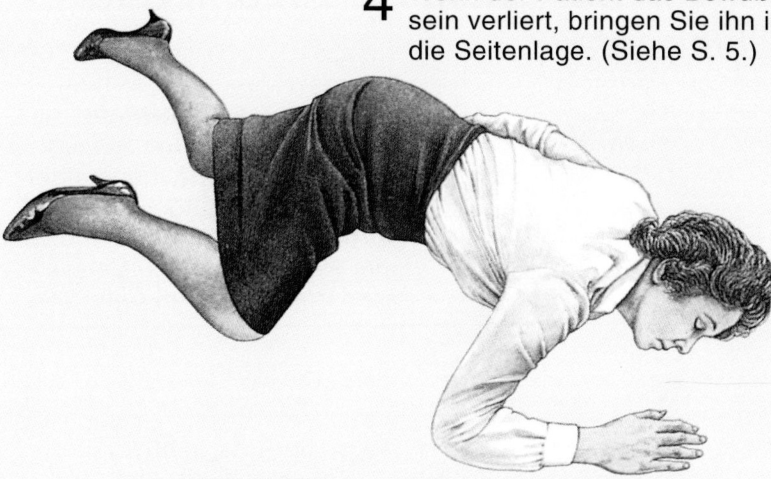

MEDIKAMENTENÜBERDOSIS

Wenn jemand eine Überdosis von Medikamenten oder Drogen eingenommen hat, ist das grundsätzlich ein ernstzunehmender Fall, der dringend ärztlich behandelt werden muß. Zu den Symptomen einer Medikamenten- oder Drogenüberdosis gehören ungewöhnliche Erweiterung oder Verengung der Pupillen, Erbrechen, Atemnot, Bewußtlosigkeit, Schweißausbrüche und Halluzinationen.

Wenn jemand eine Überdosis von einem Medikament eingenommen hat

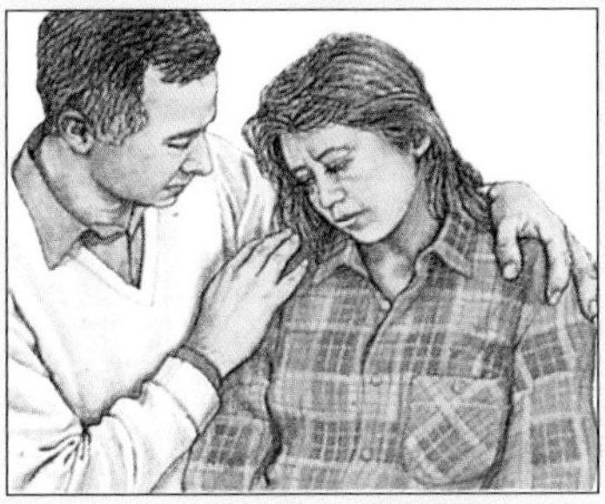

1 Fragen Sie den Betreffenden, was geschehen ist. Versuchen Sie, rasch genaue Informationen über die Medikamente oder Drogen zu bekommen, die er eingenommen hat. Der Betroffene kann jederzeit das Bewußtsein verlieren.

- *Versuchen Sie nicht, den Patienten zum Erbrechen zu bringen. Das kostet Zeit und kann schädlich sein.*

2 Wenn der Patient bewußtlos ist, bringen Sie ihn in die Seitenlage. (Siehe S. 5.)

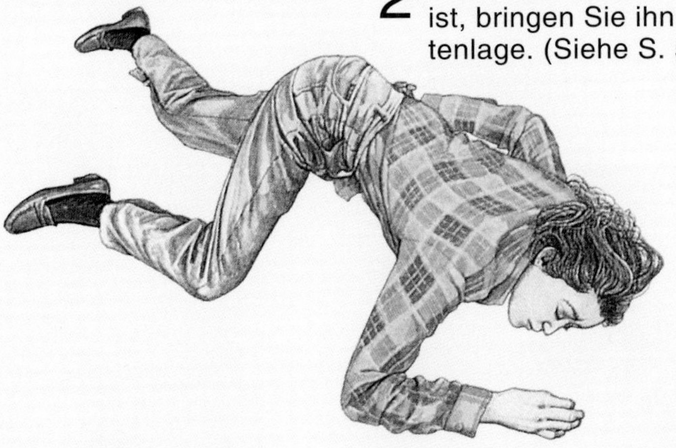

3 Wählen Sie den Notruf 110. (Siehe S. 1.)

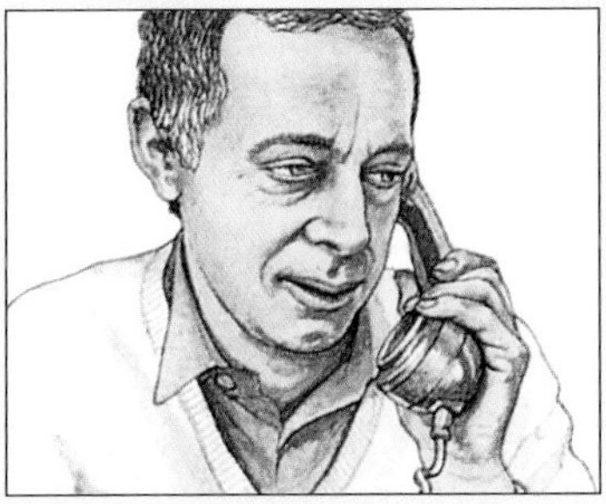

Fortsetzung nächste Seite

Alkoholvergiftung ▶

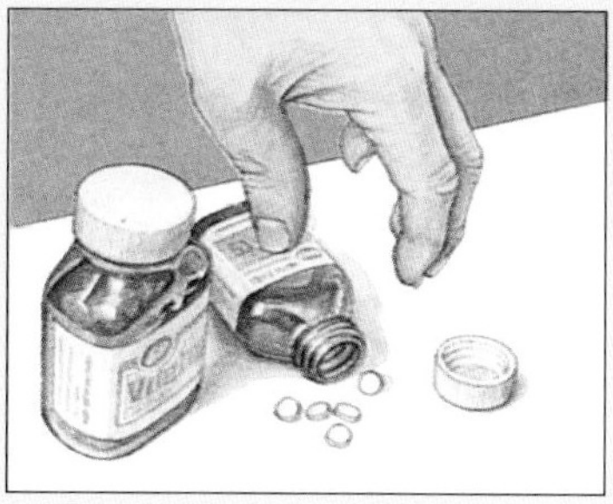

4 Heben Sie eine Probe des Erbrochenen auf, und sammeln Sie alle Flaschen oder Medikamentenschachteln ein, die sich in der Nähe des Betroffenen befinden. Geben Sie diese dem Patienten ins Krankenhaus mit, damit die entsprechende Behandlung eingeleitet werden kann.

Bewußtlosigkeit bei Alkoholvergiftung

1 Bringen Sie den Betroffenen in die Seitenlage, damit er nicht erstickt, wenn er sich erbricht. (Siehe S. 5.)

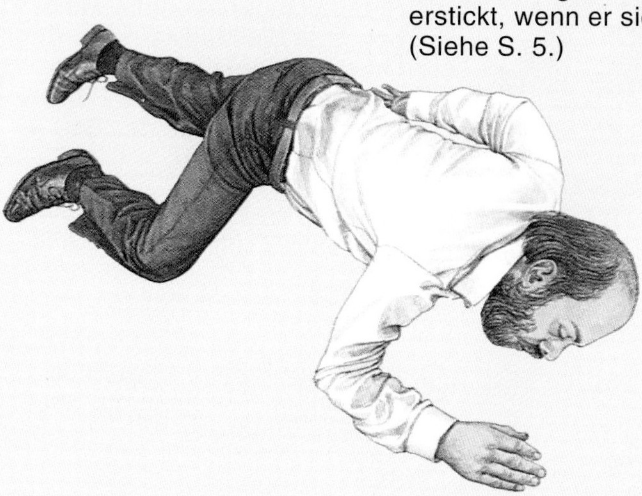

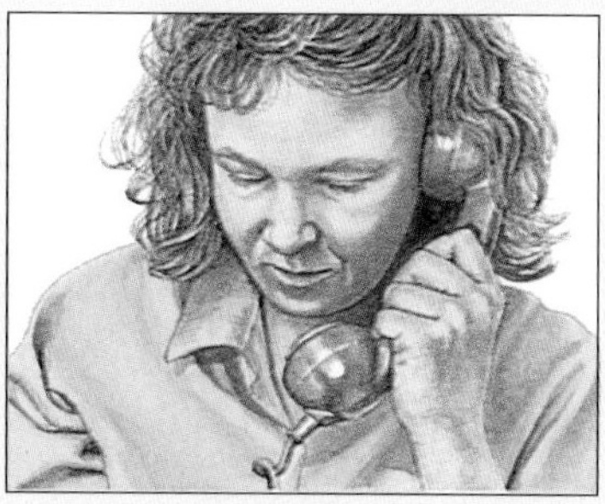

2 Wählen Sie den Notruf 110. (Siehe S. 1.)

ROHRBRUCH

Wenn sich an einer Wand eine nasse Stelle zeigt, kann ein Wasserrohrbruch vorliegen.

Wenn Wasser durch die Wand dringt

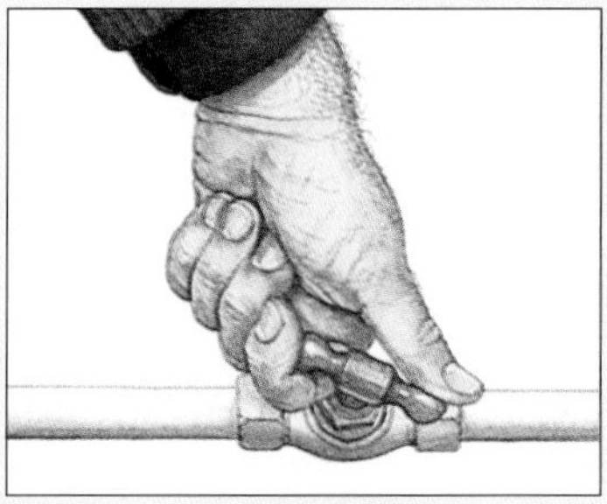

1 Schließen Sie den Haupthahn der Wasserleitung. In einer Etagenwohnung ist er möglicherweise im Bad oder WC oder in der Küche angebracht. Der Hahn für ein ganzes Haus befindet sich im Keller.

2 Füllen Sie zuvor am besten einen oder zwei Eimer mit Wasser, aus denen Sie den Wasserkasten für die Toilettenspülung nachfüllen können. Stellen Sie auch weitere Gefäße mit reinem Wasser bereit.

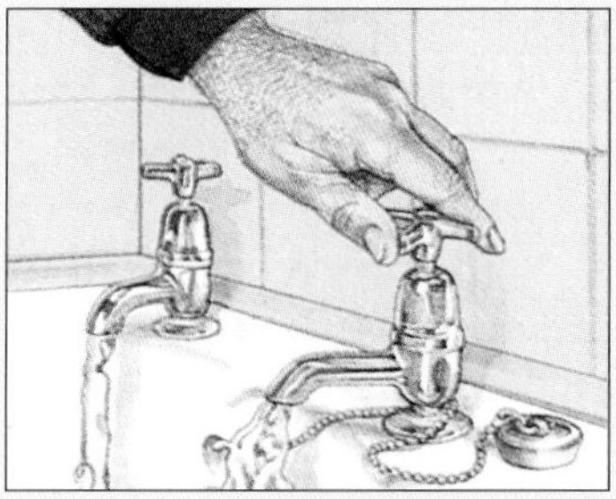

3 Öffnen Sie alle Hähne in der Wohnung, damit das Wasser aus der Leitung abfließen kann. Wenn kein Wasser mehr aus den Hähnen fließt, tritt auch an der undichten Stelle kein Wasser mehr aus.

4 Wenn Wasser bei einem Beleuchtungskörper herabfließt, schalten Sie das Licht aus, und schalten Sie die entsprechende Sicherung im Hauptsicherungskasten aus.

- *Schalten Sie die Sicherung erst dann wieder ein, wenn die betreffende Stelle wieder völlig trocken ist.*

5 Schalten Sie einen elektrisch-, gas- oder ölbeheizten Boiler oder einen Durchlauferhitzer, der sich in der Nähe befindet, sofort aus.

Fortsetzung nächste Seite

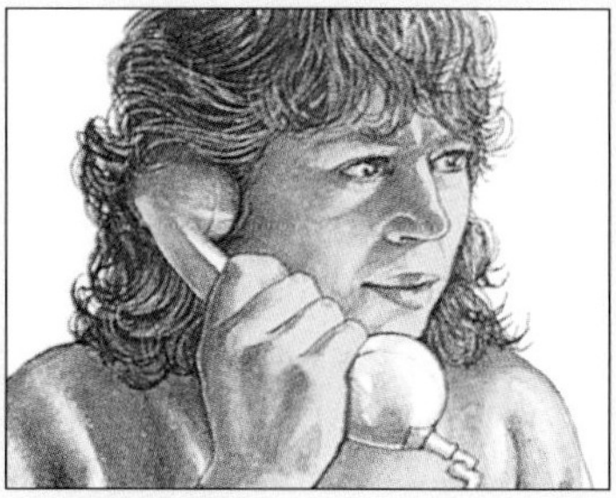

6 Rufen Sie einen Installateur.

Installateur:

Tel. ....

Rohrbruch

VERBRENNUNGEN UND VERBRÜHUNGEN

Viele Verbrennungen müssen ärztlich versorgt werden, weil die Gefahr einer Infektion oder eines Schocks besteht. Bei Kleinkindern, kranken und alten Menschen sollte immer ein Arzt zu Rate gezogen werden.

Wenn die Verbrennung klein ist

1 Entfernen Sie Ringe u. ä., bevor der verletzte Bereich anzuschwellen beginnt.

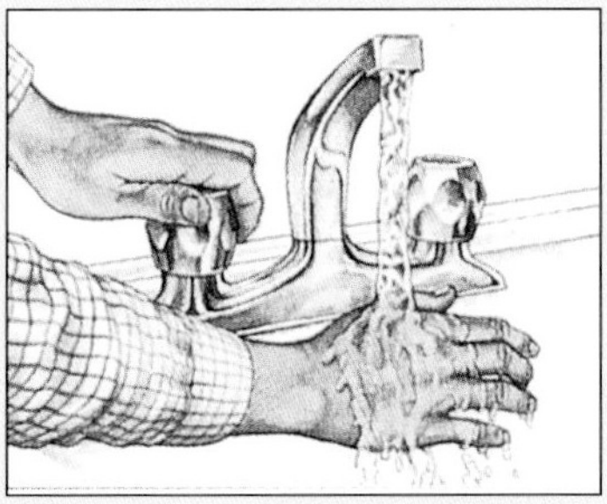

2 Halten Sie die verbrannte Stelle zehn Minuten unter fließendes, kaltes Wasser. Decken Sie die Brandwunde mit einem sauberen, fusselfreien Stoff ab. Am besten ist ein steriler Verband.

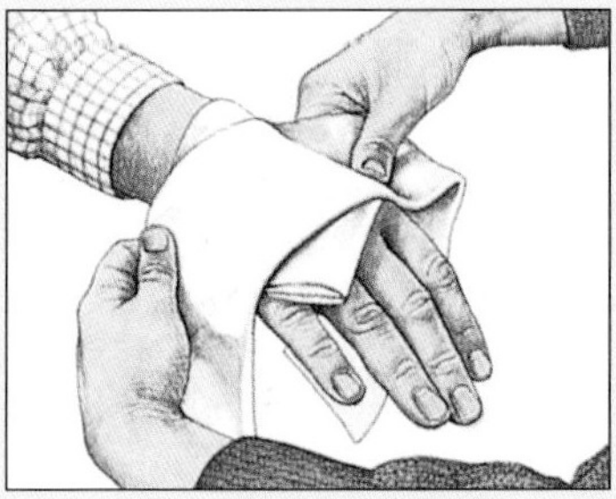

Schält sich die Haut, oder ist sie verkohlt?
Wenn die Haut grau wird und sich schält oder verkohlt ist, kann die Verbrennung tief und schwerwiegend sein. Decken Sie sie ab (siehe den vorhergehenden Absatz), und bringen Sie den Betroffenen zum Arzt.

- *Kein Pflaster benutzen.*
- *Kein Fett und keine Salbe auftragen. Auch kein Mehl und keinen Puder.*
- *Blasen nicht öffnen.*

Wenn die Verbrennung größer als ein Markstück ist

1 Entfernen Sie Ringe u. ä., bevor der verletzte Bereich anzuschwellen beginnt.

Großflächige Verbrennungen ▶

Fortsetzung nächste Seite

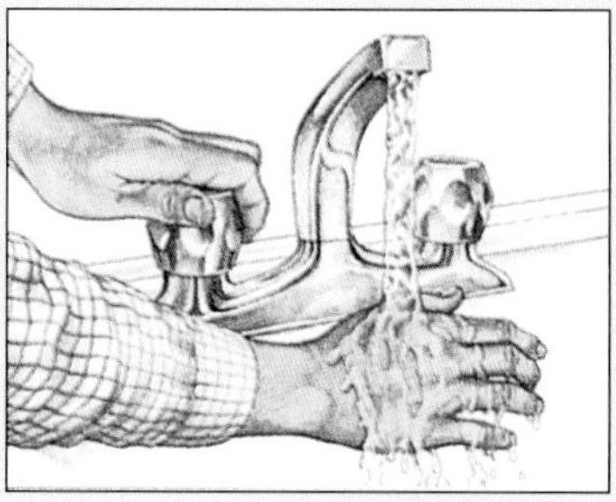

2 Halten Sie die verbrannte Fläche zehn Minuten unter fließendes, kaltes Wasser. Kühlen Sie eine ausgedehnte Fläche mit einem feuchten, sauberen Tuch.

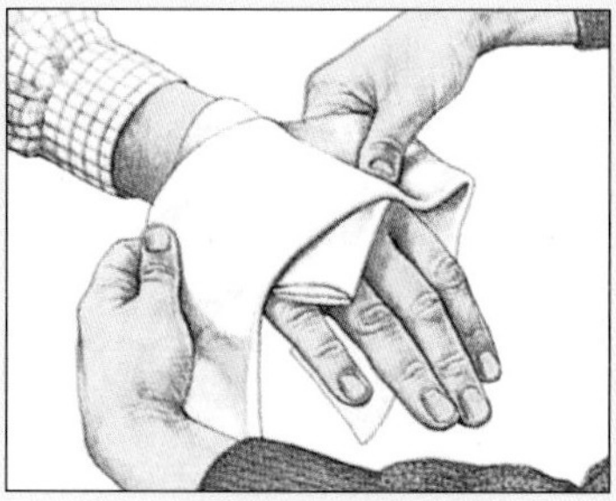

3 Decken Sie die Brandwunde mit einem sauberen, fusselfreien Stück Stoff ab. Am besten ist ein steriler Verband. Notfalls kann man auch ein gefaltetes Taschentuch auflegen und dieses mit einem Schal oder einem andern Tuch festbinden.

4 Suchen Sie unverzüglich einen Arzt auf.

- *Kein Pflaster benutzen.*
- *Kein Fett und keine Salbe auftragen. Auch kein Mehl und keinen Puder.*
- *Blasen nicht öffnen.*
- *Die Brandwunde nicht berühren.*

Großflächige Verbrennungen

Bei großflächigen Verbrennungen oder Verbrühungen, etwa am Arm, am Bein oder an der Brust, besteht die Gefahr eines Schocks. Der Verletzte muß rasch ärztlich versorgt werden.

1 Legen Sie den Verletzten hin, am besten auf eine Decke oder ein Laken, damit die verbrannte Fläche nicht mit dem Boden in Berührung kommt.

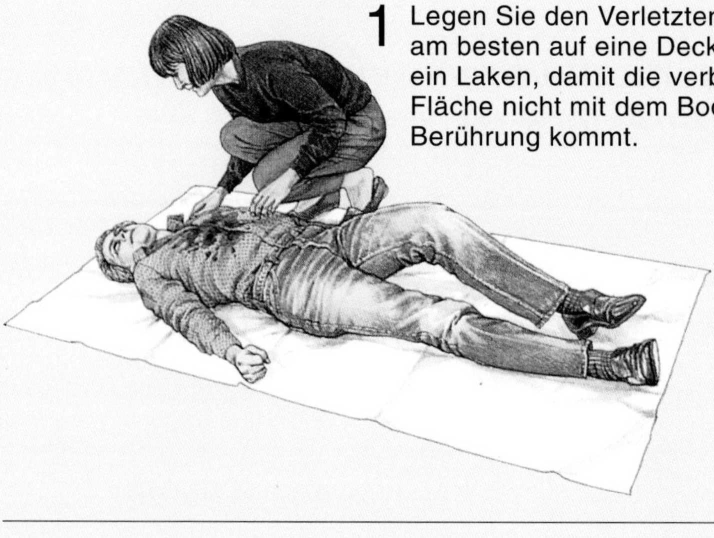

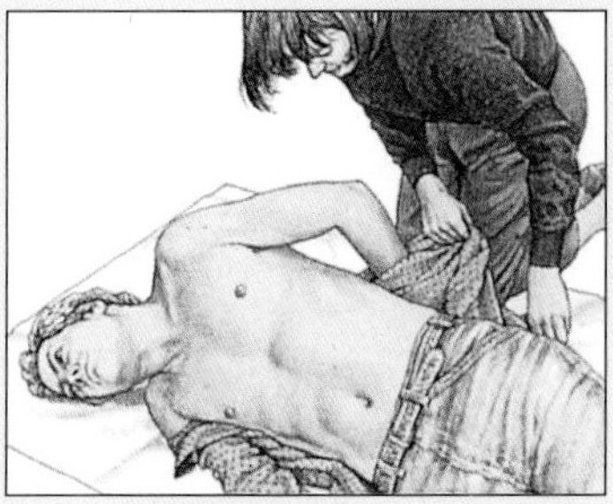

2 Entfernen Sie nach Möglichkeit Ringe, eine Armbanduhr, Schuhe oder enge Kleidung, bevor der verletzte Bereich anzuschwellen beginnt.

Entfernen Sie Kleidung, die von kochender Flüssigkeit durchtränkt ist.

- *Entfernen Sie nichts, was an der Brandwunde klebt.*

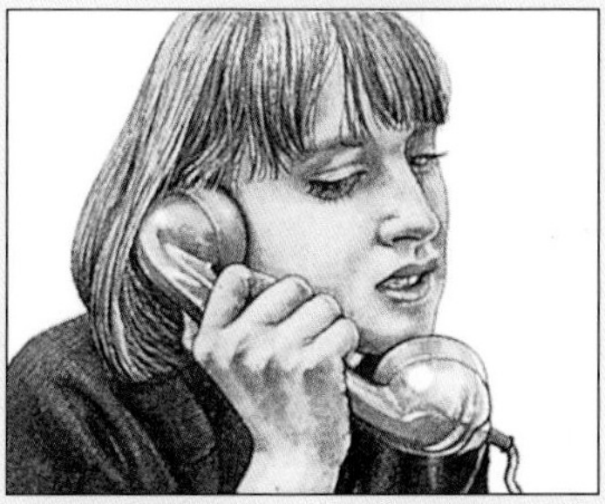

3 Wählen Sie den Notruf 110. (Siehe S. 1.)

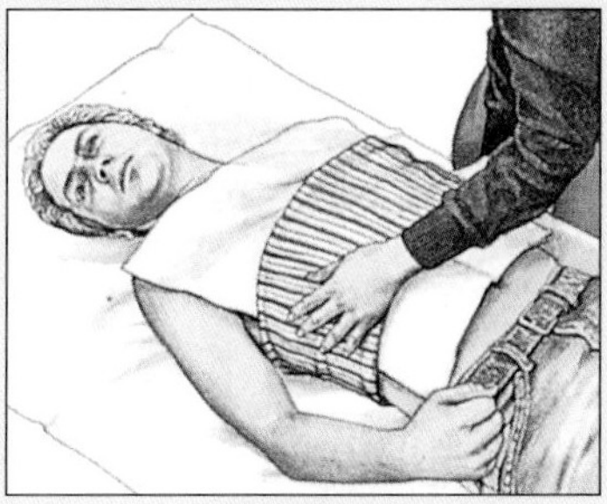

4 Bedecken Sie die Brandwunde mit einem sauberen, fusselfreien Stoff, z. B. mit einem frisch gewaschenen Kopfkissenbezug. Befestigen Sie diese Auflage mit einem Schal oder einem Stück sauberen Stoff.

- *Kein Fett und keine Salbe auftragen. Auch kein Mehl und keinen Puder.*
- *Die Brandwunde nicht berühren.*

Fortsetzung nächste Seite

5 Wenn jemand mit Verbrennungen das Bewußtsein verliert, bringen Sie ihn in die Seitenlage. (Siehe S. 5.)

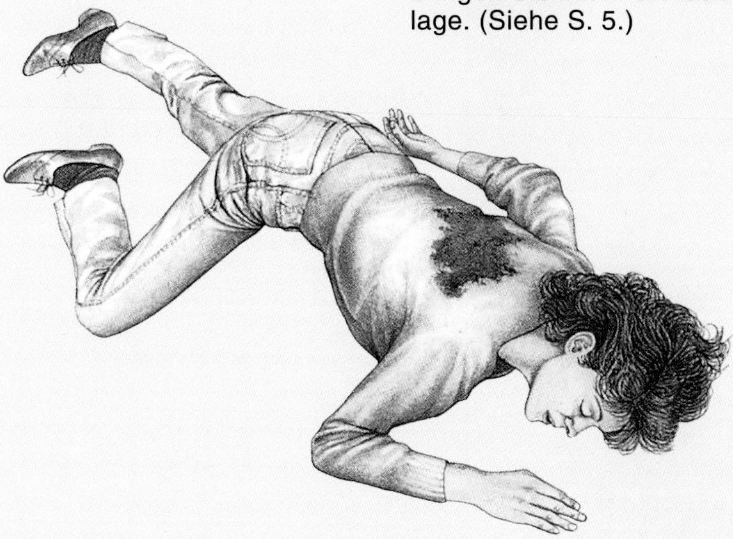

Verbrennungen und Verbrühungen

VERGIFTUNGEN

In einem Haushalt gibt es viele chemische Stoffe, die für Kinder gefährlich sind – etwa Bleichmittel, Schädlingsbekämpfungsmittel und Farbenabbeizmittel.

Wenn jemand ein chemisches Mittel geschluckt hat

1 Wenn der Betroffene bei Bewußtsein ist, versuchen Sie rasch herauszufinden, was er zu sich genommen hat. Er kann jederzeit bewußtlos werden. Suchen Sie die Umgebung nach entsprechenden Flaschen oder Packungen ab.

- *Versuchen Sie nicht, den Betreffenden zum Erbrechen zu bringen. Das kostet Zeit und kann schädlich sein.*

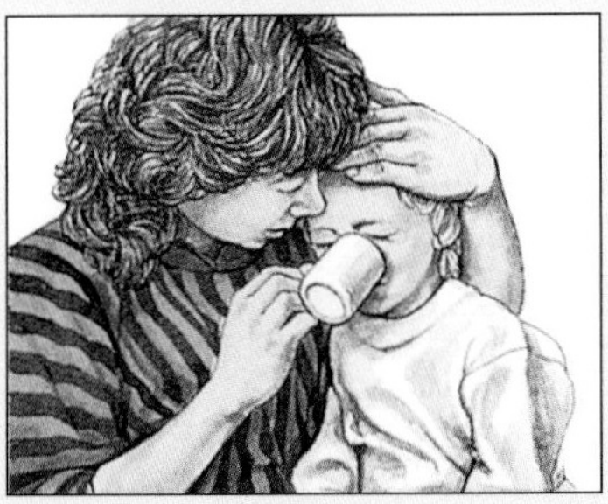

2 Wenn der Betroffene bei Bewußtsein ist und ein ätzendes Mittel, etwa ein Bleichmittel, Abbeizmittel oder eine Reinigungsflüssigkeit, geschluckt hat, geben Sie ihm Wasser zu trinken.

3 Wenn der Betroffene bewußtlos ist, bringen Sie ihn in die Seitenlage. (Siehe S. 5.)

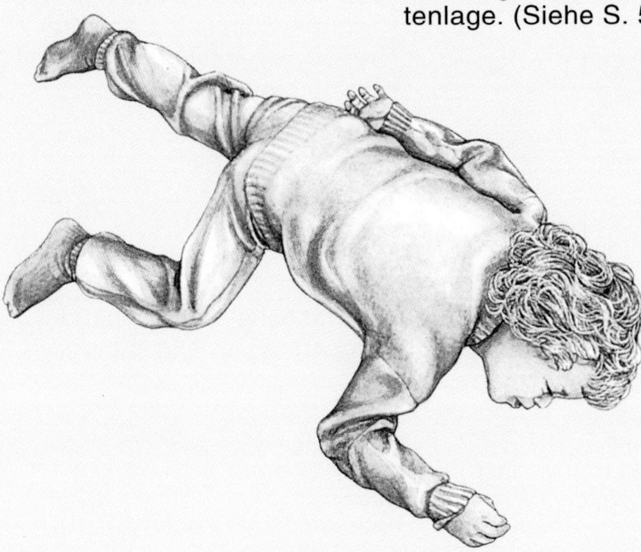

Fortsetzung nächste Seite

Pflanzengift ▶

Adressen für den Notfall ▶

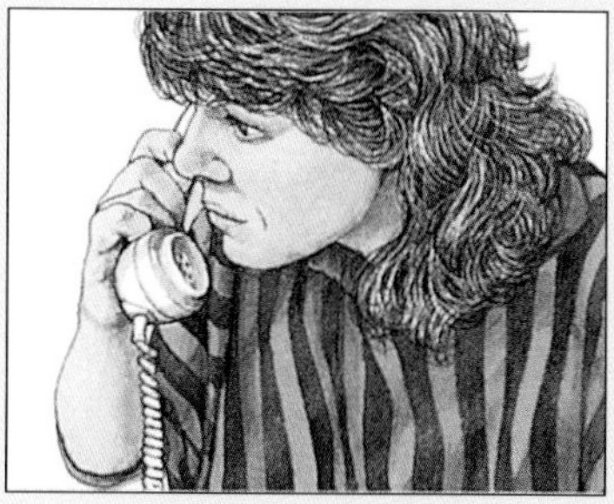

4 Wählen Sie den Notruf 110. (Siehe S. 1.)

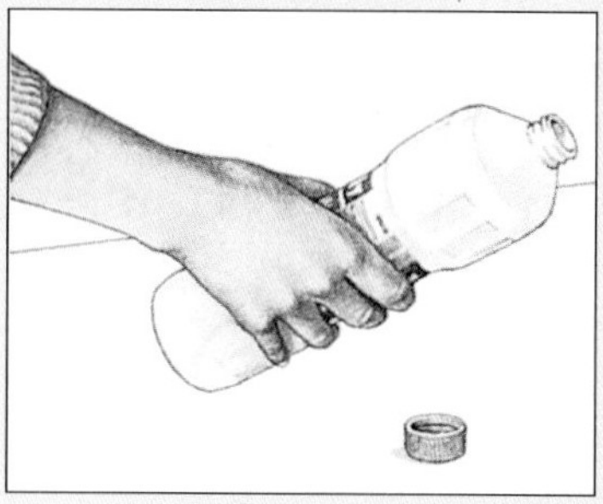

5 Geben Sie dem Patienten den Behälter der giftigen Substanz ins Krankenhaus mit, ebenso eine Probe des Erbrochenen, damit die entsprechende Behandlung eingeleitet werden kann.

Ein Kind hat Pflanzengift aufgenommen

Vergiftungen durch Pflanzen sind bei Kindern nicht selten. Am häufigsten treten sie auf, wenn ein Kind Goldregenschoten, Heckenkirschen, Ligusterbeeren, Schneebeeren oder giftige Pilze gegessen hat. Zu den Vergiftungserscheinungen gehören Erbrechen, Durchfall und Magenschmerzen.

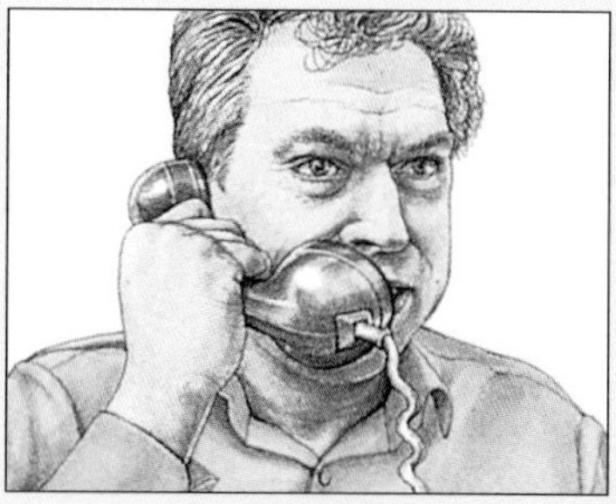

Wählen Sie den Notruf 110. (Siehe S. 1.)
Geben Sie, wenn möglich, eine Probe der Pflanze mit ins Krankenhaus, damit eine entsprechende Behandlung eingeleitet werden kann.

Adressen für den Notfall

In manchen Städten gibt es eine Informations- oder Behandlungszentrale für Vergiftungsfälle. Die Adressen und Telefonnummern sind folgende:

Beratungsstelle für
Vergiftungserscheinungen und
Embryonaltoxikologie
Pulsstraße 3–7
14059 Berlin
Telefon: (0 30) 1 92 40

Universitätsklinikum
Rudolf Virchow
Station 43
Augustenburger Platz
13353 Berlin
Telefon: (0 30) 4 50-5 35 55, -5 35 65

Informationszentrale gegen Vergiftungen
Zentrum für Kinderheilkunde
der Rheinischen
Friedrich-Wilhelms-Universität
Bonn
Adenauerallee 119
53113 Bonn
Telefon: (02 28) 2 87-32 11, -33 33

Medizinische Klinik II
des Städtischen Klinikums
Salzdahlumer Straße 90
38126 Braunschweig
Telefon: (05 31) 6 22 90

Giftinformations-Zentrale
des Zentralkrankenhauses
St.-Jürgen-Straße
Klinikum für innere Medizin
Intensivstation
St.-Jürgen-Straße
28205 Bremen
Telefon: (04 21) 4 97-52 68

Gemeinsames
Giftinformationszentrum
der Länder Mecklenburg-Vorpommern, Sachsen,
Sachsen-Anhalt und Thüringen
Nordhäuser Straße 74
99089 Erfurt
Telefon: (03 61) 7 30-7 30

Universitäts-Kinderklinik
Freiburg
Informationszentrale
für Vergiftungen
Mathildenstraße 1
79106 Freiburg
Telefon: (07 61) 2 70-43 61

Giftinformationszentrum Nord
Zentrum Pharmakologie
und Toxikologie
Robert-Koch-Straße 40
37075 Göttingen
Telefon: (05 51) 1 92 40

Universitätskliniken
Frauen- und Kinderklinik
Gebäude 9
Informations- und Beratungszentrum für Vergiftungsfälle
Oskar-Orth-Straße
66421 Homburg/Saar
Telefon: (0 68 41) 1 92 40

Zentralstelle zur Beratung
bei Vergiftungsfällen
I. Medizinische Universitätsklinik
Schittenhelmstraße 12
24105 Kiel
Telefon: (04 31) 5 97-42 68

Beratungsstelle bei Vergiftungen
II. Medizinische Klinik
der Universität
Langenbeckstraße 1
55131 Mainz
Telefon: (0 61 31) 1 92 40

Giftnotruf München
Toxikologische Abteilung
der II. Medizinischen Klinik
rechts der Isar
der Technischen Universität
München
Ismaninger Straße 22
81675 München
Telefon: (0 89) 1 92 40

II. Medizinische Klinik
des Städtischen Krankenhauses
Nürnberg Nord 2
Toxikologische Intensivstation
Flurstraße 17
90149 Nürnberg
Telefon: (09 11) 3 98-24 51

Marienkrankenhaus
Pädiatrische Abteilung
Hauptkanal rechts 75
26178 Papenburg
Telefon: (0 49 61) 93-20 64

Redaktion: Dr. Wolf Hausmann
Bearbeitung der revidierten Neuauflage:
Joachim Wahnschaffe unter Mitwirkung von
Joachim Fauth und Walter Fessel
Korrektur: Karl Beer, Siglinde Huber
Bildbeschaffung: Christina Horut
Produktion: Heinz Franke, Hans-Peter Ullmann

Das Beste Sachbücher
Chefredakteur: Peter Holzwarth
Stellv. Chefredakteure: Stefan Kuballa,
Mina Langheinrich
Senior Editors: Jens Firsching, Marianne Schulze
Art Director: Rudi K. F. Schmidt

Entwicklung Sachbuchprogramme
Redaktionsdirektor: Ludwig R. Harms
Leitung Bildredaktion: Werner G. Kustermann

Materialwirtschaft
Direktor Materialwirtschaft: Joachim Forster
Leitung Produktion Buch: Joachim Spillner

Satz: Lihs, Satz und Repro, Ludwigsburg
Druck: Mohndruck, Graphische Betriebe GmbH,
Gütersloh
Binden: Großbuchbinderei Sigloch, Künzelsau

Revidierte Neuauflage 1996

Printed in Germany

ISBN 3 87070 614 7

HELFEN RETTEN VORBEUGEN

Der große Ratgeber für den Notfall

Verlag Das Beste · Stuttgart · Zürich · Wien

Mitarbeiter

Autoren und fachliche Berater:

Gerda von Appen
Paul Binsch
Uwe Drendel
Dr. Erich Ernst
Dieter Klaus Franke
Dr. Herbert W. Franke
Klaus Heusch
Dagmar Hisam
Manfred Horn
Dipl.-Ing. Klaus Huber
Werner Huiss
Dr. Bernhard Jakober
Eberhard Kling
Dietrich Mayer
Frank Nowatzki
Dieter Oppenländer
Werner Panzer
Martin Rieg
Hubert Ruhdorfer
Dr. Hans Schiller

Übertragungen aus dem Englischen:

Ingrid Hyland
Gisela I. Irrgang
Sybille A. Rott-Illfeld
Maribert Wiles

Inhalt

Wenn ein Notfall eintritt

Vorbereitet sein!

Dieses Buch sollten Sie lesen, bevor ein Notfall eintritt. Sie sind dann auf einen solchen Fall vorbereitet, und wenn einmal eine Gefahr droht, wissen Sie, was Sie zu tun haben. Wie man einen Kompaß benutzt, beginnt man nicht erst dann zu lernen, wenn man sich bei einbrechender Dunkelheit in unbekanntem Gelände befindet. Ebenso kann man das richtige Verhalten in einem Notfall nicht erst dann lernen, wenn er bereits eingetreten ist. Bestimmte Handgriffe und Techniken, etwa die Atemspende bei Atemstillstand, die Seitenlagerung eines Bewußtlosen, das Anlegen von Verbänden oder die Rettung eines Ertrinkenden, sollte man beizeiten üben.

Sicherheitsexperten betonen, daß in einer Krisensituation Überlegen genauso wichtig ist wie Handeln. Verschaffen Sie sich also im gegebenen Fall zunächst einen Überblick über die Lage; erst dann reden und handeln Sie. Drei wichtige Punkte sollten Sie dabei beachten: keine Panik; Improvisation; die Risiken abwägen.

Wie dieses Buch aufgebaut ist

Dieser Band will Ihnen helfen, alle Notsituationen zu bewältigen, in die Sie geraten können. Die Abschnitte der beiden ersten Kapitel, „Wenn es um Sekunden geht" und „Erste Hilfe" sind alphabetisch angeordnet. Die weiteren Kapitel sind nach Themenkreisen gegliedert: So werden etwa im Kapitel „Im und am Wasser" Krisensituationen beim Baden im Freien getrennt von Notfällen beim Bootfahren oder Segeln behandelt.

In jedem Abschnitt wird auch erklärt, wie man Gefahren vorbeugt.

Keine Panik!

In einer Notlage ist Ruhe das oberste Gebot. Panik kann bewirken, daß ein Problem zur Tragödie wird. Kaltes Blut bewahren ist dagegen oft das wichtigste, wenn ein Menschenleben – das eigene oder das eines andern – in Gefahr ist.

Wer sich beim Baden in Schlingpflanzen verfängt, kann sich selbst daraus befreien, sofern er einen klaren Kopf behält. Gerät er hingegen in Panik und schlägt wild um sich, kann es geschehen, daß er sich noch mehr in den Pflanzen verstrickt und ertrinkt. Panik trübt das klare Urteilsvermögen und lähmt die Muskeln.

Wenn man entsprechende Kenntnisse besitzt und bestimmte Regeln beherrscht, kann man eher besonnen handeln. Noch wichtiger aber ist die Entschlossenheit, nicht in Panik zu geraten. Sagen Sie sich ständig, daß durch Panik alles nur noch schlimmer wird.

Improvisation

Kein Notfall gleicht dem andern. So ist die Versorgung einer tiefen Schnittwunde zu Hause, wo man einen Verbandkasten zur Hand hat und rasch einen Krankenwagen herbeirufen kann, verhältnismäßig einfach. Schwieriger wird das Problem, sobald man eine solche Verletzung z. B. in der freien Natur weitab von ärztlicher Hilfe versorgen muß.

In jeder Lage aber gilt: Wenn Sie nicht genau das haben, was Sie brauchen, improvisieren Sie. Schauen Sie sich um, ob es einen Ersatz gibt. Suchen Sie so lange, bis Sie etwas finden.

Eine Rettungsboje und ein Seil sind beispielsweise die besten Hilfsmittel, wenn man einem Ertrinkenden beistehen will. Ist keine Boje vorhanden, kann man den Betroffenen notfalls auch mit einem Kinderschwimmring, ein paar zusammengeknoteten Handtüchern oder sogar mit einer Hose retten.

Die Risiken abwägen

Manchmal gibt es in einem Notfall keinen absolut sicheren Ausweg. Dann muß man eben ein gewisses Risiko auf sich nehmen, um ein anderes, größeres zu vermeiden. Wenn z. B. die Bremsen Ihres Wagens auf einer abschüssigen Straße versagen, müssen Sie vielleicht absichtlich in eine Hecke fahren. Sie riskieren dabei, daß Ihr Auto erheblich beschädigt wird; aber Sie vermeiden auf diese Weise einen unkontrollierbaren Aufprall in der nächsten scharfen Kurve.

In einem Notfall können nur Sie, die Person, die sich am Ort des Geschehens befindet, die Risiken einer bestimmten Maßnahme gegen ihre Vorteile abwägen und die beste Alternative wählen.

Dazu gehören ein fundiertes Wissen und ein kühler Kopf. Dieses Buch hilft Ihnen, beides zu erlangen.

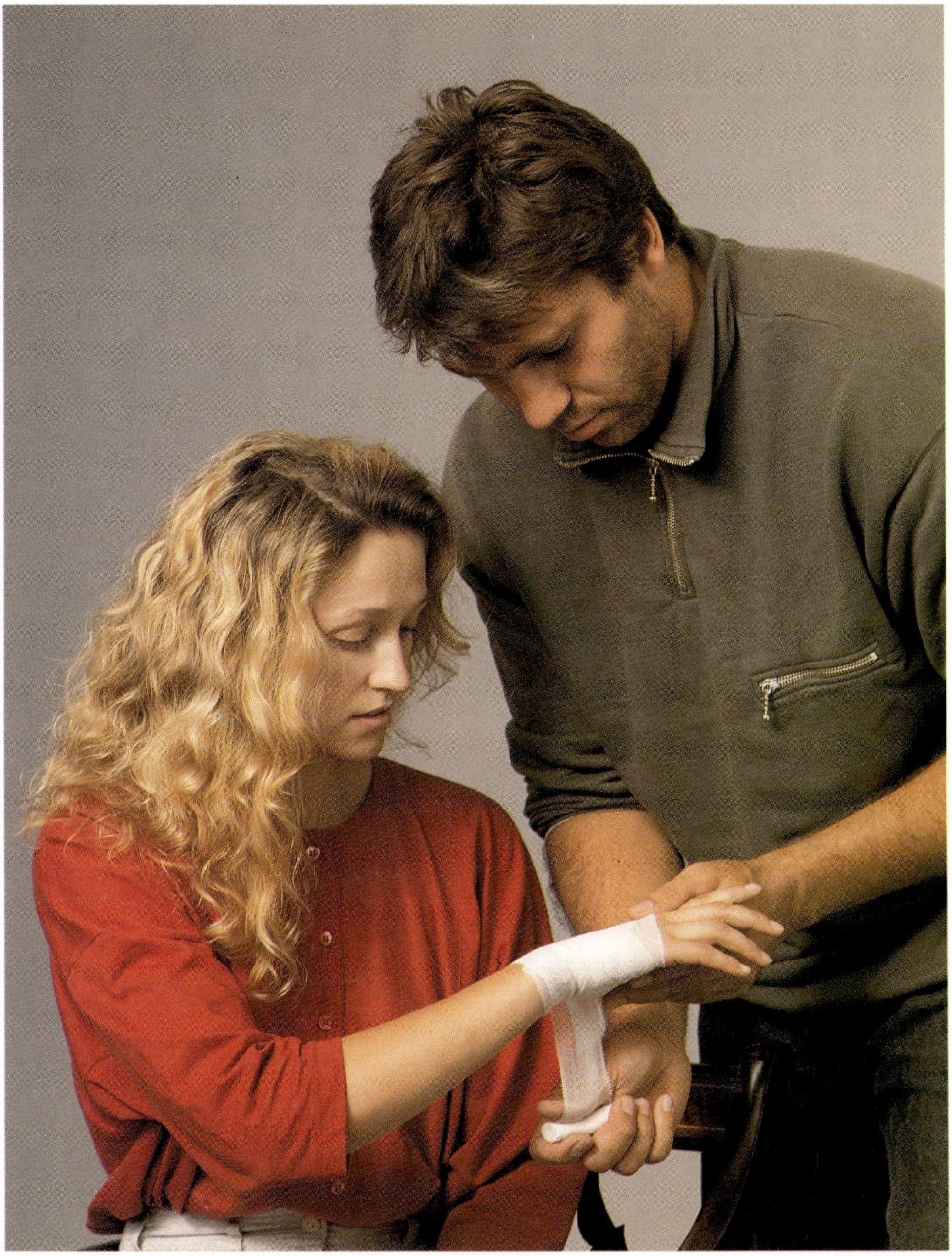

Erste Hilfe

Die Hausapotheke

Der Verbandkasten im häuslichen Bereich ist vorwiegend für kleinere Verletzungen bestimmt, die Sie selbst behandeln können. Er sollte jedoch so ausgerüstet sein, daß man auch größere Verletzungen wenigstens provisorisch versorgen kann. Das Verbandmaterial sollte in einem gut verschlossenen Plastikbehälter aufbewahrt werden, nicht in einem nur locker geschlossenen Behältnis im Bad oder in der Küche, da die feuchte Luft sich schädlich auswirkt.

Schreiben Sie die Adresse und Telefonnummer Ihres Hausarztes und die Adresse des nächstgelegenen Krankenhauses auf ein Blatt Papier, und bringen Sie es innen im Verbandkasten an. Kleben Sie es z. B. auf die Innenseite des Deckels.

Bewahren Sie keine alten Arzneimittel auf, die für frühere Erkrankungen verordnet und nicht aufgebraucht wurden. Geben Sie sie in der Apotheke ab.

Man kann einen Verbandkasten fertig im Sanitätsgeschäft oder in der Apotheke kaufen, ebensogut aber auch selbst nach den Abbildungen auf dieser Doppelseite zusammenstellen. Dabei macht man sich gleich mit dem Inhalt vertraut.

Eine Ausrüstung für Wanderer
Auf Wanderungen, vor allem in abgelegenen Gebieten, sollten Sie eine kleine „Bergapotheke" mitnehmen. Sie ist beim Roten Kreuz erhältlich und umfaßt auch eine Rettungsfolie. (Siehe auch S. 299.)

Zehn Zellstoff-Vliesstoff-Kompressen, 10 ×10 cm, steril, zur Wundauflage; ein Päckchen Wundpflaster 8 cm breit; ferner eine Spule Heftpflaster, 2,5 cm × 5 m

Zwei elastische Binden, 6 cm und 8 cm breit

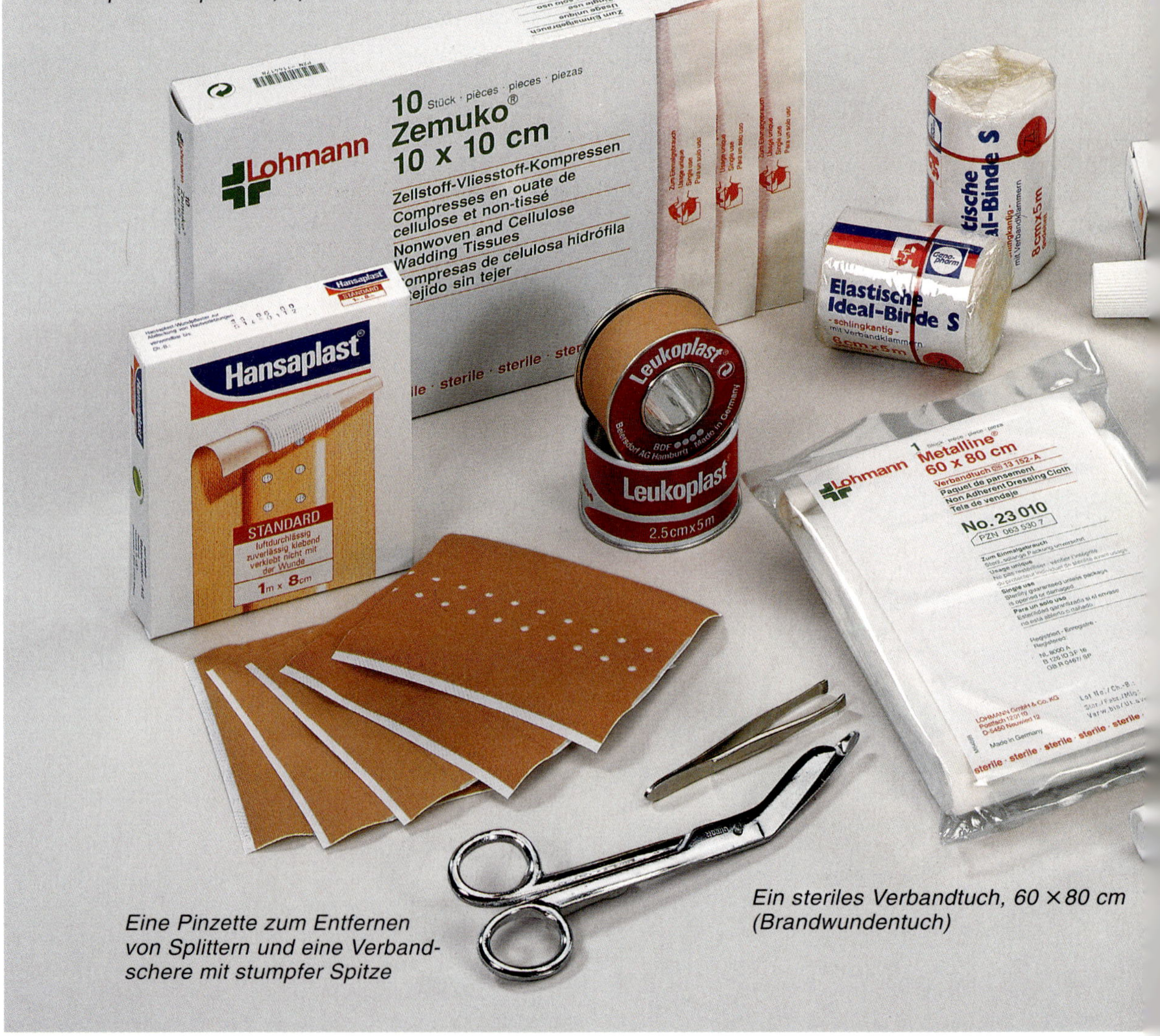

Eine Pinzette zum Entfernen von Splittern und eine Verbandschere mit stumpfer Spitze

Ein steriles Verbandtuch, 60 ×80 cm (Brandwundentuch)

Ein improvisierter Verband
Wenn Sie eine Wunde ohne Verbandmaterial versorgen müssen, können Sie Wundauflagen und Binden provisorisch aus verschiedenen Materialien herstellen.

- Nehmen Sie ein frisches Taschentuch, und falten Sie es mit der Innenseite nach außen, so daß die saubere Seite auf die Wunde kommt. Für eine größere Wundauflage können Sie einen frischen Kopfkissenbezug oder ein frisches Handtuch benutzen.
- Sie können auch einen Packen Papiertaschentücher als Wundauflage verwenden. Eine weitere Möglichkeit: Sie reißen die ersten Blätter von einer Rolle Toilettenpapier ab und stellen aus dem Rest eine Wundauflage her.
- Legen Sie kein flauschiges Material wie Watte unmittelbar auf eine Wunde, weil sonst die Fasern in die Wunde gelangen.
- Berühren Sie die Fläche der Wundauflage, die auf die Wunde kommt, nicht mit den Fingern. Der unsichtbare Schmutz könnte eine Infektion hervorrufen.

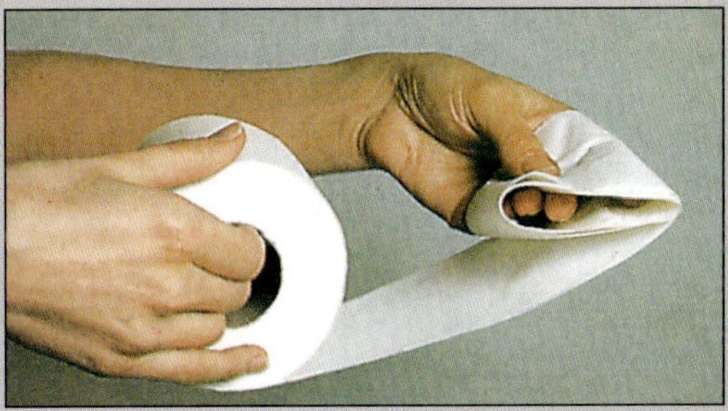

Wundauflage aus Toilettenpapier
Fertigen Sie eine Wundauflage, indem Sie Toilettenpapier um die Finger wickeln. Legen Sie die untere, unberührte Seite auf die Wunde.

- Eine improvisierte Wundauflage kann man mit jedem leidlich sauberen Stoff, etwa einem Schal, einer Krawatte oder alter Tischwäsche, festbinden.

Ein Gel für Verstauchungen, Prellungen und Zerrungen

Je drei 4 m lange elastische Mullbinden, 10 cm und 8 cm breit

Fünf Dreiecktücher, rohweiß, etwa für einen Stützverband (Armschlinge)

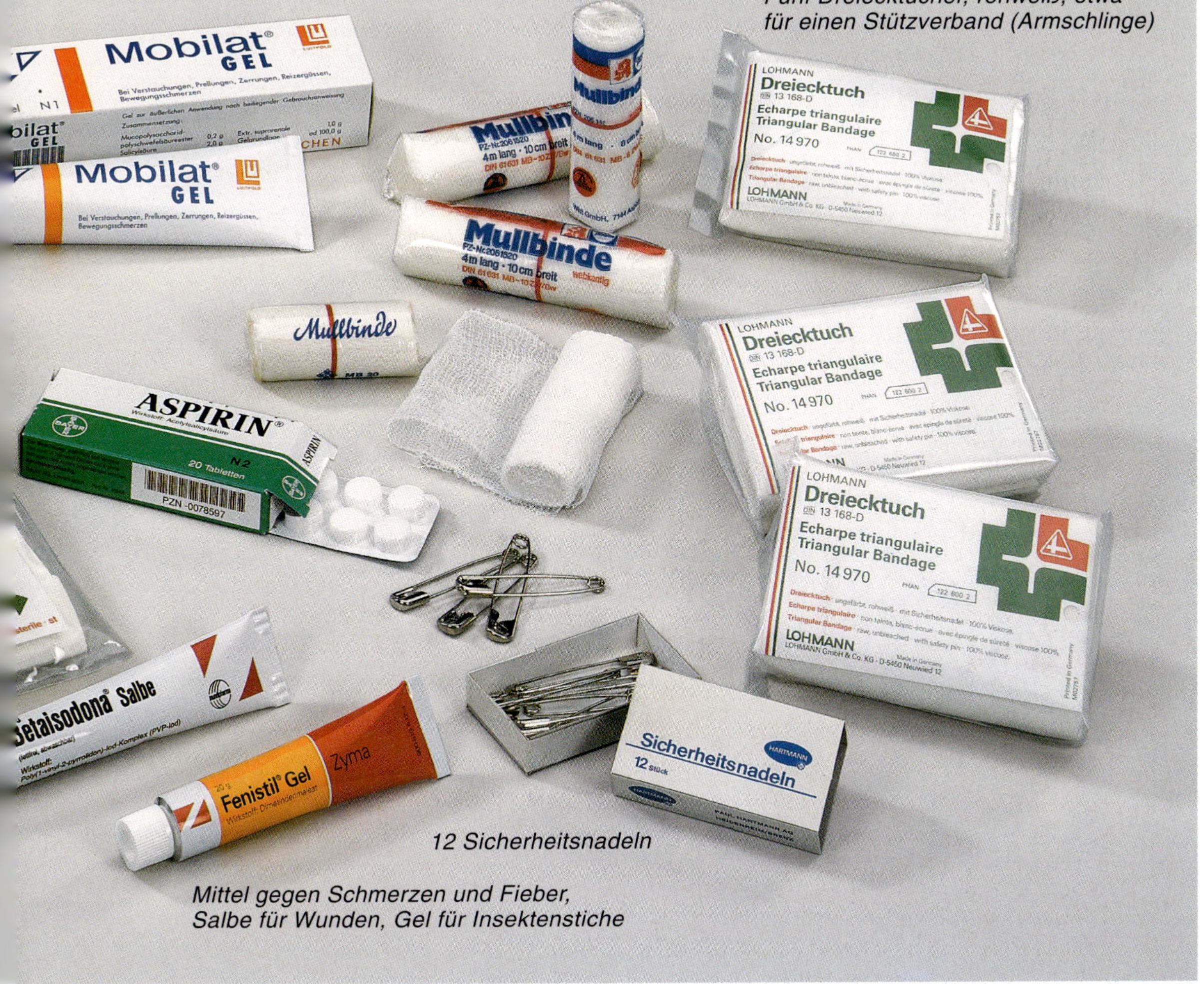

12 Sicherheitsnadeln

Mittel gegen Schmerzen und Fieber, Salbe für Wunden, Gel für Insektenstiche

Abgetrenntes Glied

Ein Finger, ein Zeh oder Gliedmaßen, die bei einem Unfall abgetrennt wurden, können manchmal wieder angenäht werden.

Verschwenden Sie jedoch zunächst keine Zeit damit, den abgetrennten Körperteil zu sichern. Kümmern Sie sich vor allem um den Verletzten. Die Rettung seines Lebens hat absoluten Vorrang.

Versuchen Sie nicht, das abgetrennte Glied selbst wieder zu befestigen, etwa indem Sie es mit Heftpflaster an der betroffenen Stelle ankleben. Auf diese Weise würden Sie dem Verletzten nur starke Schmerzen zufügen und überdies das Gewebe schädigen, so daß eine Operation erschwert würde.

Was kann man tun?

- Lagern Sie den Verletzten flach, und legen Sie eine Wundauflage aus Gaze oder sauberem Stoff – etwa die Innenseite eines frischen, zusammengefalteten Taschentuchs – auf den Amputationsstumpf. Befestigen Sie diese Auflage mit einer Binde. Hierzu kann man auch einen Schal verwenden.
- Beruhigen Sie den Verletzten, und reden Sie ihm gut zu, daß er sich ruhig verhalten soll. Rufen Sie dann die Notrufnummer 110 an. (Siehe S. 1.)
- Nachdem Sie den Verletzten versorgt haben, suchen Sie das abgetrennte Glied. Wickeln Sie es in ein sauberes Tuch, z.B. in ein Taschentuch oder einen Kopfkissenbezug, und tun Sie es in eine Plastiktüte.
- Halten Sie das abgetrennte Glied nach Möglichkeit kühl, indem Sie um die Plastiktüte herum Eis packen. Das Eis darf mit dem Glied nicht direkt in Berührung kommen.
- Geben Sie das abgetrennte Glied den Sanitätern oder dem Arzt, damit sie es ins Krankenhaus bringen.
- Wenn ein Arm nur teilweise abgetrennt ist, stellen Sie ihn ruhig, indem Sie ihn vor der Brust festbinden. (Siehe S. 125–127.) Ein verletztes Bein binden Sie am andern Bein fest.

Anfall, hysterischer

Ein hysterischer Anfall wird meistens durch Aufregung oder eine seelische Belastung verursacht. Er kann einem epileptischen Anfall ähneln, wird aber dramatisch „vorgeführt", da der Betreffende Aufmerksamkeit und Zuwendung erlangen möchte. Der Anfall dauert so lange, wie Zuschauer vorhanden sind.

Ein hysterischer Anfall entwickelt sich langsamer als ein epileptischer. Er kann verschiedene Formen annehmen. Der Betreffende kann vorübergehend die Selbstkontrolle verlieren, wobei er Rufe ausstößt oder schreit. Oder er kann lautstark gestikulieren und sich an der Kleidung und den Haaren reißen. Er kann sich auch wie rasend auf dem Boden wälzen.

Der Betroffene ist wirklich in seelischer Not, doch achtet er darauf, sich nicht zu verletzen. Er kann z.B. „zusammenbrechen", aber so, daß ihm nichts passiert. Oder er bewegt sich nur ganz schwach, um den Eindruck zu erwekken, er sei krank.

Was kann man tun?

- Seien Sie freundlich, aber bestimmt. Versuchen Sie, den Betroffenen zu beruhigen.
- Sorgen Sie dafür, daß Gaffer sich entfernen.
- Schlagen Sie einem hysterischen Menschen nicht ins Gesicht. Dadurch könnten Sie psychischen Schaden anrichten. Hat der Betroffene ein schwaches Herz, könnte der Schock sogar tödlich sein.
- Wenn der Anfall abklingt, sollte man dem Betroffenen vorschlagen, zum Arzt zu gehen.

Asthmaanfall

Die meisten Asthmaanfälle sind zwar sehr unangenehm, aber nicht lebensgefährlich. Alljährlich sterben jedoch einige Patienten an besonders schweren Anfällen.

Bei einem Asthmaanfall ziehen sich die Muskeln, die die Bronchien und die Bronchiolen der Lunge umgeben, krampfartig zusammen, so daß die Atmung behindert wird. Gleichzeitig schwellen die Wände der Bronchialwege an, und die Luftwege werden hier durch dicken, zähen Schleim noch weiter verschlossen.

Symptome eines schweren Anfalls
- Geräuschvoller, pfeifender Atem.
- Blasse oder bläulich-graue Gesichtsfarbe.
- Schweißperlen auf der Stirn.
- Ängstlicher Gesichtsausdruck.
- Bei längeren Anfällen geistige Verwirrung aufgrund von Sauerstoffmangel.
- Der Patient ringt nach Luft; er sitzt oft gebeugt und umklammert eine Stütze (Stuhllehne, Tischplatte u. a.).

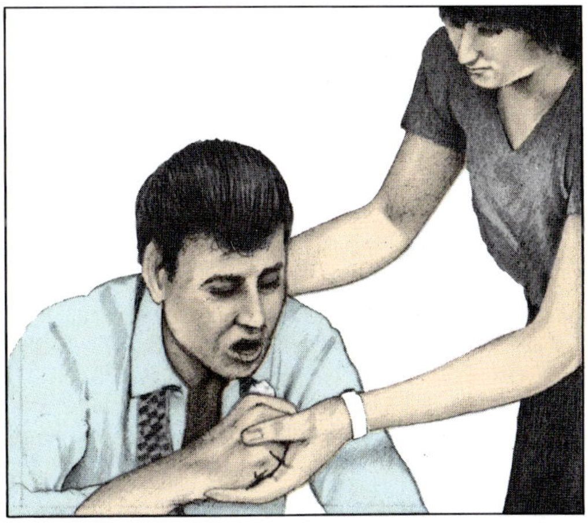

Hilfe bei einem Asthmaanfall
Wenn der Patient ein Inhaliergerät hat, helfen Sie ihm, es zu benutzen.

Was kann man tun?
- Die meisten Asthmaanfälle treten nachts auf. Öffnen Sie in diesem Fall das Fenster, um frische Luft hereinzulassen. Stützen Sie den Rücken des Patienten mit Kissen.
- Sorgen Sie dafür, daß das Zimmer – trotz des geöffneten Fensters – warm ist.
- Rufen Sie einen Arzt.
- Wenn Sie einen Asthmapatienten ins Krankenhaus bringen müssen, transportieren Sie ihn sitzend auf dem Beifahrersitz, nicht liegend auf dem Rücksitz.

Ursachen von Asthmaanfällen
- Eine Infektion der Atemwege, die zu einer Entzündung der Luftwege führt.
- Eine Allergie gegen verschiedene Stoffe wie Tierhaare, Federn, Pollen, verschiedene Lebensmittel oder auch gegen Hausstaubmilben.
- Angst oder Erregung.

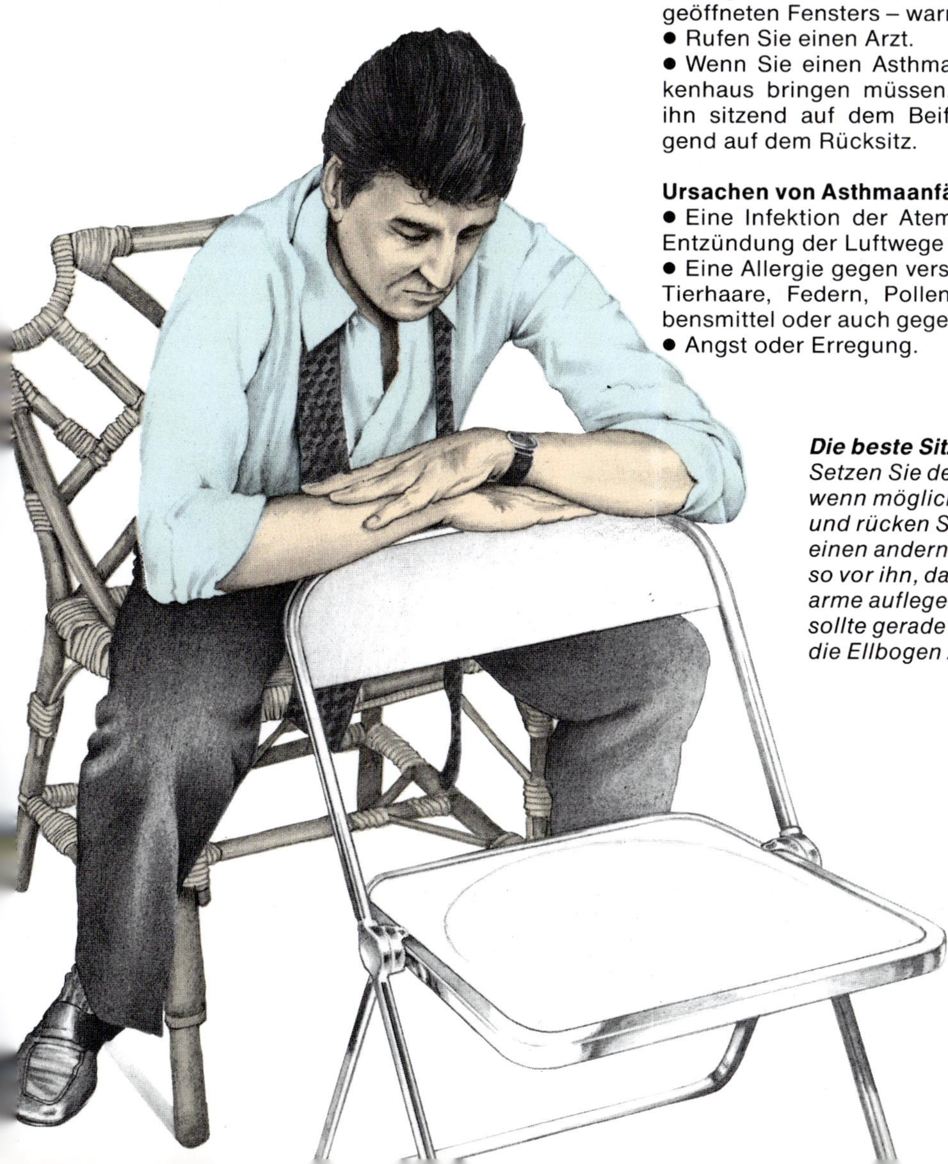

Die beste Sitzhaltung
Setzen Sie den Asthmapatienten wenn möglich auf einen Stuhl, und rücken Sie einen Tisch oder einen andern Stuhl mit der Lehne so vor ihn, daß er seine Unterarme auflegen kann. Der Rücken sollte gerade aufgerichtet sein; die Ellbogen zeigen nach außen.

Augenverletzungen

Häufig gerät ein kleiner Fremdkörper, etwa eine Wimper oder ein Sandkorn, ins Auge und reizt es. In einem solchen Fall sollte der Betroffene nicht reiben. Schieben Sie mit Daumen und Zeigefinger die Lider auseinander, so daß der Augapfel frei liegt. Bitten Sie dann den Betroffenen, nach links, rechts, oben und unten zu blicken, und versuchen Sie währenddessen, den Fremdkörper zu entdecken.

Wenn der Fremdkörper zu sehen ist, kann man versuchen, ihn herauszuwaschen. Neigen Sie den Kopf des Betroffenen nach der Seite des verletzten Auges hin, und lassen Sie aus einem Krug oder aus dem Wasserhahn behutsam kaltes oder lauwarmes Wasser über das Auge laufen. Der Betroffene kann auch versuchen, seine Augen unter Wasser einige Male auf- und zuzumachen.

Notfalls kann man versuchen, den Fremdkörper mit einem Stückchen angefeuchtetem Mull oder mit dem Zipfel eines sauberen Taschentuchs aus dem Auge zu tupfen.

Wenn der Fremdkörper auf der Pupille oder auf der Iris sitzt, darf man nicht versuchen, ihn zu entfernen. In diesen Fällen bedecken Sie das Auge nur mit einem sauberen, nicht fusselnden Tuch, z. B. mit einem sauberen, zusammengefalteten Taschentuch. Halten Sie es fest, indem Sie eine Binde locker um den Kopf wickeln, und ziehen Sie einen Arzt zu Rate.

Staubkorn im Auge

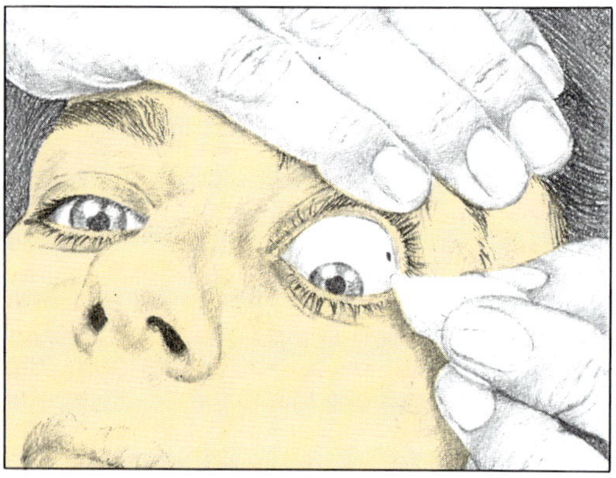

1. *Ziehen Sie das obere Lid vorsichtig mit dem Finger nach oben bzw. das untere Lid nach unten. Entfernen Sie das Staubkorn mit dem Zipfel eines sauberen Taschentuchs.*

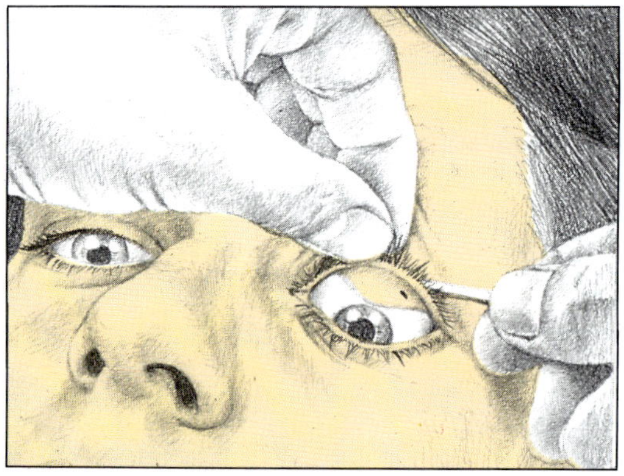

2. *Sitzt das Staubkorn an der Unterseite des Lides, drücken Sie mit einem Streichholz auf das Lid, und heben Sie es gleichzeitig mit der andern Hand über das Streichholz nach oben.*

Verätzung durch Chemikalien

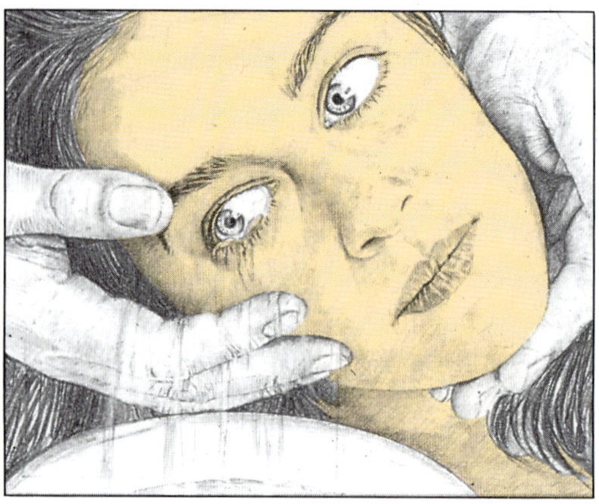

1. *Neigen Sie den Kopf des Verletzten zur Seite, und zwar nach der Seite des verletzten Auges. Spülen Sie das Auge 20 Minuten lang unter sanft fließendem Wasser. Man kann dazu auch einen Krug Wasser nehmen oder Wasser aus einem Becken oder einer Schüssel schöpfen.*

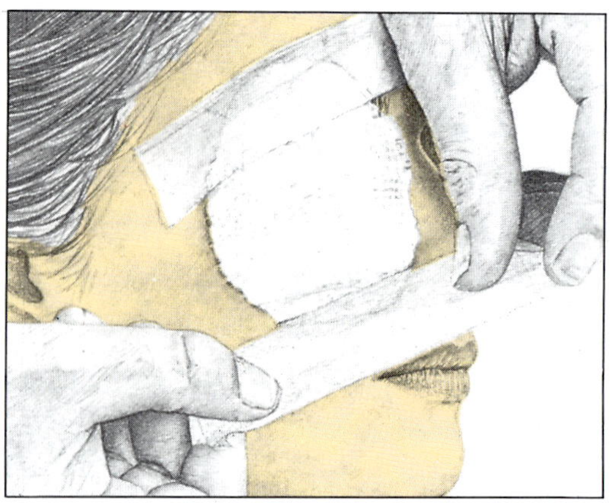

2. *Wenn das Auge gründlich gespült und die Chemikalie damit entfernt ist, trocknet man das Gesicht ab und bedeckt das Auge mit einem sauberen Stück Stoff oder Mull. Anschließend muß der Verletzte so schnell wie möglich in ein Krankenhaus gebracht werden.*

Chemische Verätzung des Auges
Wenn Chemikalien – flüssige oder pulverförmige – ins Auge geraten sind, muß man das Auge sofort gründlich mit Wasser ausspülen. Chemikalien können schwere Verletzungen hervorrufen.

Unter Umständen muß man die Lider auseinanderschieben, da der Verletzte sie wegen des Schmerzes krampfhaft verschließt.

Rufen Sie dann die Notrufnummer 110 an. (Siehe S. 1.)

Eingedrungener Fremdkörper
Wenn ein Fremdkörper ins Auge eingedrungen ist, darf man nicht versuchen, ihn zu entfernen, da man auf diese Weise nicht wiedergutzumachenden Schaden anrichten kann. Schützen Sie zunächst das Auge, indem Sie es mit einem Papier- oder Plastikbecher abdecken. Dabei dürfen Sie auf keinen Fall das Auge berühren oder Druck ausüben. Dann bedecken Sie beide Augen mit einem Verband, damit der Verletzte nicht in Versuchung kommt, sie zu bewegen.

Rufen Sie die Notrufnummer 110. (Siehe S. 1.)

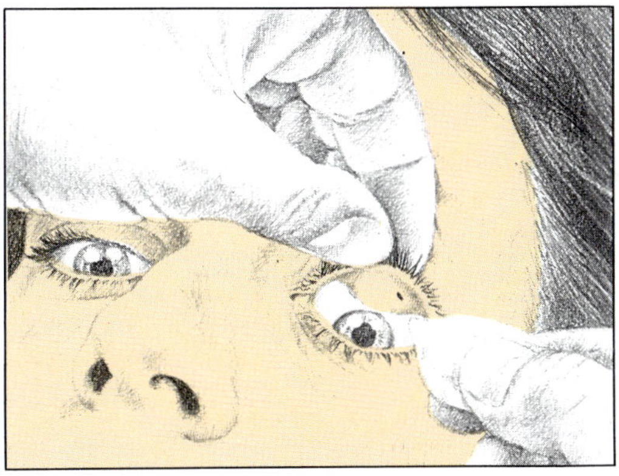

3. *Entfernen Sie das Staubkorn mit dem Zipfel eines sauberen Taschentuchs! Klappen Sie das Lid zurück, indem Sie vorsichtig an den Wimpern ziehen.*

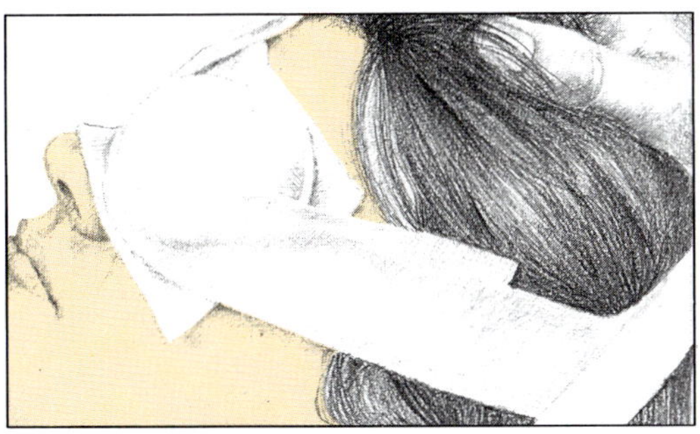

Fremdkörper ins Auge eingedrungen
Versuchen Sie auf keinen Fall, den eingedrungenen Fremdkörper zu entfernen. Schneiden Sie in ein sauberes Stück Stoff ein Loch, und legen Sie den Stoff mit der Öffnung auf das Auge. Stülpen Sie einen Papp- oder Plastikbecher darüber, oder bedecken Sie die Stelle mit einem Ringpolster (siehe S. 123). Befestigen Sie das Ganze mit einer Binde, die auch das unverletzte Auge mit bedeckt. Rufen Sie die Notrufnummer 110 an. (Siehe S. 1.)

Blaues Auge
Ein Schlag auf die Augenhöhle und das Augenlid kann eine innere Blutung verursachen. Dadurch verfärbt sich die Haut dunkelblau oder schwarz, und der verletzte Bereich schwillt an. In einem solchen Fall besteht immer die Möglichkeit, daß das Auge verletzt ist.

Was kann man tun?
- Der Verletzte sollte so bald wie möglich einen Arzt aufsuchen, damit dieser feststellen kann, ob das Auge einen ernsthaften Schaden erlitten hat und ob ein Schädelbruch vorliegt. Ein Schlag, der so heftig ist, daß das Auge blau wird, kann beide Verletzungen hervorrufen.
- Ist ein Arzt nicht sofort erreichbar, legen Sie einen kalten Umschlag auf das Auge, damit es nicht zu sehr anschwillt und der Schmerz gelindert wird. Für den Umschlag füllen Sie zerstoßenes Eis (Eiswürfel) in eine Plastiktüte. Tun Sie etwas Salz hinzu, damit das Eis schneller schmilzt. Verschließen Sie die Tüte, und wickeln Sie sie in ein Tuch. Sie können auch ein kleines Handtuch in kaltes Wasser oder Eiswasser tauchen und dann fest auswringen. Kühlen Sie das Auge mindestens 30 Minuten lang, und erneuern Sie den Umschlag, sobald er warm wird.

Baby schreit

Im allgemeinen schreit ein Kind nur dann, wenn es Hunger oder Durst hat, wenn es zornig oder einsam ist, wenn es sich unwohl fühlt oder Schmerzen hat.

Es braucht einige Zeit, bis Eltern verstehen, was die verschiedenen Arten des Schreiens bedeuten. Man findet den Grund am besten dadurch heraus, daß man ausprobiert, wodurch das Kind sich beruhigen läßt. Es gibt allerdings auch Kinder, die ohne ersichtlichen Grund schreien.

Die Übersicht auf dieser Doppelseite gibt an, was man selbst tun kann.

- Wenn man nervös und gereizt ist, kann sich das auf das Kind übertragen. Überlegen Sie sich, wie Sie Ihre Ruhe bewahren können.
- Achten Sie darauf, daß Sie genügend Schlaf bekommen. Wenn Sie sich überlastet fühlen,

ELF GRÜNDE, WARUM EIN BABY SCHREIT

Ursache	Hinweise
Hunger	Seit der letzten Mahlzeit sind einige Stunden vergangen, oder die letzte Mahlzeit war etwas knapp.
Durst	Es ist heiß. Der Säugling ist fiebrig oder schwitzt.
Wasserlassen	Das Kind schreit plötzlich auf.
Körperliches Unbehagen	Windelausschlag, Ekzem, nasse Windeln, kalte Finger und Zehen.
Kolik	Das Kind ist unruhig; es zieht die Beine an, schreit plötzlich und ist dann wieder ruhig. Es hat häufig Blähungen.
Einsamkeit und Langeweile	Das Kind schreit, wenn es allein ist, und hört auf, wenn jemand ins Zimmer kommt.
Angewohnheit	Das Kind schreit meistens nachts, hört aber auf, wenn jemand ins Zimmer kommt.
Zahnen	Manchmal schreit ein Kind, wenn die Zähne kommen. Dies ist aber seltener der Fall, als viele Leute meinen.
Müdigkeit	Das Kind hat z. B. mittags nicht geschlafen. Sein Schreien ist mehr ein Jammern.
Persönlichkeit des Kindes	Keine Ursache für das Schreien erkennbar.
Krankheit	Kein Appetit, Fieber, Anzeichen für eine Erkältung. Das Kind reißt an seinem Ohr. Erbrechen und Durchfall. Wenn das Kind stark schreit und auch nicht aufhört, wenn man es aufnimmt und beruhigt, hat es wahrscheinlich Schmerzen. Das gleiche gilt, wenn es sehr blaß ist und die Beine anzieht.

bitten Sie Ihren Ehepartner, Verwandte, Freunde oder Nachbarn, Ihnen einen Teil der Arbeit abzunehmen.

- Wenn Sie sich der Aufgabe nicht gewachsen fühlen, wenden Sie sich an das Sozialamt oder die Gemeindeschwester.
- Wenn Sie Wohnungs-, Geld- oder Eheprobleme haben, wenden Sie sich an das Sozialamt oder an kirchliche Beratungsstellen.

Abhilfe
Stillen bzw. füttern Sie das Kind.
Geben Sie dem Kind etwas zu trinken.
Wechseln Sie die Windel.
Behandeln oder beseitigen Sie die Ursache.
Lehnen Sie das Kind an Ihre Schulter, und tragen Sie es herum. Schaukeln Sie es im Wagen, oder fahren Sie es spazieren. Prüfen Sie, ob das Loch im Sauger nicht zu groß ist, so daß das Kind beim Trinken zuviel Luft schluckt. Gehen Sie zum Arzt.
Nehmen Sie das Kind zu sich, oder setzen Sie es auf, so daß es die andern Familienmitglieder sehen kann.
Wenn das Kind nachts aufwacht und zu schreien anfängt, warten Sie ein paar Minuten, bevor Sie zu ihm gehen. Vielleicht schläft es wieder ein. Wenn nicht, nehmen Sie es auf und beruhigen es. Nur wenn ein Kind schwer erkrankt ist oder untröstlich scheint, sollte man es zu sich ins Bett nehmen. Andernfalls wird eine Gewohnheit daraus, die sich nur schlecht abstellen läßt.
Prüfen Sie, ob nicht eine andere Ursache vorliegt. Gehen Sie im Zweifelsfall zum Arzt.
Beruhigen Sie das Kind, damit es einschlafen kann.
Fragen Sie den Arzt, wenn Sie sich Sorgen machen.
Den Arzt fragen. Siehe auch „Kinderkrankheiten" (S. 88).

Bandscheibenvorfall

Zwischen den einzelnen Wirbeln der Wirbelsäule befindet sich jeweils eine knorpelig-gallertige Bandscheibe, die wie ein Stoßdämpfer wirkt. Zuweilen verschiebt sich eine Bandscheibe. Ein derartiger Bandscheibenvorfall hat seinen Grund darin, daß die Bandscheiben im Lauf der Zeit verschleißen und weich werden. Wenn eine Bandscheibe „vorfällt", drückt sie auf nahe gelegene Nerven. Dies verursacht Schmerzen, die manchmal ganz erheblich sind.

Warnende Anzeichen

Ein Bandscheibenvorfall ereignet sich meistens im Halsbereich oder in der Lendengegend. Hier kann der Schmerz in die Gesäßbakken und in die Beine ausstrahlen. Der Schmerz tritt oft plötzlich auf, wenn man etwas Schweres gehoben oder sich nach dem Bücken wieder aufgerichtet hat (Hexenschuß). Manchmal setzt der Schmerz aber auch allmählich ein, oder er wird erst nach mehreren leichten Anfällen stärker (Ischias).

Der Schmerz kann schlimmer werden, wenn man sich bückt, wenn man nach dem Sitzen aufsteht, wenn man hustet oder sich anstrengt. Der Schmerz nimmt ab, wenn man flach liegt, steht oder umhergeht. Der untere Teil des Beines und die Außenseite des Fußes können taub werden.

Was kann man tun?

- Legen Sie sich auf ein hartes, flaches Bett, das nicht durchhängt. Nötigenfalls lassen Sie sich ein Brett, das so lang und so breit wie Ihr Bett ist, unter die Matratze legen. Oder lassen Sie die Matratze auf den Boden legen. Auf keinen Fall dürfen Sie selbst etwas Schweres heben oder bewegen.
- Nehmen Sie ein Schmerzmittel in der empfohlenen Dosis.
- Eine Wärmflasche oder Rotlicht kann Erleichterung schaffen.
- Wenn die Schmerzen nach einem Tag nicht abklingen, befragen Sie den Arzt.
- Wird Ihr Bein taub, gehen Sie sofort zum Arzt. Oft ist in einem solchen Fall ein rascher Eingriff notwendig.

Eine chiropraktische Behandlung kann helfen, sie kann aber auch gefährlich sein. Man sollte sie nur nach Rücksprache mit einem Arzt erwägen.

Viele leichte Anfälle dieser Art sind nach ein paar Tagen wieder vorbei und wiederholen sich auch nicht.

Vorbeugung

Man kann das Risiko eines Bandscheibenvorfalls dadurch verringern, daß man sich geradehält und in die Knie geht, wenn man etwas vom Boden hochhebt. Einen schweren Gegenstand sollte man immer nahe am Körper halten. Vermeiden Sie es vor allem, etwas zu heben und sich dabei zu drehen.

Diese Regeln sind besonders dann zu beachten, wenn man schon einen Bandscheibenvorfall gehabt hat.

Bauchverletzungen

Ein Autounfall, ein Sturz oder eine Stichwunde kann schwere Verletzungen an lebenswichtigen Organen im Bauch zur Folge haben. Im Bauchraum befinden sich Organe, die reichlich mit Blut versorgt sind. Werden hier größere Blutgefäße verletzt, kann das ebenso gefährlich sein wie eine Verletzung der Organe selbst.

Oft ist die Wunde deutlich erkennbar. Wenn sie längs über den Bauch verläuft, legen Sie den Verletzten flach auf den Rücken. Die Füße werden dabei etwa mit einem Kissen oder einer zusammengefalteten Jacke etwas erhöht gelagert.

Verläuft die Wunde quer über den Bauch, legen Sie den Verletzten auf den Rücken, und lagern Sie seinen Kopf und seine Schultern etwa mit Hilfe einer gefalteten Jacke oder eines Kissens erhöht. Die Knie werden angewinkelt. Diese beiden Maßnahmen tragen dazu bei, daß die Wunde sich schließt.

Wundbehandlung
Entfernen Sie im Wundbereich vorsichtig die Kleidung.

Achten Sie darauf, daß Sie dabei nicht auf die Wunde husten, niesen oder atmen, damit sie nicht infiziert wird. Berühren Sie die Wunde auch nicht.

Legen Sie eine Wundauflage oder ein Tuch, dessen saubere Innenseite Sie nach außen falten, auf die Wunde, um die Blutung zu stillen. Befestigen Sie die Auflage mit einem Verband oder notfalls mit einem Schal.

Breiten Sie einen Mantel über den Verletzten. Sorgen Sie dafür, daß die Notrufnummer 110 angerufen wird. (Siehe S. 1.)

Lockern Sie enge Kleidung, etwa am Hals und an der Taille.

Geben Sie dem Verletzten nichts zu essen oder zu trinken, weil er möglicherweise im Krankenhaus eine Narkose bekommen muß.

Wenn die Wunde längs über den Bauch verläuft

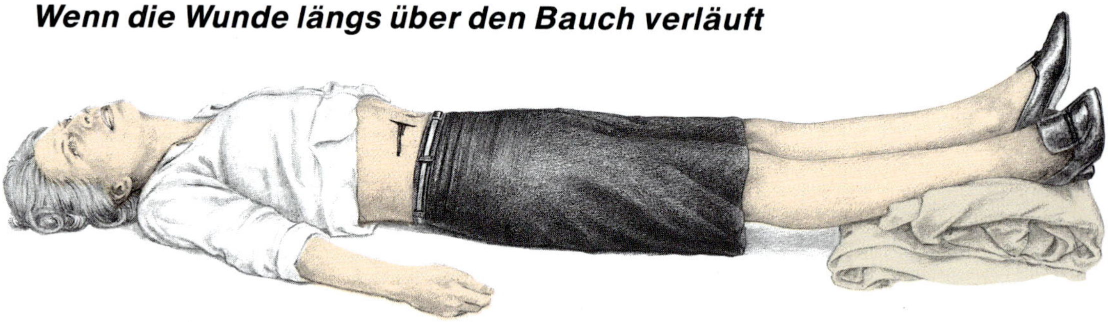

Bei einer Wunde, die längs über den Bauch verläuft, legen Sie den Verletzten flach auf den Rücken. Lagern Sie seine Füße erhöht auf einer zusammengefalteten Decke, Jacke oder einer anderen geeigneten Unterlage. Der Kopf darf nicht erhöht gelagert werden. In dieser Stellung wird die Bauchmuskulatur angespannt, und die Wunde schließt sich besser.

Wenn die Wunde quer über den Bauch verläuft

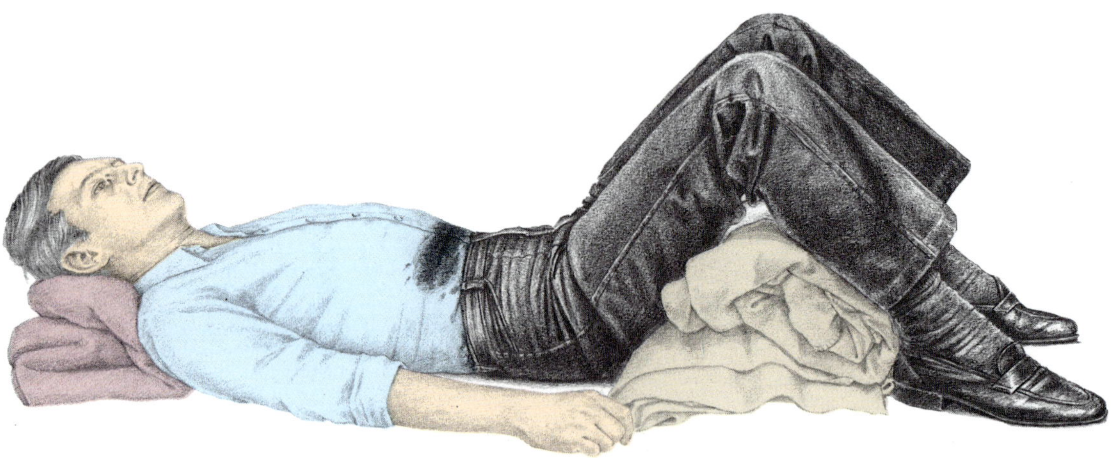

Bei einer Wunde, die quer über den Bauch verläuft, legen Sie den Verletzten auf den Rücken. Schieben Sie einen Mantel oder eine Decke unter seinen Kopf und seine Schultern. Winkeln Sie seine Knie an, und stützen Sie sie ebenfalls mit einer Unterlage. In dieser Stellung entspannt sich die Bauchmuskulatur, so daß sich die Wunde besser schließt.

Wenn er über Durst klagt, befeuchten Sie seine Lippen mit Wasser.

Wenn der Verletzte bewußtlos wird, stützen Sie behutsam seinen Bauch, und drehen Sie ihn in die Seitenlage (siehe S. 58).

Wenn der Verletzte hustet oder sich erbricht, stützen Sie den Wundbereich, indem Sie behutsam auf die Wundauflage drücken, damit keine inneren Organe hervorquellen.

Wenn bereits innere Organe aus der Wunde hervorquellen, berühren Sie sie nicht, und versuchen Sie nicht, sie zurückzuschieben.

Innere Bauchverletzungen

Bei manchen Unfällen sind äußerlich keine Verletzungen zu erkennen, aber es können dennoch innere Verletzungen vorhanden sein und Blutungen auftreten. Wenn der Verdacht auf eine innere Blutung besteht, sollte der Verunglückte so bald wie möglich ärztlich untersucht werden.

Die Anzeichen für eine innere Blutung sind folgende:

- Schmerzen und Druckempfindlichkeit im Bauch.
- Anspannung der Bauchdecke.
- Blutergüsse und Schürfwunden.
- Übelkeit und Erbrechen.
- Muskelkrämpfe.
- Blässe; kalte, feuchte Haut und manchmal Schweißperlen auf der Stirn.
- Ohnmacht.

Wie man eine Bauchwunde verbindet

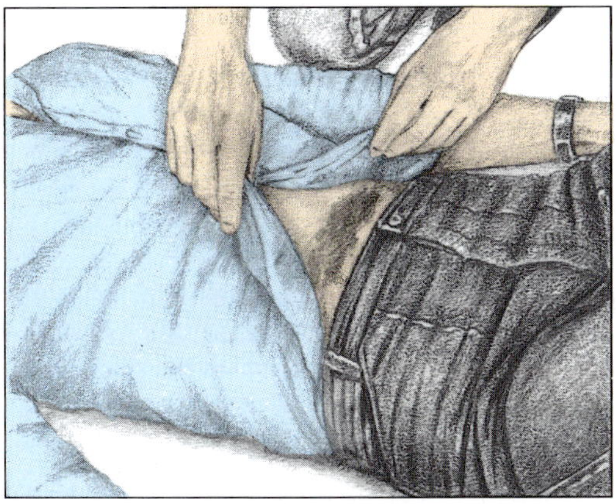

1. *Entfernen Sie die Kleidung vorsichtig aus dem Wundbereich, damit Sie die Wunde versorgen können. Vermeiden Sie es, auf die Wunde zu husten, zu niesen oder zu atmen. Berühren Sie die Wunde nicht.*

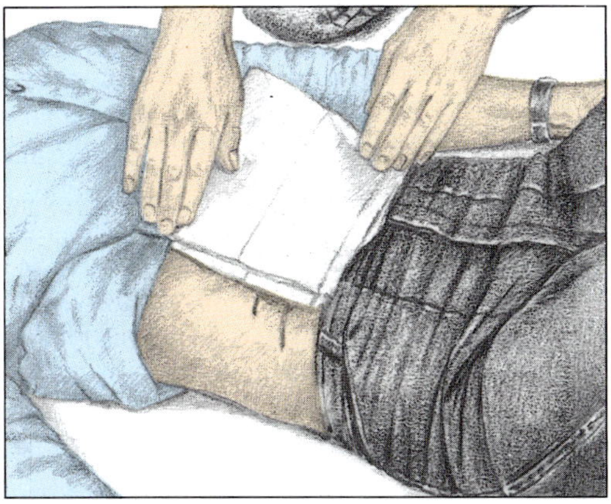

2. *Bedecken Sie die Wunde mit einer großen Auflage. Am besten eignet sich eine keimfreie Wundauflage mit einer daran befestigten Binde. Notfalls können Sie auch ein sauberes Tuch benutzen.*

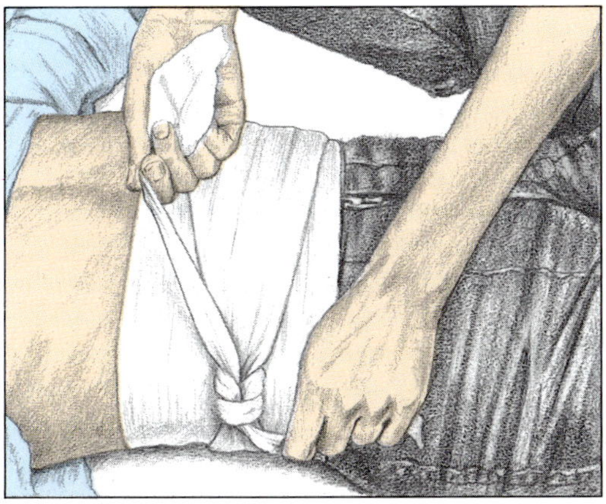

3. *Befestigen Sie die Wundauflage mit einem Verband, der keinen Druck auf die Wunde ausübt. Binden Sie den Knoten neben der Wunde. Wenn Sie die Binde nicht unter den Rücken des Verletzten bringen können, befestigen Sie die Wundauflage mit Pflaster.*

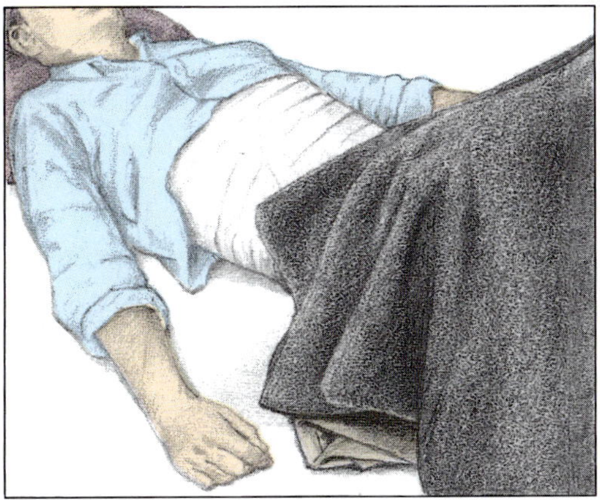

4. *Breiten Sie eine Decke oder einen Mantel über den Verletzten, um ihn warm zu halten. Seine Arme bleiben unbedeckt. Veranlassen Sie den Notruf (Telefonnummer 110; siehe S. 1). Lassen Sie den Verletzten nicht allein. Reden Sie ihm beruhigend zu.*

Beatmung: Mund zu Mund/Mund zu Nase

Wenn bei einem Menschen die Atmung aussetzt, stirbt er innerhalb weniger Minuten. Überdies kann das Gehirn unwiderruflich geschädigt werden, wenn es auch nur kurze Zeit keinen Sauerstoff erhält. Deshalb ist es sehr wichtig, daß so schnell wie möglich Luft in die Lungen des Betroffenen gebracht wird. Um festzustellen, ob die Atmung ausgesetzt hat, legen Sie Ihr Ohr neben Mund und Nase des Betroffenen, und blicken Sie an seiner Brust entlang. Wenn er atmet, können Sie dies hören und fühlen, und Sie können sehen, ob sich die Brust bewegt. Wenn die Atmung aussetzt, nehmen Wangen und Ohrläppchen eine bläulichblasse Färbung an.

Die Atmung kann aussetzen, weil die Atemwege aus einem der folgenden Gründe blokkiert sind: Der Kopf ist nach vorn gesunken; die Zunge ist nach hinten in den Rachen gerutscht; Erbrochenes oder Speichel hat sich im Rachen angesammelt.

- Als erstes müssen deshalb die Atemwege frei gemacht werden. Überstrecken Sie dazu den Hals des Bewußtlosen nach hinten. Drükken Sie das Kinn nach oben und entfernen Sie mit den Fingern Fremdkörper aus dem Mund.
- Veranlassen Sie den Notruf. (Siehe S. 1.)

Beatmung eines Erwachsenen

- Wenn der Bewußtlose nach der Öffnung der Atemwege nicht zu atmen beginnt, fangen Sie sofort mit der Mund-zu-Mund-Beatmung (Atemspende) an.
- Verschließen Sie die Nase mit den Fingern. Umschließen Sie mit Ihren Lippen den geöffneten Mund des Betreffenden. Blasen Sie rasch nacheinander vier volle Atemstöße in seinen Mund ein, so daß seine Brust sich hebt. Setzen Sie dann ab, und beobachten Sie, ob der Brustkorb sich senkt.
- Setzen Sie die Mund-zu-Mund-Beatmung mit normaler Atemgeschwindigkeit fort, d.h. etwa alle drei Sekunden ein Atemzug.
- Sobald der Bewußtlose wieder selbst atmet, bringen Sie ihn in die Seitenlage (siehe S. 58). Dies gilt nicht, wenn der Verdacht besteht, daß ein Hals- oder Rückenwirbel gebrochen ist. Wenn die Atmung wieder aussetzt, fahren Sie mit der Atemspende fort.

Säuglinge und Kleinkinder

- Bei der Beatmung eines Säuglings oder Kleinkinds umschließen Sie mit den Lippen den Mund und die Nase.
- Blasen Sie die Luft schneller ein, als es Ihrem normalen Atemrhythmus entspricht. Beatmen Sie ein Kleinkind behutsamer als einen Erwachsenen. Bei einem Säugling blasen Sie die Luft in behutsamen, kleinen Stößen ein.

Wenn Mund-zu-Mund nicht möglich ist

- Manchmal ist es nicht möglich, einen Menschen durch den Mund zu beatmen, beispielsweise wenn er am Mund verletzt ist. In diesem Fall beatmen Sie den Betreffenden durch die Nase. Halten Sie dabei den Mund des Bewußtlosen zu.

Die Atemwege frei machen

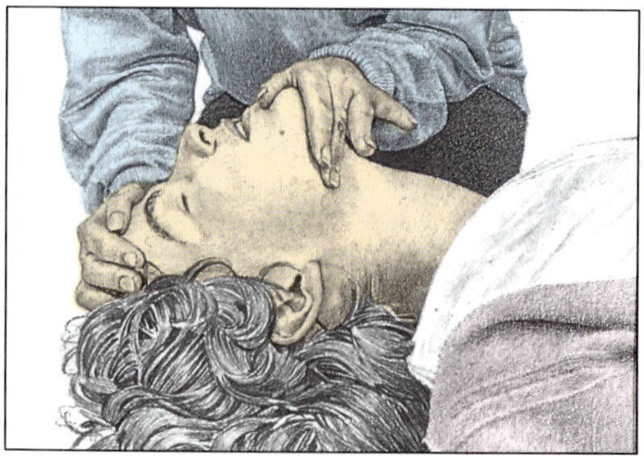

1. Überstrecken Sie den Hals des Bewußtlosen, indem Sie mit einer Hand das Kinn anheben und mit der andern die Stirn nach unten drücken.

Mund-zu-Mund-Beatmung

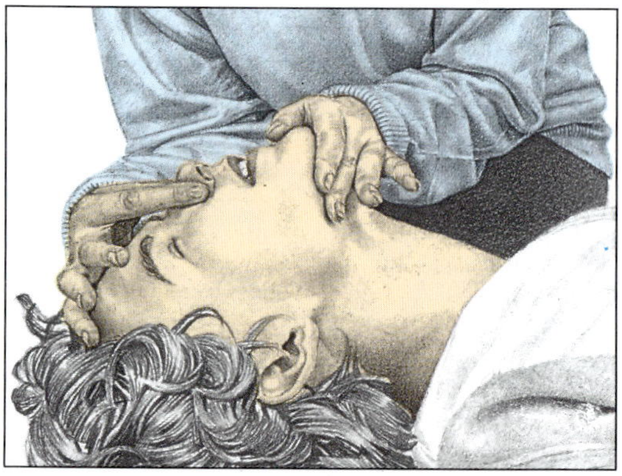

1. Halten Sie den Hals ständig überstreckt, so daß die Atemwege des Bewußtlosen offen bleiben. Verschließen Sie die Nase mit Zeigefinger und Daumen der einen Hand.

Mund-zu-Nase-Beatmung

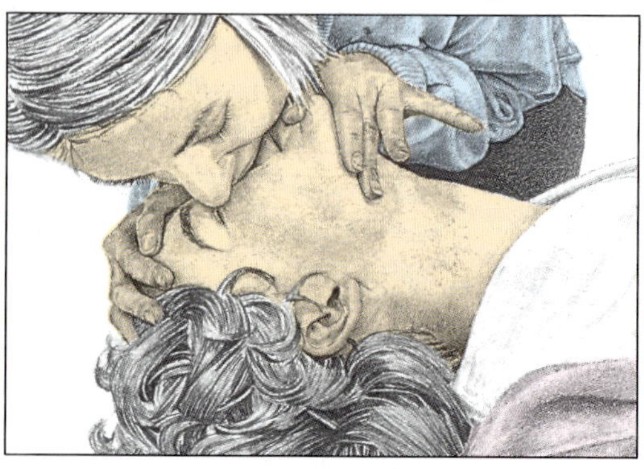

Überstrecken Sie den Hals des Bewußtlosen. Halten Sie den Mund mit einer Hand zu. Umschließen Sie mit Ihren Lippen die Nase, und beatmen Sie wie bei der Mund-zu-Mund-Beatmung.

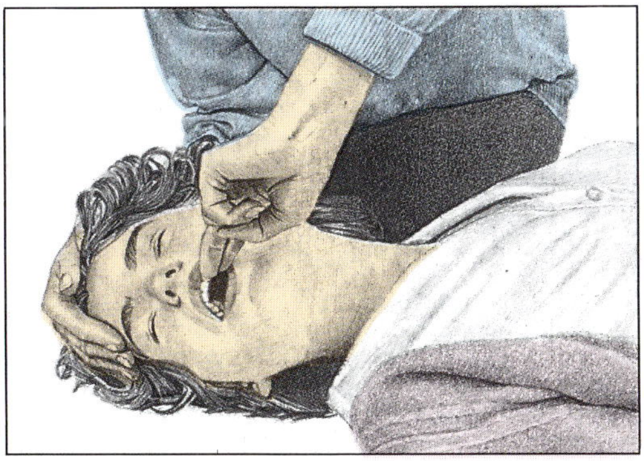

2. Wenn der Bewußtlose nicht zu atmen beginnt, drehen Sie seinen Kopf zur Seite, und entfernen Sie mit zwei Fingern alle Fremdkörper aus dem Mund.

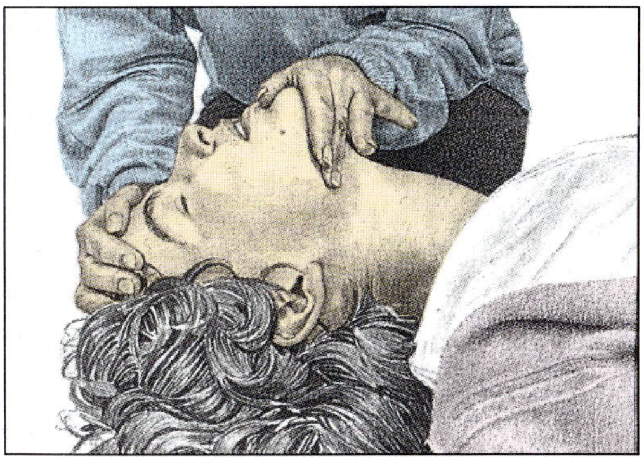

3. Wenn Sie den Mund gesäubert haben, heben Sie erneut das Kinn an, und drücken Sie die Stirn nach unten, so daß sich die Atemwege öffnen.

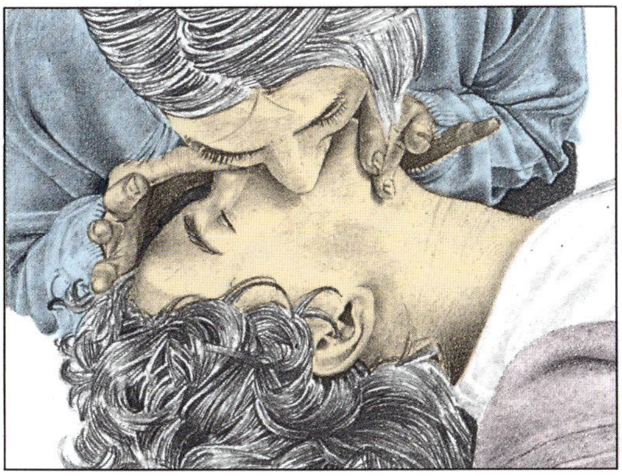

2. Umschließen Sie mit den Lippen den geöffneten Mund, und drücken Sie rasch vier volle Atemzüge ein. Setzen Sie dann ab, und beobachten Sie, wie die Brust sich senkt.

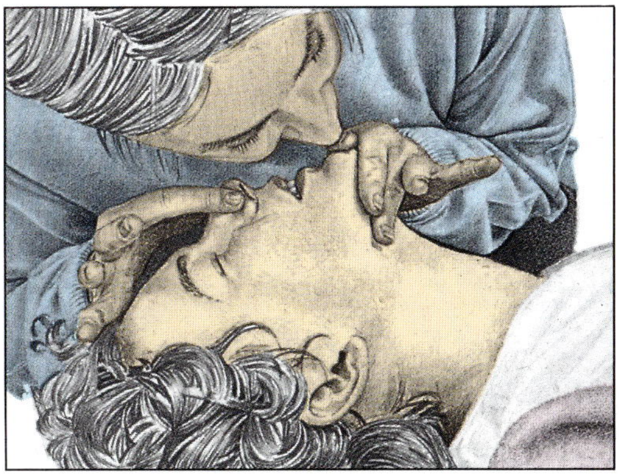

3. Danach setzen Sie den Mund wieder auf den Mund des Bewußtlosen, und beatmen Sie ihn im normalen Atemrhythmus (etwa alle drei Sekunden).

Atemspende bei einem Säugling
Öffnen Sie die Atemwege. Überstrecken Sie den Hals des Säuglings. Umschließen Sie Nase und Mund mit Ihrem Mund. Blasen Sie behutsam Ihren Atem ein, so daß die Brust des Säuglings sich hebt. Setzen Sie Ihren Mund ab, und beobachten Sie, wie die Brust sich senkt. Setzen Sie dann die Beatmung fort. Der Atemrhythmus muß etwas schneller sein als Ihre eigene normale Atmung.

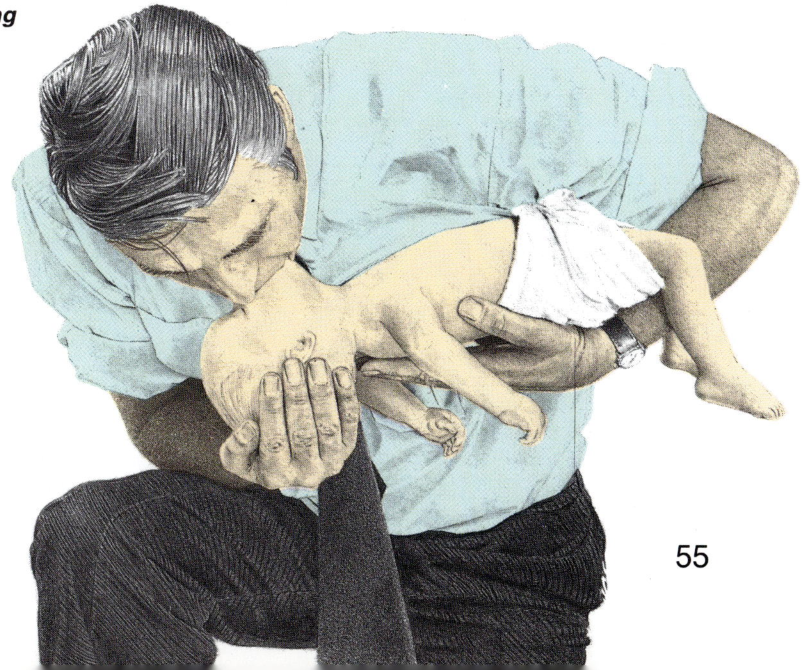

Beatmung mit Herzmassage

Warnung! Diese Methode darf nur von jemandem angewandt werden, der darin ausgebildet ist. Wenn man sie ohne die entsprechenden Kenntnisse anwendet, ist sie gefährlich.

Wenn bei einem Menschen der Herzschlag aussetzt, wird dem Gehirn kein Blut mehr zugeführt, und eine Mund-zu-Mund-Beatmung allein ist sinnlos. Schon nach wenigen Minuten wird das Gehirn geschädigt.

Wenn man in einem solchen Fall das Herz zwischen Brustbein und Wirbelsäule zusammendrückt, wirkt es wie eine Handpumpe, und der Kreislauf wird aufrechterhalten. Dank einer derartigen Hilfe kann das Herz von selbst wieder zu schlagen beginnen.

Diese Herzmassage wird immer zusammen mit einer Mund-zu-Mund-Beatmung (siehe S. 54) durchgeführt, damit das Blut mit Sauerstoff versorgt wird. Sie birgt jedoch Gefahren in sich, denn das Herz ist ein empfindliches Organ. Wenn es doch noch schwach schlägt und dann zusammengedrückt wird, kann es ganz zu schlagen aufhören. Deshalb darf die Herzmassage nur dann angewandt werden, wenn der Herzstillstand eindeutig festgestellt wurde.

Infolgedessen stellen die Hinweise auf diesen beiden Seiten nur eine Gedächtnisstütze für Personen dar, die mit Erfolg einen entsprechenden Kurs, etwa beim Deutschen Roten Kreuz, absolviert haben. Ohne vorherige Ausbildung darf man diese Methode nicht anwenden und auch niemals an einem gesunden Menschen üben.

Brust zusammendrücken

- Die Herzmassage wird auf der unteren Hälfte des Brustbeins durchgeführt. Dazu legt man einen Handballen auf einen Punkt, der drei Fingerbreit vom unteren Ende des Brustbeins entfernt ist.
- Durch den Druck, den man dann mit beiden Händen ausübt, soll die Brust eines Erwachsenen 4 cm hinuntergedrückt werden. Dieser Druck wird 80mal pro Minute wiederholt.

SCHLÄGT DAS HERZ NOCH?

Die zuverlässigste Methode, festzustellen, ob das Herz noch schlägt, besteht darin, daß man den Puls an einer der Halsschlagadern fühlt. Diese Schlagadern befinden sich zu beiden Seiten des Kehlkopfs. Der Puls am Handgelenk ist oft kaum noch zu fühlen.

Man fühlt den Puls an der Halsschlagader, nachdem man dem Betroffenen viermal von Mund zu Mund Luft eingeblasen hat. (Siehe S. 54.) Ist kein Puls zu fühlen, beginnt man mit der Herzmassage. Nach einer Minute und dann nach jeweils drei Minuten prüft man den Puls erneut. Ist er wieder fühlbar, so bedeutet dies, daß das Herz wieder schlägt.

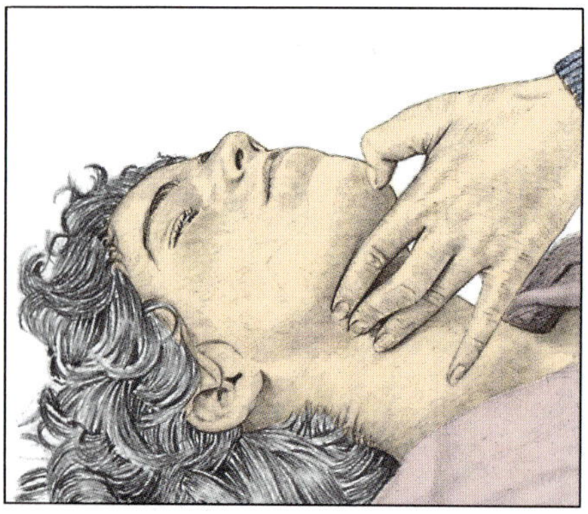

Den Puls an der Halsschlagader fühlen
Dazu legt man die Finger fest in den Hohlraum zwischen dem Kehlkopf und dem daneben verlaufenden Muskel.

Herzmassage bei Erwachsenen

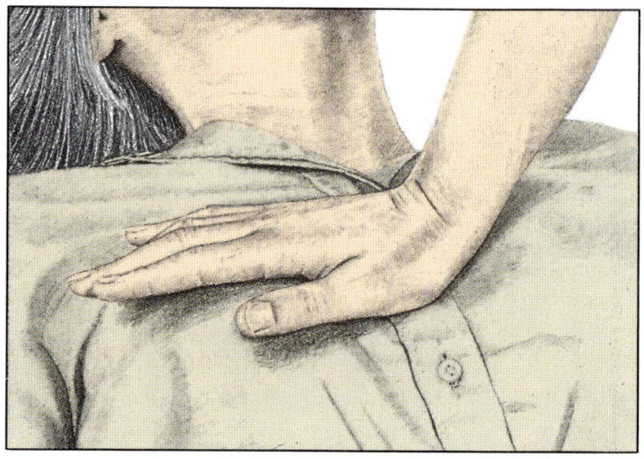

1. *Legen Sie einen Handballen auf das Brustbein, drei Fingerbreit vom unteren Ende entfernt. Daumen und Finger werden angehoben, damit sie nicht auf die Rippen drücken.*

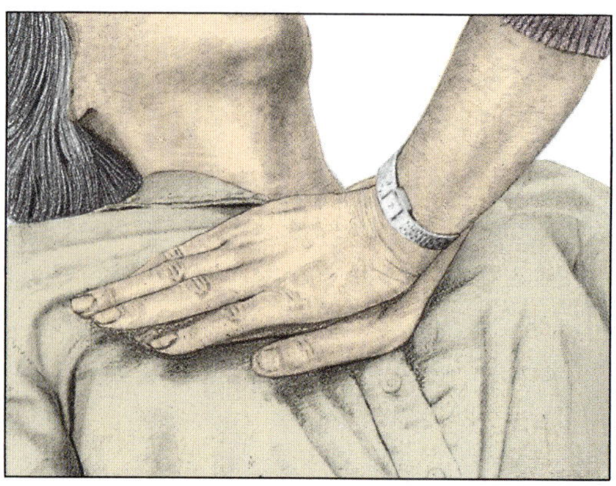

2. *Legen Sie die andere Hand darauf. Kreuzen Sie die Finger etwas. Dann drücken Sie 4 cm nach unten, wobei die Finger angehoben bleiben. Anschließend lösen Sie den Druck.*

Wenn man als Ersthelfer allein ist, drückt man 15mal; dann bläst man mit Hilfe der Mund-zu-Mund-Beatmung zweimal Luft in die Lungen.

- Wenn zwei ausgebildete Personen vorhanden sind, ist der Rhythmus: jeweils fünfmal drücken, dann eine Atemspende.
- Sobald man am Hals einen Pulsschlag feststellt, hört man mit der Herzmassage auf. Doch setzt man die Mund-zu-Mund-Beatmung fort, bis die Atmung einsetzt. Dabei prüft man immer wieder den Puls. Wenn er aussetzt, beginnt man erneut mit der Herzmassage.

Behandlung von Kindern

- Bei Kindern unter zehn Jahre führt man die Herzmassage nur mit einer Hand aus.
- Überdies drückt man die Brust des Kindes etwas weniger tief hinunter als bei einem Erwachsenen. Der Rhythmus der Herzmassage sollte etwas schneller sein: je nach dem Alter des Kindes 80–100mal pro Minute.
- Bei einem Säugling führt man die Herzmassage bloß mit zwei Fingern aus. Man drückt die Brust nur 2,5 cm hinab, und zwar etwa 100mal pro Minute.

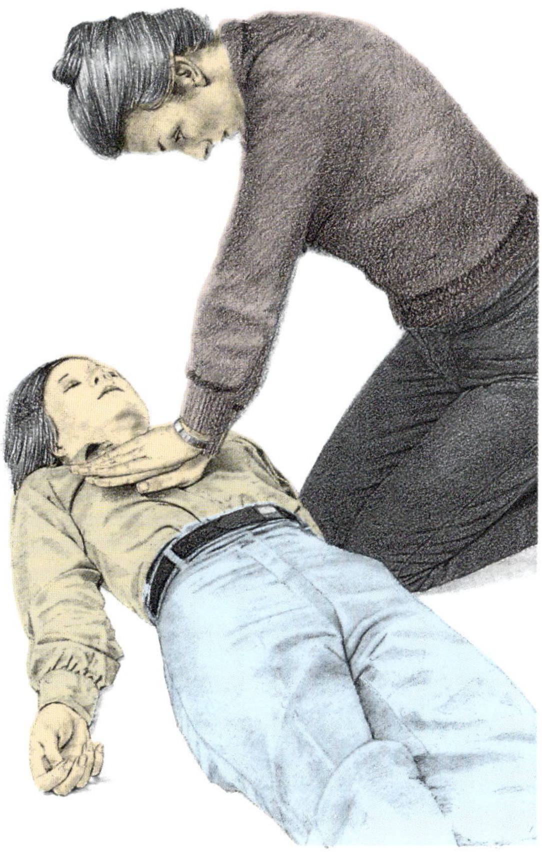

***3.** Wiederholen Sie dies 15mal mit normaler Pulsfrequenz. Dann blasen Sie durch Mund-zu-Mund-Beatmung zweimal Luft in die Lungen. Das Ganze wird viermal pro Minute durchgeführt. Nach einer Minute prüfen Sie den Puls an der Halsschlagader.*

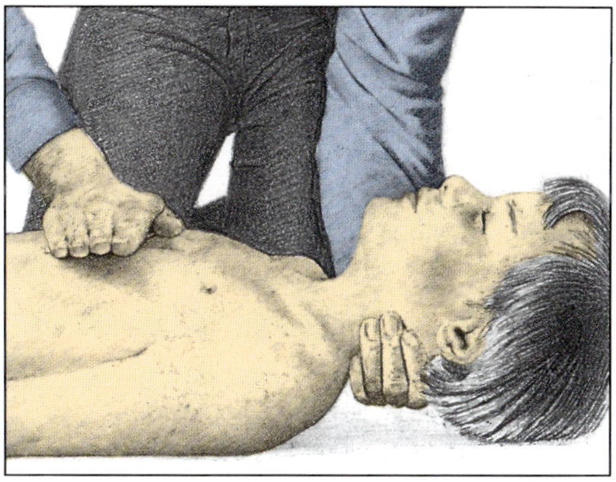

Herzmassage beim Kind
Drücken Sie den unteren Teil des Brustbeins 2,5–4 cm nach unten. Die Frequenz ist etwas höher als beim Erwachsenen. Jedesmal, wenn Sie 15mal gedrückt haben, führen Sie den Lungen von Mund zu Mund zweimal Luft zu.

Herzmassage beim Säugling

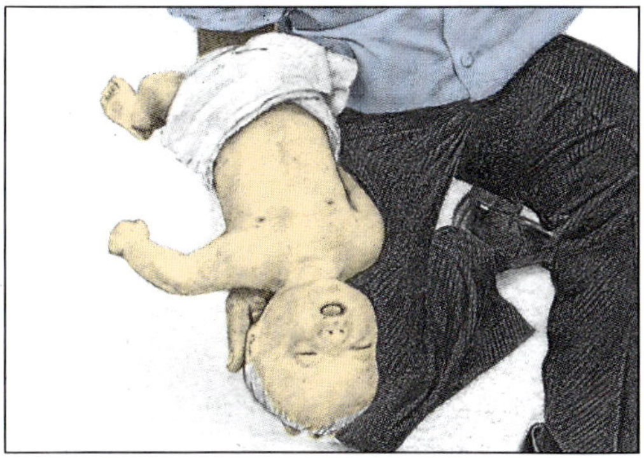

***1.** Halten Sie den Säugling auf einem gestreckten Arm, und stützen Sie den leicht nach unten geneigten Kopf mit der Hand. So ist auch eine Mund-zu-Mund-Beatmung möglich.*

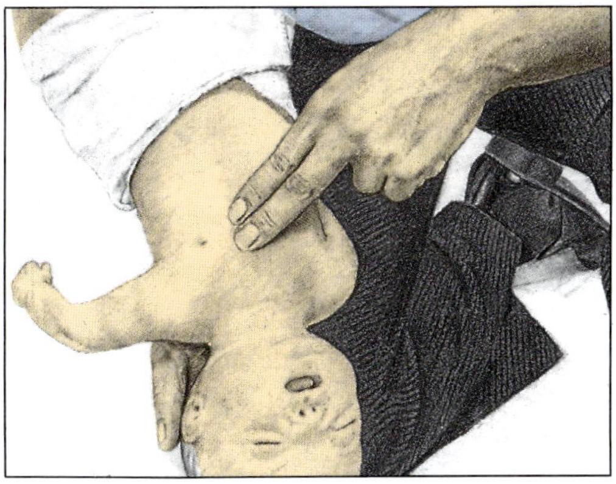

***2.** Drücken Sie die Mitte des Brustbeins 1,5–2,5 cm nach unten, wobei Sie nur zwei Finger benutzen. Nach dem 15. Mal nehmen Sie zweimal eine Mund-zu-Mund-Beatmung vor.*

Bewußtlosigkeit

Wenn ein Mensch bewußtlos ist und mit dem Gesicht nach oben liegt, besteht die Gefahr, daß er erstickt. Erbrochenes, Blut oder Speichel können das obere Ende der Luftröhre blockieren, oder die Zunge rutscht nach hinten und legt sich auf die Luftröhre.

Bei einem Bewußtlosen funktionieren die normalen Reflexe nicht mehr richtig. So kann es sein, daß er nicht hustet oder sich nicht umdreht, wenn etwas seine Luftwege blockiert – was er im Schlaf normalerweise automatisch tun würde.

Wenn der Bewußtlose normal atmet, bringen Sie ihn in die Seitenlage (unten). Das ist eine lebensrettende Maßnahme; sie hat Vorrang vor allem andern. Das gilt jedoch nicht, wenn Sie vermuten, daß die Wirbelsäule des Betreffenden verletzt ist. In einem solchen Fall darf man den Verletzten möglichst gar nicht bewegen. (Siehe auch S. 139.)

Ist der Bewußtlose sehr schwergewichtig, müssen Sie vielleicht jemanden holen, der Ihnen hilft, ihn in die Seitenlage zu bringen.

Wenn ein Bewußtloser auf einer Trage transportiert werden muß oder wenn nicht genügend Platz vorhanden ist, kann man eine abgewandelte Art der Seitenlagerung vornehmen. Machen Sie in diesem Fall aus einer Decke eine Rolle, und stützen Sie den Bewußtlosen damit – statt durch den angewinkelten Arm – an einer Seite ab. (Siehe S. 60.)

Atmet der Verletzte noch?

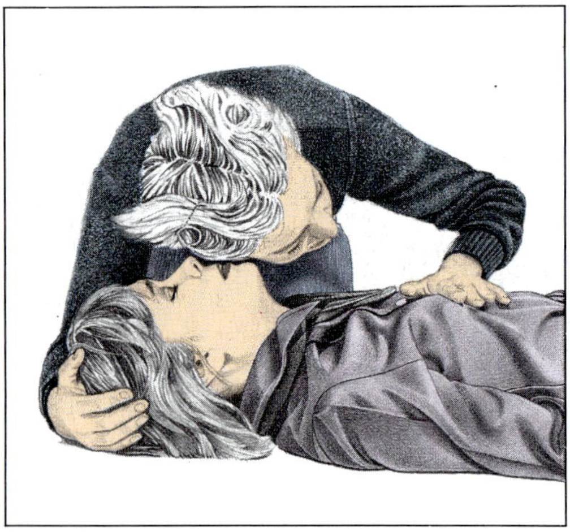

1. *Horchen Sie an Nase und Mund auf das Atemgeräusch. Beobachten Sie, ob die Brust sich hebt. Legen Sie Ihre Hand leicht auf die Brust, um die Bewegung zu fühlen.*

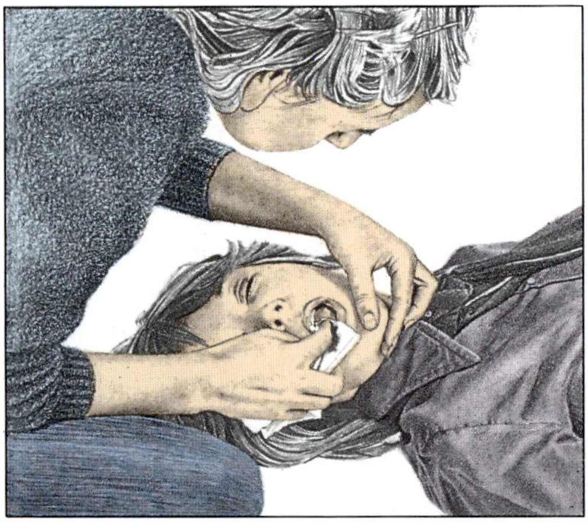

2. *Wenn der Verletzte nicht atmet, beginnen Sie mit der Atemspende (siehe S. 54). Wenn er atmet, entfernen Sie mit dem Finger Fremdkörper aus seinem Mund.*

Die Seitenlage

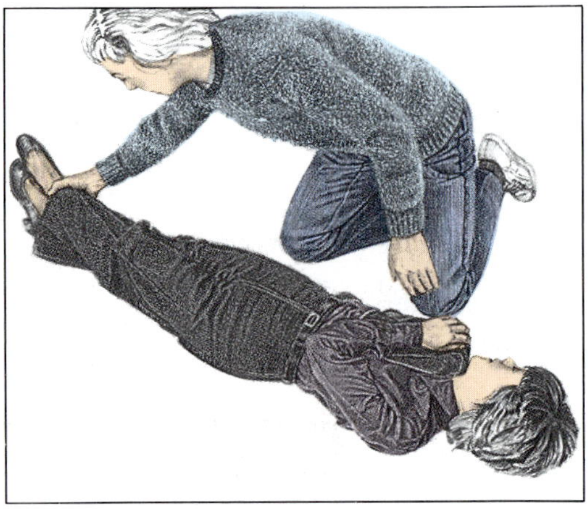

1. *Knien Sie neben dem Bewußtlosen. Drehen Sie seinen Kopf zu sich. Schieben Sie seinen nahen Arm gestreckt unter den Körper. Legen Sie den fernen Fuß über den nahen. Legen Sie den andern Arm quer über die Brust.*

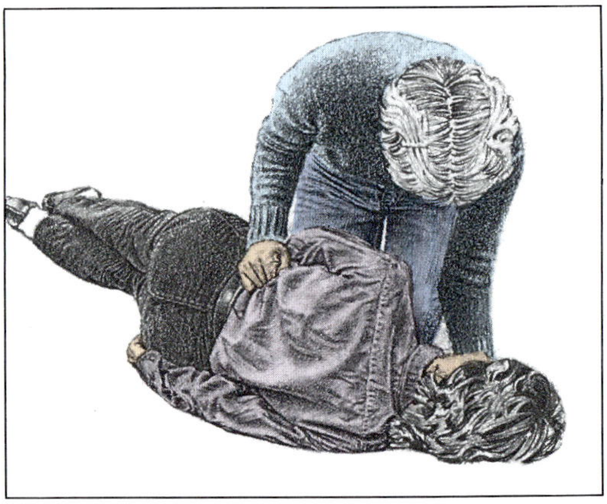

2. *Fassen Sie die Kleidung an der fernen Hüfte, und drehen Sie den Bewußtlosen herum, indem Sie ihn zu sich herziehen. Gleichzeitig stützen Sie den Kopf mit Ihrer andern Hand und den Körper mit Ihren Knien.*

Wenn der Bewußtlose nicht mehr atmet, beginnen Sie sofort mit der Mund-zu-Mund-Beatmung (siehe S. 54). In jedem Fall beauftragen Sie jemanden, die Notrufnummer 110 anzurufen. (Siehe S. 1.) Wenn sonst niemand da ist, müssen Sie das selbst tun, sobald Sie können. Wer das Bewußtsein verliert, und sei es nur für kurze Zeit, braucht sofort ärztliche Hilfe.

Wenn der Bewußtlose zusätzlich Verletzungen hat, gehen Sie besonders vorsichtig mit ihm um, während Sie ihn in die Seitenlage bringen. Anschließend können Sie ihm noch dadurch helfen, daß Sie seine Kleidung an Hals, Brust und Taille lockern. Versorgen Sie seine Wunden, während Sie auf den Notarzt warten. (Siehe S. 52, 62, 122.)

Lassen Sie einen Bewußtlosen nicht allein, und geben Sie ihm, auch wenn er schließlich wieder zu sich kommt, nichts zu essen und zu trinken.

Stadien der Bewußtlosigkeit
Bewußtlosigkeit ist nicht immer ein Zustand völliger Empfindungslosigkeit. Es gibt unterschiedliche Formen und Stadien.

In einigen Fällen ist der Betreffende noch zeitweilig ansprechbar. Auf der nächsten Stufe aber kann man den Bewußtlosen allenfalls durch stärkste Reize noch wecken. Die tiefste Bewußtlosigkeit ist das Koma. Aus ihm kann der Kranke nicht erweckt werden. Er liegt dann bewegungslos und still da.

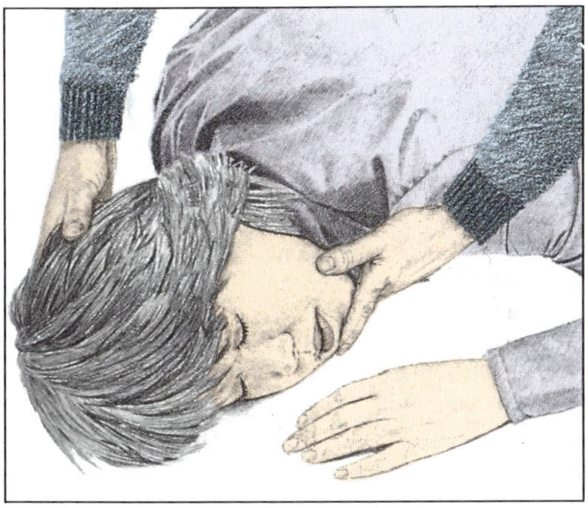

***3.** Überstrecken Sie den Kopf des Bewußtlosen in den Nacken. So bleibt die Luftröhre frei, und die Zunge kann nicht nach hinten rutschen. Auf diese Weise kann der Bewußtlose frei atmen.*

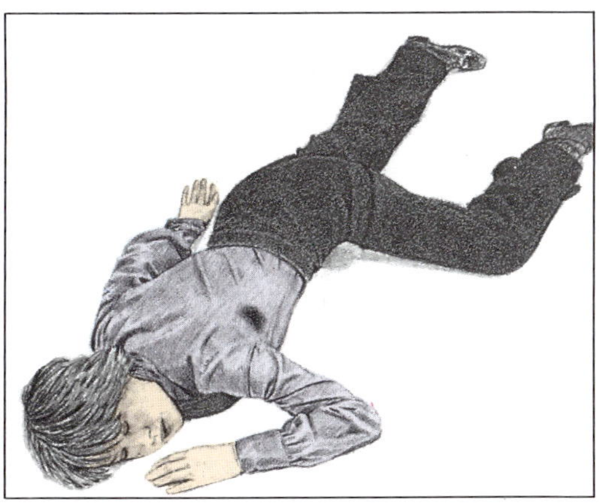

***4.** Beugen Sie den nahen Arm und das nahe Bein, um den Körper abzustützen. Ziehen Sie den Arm, der unter dem Körper liegt, vorsichtig nach hinten heraus, damit der Bewußtlose nicht auf den Rücken rollt.*

Während Sie auf Hilfe warten

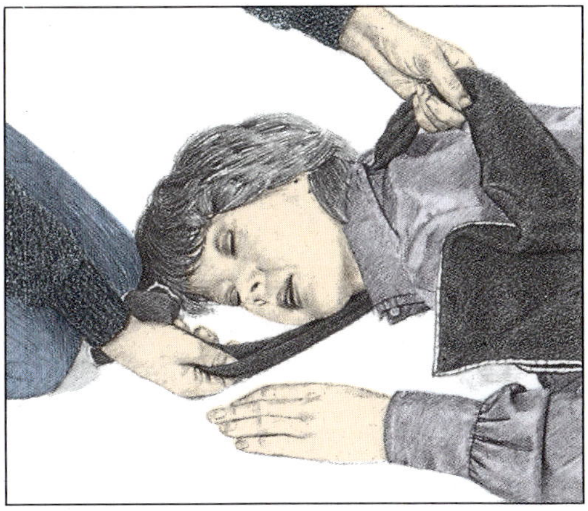

***1.** Sobald der Bewußtlose sicher in der Seitenlage liegt, lockern Sie enge Kleidung am Hals, an der Brust und der Taille, damit die Atmung und der Blutkreislauf nicht beeinträchtigt werden. Sorgen Sie für frische Luft.*

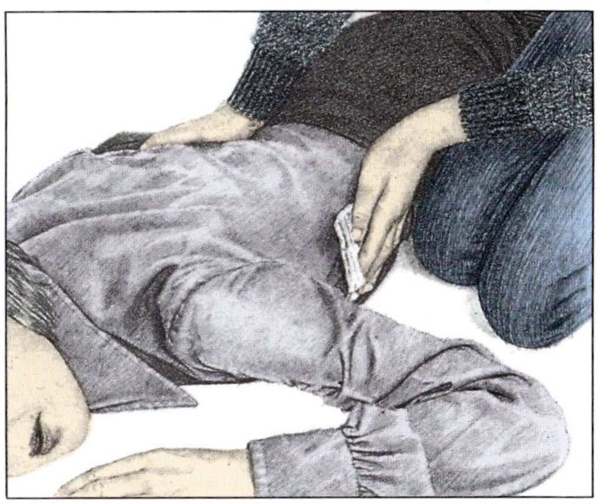

***2.** Prüfen Sie, ob der Bewußtlose verletzt ist. Stillen Sie Blutungen (siehe S. 62). Veranlassen Sie den Notruf (Nummer 110; siehe S. 1). Sehen Sie nach, ob der Betroffene einen Krankenausweis (Diabetikerausweis) bei sich hat.*

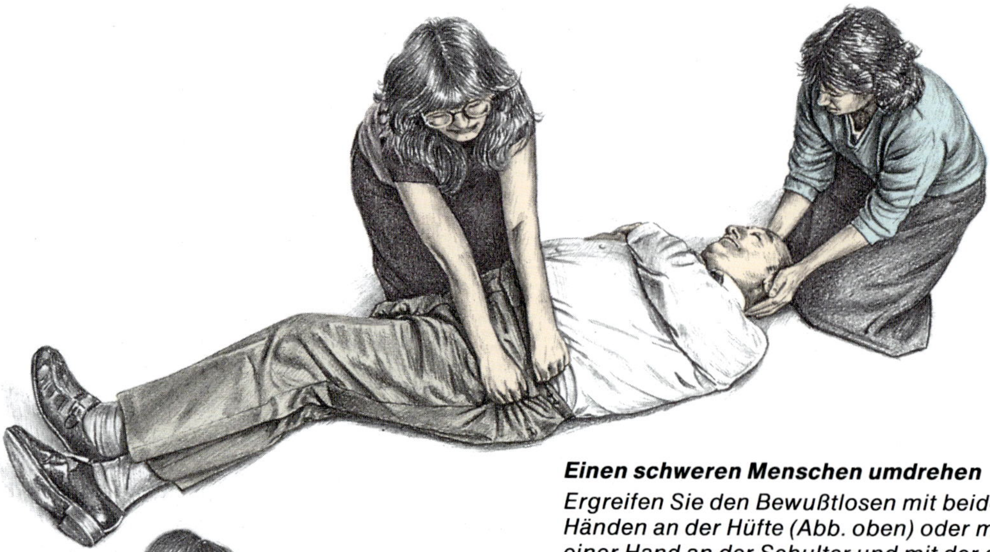

Einen schweren Menschen umdrehen

Ergreifen Sie den Bewußtlosen mit beiden Händen an der Hüfte (Abb. oben) oder mit einer Hand an der Schulter und mit der andern an der Hüfte. Wenn möglich, sollte Ihnen jemand helfen. Während Sie den Bewußtlosen umdrehen, hält der andere seinen Kopf und dreht ihn mit. Ihr Helfer kann auch auf der andern Seite des Bewußtlosen knien (untere Abb.) und schieben, während Sie ziehen.

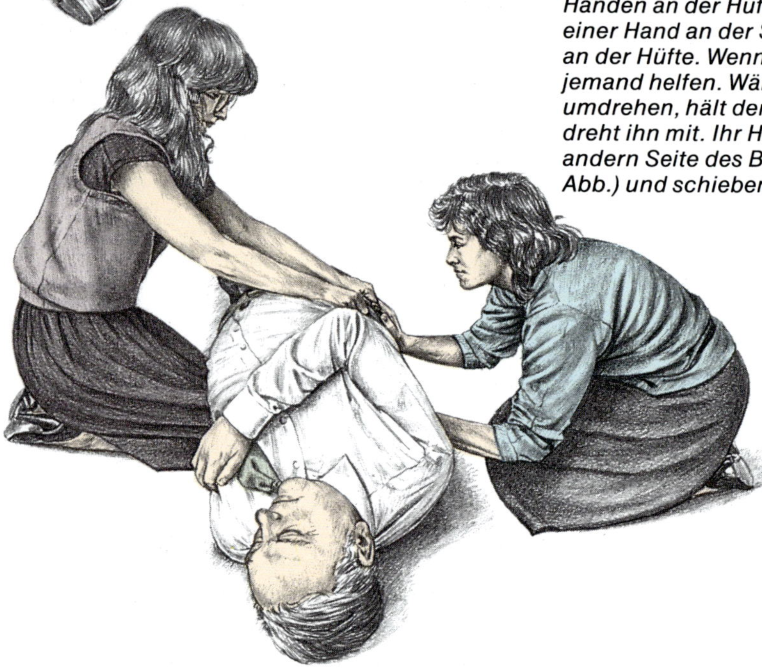

Einen Bewußtlosen auf einer Trage abstützen

Wenn Sie den Bewußtlosen auf einer Trage transportieren müssen oder wenn der Platz beengt ist, wenden Sie eine abgewandelte Art der Seitenlage an. Legen Sie an der Seite, welcher der Bewußtlose sein Gesicht zuwendet, eine zusammengerollte Decke oder einen zusammengerollten Mantel unter.

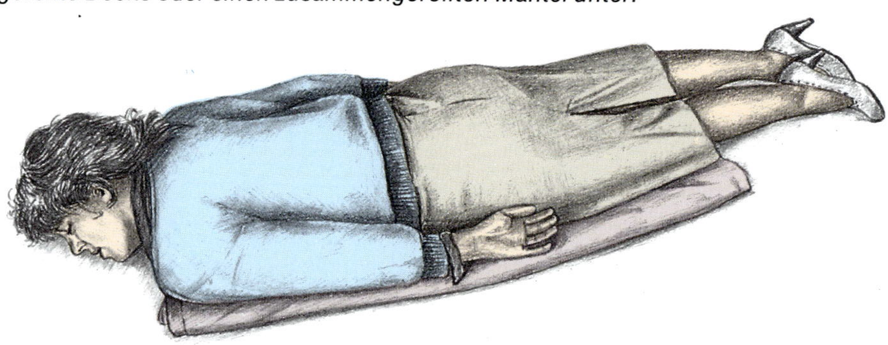

Bißwunde

Beim Biß eines Tieres können, sofern die Haut durchgebissen wurde, Keime aus dem Maul in die Wunde gelangen und eine Infektion verursachen. Auch beim Biß eines Menschen besteht eine entsprechende Gefahr.

In diesem Fall sollte der Betroffene einen Arzt aufsuchen. Schwere Bißwunden sollten in der Unfallambulanz eines Krankenhauses behandelt werden.

Melden Sie einen Hundebiß der Polizei. Denn ein Hundehalter macht sich strafbar, wenn er seine Aufsichtspflicht verletzt.

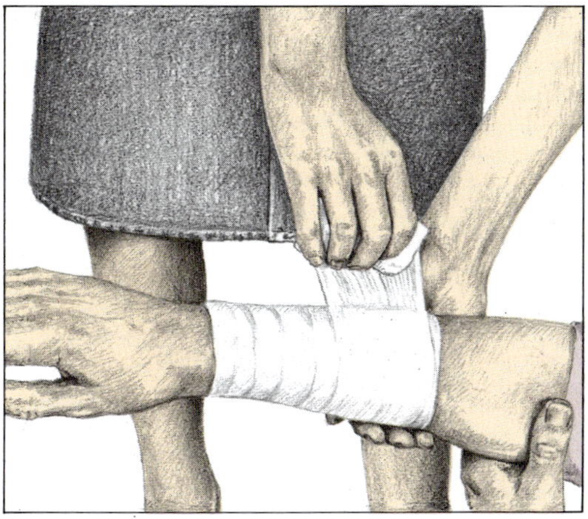

Eine Bißwunde versorgen
Bedecken Sie die Wunde mit einer sauberen Auflage. Befestigen Sie die Auflage mit einer sauberen Binde oder einem Pflaster. Bringen Sie den Verletzten zum Arzt, denn er braucht vielleicht eine Spritze gegen Wundstarrkrampf, oder er muß mit Antibiotika behandelt werden.

Blasen

Eine Blase auf der Haut, die durch eine Verbrennung oder durch Reibung entstanden ist, heilt in der Regel innerhalb einer Woche – ob sie nun aufgeht oder nicht. Handelt es sich um eine ernstere Verletzung, bei der nicht nur die Oberhaut in Mitleidenschaft gezogen ist, so heilt die Blase ebenfalls völlig ab; sie hinterläßt aber möglicherweise eine Narbe.

Soll man eine Blase öffnen?
Wenn man eine Blase öffnet, erhöht sich die Gefahr einer Infektion. Öffnen Sie eine Blase also nur, wenn die gespannte Haut stärkere Beschwerden verursacht. Achten Sie dabei auf peinliche Sauberkeit.

Wenn die Blase von selbst platzt, setzen Sie sie möglichst viel der frischen Luft aus. Achten Sie dabei aber darauf, daß sie sauber bleibt. Lassen Sie sie bedeckt, wenn die Gefahr besteht, daß Schmutz hineinkommt.

Wenn sich eine Blase infiziert und der Bereich ohne erkennbaren Grund entzündet ist oder wehtut, ziehen Sie einen Arzt zu Rate, ebenso dann, wenn es sich um eine größere Blase handelt.

Wenn mehrere oder viele Blasen auftreten, ist das jeweils ein Symptom für eine bestimmte Krankheit, z.B. Windpocken, Gürtelrose oder Eiterflechte.

Wie man Blasen vermeidet
Blasen lassen sich vermeiden, wenn man einige einfache Regeln beachtet.

- Seien Sie vorsichtig beim Kochen oder Bügeln. Beim Kochen kann man sich beispielsweise leicht am Arm verbrennen, wenn man Speisen aus dem Backofen holt.
- Tragen Sie bei schwerer manueller Arbeit, an die Sie nicht gewöhnt sind, Schutzhandschuhe.
- Kaufen Sie nur gutsitzende Schuhe, und laufen Sie sie ein, indem Sie sie zunächst immer nur kurze Zeit anziehen.
- Tragen Sie bei Wanderungen bequemes Schuhwerk und zwei Paar Socken, um die Reibung an den Füßen zu vermindern. Sie können ein dünnes Paar Baumwollsocken auf die Haut und darüber ein dickeres Paar wollene Übersocken anziehen.

Blinddarmentzündung

Krampfartige Bauchschmerzen können das erste Anzeichen einer Blinddarmentzündung sein. Sie entstehen durch eine Entzündung des Wurmfortsatzes; das ist der kurze Anhang des Blinddarms, der sich dort befindet, wo der Dünndarm in den Dickdarm übergeht.

Eine Blinddarmentzündung kann auftreten, wenn das offene Ende des Wurmfortsatzes durch harte Kotteilchen verschlossen oder der Wurmfortsatz geknickt ist.

Wenn die Erkrankung nicht behandelt wird, kann sie wieder abklingen und dann erneut aufflammen. Auf diese Weise entsteht eine chronische Blinddarmentzündung.

Bei einer akuten Erkrankung nehmen die Schmerzen zu, und der Blinddarm bricht schließlich durch. Dadurch breitet sich die Infektion in den Bauchraum oder in den Darm aus. Dieser Zustand stellt einen Notfall dar, der sofort chirurgisch behandelt werden muß. Deshalb sollte man bei Verdacht auf Blinddarmentzündung so schnell wie möglich einen Arzt hinzuziehen, vor allem bei Kindern oder älteren Menschen.

Die Symptome entwickeln sich innerhalb von 4–48 Stunden. Da sie sehr unterschiedlich sein können, ist es oft nicht ganz einfach, eine sichere Diagnose zu stellen. Rufen Sie sofort einen Arzt, wenn die Bauchschmerzen stärker werden, anhalten oder den Patienten am Schlafen hindern. Rufen Sie in jedem Fall einen Arzt, wenn die Schmerzen länger als vier Stunden andauern.

Gefahrenzeichen

- Wiederholt auftretende, krampfartige Schmerzen. Oft treten sie zunächst in der Magengegend auf und wandern dann in den rechten Unterbauch.
- Nach einigen Stunden sind anhaltende starke Schmerzen im rechten Unterbauch vorhanden. Die Stelle ist druckempfindlich. Wenn der Patient sich bewegt, werden die Schmerzen stärker.
- Übelkeit und Erbrechen können auftreten. Oft ist auch eine Verstopfung vorhanden. Der Stuhlgang kann aber auch normal oder sogar dünn sein.
- Speisen und Getränke werden meist abgelehnt.
- Beim Gehen oder Wasserlassen treten zusätzlich Schmerzen auf.
- Es kann Mundgeruch zu spüren sein.
- Die Körpertemperatur steigt bei Erwachsenen im allgemeinen auf 39 °C; bei Kindern kann sie noch höher sein. Manchmal ist die Temperatur jedoch nur geringfügig erhöht.

Was kann man tun?

- Sorgen Sie dafür, daß der Patient ruhig liegen bleibt. Legen Sie ihm keine Wärmflasche und auch keinen Eisbeutel auf den Bauch. Eine Eisblase kann zwar schmerzlindernd wirken, aber der Arzt braucht das Schmerzbild für seine Diagnose.
- Geben Sie dem Patienten kein Abführmittel und auch keine schmerzstillenden Tabletten.

Blutungen

Eine Blutung kann erschreckend, ja dramatisch aussehen; doch führt sie in den meisten Fällen nicht zum Tode. Voraussetzung ist aber oft, daß der Verletzte sofort behandelt wird.

Meist läßt sich eine Blutung dadurch stillen, daß man fest auf die Wunde drückt. Dann fließt dort das Blut langsamer, und die Gerinnung wird gefördert. Dieser Druck muß 5–15 Minuten lang aufrechterhalten werden.

Wenn ein Fremdkörper, etwa ein Glassplitter, in der Wunde steckt, übt man den Druck auf beiden Seiten davon aus.

Man kann den Gerinnungsprozeß dadurch fördern, daß man den verletzten Bereich erhöht lagert. Dadurch wird auch der Blutfluß verlangsamt. Wenn eine starke Blutung anhält, kann man sie möglicherweise dadurch stillen, daß man die entsprechende Schlagader abdrückt. (Siehe S. 64 und 65.) Allerdings sollte man dies nur im äußersten Notfall tun.

Eine Blutung im Dunkeln entdecken

Meist ist eine Blutung deutlich zu erkennen; doch nach einem Unfall kann – vor allem in der Dunkelheit – eine schwere Wunde durch die Lage des Verletzten verborgen bleiben. In dieser Situation sollten Sie auf und unter dem Körper des Verletzten fühlen, ob klebrigfeuchte Flecken vorhanden sind. Ist das der Fall, sollten Sie zunächst davon ausgehen, daß es sich um Blut handelt.

Weitere Hinweise auf eine schwere Blutung:

- Blasse Haut, die sich feucht und kalt anfühlt.
- Starker Schweißausbruch.
- Rascher, aber schwacher Puls. (Ein Erwachsener hat normalerweise einen Puls von 60–80 Schlägen pro Minute.)
- Der Verletzte klagt über Durst.
- Der Verletzte sieht seine Umgebung verschwommen und fühlt sich schwach und schwindelig.
- Die Atmung wird flach; der Verletzte gähnt und seufzt.
- Der Verletzte wird unruhig und redselig.

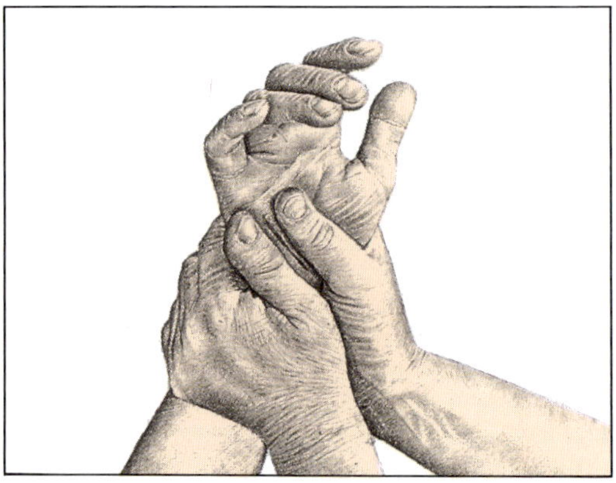

Große Wunde

Drücken Sie die Seiten einer großen Wunde behutsam, aber fest zusammen. Versorgen Sie dann die Wunde, wie auf S. 63 beschrieben.

Großer Fremdkörper in der Wunde
Wenn ein großer Fremdkörper, etwa ein Stück Glas, in der Wunde steckt, versuchen Sie nicht, ihn zu entfernen. Sie könnten die Verletzung noch schlimmer machen. Überdies verschließt der Fremdkörper möglicherweise die Wunde und dämmt somit die Blutung ein.

Verringern Sie die Blutung, indem Sie die Seiten der Wunde um den Fremdkörper zusammendrücken. Legen Sie dann einen Verband mit einem Ringpolster an (siehe S. 123), damit die Wunde nicht gedrückt wird.

Rufen Sie die Notrufnummer 110 an (siehe

Eine starke Blutung stillen

1. *Legen Sie den Verletzten hin. Drücken Sie mit einem saugfähigen Material oder mit Ihren bloßen Händen fest auf die Wunde, falls kein Fremdkörper darin steckt.*

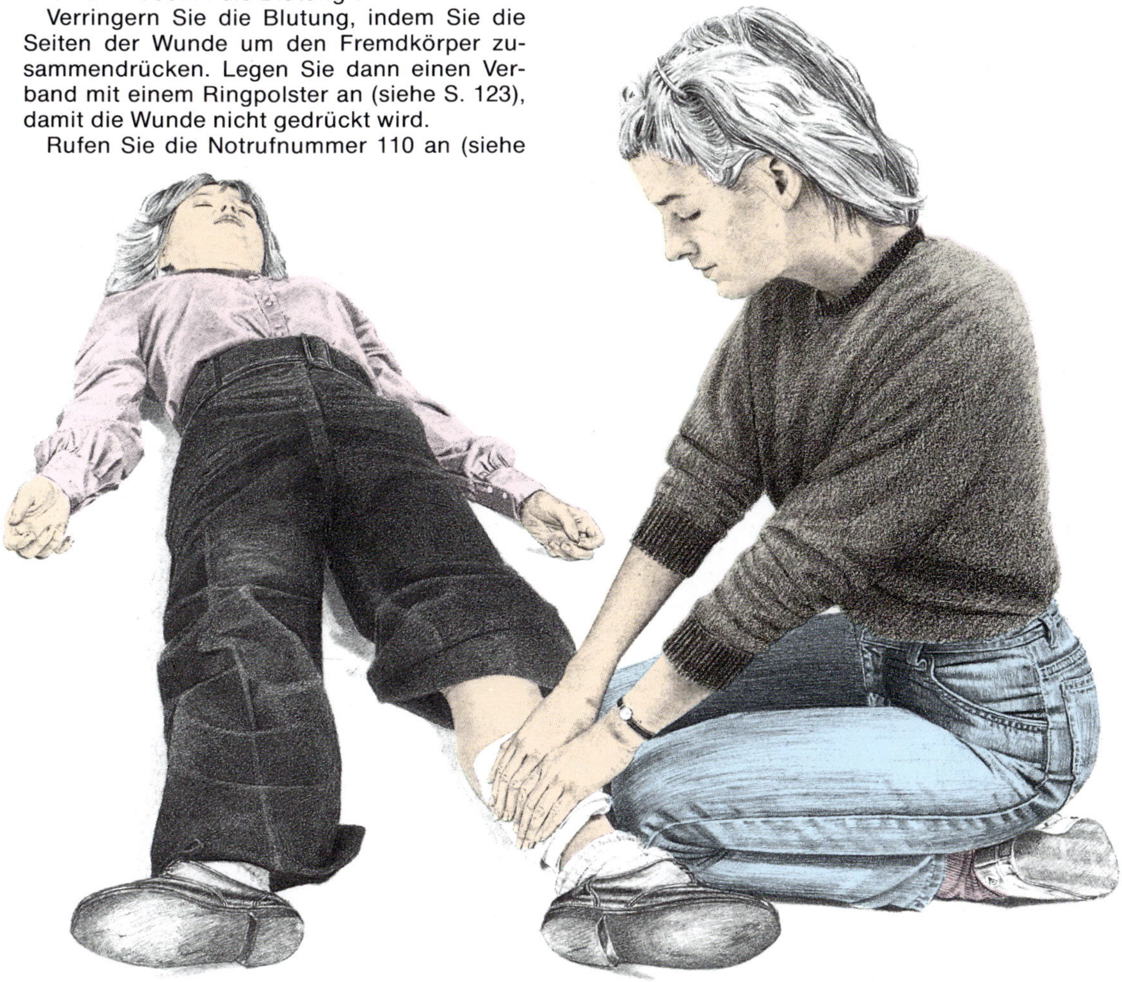

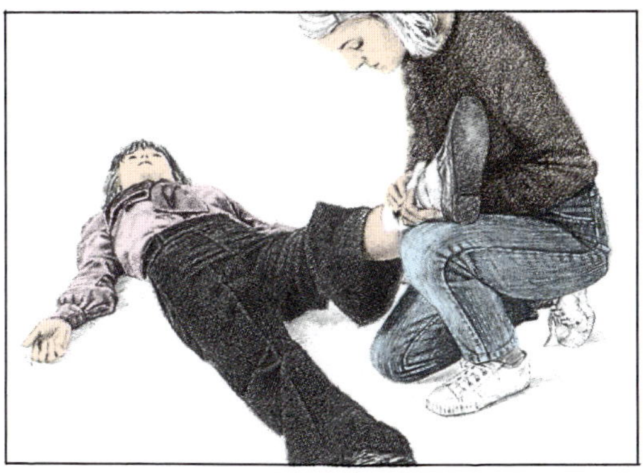

2. *Heben Sie, wenn möglich, den verletzten Körperteil höher als das Herz. Wenn die Blutung steht, legen Sie eine saugfähige Wundauflage, evtl. die Innenseite eines zusammengefalteten Taschentuchs, auf die Wunde.*

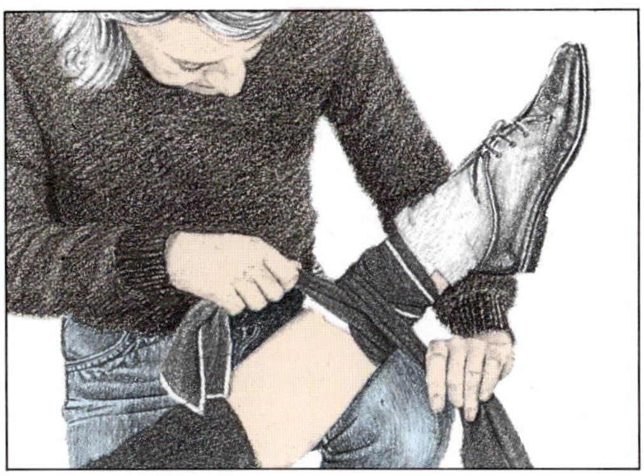

3. *Wenn Blut durchsickert, legen Sie eine weitere Wundauflage darüber. Binden Sie diese mit einer Binde oder einem anderen geeigneten Material fest. Sorgen Sie dafür, daß sich der Verletzte möglichst ruhig verhält.*

Fremdkörper in der Wunde

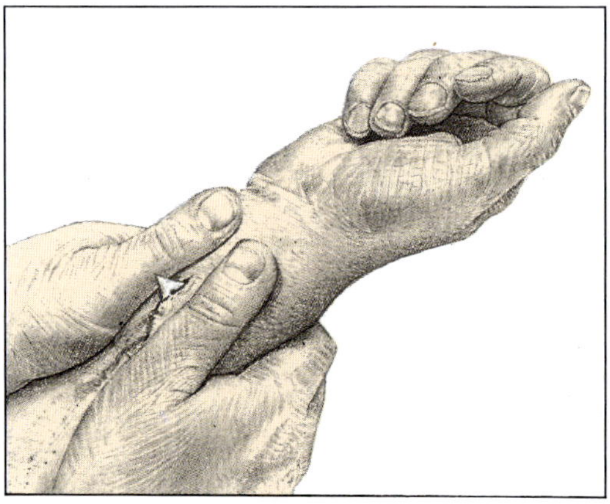

1. *Drücken Sie die Wundränder längere Zeit zusammen. Versuchen Sie nicht, den Fremdkörper herauszuziehen.*

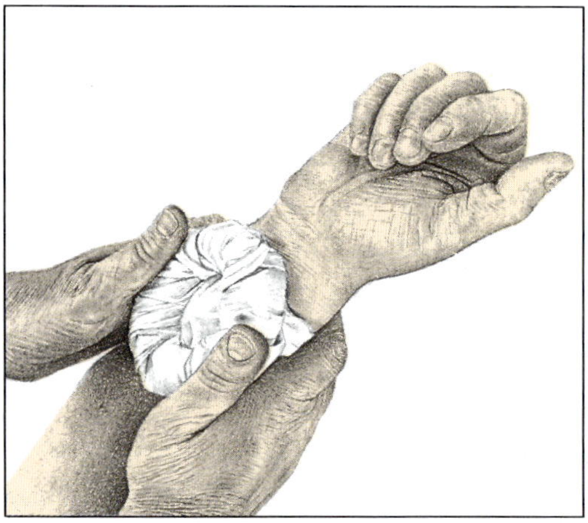

2. *Legen Sie ein dickes Ringpolster (siehe S. 123) aus sauberem Material um die Wunde. Es sollte höher sein als der Fremdkörper.*

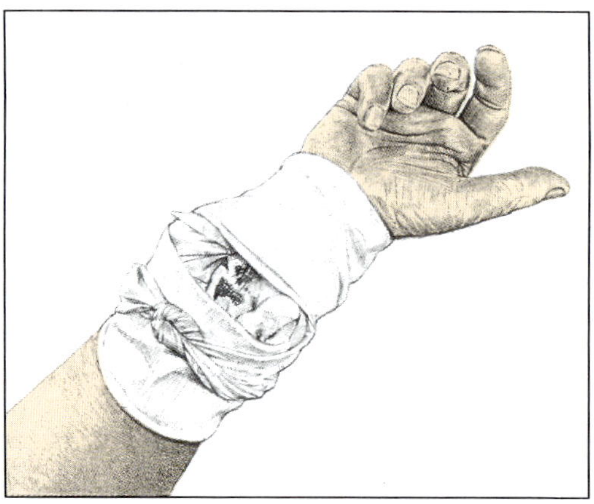

3. *Legen Sie einen Verband mit diagonal verlaufenden Touren an. Er darf aber nicht über den Fremdkörper geführt werden.*

S. 1), da der Verletzte im Krankenhaus behandelt werden muß.

Eine Schlagader abdrücken

Wenn sich eine starke Blutung an einem Arm oder Bein nicht dadurch stillen läßt, daß man unmittelbar Druck auf die Wunde ausübt, kann man die Blutung vielleicht zum Stillstand bringen, indem man die Schlagader abdrückt.

Die Stellen dafür befinden sich dort, wo man eine Schlagader gegen einen darunterliegenden Knochen drücken kann, so daß das Blut nicht mehr hindurchfließt.

Die Maßnahme darf aber nur kurze Zeit angewandt werden, während ein Druckverband vorbereitet wird, sonst kann das Gewebe geschädigt werden.

Es gibt vier wichtige Druckpunkte. Zwei liegen jeweils auf der Innenseite der beiden Arme, dort, wo die Armschlagader gegen den Oberarmknochen gedrückt werden kann. Die andern befinden sich ganz oben an der Innenseite der Oberschenkel. Hier kann man die Oberschenkelschlagader gegen den Beckenrand drücken. (Siehe Abb. S. 65.)

Wenn eine Krampfader sich öffnet

Wenn eine Krampfader am Bein sich öffnet oder verletzt wird, kann rasch ein erheblicher Blutverlust eintreten. Die Blutung muß schnell gestillt und der Betroffene ärztlich versorgt werden.

- Legen Sie den Betreffenden hin, und drükken Sie mit einer Kompresse aus Stoff, z. B. mit der Innenseite eines zusammengefalteten Taschentuchs, auf die Wunde.
- Wenn nichts Brauchbares zur Hand ist, drücken Sie mit den bloßen Fingern. Heben Sie dabei das Bein des Verletzten auf Ihren Oberschenkel.
- Legen Sie eine Wundauflage auf die Wunde, und binden Sie sie mit einer Binde oder einem Stoffstreifen fest.
- Wenn die Blutung nicht zum Stehen kommt, legen Sie weitere Wundauflagen auf, und binden Sie sie über der ersten Auflage fest.
- Fordern Sie den Betroffenen auf, sich ruhig zu verhalten. Heben Sie sein Bein senkrecht hoch.
- Rufen Sie die Notrufnummer 110 an. (Siehe S. 1.)

Wenn Blut aus Nase, Mund oder Ohr fließt

Wenn ein Verletzter aus der Nase, dem Mund oder einem Ohr blutet, hat er möglicherweise eine schwere innere Verletzung im Kopf oder in der Brust erlitten.

Bei einem Schädelbruch läuft manchmal Blut aus der Nase oder einem Ohr. Eine Lungenverletzung aufgrund eines Rippenbruchs kann dazu führen, daß der Verletzte Blut aushustet.

Veranlassen Sie so schnell wie möglich den Notruf. (Siehe S. 1.) Betten Sie inzwischen den Verletzten in halb sitzender Lage. Der Kopf wird zu der Seite hin geneigt, auf der das Blut austritt.

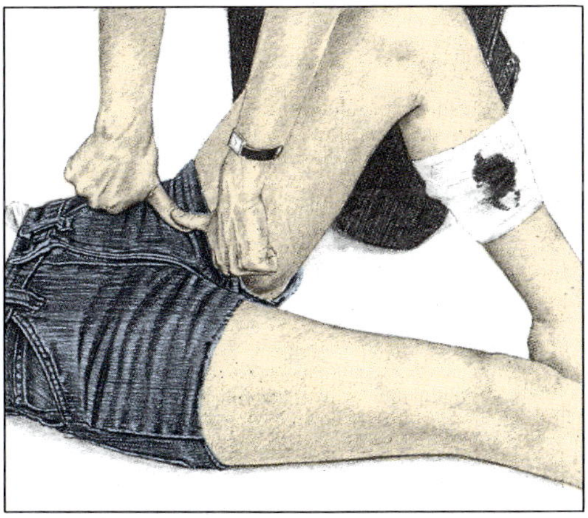

Druckpunkt am Oberschenkel
Legen Sie den Verletzten hin, und beugen Sie das verletzte Bein im Knie. Drücken Sie fest mit den beiden übereinandergelegten Daumen in die Mitte der Leistenbeuge gegen den Beckenrand.

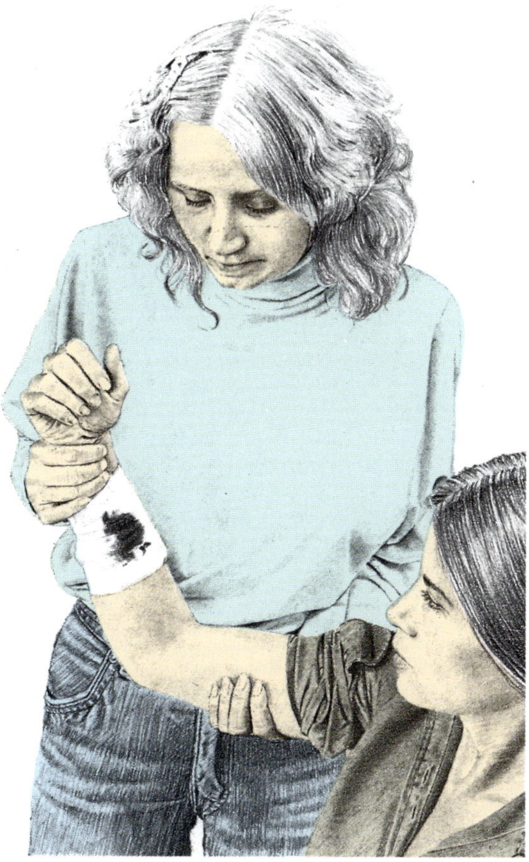

Druckpunkt am Oberarm
Halten Sie den verletzten Arm hoch. Die Armschlagader verläuft an der Innenseite des Oberarms. Legen Sie eine Hand unter den Oberarm, und drücken Sie mit den Fingern gegen den Knochen.

Blutung aus Nase, Mund, Ohr

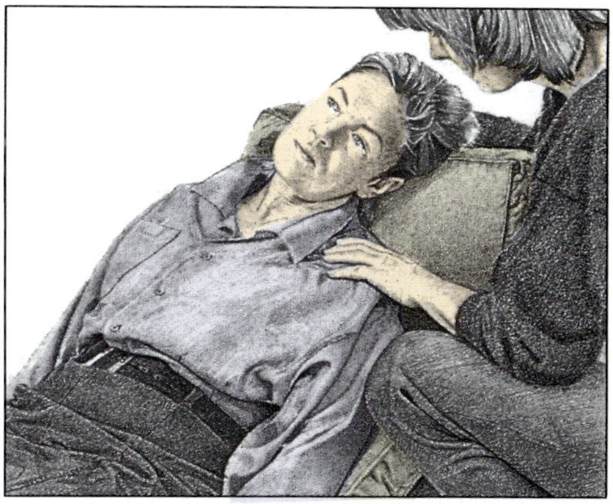

1. *Betten Sie den Verletzten in halb sitzender Position. Der Kopf wird nach der Seite geneigt, aus der das Blut austritt.*

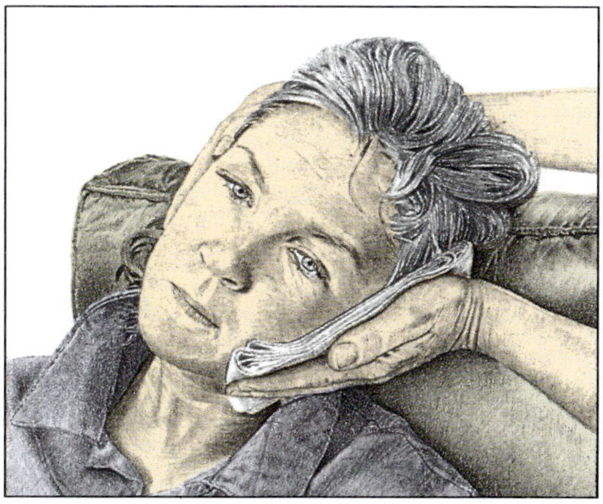

2. *Bedecken Sie die Stelle, wo das Blut austritt, mit einer Auflage aus sauberem Stoff, aber üben Sie keinen Druck aus.*

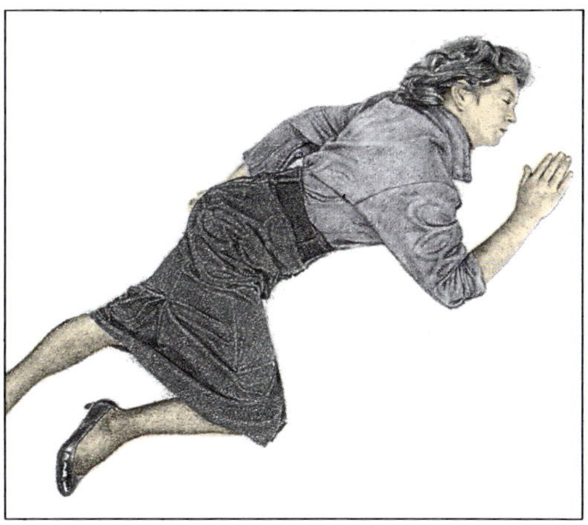

3. *Wenn der Verletzte das Bewußtsein verliert, bevor Hilfe eintrifft, bringen Sie ihn in die Seitenlage (siehe S. 58).*

Brustverletzungen und -schmerzen

Ein heftiger Schlag gegen die Brust oder ein schwerer Sturz kann dazu führen, daß eine Rippe bricht.

Symptome eines einfachen Rippenbruchs
- Die Stelle um den Bruch herum ist sehr empfindlich, und sie schwillt an.
- Der Schmerz wird stärker, wenn der Verletzte sich bewegt, tief atmet oder hustet.
- Die Rippen können ein krachendes Geräusch machen.
- Der Verletzte fühlt sich jedoch nicht krank und hat keine Atemschwierigkeiten; der Atem kann aber flach sein, da der Verletzte bestrebt ist, Schmerzen zu vermeiden.

Versorgen Sie einen Rippenbruch folgendermaßen: Legen Sie den Arm auf der verletzten Seite in eine Schlinge (siehe S. 125–126), und bringen Sie den Verletzten in ein Krankenhaus. Er sollte dabei möglichst auf dem Rücksitz sitzen.

Komplizierter Rippenbruch
Eine gebrochene Rippe kann innere Organe, etwa die Lunge, verletzen, ohne daß die Rippe nach außen dringt. Dadurch entsteht in der Brust eine Blutung; der Verletzte hustet dann schaumiges Blut aus.

Weitere Symptome sind:
- Blaue Flecke an der Brust.
- Schmerzen, die stärker werden, wenn der Verletzte hustet.
- Flache Atmung.
- Ein Gefühl der Enge in der Brust.
- Wenn mehrere Rippen gebrochen sind, kann man möglicherweise ein prasselndes Geräusch vernehmen. Es entsteht dadurch, daß sich die Knochenenden aneinander reiben.

Versorgung einer Luftbrust

1. *Betten Sie den Verletzten bequem, und zwar in einer sitzenden Stellung, den Oberkörper zur verletzten Seite hin geneigt, damit das Blut nicht im Brustraum zum unverletzten Lungenflügel hinüberrinnt und ihn in Mitleidenschaft zieht. Stützen Sie den Verletzten im Rücken durch Kissen, oder lehnen Sie ihn gegen Ihre Knie. Gegebenenfalls lösen Sie seinen Gürtel.*

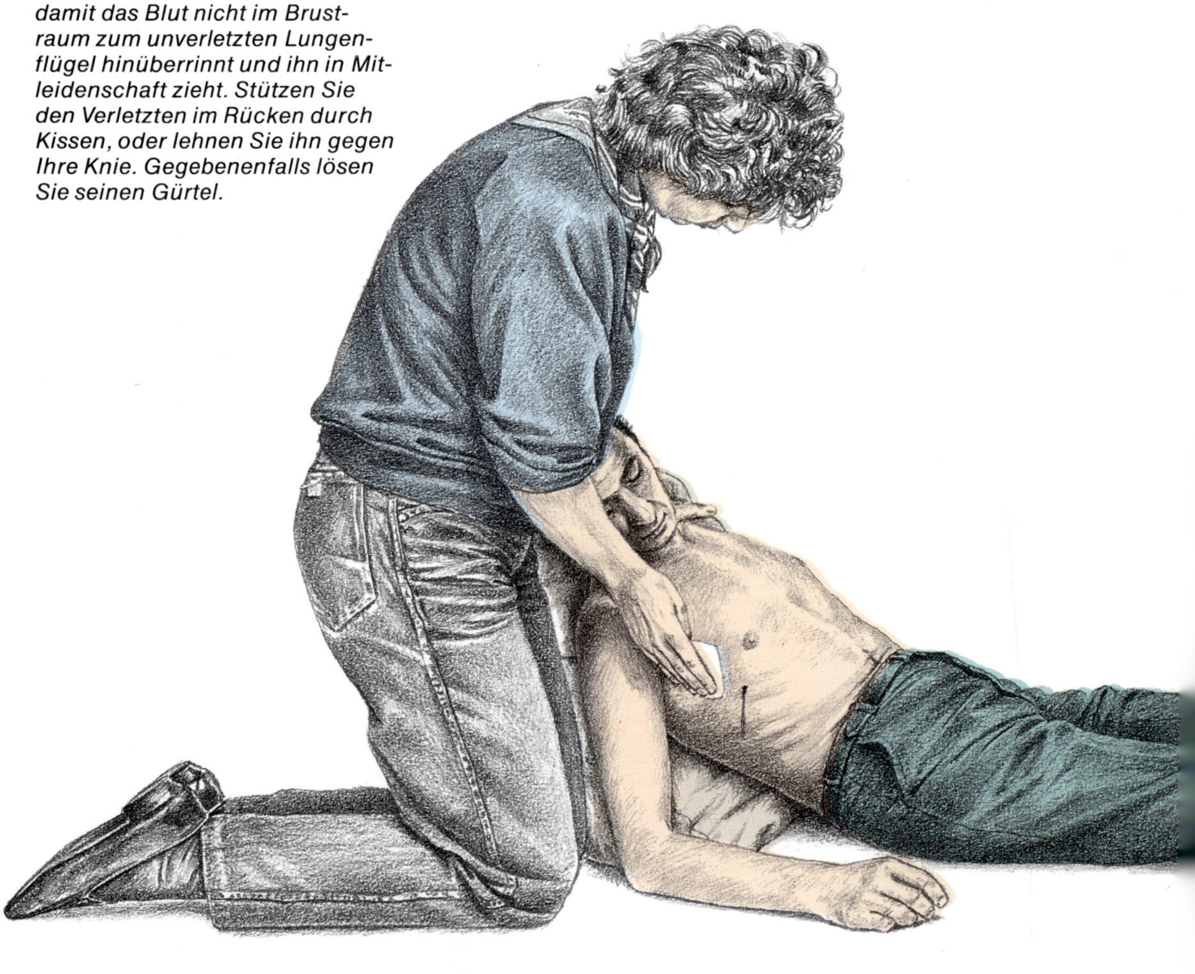

Veranlassen Sie umgehend den Notruf. (Siehe S. 1.) Legen Sie den Arm auf der verletzten Seite in ein Dreiecktuch, um die gebrochenen Rippen zu stützen.

Brustkorbverletzung
Wenn der Brustkorb an mehreren Stellen gebrochen ist – z. B. durch schwere, stumpfe Gewalteinwirkung –, kann ein sogenanntes paradoxes Atmen auftreten. Dabei werden die gebrochenen Rippen nach innen gesogen, wenn der Verletzte einatmet, und nach außen gedrängt, wenn er ausatmet. Die Bewegungen sind dann also umgekehrt wie bei der normalen Atmung. Dies kann zu sehr starken Atembeschwerden führen.

Die Maßnahmen sind die gleichen wie bei einem komplizierten Rippenbruch (siehe oben).

Schwere Brustverletzungen
Die häufigste Ursache von schweren Brustverletzungen sind Autounfälle. Verletzt werden dabei vor allem Fahrer und Beifahrer, die nicht angeschnallt sind.

Andere wesentliche Ursachen sind Stichwunden und stumpfe Gewalteinwirkung, etwa Quetschungen durch einen schweren Gegenstand.

Bei schweren Brustverletzungen treten folgende Symptome auf:

- Der Verletzte kann nicht richtig atmen; er scheint zu ersticken.
- Aus seinem Mund kommt rotes, schaumiges Blut.
- Der Verletzte ist unruhig und durstig.

Wenn bei einem Verletzten eines dieser Symptome auftritt, muß er rasch ins Krankenhaus gebracht werden.

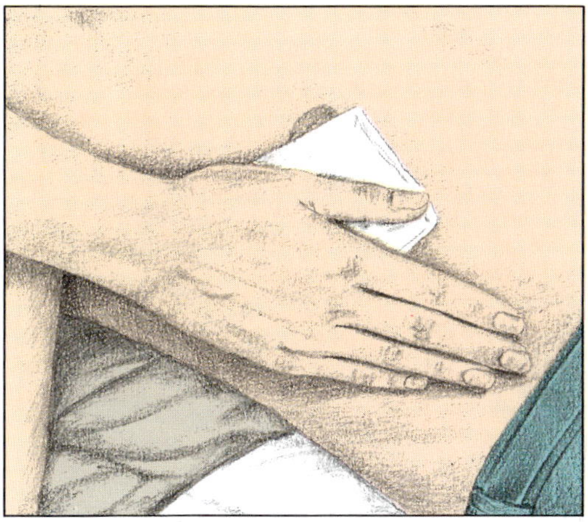

2. *Bedecken Sie die Wunde mit der Hand, wenn möglich auch mit einem sauberen, zusammengefalteten Taschentuch. Bei einem Rippenbruch üben Sie keinen starken Druck aus.*

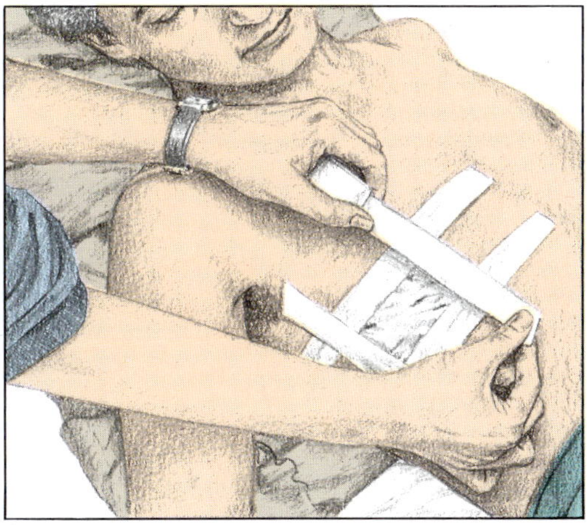

3. *Legen Sie ein Stück Kunststoff (z. B. Frischhaltefolie) über das Taschentuch, und kleben Sie es mit Pflaster oder Klebeband fest, um die Wunde möglichst luftdicht zu verschließen.*

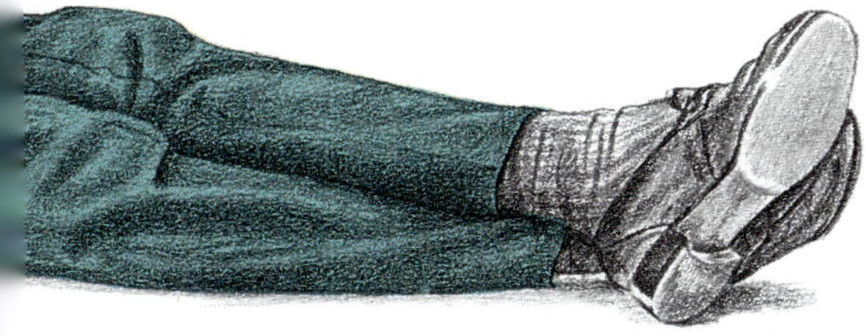

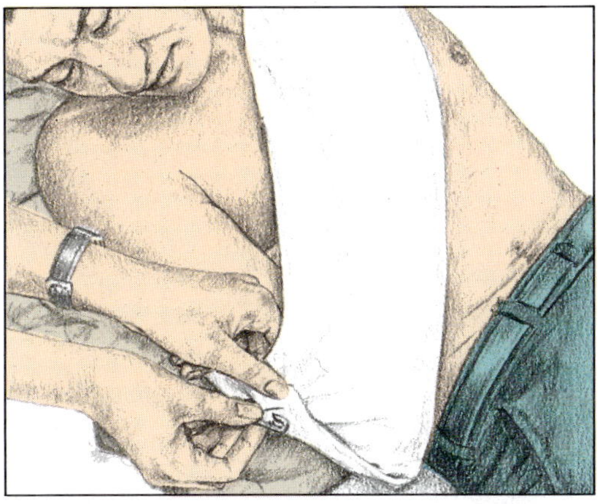

4. *Bis der Arzt kommt, legen Sie den Arm an der verletzten Seite als Stütze über die Brust. Halten Sie den Arm durch ein Dreiecktuch fest. (Siehe nächste Seite.) Betten Sie den Verletzten möglichst bequem.*

Bei schweren Brustkorbverletzungen unterscheidet man grundsätzlich zwei Arten, je nachdem, ob die Brustwand durchbohrt wurde oder nicht.

Luftbrust
Wenn die Brustwand durch einen scharfen Gegenstand oder von einer gebrochenen Rippe durchstoßen wird, entsteht eine sogenannte Luftbrust. Beim Atmen wird Luft durch die

Versorgung eines komplizierten Rippenbruchs

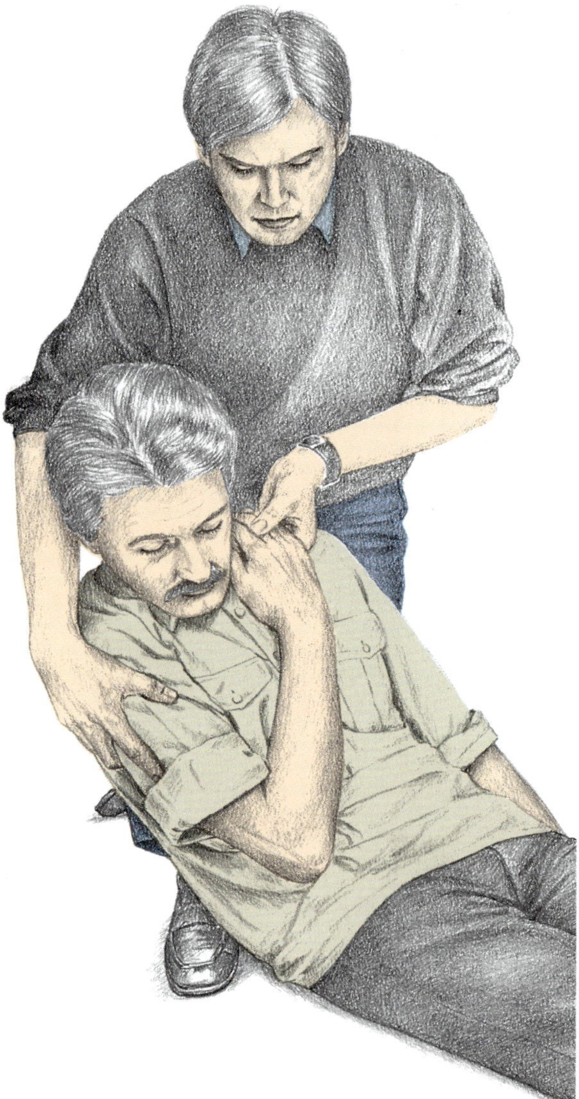

1. *Betten Sie den Verletzten bequem, und zwar in einer sitzenden Stellung, den Oberkörper zur verletzten Seite hin geneigt, damit Blut und Flüssigkeit vom unverletzten Lungenflügel wegfließen können. Legen Sie den Arm der verletzten Seite diagonal über die Brust, so daß die Hand auf der gegenüberliegenden Schulter liegt.*

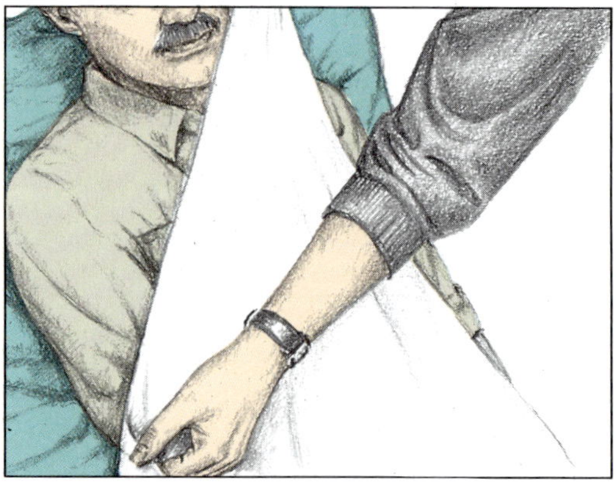

2. *Legen Sie das eine Ende der langen Seite eines Dreiecktuches über die Schulter der unverletzten Seite. Die Spitze reicht über den Ellbogen hinaus.*

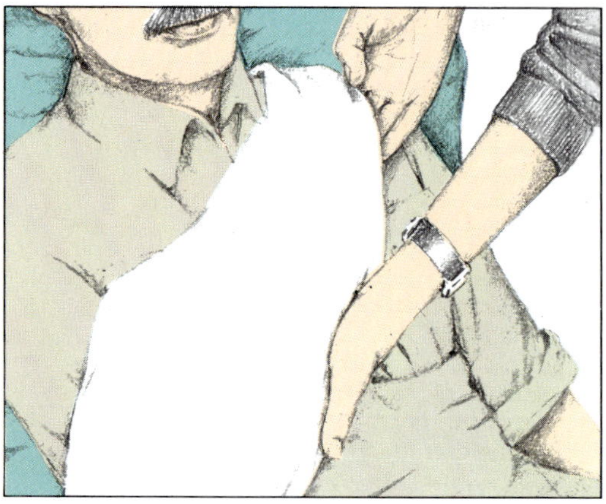

3. *Stecken Sie die lange Seite des Dreiecks unter die Hand, den Unterarm und den Ellbogen. Führen Sie das untere Ende aufwärts über den Rücken. Binden Sie die Enden zusammen.*

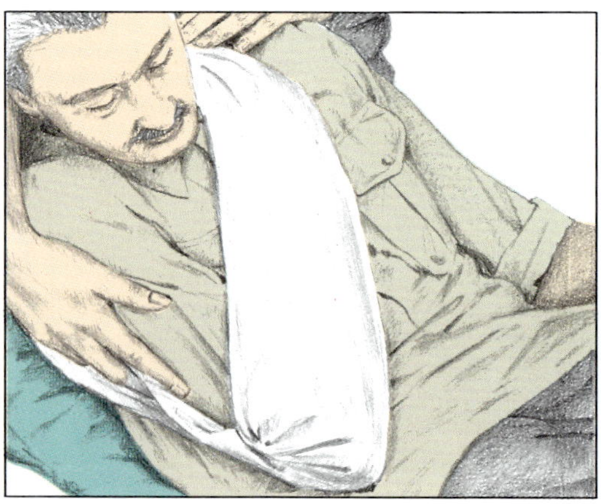

4. *Falten Sie die Spitze des Tuches am Ellbogen ein, und befestigen Sie sie mit einer Sicherheitsnadel oder Klebeband, oder verdrillen Sie sie und stecken sie ein.*

Wunde in den Brustraum gesogen; sie gelangt dann kaum noch durch die Atemwege in die Lunge, so daß diese sich nicht füllt. Auch der Lungenflügel auf der unverletzten Seite kann davon betroffen sein, und es besteht die Gefahr, daß der Verletzte erstickt.

Zu den Symptomen einer Luftbrust gehören:

- Schmerzen in der Brust.
- Atemnot.
- Eine bläuliche Verfärbung der Lippen und der Haut.
- Beim Ausatmen tritt eine schaumige, mit Blut durchsetzte Flüssigkeit aus der Wunde aus.
- Beim Einatmen entsteht an der Wunde ein pfeifendes oder schlürfendes Geräusch.

Die Wunde muß so schnell wie möglich verschlossen werden, damit der Verletzte atmen kann.

Legen Sie als erstes die Handfläche auf die Wunde, um dem Verletzten sofort Linderung zu verschaffen. Wenn möglich, bedecken Sie die Wunde dann mit einer Wundauflage, und verschließen Sie die Wunde luftdicht, indem Sie die Wundauflage nochmals abdecken. Hierfür legen Sie ein Stück Kunststoff, Frischhaltefolie oder Küchenfolie auf, und kleben Sie die Kanten mit Tesafilm oder Pflaster fest.

Rufen Sie die Notrufnummer 110 an. (Siehe S. 1.)

Brustschmerzen allgemein

Schmerzen in der Brust können eindeutig auf eine Verletzung zurückzuführen sein, aber auch eine ganz andere Ursache haben. Sie können z.B. auf eine schwere Erkrankung der Lunge oder des Herzens hinweisen; man darf sie keinesfalls ignorieren.

Schmerzen beim Atmen können durch eine Brustverletzung verursacht sein, die in der Regel offenkundig ist. Doch auch eine Erkrankung der Lunge oder des Brustfells, der Knochen oder Muskeln kann die Ursache sein. Der Schmerz zwingt den Patienten, nur kurz und dafür häufig auch rasch zu atmen. Oft muß der Patient auch husten.

Ziehen Sie sofort einen Arzt zu Rate, wenn folgende Symptome vorhanden sind:

- Starke Schmerzen.
- Atemnot.
- Erhöhte Temperatur.
- Blut im Speichel.

Andere Ursachen für Brustschmerzen

Auch körperliche Anstrengung oder Verdauungsstörungen können Schmerzen in der Brust zur Folge haben.

Bei körperlicher Anstrengung tritt oft ein „vernichtender" Schmerz auf, der zum Hals, in die Schultern oder die Arme ausstrahlen kann. Bei Ruhe verschwindet er. Dieser Schmerz (Anginaschmerz) weist häufig auf eine Herzerkrankung hin.

Wenn der Schmerz nach der Nahrungsaufnahme eintritt, kann er durch eine Störung im Verdauungssystem (Sodbrennen, verdorbener Magen, Zwölffingerdarmgeschwür) hervorgerufen sein.

Ziehen Sie sofort einen Arzt zu Rate, wenn folgende Symptome vorhanden sind:

- Blasse Haut und Schweißausbrüche.
- Verdacht auf eine Herzkrankheit – entweder weil der Betreffende bereits einen Herzinfarkt erlitten hat oder weil die Beschreibung des Anginaschmerzes (s. o.) auf diesen Schmerz paßt. (Siehe auch „Herzinfarkt", S. 83.)
- Wenn sich der Schmerz nach einstündiger Ruhe nicht bessert.

Elektrischer Schlag

Ein elektrischer Schlag kann tödlich sein oder erhebliche Verletzungen oder schwere Verbrennungen verursachen. Das Ausmaß der Verletzungen hängt hauptsächlich von drei Faktoren ab: von der Stromstärke; davon, wie lange der Betroffene dem Strom ausgesetzt war; und davon, wie gut er dagegen isoliert war – etwa durch Schuhe mit Gummisohlen oder durch einen trockenen Holzfußboden.

- Bei einem Unfall mit Elektrizität darf man den Verunglückten nicht berühren, bevor man sich vergewissert hat, daß man selber keinen elektrischen Schlag bekommen wird. Wenn der Verunglückte immer noch mit der Stromquelle verbunden ist – z. B. mit einem Elektrobohrer, der unter Spannung geraten ist –, unterbrechen Sie als erstes den Strom, indem Sie den Stecker herausziehen. Wenn offensichtlich der Stecker das Unglück verursacht hat, ziehen Sie ihn am Kabel heraus, oder schalten Sie den Strom im Sicherungskasten ab.
- Wenn Sie den Strom nicht abschalten können und der Verunglückte immer noch mit der Stromquelle verbunden ist, müssen Sie ihn davon trennen. Ziehen Sie ihn an seiner Kleidung weg, oder schieben Sie ihn mit dem Fuß fort. Achten Sie dabei wiederum darauf, daß Sie den Körper des Betreffenden nicht berühren.
- Wasser – auch in Form von Feuchtigkeit – ist ein sehr guter elektrischer Leiter; deswegen müssen Sie darauf achten, daß Ihre Hände trocken sind. Man selbst stellt sich bei der Aktion am besten auf isolierendes Material, z. B. auf eine Gummimatte oder eine Zeitung.

Hochspannungselektrizität
Strom von Hochspannungsanlagen, beispielsweise von Hochspannungsleitungen, Fahrdrähten der Eisenbahn und bestimmten Einrichtungen der Industrie, kann in einem Umkreis bis zu 18 m einen tödlichen Schlag versetzen. Bei einem Unglück muß man genügend Abstand halten, bis man einen Fachmann erreicht hat, der den Strom abschaltet.

Wenn jemand einen elektrischen Schlag bekommen hat

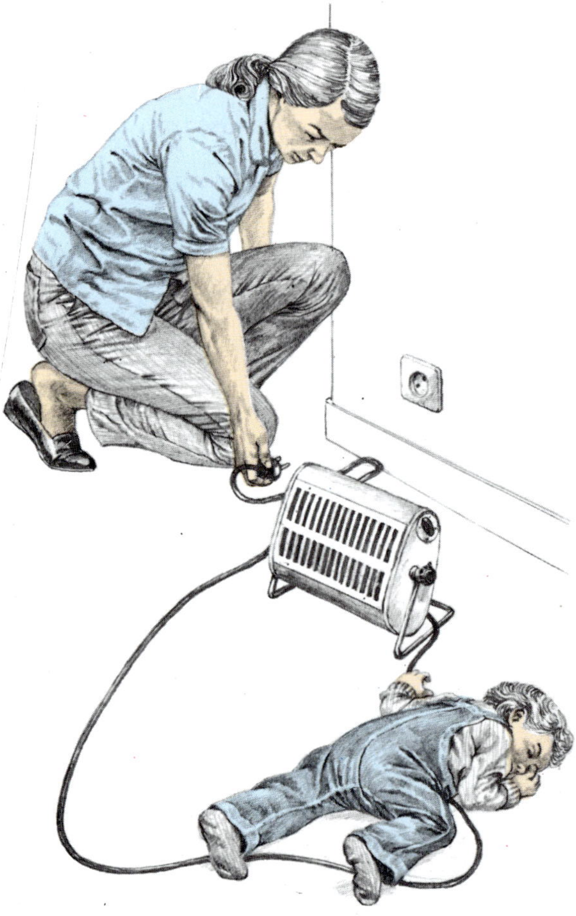

__1.__ Wenn der Verunglückte noch mit der Stromquelle in Verbindung steht, dürfen Sie ihn nicht direkt berühren. Als erstes unterbrechen Sie den Strom, indem Sie den Stecker herausziehen.

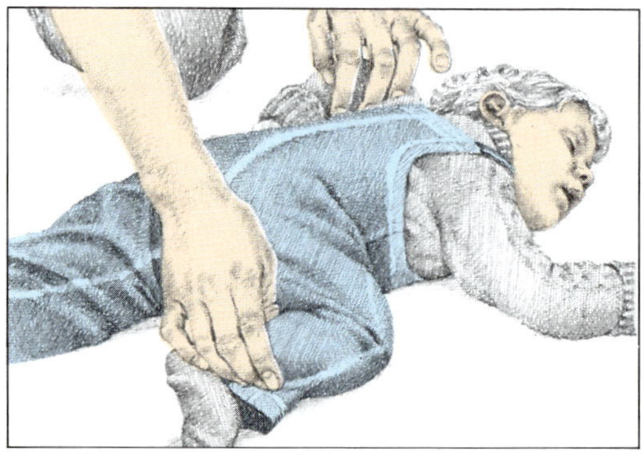

__2.__ Wenn der Verunglückte bewußtlos ist, bringen Sie ihn in die Seitenlage (siehe S. 58). Rufen Sie dann die Notrufnummer 110 an. (Siehe S. 1.)

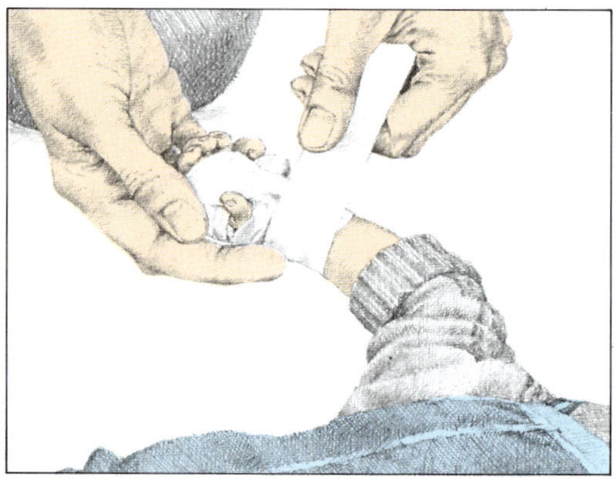

__3.__ Verbrennungen kühlen Sie mit kaltem Wasser. Dann bedecken Sie sie mit einem Stück Stoff und halten dieses mit einem sauberen Tuch fest. (Siehe auch S. 129–130.)

Epileptischer Anfall

Die Symptome eines großen epileptischen Anfalls sind Bewußtlosigkeit, Krämpfe und geräuschvoller Atem. Epileptiker tragen oft einen Ausweis bei sich, dem zu entnehmen ist, wie lange ein Anfall bei dem Betreffenden normalerweise dauert.

Erleidet der Kranke mehrere Anfälle, ohne zwischendurch das Bewußtsein wiederzuerlangen, spricht der Arzt von einem *Status epilepticus.* Dies ist ein bedrohlicher Zustand, der eine Behandlung im Krankenhaus erfordert.

Bei einem kleinen epileptischen Anfall tritt nur eine kurze Bewußtseinstrübung oder Verwirrtheit auf. Vergewissern Sie sich, daß der Kranke nicht in Gefahr ist – etwa im Straßenverkehr –, und bleiben Sie bei ihm, bis er wieder völlig Herr seiner Sinne ist.

Symptome eines Anfalls

- Epileptiker haben ein paar Sekunden vor einem großen Anfall manchmal bestimmte charakteristische Empfindungen. Zu solchen warnenden Anzeichen gehören Blitze vor den Augen, akustische Eindrücke und Geschmacks- und Geruchsempfindungen.
- Der Betreffende wird bewußtlos.
- Die Gliedmaßen und der Hals werden sekundenlang steif, dann wird der Körper von rhythmischen und meist heftigen Zuckungen geschüttelt.
- Manchmal beißt sich der Kranke in die Zunge. Er hat Schaum vor dem Mund oder näßt ein.
- Schließlich entspannen sich die Muskeln, und der Kranke bleibt einige Minuten bewußtlos. Wenn er wieder zu Bewußtsein kommt, kann er noch einige Zeit benommen und verwirrt sein.

Was kann man tun?

- Wenn der Kranke fällt, fangen Sie ihn auf, und legen Sie ihn sanft auf den Boden. Oder schaffen Sie eine weiche Unterlage, auf die er fallen kann.
- Entfernen Sie Möbelstücke und andere Gegenstände, an denen er sich stoßen könnte.
- Lockern Sie beengende Kleidung am Hals, und betten Sie den Kopf auf eine weiche Unterlage.
- Stecken Sie dem Kranken nichts in den Mund. Versuchen Sie auch nicht, den Mund gewaltsam zu öffnen.
- Wenn die Krämpfe vorüber sind, bringen Sie den Kranken in die Seitenlage (siehe S. 58), und warten Sie, bis er wieder zu Bewußtsein kommt. Bleiben Sie bei dem Kranken, bis er sich völlig erholt hat.
- Geben Sie ihm nichts zu trinken, ehe er wieder ganz bei Bewußtsein ist.
- Rufen Sie nur dann die Notrufnummer 110 an (siehe S. 1), wenn der Kranke mehrere Anfälle hintereinander hat, ohne dazwischen das Bewußtsein wiederzuerlangen, oder wenn er sich verletzt hat oder wenn er länger als 15 Minuten ohne Bewußtsein ist.

Erblindung

Plötzliches Erblinden auf einem Auge oder auf beiden kann verschiedene Ursachen haben.

Migräne

Die häufigste Ursache für eine Einschränkung des Sehvermögens ist eine Migräne. Der Betroffene sieht dabei helle Flecken oder Zickzacklinien, und zwar mit beiden Augen. Innerhalb von einer halben Stunde normalisiert sich das Sehvermögen wieder; meist folgen darauf starke Kopfschmerzen. Nach dem ersten derartigen Anfall sollte man einen Arzt zu Rate ziehen.

Schneeblindheit

Bei Menschen, die sich lange Zeit ohne Schutzbrille im Schnee aufhalten, besteht die Gefahr, daß sie schneeblind werden. Die ultravioletten Strahlen des hellen Sonnenlichts, das vom Schnee reflektiert wird, verursachen eine Entzündung der Hornhaut. Die Folge ist ein Verlust des Sehvermögens.

Bedecken Sie die Augen des Betroffenen mit einer improvisierten Auflage, und sorgen Sie dafür, daß er so schnell wie möglich zum Arzt kommt. Bei umgehender Behandlung ist das normale Sehvermögen meist innerhalb von ein bis zwei Tagen wiederhergestellt.

Durchblutungsstörungen im Auge

Hoher Blutdruck und Zuckerkrankheit können Blutungen oder Blutgerinnsel in den Blutgefäßen der Augen zur Folge haben. Ein Blutgerinnsel kann eine plötzliche, schmerzlose Einschränkung oder den völligen Verlust des Sehvermögens in einem Auge bewirken.

Auch hier ist schnelle ärztliche Hilfe nötig. Bis der Arzt kommt, setzt sich der Betroffene am besten mit geschlossenen Augen auf einen Stuhl.

Netzhautablösung

Ein plötzlicher, schmerzloser Verlust oder eine Veränderung des Sehvermögens – manchmal treten dabei vorher Lichtblitze auf – deutet auf eine Netzhautablösung hin. Zuweilen hat der Betroffene auch das Gefühl, über sein Gesichtsfeld ziehe sich ein Vorhang.

Bei umgehender Behandlung kann das Sehvermögen wiederhergestellt werden.

Akuter Glaukomanfall

Starke Schmerzen in einem Auge und seiner Umgebung sowie ein verschleiertes Bild können auf ein akutes Glaukom hinweisen. Diese ernste Augenerkrankung, auch grüner Star genannt, tritt hauptsächlich bei älteren Menschen und vorwiegend bei Frauen auf.

Dem Anfall gehen oft Sehstörungen voraus, die nach dem Schlafen besser werden.

Ein derartiger Anfall tritt oft abends auf; er kann durch Erregung ausgelöst werden.

Rufen Sie sofort einen Arzt, und lassen Sie den Patienten in einem gut beleuchteten Raum warten, bis Hilfe eintrifft.

Erfrierungen

Bei kaltem Wetter können an exponierten Körperteilen wie Nase, Ohren, Wangen und Kinn Erfrierungen auftreten, denn hier kühlt sich die Haut besonders stark ab. Daraufhin ziehen sich die Blutgefäße zusammen, und die Blutversorgung wird unterbrochen. Man kann sich auch die Hände und Füße erfrieren, selbst wenn sie in Handschuhen und Stiefeln stekken. In schweren Fällen kann Gewebe absterben, wenn die betroffenen Gewebsabschnitte nicht rechtzeitig erwärmt werden und der Blutkreislauf wieder in Gang gebracht wird.

Symptome

- Der betroffene Körperteil fühlt sich kalt und steif an. Es tritt ein prickelnder Schmerz auf.
- Die Haut wird hart und verfärbt sich blau oder weiß.
- Der betroffene Bereich wird taub, und man empfindet Kälte und Schmerz nicht mehr.

Was kann man tun?

- Bringen Sie, wenn möglich, den Betreffenden an einen warmen Ort.
- Entfernen Sie an den betroffenen Stellen des Körpers die Kleidung. Nehmen Sie von der betroffenen Hand Ringe und Uhr ab.
- Wärmen Sie die betroffenen Körperteile durch Hautkontakt. Man kann beispielsweise einen erfrorenen Fuß bei sich in die Achselhöhle schieben. Ohren, Nase und Backen kann man mit warmen Händen bedecken.
- Erwärmen Sie die betroffenen Stellen nicht mit trockener oder strahlender Hitze. Das Erwärmen muß unbedingt langsam geschehen.
- Die erfrorenen Stellen nicht reiben oder massieren.
- Wenn die erfrorenen Füße oder Hände wieder warm werden, wickeln Sie sie in ein Handtuch oder ein anderes Tuch ein. Stecken Sie sie dann zusätzlich in eine Decke oder einen Schlafsack.

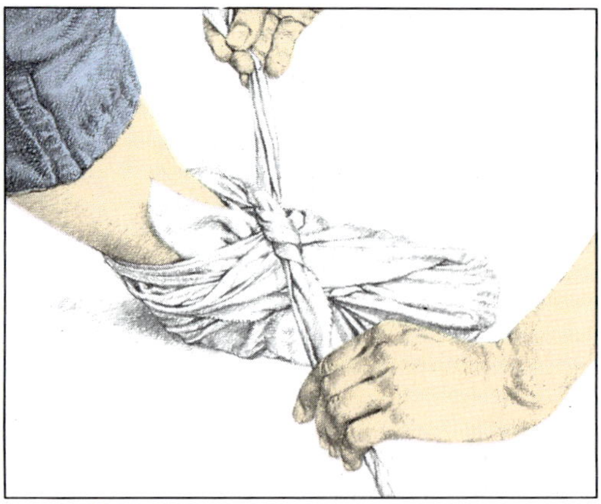

Einen erfrorenen Fuß erwärmen
Sobald der Verletzte seinen Fuß wieder fühlt, wickeln Sie den Fuß in ein Dreiecktuch, ein Handtuch oder einen Pullover. Dann stecken Sie ihn überdies in einen Schlafsack oder eine Jacke.

- Um Schwellungen oder Schmerzen zu lindern, lagern Sie die betroffenen Körperteile hoch.
- Während sich der betroffene Bereich erwärmt, kann er blau werden, und es können sich mit Blut gefüllte Blasen bilden. Man darf diese Blasen nicht öffnen und nicht behandeln.
- Veranlassen Sie möglichst rasch den Notruf (Nummer 110; siehe S. 1).

Erstickungsanfall

Ein Mensch, der zu ersticken droht, kann sterben, wenn ihm nicht sofort Hilfe geleistet wird. Gehirnzellen, die keinen Sauerstoff mehr erhalten, können bereits nach wenigen Minuten absterben.

Häufige Ursachen

- Verschluß der Atemwege durch einen Fremdkörper, etwa durch Nahrungsmittel, Blut, Erbrochenes, abgebrochene Zähne oder auch durch die Zunge, die nach hinten gerutscht ist. Ein solcher Verschluß der Atemwege kann bei Bewußtlosen auftreten.
- Quetschung der Brust oder Verletzung der Lunge, z. B. nach einem Verkehrsunfall.
- Gasvergiftung, z. B. durch Kohlenmonoxid, das in einem geschlossenen Raum aus einem Auspuff entweicht.
- Unfall durch elektrischen Strom.
- Unterbindung der Luftzufuhr, etwa wenn eine Plastiktüte über den Kopf gezogen wurde.
- Erdrosseln, z. B. bei einem versuchten Selbstmord durch Erhängen.
- Schwerer Asthmaanfall oder schwere Bronchitis.

Symptome

- Der Betroffene atmet schwer und laut; möglicherweise setzt die Atmung ganz aus.
- Das Gesicht färbt sich blau, und die Venen an Kopf und Hals schwellen an.
- Der Betroffene verliert allmählich das Bewußtsein; er kann krampfhaft zucken.

Was kann man tun?

- Wenn ein Mensch zu ersticken droht, weil Mund und Nase verschlossen sind, beseitigen Sie die Ursache. Wenn er beispielsweise eine Plastiktüte über den Kopf gezogen hat, zerreißen Sie sie.
- Wenn für Sie selbst und den Betroffenen Gefahr besteht, etwa durch ausströmendes Gas, sorgen Sie für Abhilfe, und bringen Sie den Betroffenen aus dem Gefahrenbereich.
- Wenn der Betreffende erdrosselt wurde, schneiden Sie schnell das Seil oder den Gegenstand, der den Hals umgibt, durch. Lassen Sie nach Möglichkeit den Knoten unversehrt, da er der Polizei als Beweis dienen kann.
- Prüfen Sie, ob der Betroffene atmet. Wenn nicht, machen Sie die Atemwege frei. (Siehe S. 54.)
- Wenn danach die Atmung nicht einsetzt, beginnen Sie mit der Mund-zu-Mund-Beatmung (siehe S. 54).
- Wenn der Verdacht besteht, daß die Atemwege durch einen Fremdkörper verschlossen sind, wenden Sie die auf S. 74 angegebenen Methoden an.
- Sobald die normale Atmung wieder einsetzt, bringen Sie den Betroffenen in die Seitenlage (siehe S. 58).
- Veranlassen Sie den Notruf (Nummer 110; siehe S. 1). Lassen Sie den Patienten nicht allein. Überwachen Sie sorgfältig die Atmung, und wenn sie aussetzt, beginnen Sie wieder mit der Atemspende.

Fremdkörper in den Atemwegen

Wenn ein Fremdkörper die Atemwege verschließt, droht dem Betroffenen der Erstickungstod. In schweren Fällen kann er überhaupt nicht mehr atmen, und wenn man ihm nicht hilft, stirbt er innerhalb weniger Minuten. Sofortiges Handeln ist deshalb lebenswichtig.

Denken Sie an einen Fremdkörper in den Atemwegen, wenn Sie jemanden bewußtlos und ohne Atmung irgendwo finden, wo in der Nähe gegessen wird. Doch kann man etwa an Bonbons, Kaugummi oder Erdnüssen überall

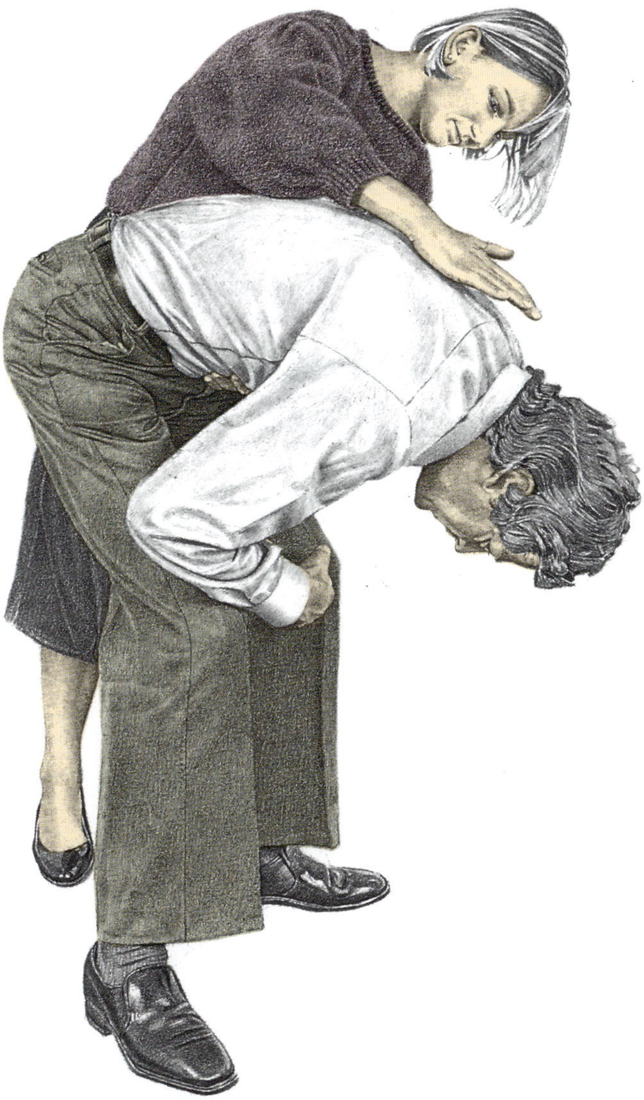

Jemandem auf den Rücken klopfen

Wenn jemand einen Fremdkörper in die Luftröhre bekommen hat, sollte er sich vornüber beugen, so daß sein Kopf tiefer ist als seine Brust. Die Schwerkraft hilft dann mit, den Fremdkörper zu lösen. Der Betroffene kann dabei sitzen oder stehen. Schlagen Sie ihm mit dem Handballen mehrmals fest zwischen die Schulterblätter.

ersticken. Kinder können auch an Spielzeug ersticken, das sie in den Mund stecken.

Wenn die Atemwege durch einen Fremdkörper blockiert sind, kann der Betroffene einen Hustenanfall bekommen. Sein Gesicht verfärbt sich bläulich, und die Venen an Kopf und Hals schwellen an.

Der Erstickende ist bei Bewußtsein

- Entfernen Sie Speisereste oder lockere Zahnprothesen aus dem Mund. Fordern Sie den Betroffenen auf zu husten. Manchmal genügt das, um den Fremdkörper zu lösen.
- Hat diese Maßnahme keinen Erfolg, helfen Sie dem Betroffenen, den Oberkörper nach vorn zu beugen, so daß der Kopf tiefer als die Brust ist. Er kann dabei sitzen oder stehen.
- Schlagen Sie ihm dann mit dem Handballen fest zwischen die Schulterblätter. Jeder Schlag sollte stark genug sein, um den festsitzenden Fremdkörper zu lösen.
- Wenn der Betroffene wieder zu atmen beginnt, soll er sich ruhig hinsetzen und schluckweise Wasser trinken, bis er sich erholt hat.

Säuglinge und Kleinkinder

- Wenn es sich um ein Kind unter sieben Jahren handelt, prüfen Sie, ob sich ein Fremdkörper im Mund oder Rachen befindet, den Sie entfernen können. Gehen Sie dabei äußerst vorsichtig vor. Stecken Sie Ihren Finger nur dann in den Mund des Kindes, wenn Sie den Fremdkörper sehen können. Achten Sie dabei besonders darauf, daß Sie den Fremdkörper nicht etwa noch weiter in den Hals schieben und so den Zustand verschlimmern.
- Fordern Sie das Kind auf, zu husten. Falls sich der Fremdkörper dadurch nicht löst, legen Sie das Kind mit dem Kopf nach unten über Ihr Knie. Stützen Sie seine Brust dabei mit der Hand.
- Klopfen Sie ihm dann mit der flachen Hand mehrmals fest zwischen die Schulterblätter. Jeder Schlag muß stark genug sein, um den Fremdkörper zu lösen.
- Wenn es sich um einen Säugling handelt, legen Sie ihn mit abwärtsgerichtetem Kopf auf Ihren Unterarm. Stützen Sie dabei seinen Kopf und die Brust mit der Hand.
- Schlagen Sie ihm mit den Fingern der andern Hand mehrmals zwischen die Schulterblätter. Diese Schläge dürfen bei weitem nicht so stark sein wie bei einem Erwachsenen.
- Sobald der Säugling wieder normal atmet, geben Sie ihm schluckweise Wasser zu trinken.

Der Erstickende ist bewußtlos

- Wenn der Erstickende bewußtlos ist, kann es sein, daß seine Halsmuskeln sich entspannen und Luft am Fremdkörper vorbeigelangen kann. Beginnen Sie deshalb mit der Mund-zu-Mund-Beatmung, um Luft in die Lunge einzublasen. (Siehe S. 54.)
- Wenn eine dritte Person anwesend ist, soll diese unterdessen den Notruf 110 wählen. (Siehe S. 1.) Wenn Sie allein sind, hören Sie mit der Mund-zu-Mund-Beatmung erst dann auf, wenn die normale Atmung wieder eingesetzt hat.
- Wird jedoch die Lunge durch die ersten vier Atemstöße nicht mit Luft gefüllt, drehen Sie den Betreffenden auf die Seite, die Ihnen zugewandt ist. Stützen Sie seine Brust mit Ihren Oberschenkeln ab, und überstrecken Sie seinen Kopf nach hinten. Klopfen Sie ihm mehrmals kräftig auf den Rücken.
- Schauen Sie dann in seinem Mund nach, ob sich der Fremdkörper gelöst hat. Wenn ja, nehmen Sie ihn mit gekrümmtem Finger heraus.
- Wenn nicht, beginnen Sie wieder mit der Mund-zu-Mund-Beatmung. Wird die Lunge nach den ersten vier Atemstößen wieder nicht mit Luft gefüllt, wiederholen Sie die Schläge auf den Rücken und die Mund-zu-Mund-Beatmung.

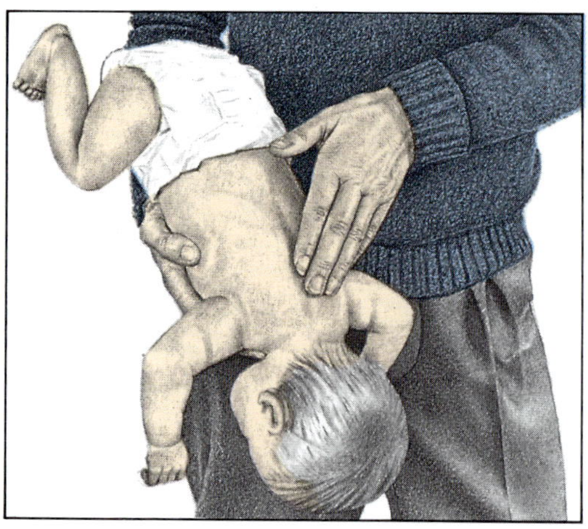

Einem Säugling auf den Rücken klopfen
Legen Sie den Säugling mit dem Kopf nach unten auf ihren Unterarm. Brust und Kopf ruhen auf der Hand. Schlagen Sie mit den Fingern zwischen die Schulterblätter, aber viel schwächer als bei einem Erwachsenen.

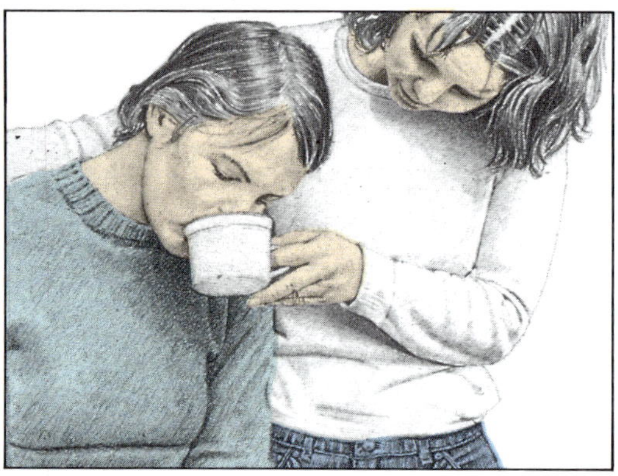

Entspannung und Erholung
Wenn der Fremdkörper aus dem Hals entfernt ist, sollte die betreffende Person sich in einer bequemen Stellung ausruhen. Geben Sie ihr schluckweise Wasser zu trinken – innerhalb von zehn Minuten eine halbe Tasse.

Ertrinken

Beim Ertrinken gelangt Wasser in die Luftwege des Betroffenen, während er nach Atem ringt. Das Wasser verursacht einen Krampf des Kehldeckels, einer knorpeligen Klappe oben am Kehlkopf. Dieser Krampf blockiert die Luftzufuhr. Schnelles Handeln kann das Leben eines Ertrinkenden oft noch retten.

Bemerkenswerterweise ertrinken mehr Menschen in Süßwasser als an der See. Dies liegt daran, daß es unmöglich ist, an Flüssen, Seen und Kanälen die gleichen Rettungseinrichtungen zur Verfügung zu stellen wie an den Ferienstränden am Meer. Die meisten Opfer konnten schwimmen. Und viele Unfälle ereignen sich im Uferbereich.

Häufig kommt es vor, daß Badende, die durch einen Krampf oder durch Erschöpfung gefährdet sind, nicht bemerkt werden. Wenn sie Atemschwierigkeiten haben, können sie nicht um Hilfe rufen. Und wenn sie den Arm heben, um zu winken, gehen sie vielleicht unter.

Warnende Anzeichen

- Ein Ertrinkender ermüdet; sein Körper sinkt deshalb meist immer tiefer, bis er senkrecht im Wasser steht und nur noch der Kopf zu sehen ist.
- Der Ertrinkende bewegt seine Arme und Beine ungleichmäßig. Er kommt nur ruckartig vorwärts, oder seine Bewegung durch das Wasser hört ganz auf.
- Im Gesicht eines Ertrinkenden, besonders in den Lippen und Ohren, staut sich das Blut, so daß es bläulichrot aussehen kann.

Rettung eines Ertrinkenden

Je nach der Situation muß ein Ertrinkender auf unterschiedliche Weise aus dem Wasser geholt werden. Siehe dazu S. 229 und 238–241.

Einen Ertrinkenden wiederbeleben

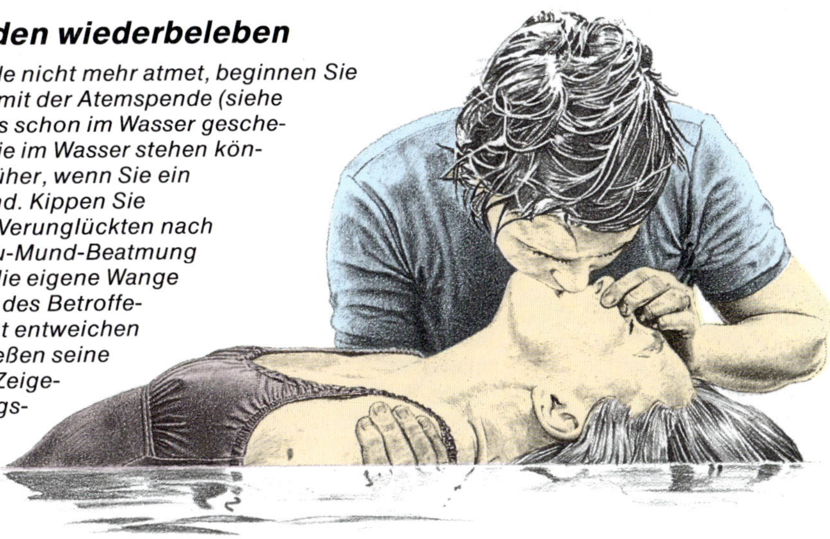

1. *Wenn der Ertrinkende nicht mehr atmet, beginnen Sie so schnell wie möglich mit der Atemspende (siehe S. 54). Notfalls sollte das schon im Wasser geschehen, und zwar sobald Sie im Wasser stehen können oder sogar noch früher, wenn Sie ein geübter Schwimmer sind. Kippen Sie zunächst den Kopf des Verunglückten nach hinten. Bei der Mund-zu-Mund-Beatmung drücken Sie entweder die eigene Wange gegen die Nasenlöcher des Betroffenen, damit die Luft nicht entweichen kann, oder Sie verschließen seine Nase mit Daumen und Zeigefinger. In den Beatmungspausen waten Sie zum Ufer. An Land fahren Sie mit der Beatmung fort.*

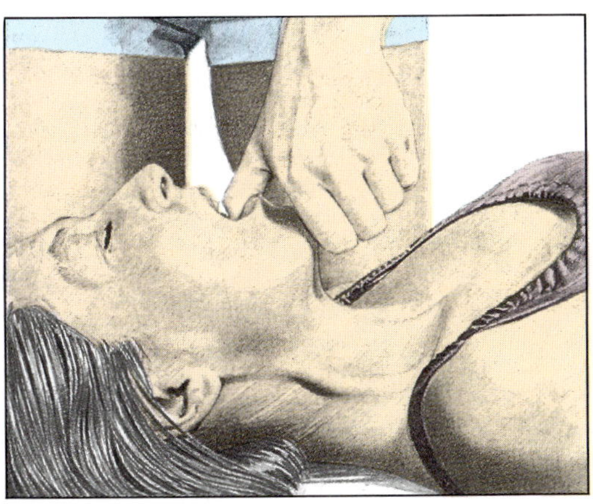

2. *Ein Ertrinkender gibt während der Beatmung manchmal verschlucktes Wasser und Speisereste von sich. Drehen Sie deshalb den Kopf des Betroffenen immer wieder zur Seite, und entfernen Sie alle Fremdkörper aus dem Mund.*

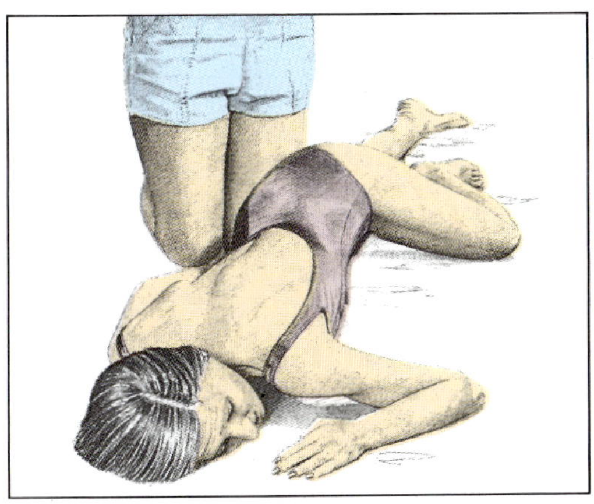

3. *Wenn die Atmung wieder eingesetzt hat, bringen Sie das Opfer in die Seitenlage (siehe S. 58). Decken Sie den Verunglückten zu, und versorgen Sie eventuelle Verletzungen. Holen Sie möglichst schnell ärztliche Hilfe. Wählen Sie dazu die Notrufnummer 110 (siehe S. 1).*

Fehlgeburt

Bei den ersten Anzeichen einer Fehlgeburt sollte sich die Frau sofort ins Bett legen. Ruhe ist absolut notwendig, wenn man die Schwangerschaft retten will.

Wenn eine Fehlgeburt einsetzt, treten der Reihe nach drei Symptome auf:

- Im ersten Stadium ist das häufigste Symptom eine Blutung aus der Scheide. Wenn der Fetus sich noch in der Gebärmutter befindet, spricht man von einer drohenden Fehlgeburt. Die Schwangerschaft kann noch gerettet werden.
- Wenn sich der Zustand verschlechtert, treten in Abständen wehenartige Schmerzen auf. Dann ist die Fehlgeburt meistens nicht mehr aufzuhalten.
- Die Blutung kann in diesem Stadium stärker werden.

Was kann man tun?

- Bei den ersten Anzeichen einer drohenden Fehlgeburt sollte man den Arzt benachrichtigen. Die Schwangere muß sich hinlegen.
- Wenn die Fehlgeburt nicht mehr aufzuhalten ist, kann der Arzt die Schwangere ins Krankenhaus einweisen.
- Wenn die Frucht abgegangen ist, kann es nötig sein, im Krankenhaus die Gebärmutter unter Narkose auszuschaben und damit den Mutterkuchen vollständig zu entfernen.

Wie häufig sind Fehlgeburten?

Untersuchungen haben ergeben, daß wahrscheinlich etwa ein Drittel aller Schwangerschaften innerhalb der ersten vier Wochen durch eine Fehlgeburt beendet werden. In vielen Fällen weiß eine Frau gar nicht, daß sie schwanger war; da die Fehlgeburt etwa vier Wochen nach der letzten Regelblutung stattfindet, bleibt sie unbemerkt. Der Abgang kann sich auch ein oder zwei Wochen später ereignen. Dann denkt die Frau, ihre Regel habe sich verspätet.

Möglicherweise ist eine Fehlgeburt die Methode der Natur, eine Schwangerschaft zu beenden, die aus irgendwelchen Gründen nicht befriedigend verlaufen würde.

Fehlgeburten vermeiden

Sobald eine Frau weiß, daß sie schwanger ist, sollte sie unnötige Anstrengungen und sportliche Betätigungen vermeiden, besonders wenn sie sich dabei verletzen könnte.

Außerdem ist es ratsam, den Geschlechtsverkehr an denjenigen Tagen zu vermeiden, an denen die Frau sonst ihre Regel gehabt hätte.

Furunkel

Die meisten Furunkel brechen innerhalb von einer Woche von selbst auf. Wenn die Infektion sehr tief reicht, kann es auch bis zu zwei Wochen dauern, bis der Furunkel „reif" wird. Dieser Vorgang läßt sich beschleunigen, indem man feuchtheiße Umschläge macht. Inzwischen sollte der Patient den betroffenen Bereich möglichst wenig bewegen. Dadurch können die körpereigenen Abwehrkräfte besser wirken, und die Gefahr, daß sich die Infektion unter der Haut ausbreitet, wird verringert.

Man sollte keine Cremes oder Desinfektionsmittel auf die Haut auftragen. Sie dringen nicht ein und helfen nicht, den Furunkel zu heilen.

Wenn der Furunkel aufbricht, bedeckt man ihn mit einer sauberen, trockenen Wundauflage, damit keine Keime in die Wunde eindringen können.

Wie entsteht ein Furunkel?

Furunkel treten häufig an behaarten Körperstellen auf, ferner auch in Bereichen, wo Reibung stattfindet, etwa in den Achselhöhlen, im Nacken, zwischen den Beinen und an den Gesäßbacken.

Furunkel werden durch eine bakterielle Infektion verursacht. Vor allem treten sie bei Menschen auf, deren Abwehrkräfte durch körperliche Erschöpfung, mangelhafte Ernährung, eine Zuckerkrankheit oder eine Blutkrankheit geschwächt sind.

Die Bakterien bilden Infektionsherde in der Haut, oft in der Umgebung eines Haarfollikels. Der Follikel und die benachbarten Hautzellen werden durch die Bakterien abgetötet. Es bildet sich Eiter, der immer mehr zunimmt, bis er schließlich die Haut durchbricht und nach außen abfließt.

Eine Ansammlung von mehreren Furunkeln bezeichnet man als Karbunkel. Ein solcher Eiterherd kann sehr ausgedehnt sein und sich unter der Haut weiter ausbreiten, bis er an zwei oder mehr Stellen durchbricht.

An einem Furunkel können sich Personen, die engen Kontakt zum Betroffenen haben, anstecken. Deshalb sollte der Patient ein eigenes Handtuch benutzen und überdies nach Möglichkeit seine Unterwäsche und seine Handtücher in kochendem Wasser oder mit einem Desinfektionsmittel keimfrei machen, solange der Furunkel offen ist.

Der Patient sollte unbedingt einen Arzt aufsuchen. Das gilt besonders in folgenden Fällen:

- Wenn der Furunkel sehr schmerzhaft ist.
- Wenn sich die Entzündung um den Furunkel ausdehnt, ohne daß der Eiter durchbricht.
- Wenn der Furunkel nicht aufgeht, obwohl er reif ist.
- Wenn ein Patient mehrere Furunkel gleichzeitig oder nacheinander hat.

Der Arzt kann den Furunkel aufschneiden, um den Druck zu vermindern und die Schmerzen zu lindern. Er kann ferner Antibiotika verschreiben, damit sich die Infektion nicht weiter ausdehnt.

Gasvergiftung

Seit die Haushalte mit dem weniger gefährlichen Erdgas versorgt werden, sind die tödlichen Gasunfälle stark zurückgegangen. Es gibt aber noch andere Gase, die Gefahrenquellen darstellen: Propan- und Butangas, die in der Industrie viel gebraucht werden; Ammoniak, das man in Kühlanlagen verwendet; die Dämpfe, die entstehen, wenn Polyurethanschaum – wie er bei Einrichtungsgegenständen verwendet wird – brennt; und das Kohlenmonoxid der Autoabgase.

Symptome

- Der Betroffene wirkt schwierig und sträubt sich gegen vernünftige Maßnahmen.
- Er kann verwirrt, benommen oder bewußtlos sein.

Was kann man tun?

Für jede Art von Gasvergiftung gelten die gleichen Sofortmaßnahmen: die Gasquelle möglichst verschließen und den Betroffenen an die frische Luft bringen.

Bevor man einen Rettungsversuch macht, sollte man möglichst jemanden beauftragen, die Notrufnummer 110 anzurufen. (Siehe S. 1.) Unternehmen Sie keinen Rettungsversuch, wenn Sie dabei selbst gefährdet werden.

Einen Bewußtlosen retten

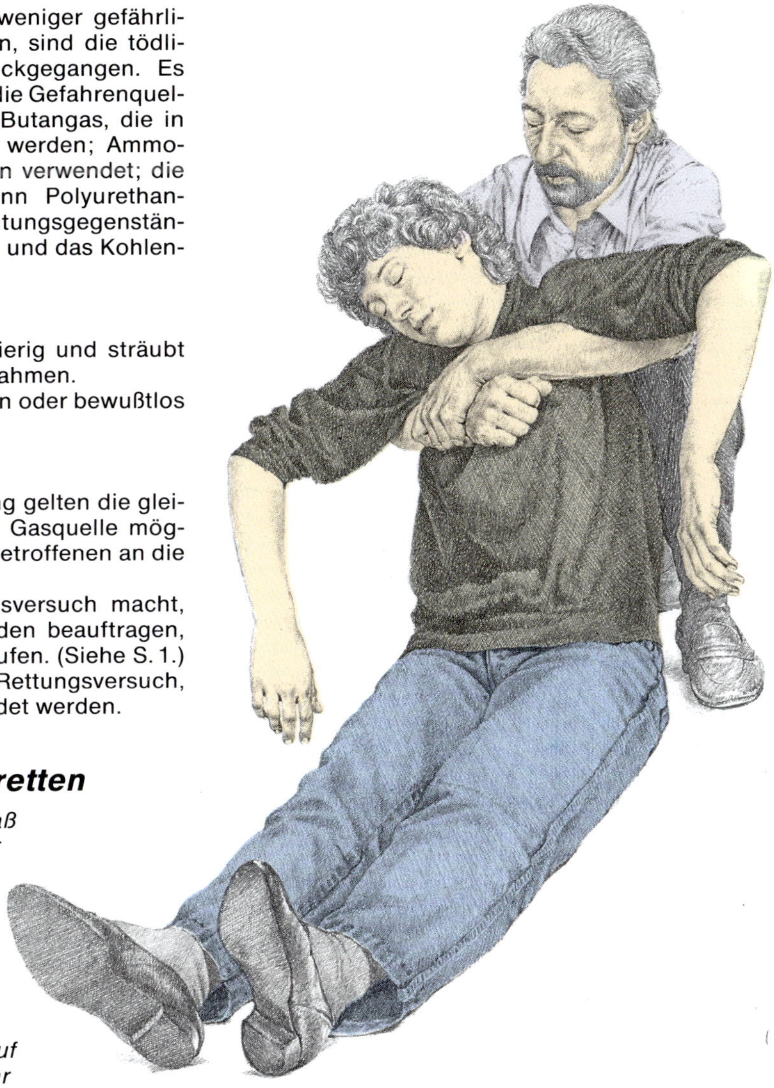

1. *Achten Sie stets darauf, daß Sie sich nicht selbst in Gefahr begeben: Atmen Sie zunächst in frischer Luft einige Male tief ein, und schleppen Sie dann den Verunglückten ins Freie. Greifen Sie dazu unter den Achseln des Betroffenen hindurch, und packen Sie vorn auf seiner Brust mit einer Hand Ihr anderes Handgelenk.*

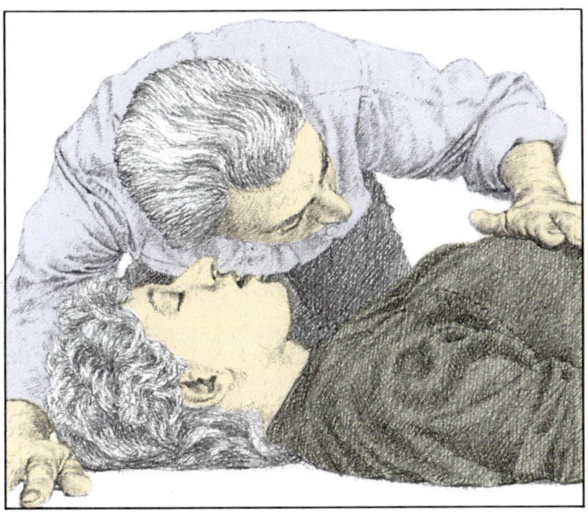

2. *Halten Sie ein Ohr nahe an den Mund und die Nase des Verunglückten, und prüfen Sie, ob er atmet. Ist das nicht der Fall, beginnen Sie mit der Atemspende (siehe S. 54).*

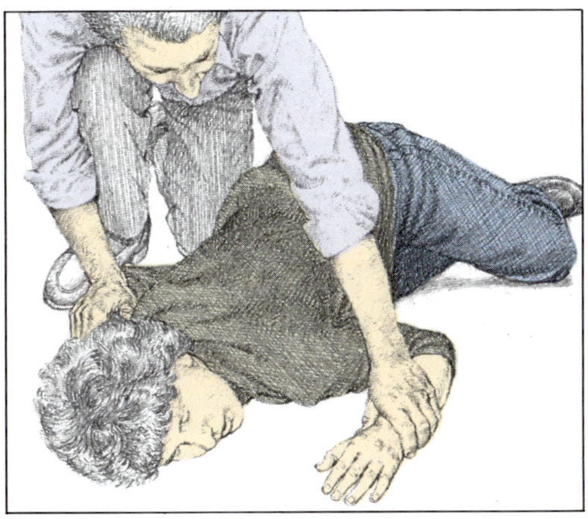

3. *Wenn der Verunglückte wieder normal atmet, bringen Sie ihn in die Seitenlage (siehe S. 58). Rufen Sie die Notrufnummer 110 an. (Siehe S. 1.)*

Geburt

Normalerweise darf nur ein Arzt oder eine Hebamme eine Geburt überwachen. In einem Notfall kann es jedoch vorkommen, daß ein unqualifizierter Helfer die Verantwortung übernehmen muß. Bevor Sie aber etwa selbst als Geburtshelfer tätig werden, müssen Sie alle Anstrengungen unternehmen, um einen Arzt oder eine Hebamme herbeizurufen. Wählen Sie, wenn nötig, den Notruf 110 (siehe S. 1).

Eine Geburt verläuft in drei Phasen:

Die erste Phase ist die Eröffnungsperiode; sie dauert mehrere Stunden. Bei Frauen, die ihr erstes Kind bekommen, kann sie bis zu 14 Stunden dauern. Bei den nächsten Kindern ist die Eröffnungsperiode dann meist erheblich kürzer.

In dieser Phase ziehen sich die Muskeln der Gebärmutter zusammen und erweitern den Muttermund, damit der Kopf des Kindes hindurch kann. Diese Wehen verursachen Schmerzen im Rücken und Unterleib; sie treten zunächst etwa alle 30 Minuten auf. Zu Anfang kann Blut aus der Scheide fließen. Allmählich kommen dann die Wehen in immer kürzeren Abständen.

Wenn eine wäßrige Flüssigkeit aus der Scheide ausfließt, ist der Blasensprung erfolgt: Das Fruchtwasser, welches das Kind in der Gebärmutter umgeben hat, fließt nun ab.

Die zweite Phase (Austreibungsperiode), in der das Kind geboren wird, dauert eine Viertelstunde bis eine Stunde. Die Wehen werden dabei stärker.

Die dritte Phase ist die Nachgeburtsperiode. Sie findet nach der Geburt des Kindes statt und besteht darin, daß der Mutterkuchen (Nachgeburt), an dem die Nabelschnur sitzt, durch weitere Wehen ausgestoßen wird.

Vorbereitungen

Bevor die Wehen einsetzen oder zwischen den Wehen sollten Sie die folgenden Vorbereitungen treffen – wobei Sie vielleicht improvisieren müssen:

- Legen Sie ein Kinderbett mit einer gefalteten Decke, einem Schal oder einem Handtuch aus. Halten Sie eine weitere Decke bereit, in die Sie später das Neugeborene einwickeln können. Ein Kopfkissen brauchen Sie nicht. Wenn kein Kinderbett vorhanden ist, nehmen Sie eine Schublade oder einen Pappkarton.
- Richten Sie ein Bett her, notfalls eine große saubere Fläche – z.B. einen Tisch –, auf die sich die werdende Mutter legen kann. Breiten Sie darauf eine Kunststoffplane oder Zeitungen aus, und bedecken Sie sie mit einem sauberen Laken oder einem großen Handtuch.
- Suchen Sie eine saubere Schere, ferner ein Stück Bindfaden. Schneiden Sie davon drei Stücke ab, jedes etwa 25 cm lang.
- Sterilisieren Sie, wenn möglich, die Schnur und die Schere, indem Sie sie etwa zehn Minuten lang in Wasser auskochen. Wickeln Sie sie in ein sauberes Tuch. Berühren Sie die sterilisierten Klingen der Schere nicht.
- Falten Sie eine Decke zusammen, und schlagen Sie sie möglichst in ein sauberes Laken ein. Breiten Sie die Decke während der Entbindung über den Oberkörper der Mutter.
- Halten Sie nach Möglichkeit weitere drei oder vier saubere Handtücher und mehrere große Tücher oder Laken bereit, außerdem eine Damenbinde, die die Mutter nach der Geburt benutzen kann, sowie eine Windel für das Baby.

Sauberkeit ist erstes Gebot

Waschen Sie sich die Hände, und bürsten Sie Ihre Nägel unter fließendem Wasser, bevor Sie bei der Geburt helfen. Waschen Sie sich auch während der Geburt die Hände, so oft es nötig ist. Trocknen Sie sich nicht die Hände an einem Handtuch ab, sondern schütteln Sie sie so gut wie möglich trocken.

- Halten Sie andere Personen, die eine offene Wunde oder eine Infektion haben, von Mutter und Kind fern.
- Sorgen Sie dafür, daß Bettzeug, Handtücher und Tücher möglichst sauber sind. Sobald sie später verschmutzt sind, nehmen Sie nach Möglichkeit frisches Material.
- Geben Sie der Mutter ab und zu etwas Milch oder Wasser zu trinken, aber nichts zu essen.
- Wenn die Wehen in immer kürzeren Abständen kommen oder wenn die Fruchtblase springt, soll sich die Frau auf das Bett (oder ein anderes vorbereitetes Lager) legen, und zwar so, wie es für sie am bequemsten ist.

Hilfe bei der Entbindung

1. *Fordern Sie die Mutter auf, sich mit angewinkelten Beinen auf den Rücken zu legen. Sie kann sich auch auf die Seite legen, wenn dies für sie bequemer ist. Schieben Sie ihr Kissen oder Polster unter die Schultern. Wenn der Kopf des Kindes erscheint, legen Sie ein sauberes Handtuch oder Laken unter das Gesäß der Mutter und ein weiteres zwischen die Beine.*

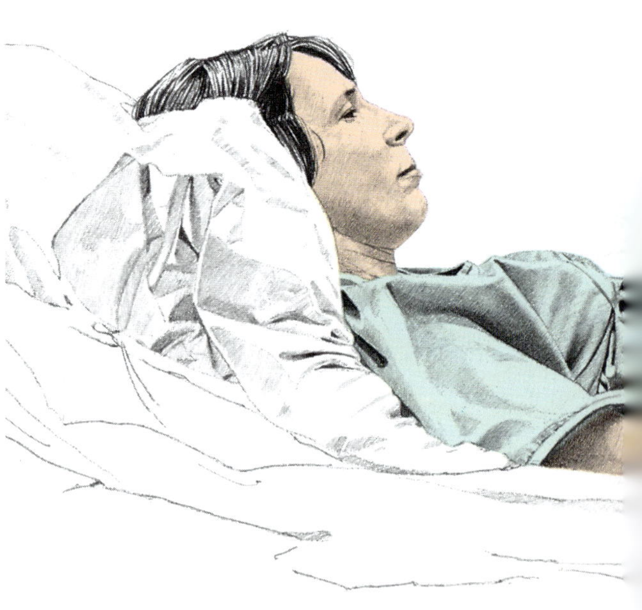

• Wenn sie starke Schmerzen hat, hilft es vielleicht, wenn sie mit jeder Wehe tief ein- und ausatmet – nicht aber den Atem anhält.

• Während der Eröffnungsperiode fordern Sie die Gebärende auf, sich während der Wehen und zwischendurch möglichst gut zu entspannen und nicht nach unten ins Becken zu pressen.

Wenn die Austreibungsperiode beginnt, wird die Mutter einen Drang spüren, nach unten ins Becken zu pressen. Inzwischen kommen die Wehen in der Regel alle zwei bis drei Minuten, und die Geburt steht bevor. Allerdings kann sie noch eine Stunde dauern.

• Fordern Sie die Mutter auf, sich auf den Rükken oder auf die Seite zu legen – je nachdem, wie es für sie am bequemsten ist. Fordern Sie sie bei jeder Wehe auf, die Luft anzuhalten und kräftig zu pressen.

• Fordern Sie sie auf, ihre Beine hinter den Knien zu fassen und beim Pressen an den Beinen zu ziehen.

Das Kind kommt

Als erstes erscheint vom Kind in der Regel der Kopf; er wird meist auf dem Höhepunkt einer Wehe sichtbar.

Zwischen den Wehen kann der Kopf zunächst wieder zurückgleiten und verschwinden. Dies ist normal.

• Berühren Sie den Kopf des Säuglings nicht, wenn er erscheint.

• Fordern Sie die Mutter auf, mit dem Pressen aufzuhören und mit schnellen Atemzügen zu hecheln, damit das Kind nicht zu gewaltsam ausgestoßen wird.

Sobald die Schultern draußen sind, verläuft die Geburt weiterhin reibungslos.

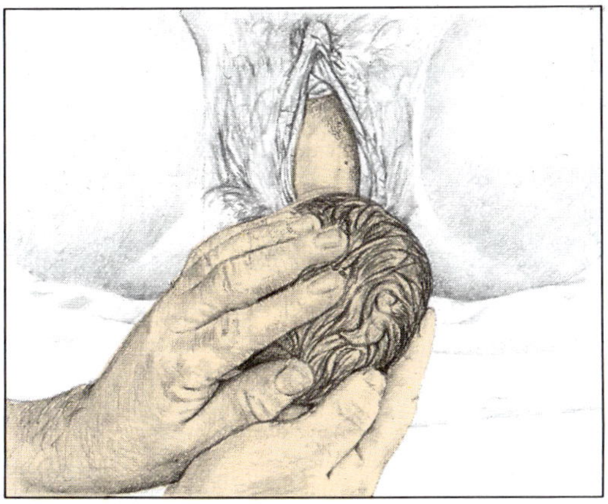

2. *Wenn der Kopf des Kindes vollständig erschienen ist, stützen Sie ihn mit sauberen Händen. Wenn eine Haut oder Membran das Gesicht des Kindes bedeckt, entfernen Sie sie behutsam, aber schnell.*

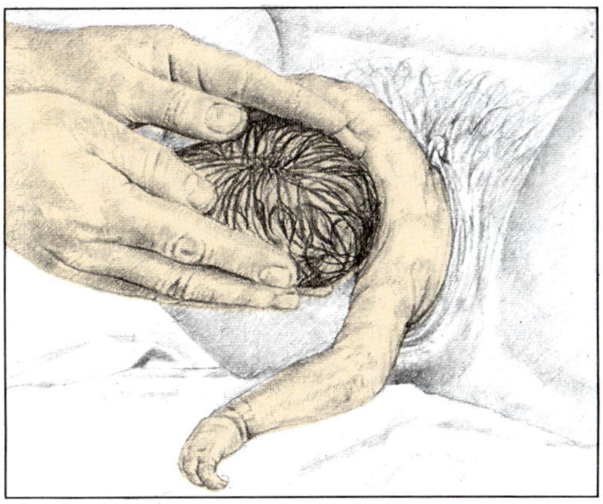

3. *Wenn die Schultern erscheinen, stützen Sie sie behutsam. Ziehen Sie nicht daran. Eine Schulter erscheint zuerst. Die zweite folgt leicht nach, wenn Sie den Kopf des Kindes vorsichtig anheben.*

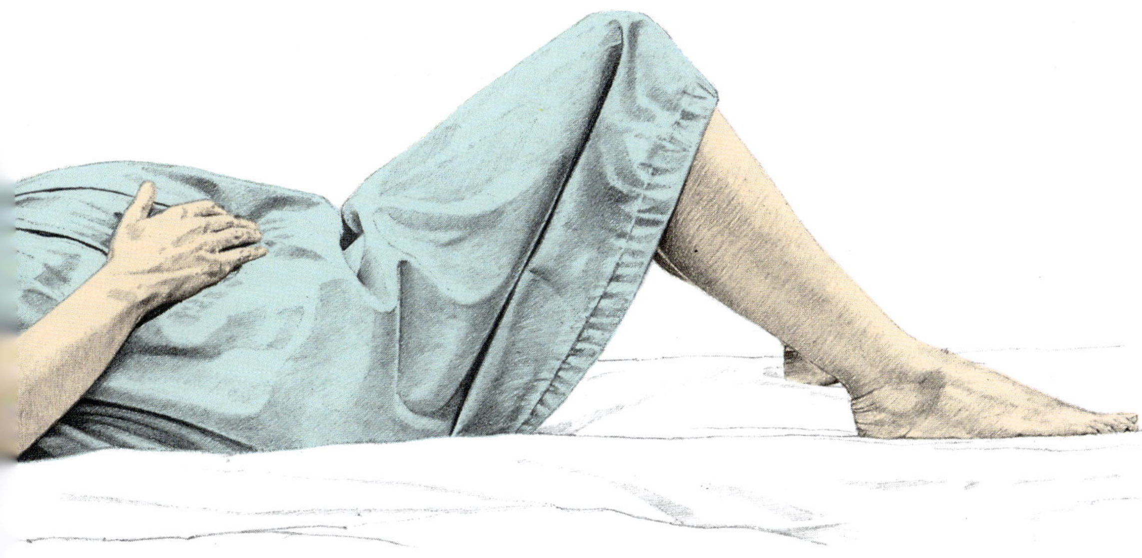

Das Abnabeln
Wenn das Kind normal atmet, binden Sie mit zwei Stück Bindfaden die Nabelschnur ab. Schneiden Sie die Nabelschnur zwischen den beiden Knoten mit einer sauberen Schere durch. Das tut der Mutter und dem Kind nicht weh.

Die Nachgeburt
Etwa 5–15 Minuten nach der Geburt zieht sich die Gebärmutter nochmals zusammen, um den Mutterkuchen (die Plazenta) auszustoßen.
- Wenn diese Kontraktionen beginnen, stellen Sie eine Schüssel zwischen die Beine der Mutter. Es dauert dann 5–20 Minuten, bis der Mutterkuchen (Nachgeburt) ausgestoßen wird.
- Ziehen Sie nicht an der Nabelschnur, um die Nachgeburt zu beschleunigen; sie kommt von selbst.
- Wenn der Mutterkuchen vollständig ausgestoßen ist, legen Sie ihn mit der Nabelschnur in eine Schüssel, damit Sie beides dem Arzt oder der Hebamme zeigen können.
- Waschen Sie die Gebärende, legen Sie eine Damenbinde oder eine provisorische Vorlage vor die Scheide, und geben Sie der Mutter nach Möglichkeit frische Kleidung.
- Wenn die Mutter etwas zu essen oder zu trinken wünscht, kann sie es jetzt haben.
- Legen Sie das Kind in ein Kinderbett, und zwar auf die Seite, damit restlicher Schleim aus der Lunge abfließen kann, und überdies so, daß der Kopf tiefer liegt als der Körper, damit die Blutzufuhr zum Gehirn gefördert wird.

Ungewöhnliche Entbindungen
Die meisten Kinder kommen mit dem Kopf zuerst und mit dem Gesicht nach unten zur Welt. Gelegentlich erscheint das Kind mit dem Gesicht nach oben. Entbindungen in dieser Lage dauern meist länger, bringen aber keine besonderen Probleme mit sich.

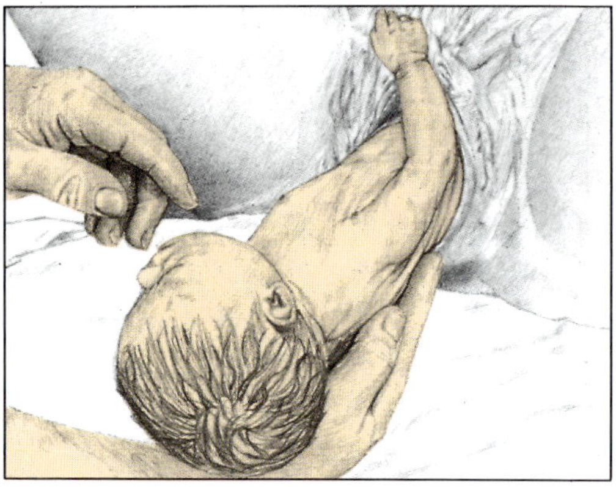

***4.** Der Körper des Kindes kommt problemlos. Stützen Sie ihn mit der Hand. Wischen Sie vom Mund des Kindes Schleim oder Blut mit einem sauberen Tuch ab.*

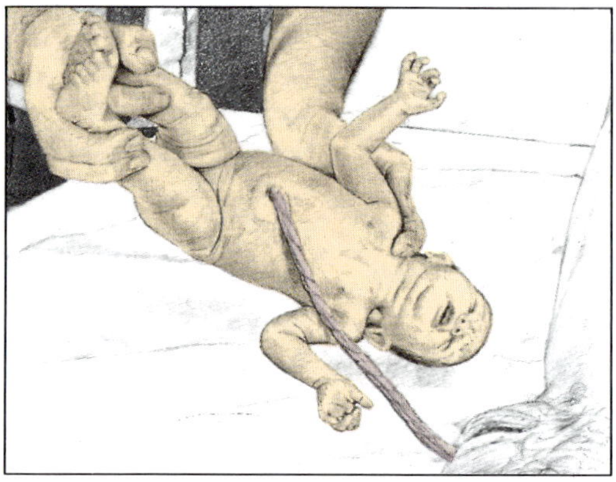

***5.** Wenn das Kind nicht sofort atmet, halten Sie es mit dem Kopf nach unten, so daß der Schleim abfließen kann. Wenn nötig, blasen Sie kräftig gegen seine Brust.*

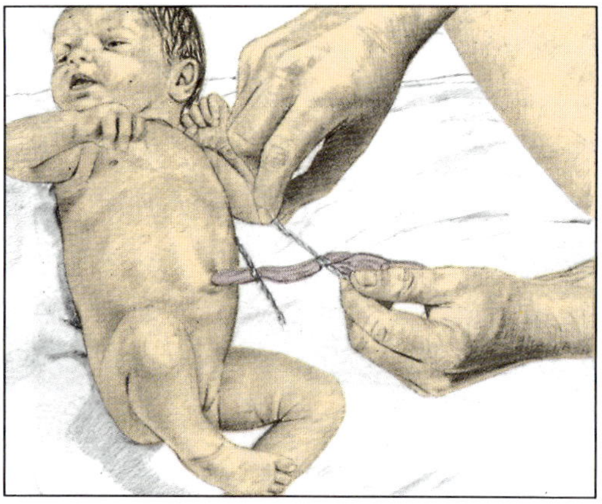

***6.** Sobald das Kind normal atmet – in der Regel innerhalb weniger Sekunden nach der Geburt –, binden Sie die Nabelschnur mit zwei Stück sauberer Schnur 15–20 cm vom Nabel entfernt möglichst fest ab.*

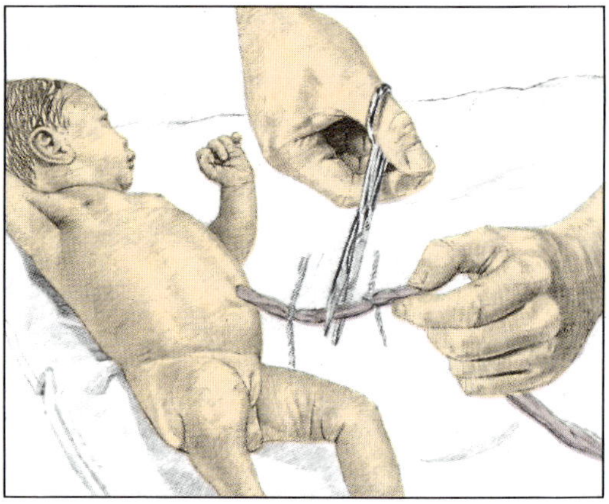

***7.** Schneiden Sie die Nabelschnur mit einer sauberen Schere zwischen den beiden Knoten durch. Legen Sie etwa 10 cm vom Nabel des Kindes einen weiteren festen Knoten an. Die Nabelschnur fällt nach wenigen Tagen ab.*

• In einigen wenigen Fällen kann es vorkommen, daß sich bei dem Kind die Nabelschnur um den Hals gewickelt hat. Greifen Sie mit einem hakenförmig gekrümmten Finger unter die Nabelschnur, und heben Sie sie über den Kopf des Kindes.

• In seltenen Fällen erscheint das Kind mit dem Gesäß zuerst (Steißgeburt). Stützen Sie das Kind, wenn es austritt, aber ziehen Sie nicht an ihm. Wenn die Schultern herausgekommen sind, halten Sie das Kind unter den Schultern, und heben Sie den Körper leicht an, damit sich der Mund zum Atmen öffnen kann.

Wenn das Kind nicht atmet
In der Regel beginnt das Kind innerhalb einiger Sekunden nach der Geburt zu atmen.

• Wenn dies nicht der Fall ist, halten Sie es mit dem Kopf nach unten, und blasen Sie kräftig gegen seine Brust. Wenn es immer noch nicht atmet, öffnen Sie seinen Mund, und entfernen Sie mit dem kleinen Finger den Schleim. Säubern Sie die Nase mit einem Tuch, und legen Sie das Kind auf eine Seite, den Kopf etwas tiefer als den Körper.

• Schnipsen Sie mit dem Zeigefinger kräftig gegen die Fußsohlen des Kindes, damit es zum Atmen angeregt wird. Wenn Sie das einige Male getan haben, sollte das Baby atmen. Schlagen Sie ihm nicht auf das Gesäß.

• Wenn das Kind darauf nicht reagiert, beginnen Sie mit der Atemspende (siehe S. 55). Blasen Sie die Luft mit sehr leichten Atemstößen ein.

Wenn die Nachgeburt nicht kommt
Wenn die Nachgeburt nicht ausgestoßen wird oder wenn es sich offenbar nur um einen Teil des Mutterkuchens handelt, sollten Sie möglichst rasch ärztliche Hilfe holen. Es kann bedeuten, daß bei der Mutter eine starke innere Blutung aufgetreten ist.

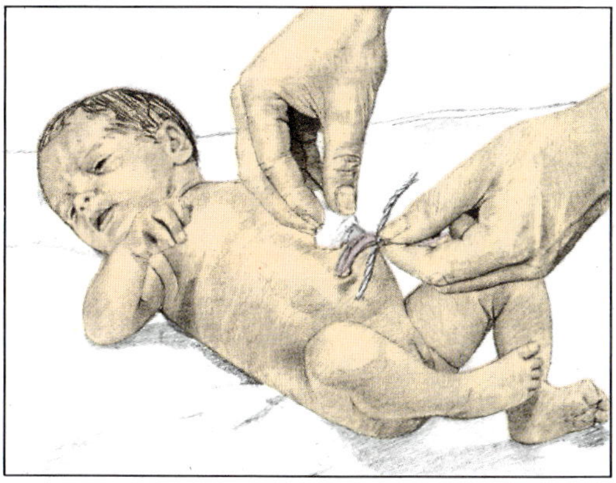

8. *Bedecken Sie das Ende der Nabelschnur am Bauch des Kindes mit einer sauberen Wundauflage. Packen Sie das Kind warm ein, da es sonst rasch Wärme verliert.*

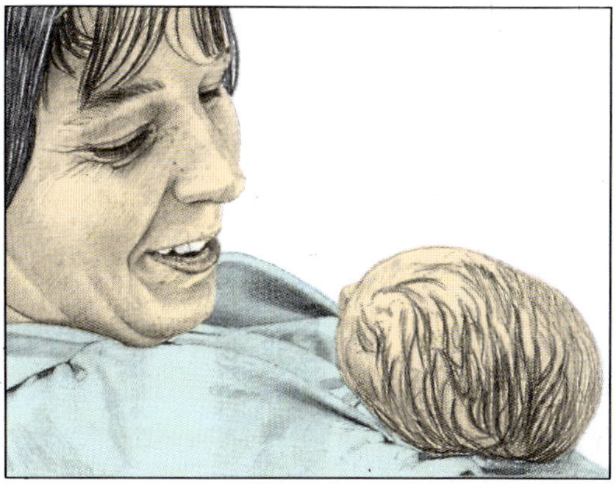

9. *Legen Sie das Kind der Mutter in den Arm, und hüllen Sie sie in Decken. Die Nachgeburt kommt von selbst. Wenn sie erscheint, ziehen Sie nicht an der Nabelschnur.*

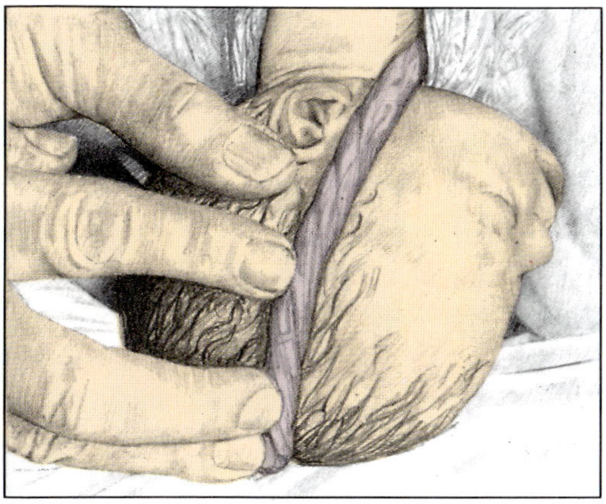

Nabelschnur um den Hals
Wenn das Kind bei der Geburt die Nabelschnur lose um den Hals hat, greifen Sie mit einem Finger unter die Schnur und streifen sie dann sanft über den Kopf des Kindes.

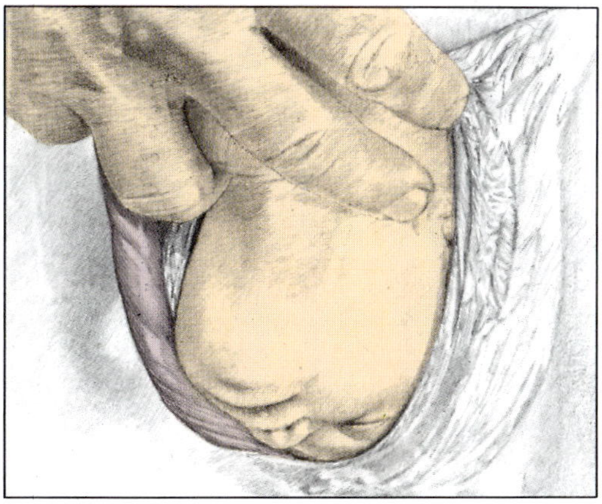

Steißlage
Stützen Sie das Kind, aber ziehen Sie nicht an ihm. Wenn die Schultern draußen sind, heben Sie den Körper leicht an, so daß sich der Mund zum Atmen öffnen kann.

Gehirnerschütterung

Eine Gehirnerschütterung kann durch einen Schlag auf den Kopf hervorgerufen werden; sie kann aber auch dann entstehen, wenn man nach einem Fall aus größerer Höhe auf den Füßen landet. Die Folge ist meist eine vorübergehende Bewußtlosigkeit. Diese kann jedoch so kurz sein, daß man sie gar nicht bemerkt.

Wenn der Verletzte bewußtlos ist, kann seine Atmung flach sein. Sein Gesicht ist dann oft blaß, und die Haut fühlt sich kalt und feucht an.

Nach einer solchen Bewußtlosigkeit – sei sie auch nur kurz – kann der Betreffende unter Übelkeit und Erbrechen leiden und sich möglicherweise nicht mehr an den Vorfall erinnern.

Wer unter diesen Symptomen leidet, sollte sich von einem Arzt untersuchen lassen, damit dieser feststellt, ob etwa eine Hirnquetschung vorliegt.

Wenn der Betroffene das Bewußtsein verloren hat, behandeln Sie ihn wie auf S. 58 beschrieben.

Wenn sich der Verletzte nach einem Schlag auf den Kopf sehr schwach fühlt, versorgen Sie ihn wie nach einem Schock (siehe S. 113).

Eine Hirnquetschung erkennen

Jeder Druck auf das Gehirn, sei es durch Blut oder eine andere Flüssigkeit, sei es durch einen Schädelbruch, kann zu einer Gehirnquetschung führen. Diese kann noch bis zu 48 Stunden, nachdem sich der Verletzte von der Gehirnerschütterung erholt zu haben scheint, entstehen. Die Symptome sind folgende:

- Das Bewußtsein des Betroffenen trübt sich.
- Eine Körperseite ist geschwächt oder gar gelähmt.
- Die Atmung ist zuweilen geräuschvoll.
- Das Gesicht kann gerötet sein, und die Körpertemperatur kann ansteigen.
- Der Puls kann langsamer werden.
- Die Pupillen können unterschiedlich groß sein.

In der Regel treten die meisten dieser Symptome auf. Eine Hirnquetschung kann aber auch dann vorliegen, wenn nicht alle vorhanden sind. Wählen Sie den Notruf 110 (siehe S. 1). Wenn der Verletzte bewußtlos ist, behandeln Sie ihn, wie auf S. 58 beschrieben.

Grippe

Grippeepidemien treten fast in jedem Winter auf. Dabei handelt es sich um Virusinfektionen, die sich in einem bestimmten Gebiet schnell ausbreiten, zwei oder drei Wochen lang anhalten und dann rasch wieder abklingen.

Bei Grippe hat man hohes Fieber und Muskelschmerzen. Im Gefolge einer echten Grippe können sich lebensgefährliche Komplikationen einstellen. Aus der Erkrankung kann insbesondere dann ein Notfall werden, wenn der Betroffene außerdem herzkrank oder zuckerkrank ist oder ein chronisches Lungenleiden hat, ferner auch dann, wenn er über 65 Jahre alt ist.

Symptome

- Kopfschmerzen.
- Muskel- und Rückenschmerzen.
- Hohes Fieber mit Frösteln.
- Schwitzen.
- Allgemeine Schwäche.
- Husten sowie Schmerzen hinter dem Brustbein, die durch Husten stärker werden.
- Schnupfen und Niesen.

Was kann man tun?

- Holen Sie einen Arzt.
- Bringen Sie den Kranken ins Bett.
- Geben Sie ihm viel zu trinken, um den Flüssigkeitsverlust auszugleichen.
- Verabreichen Sie ihm ein Schmerzmittel in der Menge, die auf der Packung angegeben ist.
- Um Husten und Brustschmerzen zu lindern, geben Sie dem Kranken warmen Zitronensaft mit Honig oder ein handelsübliches Hustenmittel in der vorgeschriebenen Dosis.

Der Kranke darf nicht zur Arbeit bzw. zur Schule gehen, bis die Hauptsymptome verschwunden sind. Andernfalls besteht das Risiko, daß sich eine Lungenentzündung entwikkelt und die Grippe sich weiter ausbreitet.

Wie lange dauert eine Grippe?

Nach zwei bis drei Tagen ist das Schlimmste überstanden; aber Muskelschmerzen, Kopfschmerzen und Fieber können eine Woche dauern.

Manchmal fühlt der Betroffene sich noch einige Wochen lang abgeschlagen und vielleicht auch depressiv.

Wie beugt man einer Grippe vor?

Jedes Jahr wird ein Impfstoff gegen diejenigen Viren hergestellt, mit denen man im folgenden Winter als Grippeerreger rechnet. Menschen über 65 sowie Herzkranke, Lungenkranke und Diabetiker sollten sich im September oder Oktober impfen lassen. Wenn die Grippe allerdings von einem neuen Virusstamm ausgelöst wird, kann die Impfung wirkungslos sein.

Erste Hilfe

Herzinfarkt

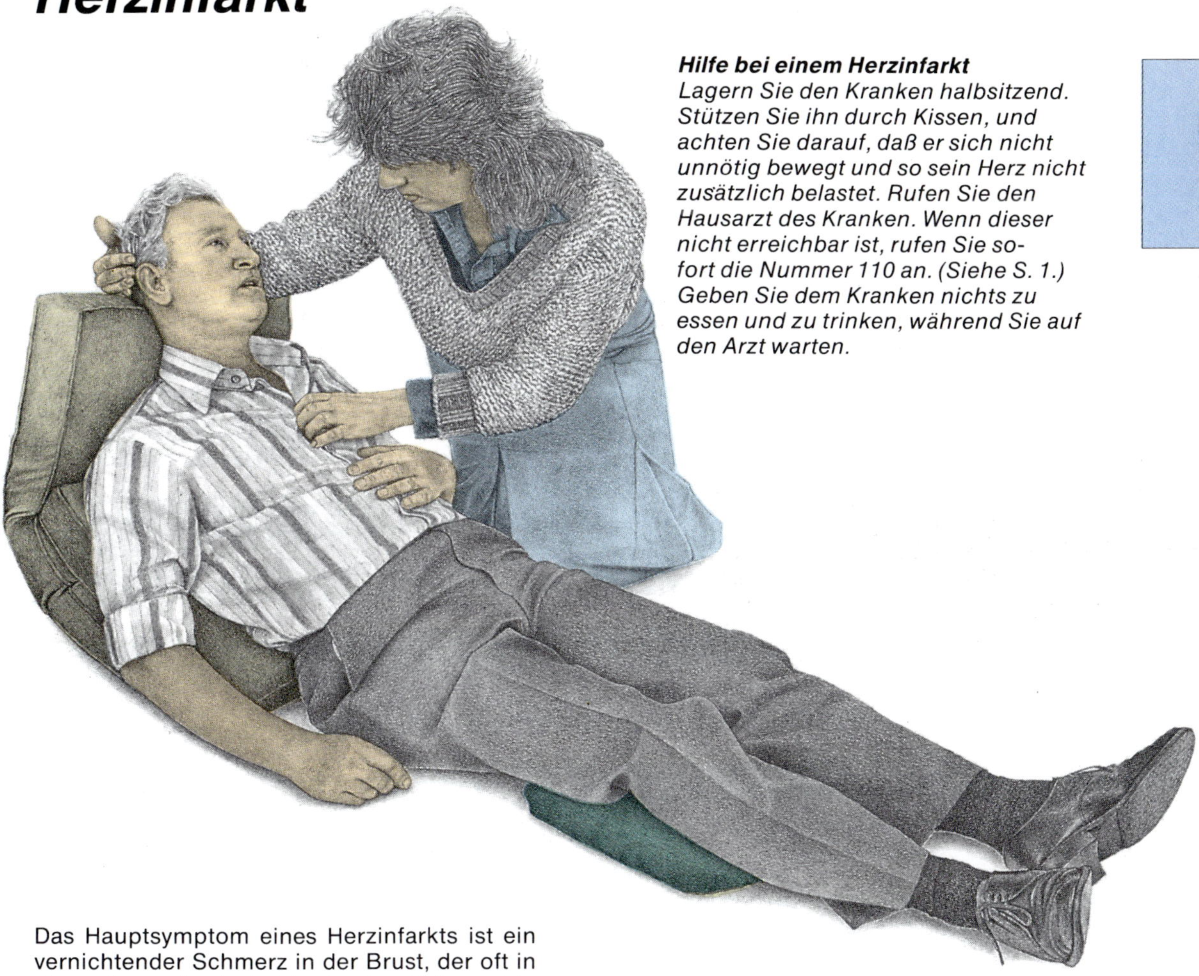

Hilfe bei einem Herzinfarkt
Lagern Sie den Kranken halbsitzend. Stützen Sie ihn durch Kissen, und achten Sie darauf, daß er sich nicht unnötig bewegt und so sein Herz nicht zusätzlich belastet. Rufen Sie den Hausarzt des Kranken. Wenn dieser nicht erreichbar ist, rufen Sie sofort die Nummer 110 an. (Siehe S. 1.) Geben Sie dem Kranken nichts zu essen und zu trinken, während Sie auf den Arzt warten.

Das Hauptsymptom eines Herzinfarkts ist ein vernichtender Schmerz in der Brust, der oft in einen Arm oder in beide, in den Hals und in den Kiefer ausstrahlt. Dieser Schmerz tritt plötzlich auf und ist, im Gegensatz zu den Schmerzen bei Angina pectoris, nicht die Folge von Überanstrengung. Er klingt auch im Ruhezustand nicht ab.

Der Kranke kann auch an Atemnot leiden und stark schwitzen. Ihm kann plötzlich übel oder schwindelig werden, so daß er sich hinsetzen muß.

In den Wochen vor dem Herzinfarkt ist der Betreffende oft ungewöhnlich müde und kurzatmig, und die Verdauung ist nicht in Ordnung.

Was kann man tun?

- Wenn der Kranke bei Bewußtsein ist, betten Sie ihn in einer halbsitzenden Stellung. Stützen Sie den Kopf und die Schultern mit Kissen ab. Die Knie sind etwas angewinkelt.
- Wenn möglich, benachrichtigen Sie den Hausarzt des Kranken, weil dieser die Vorgeschichte kennt. Wenn der Hausarzt nicht erreichbar ist, wählen Sie den Notruf 110 (siehe S. 1). Sagen Sie ausdrücklich, daß es sich wahrscheinlich um einen Herzinfarkt handelt.
- Öffnen Sie die Kleidung des Kranken am Hals, an der Brust und der Taille, damit der Kreislauf möglichst wenig behindert ist und dem Patienten das Atmen leichter fällt.
- Geben Sie dem Kranken nichts zu essen und zu trinken.
- Der Kranke darf sich nicht unnötig bewegen, da dies sein Herz zusätzlich anstrengt.
- Wenn der Patient bewußtlos wird, bringen Sie ihn in die Seitenlage (siehe S. 58).

Vorbeugung

Ein Herzinfarkt wird zumeist durch ein Blutgerinnsel ausgelöst, das eine der Arterien verstopft, welche den Herzmuskel mit Blut versorgen (Koronarthrombose).

Die Wahrscheinlichkeit einer Koronarthrombose erhöht sich durch Rauchen, Übergewicht, Zuckerkrankheit, Bluthochdruck, Mangel an Bewegung, falsche Ernährung und durch eine erbliche Veranlagung.

Um einen Herzinfarkt zu vermeiden, sollte man die folgenden fünf Regeln befolgen:

- Halten Sie Ihr Normalgewicht.
- Rauchen Sie nicht.
- Treiben Sie regelmäßig Gymnastik.
- Essen Sie nur kleine Mengen Rind-, Hammel- und Schweinefleisch, da das Fett, das darin enthalten ist, sich in den Arterien ablagern und dort die Blutzirkulation behindern kann.
- Zuckerkranke und Menschen mit hohem Blutdruck sollten die Anweisungen ihres Arztes genau befolgen.

Hitzeerschöpfung und Hitzschlag

Wer sich im Sommerurlaub in heißem Klima körperlich überanstrengt oder wer etwa an einem heißen Tag einen Langstreckenlauf macht, kann von Hitzeerschöpfung überwältigt werden oder gar einen Hitzschlag erleiden. Beide Zustände können zur Bewußtlosigkeit führen und müssen vom Arzt behandelt werden.

Wenn der Kühlungsmechanismus des Körpers zusammenbricht, tritt ein Wärmestau ein.

Normalerweise kühlt der Körper sich auf drei Arten:

- Er produziert Schweiß, der auf der Haut verdunstet und sie dadurch kühlt.
- Die Kapillargefäße in der Haut erweitern sich, so daß mehr Blut an die Oberfläche der Haut gelangt und dort seine Wärme abgibt. Auf diese Weise entsteht das gerötete Aussehen, das ein erhitzter Mensch oft hat.
- Der Atem geht schneller und leitet überschüssige Wärme aus den Lungen ab.

Die Symptome einer Hitzeerschöpfung

Wenn man an einem heißen Tag viel schwitzt, verliert man übermäßig viel Flüssigkeit und überdies viel Salz, das im Schweiß enthalten ist. Die Folge sind Muskelkrämpfe in den Beinen und im Körper sowie Schwäche – obwohl das Schwitzen bewirkt, daß die Körpertemperatur nicht ansteigt. Werden Salz und Flüssigkeit nicht ersetzt, verschlechtert sich der Zustand des Betroffenen, und er bricht zusammen.

Weitere Symptome einer Hitzeerschöpfung sind Benommenheit, Kopfschmerzen und Übelkeit. Die Temperatur bleibt normal, und die Haut fühlt sich kalt und feucht an. Der Betroffene sieht bleich aus. Sein Atem ist rasch und flach, und der Puls geht schnell und schwach.

Was kann man tun?

- Bei einer Hitzeerschöpfung bringen Sie den Betroffenen an einen kühlen Ort, am besten im Haus, und geben Sie ihm kaltes Salzwasser zu trinken.

Hilfe bei Hitzeerschöpfung

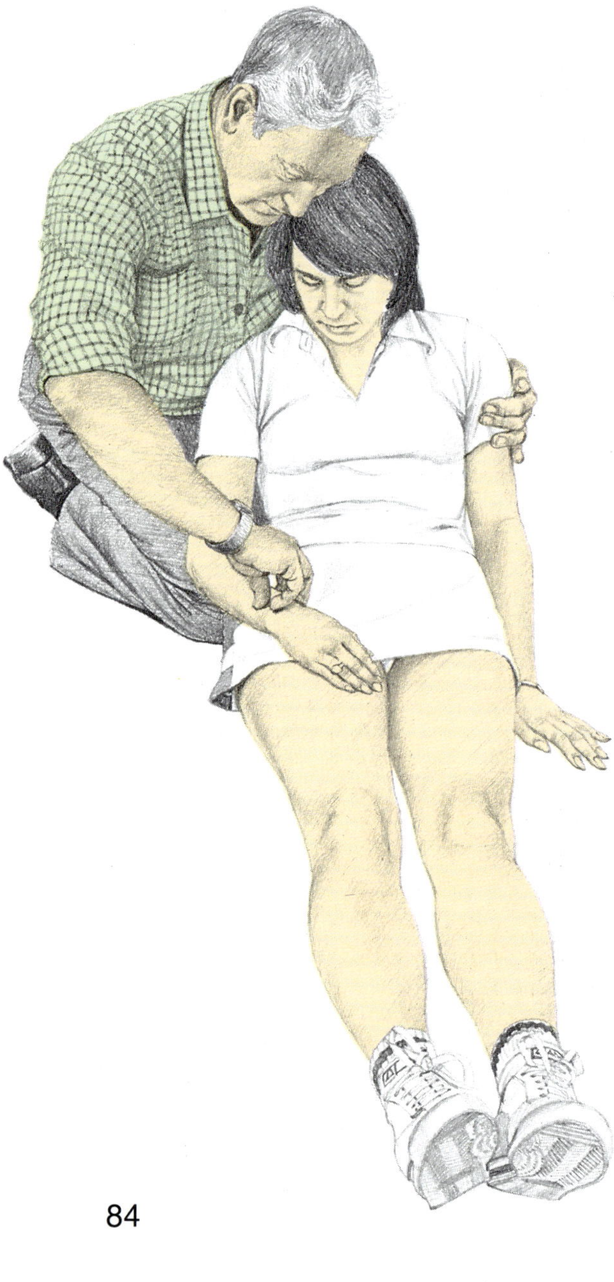

◁ ***1.*** *Bringen Sie den Betroffenen an einen kühlen Ort, am besten ins Haus. Ziehen Sie ihm schwere Kleidung aus. Bei Hitzeerschöpfung ist der Puls des Betroffenen schnell und schwach. Messen Sie die Temperatur. Ist sie höher als normal, kann auch ein Hitzschlag vorliegen. Wenn der Betroffene bewußtlos wird, bringen Sie ihn in die Seitenlage (siehe S. 58).*

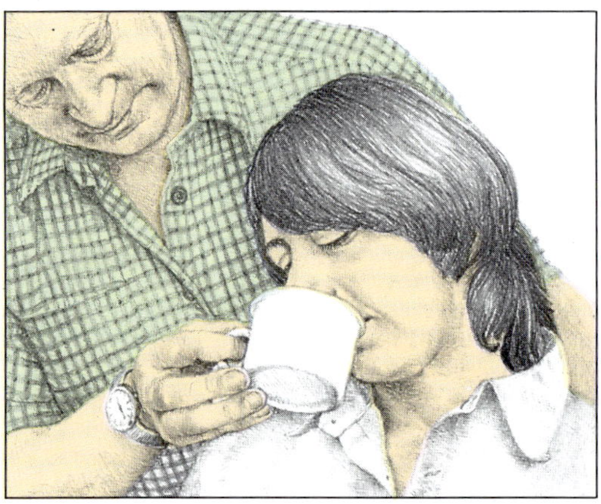

2. *Wenn der Betroffene bei Bewußtsein ist, geben Sie ihm alle zehn Minuten eine Tasse schwach gesalzenes Wasser zu trinken. Pro Tasse nimmt man einen viertel Teelöffel Salz. Um den Geschmack zu verbessern, fügen Sie Fruchtsaft hinzu.*

- Wenn der Betroffene bewußtlos wird, bringen Sie ihn in die Seitenlage (siehe S. 58), und holen Sie einen Arzt.

Die Symptome eines Hitzschlags
Bei hoher Luftfeuchtigkeit und hoher Temperatur kann der Schweiß den Körper nicht mehr so wirkungsvoll kühlen, denn die feuchte Luft behindert die Verdunstung des Schweißes. Der Körper braucht drei bis sechs Wochen, um sich solchen Bedingungen anzupassen. Bis dahin kann er einen Hitzschlag erleiden.

Ein Hitzschlag kann plötzlich eintreten. Dabei steigt die Körpertemperatur bis auf 40 °C. Die Haut fühlt sich heiß und trocken an. Der Betroffene klagt über Kopfschmerzen, Benommenheit und Übelkeit. Verschlechtert sich sein Zustand, wird er verwirrt und fällt in Ohnmacht.

Ein Hitzschlag muß rasch behandelt werden, da der Betroffene sonst sterben kann. Kleinkinder und alte Menschen sind besonders gefährdet.

Was kann man tun?
- Bringen Sie den Betroffenen an einen kühlen Ort. Entfernen Sie seine Kleidung, und hüllen Sie ihn in ein nasses Tuch. Halten Sie das Tuch mit kaltem Wasser feucht, und fächeln Sie dem Betroffenen Luft zu, bis seine Körpertemperatur auf 38 °C abgesunken ist.
- Rufen Sie schnell die Notrufnummer 110 an. (Siehe S. 1.) Wenn der Betroffene bewußtlos wird, bringen Sie ihn in die Seitenlage (siehe S. 58), und kühlen Sie ihn weiter mit feuchten Tüchern.

Behandlung von Schweißfrieseln
Schweißfrieseln sind ein unangenehmer Hautausschlag, der sich bei feucht-heißer Witterung entwickelt. Durch übermäßiges Schwitzen schwellen die Hautzellen an, und es entstehen helle Bläschen mit einem roten Hof, vor allem in Hautfalten und an Stellen, wo die Kleidung eng anliegt. Am häufigsten sind Kleinkinder und dicke Menschen betroffen.

Gegen Frieseln gibt es kein schnellwirkendes Heilmittel, aber man kann Erleichterung schaffen, indem man für lockere Kleidung sorgt und sich während der Hitze des Tages unter einen Ventilator legt. Außerdem hilft häufiges Baden in kaltem Wasser.

Wenn der Hautausschlag quälend wird oder der Betroffene schwach und lethargisch ist, sollte man einen Arzt zu Rate ziehen.

Hilfe bei einem Hitzschlag

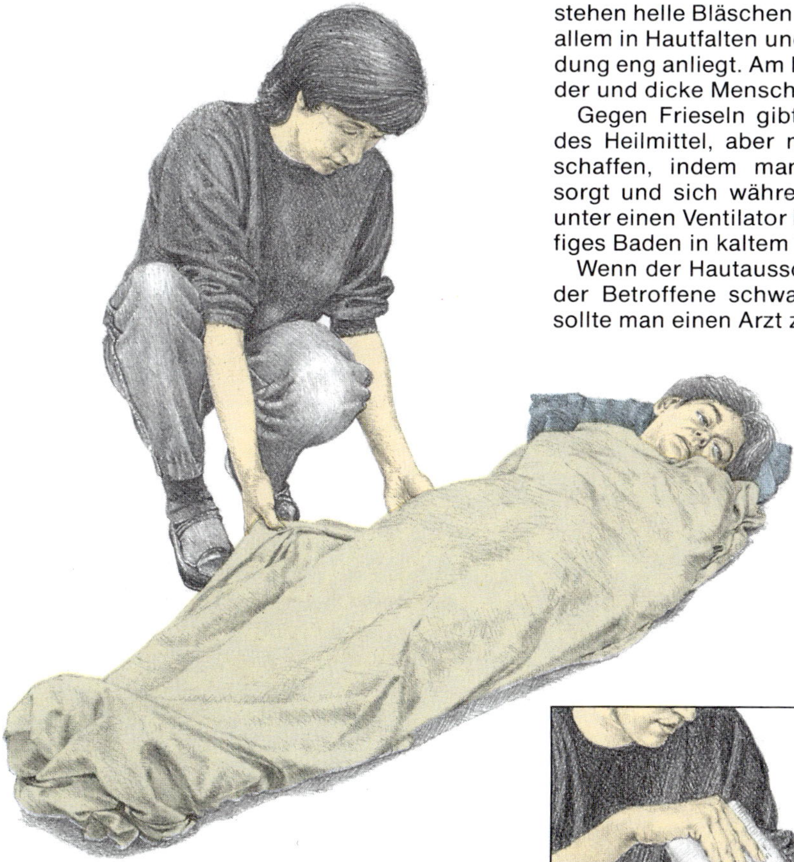

1. *Bringen Sie den Betroffenen an einen kühlen Ort. Entkleiden Sie ihn, und wickeln Sie ihn in ein Bettlaken oder in Handtücher ein, die Sie vorher in kaltes Wasser getaucht haben. Messen Sie alle fünf Minuten die Körpertemperatur, und fächeln Sie dem Patienten ständig Luft zu. Wenn die Temperatur des Betroffenen auf 38 °C gesunken ist, ersetzen Sie das nasse Tuch durch ein trockenes.*

2. *Hören Sie nicht auf zu fächeln. Wenn die Temperatur wieder steigen sollte, wickeln Sie den Betroffenen erneut in nasse Tücher ein.*

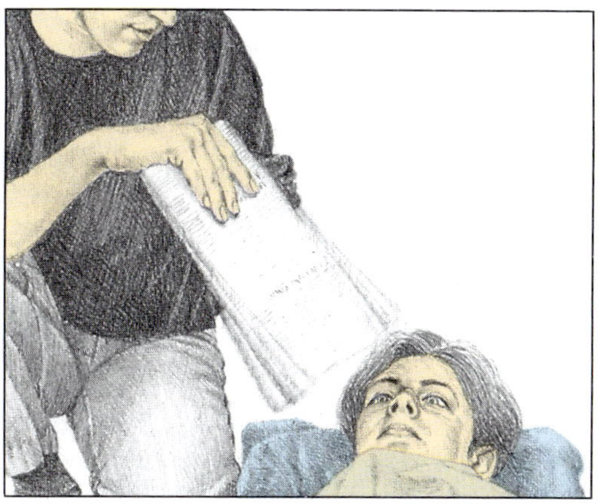

Insektenstiche und -bisse

Stiche und Bisse von Bienen, Wespen und Ameisen sind im allgemeinen nicht gefährlich. Lebensgefährlich aber kann eine allergische Reaktion sein, ebenso ein Stich oder ein Biß in den Mund oder Rachen.

Bei einem Bienenstich bleibt oft der Stachel in der Haut stecken. Man drückt ihn dann behutsam mit einem Fingernagel heraus.

Die allergische Reaktion
Bei einer starken allergischen Reaktion auf einen Stich spricht der Fachmann von einem anaphylaktischen Schock. Eine solche Reaktion tritt binnen wenigen Sekunden oder Minuten ein. Der Betroffene fühlt sich dann krank und sehr schwach. Er hat das Gefühl, seine Brust sei eingeschnürt, und er kann nur schwer atmen. In manchen Fällen muß er niesen, und sein Gesicht schwillt an. In seltenen Fällen kann er auch bewußtlos werden, und sein Atem kann aussetzen.

- Wählen Sie den Notruf 110 (siehe S. 1).
- Legen Sie den Betroffenen auf den Rücken. Lagern Sie seine Füße auf einem Kissen oder einer gefalteten Decke hoch. Lagern Sie seinen Kopf tief, und drehen Sie ihn auf die Seite, für den Fall, daß er sich erbricht.
- Halten Sie den Betroffenen warm.
- Lockern Sie ihm die Kleidung am Hals und an der Taille, um die Atmung zu erleichtern.
- Geben Sie dem Betroffenen nichts zu essen und zu trinken.
- Wenn der Betroffene bewußtlos wird oder wenn sein Atem immer schwerer geht, bringen Sie ihn in die Seitenlage (siehe S. 58).

Stiche in den Mund oder Rachen
Nach einem Stich können Mund und Rachen sehr schnell anschwellen, so daß die Atemwege blockiert werden.

- Geben Sie dem Betroffenen einen Eiswürfel oder Speiseeis zu lutschen, oder lassen Sie ihn kaltes Wasser trinken, um die Schwellung zu vermindern.
- Bei Atemstillstand beginnen Sie sofort mit der Atemspende (siehe S. 54).
- Rufen Sie die Notrufnummer 110 an. (Siehe S. 1.) Oder bringen Sie den Betroffenen sofort ins Krankenhaus.

Blutsaugende Zecken
Zecken sind spinnenähnliche Milben, die an Tieren und Menschen Blut saugen, indem sie sich mit ihren schnabelartigen Mundwerkzeugen an der Haut festhaken.

Auf keinen Fall sollte man versuchen, die Zecke aus der Haut herauszureißen, da sonst der Kopf steckenbleiben und eine Infektion verursachen kann. Ebenso ist es wenig ratsam, das Tier mit Öl oder Klebstoff zu beträufeln, damit es abfällt oder sich mit der Pinzette leichter lösen läßt. In manchen Gebieten übertragen Zecken gefährliche Krankheiten wie Borreliose und Frühsommer-Hirnhautentzündung. Beträufeln setzt die Tiere unter Streß. Das führt zu vermehrter Speichelabgabe, wodurch sich die Infektionsgefahr erhöht.

Hilfe bei Insektenstichen

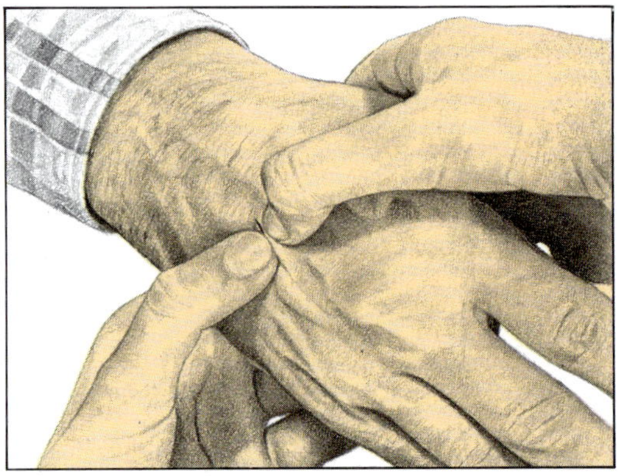

1. *Entfernen Sie einen Bienenstachel mit einem Fingernagel. Drücken Sie dabei nicht auf die anhängende Giftblase; Sie würden dadurch noch mehr Gift in die Haut bringen.*

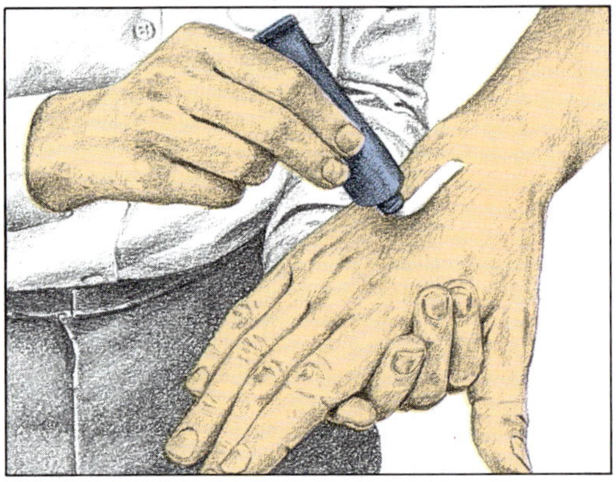

2. *Tragen Sie auf die betroffene Stelle Antihistaminsalbe auf. Für Wespen- und Ameisenstiche benutzt man eine schwache Ammoniaklösung.*

Wichtig ist es, die Zecke möglichst frühzeitig zu entfernen. Dazu greift man am besten zu einer speziellen Zeckenzange, die in Apotheken erhältlich ist. Ferner ist es empfehlenswert, die Bißstelle zu beobachten. Bildet sich innerhalb von 30 Tagen rings um den Einstich eine Rötung, deutet das darauf hin, daß Borreliose übertragen wurde. Angeschwollene Lymphknoten, Schmerzen sowie Fieber sind weitere Symptome dieser bakteriell bedingten Erkrankung. Dann muß man sofort den Arzt aufsuchen, denn in einem frühen Stadium läßt sich die Borreliose noch gut mit Antibiotika bekämpfen. Unbehandelt kann es zu Entzündungen im Nervensystem kommen.

Die Frühsommer-Hirnhautentzündung, eine schwere Viruserkrankung, bei der Dauerschäden zurückbleiben können, tritt viel seltener auf. Die Ansteckung macht sich durch grippeähnliche Symptome bemerkbar. Gegen diese Krankheit hilft nur vorbeugendes Impfen – eine Maßnahme, die allerdings umstritten ist.

Insulinschock

Ein Zuckerkranker, der an Unterzuckerung (Hypoglykämie) leidet, kann wie ein Betrunkener wirken. Der Zustand, den man als Insulinschock bezeichnet, entsteht dadurch, daß der Betroffene zuviel Insulin bekommen oder zuwenig Nahrung aufgenommen hat. Ein Insulinschock kann auch dann eintreten, wenn der Blutzucker durch körperliche Betätigung verbraucht worden ist. Ein niedriger Blutzuckerspiegel beeinträchtigt das Gehirn und kann zum Koma führen. In manchen Fällen tritt der Tod bereits nach 20 Minuten ein.

Ein solcher Zustand läßt sich von dem der Trunkenheit am Atem des Patienten unterscheiden: Dieser riecht nicht nach Alkohol.

Bei einer Unterzuckerung kann sich der Zustand des Diabetikers rasch verschlechtern. Dabei treten folgende Symptome auf:
- Blässe, Schweißausbruch, rascher Puls, flache Atmung und manchmal ein Zittern.
- Verwirrtheit.
- Eine Schwäche, die innerhalb von 15–20 Minuten zur Bewußtlosigkeit führt.

Was kann man tun?
Wenn ein Insulinschock schnell eintritt, kann man davon ausgehen, daß der Betreffende Zucker braucht. Ist er bei Bewußtsein, so geben Sie ihm drei bis vier Teelöffel Zucker, etwas Kuchen oder ein paar Kekse, Honig oder Marmelade, Schokolade oder Saft oder Limonade.
- Wenn der Patient bewußtlos ist, bringen Sie ihn in die Seitenlage (siehe S. 58). Wählen Sie dann den Notruf 110 (siehe S. 1).

Der Zustand der Überzuckerung
Auch der entgegengesetzte Zustand, eine Überzuckerung (Hyperglykämie), kann letztlich zum Koma führen. Er tritt jedoch viel langsamer ein. In der Regel wird der Zuckerkranke rechtzeitig darauf aufmerksam und kann dann Insulin nehmen. Unterläßt er diese Gegenmaßnahme, treten folgende Symptome auf:
- Gerötete, trockene Haut.
- Tiefe seufzende Atmung. Der Atem riecht nach Azeton.
- Schließlich Bewußtlosigkeit.

Wenn der Patient bewußtlos wird, bringen Sie ihn in die Seitenlage (siehe S. 58), und rufen Sie sofort einen Arzt. Wenn der Betreffende bei Bewußtsein ist, sollte er rasch etwas Insulin bekommen.

Was kann der Patient tun?
Ein Patient, der öfter einen Insulinschock erleidet, sollte eine Karte bei sich haben oder ein Armband tragen, auf dem die Erkrankung sowie Anweisungen für den Notfall vermerkt sind. Dadurch kann verhindert werden, daß er irrtümlicherweise für betrunken gehalten wird, wenn er in Wirklichkeit nur Zucker braucht.

Ein Diabetiker, der mit Insulin behandelt wird, sollte keine gefährlichen Maschinen lenken oder benutzen, wenn er nicht mindestens zwei Stunden zuvor Nahrung aufgenommen hat. Regelmäßige Mahlzeiten sind wichtig.

Keuchhusten

Ein Kind, das erkältet ist, dem die Nase läuft und das starke Hustenanfälle hat, kann Keuchhusten im ersten Stadium haben.

Mit fortschreitender Krankheit wird der Husten immer schlimmer, besonders nachts. Einige Tage nach dem Ausbruch der Erkältung beginnt das „Keuchen" – ein lautes, pfeifendes Einatmen nach einem krampfhaften Hustenanfall. Manchmal muß sich der Kranke nach einem solchen Anfall erbrechen.

Was kann man tun?
Keuchhusten ist eine schwere Erkrankung, die eine Lungenentzündung im Gefolge haben kann. Wenn man den Flüssigkeitsverlust durch das Erbrechen nicht ausgleicht, trocknet der Patient stark aus.

Wenn Sie den Verdacht haben, daß Ihr Kind Keuchhusten hat, rufen Sie einen Arzt. Möglicherweise wird er Antibiotika verschreiben – eventuell sogar den anderen Kindern in der Familie. Dadurch wird der Keuchhusten nicht geheilt, wahrscheinlich aber eine Ansteckung vermieden. In schweren Fällen muß das Kind ins Krankenhaus.

Wird der Patient zu Hause gepflegt, sorgen Sie dafür, daß er reichlich trinkt, damit der Flüssigkeitsverlust, der durch das Erbrechen entsteht, ausgeglichen wird. Hustenmittel aus der Apotheke helfen gegen den Husten.

Rauchen Sie nicht in Gegenwart des Kranken. Dies würde den Husten verschlimmern.

Keuchhusten dauert drei Wochen bis vier Monate.

Was kann man zur Vorbeugung tun?
Keuchhusten wird durch Bakterien verursacht und durch infizierte Tröpfchen übertragen: Ein krankes Kind atmet die Tröpfchen aus; gesunde Kinder atmen sie ein und stecken sich auf diese Weise an.

Da Keuchhusten gefährlicher ist als die Risiken einer Immunisierung, sollte man alle Kinder im ersten Lebensjahr dreimal impfen, am besten mit einer kombinierten Impfung gegen Keuchhusten, Diphtherie und Wundstarrkrampf.

Die Immunisierung kann in ganz seltenen Fällen zu Gehirnschäden führen. Daher ist von einer Impfung abzuraten, wenn
- das Kind Krampfanfälle hat oder Epileptiker ist;
- ein Bruder, eine Schwester oder ein Elternteil epileptisch ist;
- das Kind an einer Erkrankung des Nervensystems leidet oder während der Geburt einen Gehirnschaden erlitten hat;
- das Kind zum Zeitpunkt der geplanten Impfung eine fiebrige Erkrankung hat;
- das Kind auf eine frühere Impfung mit Keuchhustenimpfstoff stark reagiert hat.

In all diesen Fällen oder wenn Sie sonst irgendwelche Zweifel haben, beraten Sie sich mit Ihrem Arzt, bevor das Kind geimpft wird.

KINDERKRANKHEITEN

Wenn Sie befürchten, daß Ihr Kind eine ernste Krankheit hat, stellen Sie sich zunächst die folgenden fünf Fragen. Lautet die Antwort auf eine oder mehrere Fragen ja, so rufen Sie gleich einen Arzt.

1. Ist das Kind nicht bei vollem Bewußtsein? Wirkt es benommen?
2. Ist das Kind ungewöhnlich blaß geworden, und hält diese Blässe an?
3. Sieht das Gesicht oder die Lippen bläulich aus?
4. Hat das Kind ernste Atembeschwerden?
5. Hat das Kind eine Art Ausschlag, der aussieht wie Blutungen unter der Haut und der nicht blaß wird, wenn man fest darauf drückt?

Wenn andere Symptome stärker als die obengenannten auftreten, sagen Ihnen die folgenden Übersichten, was zu tun ist. Suchen Sie zunächst unter den Symptomen, die jeweils als Stichwort am Anfang der einzelnen Übersichten stehen, das in Ihrem Fall zutreffende Hauptsymptom. Dann beginnen Sie bei dem roten Kasten und folgen den Pfeilen, indem Sie die Frage und alle weiteren mit Ja oder Nein beantworten. Auf diese Weise finden Sie am Ende die wahrscheinliche Ursache der Krankheitssymptome Ihres Kindes.

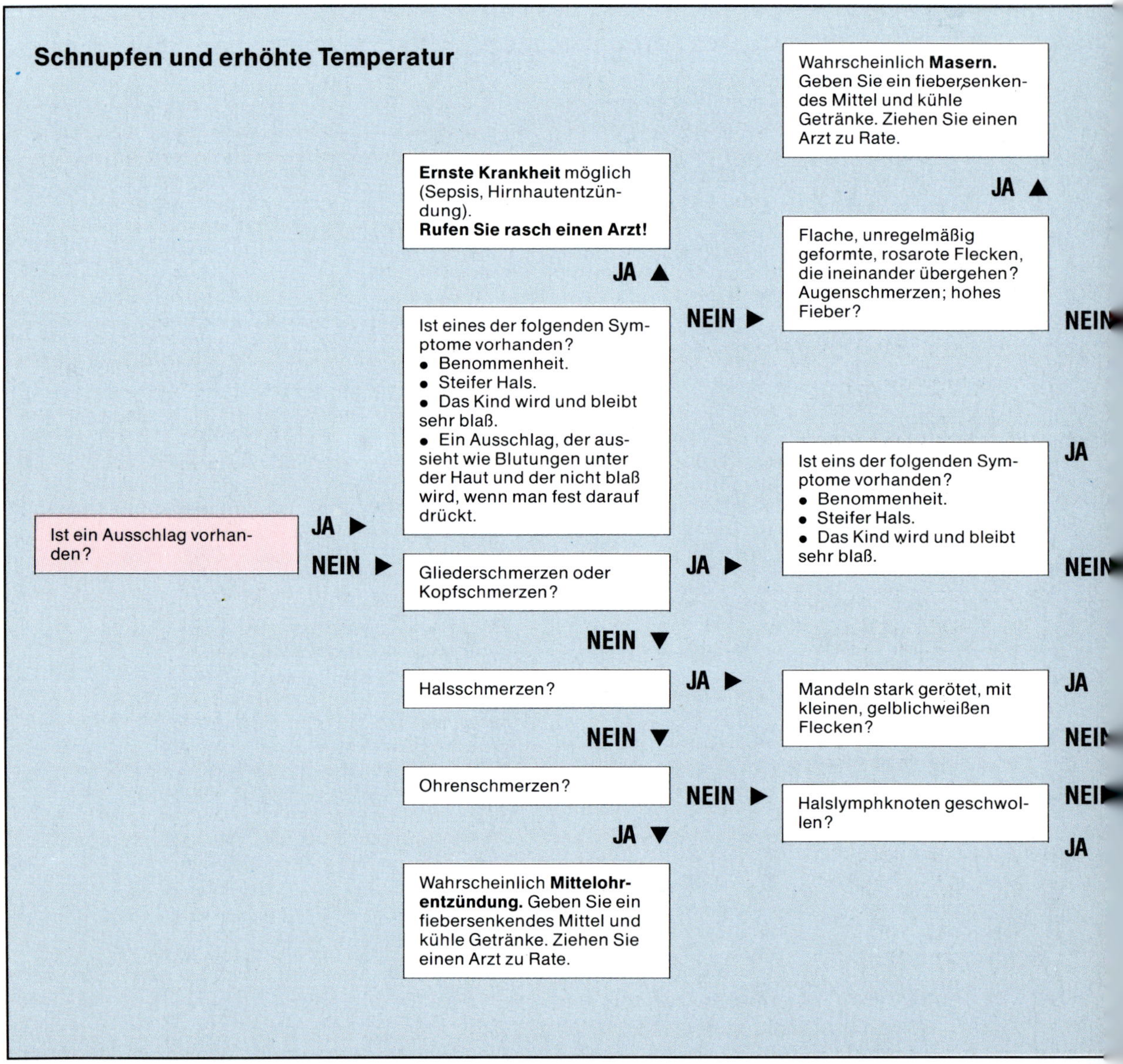

Durchfall

Ist eins der folgenden Symptome vorhanden?
- Teilnahmslosigkeit.
- Eingesunkene Augen.
- Sehr trockener Mund.
- Benommenheit.

JA ▶ **Ernste Krankheit** möglich (Magen-Darm-Katarrh mit Austrocknung, Hirnhautentzündung, Sepsis). **Rufen Sie rasch einen Arzt!**

NEIN ▶ Bestehen Halsschmerzen, Ohrenschmerzen oder Glieder- und Kopfschmerzen?

NEIN ▶ Wahrscheinlich **Magen-Darm-Katarrh** ohne Austrocknung. Geben Sie dem Kind reichlich zu trinken (Fruchtsaft, Limonade, klare Suppe, Wasser, aber keine Milch). Fragen Sie einen Arzt, wenn innerhalb von acht Stunden keine Besserung eintritt. Holen Sie ihn sofort, wenn das Kind ausgetrocknet wirkt (siehe erste Frage).

JA ▶ Möglicherweise **Mandelentzündung, Mittelohrentzündung** oder **Grippe.** Geben Sie ein fiebersenkendes Mittel und kühle Getränke. Ziehen Sie einen Arzt zu Rate.

Wahrscheinlich **Röteln.** Behandeln Sie das Kind wie bei Masern. Von Frauen im Frühstadium einer Schwangerschaft fernhalten.

JA ▲

▶ Kleine, rosarote Flecken, zunächst im Gesicht auftretend? Geschwollene Drüsen hinter den Ohren; nicht sehr krank?

NEIN ▶ Erhabene Bläschen erscheinen in Mengen? Hohes Fieber?

JA ▼ Wahrscheinlich **Windpocken**. Behandlung wie bei Masern. Reizstillende Salbe auf die Haut.

NEIN ▶ Ausschlag nur im Gesicht?

JA ▼ Wahrscheinlich **Eiterflechte.** Ziehen Sie bald einen Arzt zu Rate. Vermeiden Sie eine Ansteckung, indem Sie dafür sorgen, daß kein anderer die Handtücher usw. des Kindes benutzt.

▶ Wahrscheinlich **ernste Krankheit** (Hirnhautentzündung, Sepsis). **Rufen Sie rasch einen Arzt!**

▶ Möglicherweise **Grippe.** Geben Sie ein fiebersenkendes Mittel und kühle Getränke. Fragen Sie einen Arzt.

▶ Wahrscheinlich **Mandelentzündung.** Geben Sie ein fiebersenkendes Mittel und kühle Getränke.

▶ ▶ Wahrscheinlich eine **Erkältung.** Geben Sie ein fiebersenkendes Mittel und kühle Getränke.

▶ Wahrscheinlich **Mumps.** Geben Sie ein fiebersenkendes Mittel und kühle Getränke! Ziehen Sie einen Arzt zu Rate.

Zuckende Bewegungen

Ist die Temperatur erhöht?

JA ▶ Ist das Kind bei vollem Bewußtsein?

- JA ▶ War das Kind eine Zeitlang bewußtlos?
  - NEIN ▲ Siehe „Schnupfen und erhöhte Temperatur“, S. 88.
  - JA
- NEIN ▶ **Ernste Krankheit** möglich (Hirnhautentzündung), evtl. aber auch nur ein **Fieberanfall**. Bringen Sie das Kind in die Seitenlage (siehe S. 58). **Rufen Sie rasch einen Arzt!**

NEIN ▶ Ist das Kind bei vollem Bewußtsein?

- NEIN ▶ **Ernste Krankheit** möglich (Hirnhautentzündung), evtl. aber auch nur ein **Fieberanfall**. Bringen Sie das Kind in die Seitenlage (siehe S. 58). **Rufen Sie rasch einen Arzt!**
- JA ▶ War das Kind bewußtlos?
  - JA
  - NEIN ▼ Handelt es sich um einen Säugling, der evtl. Bauchweh hat?
    - JA
    - NEIN

Anomale Atmung

Atmung unregelmäßig, keuchend? Blaue Lippen? Beides?

JA ▶ **Ernste Krankheit** möglich (Lungenentzündung, Kehldeckelentzündung). **Rufen Sie rasch einen Arzt!**

NEIN ▶ Ist das Kind bei vollem Bewußtsein?

- NEIN ▲ **Ernste Krankheit** möglich (Lungenentzündung, Kehldeckelentzündung). **Rufen Sie rasch einen Arzt!**
- JA ▶ Ist die Atmung geräuschvoll?
  - JA
  - NEIN

Wahrscheinlich ein **Fieberanfall.** Waschen Sie das Kind mit lauwarmem Wasser ab, geben Sie ihm ein Fiebermittel. Wenn das Kind zum erstenmal einen solchen Anfall hat, **rufen Sie sofort einen Arzt!** Wenn das Kind schon früher solche Anfälle mit den gleichen Symptomen hatte, ziehen Sie den Arzt zu Rate.

Möglicherweise ein **Krampfanfall.** Wenn das Kind zum erstenmal einen solchen Anfall hat, **rufen Sie sofort einen Arzt!** Wenn das Kind schon früher solche Anfälle mit den gleichen Symptomen hatte, ziehen Sie den Arzt zu Rate.

Durchfall oder Erbrechen?

JA ▶ Wahrscheinlich **Magen-Darm-Katarrh.** Teilnahmslosigkeit, eingesunkene Augen, sehr trockener Mund?

JA ▶ **Ernste Krankheit** möglich (Austrocknung). **Rufen Sie rasch einen Arzt!**

NEIN ▶ Geben Sie reichlich zu trinken (keine Milch). Fragen Sie den Arzt, wenn innerhalb von sechs bis acht Stunden keine Besserung eintritt.

NEIN ▶ Wahrscheinlich **Darmkolik.** Geben Sie dem Kind das übliche Mittel. Wiegen Sie es. Wenn das Kind sehr unruhig ist, fragen Sie den Arzt.

Wahrscheinlich keine ernsthafte Erkrankung. Warten Sie ab.

Wahrscheinlich **Asthma.** Geben Sie dem Kind die verschriebene Arznei, und fragen Sie umgehend den Arzt.

JA ▲

Ton beim Atmen sowie rasche Atmung und/oder Husten? Hat das Kind dies schon einmal gehabt?

NEIN ▶ Wahrscheinlich **Bronchitis.** Ziehen Sie einen Arzt zu Rate.

NEIN ▲

Heisere Atmung mit bellendem Husten?

JA ▶ Sieht das Kind sehr krank aus?

JA ▶ Möglicherweise **ernste Krankheit** (Kehldeckelentzündung). **Rufen Sie rasch einen Arzt!**

NEIN ▶ Wahrscheinlich **Pseudokrupp.** Dampf bringt Erleichterung. Rufen Sie den Arzt, wenn nach zwei Stunden nicht besser.

Sehr rasche Atmung, hohe Temperatur und/oder Brustschmerzen?

JA ▶ Wahrscheinlich **ernste Krankheit** (Lungenentzündung). **Rufen Sie rasch einen Arzt!**

NEIN ▶ Schwere Hustenanfälle, evtl. mit Erbrechen oder bläulicher Verfärbung des Gesichts, weisen auf **Keuchhusten** hin. Ziehen Sie einen Arzt zu Rate.

Bauchschmerzen

Ist eins der folgenden Symptome vorhanden?
- Teilnahmslosigkeit.
- Eingesunkene Augen.
- Sehr trockener Mund.
- Benommenheit.

JA ▶

Ernste Krankheit möglich (Austrocknung, Hirnhautentzündung, Sepsis). **Rufen Sie rasch einen Arzt!**

NEIN ▶

Durchfall oder Erbrechen?

JA ▶

Wahrscheinlich **Magen-Darm-Katarrh** ohne Austrocknung. Geben Sie dem Kind reichlich zu trinken (Fruchtsaft, Limonade, klare Suppe, Wasser, aber keine Milch). Fragen Sie einen Arzt, wenn innerhalb von sechs bis acht Stunden keine Besserung eintritt. Fragen Sie sofort, wenn das Kind ausgetrocknet wirkt (siehe erste Frage).

NEIN ▶

Erhöhte Temperatur?

NEIN

JA

Ausschlag, der länger als eine Woche besteht

Trägt das Kind noch Windeln?

JA ▶

Tritt der Ausschlag im Bereich der Windeln auf?

JA ▶

Verbessert Creme gegen Wundliegen den Zustand?

JA ▲

Windelausschlag. Tragen Sie weiter Creme auf. Keine Windelhöschen aus Kunststoff. Lassen Sie die Windel möglichst oft weg.

NEIN

NEIN ▶

NEIN ▶

Tritt der Ausschlag in dem Bereich auf, wo Windeln getragen werden?

JA ▼

Möglicherweise **Soor.** Fragen Sie einen Arzt.

NEIN ▶

Tritt der Ausschlag nur am Mund und Kinn auf?

NEIN

JA ▼

Ist die Haut trocken, rauh und weitgehend unversehrt?

JA

NEIN ▼

Wenn goldgelbe Bläschen vorhanden sind, die eine Kruste bilden, handelt es sich wahrscheinlich um **Eiterflechte.** Ziehen Sie einen Arzt zu Rate. Vermeiden Sie eine Ansteckung, indem Sie dafür sorgen, daß kein anderer die Handtücher usw. des Kindes benutzt.

Wahrscheinlich **Darmkolik.** Geben Sie dem Kind die übliche Medizin. Wiegen Sie es. Fragen Sie einen Arzt, wenn das Kind sehr unruhig ist.

JA ▲

▶ Weniger als sechs Monate alt?

NEIN ▶

Hat das Kind diese Beschwerden öfter?

JA ▶

Wiederkehrende Bauchschmerzen im Kindesalter. Sie können durch Streß verursacht sein. Fragen Sie einen Arzt.

NEIN ▼

▶ Hält der Schmerz länger als vier Stunden an?

NEIN ▶

Warten Sie ab. Wenn die Beschwerden nach sechs Stunden unverändert oder schlimmer sind, rufen Sie einen Arzt.

JA ▼

Ernste Krankheit möglich (Blinddarmentzündung). **Rufen Sie rasch einen Arzt!**

▶ Möglicherweise **Soor.** Ziehen Sie einen Arzt zu Rate.

▶ Ist er vorwiegend an Händen, Handgelenken, Füßen oder hinter den Ohren? Ist er trocken und schuppig oder wund und nässend?

JA ▶

Wahrscheinlich **Ekzem.** Ziehen Sie einen Arzt zu Rate.

NEIN ▶

Wenn stark juckender Ausschlag an Armen, Beinen oder Rumpf, aber nicht am Kopf auftritt: möglicherweise **Krätze.** Fragen Sie einen Arzt.

▶ Wahrscheinlich **Ekzem.** Ziehen Sie einen Arzt zu Rate.

Knochenbrüche

Ein Knochenbruch kann durch direkte Einwirkung von Gewalt entstehen, z. B. wenn ein Mensch von einem Auto am Oberschenkel angefahren wird. Ein Bruch kann aber auch durch indirekte Gewalteinwirkung verursacht werden, z. B. wenn jemand auf den ausgestreckten Arm fällt und sich dadurch das Schlüsselbein bricht.

Es gibt im wesentlichen drei Hauptarten von Knochenbrüchen. Bei einem „geschlossenen" Bruch bleibt die Haut über dem Bruch weitgehend unverletzt; allerdings kann sie stark gequetscht sein. Bei einem „offenen" Bruch ist die Haut mit verletzt: Entweder ragt ein Knochen aus der Haut hervor, oder es ist eine tiefe Wunde entstanden, die bis zum Knochen reicht. In solchen Fällen besteht die Gefahr, daß Krankheitskeime eindringen und eine schwere Infektion auslösen. Bei einem „Grünholzbruch" bricht ein Knochen, doch bleibt die Knochenhaut erhalten. Solche Brüche kommen am häufigsten bei Kindern vor.

Symptome eines Knochenbruchs

- Meistens hört oder fühlt der Betroffene, wie der Knochen bricht. Oft fühlt er auch, wie die Enden des gebrochenen Knochens gegeneinander reiben – was manchmal sogar zu hören ist.
- Der Betroffene kann den verletzten Teil des Körpers nicht mehr benutzen, und er hat Schmerzen, wenn er ihn zu benutzen versucht.
- Die Bruchstelle kann anschwellen oder gequetscht sein oder bei Berührung schmerzen.
- Ein gebrochenes Glied kann eine unnatürliche Form oder Lage haben, was besonders

Einen offenen Beinbruch versorgen

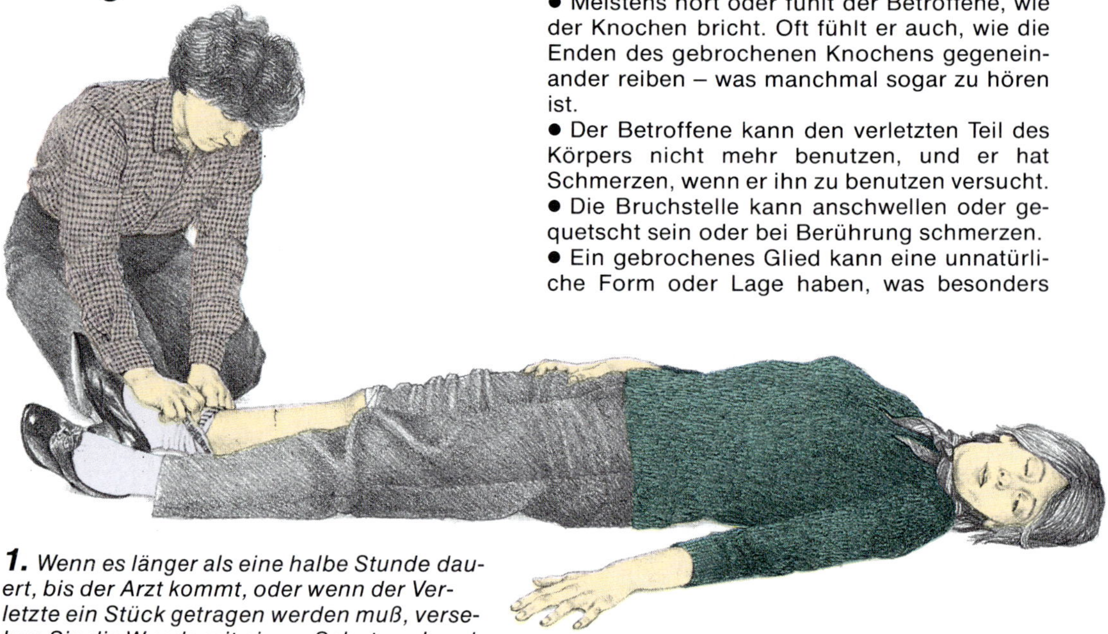

1. *Wenn es länger als eine halbe Stunde dauert, bis der Arzt kommt, oder wenn der Verletzte ein Stück getragen werden muß, versehen Sie die Wunde mit einem Schutzverband, und stellen Sie das Bein ruhig. Zunächst entfernen Sie vorsichtig die Kleidungsstücke von der Bruchstelle.*

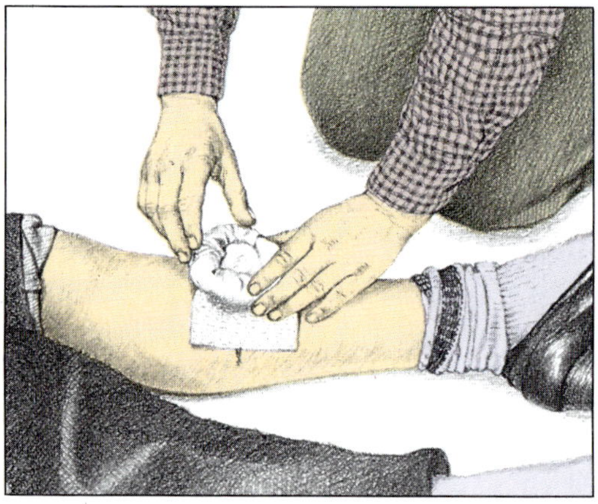

2. *Bedecken Sie die Wunde mit einem sauberen, fusselfreien Stück Stoff (keine Watte). Dann legen Sie ein ringförmiges Polster (siehe S. 123) oder zwei halbmondförmige Polster um den herausstehenden Knochen herum.*

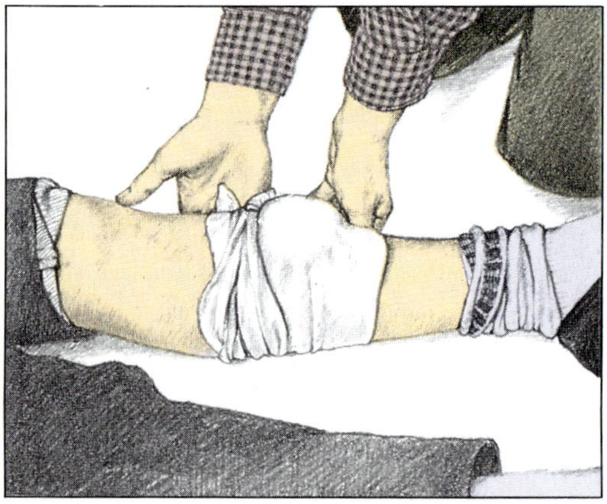

3. *Befestigen Sie das Ringpolster mit einem Verband. Während Sie den Verband anlegen, sollte möglichst jemand das Bein halten. Durch das Ringpolster vermindert sich der Druck auf die Wunde.*

auffällt, wenn man es mit dem unverletzten Glied vergleicht.

Was kann man tun?
Jede Verletzung, die ein Knochenbruch sein könnte, sollte zunächst auch wie ein Knochenbruch versorgt werden. Das Verfahren ist im Prinzip bei allen Knochenbrüchen gleich.

- Bewegen Sie den Verletzten nicht, wenn es nicht unbedingt nötig ist. Das gilt vor allem auch für die Bruchstelle.
- Wählen Sie den Notruf 110 (siehe S. 1).
- Eine starke Blutung (siehe S. 62), Bewußtlosigkeit (siehe S. 58) oder Atemstörungen (siehe S. 54) muß man behandeln, bevor man sich um den Knochenbruch kümmert.
- Lagern Sie den Verletzten so bequem wie möglich. Stützen Sie das gebrochene Glied mit einer zusammengerollten Decke, einem Mantel oder durch Kissen ab.
- Zur Verminderung der Schockgefahr siehe S. 113.
- Wenn der Verletzte bewegt werden muß und falls genügend Zeit zur Verfügung steht, stellen Sie das verletzte Glied ruhig, indem Sie es mit einer Bandage an einem gesunden Körperteil befestigen.

Einen gebrochenen Arm versorgen
Stellen Sie den gebrochenen Arm mit einer Armschlinge ruhig (siehe S. 125–127), und fixieren Sie ihn mit einer breiten Bandage am Rumpf. Bringen Sie den Verletzten ins Krankenhaus.

Beugen Sie einen gebrochenen Arm nicht mit Gewalt. Wenn der Arm sich nicht beugen läßt, befestigen Sie ihn einfach so am Körper. (Siehe S. 107.)

Ein gebrochenes Bein ruhigstellen
Binden Sie das gebrochene Bein am gesunden Bein fest. (Siehe S. 108.) Dazu können Sie Schals, Krawatten oder andere Stoffstreifen nehmen. Das Material sollte mindestens einige Zentimeter breit sein. Auf diese Weise wird das Bein ruhiggestellt, bis der Krankenwagen kommt. Wie man eine behelfsmäßige Trage anfertigt, ist auf S. 135 dargestellt.

Ein gebrochenes Knie tut sehr weh. Es kann unnatürlich abgewinkelt sein. Biegen Sie es nicht mit Gewalt gerade. Legen Sie den Verletzten in der für ihn angenehmsten Stellung hin. Dann schieben Sie ein Kissen oder eine zusammengefaltete Jacke unter das Knie, und stützen Sie das Bein zusätzlich, indem Sie auf allen Seiten zusammengerollte Mäntel oder Decken darum herumlegen. Rufen Sie die Notrufnummer 110 an. (Siehe S. 1.)

Einen Knöchelbruch versorgen
Ein Knöchelbruch kann etwa durch einen Sturz hervorgerufen werden oder auch schon dadurch, daß man stolpert und dabei heftig mit dem Fuß umknickt. Auch wenn man aus größerer Höhe auf die Füße fällt, kann es zu einem Knöchelbruch kommen. Folgende Symptome weisen auf einen solchen Bruch hin:

- Sofort einsetzende, oft sehr heftige Schmerzen.
- Der Knöchel schwillt rasch an oder weist Prellungen auf.
- Schmerzen beim Bewegen des Gelenks.
- Eine Belastung des verletzten Beines ist sehr schmerzhaft oder unmöglich.

Bei Verdacht auf einen Knöchelbruch machen Sie einen kalten Umschlag, damit das Gelenk nicht so rasch anschwillt, und ziehen Sie möglichst bald einen Arzt zu Rate.

Den kalten Umschlag machen Sie so: Tauchen Sie ein kleines Handtuch oder ein anderes Stück Stoff in kaltes Wasser, wringen Sie es aus, und wickeln Sie es um den Knöchel. Sie können auch Eiswürfel in eine Plastiktüte tun, diese in ein Tuch wickeln und die Würfel mit einem Hammer zerschlagen. Dann legen Sie diese kalte Packung auf den Knöchel.

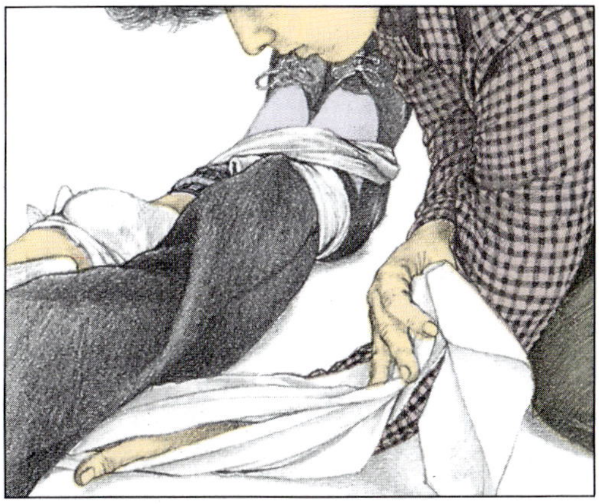

4. *Stellen Sie das Bein ruhig, indem Sie es durch Bandagen am andern Bein befestigen. Zwischen die Knöchel und die Knie legen Sie Polster. Bringen Sie die Bandagen nur unterhalb und oberhalb der Bruchstelle an.*

Kopf- und Gesichtsverletzungen

Bei jeder Kopfverletzung, bei der eine Blutung auftritt oder eine Quetschung vorhanden ist, kann auch ein Schädelbruch vorliegen. Daher muß jeder, der am Kopf verletzt ist, zum Arzt oder in die Unfallstation eines Krankenhauses gebracht werden – selbst wenn die Verletzung nicht so schlimm aussieht.

Kopfverletzungen kommen häufig bei Verkehrsunfällen vor, aber auch bei einem Sturz – etwa von der Leiter oder die Treppe hinunter. Auch beim Sport kommt es manchmal zu Kopfverletzungen.

Gehirnverletzungen bemerkt man oft zunächst nicht. Einziger Hinweis ist manchmal die Tatsache, daß der Verletzte kurz bewußtlos ist. Besonders bei älteren Menschen kann schon ein kleiner Stoß gegen den Kopf innere Blutungen verursachen, die, wenn sie nicht erkannt und behandelt werden, zuweilen dauerhafte Schäden zur Folge haben.

Symptome

Wenn jemand einen Schlag auf den Kopf erhalten hat, können folgende Symptome auftreten:

- Die Pupillen können unterschiedlich groß sein. Der Verletzte sieht vielleicht doppelt.
- Der Atem des Betroffenen geht laut.

Eine Wunde am Kopf versorgen

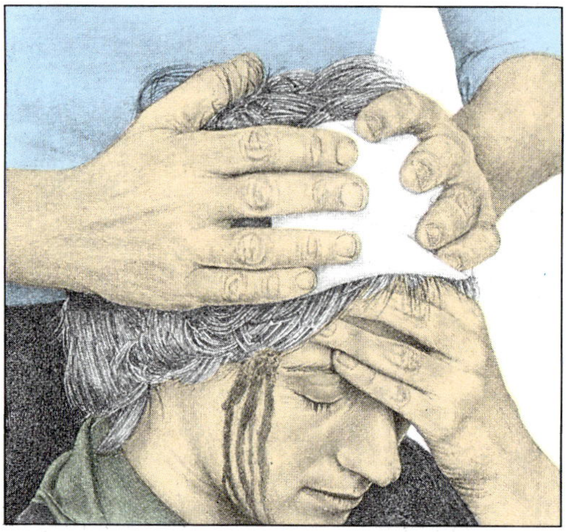

1. *Tasten Sie den Schädel vorsichtig um die Wunde herum ab. Wenn Teile beweglich zu sein scheinen, kann ein Bruch vorliegen. Nicht drücken! Legen Sie eine saubere Stoffauflage auf die Wunde, um die Blutung zu stillen.*

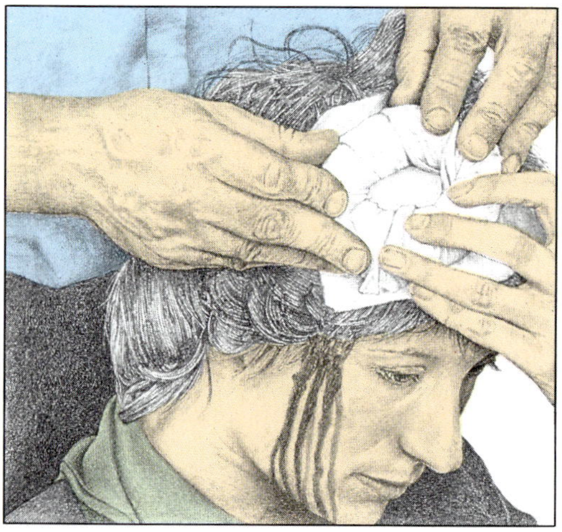

2. *Bedecken Sie die erste Auflage mit einer zweiten. Bei Verdacht auf einen Schädelbruch oder wenn ein Fremdkörper eingedrungen ist, legen Sie den Stoff nur leicht auf, und setzen Sie darauf ein Ringpolster (siehe S. 123).*

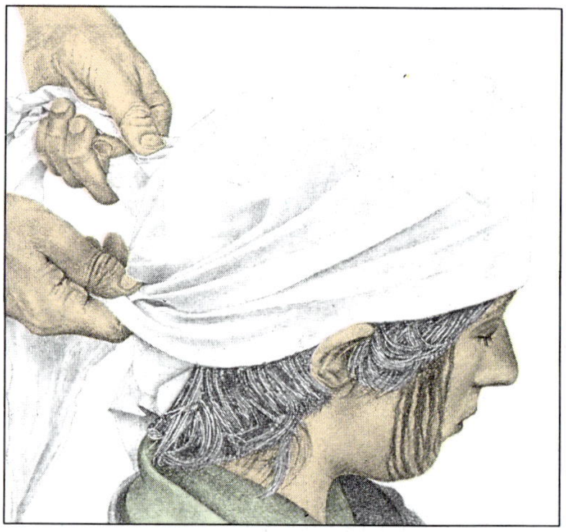

3. *Befestigen Sie die Wundauflage mit einem Dreiecktuch. Die lange Seite (Basis) des Tuches liegt dabei quer über der Stirn; die Spitze hängt im Nacken. Führen Sie die Basisenden nach hinten, und kreuzen Sie sie im Nacken.*

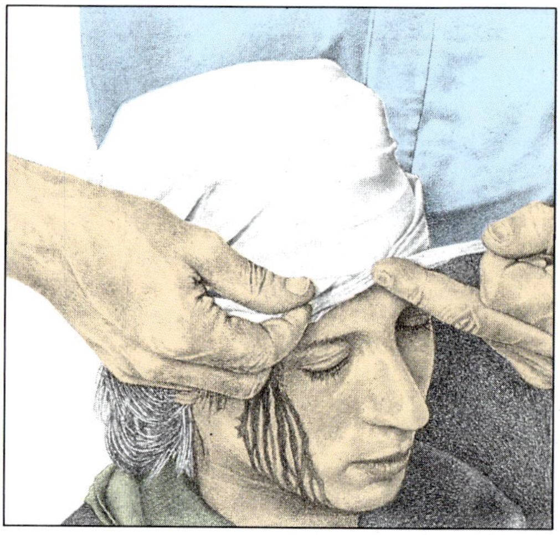

4. *Führen Sie die beiden Enden dann wieder zur Stirn, und verknoten Sie sie dort, so daß der Verband fest sitzt. Bewegen Sie den Kopf des Verletzten, während Sie den Verband anlegen, so wenig wie möglich.*

- Schnitte, Quetschungen und Schwellungen am Schädel oder Unterkiefer oder im Gesicht.
- Kopfschmerzen.
- Verwirrung und Benommenheit, dann vielleicht Bewußtlosigkeit.
- Der Betroffene erinnert sich nicht mehr an die Geschehnisse während des Unfalls oder vorher.
- Schwacher Puls und flacher Atem.

Blutende Verletzungen
Eine Verletzung der Kopfhaut kann stark bluten, denn die Kopfhaut ist reichlich mit Blutgefäßen versorgt. Da die Haut am Schädel straff anliegt, kann die Wunde aufklaffen und gefährlicher aussehen, als sie eigentlich ist. Bis der Verletzte zum Arzt kommt, drückt man ein sauberes Stück Stoff – z. B. die Innenseite eines zusammengefalteten Taschentuchs – oder einfach die Hand auf die Wunde, um die Blutung zu verringern.

Eine Gesichtsverletzung blutet ebenfalls sehr stark und kann schlimmer aussehen, als sie ist. Wenn die Wunde tief ist, bringt man den Betroffenen ins Krankenhaus, da sie vielleicht genäht werden muß. Ist die Wunde durch einen Schlag entstanden, muß man ebenfalls sofort einen Arzt zu Rate ziehen.

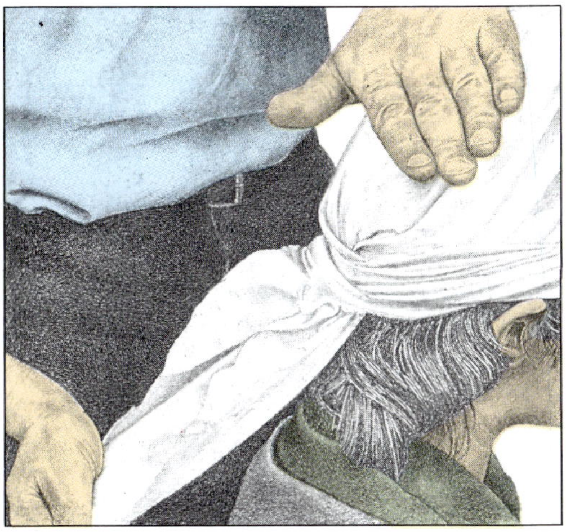

5. Legen Sie eine Hand vorsichtig auf den Verband, damit er nicht verrutscht. Mit der andern Hand ziehen Sie die Spitze des Dreiecktuchs hinten, parallel zum Rückgrat, gerade nach unten, so daß der Verband am Kopf gut anliegt.

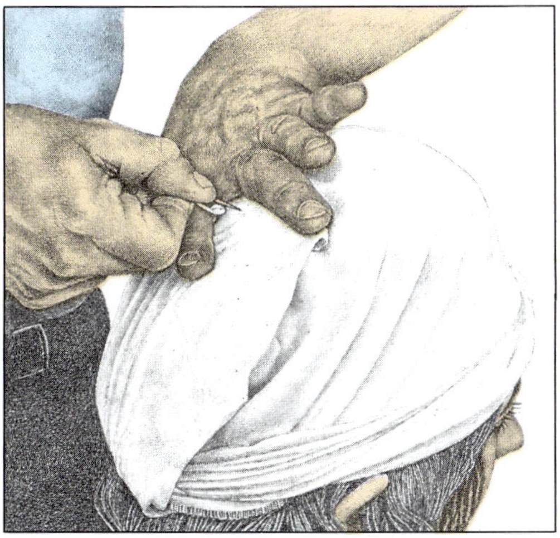

6. Schlagen Sie die Spitze des Dreiecktuchs nach oben, und befestigen Sie sie mit einer Sicherheitsnadel oder einem Pflasterstreifen. Man kann die Spitze auch bis zur Stirn führen und unter den Verband einschlagen.

Eine blutende Gesichtsverletzung versorgen

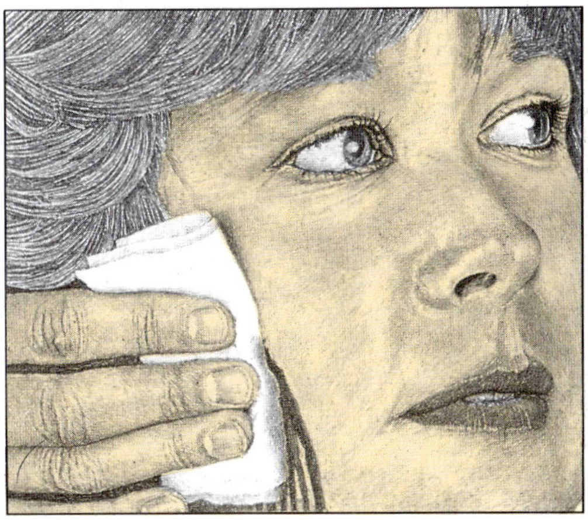

1. Ein Schnitt im Gesicht kann sehr stark bluten, so daß die Wunde schlimmer aussieht, als sie ist. Drücken Sie ein sauberes, zusammengefaltetes Taschentuch oder einen Packen Papiertaschentücher auf die Wunde. Keine Watte verwenden!

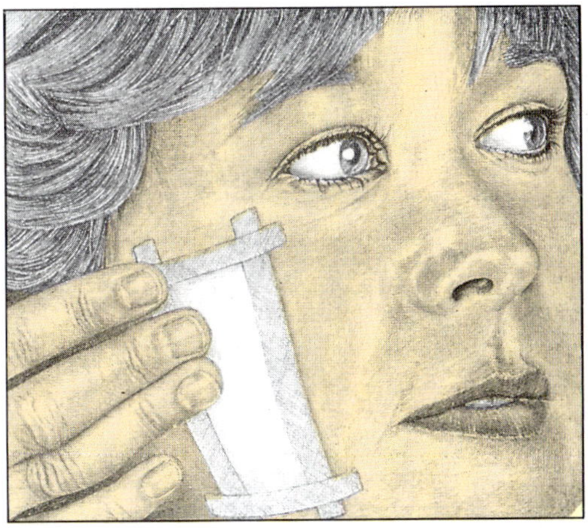

2. Wenn die Blutung nachläßt (das kann 15 Minuten dauern), legen Sie ein zweites Taschentuch darüber, und befestigen Sie es mit Pflasterstreifen. Wenn es durch die Auflage hindurchblutet, kleben Sie eine weitere Lage darüber.

Ein gebrochener Kiefer
Bei einem Kieferbruch entsteht oft eine Wunde innen im Mund. Zuweilen sind auch Zähne herausgebrochen. Der Verletzte kann dann meistens nicht mehr richtig sprechen, und es tritt übermäßiger Speichelfluß auf, oft mit Blut vermischt. Meistens ist der Kiefer nur auf einer Seite gebrochen.

Man legt eine Bandage um das Kinn des Verletzten herum, führt sie auf beiden Seiten des Kopfes nach oben und bindet sie auf dem Scheitel zusammen – aber nicht zu stramm. Auf diese Weise gibt man dem Kiefer Halt, bis der Verletzte ins Krankenhaus gebracht worden ist.

Einen gebrochenen Kiefer ruhigstellen

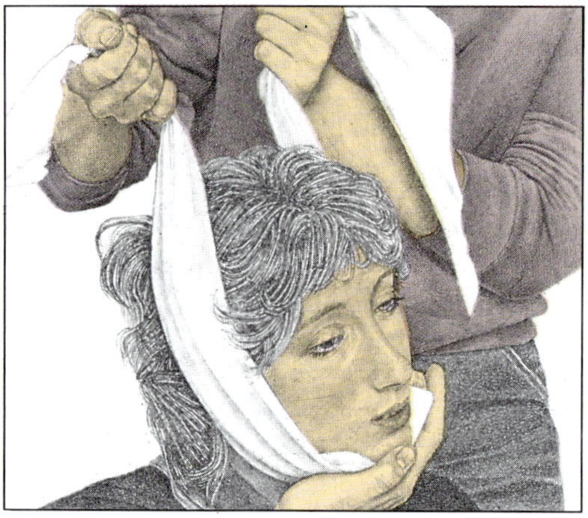

1. *Ist der Unterkiefer gebrochen oder ausgerenkt, legen Sie eine Stoffauflage unter das Kinn, die der Verletzte zunächst mit der Hand festhält.*

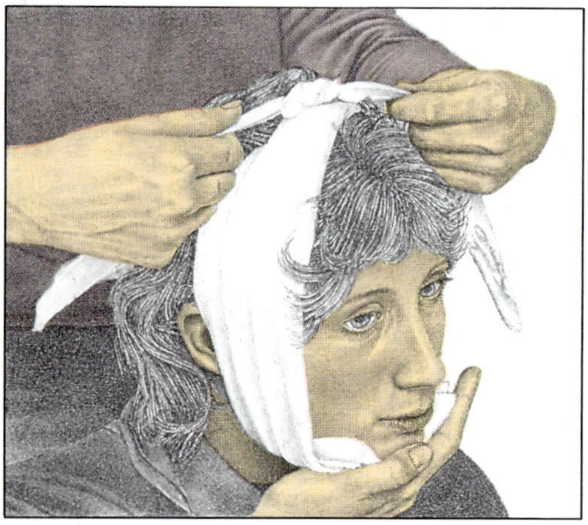

2. *Dann führen Sie eine Binde oder einen Schal über die Auflage hinweg nach oben bis zum Scheitel, wo Sie die Enden verknoten. Der Verband muß so fest sein, daß er den Kiefer hält, aber nicht so fest, daß die Zähne des Verletzten zusammengepreßt werden.*

Krampf

Ein plötzlich auftretender Krampf verursacht erhebliche Schmerzen. Gefährlich ist er jedoch im allgemeinen nur für jemanden, der im Freien badet. (Siehe S. 232.)

Ein Krampf kann folgende Ursachen haben: Abkühlung während einer körperlichen Betätigung wie Schwimmen oder auch danach; schlechte Koordination der Muskeln bei körperlicher Betätigung; Salzverlust durch starkes Schwitzen, Erbrechen oder Durchfall. Ferner kann ein Krampf auch während des Schlafes ohne ersichtlichen Grund auftreten.

Krampf in der Hand
- Strecken Sie die Finger; wenden Sie dafür wenn nötig etwas Kraft auf.
- Spreizen Sie die Finger, und drücken Sie die gestreckten Fingerspitzen irgendwo gegen.
- Massieren Sie die betroffenen Muskeln, während Sie sie dehnen.

Wadenkrampf
- Strecken Sie das Bein, und stellen Sie sich hin.
- Üben Sie abwechselnd auf Ferse und Zehen einen Druck aus. Lehnen Sie sich leicht nach vorn, um die Wadenmuskulatur zu dehnen.
- Massieren Sie die Muskeln, während Sie sie dehnen.

Krampf im Fuß
- Stellen Sie sich auf die Zehen, so daß diese angewinkelt werden. Sie können sich auch hinsetzen und die Zehen mit der Hand zum Schienbein hinziehen.
- Massieren Sie die Muskeln, während Sie sie dehnen.

Hilfe bei einem Krampf
Wenn jemand einen Krampf in einer Wade, einem Fuß oder Oberschenkel hat, legen Sie ihn auf den Boden. Strecken Sie seine Knie und Zehen, und drücken Sie den Fuß fest nach oben zum Schienbein hin. Massieren Sie die betroffenen Muskeln.

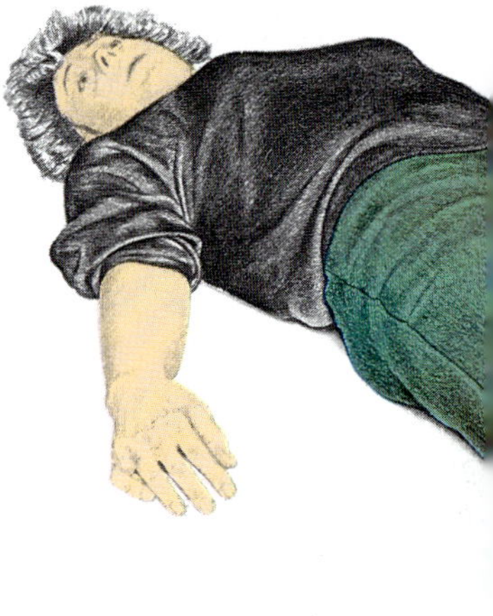

Krampf im Oberschenkel
- Setzen Sie sich auf den Boden, und strecken Sie das Bein. Drücken Sie dann auf das Knie, um die Oberschenkelmuskulatur zu dehnen. Wenn Ihnen jemand dabei helfen kann, soll er Ihr Bein an der Ferse anheben und mit der andern Hand auf das Knie drücken.
- Massieren Sie die Muskeln.

Wenn der Krampf anhält
Ein Krampf, dessen Ursache in einem Salzverlust durch Schwitzen, Erbrechen oder Durchfall liegt, kann eine Zeitlang anhalten.

In einem solchen Fall trinken Sie leicht salzhaltiges Wasser in reichlicher Menge. Lösen Sie dazu einen halben Teelöffel Salz in einem halben Liter Wasser auf.

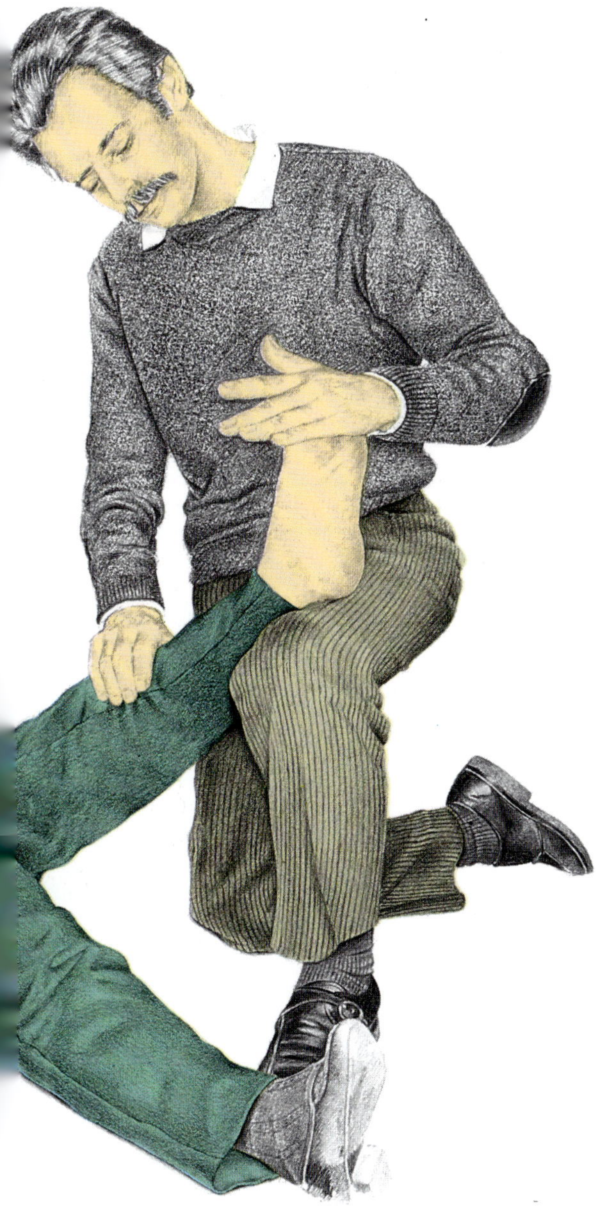

Masern

Bei Masern ist das auffälligste Symptom der Ausschlag. Er besteht aus kleinen bräunlich-rosafarbenen, leicht erhabenen Flecken, beginnt hinter den Ohren und breitet sich später in größeren Flecken über den ganzen Körper aus.

Zuerst aber bekommt der Patient einen trokkenen Reizhusten und Fieber. Der Husten kann bis zu vier Tage vor dem Ausbruch des Ausschlags auftreten. Ferner kann sich einige Tage vor dem Ausschlag eine Bindehautentzündung mit geröteten, brennenden Augen einstellen.

Was kann man tun?
- Bringen Sie den Patienten – normalerweise ein Kind – ins Bett. Versorgen Sie ihn mit kalten Getränken, um das Fieber zu senken. Wenn das Kind nichts essen will, ist das kein Grund zur Sorge.
- Holen Sie einen Arzt. Das ist schon deshalb wichtig, weil bei Masern Komplikationen auftreten können.
- Das Kind sollte im Bett bleiben, solange es Fieber hat und krank ist. Viele Kinder möchten im abgedunkelten Raum liegen, da ihnen die Augen weh tun.
- Geben Sie nötigenfalls ein fiebersenkendes Mittel in der vorgeschriebenen Dosierung.
- Masern dauern, sobald der Ausschlag auftritt, noch fünf bis sieben Tage.

Mögliche Komplikationen
Wer Masern hat, wird zumeist wieder völlig gesund. Es kann aber auch eine ernste Komplikation auftreten, etwa eine Mittelohrentzündung, eine Lungenentzündung oder Gehirnentzündung. Eine Mittelohrentzündung macht sich oft durch starke Ohrenschmerzen und Schwerhörigkeit bemerkbar. Eine Gehirnentzündung ist selten; ihre Symptome sind Kopfschmerzen, Verwirrtheit oder Bewußtlosigkeit, Halsschmerzen und Fieber. Diese Krankheiten behandelt der Arzt mit Antibiotika. (Bei Masern helfen Antibiotika nicht, da sie durch ein Virus ausgelöst werden.)

Wegen der ernsten Komplikationen, die nach Masern auftreten können, versucht man, diese Krankheit durch eine Impfung zu vermeiden. Kinder sollten im Alter von 12–18 Monaten geimpft werden. Dank dieser Maßnahme ist die Zahl der Masernerkrankungen und damit auch der Komplikationen stark zurückgegangen. Trotzdem gehören Masern immer noch zu den häufigsten Krankheiten der Welt.

Wer einmal Masern gehabt hat, erkrankt nicht wieder daran.

Medikamentenüberdosis

Jeder, der eine Überdosis von Drogen oder Medikamenten zu sich genommen hat, braucht sofortige ärztliche Hilfe. Bei Menschen, die an Asthma leiden, nierenkrank oder gegen bestimmte Medikamente überempfindlich sind, ruft eine Überdosis oft eine verstärkte Reaktion hervor.

Im allgemeinen sollte man nicht versuchen, den Betroffenen zum Erbrechen zu bringen. Das ist nur dann angebracht, wenn man weiß, daß es sich um eine Überdosis von Beruhigungsmitteln (Tranquilizern) handelt. Ausführliche Hinweise für solche Fälle findet man auf S. 365.

Man sollte auch nicht versuchen, den Betroffenen wach zu halten, indem man ihm schwarzen Kaffee zu trinken gibt oder ihn herumführt. Körperliche Betätigung beschleunigt die Absorption des Medikaments im Körper.

Symptome einer Medikamentenüberdosis

Die Symptome hängen von der Menge der Überdosis und von der Art des Medikaments ab. Folgende Symptome können auftreten:

- Erbrechen.
- Atembeschwerden.
- Bewußtlosigkeit.
- Schweißausbruch.
- Halluzinationen.
- Erweiterte oder verengte Pupillen.

Was kann man tun?

- Fragen Sie den Betroffenen, was geschehen ist. Tragen Sie so schnell wie möglich alle notwendigen Informationen über das Medikament zusammen, da der Betroffene jederzeit bewußtlos werden kann.
- Ist der Betroffene bewußtlos, bringen Sie ihn in die Seitenlage (siehe S. 58).
- Rufen Sie die Notrufnummer 110 an. (Siehe S. 1.)
- Heben Sie von Erbrochenem eine Probe auf. Stellen Sie auch Flaschen, Tablettenpackungen, Injektionsspritzen oder Klebstofftuben sicher, die sich in der Nähe des Betroffenen befinden, und geben Sie sie dem Personal vom Rettungsdienst mit. Solche Dinge können eine Hilfe für die Diagnose und Behandlung sein.

Alkoholvergiftung

Wenn jemand nach starkem Alkoholkonsum bewußtlos wird, bringen Sie ihn in die Seitenlage (siehe S. 58), damit er nicht erstickt, wenn er sich erbricht.

Rufen Sie die Notrufnummer 110 an. (Siehe S. 1.) Zum Problem des Alkoholismus siehe auch S. 350.

Mumps

Das sichtbarste Zeichen von Mumps ist eine starke Schwellung einer Gesichtsseite. Sie entsteht dadurch, daß die Ohrspeicheldrüse vor dem linken (manchmal auch dem rechten) Ohr und oberhalb des Kieferwinkels anschwillt. Ein bis zwei Tage später schwillt meist auch die andere Gesichtsseite an. Die speichelproduzierenden Drüsen unter der Zunge und im Kieferwinkel können ebenfalls in Mitleidenschaft gezogen sein. Der Patient hat meist Ohrenschmerzen und Beschwerden beim Kauen und Schlucken.

Mumps ist eine häufige Infektionskrankheit, die vorwiegend Kinder nach dem zweiten Lebensjahr befällt und alle drei bis vier Jahre epidemisch auftritt. Sie kann aber auch ältere Menschen befallen. Bei Männern kann in der Folge eine Hodenentzündung, bei Frauen eine Eierstockentzündung auftreten. Auch die Bauchspeicheldrüse kann sich entzünden und Bauchschmerzen verursachen.

Was kann man tun

- Der Patient sollte einige Tage im Bett bleiben.
- Wenn das Kauen schmerzhaft ist, geben Sie ihm Suppen und Getränke.
- Wenn ein Hoden geschwollen oder entzündet ist, stützen Sie den Hodensack mit einem Kissen oder einem Verband. Sie können auch ein Handtuch unter die Hoden legen und die Enden um die Oberschenkel wickeln. Der Patient sollte keine Schlafanzughose tragen. Er kann ein schwaches Schmerzmittel nehmen.

Wann sollte man den Arzt holen?

Sofort. Besonders wichtig ist das in folgenden Fällen:

- Wenn die Hoden geschwollen oder entzündet sind.
- Bei starken und anhaltenden Ohrenschmerzen.
- Bei starken Kopfschmerzen und steifem Nacken.
- Wenn die Augen des Patienten gegen Licht empfindlich sind.

Der Arzt kann den Patienten auf eine Mittelohrentzündung, eine Hodenentzündung, eine Hirnhautentzündung und eine Gehirnentzündung untersuchen.

Wie lange ist die Krankheit ansteckend?

Etwa sechs Tage bevor die Drüsen anschwellen, ist Mumps schon ansteckend. Insgesamt beträgt die Ansteckungszeit etwa drei Wochen. Da man während der symptomfreien Tage die Ausbreitung von Mumps nicht vermeiden kann, erscheint es wenig sinnvoll, den Patienten zu isolieren, sobald die Krankheit sichtbar geworden ist.

Wer schon einmal Mumps gehabt hat, kann sich nicht noch einmal anstecken.

Erste Hilfe

Nasenverletzungen

Die Nase ist ein empfindliches Organ und für Verletzungen besonders anfällig.

Nasenbluten
Ursachen für Nasenbluten sind zu starkes Schneuzen, Niesen, Nasenbohren, Luftdruckveränderungen und Bluthochdruck. Manchmal steckt auch eine Blutkrankheit dahinter, und manchmal blutet die Nase ohne ersichtlichen Grund.

Wenn bei einem Bewußtlosen die Nase blutet und das Blut mit einer strohfarbenen Flüssigkeit vermischt ist, besteht Verdacht auf einen Schädelbruch (siehe S. 96).

Wenn Sie einfach normales Nasenbluten haben, setzen Sie sich auf einen Stuhl, neigen den Kopf leicht nach vorn und drücken die Nasenflügel mindestens zehn Minuten lang zusammen.

Lockern Sie enge Kleidung am Hals.

Spucken Sie das Blut aus, das in den Rachen fließt. Das ist besser, als es hinunterzuschlucken, da einem davon übel werden kann. Stellen Sie dazu eine Schüssel bereit.

Nach zehn Minuten lassen Sie Ihre Nasenlöcher langsam los. Wenn das Bluten aufgehört hat, bleiben Sie noch eine Weile ruhig sitzen. Schneuzen Sie sich mindestens drei Stunden lang nicht.

Wenn die Nase wieder anfängt zu bluten, drücken Sie die Nasenflügel noch einmal zehn Minuten lang zusammen. Hört das Bluten dann immer noch nicht auf, müssen Sie einen Arzt aufsuchen. Das gleiche gilt für den Fall, daß Sie viel Blut verlieren und bleich und benommen sind.

Bruch des Nasenbeins
Das Nasenbein – die Knochen des Nasenrükkens – kann brechen, etwa bei einem Verkehrsunfall. Dann besteht die Gefahr, daß es zu einer bleibenden Deformierung der Nase kommt, wie man das bei manchen Boxern sieht.

Die Symptome eines Nasenbeinbruchs sind:

- Starke Schmerzen.
- Schiefstehende Nase.
- Starkes Nasenbluten.

Bei Verdacht auf einen Nasenbeinbruch bringen Sie den Verletzten zum Arzt. Eine Blutung kann in diesem Fall meist zum Stillstand gebracht werden, indem man Verbandmull in die Nasenlöcher einlegt.

Wenn die Nase nicht deformiert und die Atmung nicht behindert ist, braucht man außer einer Röntgenaufnahme gewöhnlich nichts zu machen. Der Bruch heilt in ungefähr zwei Wochen. Eine deformierte Nase kann operativ korrigiert werden.

Fremdkörper in der Nase
Kleine Kinder stopfen sich oft Dinge wie Steinchen oder Perlen in die Nase. Ein glatter Gegenstand kann dort steckenbleiben, ohne eine Verletzung hervorzurufen; ein rauher Gegenstand aber kann die Nase innen verletzen, so daß sie blutet.

Man sollte in folgenden Fällen davon ausgehen, daß ein Gegenstand in der Nase steckt:

- Wenn ein Kind an seiner Nase herumspielt.
- Wenn ein Nasenloch verstopft ist und möglicherweise blutet.
- Wenn das Kind über Beschwerden oder Schmerzen in der Nase klagt.

Versuchen Sie nicht selbst, den Fremdkörper zu entfernen. Sie könnten die Sache noch verschlimmern.

Gehen Sie mit dem Kind zum Arzt. Er wird den Fremdkörper vorsichtig entfernen, gegebenenfalls unter Narkose.

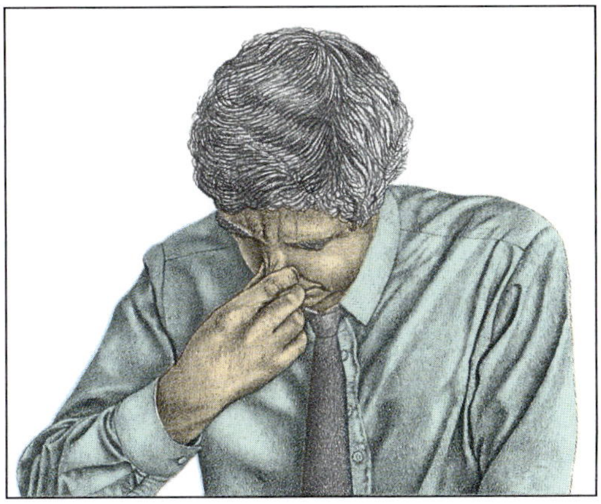

So stillt man Nasenbluten
Setzen Sie sich hin, den Kopf etwas nach vorn geneigt, so daß das Blut nicht in den Rachen laufen kann. Drücken Sie Ihre Nasenlöcher zehn Minuten lang zu. Wenn die Nase danach immer noch blutet, drücken Sie noch einmal zehn Minuten lang zu.

Ohnmacht

Ein Mensch kann, wenn sein Hirn plötzlich für kurze Zeit mit weniger Blut versorgt wird, in Ohnmacht fallen. Dies geschieht oft dann, wenn sich der Betroffene in einer heißen, stikkigen Umgebung befindet.

Aber auch eine seelische Belastung, etwa ein schrecklicher Anblick, starke Angst oder eine schlechte Nachricht, kann eine Ohnmacht verursachen. Weitere Gründe sind ein Absinken des Blutzuckerspiegels, hervorgerufen durch eine ausgelassene Mahlzeit oder eine Diät, ferner auch der Zwang, lange Zeit irgendwo still zu stehen.

Eine Ohnmacht kann auch schwerwiegende Ursachen haben, z. B. eine Krankheit oder eine Verletzung. In solchen Fällen sollte man einen Arzt aufsuchen.

Wenn jemand lange Zeit still stehen muß, kann er das Risiko einer Ohnmacht dadurch vermindern, daß er ganz leicht hin und her schaukelt, und zwar von den Fersen auf die Fußballen und zurück.

Warnende Anzeichen

- Wenn eine Ohnmacht naht, wird der Betreffende bleich oder grünlichweiß im Gesicht. Möglicherweise muß er immer wieder gähnen.
- Die Haut ist kühl und feucht.
- Am Gesicht, am Hals und an den Händen tritt Schweiß aus.

Was kann man tun?

Wenn jemand sagt, daß er gleich ohnmächtig wird, sorgt man dafür, daß er sich setzt. Enge Kleidung an Hals und Brust und an der Taille (Gürtel) lockern. Dann soll der Betroffene sich nach vorn beugen, bis sein Kopf sich zwischen den Knien befindet.

Wenn jemand ohnmächtig geworden ist, nimmt man seine Beine hoch, so daß die Füße sich höher befinden als der Kopf. Dadurch wird das Gehirn besser mit Blut versorgt.

Ist der Ohnmächtige umgefallen, sollte man nachsehen, ob er sich verletzt hat. Wenn er sich beim Fallen so stark am Kopf gestoßen hat, daß eine Schnitt- oder Platzwunde entstanden ist, muß er zum Arzt, da dann das Risiko eines Schädelbruchs oder einer Gehirnerschütterung besteht. (Siehe S. 96 und 82.)

Wenn jemand ohnmächtig gewesen ist, sollte man ihm nichts zu essen oder zu trinken geben, solange er noch nicht voll bei Bewußtsein ist. Auch danach sollte er zunächst nur kaltes Wasser in Schlückchen bekommen. Falsch wäre es, ihm Alkohol, etwa Schnaps, einzuflößen. Alkohol setzt die lebenswichtigen Körperfunktionen herab, und der Zustand des Betroffenen könnte sich noch verschlechtern.

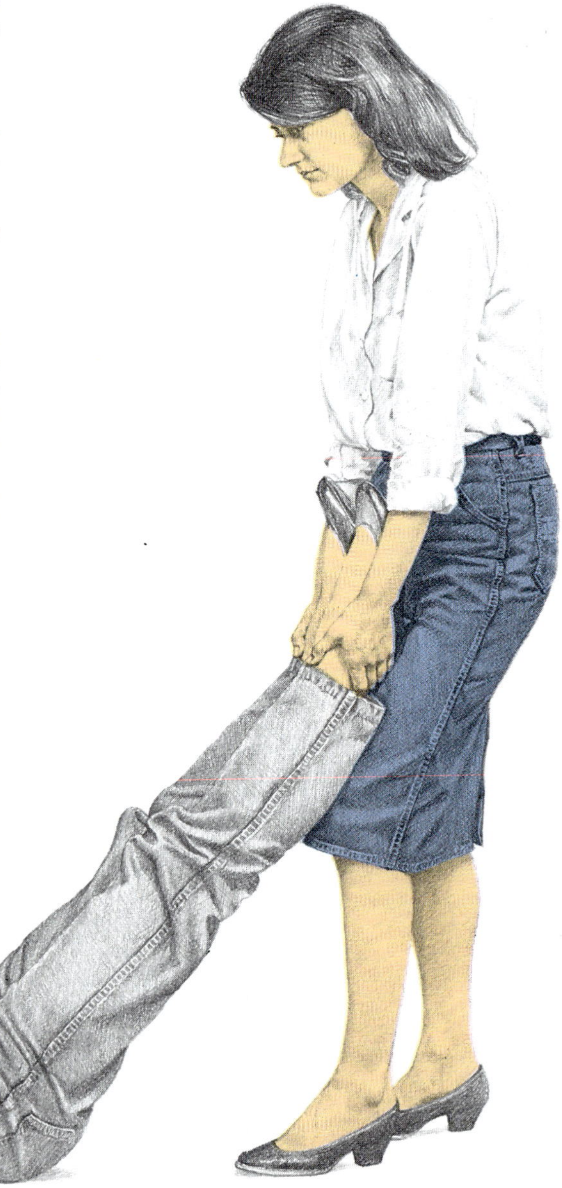

Behandlung eines Ohnmächtigen

Legen Sie den Ohnmächtigen auf den Rücken, und nehmen Sie seine Beine hoch. Entweder halten Sie die Beine so, oder Sie lagern sie auf einem Stuhl oder einer andern geeigneten Unterlage hoch. Lockern Sie die Kleidung an Hals und Brust und an der Taille, und sorgen Sie dafür, daß der Betroffene genügend frische Luft erhält. Befindet sich der Ohnmächtige im Haus, öffnet man die Fenster. Im Freien schützt man ihn vor Sonne. Der Betroffene sollte das Bewußtsein nach einigen Minuten wiedererlangen. Danach muß er noch eine Weile im Sitzen ausruhen.

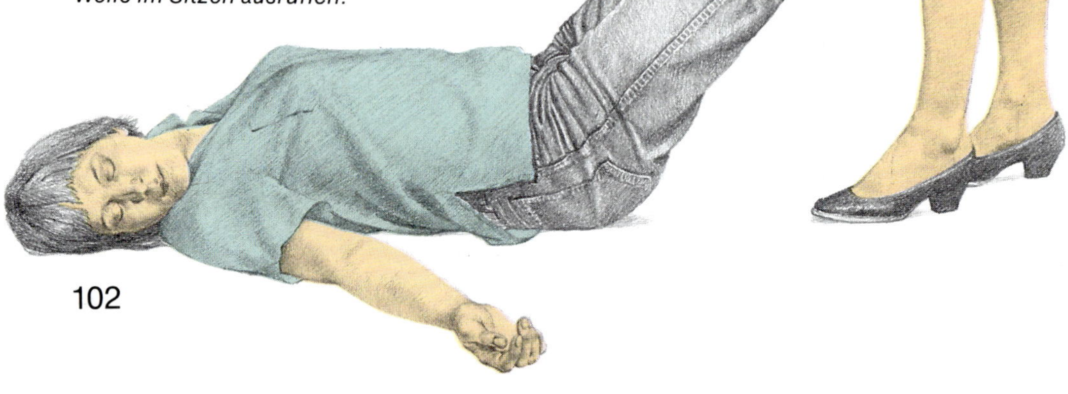

Ohrverletzungen

Verletzungen im Mittelohr oder Innenohr können durch Kopfverletzungen verursacht werden, ferner durch lauten Krach, eine Explosion oder dadurch, daß man mit einem spitzen Gegenstand im Ohr bohrt – etwa um einen Fremdkörper zu entfernen.

Die schwerste Verletzung am Ohr selbst ist ein durchlöchertes Trommelfell. Läuft Blut aus dem Ohr oder eine wässerige, strohfarbene Flüssigkeit, kann das ein Zeichen für einen Schädelbruch sein. (Siehe S. 96).

Symptome bei Ohrverletzungen

- Starke Schmerzen im Ohr.
- Benommenheit, Gleichgewichtsstörungen.
- Plötzlich auftretende Schwerhörigkeit.
- Kopfschmerzen.
- Möglicherweise Bewußtlosigkeit.
- Ausfluß von Blut oder einer wässerigen Flüssigkeit.

Was kann man tun?

- Setzen Sie den Verletzten aufrecht hin, den Kopf nach der Seite geneigt, wo er verletzt ist, damit Blut und Flüssigkeit ablaufen können.
- Bedecken Sie das verletzte Ohr mit einem sauberen Stück Baumwollstoff oder Mull, damit es geschützt ist. Bandagieren Sie es leicht, um die Mullauflage festzuhalten. Holen Sie ärztliche Hilfe.
- Wenn der Verletzte bewußtlos ist, bringen Sie ihn in die Seitenlage (siehe S. 58). Das verletzte Ohr liegt dabei unten. Ein sauberes Tuch dient als Unterlage.
- Holen Sie ärztliche Hilfe.

Fremdkörper im Ohr

Kinder stopfen sich oft irgendwelche Gegenstände in die Ohren. Dadurch kann das Trommelfell ein Loch bekommen.

Die Symptome sind unterschiedlich:

- Ausfluß aus dem Ohr.
- Schmerzen oder Sausen im Ohr.
- Schwerhörigkeit auf der betroffenen Seite.

Manchmal treten auch gar keine Symptome auf. Man weiß nur, daß etwas im Ohr steckt.

Versuchen Sie nicht, den Fremdkörper zu entfernen. Ziehen Sie einen Arzt zu Rate.

Insekt im Ohr

Wenn ein Insekt in das Ohr eines Kindes gekrochen oder geflogen ist, kann das Summen dort erschreckend laut klingen.

- Halten Sie das Kind davon ab, einen Finger in das Ohr zu stecken. Denn wenn das Insekt einen Stachel hat, kann es auf diese Weise dazu veranlaßt werden zu stechen.
- Halten Sie den Kopf des Kindes ruhig, und neigen Sie ihn so, daß das betroffene Ohr nach unten zeigt. Das Insekt krabbelt dann vielleicht heraus.
- Wenn es nach ein bis zwei Minuten nicht herausgekommen ist, spülen Sie das Ohr vorsichtig mit lauwarmem Wasser aus.
- Wenn alle Versuche scheitern und auch wenn das Insekt sticht, ziehen Sie einen Arzt zu Rate.

Puls und Atmung

Bei bestimmten Verletzungen, bei denen keine deutlich sichtbaren Symptome vorhanden sind, spielt der Puls eine wichtige Rolle.

Der Puls kann bei Schock, inneren Blutungen und Hitzschlag schnell oder schwach sein. Unregelmäßiger oder zu schneller Puls (Herzjagen), der gelegentlich auftritt, während der Betreffende ruht, kann das Symptom einer ernsten Herzkrankheit sein. Wenn die Körpertemperatur stark absinkt, wie das z.B. bei Unterkühlung der Fall ist, kann der Puls sehr langsam sein.

Die Pulszahl gibt die Frequenz an, mit der das Herz schlägt; sie ist im Lauf des Lebens unterschiedlich. Das Herz eines Neugeborenen schlägt in den ersten Wochen 140mal pro Minute. Ist das Kind zehn Jahre alt, ist sein Puls auf 90 Schläge in der Minute gesunken. Ein Mann hat im wachen, aber ruhenden Zustand einen Puls von 60–80. Bei der Frau liegt diese Zahl im Durchschnitt etwas höher: 78–82 pro Minute.

Bei einem älteren Menschen beträgt der Puls oft nur 60 pro Minute und bei schlafenden Erwachsenen beiderlei Geschlechts 60–65.

In Phasen höchster Aktivität kann der Puls eines Erwachsenen auf 140 Schläge pro Minute ansteigen.

Jedesmal, wenn das Herz sich zusammenzieht und dadurch Blut in die Schlagadern preßt, entsteht eine Druckwelle, die man als Puls wahrnehmen kann. An zwei Stellen des Körpers ist der Puls besonders leicht zu fühlen: an der Innenseite des Handgelenks, genau unter dem Daumengelenk, und seitlich vorn am Hals unterhalb des Kieferwinkels.

Wenn Sie jemandem den Puls fühlen, achten Sie darauf, ob er schnell oder langsam ist, stark oder schwach, regelmäßig oder unregelmäßig. Richtiges Pulsfühlen erfordert Übung.

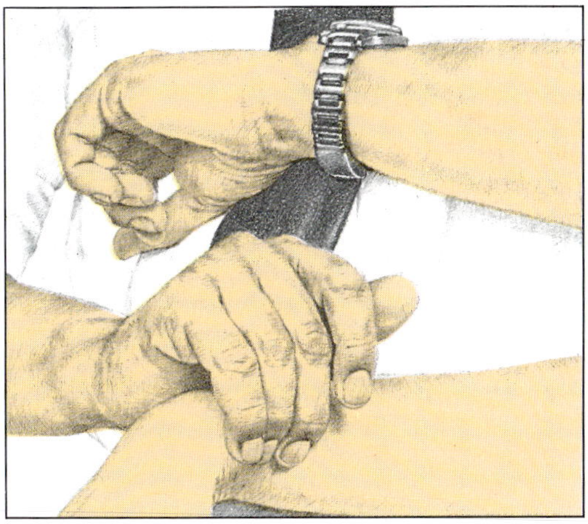

Den Puls am Handgelenk fühlen
Legen Sie drei Finger mit leichtem Druck auf die Speichenschlagader. Sie verläuft in der Vertiefung unterhalb des Daumengelenks. Zählen Sie die Schläge eine halbe Minute lang, und verdoppeln Sie die Zahl.

Puls und Atmung messen
Beugen Sie den Arm des Patienten, und legen Sie ihn schräg auf seine Brust. Fühlen Sie den Puls mit Ihren Fingerspitzen. Zählen Sie die Pulsschläge 30 Sekunden lang, und merken Sie sich die Zahl. Halten Sie das Handgelenk weiter fest, und zählen Sie in den nächsten 30 Sekunden, wie oft sich der Brustkorb des Betroffenen hebt. Verdoppeln Sie die beiden Zahlen, um so jeweils den Wert pro Minute zu erhalten.

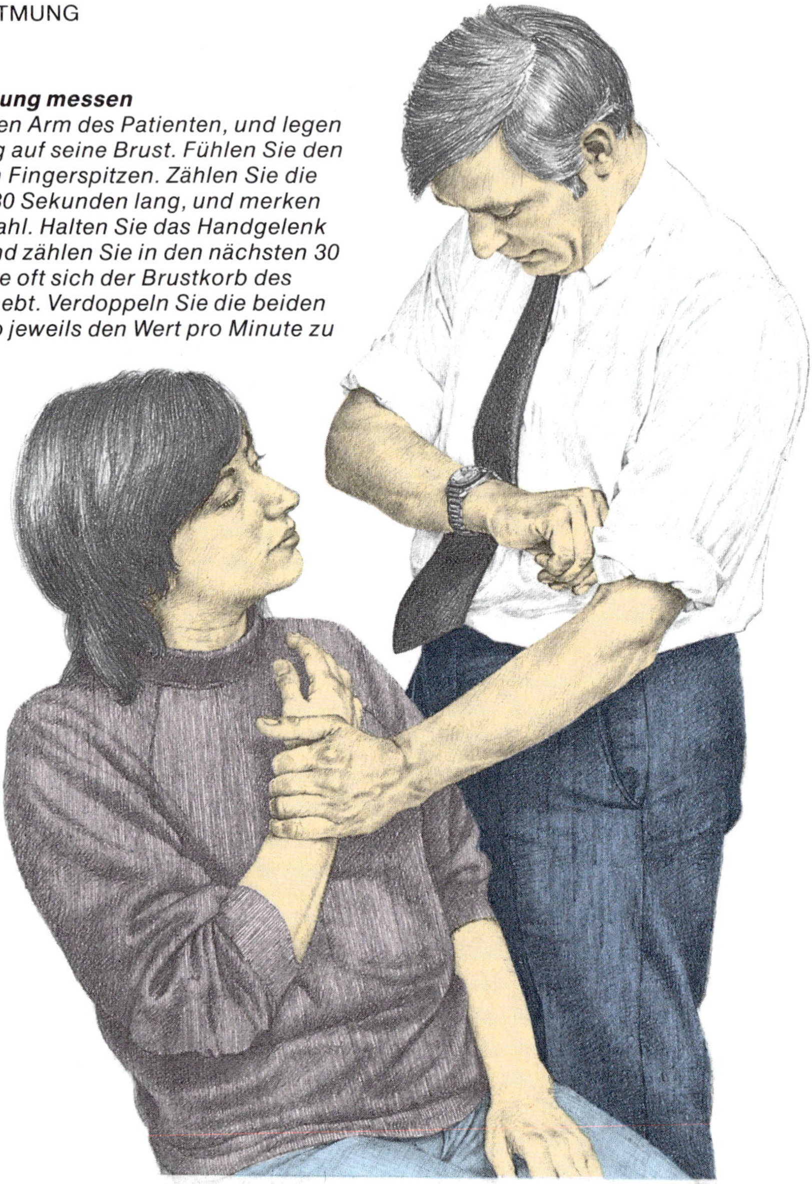

Üben Sie öfters an sich selbst oder an einem Angehörigen Ihrer Familie, damit Sie im Notfall sofort wissen, wo und wie Sie einem Verletzten den Puls fühlen müssen.

Die Atemfrequenz
Die Atmung ist eng mit dem Herzschlag verbunden. Beim Atmen geht der Sauerstoff der Luft ins Blut über. Mit diesem wird er dann durch das schlagende Herz zu allen Teilen des Körpers gebracht. Kinder atmen im Durchschnitt 20- bis 30mal pro Minute. Erwachsene 16- bis 18mal. Die Zahl erhöht sich, wenn ein Mensch sich körperlich anstrengt, wenn er verletzt wird oder sonstigen Belastungen ausgesetzt ist.

Wenn Sie die Atemfrequenz messen wollen, zählen Sie einfach, wie oft sich der Brustkorb hebt. Viele Menschen verändern unbewußt ihre Atemgeschwindigkeit, sobald sie merken, daß man diese kontrolliert. Wenn der Betreffende bei Bewußtsein ist, stellen Sie seine Atemfrequenz fest, ohne ihm etwas davon zu sagen; halten Sie währenddessen sein Handgelenk.

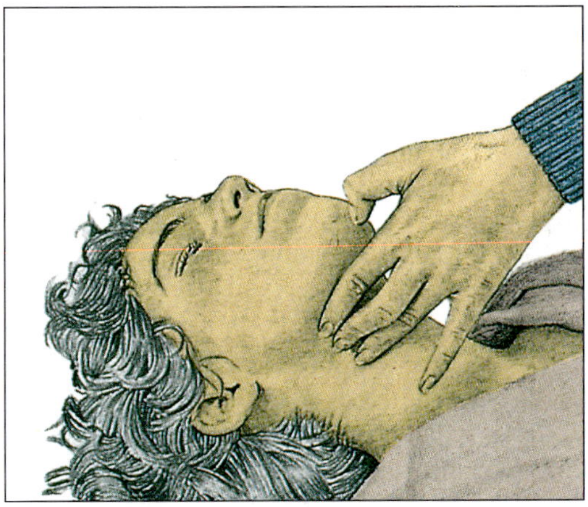

Den Puls am Hals messen
Den Puls der Halsschlagader fühlt man an der Vorderseite des Halses neben dem Kehlkopf unterhalb des Kieferwinkels. Legen Sie drei Finger mit leichtem Druck auf die Ader. Man kann den Puls auf beiden Seiten des Halses messen.

Quetschungen und Prellungen

Eine Quetschung oder Prellung wird meist durch stumpfe Gewalteinwirkung hervorgerufen. Kennzeichen dafür ist ein Bluterguß unter der Haut. Das Blut sickert in das umliegende Gewebe ein und verursacht eine Schwellung, Schmerzen und eine Verfärbung (blauer Fleck).

Anfangs sieht die betroffene Stelle meist rot oder rosa aus; später wird sie bläulich und grünlichgelb. Diese Veränderung kommt daher, daß die Blutbestandteile zerfallen, während die Verletzung heilt.

Machen Sie einen kalten Umschlag auf die betroffene Stelle, damit der Bereich nicht zu stark anschwillt. Sie können dafür ein kleines Handtuch nehmen. Tauchen Sie es in kaltes Wasser, und wringen Sie es fest aus. Sie können auch eine Plastiktüte mit zerstoßenen Eiswürfeln füllen, sie dann mit einem Handtuch umwickeln und das Ganze auf die Quetschung legen. Die Kühlung bewirkt, daß das Blut langsamer fließt. Machen Sie den Umschlag so bald wie möglich, und lassen Sie ihn mindestens 30 Minuten liegen. Sie können die betroffene Stelle aber auch unter fließendem, kaltem Wasser kühlen.

Ein besonders starker Schlag kann dazu führen, daß die Struktur der Kleidung in die Haut eingeprägt wird. In einem solchen Fall sollten Sie einen Arzt zu Rate ziehen, da zusätzlich innere Verletzungen oder ein Bruch entstanden sein können.

Auch in folgenden Fällen sollte man einen Arzt konsultieren:

- Wenn der Schmerz erheblich ist oder wenn der Verletzte nach 24 Stunden den gequetschten Körperteil nur schwer bewegen kann.
- Wenn bei einem älteren Menschen oder einem Patienten, der unter Durchblutungsstörungen leidet, der Unterschenkel geprellt wird.

Eine Quetschung am Arm versorgen

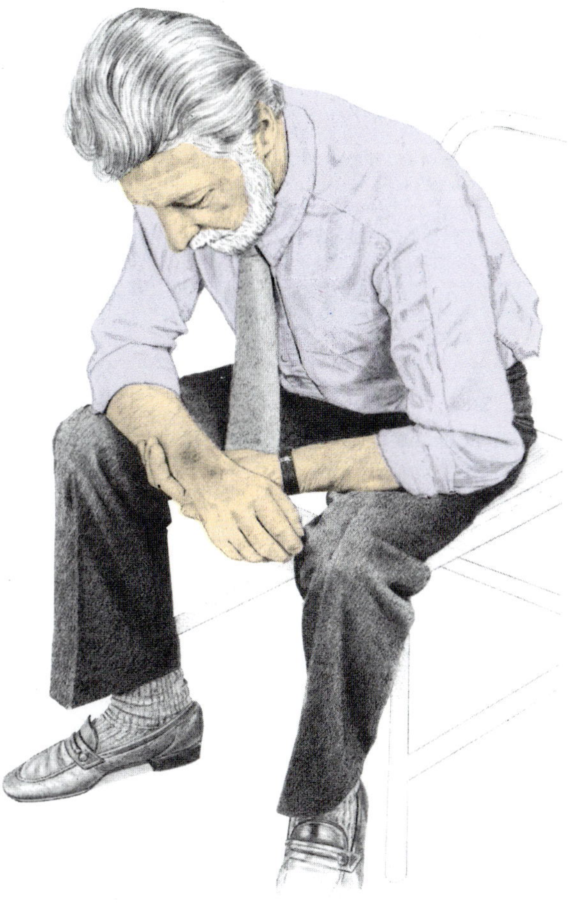

1. Setzen Sie den Verletzten bequem hin, und fordern Sie ihn auf, den verletzten Körperteil zu stützen. Dadurch wird die Blutung ins Gewebe gemindert.

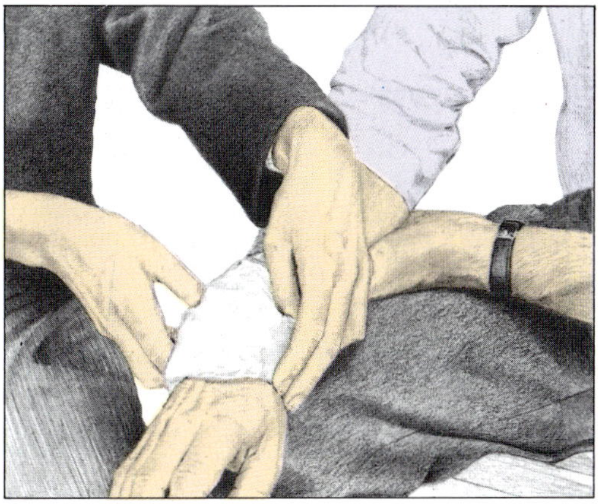

2. Legen Sie sofort einen kalten Umschlag auf. Wenn nötig, befestigen Sie ihn mit einem elastischen Verband, den Sie von unten nach oben wickeln.

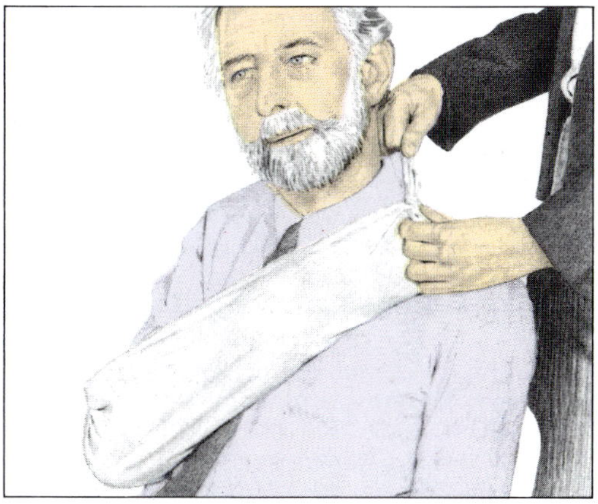

3. Stützen Sie einen Arm durch eine Schlinge (siehe S. 126–128). Ist das Bein betroffen, legen Sie den Verletzten hin, und lagern Sie das Bein auf einem Kissen hoch. Bei Prellungen am Rumpf legen Sie den Verletzten hin.

Rauchvergiftung

Wenn sich ein Mensch in einem brennenden Gebäude befindet, kann er am Rauch ersticken oder durch entstehende giftige Gase getötet werden. Er muß so schnell wie möglich herausgeholt werden.

Gehen Sie nicht in ein brennendes Gebäude, wenn Sie sich dabei selbst in Gefahr bringen.

Müssen Sie unbedingt hinein, teilen Sie dies einem Helfer mit. Schützen Sie sich, indem Sie sich ein Handtuch oder ein anderes dickes Tuch, möglichst naß, über die Nase und den Mund binden. Im Gebäude halten Sie sich möglichst nahe am Boden. Schließen Sie Fenster und Türen hinter sich. (Siehe S. 142.)

Rauch reizt den Rachen und kann einen plötzlichen Krampf verursachen, der die Luftwege verschließt. Wenn Sie jemanden in einem raucherfüllten Raum finden, ist er vielleicht schon bewußtlos und atmet nicht mehr.

Rauch von Kunststoffen in brennenden Teppichen und Polstermöbeln ist hochgiftig; er kann innerhalb von zwei Minuten tödlich wirken.

Was kann man tun?

- Schleifen Sie das Opfer aus der Gefahrenzone. (Siehe S. 133.)
- Wenn Sie sich außerhalb der Gefahrenzone befinden und das Opfer bewußtlos ist, aber normal atmet, bringen Sie es in die Seitenlage (siehe S. 58).
- Wenn das Opfer nicht mehr oder nur sehr schwer atmet, beginnen Sie so schnell wie möglich mit der Mund-zu-Mund-Beatmung (siehe S. 54).
- Beauftragen Sie jemand anders, den Notruf 110 anzurufen. (Siehe S. 1.)

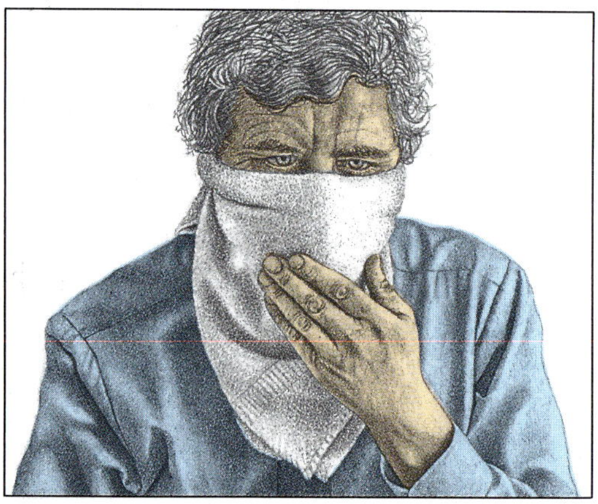

So schützen Sie sich gegen Rauch
Bedecken Sie Mund und Nase mit einem dikken, nassen Stück Stoff, ehe Sie einen Raum betreten, der voll Rauch ist. Halten Sie sich nah am Boden, wo die Luft besser ist, da rauchige, warme Luft nach oben steigt.

Röteln

Das Bedenkliche bei Röteln besteht darin, daß ein ungeborenes Kind durch sie stark gefährdet werden kann. Etwa 25% der Kinder, deren Mütter im Verlauf der ersten 16 Schwangerschaftswochen an Röteln erkranken, kommen taub oder blind auf die Welt, manchmal auch noch mit Herzkrankheiten, oder sie werden tot geboren. In einem sehr frühen Schwangerschaftsstadium beträgt das Risiko, daß auch das Kind Röteln bekommt, 60%.

Symptome

- Der Kranke fühlt sich einige Tage lang nicht wohl, ohne daß sichtbare Symptome vorhanden wären.
- Dann erscheinen kleine, rosarote, leicht erhabene Flecken. Dieser Ausschlag beginnt hinter den Ohren oder im Gesicht und breitet sich dann abwärts über den ganzen Körper aus.
- Die Drüsen schwellen an, vor allem die hinter den Ohren. Die Gelenke können schmerzen, manchmal sehr stark, besonders bei jungen Frauen.

Fünf Tage vor dem Erscheinen des Ausschlags bis vier Tage danach ist die Krankheit ansteckend. Der Ausschlag bleibt ein bis fünf Tage lang; die Gelenkschmerzen können bis zu 14 Tagen anhalten.

Was kann man tun?

Der Kranke sollte einen Arzt zu Rate ziehen – besonders dann, wenn die Gelenkschmerzen sehr stark werden; wenn er hohes Fieber und starke, anhaltende Kopfschmerzen bekommt; wenn er schläfrig wird.

Ein Rötelkranker muß von Schwangeren ferngehalten werden. Wenn der Ausschlag da ist, sollte er vier Tage im Haus bleiben.

Wenn eine Frau im Frühstadium einer Schwangerschaft mit Röteln in Berührung kommt und nicht weiß, ob sie dagegen immun ist, sollte sie ihren Arzt aufsuchen. Mit Hilfe von Blutuntersuchungen läßt sich feststellen, ob sie sich angesteckt hat. Wenn ja, kann man eine Schwangerschaftsunterbrechung vornehmen, sofern die Frau das wünscht, um so das Risiko eines mißgebildeten Kindes zu vermeiden.

Immunität

Wer einmal Röteln gehabt hat, ist gegen sie sein ganzes Leben lang immun.

Da diese Krankheit für schwangere Frauen so gefährlich ist, kann man Mädchen, am besten im Alter von etwa 13 Jahren, dagegen impfen lassen.

Frauen im gebärfähigen Alter, die noch keine Röteln gehabt haben und sich ein Kind wünschen, sollten sich impfen lassen. Danach sollten sie noch mindestens zwei Monate mit einer Schwangerschaft warten; andernfalls könnte das ungeborene Kind geschädigt werden.

Frauen, die nicht wissen, ob sie Röteln gehabt haben, können eine Blutuntersuchung vornehmen lassen.

Schienen

Wenn jemand sich einen Knochen gebrochen hat, sollte man ihn nur dann bewegen, wenn es unbedingt notwendig ist. (Siehe S. 132.)

Falls der Arzt auf sich warten läßt oder wenn Sie den Verletzten selbst ins Krankenhaus bringen müssen, sollte das verletzte Glied ruhiggestellt werden.

Ist ein Arm gebrochen, stützt man ihn zunächst durch ein Dreiecktuch und legt ihn dann am Rumpf fest.

Ein gebrochenes Bein befestigt man am gesunden, wobei man die Stellen zwischen den Knien und den Knöcheln auspolstert, um Druck zu vermeiden.

Wenn man den Verletzten ein Stück tragen muß, um ihn in Sicherheit zu bringen, kann man das gebrochene Glied mit einer provisorischen Schiene ruhigstellen. Dazu nimmt man etwa eine zusammengerollte Decke, einen Spazierstock oder ein Brett. Eine derartige Schiene muß so lang sein, daß sie über die Gelenke oberhalb und unterhalb der Bruchstelle hinausragt.

Wenn Sie eine Schiene anlegen, ziehen Sie den Verletzten nicht aus. Legen Sie zwischen Schiene und Glied zusätzlich Polster ein, damit der Betroffene möglichst wenig Schmerzen hat.

Einen gebrochenen Arm ruhigstellen

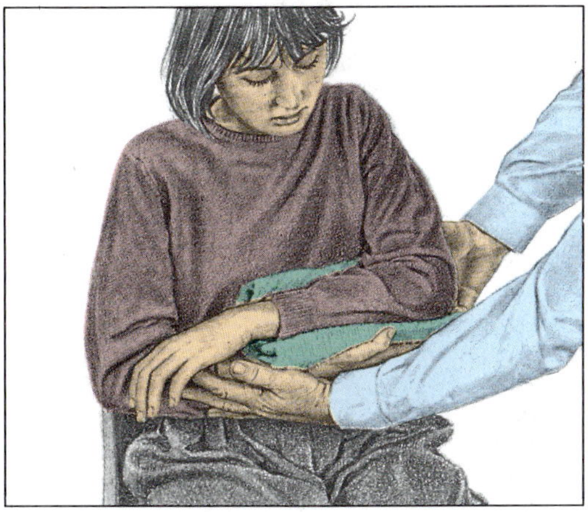

1. *Wenn sich der Arm gut beugen läßt, legen Sie ihn quer vor die Brust. Polstern Sie die Stelle zwischen Bruch und Rumpf aus. Beugen Sie den Arm nicht gewaltsam.*

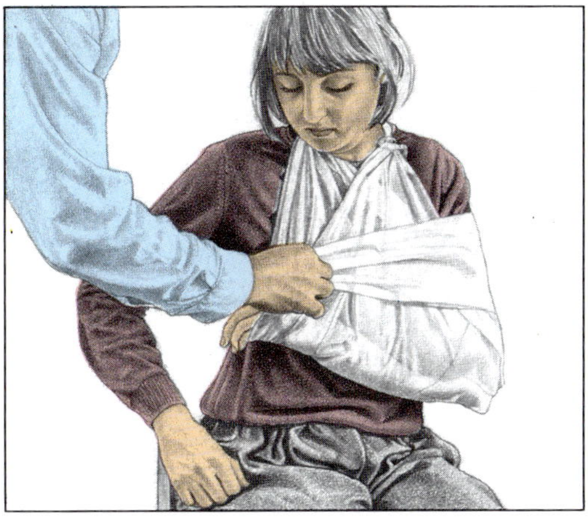

2. *Legen Sie eine Armschlinge an. (Siehe S. 125). Führen Sie ein breites Tuch um den Rumpf und den Arm, um den Arm ruhigzustellen. Verknoten Sie das Tuch auf der gesunden Seite.*

Einen Arm ruhigstellen, der sich nicht beugen läßt

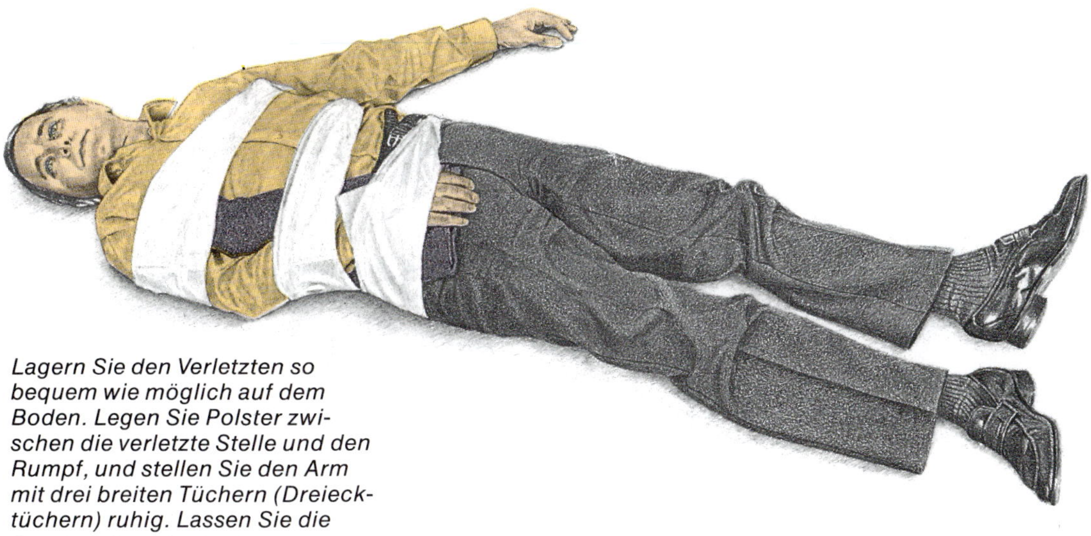

Lagern Sie den Verletzten so bequem wie möglich auf dem Boden. Legen Sie Polster zwischen die verletzte Stelle und den Rumpf, und stellen Sie den Arm mit drei breiten Tüchern (Dreiecktüchern) ruhig. Lassen Sie die Bruchstelle unbedeckt.

Einen gebrochenen Ellbogen schienen

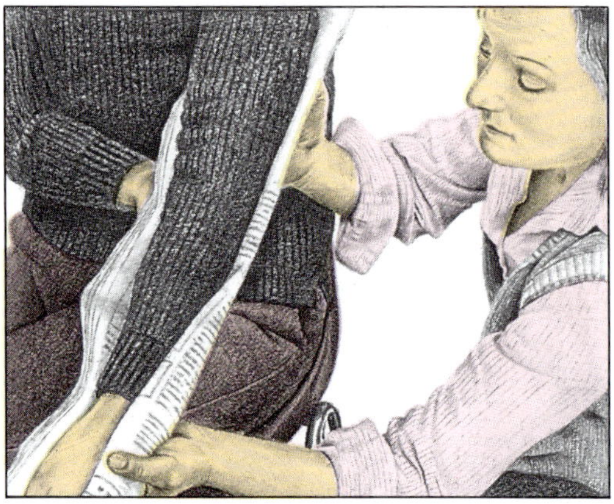

1. Der Verletzte setzt sich hin und hält seinen Arm gerade. Falten Sie eine Zeitung, und legen Sie sie von unten um den Arm.

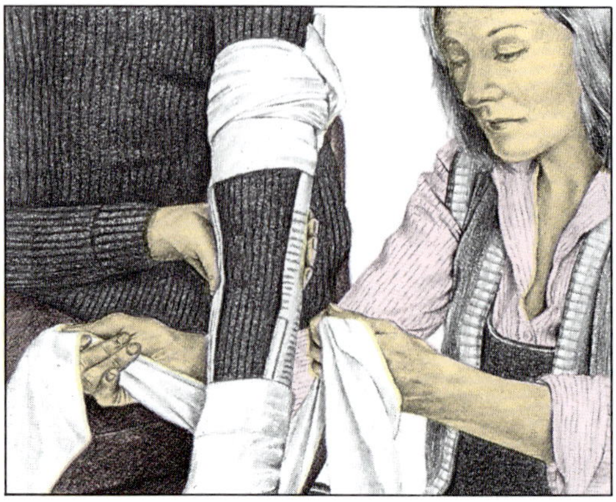

2. Während der Verletzte die Schiene festhält, legen Sie zwei Bandagen an, eine oberhalb und eine unterhalb des Ellbogens.

Ein gebrochenes Bein ruhigstellen

1. Die einfachste Art, ein gebrochenes Bein ruhigzustellen, besteht darin, daß man es an dem gesunden Bein befestigt. Legen Sie das gesunde Bein neben das gebrochene, und polstern Sie den Zwischenraum aus, besonders die Stellen zwischen den Knien und Knöcheln.

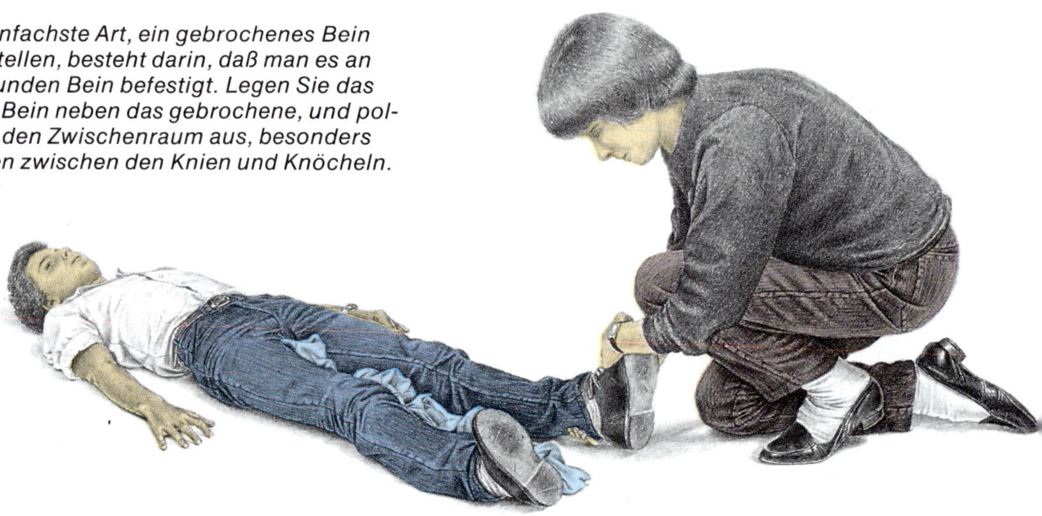

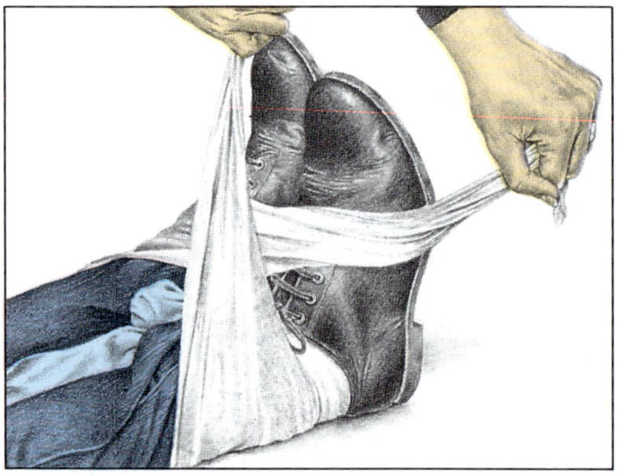

2. Binden Sie die Füße mit einem achtförmig geführten Tuch zusammen. Der Knoten kommt auf die Außenkante des Schuhs am gesunden Bein.

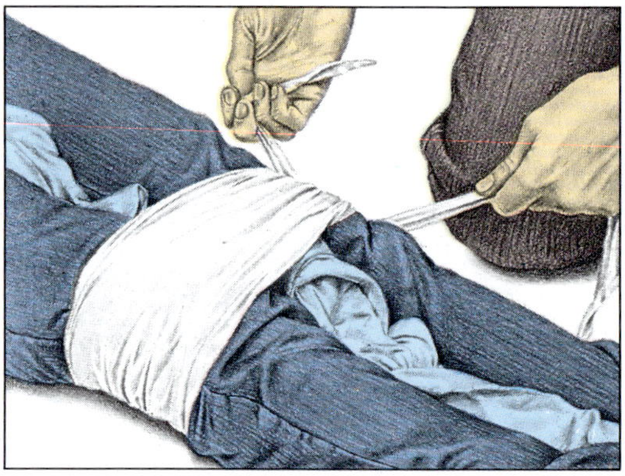

3. Binden Sie die Knie mit einem breiten Tuch zusammen, und verknoten Sie es auf der unverletzten Seite. Legen Sie oberhalb und unterhalb der Bruchstelle weitere Bandagen an.

Eine behelfsmäßige Beinschiene

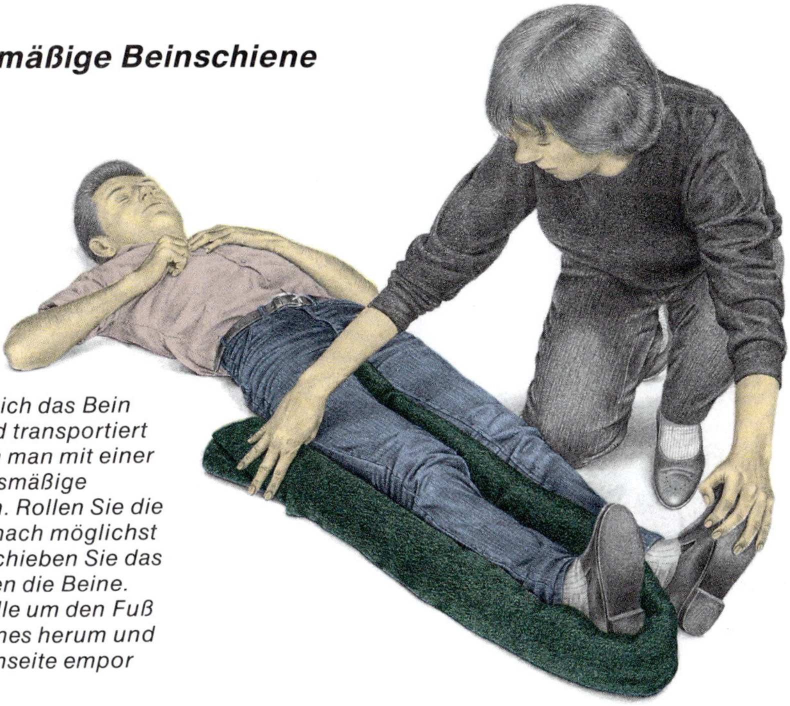

1. Wenn jemand sich das Bein gebrochen hat und transportiert werden muß, kann man mit einer Decke eine behelfsmäßige Schiene herstellen. Rollen Sie die Decke der Länge nach möglichst fest zusammen. Schieben Sie das eine Ende zwischen die Beine. Führen Sie die Rolle um den Fuß des verletzten Beines herum und dann an der Außenseite empor bis zur Hüfte.

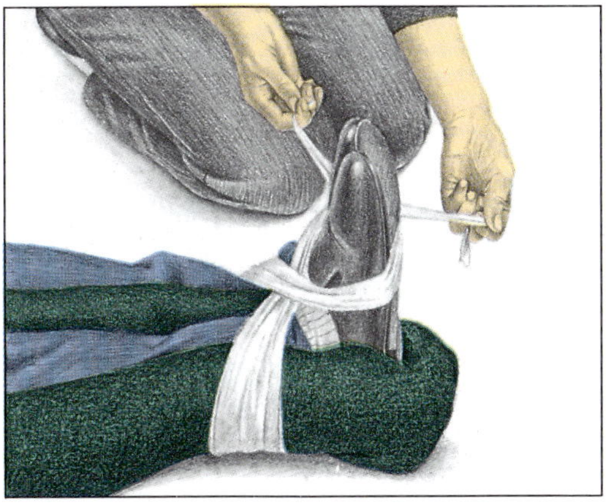

2. Binden Sie die Füße und Knöchel mit einem achtförmig geführten, langen Stück Stoff zusammen. Machen Sie einen Kreuzknoten.

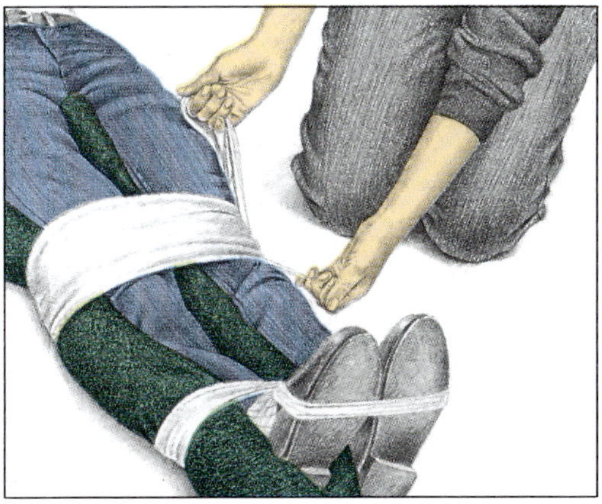

3. Umwickeln Sie die Knie des Verletzten mit einem breiten Stück Stoff, und knoten Sie die Enden auf der gesunden Seite zusammen.

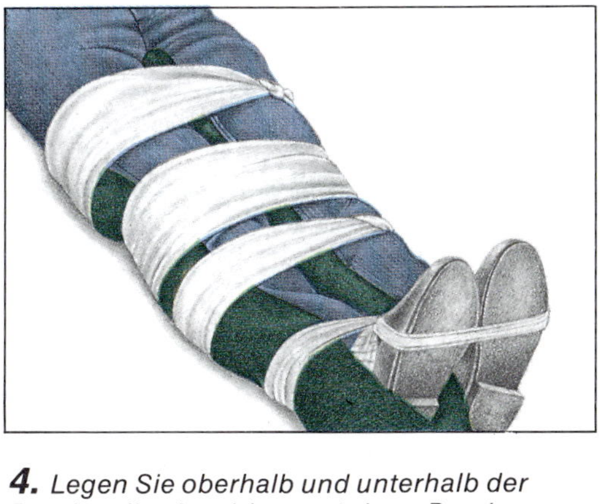

4. Legen Sie oberhalb und unterhalb der Bruchstelle eine dritte und vierte Bandage an.

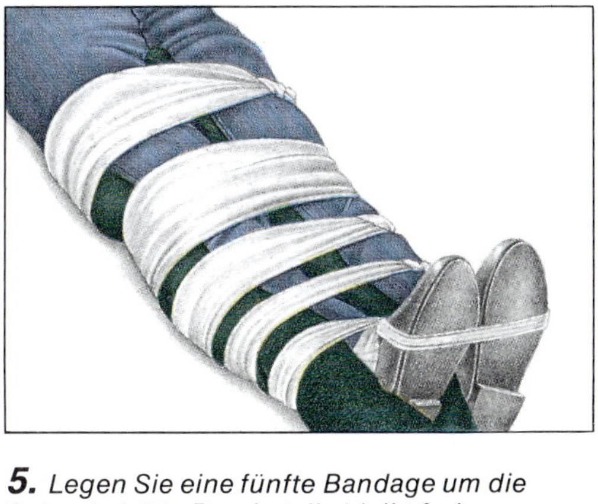

5. Legen Sie eine fünfte Bandage um die Schenkel. Die Bruchstelle bleibt frei.

Schlaganfall

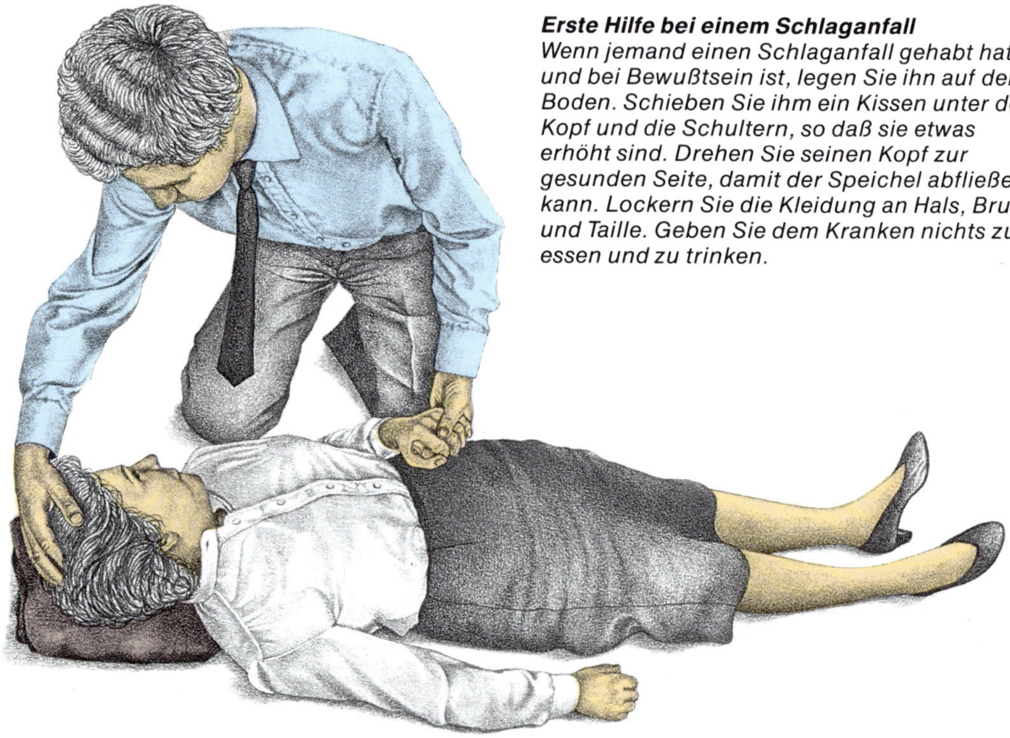

Erste Hilfe bei einem Schlaganfall
Wenn jemand einen Schlaganfall gehabt hat und bei Bewußtsein ist, legen Sie ihn auf den Boden. Schieben Sie ihm ein Kissen unter den Kopf und die Schultern, so daß sie etwas erhöht sind. Drehen Sie seinen Kopf zur gesunden Seite, damit der Speichel abfließen kann. Lockern Sie die Kleidung an Hals, Brust und Taille. Geben Sie dem Kranken nichts zu essen und zu trinken.

Bei einem Schlaganfall kann in einer Körperhälfte – einschließlich Gesicht, Arm und Bein – eine Schwäche oder Lähmung auftreten. Der Betroffene kann auch Schwierigkeiten beim Schlucken und Sprechen haben.

Weitere Symptome sind Verwirrtheit, Schläfrigkeit und unwillkürlicher Abgang von Urin. Manchmal macht der Betreffende den Eindruck, er sei betrunken. Bei einem schweren Schlaganfall wird der Patient bewußtlos.

Was kann man tun?
- Wenn der Betroffene bei Bewußtsein ist, legen Sie ihn hin. Schieben Sie ihm ein Kissen unter den Kopf und die Schultern.
- Drehen Sie seinen Kopf zur Seite, damit der Speichel abfließen kann.
- Rufen Sie den Hausarzt des Patienten, oder rufen Sie den Notruf 110 an. (Siehe S. 1.)
- Lockern Sie die Kleidung des Betroffenen am Hals sowie an der Brust und der Taille, um die Atmung und Blutzirkulation zu erleichtern.
- Geben Sie dem Betroffenen nichts zu essen und zu trinken.
- Wenn er bewußtlos wird, bringen Sie ihn in die Seitenlage (siehe S. 58).

Die Folgen eines Schlaganfalls
Wenn jemand einen Schlaganfall gehabt hat, bei dem die rechte Körperhälfte gelähmt worden ist, kann er oft auch nicht mehr sprechen, schreiben, lesen und Gesprochenes verstehen. Bei einer Lähmung der linken Körperhälfte treten diese Symptome nicht auf.

Ein schwerer Schlaganfall ist eine ernste Sache, besonders bei älteren Menschen. Wenn der Betroffene aber den ersten Monat überlebt, kann er einen beträchtlichen Teil seiner Beweglichkeit wiedererlangen. Im Krankenhaus wird der Patient zu diesem Zweck physiotherapeutisch behandelt, damit er so bald wie möglich nach Hause zurückkehren kann.

Es kann sein, daß der Patient sich von dem Schlaganfall völlig erholt und das Risiko, erneut einen Schlaganfall zu bekommen, bei ihm gering ist. Zumeist aber bleibt, vor allem bei älteren Patienten, der Arm und in geringerem Ausmaß auch das Bein der betroffenen Seite behindert.

Familienangehörige können dem Kranken nach Unterweisung durch den Arzt helfen und damit wesentlich zur Rehabilitation beitragen. So sollten sie lernen, welche Übungen mit den vom Schlaganfall betroffenen Gliedern gemacht werden müssen, damit die Muskeln und Gelenke nicht steif werden.

Eine weitere Hilfe für den Kranken besteht darin, daß man langsam spricht und die Sätze wiederholt, die er nicht verstanden hat. Überdies muß man sich die Mühe machen, gut zuzuhören, wenn der Kranke schlecht sprechen kann. Unterhalten Sie sich mit ihm. Schauen Sie mit ihm Bilder an, und ermutigen Sie ihn, wieder seinen Interessen nachzugehen.

Man kann verschiedenartige Hilfe bekommen, beispielsweise stehen technische Hilfsmittel wie Spezialbetten, Hebezüge und Gehhilfen zur Verfügung. Man kann auch Hauspflege und „Essen auf Rädern“ beantragen.

Um das Risiko weiterer Schlaganfälle herabzusetzen, sollte der Kranke gegebenenfalls das Rauchen aufgeben, auf sein Gewicht achten und vom Arzt etwa verordnete Maßnahmen gegen Bluthochdruck genau befolgen.

Schlangenbiß

Außer der seltenen Aspisviper ist die einzige giftige Schlange in der Bundesrepublik Deutschland die Kreuzotter. Ihr Biß ist selten tödlich; er muß aber in einem Krankenhaus behandelt werden.

Wer von einer Schlange gebissen wird, sollte sich möglichst wenig bewegen und den verletzten Körperteil tiefer halten als das Herz. Bewegung beschleunigt die Blutzirkulation und erhöht damit auch die Geschwindigkeit, mit der das Gift vom Körper aufgenommen wird. Deshalb sollte der Betroffene möglichst mit einem Auto oder Krankenwagen ins Krankenhaus gebracht werden. Rufen Sie den Notruf 110 an. (Siehe S. 1.)

In heißen Ländern, wo es verschiedene giftige Schlangen gibt, muß man im gegebenen Fall herauszubekommen suchen, um welche Art es sich handelt. Merken Sie sich die Größe, Farbe und das Muster der Schlange. Damit helfen Sie dem Arzt bei seiner Entscheidung, falls der Patient ein Schlangenserum erhalten muß.

Symptome

- Stechender Schmerz; die Bißstelle schwillt an.
- Eine oder zwei kleine, punktförmige Wunden.
- Möglicherweise Sehstörungen.
- Übelkeit und eventuell Erbrechen.
- Atemschwierigkeiten.

Wenn der Zustand bedrohlich wird

- Wenn der Betroffene bewußtlos wird, aber weiter normal atmet, bringen Sie ihn in die Seitenlage (siehe S. 58).
- Bei Atemstillstand beginnen Sie sofort mit der Mund-zu-Mund-Beatmung (siehe S. 54).
- Wenn der Betroffene einen Schwächeanfall erleidet, wobei seine Haut blaß und grau aussieht, so steht er möglicherweise unter Schock. Behandeln Sie ihn in diesem Fall wie auf S. 113 beschrieben.
- Versuchen Sie nicht, die Wunde auszusaugen oder aufzuschneiden. Beides fördert die Blutzirkulation an der Bißstelle.
- Binden Sie das Glied nicht ab.

Versorgung des Bisses

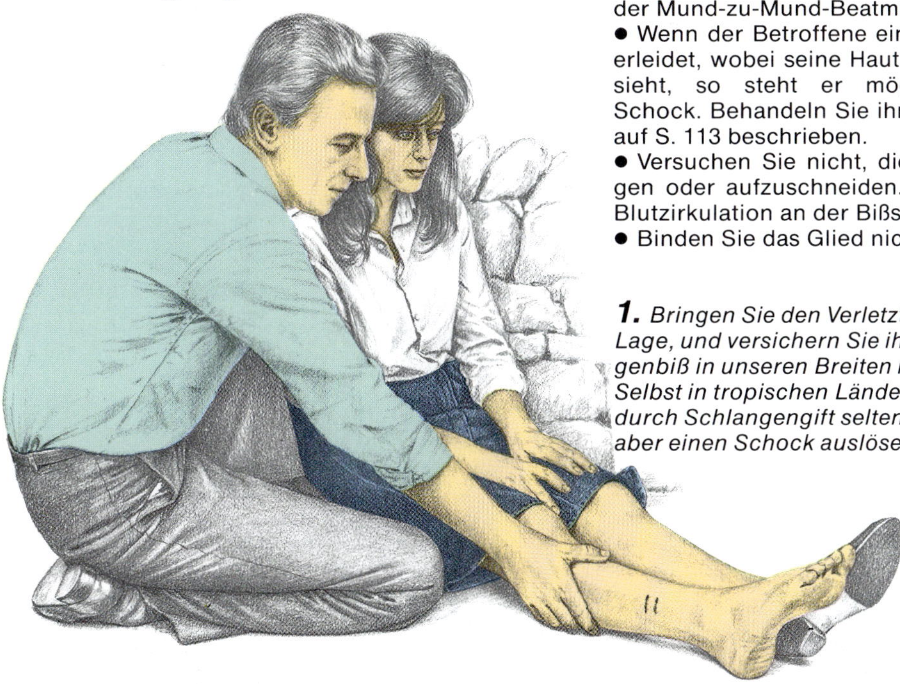

1. *Bringen Sie den Verletzten in eine bequeme Lage, und versichern Sie ihm, daß ein Schlangenbiß in unseren Breiten nicht gefährlich ist. Selbst in tropischen Ländern sind Todesfälle durch Schlangengift selten. Die Angst kann aber einen Schock auslösen.*

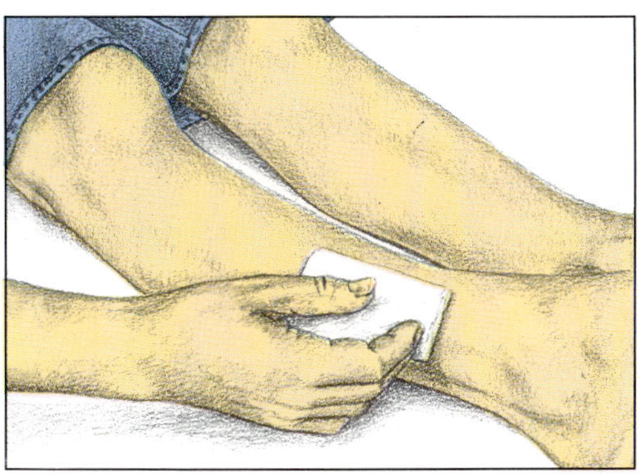

2. *Entfernen Sie mit einem Stück Mull alles Gift um die Bißwunde. Das verletzte Glied nicht hochnehmen. Legen Sie eine sterile Auflage auf die Wunde.*

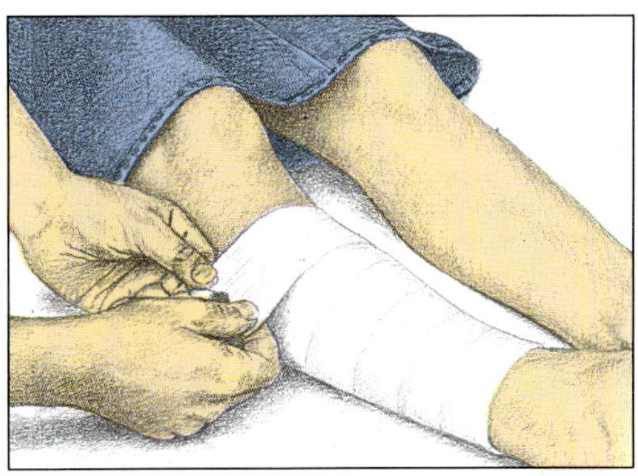

3. *Halten Sie das Glied ruhig. Legen Sie einen festen Verband an, möglichst mit einer elastischen Binde. Lassen Sie den Verletzten nicht allein.*

Schluckauf

Ein Schluckauf ist meistens nach 10–20 Minuten vorbei. Manchmal kann er aber auch Tage andauern und recht quälend sein, zumal der Betroffene dann kaum Schlaf findet. Bei anhaltendem Schluckauf kann eine Erkrankung des Bauches vorliegen, und man muß zum Arzt gehen.

Ein Schluckauf entsteht meistens durch eine Reizung des Zwerchfells, das den Brustraum von der Bauchhöhle trennt. Der Reiz wird dadurch verursacht, daß der Betroffene zuviel ißt und trinkt und seinen Magen überfüllt, besonders mit heißen oder alkoholischen Getränken. Das Zwerchfell zieht sich daraufhin immer wieder unwillkürlich zusammen.

Was kann man tun?

Kohlendioxid – ein Gas, das der Mensch ausatmet – unterbindet oft einen Schluckauf. Wenn man einfach eine Zeitlang den Atem anhält, sammelt sich im Körper Kohlendioxid an. Dies kann schon ausreichen, um den Schluckauf zu beenden.

Die gleiche Wirkung erzielt man, wenn man in eine Papiertüte ausatmet und aus ihr heraus einatmet. Man sollte aber keine Plastiktüte nehmen, denn Plastik kann sich am Mund und an der Nase festsaugen, so daß man gar nicht mehr atmen kann.

Die meisten anderen Hausmittel bewirken, daß der Betroffene zeitweilig den Atem anhält: Wasser langsam trinken; Eis lutschen; kräftig die Zunge herausstrecken – dies alles sind Methoden, um im Körper Kohlendioxid anzureichern.

Wenn der Schluckauf länger anhält, sollte man einen Arzt zu Rate ziehen. Er kann ein Beruhigungsmittel verordnen, oder er läßt den Betreffenden Luft mit einem erhöhten Gehalt an Kohlendioxid inhalieren. Schließlich kann er den Patienten auch auf Erkrankungen untersuchen, welche – in seltenen Fällen – die Ursache des Schluckaufs sein können.

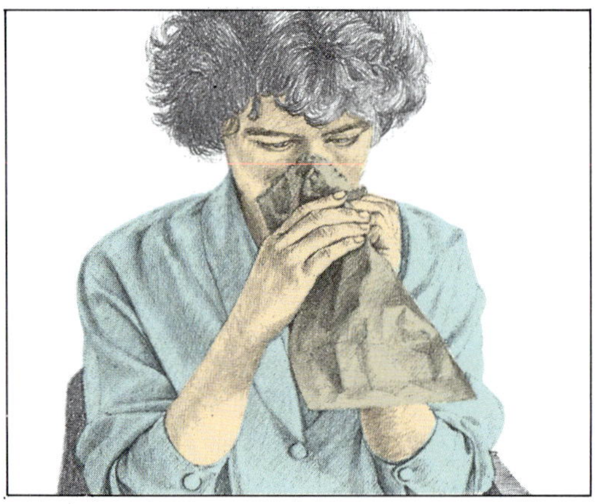

Ein Mittel gegen den Schluckauf
Wenn man in eine Papiertüte atmet, wird Kohlendioxid im Körper angereichert. Dies kann bewirken, daß die Zwerchfellkrämpfe, die einen Schluckauf hervorrufen, aufhören.

Schnittwunden

Kleinere Schnittwunden brauchen nur dann ärztlich versorgt zu werden, wenn sie sich infizieren oder wenn sie durch einen schmutzigen oder rostigen Gegenstand verursacht worden sind.

Bei einer Stichwunde kann man sich über das Ausmaß täuschen, weil die Verletzung an der Hautoberfläche klein sein kann. Lassen Sie eine Stichwunde ärztlich behandeln, nachdem Sie Erste Hilfe geleistet haben. (Siehe S. 120.)

Bei einer kleineren Schnittwunde stillen Sie zunächst die Blutung, indem Sie ein sauberes Tuch auf die Wunde drücken. Dann reinigen Sie die Haut in der Umgebung mit Gaze. Berühren Sie die Wunde nicht, und waschen Sie sie nicht aus. Tun Sie auch keine Salbe darauf. Versorgen Sie die Wunde mit einem Pflaster oder einem Verband.

Wenn die Blutung stark ist, siehe S. 62.

Versorgung einer Schnittwunde

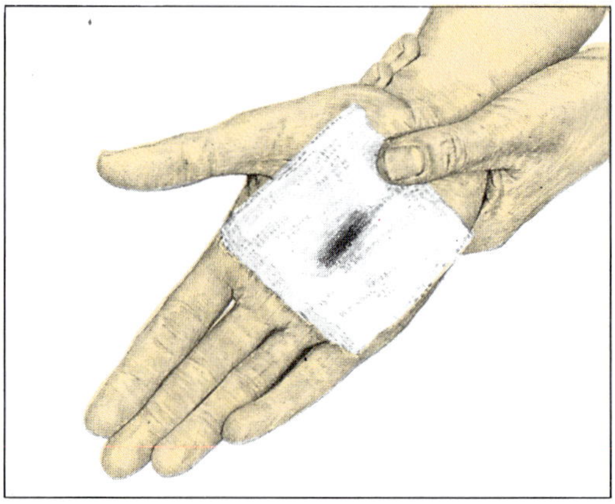

1. *Drücken Sie ein sauberes Tuch auf die Wunde bzw. auf die Ränder, wenn ein Fremdkörper darin steckt. Wenn die Blutung aufhört, entfernen Sie den Fremdkörper, soweit das leicht möglich ist.*

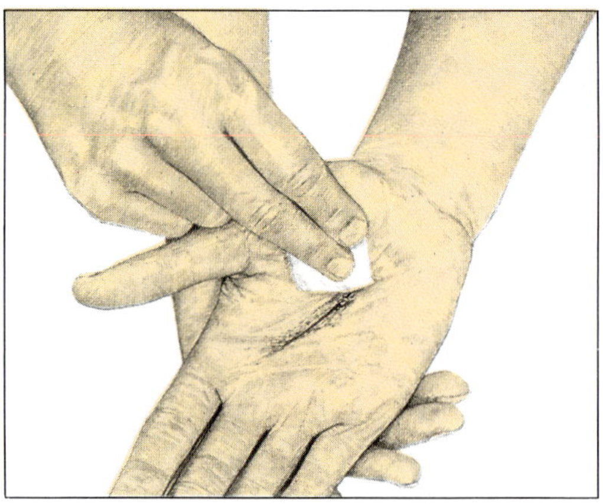

2. *Wischen Sie vorsichtig mit einem Tupfer, den Sie in warmes Wasser getaucht haben, von der Wunde weg. Waschen Sie die Wunde nicht aus.*

Schock

Manche Verletzungen können zu einem allgemeinen Schwächezustand führen, oder der Verletzte wird sogar bewußtlos. Man sagt dann, er habe einen (traumatischen) Schock erlitten. Dieser Schock entsteht dadurch, daß die Versorgung des Körpers mit Blut – das den Sauerstoff zu allen Teilen des Körpers transportiert – vermindert wird. Etwa dann, wenn der Herzschlag zu schwach wird, z.B. bei extremen Schmerzen oder Qualen; oder wenn nach einer schweren Blutung, nach Erbrechen, Durchfall oder starken Verbrennungen so viel Körperflüssigkeit verlorengeht, daß nicht mehr genügend Blut vorhanden ist, um alle Körperzellen zu versorgen.

Ein Schock kann plötzlich eintreten. Es kann aber auch zwei bis drei Stunden dauern, bis er sich entwickelt hat. Er kann sogar tödlich sein. Ein solcher Schock ist nicht mit jenem seelischen Gefühl zu verwechseln, das einen nach einer Verletzung oder bei einem bösen Erlebnis überkommen kann und von dem man sich meistens rasch erholt.

Symptome

Wenn nicht mehr genügend Blut für eine ausreichende Versorgung des Körpers zur Verfügung steht, so konzentriert der Organismus die vorhandene Menge auf die lebenswichtigen Organe: auf das Herz, das Gehirn und die Nieren. Weniger wichtige Bereiche wie die Muskeln und die Haut erhalten nicht mehr genug Blut; der Betroffene wird deshalb schwach und blaß.

Weitere Auswirkungen eines Schocks:

- Schwindel und Bewußtlosigkeit.
- Angst und Ruhelosigkeit.
- Übelkeit, vielleicht Erbrechen.
- Durst.
- Schwitzen.
- Schwacher, schneller Atem mit Gähnen und Seufzen.
- Schwacher Puls, der schnell und unregelmäßig sein kann.

Was kann man tun?

- Legen Sie den Verletzten auf den Boden. Lagern Sie den Kopf tief und die Beine hoch (Schocklagerung). Dies muß sofort geschehen. Legen Sie etwa einen zusammengefalteten Mantel oder ein Kissen unter die Beine, damit das Blut zum Gehirn fließt.
- Versorgen Sie alle sichtbaren Verletzungen, die Ursache des Schocks sein können.
- Sprechen Sie dem Verletzten Mut zu.
- Lockern Sie seine Kleidung am Hals, an der Brust und der Taille, um die Atmung und den Blutkreislauf zu unterstützen.
- Beauftragen Sie jemanden, die Notrufnummer 110 anzurufen. (Siehe S. 1.)
- Halten Sie den Verletzten mit einem Mantel oder einer Decke warm. Geben Sie ihm keine Wärmflasche, da das Blut dann in den erwärmten Hautbereich fließt und nicht zu den lebenswichtigen Organen.
- Wenn der Verletzte über Durst klagt, befeuchten Sie seine Lippen. Geben Sie ihm aber nichts zu trinken oder zu essen, da andernfalls im Krankenhaus möglicherweise nicht sofort eine Narkose gemacht werden kann.
- Bewegen Sie den Verletzten nicht unnötig, weil dies den Schock verstärkt.
- Lassen Sie nicht zu, daß der Verletzte raucht, da dies die Atmung erschwert.
- Wenn der Verletzte schwer atmet, wenn er sich erbrechen könnte oder wenn er bewußtlos wird, bringen Sie ihn in die Seitenlage (siehe S. 58).
- Wenn der Verletzte aufhört zu atmen, beginnen Sie sofort mit Mund-zu-Mund-Beatmung (siehe S. 54).

Schürfwunden

Kleinere Hautabschürfungen, wie sie bei Kindern öfter vorkommen, brauchen nicht ärztlich behandelt zu werden. Wenn aber Schmutz in die Wunde gerät, besteht die Gefahr einer Infektion, und der Betroffene sollte unbedingt zum Arzt gehen.

Was kann man tun?

- Waschen Sie sich die Hände, bevor Sie eine Wunde behandeln.
- Reinigen Sie den Bereich um die Abschürfung herum. Tränken Sie dazu ein sauberes Stück Mull oder einen Wattebausch mit Wasser.
- Streichen Sie nicht zur Wunde hin, sondern von der Wunde fort.
- Entfernen Sie vorsichtig losen Schmutz oder Sandkörnchen. (Entweder herauswaschen oder eine Pinzette zu Hilfe nehmen.)
- Trocknen Sie die Stelle mit einem sauberen Wattetupfer ab.
- Kleben Sie auf kleinere Hautabschürfungen ein Pflaster. Große Hautabschürfungen werden mit einem sterilen Verband versehen. Ist keiner zur Hand, nimmt man ein sauberes Taschentuch und faltet es so, daß die noch unberührte Innenseite nach außen kommt. Diese legt man auf die Wunde und befestigt dann das Tuch mit einem Verband oder einem Pflasterstreifen.
- Bedecken Sie die Wunde nicht mit Watte, da die Fasern leicht in der Wunde hängenbleiben.
- Bei einer größeren Hautabschürfung sollte der Verletzte sofort zum Arzt gehen. Er muß dann vielleicht eine Tetanusspritze erhalten oder mit Antibiotika behandelt werden. Das gilt vor allem auch dann, wenn sehr viel Schmutz in die Wunde gelangt ist oder wenn ein rostiger Gegenstand die Wunde verursacht hat.
- Auch wenn die Wunde sich später entzündet oder zu eitern beginnt, muß man zum Arzt gehen.

Schußwunden

Viele Schußwunden werden durch Schrotflinten verursacht, wie man sie bei der Jagd häufig verwendet. Grundsätzlich sind aber alle Arten von Schußwaffen gefährlich, selbst Luftgewehre.

Bei allen Schußverletzungen kann die Kugel bzw. der Schrot zwei Wunden hervorrufen: eine an der Eintrittsstelle und eine, meist größere, an der Austrittsstelle. Bei einem Schußverletzten muß man also nicht nur die Einschußstelle versorgen, sondern auch nach einer Austrittswunde suchen. Der Verletzte selbst ist sich möglicherweise nur der Einschußwunde bewußt.

Wenn man keine Austrittswunde feststellen kann, ist die Kugel vielleicht vom Körper abgeprallt und hat dabei eine Wunde verursacht, die einem Einschuß ähnelt, oder das Geschoß steckt noch im Körper.

Eine Kugel ruft erhebliche Gewebszerstörungen hervor. Sie kann auch einen Knochen treffen und zertrümmern. Alle Schußwunden müssen sofort von einem Arzt behandelt werden.

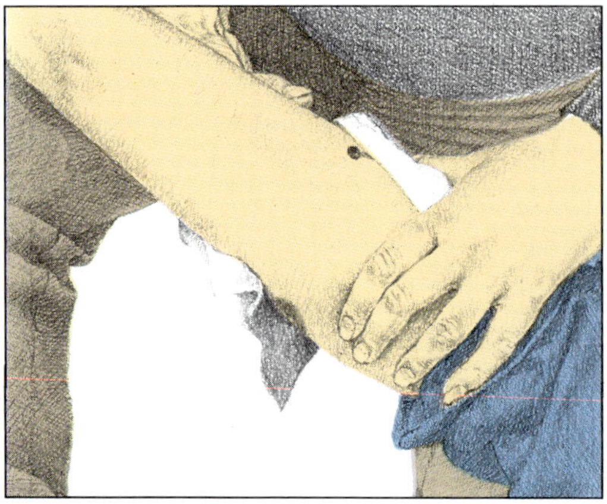

Versorgung einer Schußwunde
Bedecken Sie die Wunde mit einem sauberen Stück Stoff oder auch mit den bloßen Händen, um die Blutung zu stillen. Verfahren Sie ebenso mit der Austrittsstelle. Wenn die Blutung nachläßt, verbinden Sie die Wunde (siehe S. 122) und holen Sie rasch ärztliche Hilfe.

Schwerverletzte

Wer eine Weile unter einem schweren Gewicht eingeklemmt war, etwa unter einer umgestürzten Mauer oder einem Auto, hat wahrscheinlich schwere innere Verletzungen erlitten. Werden sie nicht behandelt, können sie einen Schock, Nierenversagen und den Tod zur Folge haben.

Symptome

Oft sind innere Verletzungen äußerlich kaum erkennbar. Folgende Symptome legen aber einen Verdacht auf eine schwere Verletzung nahe:

- Eine Rötung, ein Bluterguß oder Blasenbildung im gequetschten Bereich.
- Taubheitsgefühl oder Kribbeln.
- Eine Schwellung und Verhärtung des verletzten Gewebes.
- Ein Schock. Zu seinen Symptomen zählen blasse, feuchte Haut, Schwindel, Bewußtlosigkeit, Sehstörungen, Übelkeit, Erbrechen, Durst, Angst und Unruhe. (Siehe auch S. 113.)

Was kann man tun?

- Versorgen Sie schwere Verletzungen soweit wie möglich, während der Betroffene noch eingeklemmt ist.
- Sobald er befreit ist, legen Sie den Verletzten auf den Rücken. Lagern Sie seinen Kopf tief und seine Beine hoch. Denken Sie aber an Verletzungen der Wirbelsäule, und bewegen Sie den Betroffenen möglichst wenig.
- Der Verletzte darf sich nicht bewegen.
- Wenn er bewußtlos ist, bringen Sie ihn in die Seitenlage (siehe S. 58).
- Rufen Sie die Notrufnummer 110 an. (Siehe S. 1.) Sagen Sie, daß möglicherweise schwere innere Verletzungen vorhanden sind. Teilen Sie mit, wie lange der Verletzte eingeklemmt war.

Kleinere Quetschungen

- Wenn Finger, eine Hand oder ein Fuß nur kurz gequetscht worden sind, halten Sie den verletzten Teil unter fließendes kaltes Wasser.
- Zeigen Sie den verletzten Körperteil einem Arzt. Er wird dann auch feststellen, ob etwas gebrochen ist.

Schwindel

Bei einem Schwindelanfall hat der Betroffene das Gefühl, sein Kopf drehe sich, obwohl er ihn gar nicht bewegt. Die Ursache hängt meistens mit dem Innenohr zusammen. Als Begleiterscheinungen treten oft Übelkeit, Schwerhörigkeit oder Augenzittern (Nystagmus) auf.

Ein Schwindelgefühl kann verschiedene Ursachen haben, vor allem folgende:

- Eine Kopfverletzung.
- Die Menière-Krankheit oder eine Entzündung des Labyrinths. Beide Krankheiten beeinträchtigen das Gehör und den Gleichgewichtssinn im Innenohr.
- Störungen des Blutdrucks.
- Ein Verschluß der Blutgefäße, die zum Gehirn führen.
- Reisekrankheit, z. B. Seekrankheit.
- Überatmen (Hyperventilation). Der Betreffende atmet dabei aufgrund von Schmerzen oder Angst oder bei einem plötzlichen Stimmungswechsel tiefer und schneller als normal.

Schwindelanfälle, die auftreten, sobald sich der Kopf in einer bestimmten Stellung befindet, wiederholen sich oft.

Was kann man tun?

Der Betroffene sollte sich hinlegen und ruhen, bis der Schwindelanfall vorbei ist. Dieser kann Sekunden dauern, aber auch Stunden.

Ziehen Sie einen Arzt zu Rate,wenn

- sich der Anfall wiederholt;
- starkes Erbrechen auftritt;
- sich Schwerhörigkeit einstellt.

Der Arzt kann Medikamente verschreiben, die die Beschwerden lindern. Aber auch ohne Behandlung hören selbst Schwindelanfälle, die sich über Monate hinziehen, oft von selbst auf.

Ältere Menschen leiden manchmal an Schwindelanfällen, ohne daß eine Ursache festzustellen ist.

Sonnenbrand

Wenn jemand einen starken und quälenden Sonnenbrand hat, sollte er zum Arzt gehen. Dieser wird ihm wahrscheinlich eine beruhigende Salbe verschreiben.

Einen Arzt sollte er auch dann konsultieren, wenn er Kopfschmerzen oder Fieber hat oder wenn ihm übel ist; denn dann kann er außer dem Sonnenbrand auch einen Hitzschlag haben. (Siehe S. 84.)

Ist der Sonnenbrand viel stärker, als nach der Dauer der Sonneneinwirkung zu erwarten gewesen wäre, so leidet der Betroffene vielleicht an einer sogenannten Lichtdermatose, die durch bestimmte chemische Stoffe, unter anderm auch Medikamente, hervorgerufen werden kann. Der Betreffende muß dann rasch zum Arzt gehen.

Behandlung eines Sonnenbrands

Die Symptome eines Sonnenbrands reichen von leicht geröteter Haut, die sich heiß anfühlt und brennt, bis zu hochroter, angeschwollener Haut, auf der sich Blasen bilden und die sehr weh tut.

Einen leichten Sonnenbrand kann man zu Hause selbst behandeln.

- Kühlen Sie die Haut mit kalten Umschlägen. Sie können dazu ein Handtuch oder ein anderes geeignetes Stück Stoff in kaltes Wasser tauchen, auswringen und dann auflegen. Oder Sie zerkleinern Eiswürfel in einem Tuch mit einem Hammer, füllen die Stückchen in einen Plastikbeutel und knoten den Beutel zu. Wickeln Sie den Eisbeutel, bevor Sie ihn auflegen, in ein Handtuch.
- Ziehen Sie keine Kleidungsstücke an, die auf der schmerzenden Haut reiben.
- Bedenken Sie, daß ein Laie nicht immer erkennen kann, ob ein Sonnenbrand leichter Natur ist. Ziehen Sie im Zweifelsfall bald einen Arzt zu Rate.
- Legen Sie sich erst dann wieder in die Sonne, wenn alle Symptome abgeklungen sind.

Wie vermeidet man Sonnenbrand?

Sonnenbrand wird durch die ultraviolette Strahlung der Sonne verursacht. Hellhäutige Menschen mit wenig Pigment in der Haut bekommen schneller einen Sonnenbrand als dunkelhäutige Menschen.

- Um einem Sonnenbrand vorzubeugen, sollten Sie in den ersten Urlaubstagen übermäßige Sonneneinwirkung vermeiden, besonders wenn Sie eine helle Haut haben. Legen Sie sich als heller Typ am ersten Tag nicht länger als 10 Minuten ungeschützt in die Sonne, als dunkler Typ nicht länger als 45 Minuten, und steigern Sie langsam, bis Sie braun genug und damit vor der Sonne geschützt sind.
- Denken Sie daran, daß eine dünne Wolkenschicht die ultravioletten Strahlen der Sonne nicht abhält.
- Verwenden Sie eine Sonnencreme oder Sonnenschutzöl. Reiben Sie sich nach dem Baden neu ein.
- Bedenken Sie, daß Sie auch im kühlen Wasser einen Sonnenbrand bekommen können.

Splitter

Ein Splitter aus Holz, Metall oder Glas, der in die Haut eingedrungen ist, kann eine Infektion verursachen, wenn man ihn nicht behutsam und sauber entfernt. Sehr große Splitter oder solche, die ganz unter die Haut geraten sind, sollten Sie nicht selbst zu entfernen versuchen. Gehen Sie in beiden Fällen zum Arzt.

Kleine, gut zu erkennende Splitter kann man normalerweise mit einer Pinzette herausziehen. Waschen Sie sich zuvor die Hände. Husten und niesen Sie nicht auf die Wunde.

Sterilisieren Sie die Pinzette, indem Sie die Enden in die Flamme eines Streichholzes, eines Feuerzeugs oder eines Gasherds halten. Lassen Sie die Pinzette anschließend kurz abkühlen, aber wischen Sie nicht den Ruß ab, und berühren Sie das Pinzettenende nicht.

Stechen oder schneiden Sie nicht an der Wunde herum, um an den Splitter zu gelangen. Wenn er tief eingedrungen ist, muß der Arzt helfen. Andernfalls könnte er sich noch tiefer einbohren, so daß es noch schwieriger würde, ihn zu entfernen.

GEFÄHRLICHER WUNDSTARRKRAMPF

Ein Splitter in einer Wunde kann Wundstarrkrampf (Tetanus) hervorrufen. Das ist eine gefährliche Infektionskrankheit, die eine krampfhafte Starre der Muskulatur, besonders der Kiefermuskeln, verursacht.

Auch Schürfwunden, Stichwunden, Verbrennungen, Bißwunden und Verletzungen bei Unfällen im Straßenverkehr und in der Landwirtschaft bergen die Gefahr eines Wundstarrkrampfs in sich. Wer eine solche Verletzung erlitten hat und in den letzten fünf Jahren nicht gegen Tetanus geimpft worden ist, sollte zum Arzt gehen, um sich impfen zu lassen.

Die ersten Anzeichen der Krankheit sind Unwohlsein, Anspannung der Kiefermuskeln, Schmerzen im Kiefer, Schluckbeschwerden, erhöhte Temperatur, Kopfschmerzen und Schweißausbrüche.

Die Muskelstarre kann sich über den ganzen Körper erstrecken. Zusätzlich können schmerzhafte Schüttelkrämpfe auftreten, die oft schon durch ein Geräusch oder eine Berührung des Kranken ausgelöst werden.

Wenn ein Verdacht auf Wundstarrkrampf besteht, bringen Sie den Betreffenden sofort in ein Krankenhaus.

Die sicherste Vorbeugung gegen Wundstarrkrampf ist die Tetanusimpfung. Man kann schon Kleinkinder impfen lassen. Nach einer Verletzung läßt man die Impfung wiederholen.

Einen Splitter entfernen

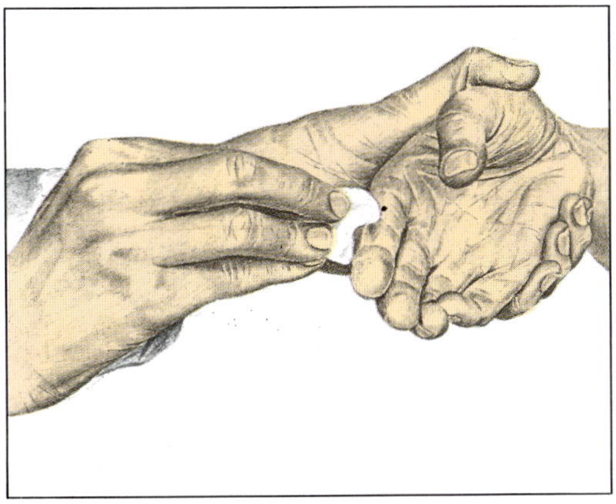

1. *Betupfen Sie das Wundgebiet mit einem antiseptischen Mittel. Stechen oder schneiden Sie nicht an der Wunde herum, um den Splitter freizulegen.*

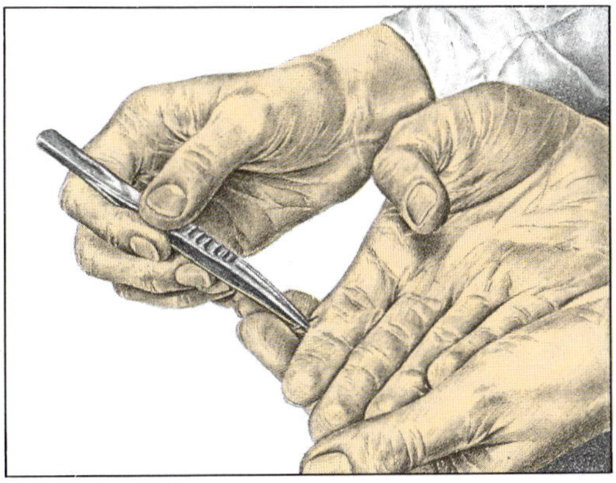

2. *Sterilisieren Sie eine Pinzette, und ziehen Sie den Splitter in der Richtung heraus, aus der er eingedrungen ist. Ein Vergrößerungsglas kann hilfreich sein.*

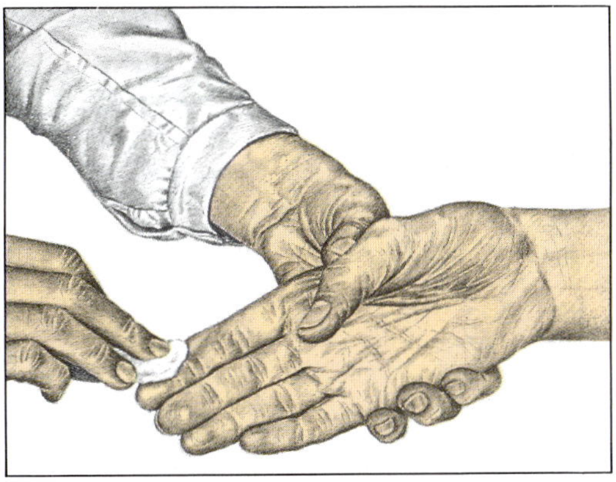

3. *Wenn Sie den Splitter entfernt haben, waschen Sie die Wunde mit einem milden Antiseptikum, und trocknen Sie sie vorsichtig ab. Kleben Sie ein keimfreies Pflaster auf.*

Sportverletzungen

Zu den häufigsten Sportverletzungen gehören Muskelzerrungen und Verstauchungen. Der Schaden ist in diesen Fällen ähnlich: Das Gewebe im Muskel oder im Gelenk wird gezerrt, und es treten innere Blutungen auf, die Schwellungen und Schmerzen verursachen.

Falls Sie sich einmal auf diese Weise verletzen, sollten Sie sofort mit der sportlichen Betätigung aufhören. Hält der Schmerz an, müssen Sie einen Arzt zu Rate ziehen.

Es kann sein, daß Sie sich nicht nur etwas verstaucht, sondern etwas gebrochen haben. (Siehe S. 94.) Dann müssen Sie sofort in ein Krankenhaus. Verdacht auf Knochenbruch besteht bei folgenden Symptomen:

- Sie können den angeschwollenen Körperteil nicht benutzen.
- Die Schwellung entwickelt sich innerhalb von Minuten.
- Der Schmerz klingt nicht ab.

Versorgung eines Muskels oder Gelenks
Wenn der Schmerz nicht zu groß ist und die betroffene Stelle nur langsam anschwillt, kann man es normalerweise wagen, die Verletzung ohne ärztliche Hilfe zu versorgen.

- Legen Sie eine kalte Kompresse auf die verletzte Stelle. Dazu zerkleinern Sie Eiswürfel in einem Tuch mit einem Hammer und füllen die Stücke dann in einen Plastikbeutel. Wickeln

GEFAHREN DES SPORTS

Bei einer ganzen Reihe von Sportarten besteht die Möglichkeit, daß der Ausübende irgendwann eine Verletzung erleidet. Beim Hockey kommt es z.B. vor, daß ein Spieler von dem harten Ball am Kopf getroffen wird. Beim Tennis, Squash und Federball sind Muskelzerrungen und Verstauchungen die häufigsten Verletzungen.

Todesfälle haben ihren Grund zumeist in Verletzungen am Kopf oder am Rückgrat – etwa wenn jemand mit einem Motorrad verunglückt oder beim Bergsteigen aus der Wand fällt. Auch beim Boxen sind schon Todesfälle vorgekommen.

Die folgende Übersicht gibt für einige Sportarten an, wie viele Menschen von 1000 durchschnittlich in einem Jahr bei der Ausübung ihres Sports verletzt werden.

Skifahren	49	Squash	20
Fußball	49	Tennis	20
Turnen	29	Fechten	18
Hockey	29	Federball	14
Judo	21	Radfahren	14
Rudern	21	Basketball	14

RATSCHLÄGE BEI SPORTVERLETZUNGEN

	Was Sie tun sollten	Was Sie nicht tun sollten
Bewußtlosigkeit	• Bringen Sie einen bewußtlosen Sportler in die Seitenlage (S. 58).	• Legen Sie einen Bewußtlosen niemals aufs Gesicht.
	• Säubern Sie seinen Mund von allen Fremdkörpern (Kaugummi, ausgebrochene Zähne, zerbrochene Zahnprothese, Gras), damit er nicht daran erstickt.	
Knochenbruch	• Stellen Sie den verletzten Körperteil ruhig, indem Sie ihn abpolstern, schienen oder bandagieren.	• Versuchen Sie nicht, einen gebrochenen Knochen oder ein verrenktes Glied einzurichten.
Gesichtsverletzungen	• Blaues Auge: Setzen Sie den Verletzten aufrecht hin, und drükken Sie eine kalte Kompresse auf sein Auge.	
	• Nasenbluten: Der Verletzte sollte seine Nasenflügel zehn Minuten lang mit Daumen und Zeigefinger zusammendrücken.	• Man sollte die Nase nicht länger zuhalten, wenn das Nasenbluten nach 30 Minuten immer noch nicht aufhört. Fragen Sie dann einen Arzt.
	• Schmutz und Staub im Auge: Der Betroffene sollte das Auge mit Wasser ausspülen.	• Setzen Sie dem Wasser keine reizenden Substanzen, etwa ein Desinfektionsmittel, zu.
Schnitt- und Schürfwunden	• Eine Schürfwunde, die etwa dadurch entstanden ist, daß jemand mit dem Knie über den rauhen Boden gerutscht ist, sollte einem Arzt gezeigt werden.	• Reinigen Sie eine Schürfwunde nicht mit Wasser und Seife.
	• Wenn Schmutzteilchen in der Wunde stecken, sollte der Betreffende unbedingt zum Arzt gehen. Aus einer nicht richtig gereinigten Schürfwunde kann eine häßliche Narbe entstehen.	• Nehmen Sie keine alten Salben und keine starken Desinfektionsmittel, um damit eine Wunde einzureiben. Diese kann sich dadurch entzünden, oder das Gewebe wird zerstört.
	• Vergessen Sie nicht, sich gegen Wundstarrkrampf zu schützen – der schon durch eine simple Rißwunde entstehen kann. Lassen Sie sich eine Tetanusspritze geben.	
Fußpflege	• Waschen und trocknen Sie Ihre Füße nach dem Sport sorgfältig ab, um einer Fußpilzerkrankung vorzubeugen. Schweißige Haut ist dafür besonders anfällig.	• Baden Sie Ihre Füße nicht ausgiebig in heißem Wasser.
Muskelverspannungen	• Duschen oder baden Sie warm, um Verspannungen zu lösen. Zum Schluß duschen Sie kalt, oder Sie tauchen kurz in kaltes Wasser ein. Leichte Gymnastik tut ebenfalls gut.	• Vermeiden Sie nach dem Sport Zugluft, solange Sie erhitzt sind.

Sie den Beutel in ein Handtuch ein, bevor Sie ihn auflegen. Sie können auch ein Tuch nehmen, das Sie in kaltes Wasser tauchen und auswringen. Durch die Kälte verengen sich die Blutgefäße, und die innere Blutung läßt nach.

- Legen Sie die Kompresse auf die verletzte Stelle, und befestigen Sie sie mit einer Bandage. Lassen Sie die Kompresse 20–30 Minuten lang einwirken. Der Druck hilft ebenfalls, die Blutgefäße zu verengen und die Blutung zu verlangsamen. Wickeln Sie aber die Bandage nicht zu fest, damit die Blutzirkulation nicht unterbunden wird.
- Gleichzeitig lagern Sie den verletzten Körperteil höher als das Herz. Diese Stellung sollte 30–60 Minuten beibehalten werden. Legen Sie das Glied auch in den nächsten 24 Stunden möglichst oft hoch.
- Wenn nötig, nehmen Sie ein Schmerzmittel in der empfohlenen Dosierung. Schmerztabletten sollte man aber keinesfalls einnehmen, um mit dem Sport weitermachen zu können. Schmerz ist ein wichtiges Warnzeichen.
- Die verletzte Stelle muß mindestens zehn Tage schmerzfrei sein, bevor man wieder leichten Sport treiben darf.
- Wenn die Verletzung sehr langsam heilt oder wenn Sie sich mehrmals die gleiche Verletzung zuziehen, gehen Sie zum Arzt.

Wenn Muskeln sich verspannen

Man weiß nicht genau, was geschieht, wenn Muskeln sich verspannen.

Die beste Behandlung von Verspannungen besteht in leichter körperlicher Betätigung. Sehr gut ist z.B. ruhiges Schwimmen. Es trägt dazu bei, daß die ausgetretene Flüssigkeit vom Gewebe resorbiert wird.

Um Verspannungen zu vermeiden, sollte man sich vor jeder sportlichen Betätigung zunächst „aufwärmen". Entsprechend sollte man sein sportliches Programm zum Schluß langsam ausklingen lassen. Beenden Sie eine anstrengende körperliche Betätigung also nicht abrupt, sondern machen Sie zum Abschluß noch ein paar leichtere Übungen. Legen Sie sich nach dem Sport nicht in ein heißes Bad. Viel besser ist eine kurze Dusche mit anschließendem Abrubbeln.

Verletzungen durch Überbeanspruchung

Regelmäßige sportliche Betätigung bringt oft eine einseitige Beanspruchung bestimmter Körperteile mit sich. Dies kann dazu führen, daß sich allmählich schmerzhafte Schäden herausbilden, z.B. ein Tennisarm, eine Golferschulter oder ein Fußballerknöchel.

Zunächst tut der betroffene Körperteil nur am Ende der sportlichen Betätigung oder kurz danach weh. Wenn die Schädigung größer wird, hält der Schmerz länger an, und er tritt auch zu anderen Zeiten auf, etwa wenn man im Bett liegt. In diesem Stadium ist eine fachkundige Behandlung notwendig. Als erstes muß man den betroffenen Körperteil eine Zeitlang schonen. Hilft das nicht, sollte man zum Arzt gehen.

Wie vermeidet man Sportverletzungen?

Viele Sportverletzungen lassen sich vermeiden, wenn man sich auf den betreffenden Sport gut vorbereitet. Nehmen Sie Unterricht, um von Anfang an zu lernen, wie bestimmte Dinge richtig gemacht werden. Fehler in der Technik, die zu Schädigungen führen können – etwa ein falscher Bewegungsablauf beim Golfschlag –, sind mit fortschreitender Zeit immer schwerer auszumerzen. Um in Form zu bleiben, muß man überdies regelmäßig etwas tun. Eine große Kraftanstrengung einmal in der Woche nützt wenig.

Auch die richtige sportliche Ausrüstung trägt dazu bei, das Risiko von Sportverletzungen zu vermindern. Dies ist besonders bei Sportarten wie Skilaufen und Bergsteigen wichtig. Aber bei fast allen andern Sportarten kann man die Verletzungsgefahr vermindern, wenn man das richtige Schuhwerk trägt: etwa Tennisschuhe mit breiter Sohle oder Laufschuhe mit gut gepolsterten Absätzen, die verhindern, daß bei jedem Schritt die Wirbelsäule erschüttert wird.

Stichwunden

Ein Nagel, der aus einem Stück Holz herausragt, oder andere spitze Gegenstände können ernstzunehmende Wunden verursachen. Äußerlich mag eine solche Wunde harmlos wirken; sie kann aber tief sein, und es können Schmutz und Bakterien in sie eindringen. Wenn sich die Wunde entzündet, kann die Infektion auch auf andere Körperteile übergreifen und zu einer schweren Erkrankung, ja sogar zum Tod führen.

Bei einer Stichwunde können auch tiefer liegende Blutgefäße und Nerven erheblich verletzt sein.

Nehmen Sie also jede Stichverletzung ernst. Stillen Sie die Blutung, versorgen Sie die Wunde, und bringen Sie den Verletzten rasch zum Arzt.

Wenn der Gegenstand, der die Verletzung verursacht hat, noch in der Wunde steckt, dürfen Sie ihn auf keinen Fall entfernen. Unter Umständen hält er die Wunde einigermaßen verschlossen, und wenn Sie ihn herausziehen, blutet sie stark. Umpolstern Sie den Fremdkörper mit einem Ringpolster (siehe S. 123), oder decken Sie ihn mit einem Pappbecher ab, so daß er nicht tiefer in die Wunde gedrückt werden kann, während Sie einen Verband anlegen.

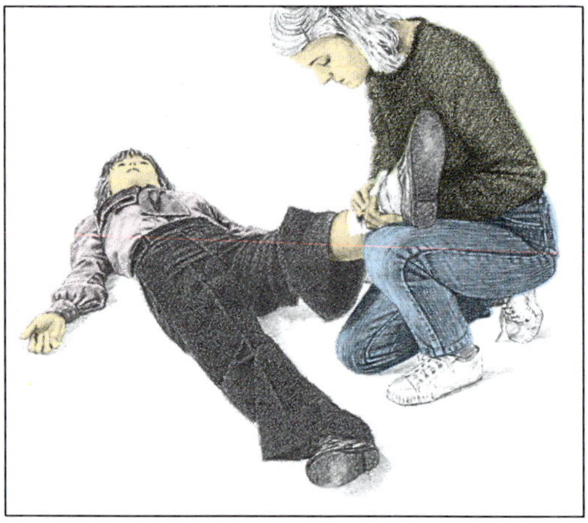

Versorgung einer Stichwunde
Stillen Sie die Blutung, indem Sie den Bereich um die Wunde herum mit einem sauberen Stück Stoff oder mit den bloßen Händen fest zusammendrücken. Versuchen Sie nicht, einen in der Wunde steckenden Fremdkörper zu entfernen. Lagern Sie den verletzten Körperteil hoch, um die Blutung zu verringern. Verbinden Sie die Wunde, und ziehen Sie rasch einen Arzt zu Rate.

Tollwut

Tollwut ist eine gefährliche Infektionskrankheit. Sie wird von einem Virus verursacht und durch den Biß von erkrankten Tieren, besonders Hunden und Füchsen, übertragen. Von der Bißstelle wandern die Viren dann zum Gehirn. Befindet sich die Bißstelle nahe am Gehirn, z.B. im Gesicht oder am Hals, so ist der Weg für die Viren nicht weit, und der Betroffene muß rasch behandelt werden, damit die Krankheit nicht zum Ausbruch kommt.

Die Inkubationszeit beträgt meist 20–90 Tage; sie kann aber auch kürzer sein oder bis zu einem Jahr dauern. Die Bißwunde heilt normalerweise ab, bevor die Symptome auftreten; sie bleibt aber rot und entzündet.

Sobald die Symptome auftreten, kommt jede Behandlung zu spät, und der Kranke stirbt gewöhnlich innerhalb von vier Tagen.

Was kann man tun?

- Wer in einem Tollwutgebiet von einem Tier gebissen worden ist, muß sofort einen Arzt aufsuchen.
- Wenn eine medizinische Untersuchung nicht einwandfrei ergibt, daß das Tier keine Tollwut hat, muß der Gebissene gegen Tollwut behandelt werden, und zwar unbedingt bevor die Symptome auftreten.
- Das kranke Tier muß möglichst isoliert werden. Dabei achtet man darauf, daß man sich und andere nicht in Gefahr bringt. Wenn das Tier entkommt, ist sofort die Polizei zu benachrichtigen.

Tollwutsymptome

- Schmerzen und Taubheitsgefühl an der abgeheilten Bißstelle. Später folgen Fieber, Kopfweh, Halsschmerzen und Muskelschmerzen.
- Ein oder zwei Tage darauf wird der Kranke unruhig. Die Erregung steigert sich zu Verwirrung, Halluzinationen und Tobsuchtsanfällen.
- Weitere Symptome sind Muskelkrämpfe, Nacken- und Rückensteife, Zuckungen und Lähmungen.
- Durch übermäßige Speichelbildung und Schluckbeschwerden bildet sich Schaum vor dem Mund.
- In der Schlundmuskulatur treten schmerzhafte Krämpfe auf. Wenn der Kranke zu trinken versucht, gerät er in Panik.

Erste Hilfe

Unterkühlung

Wenn ein Baby, das sich in einem kalten Raum befindet, rot aussieht, wenn es teilnahmslos daliegt und nichts essen will, kann es unterkühlt sein. Unterkühlung ist ein bedrohlicher Zustand, bei dem die Körpertemperatur unter den normalen Stand absinkt. Wenn das unterkühlte Kind nicht erwärmt wird, kann es binnen weniger Stunden sterben.

Auch alte Menschen sind in dieser Hinsicht gefährdet, zumal sie sich weniger bewegen und manchmal unzureichend ernähren. Zuerst beklagen sie sich vielleicht noch über die Kälte. Wenn aber niemand darauf eingeht, verschlechtert sich ihr Zustand. Sie werden müde und verwirrt, und ihre Muskeln werden steif. Manchmal fangen sie auch an zu zittern, oder ihre Sprache wird undeutlich. Schließlich wird der Betroffene bewußtlos; sein Gehirn wird geschädigt, und am Ende stirbt er.

Bei Unterkühlung im Freien siehe S. 291.

Wie eine Unterkühlung beginnt?
Eine Unterkühlung beginnt, wenn die Körpertemperatur vom normalen Stand von 37 °C auf etwa 35 °C absinkt. Bei Babys ist die Ursache meistens ein zu kaltes Schlafzimmer während der Nacht. Zu früh geborene und kranke Babys sind besonders gefährdet.

Oft erkennt der Laie den unterkühlten Zustand gar nicht, denn er hält die rote Hautfarbe, die bei Unterkühlung entsteht, für ein gesundes Aussehen.

Bei alten Menschen hat eine Unterkühlung ihren Grund meistens in mangelhafter Ernährung, zu dünner Kleidung und ungenügend geheizten Räumen im Winter. Nimmt ein alter Mensch Medikamente oder Alkohol zu sich, ist seine Widerstandskraft gegen Kälte noch geringer.

Was kann man tun?
Hat man den Verdacht, daß jemand unterkühlt ist, fühlt man seine Haut an. Ist der Betreffende tatsächlich unterkühlt, wird die Haut ungewöhnlich kalt sein. Man muß dann sofort Maßnahmen ergreifen, damit sich der Zustand nicht verschlimmert.

- Ziehen Sie rasch einen Arzt zu Rate. Möglicherweise muß der Betroffene ins Krankenhaus gebracht werden.
- Wickeln Sie den Unterkühlten in eine Steppdecke oder eine Wolldecke. Lassen Sie das Gesicht frei.
- Wenn der Betreffende bewußtlos ist, legen Sie ihn hin! Bringen Sie ihn in die Seitenlage (siehe S. 58).
- Erhöhen Sie rasch die Raumtemperatur, oder bringen Sie den Unterkühlten in einen wärmeren Raum.
- Holen Sie einen Arzt.
- Geben Sie dem Betroffenen – sofern er bei Bewußtsein ist – ein heißes, süßes Getränk ein, z. B. Milch oder heiße Schokolade. Keinen Alkohol geben.
- Massieren Sie nicht die Beine und Arme des Betroffenen. Lassen Sie ihn auch keine gymnastischen Übungen machen. Dadurch würde das Blut von den lebenswichtigen Organen des Körpers abgezogen.
- Legen Sie dem Betroffenen eine Wärmflasche auf den Leib, nicht auf die Arme oder Beine.

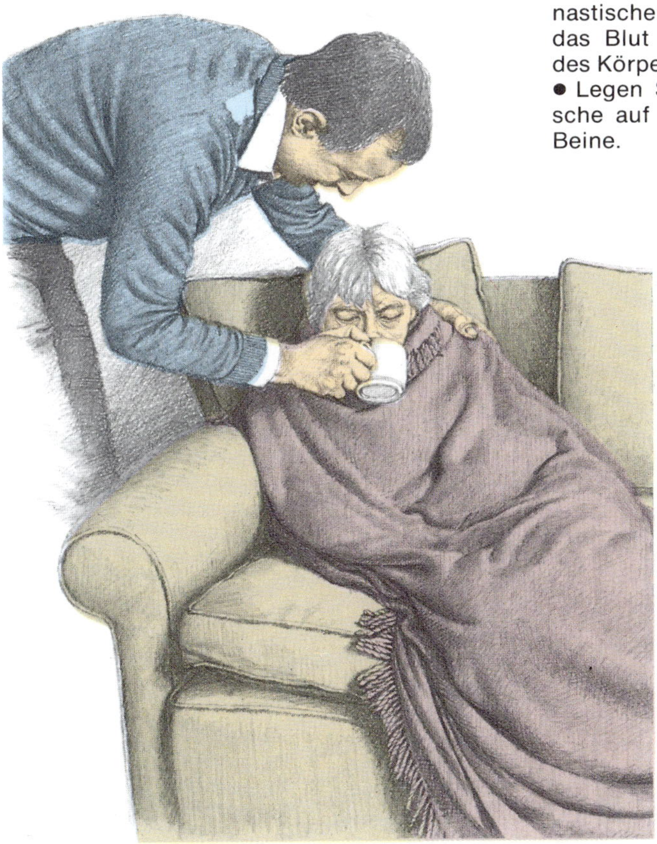

Versorgung eines älteren, unterkühlten Menschen
Bei einem alleinlebenden, älteren Menschen, der vielleicht unbeweglich ist, sich unzureichend ernährt und dessen Wohnung schlecht beheizt ist, kann im Winter eine Unterkühlung auftreten. Der oder die Betroffene braucht dann ärztliche Hilfe. Zunächst hüllt man ihn in eine Decke und gibt ihm, wenn er bei Bewußtsein ist, etwas Heißes zu trinken. Überdies wickelt man eine heiße Wärmflasche in ein Handtuch und legt sie ihm an den Körper. Nicht an die Gliedmaßen, da hierdurch den lebenswichtigen Organen im Leib das Blut entzogen würde.

Verbände

Verbände erfüllen drei unterschiedliche Funktionen. Sie halten eine Auflage auf einer Wunde fest und verhindern damit, daß Schmutz und Keime in die Wunde gelangen. Sie halten auf einer Wunde einen Druck aufrecht und dämmen so die Blutung ein; überdies saugen sie auch Blut auf. Und schließlich kann man sie dazu benutzen, einen verletzten Körperteil zu stützen oder ruhigzustellen. (Siehe S. 125–127 und S. 107.)

Verbände bestehen meist aus Baumwolle oder Gaze, aber im Notfall kann man sie auch provisorisch aus Bettlaken, Kopfkissenbezügen, Strümpfen, Schals oder anderem geeigneten Material herstellen.

Ist keine Binde vorhanden, kann man die Wundauflage auch mit Heftpflasterstreifen befestigen.

Wundauflagen, die das Blut aufsaugen und eine Infektion verhindern sollen, bestehen in der Regel aus einer Lage Watte, die mit Gaze überzogen ist. Flauschiges Material wie Watte darf nicht unmittelbar mit der Wunde in Berührung kommen, da die Fasern sonst an der

Einen Verband anlegen

1. *Legen Sie das Ende der Binde auf das verletzte Glied. Das Glied muß sich dabei in der Stellung befinden, in der es dann bleiben soll. Legen Sie die Außenfläche der Binde auf die Haut, damit Sie die Binde leichter abrollen können. Wickeln Sie die Binde einmal fest um das Glied herum.*

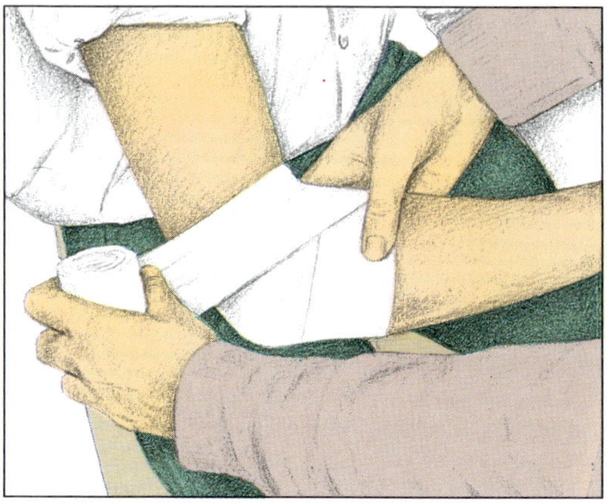

2. *Wickeln Sie den Verband zum Rumpf hin. Verteilen Sie dabei den Druck gleichmäßig. Machen Sie zunächst zwei bis drei Touren unterhalb der Wunde und am Schluß zwei bis drei Touren oberhalb. Schlagen Sie das Ende der Binde ein, und befestigen Sie es mit einer Sicherheitsnadel oder Heftpflaster.*

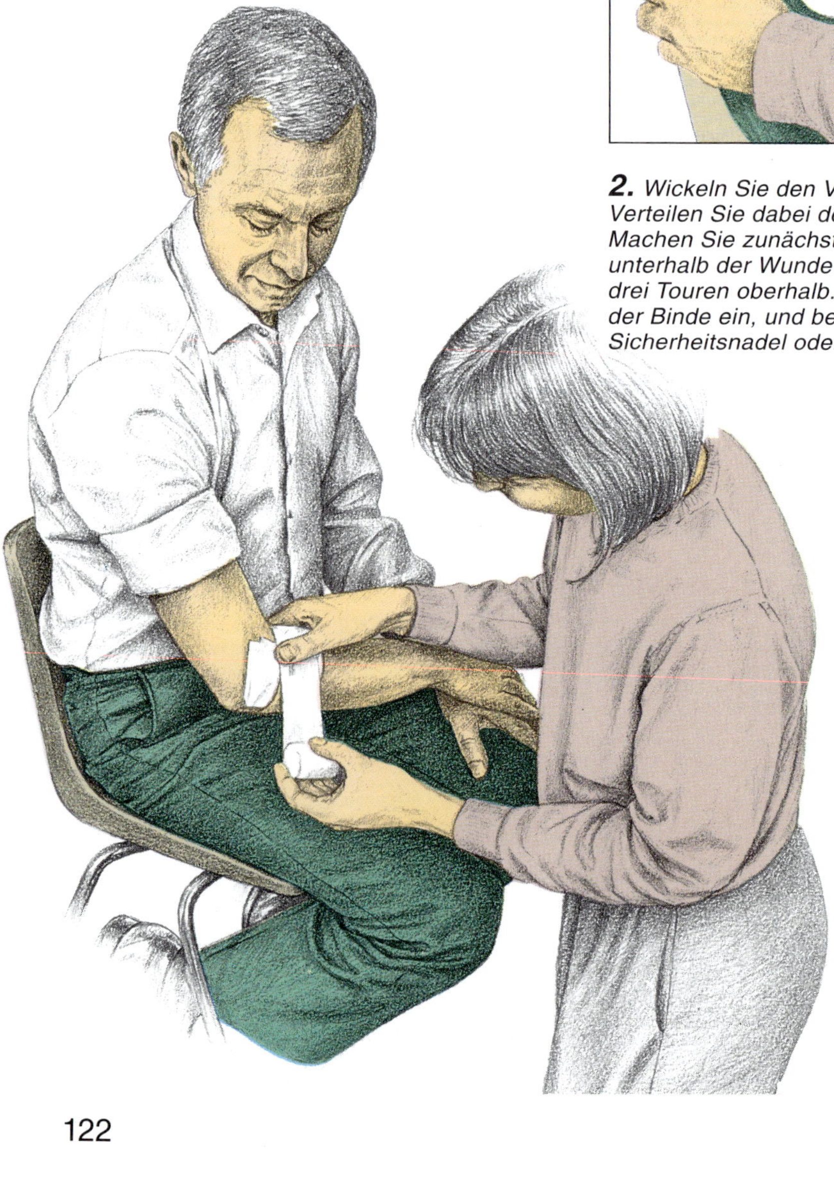

Der abschließende Knoten

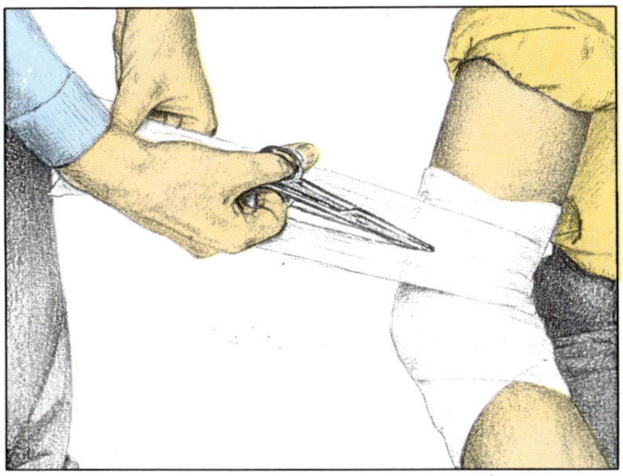

1. *Wenn Sie keine Sicherheitsnadel und kein Heftpflaster zur Hand haben, schneiden Sie das Ende der Binde in der Mitte der Länge nach ein gutes Stück ein.*

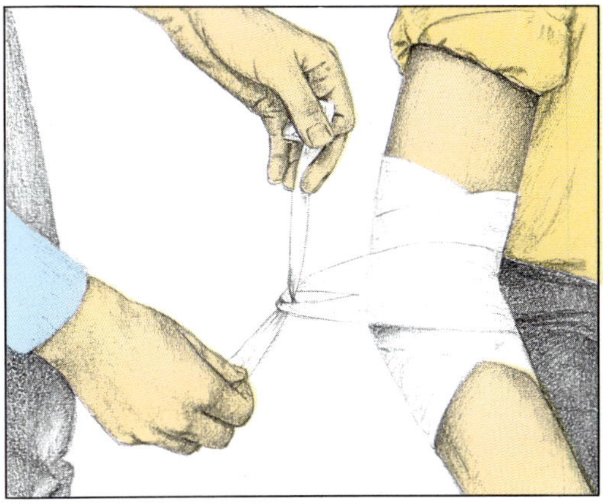

2. *Binden Sie die beiden so entstandenen Streifen zu einem einfachen Knoten zusammen. Achten Sie darauf, daß der Knoten nicht auf der Wunde liegt und drückt.*

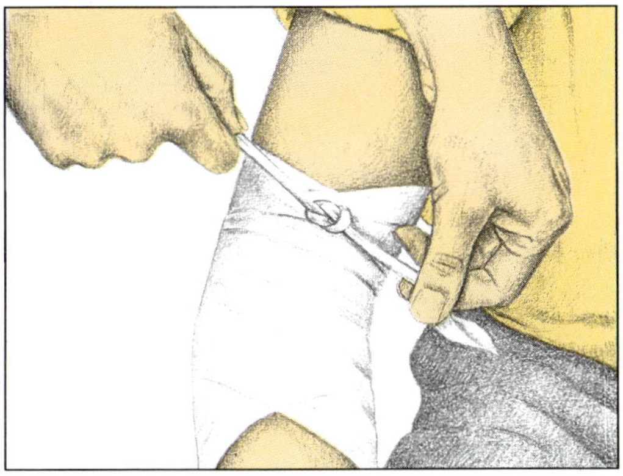

3. *Wickeln Sie die beiden Enden der Binde noch einmal um das verletzte Glied, und verknoten Sie sie dann.*

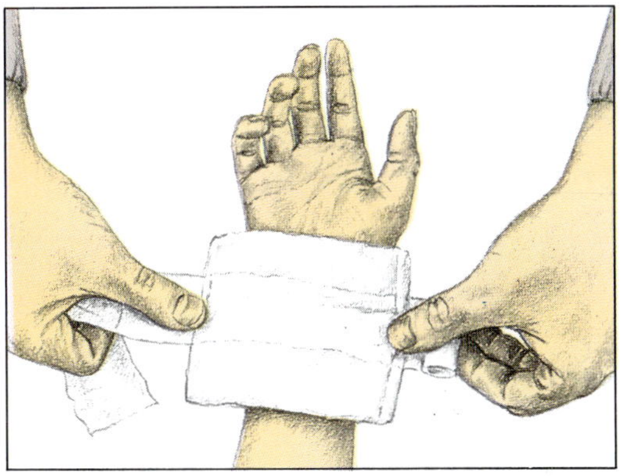

Verband mit Wundauflage
Die Auflage kommt auf die Wunde und wird mit der Binde befestigt.

Ein Ringpolster herstellen

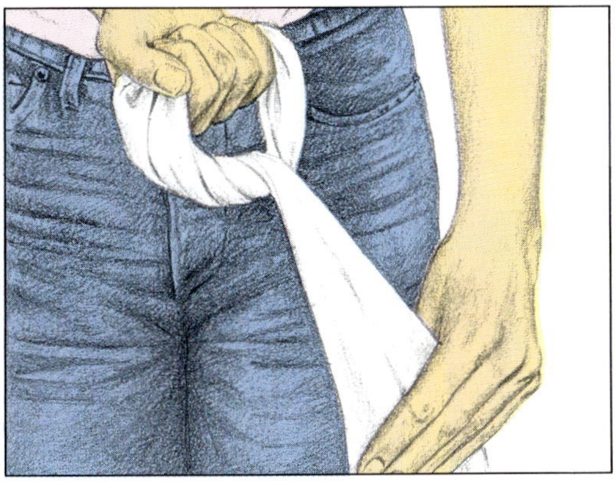

1. *Legen Sie ein Ende einer Binde zweimal um die Finger. Führen Sie das andere Ende durch die so entstandene Schlaufe, dann darunter hinweg und erneut durch die Schlaufe.*

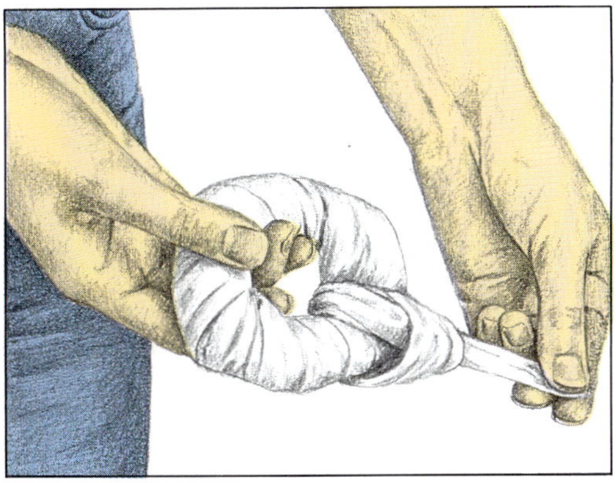

2. *Wickeln Sie das freie Ende so lange weiter um die Schlaufe, bis die Binde aufgebraucht ist. Mit diesem Ring kann man Fremdkörper in einer Wunde umpolstern.*

Verband mit einem Dreiecktuch

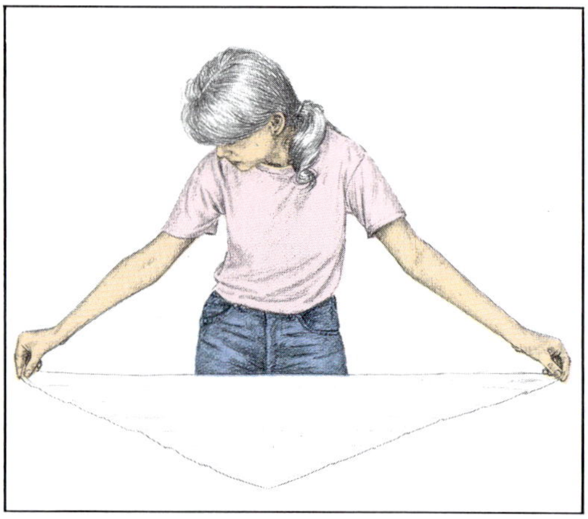

1. Im Notfall können Sie aus einem Dreiecktuch einen breiten oder schmalen Verband herstellen. Breiten Sie es zunächst aus.

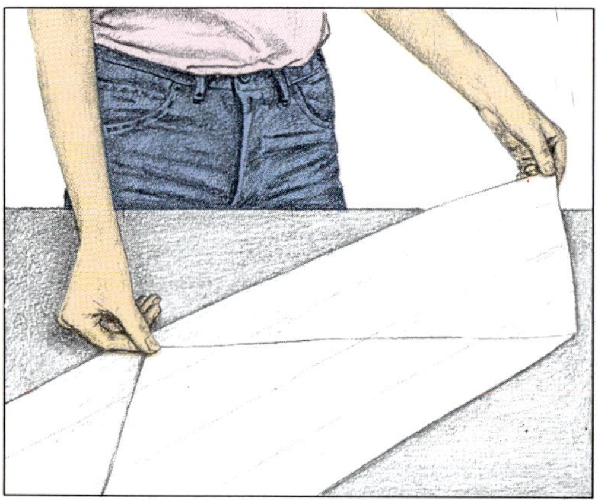

2. Falten Sie die Spitze des Dreiecks zur Mitte der Grundlinie. Falten Sie das Tuch nochmals in die gleiche Richtung (breiter Verband).

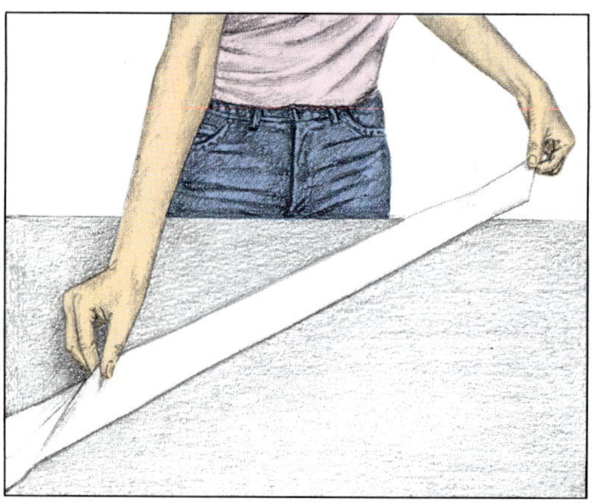

3. Für einen schmalen Verband falten Sie das Tuch ein drittes Mal in die gleiche Richtung. Es kann nun wie eine Rollbinde benutzt werden.

Netzverband für einen Finger

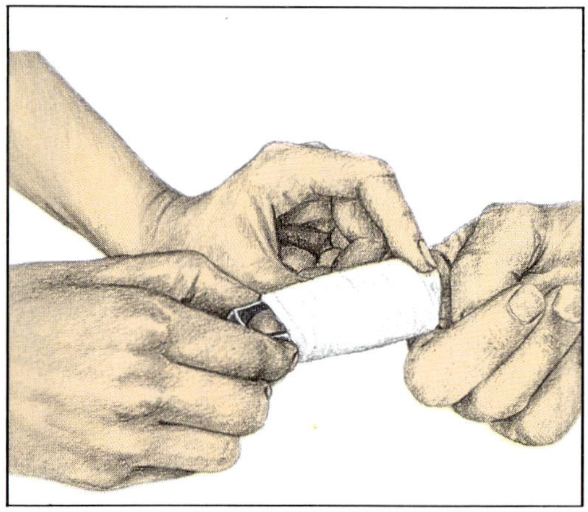

1. Legen Sie den Applikator über den Finger, und schieben Sie ein Stück Verband von doppelter Fingerlänge darüber.

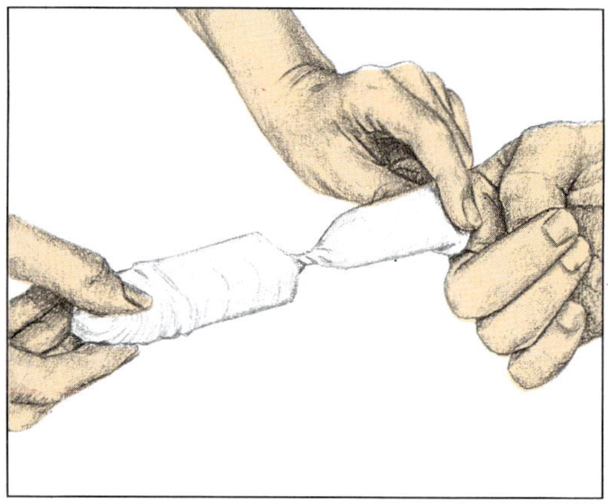

2. Ziehen Sie den Applikator zusammen mit dem einen Ende der Binde vom Finger ab. Verdrehen Sie ihn und die Binde ein wenig.

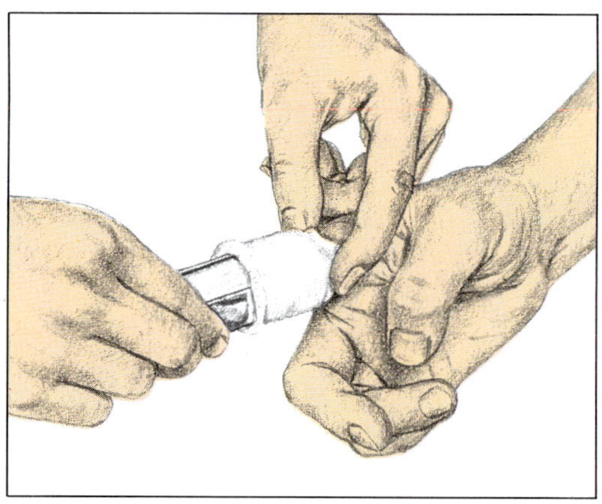

3. Schieben Sie mit dem Applikator die zweite Hälfte der Binde ebenfalls auf den Finger. Die Binde gleitet dabei von dem Gerät ab.

Wunde kleben bleiben. Im Notfall läßt sich eine Wundauflage aus jedem sauberen, trockenen, saugfähigen Material herstellen, beispielsweise aus weichem Toilettenpapier.

In der Apotheke erhält man sterile Wundauflagen, an denen eine Binde befestigt ist. Eine versiegelte Schutzhülle hält dieses Verbandpäckchen keimfrei.

Für Verbände verwendet man häufig auch Mullbinden. Vielseitig einsetzbar ist das große Dreiecktuch.

Wie man eine Rollbinde benutzt

Die herkömmlichen Rollbinden bestehen aus nichtelastischer, locker gewobener Gaze und sind nicht ganz einfach zu wickeln. Kreppbinden und elastische Verbände sind leichter anzubringen. Da sie sich der jeweiligen Körperform anpassen, verteilen sie den Druck gleichmäßiger auf die Wunde.

Rollbinden sind für verschiedene Zwecke in verschiedenen Breiten erhältlich: Die 25 mm breite Binde ist für Finger und Zehen geeignet,

So macht man eine Armschlinge

1. *Der Verletzte hält seinen verletzten Arm mit der gesunden Hand. Legen Sie das offene Dreiecktuch so zwischen Brust und Unterarm, daß die Spitze ein gutes Stück unter dem Ellbogen hervorragt. Führen Sie das obere Ende über die gesunde Schulter und um den Hals herum bis vorn auf die verletzte Seite.*

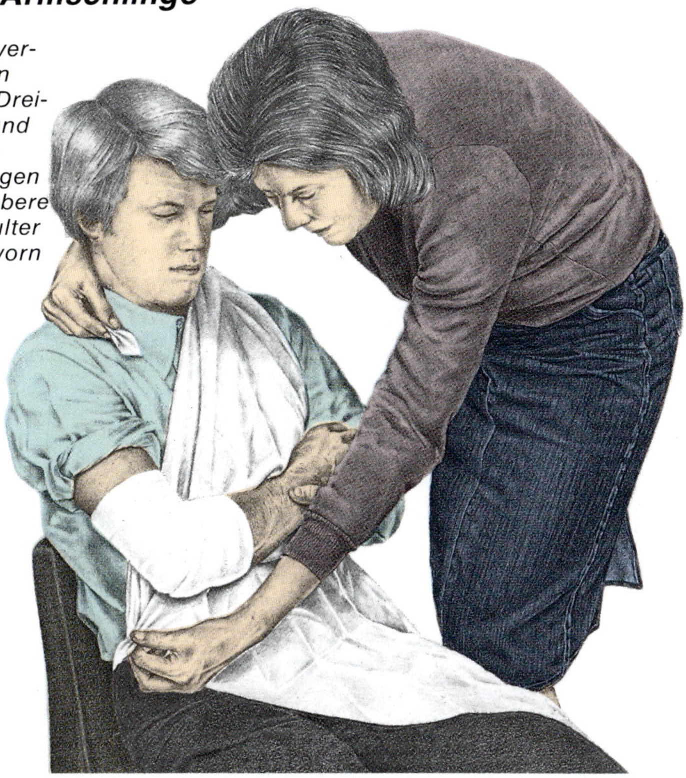

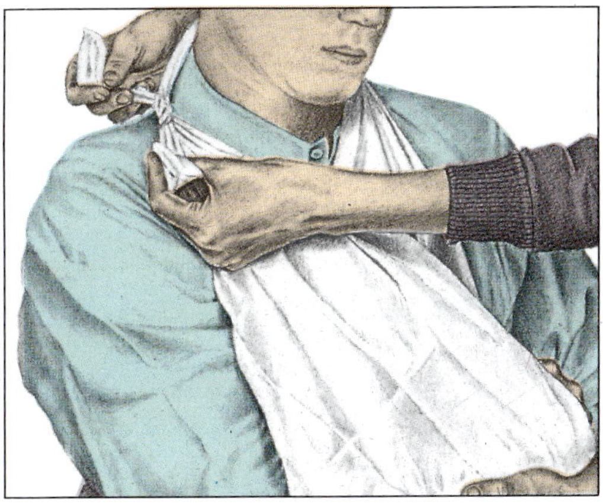

2. *Schlagen Sie das untere Ende des Dreiecktuchs über die Hand und den Unterarm nach oben, und verknoten Sie es in der Vertiefung über dem Schlüsselbein mit dem oberen Ende.*

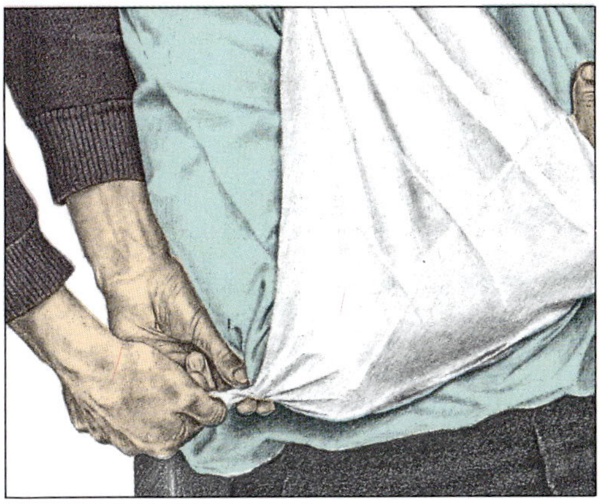

3. *Stecken Sie die Spitze des Tuches am Ellbogen fest, oder schlagen Sie sie ein. Die Fingerspitzen sollten aus dem Tuch noch herausgucken.*

die 50 mm breite für die Hände und die 65 mm breite für die Arme. 75–90 mm breite Binden nimmt man für die Beine und 100 oder 150 mm breite für den Rumpf.

Sitzt der Verband zu fest?
Es kann leicht geschehen, daß man einen Verband zu fest anlegt, so daß Nerven gedrückt werden oder die Durchblutung beeinträchtigt wird. Gleich wenn der Verband angelegt ist und dann nochmals zehn Minuten später sollte man deshalb auf folgende Anzeichen achten:

- Der Verletzte spürt einen stechenden Schmerz in den Fingern oder Zehen, oder er hat dort gar kein Gefühl mehr.
- Die Finger oder Zehen sind sehr kalt.

(Fortsetzung S. 128.)

Behelfsmäßige Armschlinge

1. *Wenn Sie kein Dreiecktuch haben, improvisieren Sie eine Armschlinge mit einem Schal, einer Krawatte, einem Gürtel oder einer Mullbinde. Wickeln Sie die improvisierte Schlinge einmal um das Handgelenk des verletzten Arms, oder machen Sie aus dem Tuch eine Öse, wie in Abb. 2 und 3 gezeigt.*

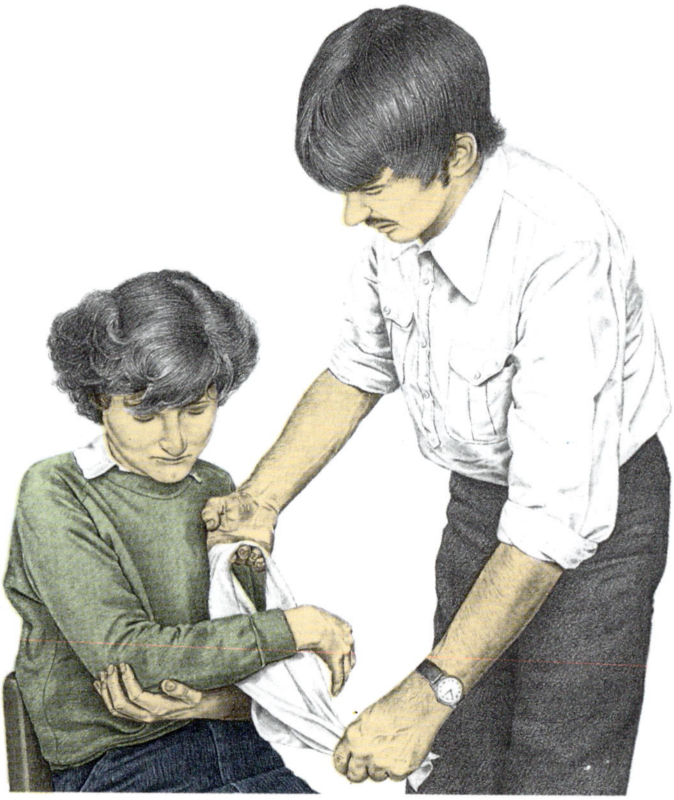

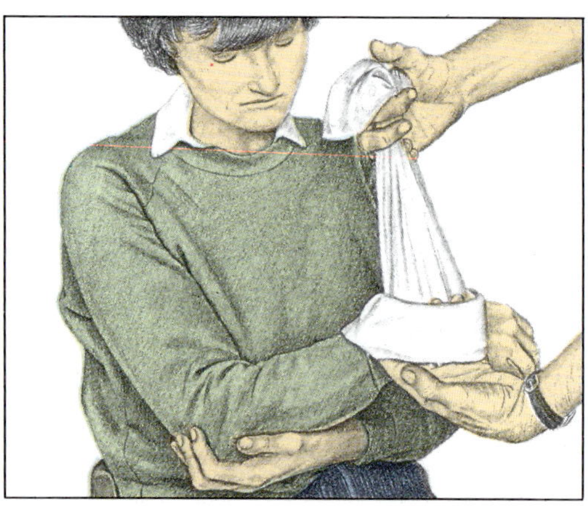

2. *Führen Sie das eine Schlingenende zur Schulter auf der unverletzten Seite, das andere schräg über die Brust und um den Hals herum zur unverletzten Schulter.*

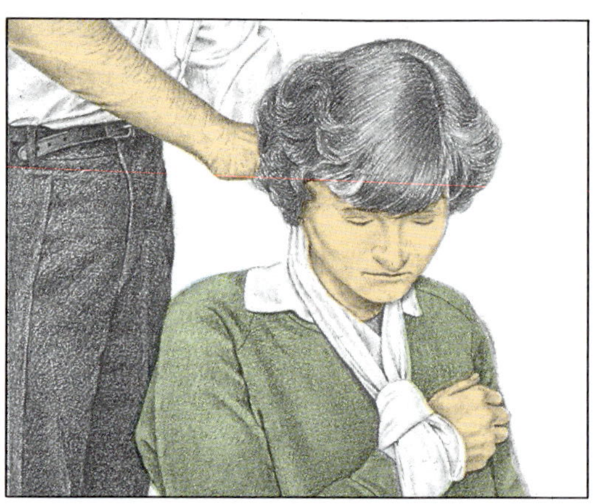

3. *Verknoten Sie die beiden Enden im Nacken. Die Hand sollte etwas höher liegen als der Ellbogen, bei Hand- oder Unterarmverletzungen jedoch in Schulterhöhe.*

Hochgebundene Armschlinge

1. *Führen Sie den verletzten Arm – bei Brustverletzungen den Arm an der verletzten Seite – so hoch, daß die Hand an der andern Schulter liegt. Wenn möglich, soll der Verletzte seinen Arm in dieser Lage halten, während Sie das Tragetuch anlegen.*

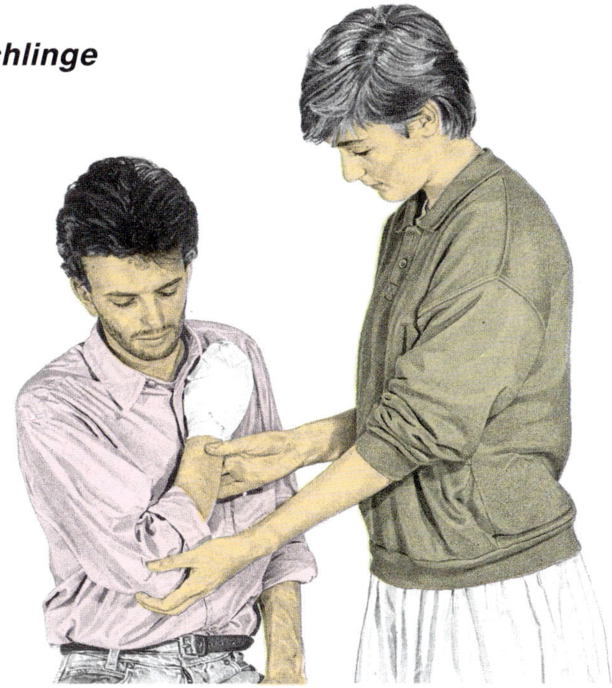

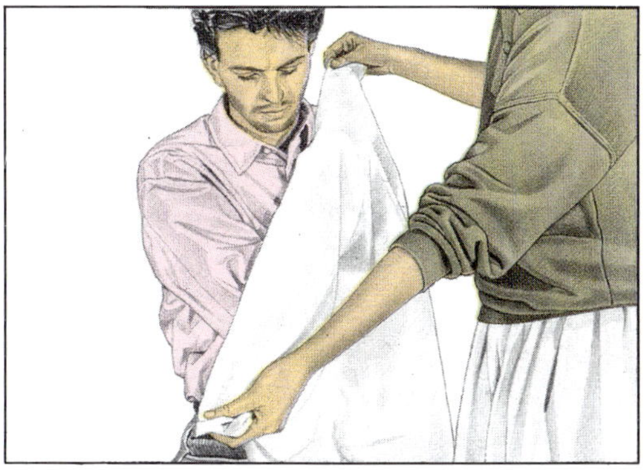

2. *Legen Sie eine Grundlinienecke des Tuches so über die Schulter der gesunden Seite, daß die Spitze über den Ellbogen hinausragt. Das Tuch bedeckt den Arm.*

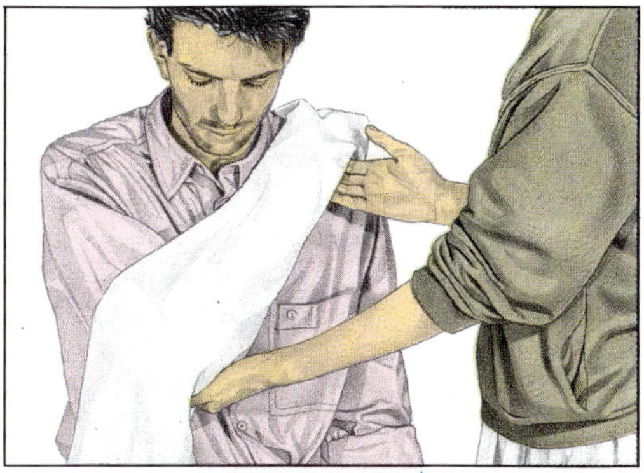

3. *Schlagen Sie die Grundlinienkante des Tuches vorsichtig unter Hand, Unterarm und Ellbogen des verletzten Armes. Das Ende des Tuches hängt vom Ellbogen herab.*

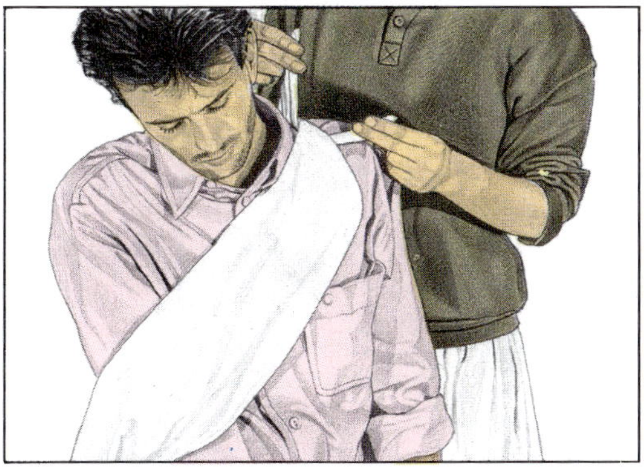

4. *Führen Sie das Ende des Tuches auf der verletzten Seite diagonal über den Rücken nach oben. Verknoten Sie die beiden Tuchenden auf der Schulter der gesunden Seite.*

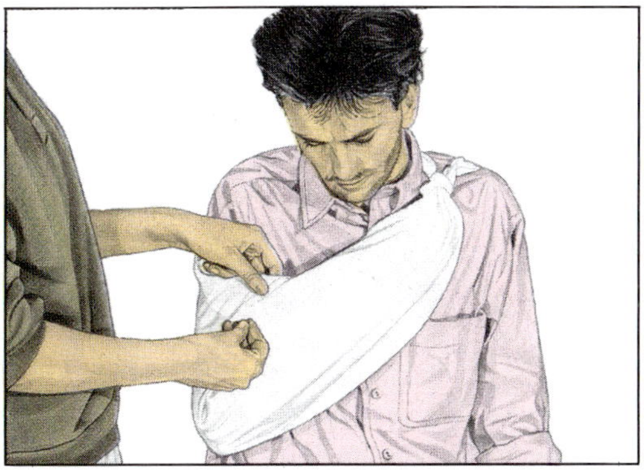

5. *Falten Sie die Tuchspitze am Ellbogen ein, und stecken Sie sie mit einer Sicherheitsnadel fest. Oder verdrillen Sie die Spitze, und schlagen Sie sie ein.*

- Der Verletzte kann die Finger oder Zehen nicht mehr bewegen.
- Das Nagelbett an den Finger- oder Zehennägeln ist ungewöhnlich blaß oder bläulich.
- Der Puls am verletzten Arm ist im Vergleich zum andern Arm schwach oder gar nicht mehr zu fühlen.

Wenn eins dieser Symptome auftritt (oder gar mehrere), legen Sie den Verband lockerer an.

Andere Verbände

In der Apotheke sind Dreiecktücher erhältlich. Man kann sie aber auch selbst anfertigen, indem man ein etwa 1 m^2 großes Stück Leinen oder Baumwolltuch diagonal durchschneidet.

Ein ungefaltetes Dreiecktuch kann man als Tragschlinge benutzen. Man kann es aber auch zu einer breiten Binde falten und damit ein gebrochenes Glied ruhigstellen. Oder man faltet es zu einer schmalen Binde zusammen, um damit eine Wundauflage auf einer Wunde festzuhalten.

Auch ein Ringpolster läßt sich aus einem Dreiecktuch herstellen. Ein solches Polster wird um einen Fremdkörper in einer Wunde oder um einen offenen Bruch gelegt, wenn der gebrochene Knochen aus der Wunde herausragt.

Endlose Schlauchverbände lassen sich leichter anlegen als herkömmliche Binden, weil sie nicht gebunden werden müssen. Sie sind für unterschiedliche Körperteile in verschiedenen Größen erhältlich.

Stützverbände mit dem Dreiecktuch

Sobald Sie eine Wunde an einer Hand, einem Arm oder an der Brust versorgt haben, legen Sie noch einen stützenden Verband an, um die verletzte Stelle zu schützen und den betroffenen Bereich des Körpers ruhigzustellen. Solche Verbände lassen sich gut mit einem Dreiecktuch machen.

Armschlinge

Bei einer Wunde am Arm und bei bestimmten Rippenverletzungen macht man eine Armschlinge. Der Verletzte muß dafür aber sitzen oder stehen können. Die Schlinge hält den Unterarm quer über der Brust, die Hand liegt etwas höher als der Ellbogen, und die Finger sind frei.

Wenn eine Hand hochgelagert werden muß, damit eine Blutung zum Stillstand kommt, kann man den betreffenden Arm in einer Schlinge hochbinden. Das gleiche gilt für kompliziertere Brustverletzungen und ein gebrochenes Schlüsselbein. Auf diese Weise läßt sich auch der Arm eines Verletzten ruhigstellen, der nicht stehen oder sitzen kann.

Behelfsmäßige Schlingen

Wenn Sie kein Dreiecktuch zur Hand haben und auch keins herstellen können, gibt es verschiedene Möglichkeiten, eine Schlinge zu improvisieren. So können Sie z.B. die untere Kante der Jacke des Verletzten über dessen angewinkelten Arm hinweg nach oben schlagen und in Brusthöhe mit einer Sicherheitsnadel befestigen.

Auch aus einem Gürtel, einer Krawatte oder einem Schal kann man eine Schlinge machen, in welcher der verletzte Arm liegt. Die Schlinge wird im Nacken des Verletzten zusammengebunden.

Ferner können Sie den verletzten Arm einfach vor die Brust legen und den Ärmel mit einer Sicherheitsnadel an der Jacke befestigen. Oder Sie schieben die Hand des Verletzten in Brusthöhe zwischen zwei Knöpfe seiner zugeknöpften Jacke.

Verbrennungen und Verbrühungen

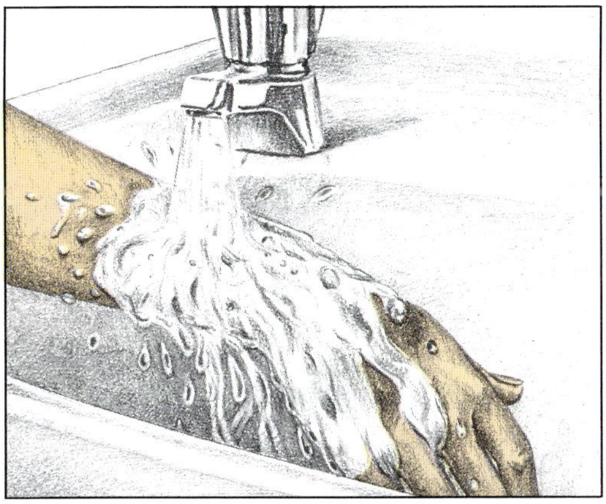

Versorgung einer kleinen Verbrennung
Eine oberflächlich verbrannte Stelle, die kleiner ist als ein Markstück, hält man mindestens zehn Minuten lang unter fließendes kaltes Wasser. Man kann sie auch in eine andere Flüssigkeit wie Milch oder Bier tauchen.

Der Schweregrad einer Verbrennung oder Verbrühung hängt davon ab, wie tief und ausgedehnt sie ist. Verbrennungen und Verbrühungen werden gleich behandelt.

Tragen Sie kein Fett, keine Salbe oder Tinktur auf die verletzte Stelle auf. Diese Mittel müßten vom Arzt wieder entfernt werden, und sie können auch zu einer Infektion führen.

Kleben Sie kein Pflaster auf. Berühren Sie die Wunde nicht, und öffnen Sie Blasen nicht. Entfernen Sie nichts, was an der Brandwunde anhaftet.

Als erste Maßnahme bringen Sie gegebenenfalls den Verletzten aus dem Gefahrenbereich. Sind die Verbrennungen durch eine Trockenchemikalie wie Ätznatron oder gebrannten Kalk entstanden, bürsten Sie mit einem Staubtuch oder einer weichen Bürste möglichst viel davon ab. Achten Sie dabei darauf, daß Sie Ihre eigenen Hände schützen. Entfernen Sie verschmutzte Kleidung, und sorgen Sie dafür, daß der Verletzte nicht auf der chemischen Substanz liegt. Bei Verbrennungen und Ver-

Verbrannte Kleidung entfernen
Wenn Sie sich einem Menschen nähern, dessen Kleidung brennt, so schützen Sie sich auch selbst. Halten Sie eine Decke, einen Teppich oder Mantel vor Ihren Körper. (Das Material darf keine Kunstfasern enthalten.) Hüllen Sie den Betroffenen fest darin ein, um die Flammen zu ersticken, und legen Sie ihn auf den Boden, die verbrannte Seite nach oben. Sobald das Feuer erloschen ist, entfernen Sie alle Kleidungsstücke, die sich leicht abnehmen lassen. Entfernen Sie keine Stoffteile, die an der Haut haften.

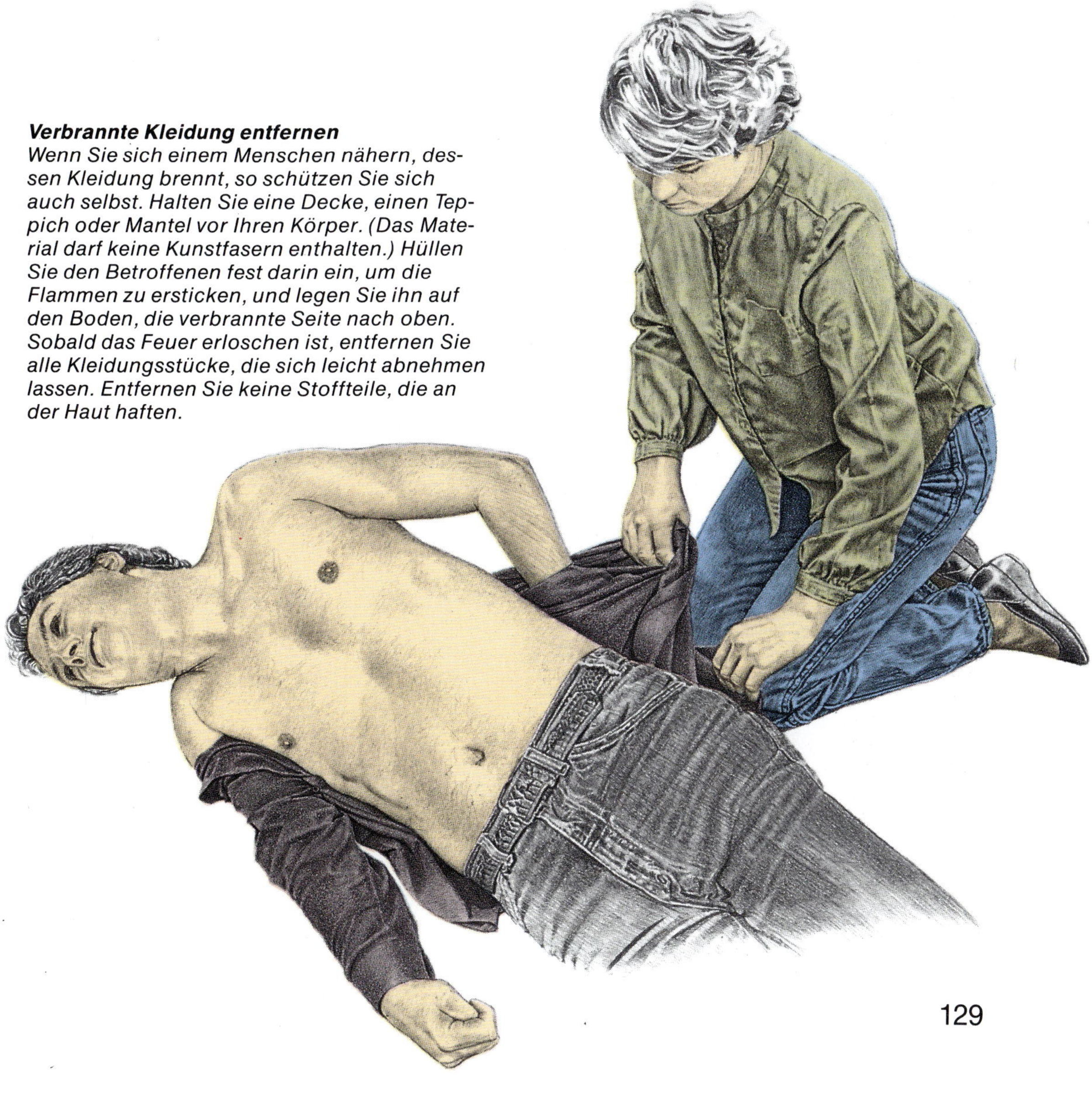

brühungen im Mund geben Sie dem Verletzten Eiswürfel oder Speiseeis zu lutschen.

Geringfügige Verbrennungen
Wenn die Verbrennung äußerst schmerzhaft ist, handelt es sich wahrscheinlich um eine oberflächliche Verbrennung, die nur die äußeren Hautschichten erfaßt hat. Die betroffene Stelle ist dann rot und geschwollen, und es bilden sich eventuell Blasen.

Ist eine solche Stelle kleiner als ein Markstück, halten Sie sie mindestens zehn Minuten lang unter langsam fließendes kaltes Wasser, oder tauchen Sie sie in kaltes Wasser. Wenn kein Wasser vorhanden ist, nehmen Sie eine andere kalte Flüssigkeit, etwa Milch oder Bier. Entfernen Sie gegebenenfalls Ringe, eine Armbanduhr oder enge Kleidung, bevor der verletzte Bereich anzuschwellen beginnt. Bedekken Sie die Brandwunde mit einer Wundauflage aus einem fusselfreien Material.

Größere Verbrennungen an der Oberfläche
Wenn eine oberflächliche Verbrennung größer als ein Markstück ist, sollten Sie umgehend einen Arzt zu Rate ziehen. Es besteht dann die Gefahr einer Infektion. Kühlen Sie die Brandwunde mit kaltem Wasser, und bedecken Sie sie mit einer sauberen Wundauflage.

Tiefgehende Verbrennungen
Wenn eine verbrannte Hautfläche grau aussieht und sich schält oder verkohlt ist, kann es sich um eine tiefgehende Verbrennung handeln. Sie ist nicht notwendigerweise besonders schmerzhaft, denn die Nerven können geschädigt sein.

Kühlen Sie eine tiefe Verbrennung nicht mit Wasser. Bedecken Sie sie mit einer sauberen, fusselfreien Wundauflage, und rufen Sie sofort die Notrufnummer 110 an (siehe S. 1), da die Infektionsgefahr groß ist.

Großflächige Verbrennungen
Bei einer Verbrennung, die ein größeres Gebiet des Körpers betrifft – etwa einen Arm, einen Oberschenkel oder die Brust –, handelt es sich um einen medizinischen Notfall. Sie muß umgehend im Krankenhaus behandelt werden. Dabei sollte die verbrannte Haut sowenig wie möglich berührt werden.

Entfernen Sie Ringe, Armbanduhr oder enge Kleidung, bevor der verletzte Bereich anzuschwellen beginnt. Entfernen Sie mit kochender Flüssigkeit getränkte Kleidung. Wählen Sie dann den Notruf 110. (Siehe S. 1).

Bedecken Sie inzwischen die Brandwunde mit einem sauberen, fusselfreien Material, etwa einem frisch gewaschenen Kopfkissenbezug. Halten Sie es mit einem Schal oder einem Stück sauberem Stoff fest.

Wenn der Verletzte bewußtlos ist, aber noch atmet, bringen Sie ihn gleich in die Seitenlage (siehe S. 58).

Wenn die Kleidung brennt
Wenn Kleidung brennt, legen Sie den Betroffenen flach hin, damit die Flammen nicht auf den Kopf übergreifen. Löschen Sie dann das Feuer mit Wasser oder einer anderen Flüssigkeit, etwa Milch oder Bier.

Wenn keine Flüssigkeit vorhanden ist, erstikken Sie die Flammen, indem Sie den Verletzten in dicken Stoff (Teppich, Decke, Wollmantel) einwickeln. Dieser darf jedoch nicht aus Kunstfasern bestehen.

Wenn Ihre eigene Kleidung Feuer fängt, wikkeln Sie sich in einen dicken Stoff, und legen Sie sich hin.

Ausgedehnte Verbrennungen

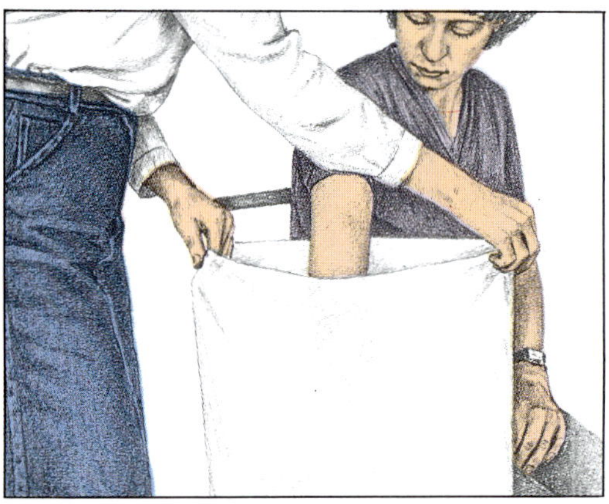

1. *Um einer Infektion vorzubeugen, bedecken Sie die Brandwunde mit einer sauberen Wundauflage, etwa einem sauberen Taschentuch oder einem Kopfkissenbezug. Befestigen Sie sie mit einem weichen Handtuch oder einem andern geeigneten Material.*

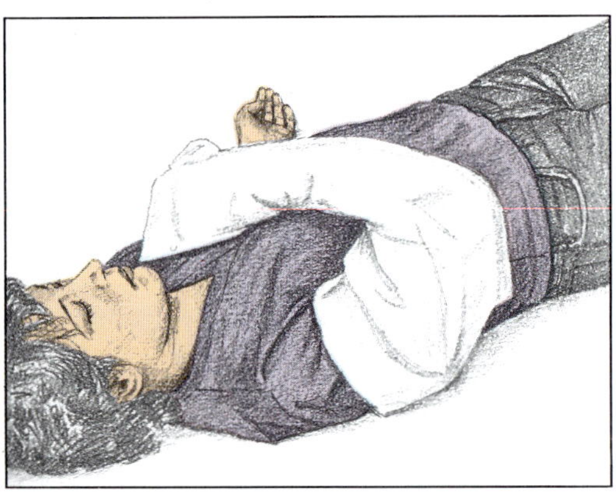

2. *Bei einer großflächigen Verbrennung legen Sie den Verletzten hin. Rufen Sie rasch einen Krankenwagen. Tiefe oder großflächige Verbrennungen darf man nicht mit Wasser kühlen. Hat der Betroffene einen Schock erlitten, versorgen Sie ihn dementsprechend (siehe S. 113).*

Vergiftungen

Starkes Erbrechen und Durchfall, oft auch Bauchschmerzen – das sind die Symptome einer Lebensmittelvergiftung. Diese Erkrankung wird vor allem durch zwei Bakterienarten hervorgerufen. In rohen, aufgetauten oder halbgaren Nahrungsmitteln vermehren sich bei unsachgemäßer Lagerung Staphylokokken, die zwei bis acht Stunden nach der Mahlzeit schweres Erbrechen hervorrufen. Der andere Typ sind Salmonellen, die meistens von Fliegen oder unhygienischem Kochgerät stammen, oft auch von Menschen, die mit den Lebensmitteln umgehen.

Was kann man tun?

- Ziehen Sie unverzüglich einen Arzt zu Rate.
- Versuchen Sie festzustellen, was die Vergiftung verursacht hat.
- Geben Sie dem Kranken schluckweise Wasser oder Tee zu trinken – keine Milch. Geben Sie ihm nichts zu essen. Der Magen ist damit beschäftigt, sich von einem Erreger zu befreien; man sollte ihn deshalb nicht zusätzlich belasten, sondern in Ruhe lassen.
- Wenn sich der Magen beruhigt hat, kann man dem Patienten Zwieback oder eine klare Brühe geben. Kaffee ist zu vermeiden, ebenso säurehaltige Getränke wie Zitronen- und Orangensaft. Diese Getränke können den Magen reizen und erneutes Erbrechen hervorrufen.

Wie vermeidet man eine solche Vergiftung?

- Aufgetaute oder fertige Fleisch- oder Fischspeisen darf man nicht zu lange bei Zimmertemperatur stehenlassen. Aufgetaute Nahrungsmittel dürfen nicht wieder eingefroren werden. Im Sommer muß man diese Nahrungsmittel immer im Kühlschrank aufheben.
- Wenn man den Verdacht hat, daß bestimmte Nahrungsmittel nicht hygienisch einwandfrei verarbeitet worden sind, sollte man sie nicht essen. Dies ist besonders in Ländern mit heißem Klima wichtig.
- Wenn man Speisen, vor allem Fleisch und Geflügel, aufwärmt, muß man sie auf 100 °C erhitzen. Manche Speisen (Pilze, Spinat, Muscheln) darf man gar nicht aufwärmen.
- Konserven und andere fertig verpackte Lebensmittel wirft man weg, wenn der Inhalt nicht einwandfrei zu sein scheint – wenn er z.B. verfärbt ist. Wenn die Konservendosen verformt sind, wenn also etwa der Deckel aufgewölbt ist, wirft man sie ungeöffnet weg.

Andere Vergiftungen

In andern Fällen von Vergiftungen hat der Betreffende irgendwelche Chemikalien geschluckt, die im Haushalt vorhanden sein können. Auch bestimmte Pflanzen sind giftig. Am bekanntesten sind Tollkirschen, Goldregen, Bittersüßer Nachtschatten, „grüne“ Kartoffeln und Giftpilze.

Symptome

Wenn jemand Gift zu sich genommen hat, treten bei ihm wahrscheinlich einige der folgenden Symptome auf:

- Magenschmerzen.
- Brechreiz oder Erbrechen.
- Durchfall.
- Delirium und Krämpfe.
- Verbrennungen am Mund, wenn es ein ätzendes Gift war, und starke Schmerzen im Mund und Rachen, in der Speiseröhre und im Magen.
- Atembeschwerden.
- Bewußtlosigkeit.

Was kann man tun?

- Ziehen Sie unverzüglich einen Arzt zu Rate.
- Wenn der Betreffende bei Bewußtsein ist, versuchen Sie herauszufinden, was er geschluckt hat. Denken Sie daran, daß er jederzeit bewußtlos werden kann.
- Halten Sie nach verdächtigen Behältern Ausschau, die Hinweise geben könnten.
- Versuchen Sie nicht, den Betroffenen zum Erbrechen zu bringen. Das ist Zeitverschwendung und kann gefährlich sein.
- Wenn der Betroffene bei Bewußtsein ist und eine ätzende Flüssigkeit geschluckt hat, geben Sie ihm langsam einen halben Liter Wasser zu trinken, um das Gift in seinem Magen zu verdünnen.
- Ist der Betreffende bewußtlos, bringen Sie ihn in die Seitenlage (siehe S. 58).
- Rufen Sie die Notrufnummer 110 an. (Siehe S. 1.) Geben Sie dem Kranken den Behälter mit der giftigen Substanz oder eine Probe von Erbrochenem mit, damit festgestellt werden kann, um welches Gift es sich handelt.
- Wenn der Vergiftete nicht mehr atmet, beginnen Sie sofort mit einer Beatmung (siehe S. 54). Achten Sie darauf, daß dabei nichts von dem Gift in Ihren Mund gelangt. Säubern Sie den Mund des Betroffenen, oder wenden Sie die Mund-zu-Nase-Beatmung an.

Wie vermeidet man Vergiftungen?

Nicht wenige von den Stoffen, die in einem Haushalt zu finden sind – in Küche, Bad, Hobbyraum oder im Gartenschuppen –, sind giftig, und sie können in die Hände eines unternehmungslustigen Kindes geraten. Auch harmlos aussehende Dinge wie Flüssigseife, Kosmetikartikel und Feueranzünder können gesundheitsschädlich sein. Vieles verlockt ein Kind, danach zu greifen und es in den Mund zu stecken. Medikamente sehen manchmal aus wie Bonbons.

- Lagern Sie deshalb alle gefährlichen Chemikalien außerhalb der Reichweite von kleinen Kindern.
- Füllen Sie Unkraut- und Insektenvertilgungsmittel nie in Getränkeflaschen ab. Sie könnten in die Hände von Kindern geraten oder verwechselt werden.

Verletzte retten

Einen Verletzten sollte man nur dann bewegen, wenn er sich in unmittelbarer Gefahr befindet oder wenn er fortgebracht werden muß, um ärztlich versorgt zu werden. Dies kann dann der Fall sein, wenn ein Verunglückter auf einer stark befahrenen Straße liegt oder wenn man jemanden aus einem brennenden Haus tragen oder nach einem Kletterunfall retten muß.

Normalerweise läßt man den Verletzten lieber an der Unfallstelle liegen und leistet Erste Hilfe, während ein anderer die Notrufnummer 110 anruft. (Siehe S. 1.)

Muß der Verletzte bewegt werden, sollte der Helfer darauf achten, daß er nicht selber Schaden nimmt. Wer etwas Schweres trägt, kann sich schnell eine Rückenverletzung holen. Gehen Sie daher in einem solchen Fall in die Hocke, halten Sie den Kopf hoch, und belasten Sie die kräftigeren Körperteile; die Oberschenkel, Hüften und Schultern. Dabei halten Sie das Gewicht so nah wie möglich an Ihrem Körper.

Sind andere Menschen in der Nähe, bittet man sie um Hilfe.

Im allgemeinen ist es für einen Verletzten am besten, wenn er mit dem Krankenwagen ins Krankenhaus gebracht wird. Bei kleineren Arm- oder Handverletzungen kann man ihn aber auch in einem Personenwagen zum Arzt bringen.

Wenn man auf sich allein angewiesen ist

Wenn der Betroffene nur leicht verletzt ist und stehen kann, legt er seinen Arm um den Nakken des Helfers. Auf diese Weise hat er einen Halt und kann noch selbst gehen. Das gilt beispielsweise, wenn jemand sich den Fuß verstaucht hat.

Ist der Verletzte bewußtlos, kann man ihn auf zwei verschiedene Arten fortschleifen. Greifen Sie von hinten unter seinen Armen durch, und ziehen Sie ihn in gebückter Haltung rückwärts fort. Oder Sie binden die Handgelenke des Bewußtlosen zusammen, schlüpfen mit dem Kopf zwischen seinen Armen durch und kriechen auf allen vieren, wobei Sie den Bewußtlosen mit sich fortschleifen. Diese beiden Methoden kann man etwa anwenden, wenn man einen Bewußtlosen aus einem brennenden Gebäude oder aus einem Raum holen muß, in dem Gas ausströmt.

Wenn man zu zweit ist

Wenn man einen Helfer hat, kann man einen Verletzten auf einem Stuhl mit Armlehnen transportieren. Dazu ergreift der eine den Stuhl an der Rückenlehne, der andere an den Vorderbeinen. Diese Methode ist nützlich, wenn man einen Verletzten eine Treppe hinunter transportieren muß.

Ein Behinderter im Rollstuhl kann auf ähnliche Weise transportiert werden. Zunächst stellt man die Bremsen des Rollstuhls fest. Die beiden Helfer stehen jeweils auf einer Seite des Stuhls; ihre Gesichter sind einander zugewandt. Dann ergreifen die beiden den Stuhl am Rahmen und heben ihn gleichzeitig hoch. Vorsicht bei den Armlehnen und Seitenstützen, die abnehmbar sein können.

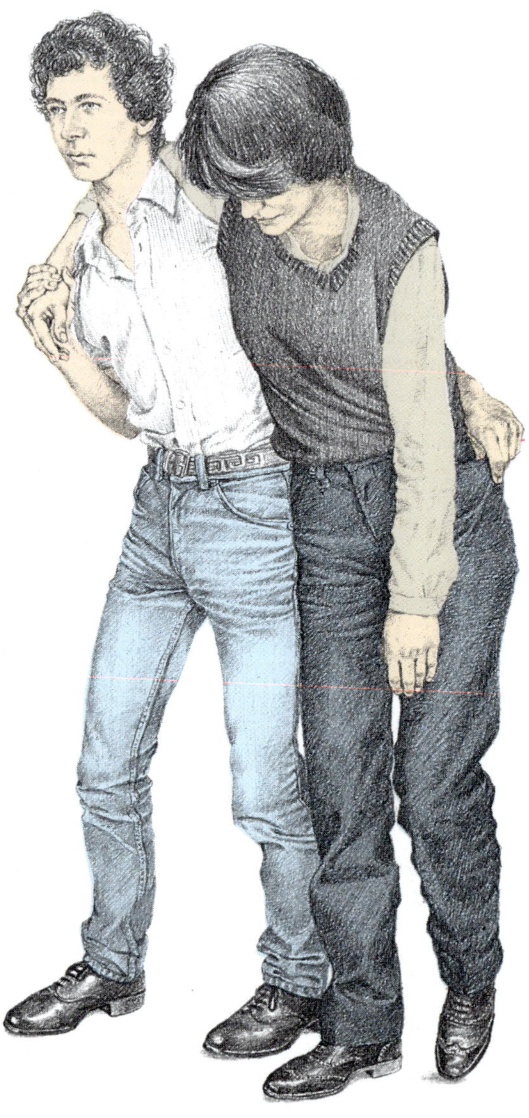

Hilfe beim Gehen
Stellen Sie sich dicht neben den Verletzten, und zwar auf der verletzten Seite, es sei denn, er habe eine Hand-, Arm- oder Schulterverletzung. Dann stützen Sie ihn von der unverletzten Seite her. Legen Sie dazu Ihren Arm um die Hüfte des Verletzten, und packen Sie ihn dort an seiner Kleidung. Der Betroffene legt seinen Arm um Ihren Nacken; dann fassen Sie seine Hand. Fangen Sie das Gewicht des Verletzten mit Ihrem Körper auf, und bewegen Sie sich langsam, mit kurzen Schritten vorwärts.

Ein Verletzter, der nicht mehr gehen kann, dessen Hände aber gesund sind, kann von zwei Helfern getragen werden. Diese bilden dazu mit ihren vier Händen einen Sitz. Jeder umgreift zuerst mit der rechten Hand das eigene linke Handgelenk und dann mit der linken Hand das rechte Handgelenk des andern. Der Verletzte legt seine Arme den beiden Helfern um den Hals und setzt sich auf den „Sitz", den sie gebildet haben. Nun richten die Helfer sich auf und gehen gleichzeitig los, jeder mit dem äußeren Fuß zuerst.

Eine behelfsmäßige Trage
Auf einer behelfsmäßig hergestellten Trage können zwei Helfer einen Verletzten transportieren. Man nimmt dazu zwei Jacken oder Mäntel und zieht die Ärmel nach innen. Dann

Einen Bewußtlosen fortschleifen

1. *Wenden Sie diese Methode an, wenn Sie eine größere Strecke zurückzulegen haben oder wenn der Verletzte schwer ist. Prüfen Sie die Atmung; beginnen Sie aber gegebenenfalls erst dann mit einer Beatmung, wenn der Verletzte in Sicherheit ist. Drehen Sie ihn zunächst auf den Rükken, und legen Sie seine Hände an den Gelenken übereinander.*

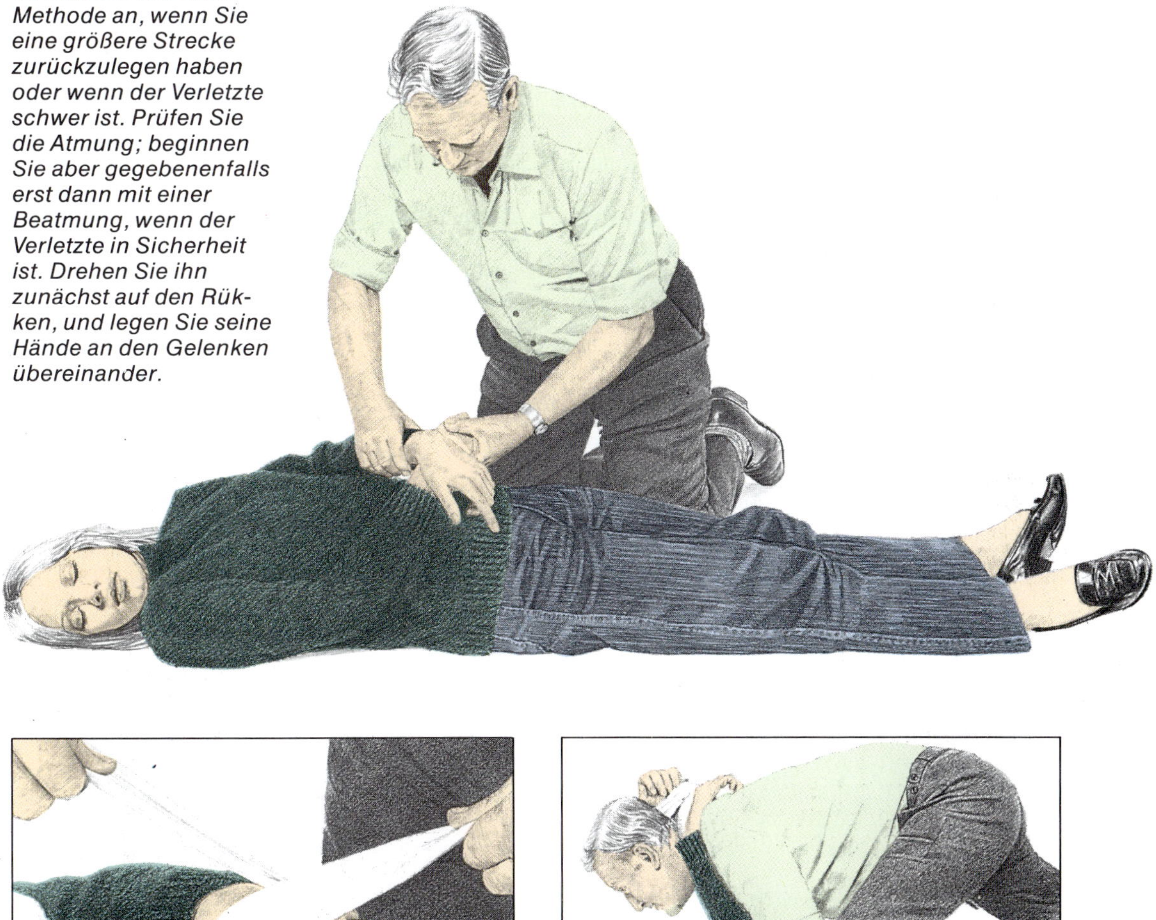

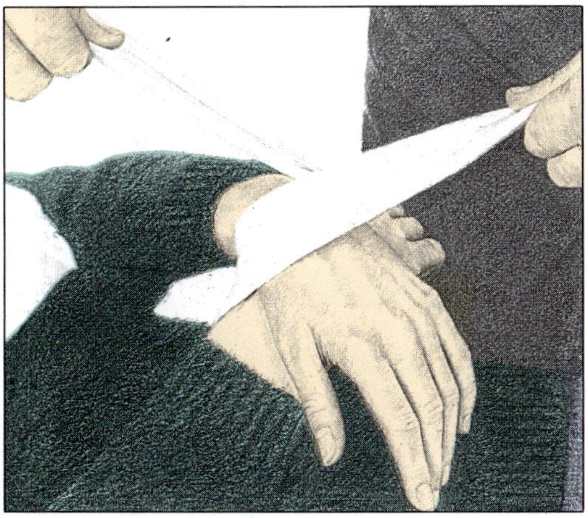

2. *Binden Sie die Handgelenke mit einem Gürtel, Schal odér einer Binde zusammen. Wickeln Sie die Bandage fest um die Handgelenke, aber nicht so fest, daß das Blut abgeschnürt wird. Sichern Sie die Bandage durch einen Kreuzknoten.*

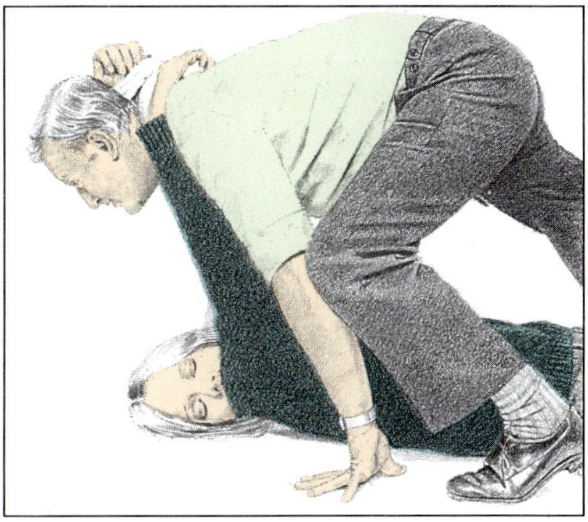

3. *Knien Sie sich mit gespreizten Beinen über den Verletzten, und legen Sie die zusammengebundenen Handgelenke um Ihren Nacken. Richten Sie sich dann etwas auf, und kriechen Sie auf allen vieren vorwärts. Halten Sie den Kopf des Verletzten vom Boden frei.*

schiebt man zwei Stangen, z.B. Besenstiele, durch die Ärmel und knöpft die Jacken zu. (Siehe Abb. S. 135.) Der eine Helfer dreht den Verletzten vorsichtig auf die unverletzte Seite, und der andere stellt die Trage mit der Liegefläche gegen den Rücken des Verletzten. Nun läßt man die Trage mit dem Verletzten darauf vorsichtig auf den Boden herunter.

Ist der Verletzte bewußtlos, hält man die Trage mit der Liegefläche gegen seine Vorderseite, so daß er dann auf dem Bauch liegend transportiert werden kann. (Siehe auch S. 60.)

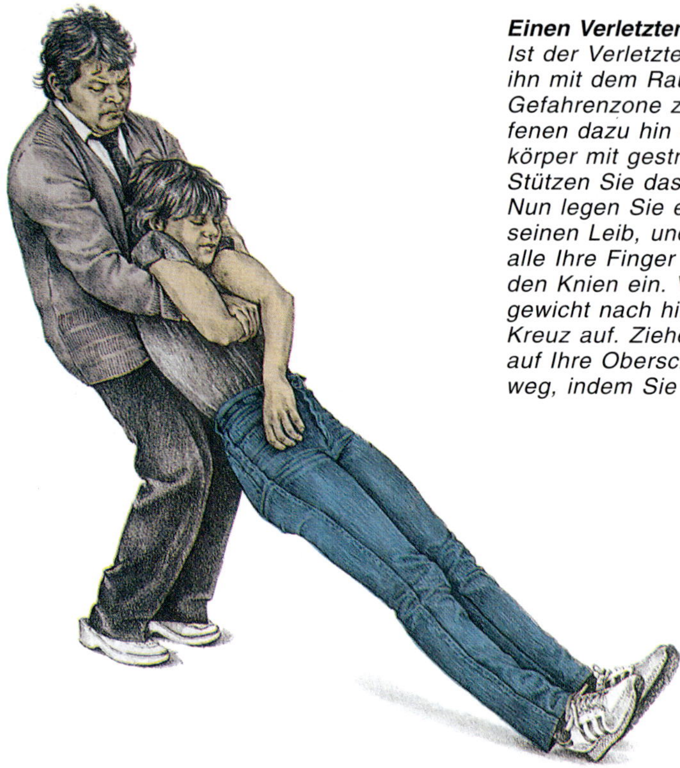

Einen Verletzten fortschleifen
Ist der Verletzte nicht sehr schwer, kann man ihn mit dem Rautek-Rettungsgriff aus der Gefahrenzone ziehen. Setzen Sie den Betroffenen dazu hin und beugen Sie seinen Oberkörper mit gestreckten Armen weit nach vorn. Stützen Sie das Opfer seitlich mit den Knien. Nun legen Sie einen seiner Unterarme vor seinen Leib, und haken Sie von hinten her alle Ihre Finger darüber. Knicken Sie dann in den Knien ein. Verlagern Sie Ihr Körpergewicht nach hinten, und richten Sie sich im Kreuz auf. Ziehen Sie dabei den Verletzten auf Ihre Oberschenkel, und schleifen Sie ihn weg, indem Sie rückwärts gehen.

Transport auf einem Stuhl mit Armlehnen

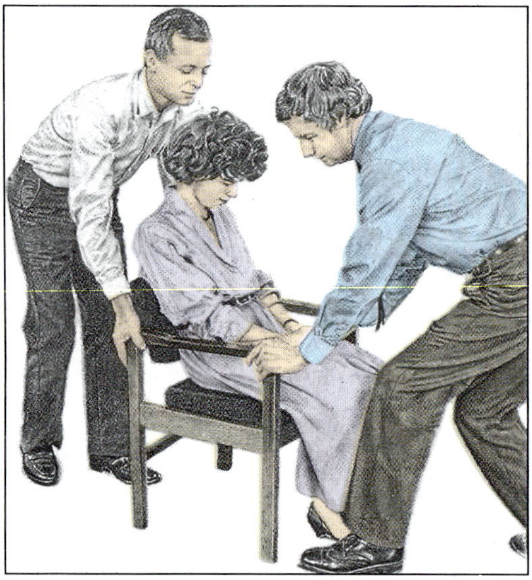

1. *Ist der Verletzte bei Bewußtsein, können Sie ihn auf einem Stuhl transportieren. Sie stehen davor, ein Helfer dahinter. Neigen Sie den Stuhl beim Anheben nach hinten.*

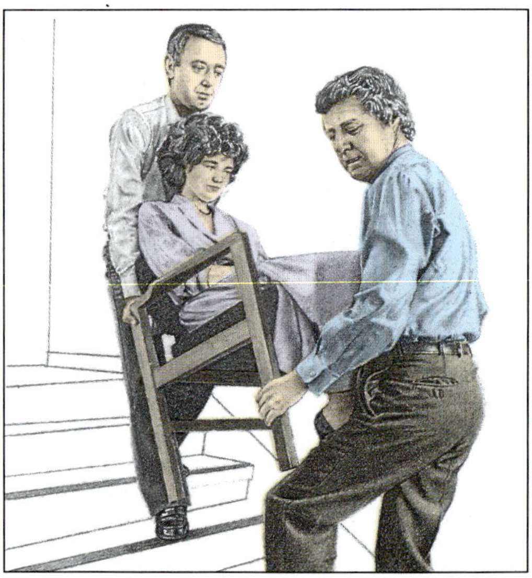

2. *Der Verletzte blickt nach vorn; Sie selbst gehen also rückwärts, auch auf einer Treppe. Ist die Treppe breit, können die beiden Helfer den Stuhl auch seitlich tragen.*

Eine behelfsmäßige Trage herstellen

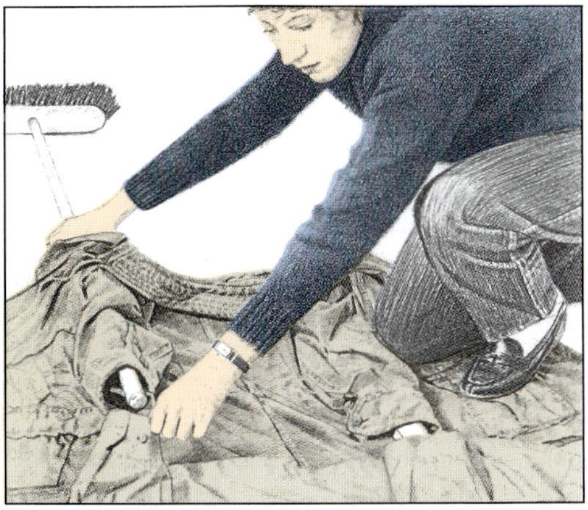

1. *Nehmen Sie zwei oder drei Jacken, und ziehen Sie die Ärmel nach innen. Schieben Sie eine feste Stange durch die Ärmel der einen Seite und eine zweite Stange durch die Ärmel der andern Seite.*

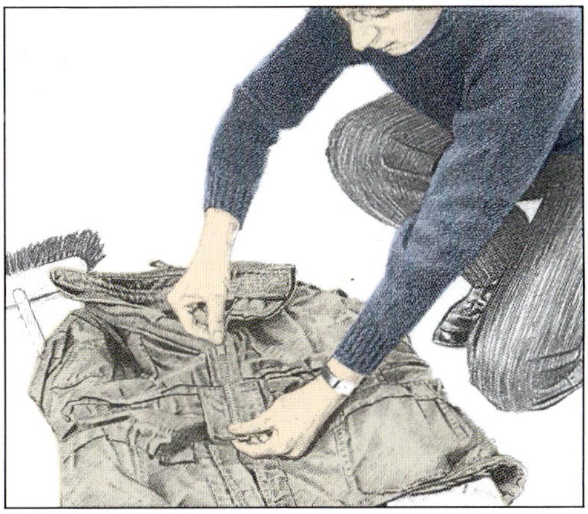

2. *Schließen Sie die Knöpfe und Reißverschlüsse der Jacken. Die Trage ist fertig. Wenn möglich, sollten Sie eine gesunde Person ein Stück auf der Trage transportieren, um sicher zu sein, daß sie das Gewicht aushält.*

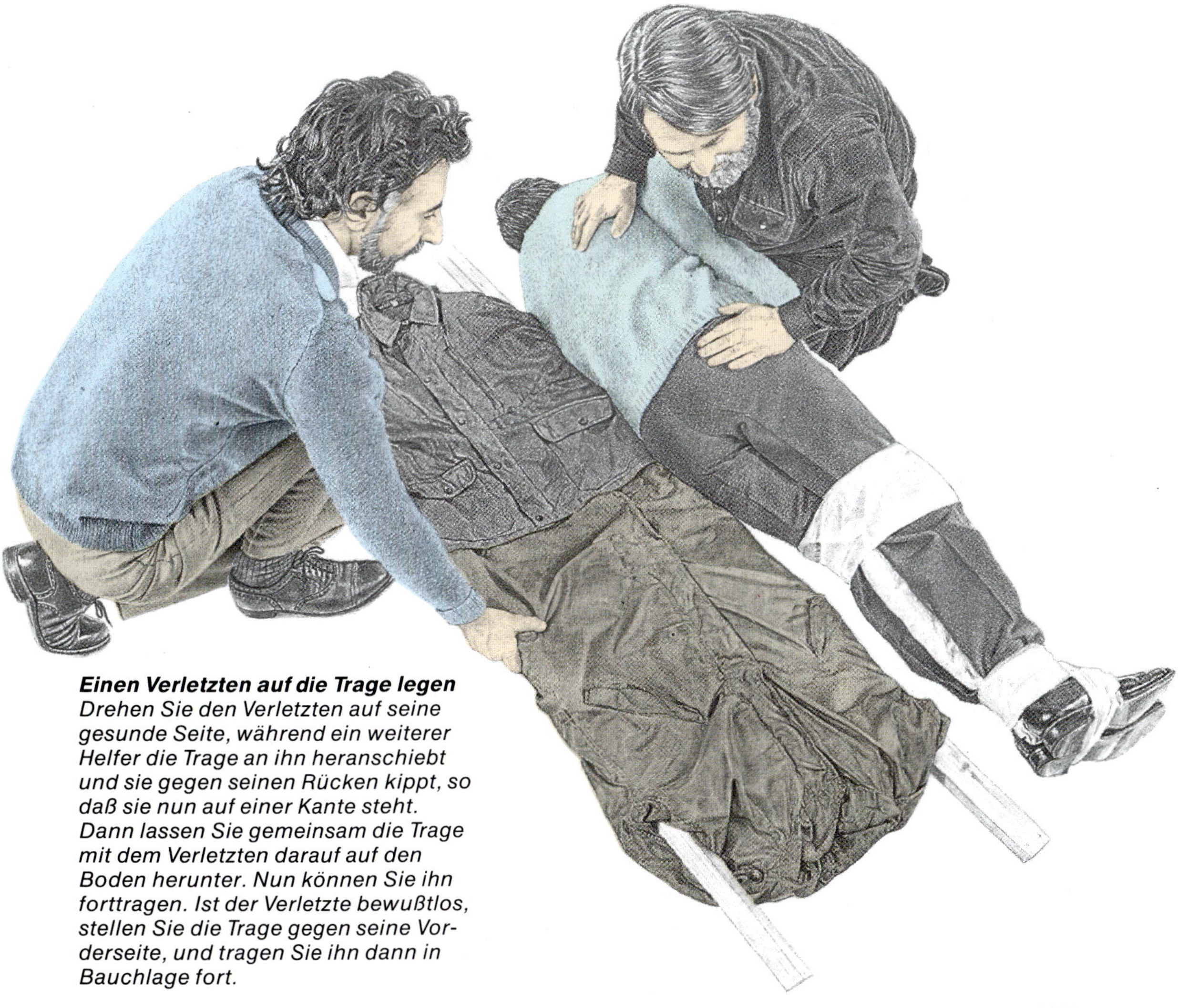

Einen Verletzten auf die Trage legen
Drehen Sie den Verletzten auf seine gesunde Seite, während ein weiterer Helfer die Trage an ihn heranschiebt und sie gegen seinen Rücken kippt, so daß sie nun auf einer Kante steht. Dann lassen Sie gemeinsam die Trage mit dem Verletzten darauf auf den Boden herunter. Nun können Sie ihn forttragen. Ist der Verletzte bewußtlos, stellen Sie die Trage gegen seine Vorderseite, und tragen Sie ihn dann in Bauchlage fort.

Verrenkung

Wenn zwei Knochen im Gelenk gewaltsam gegeneinander verschoben werden, spricht man von einer Verrenkung. Eine solche Verletzung ist meist mit einer Zerrung der Bänder (Verstauchung) verbunden.

Zu den Symptomen gehören starke Schmerzen, Blutergüsse, eine Schwellung und Verformung des Gelenks und eine Einschränkung der Bewegungsmöglichkeiten.

Versuchen Sie nie, ein ausgerenktes Glied wieder einzurenken. Versorgen Sie es vielmehr wie einen Knochenbruch (siehe S. 94), und gehen Sie zum Arzt.

Bei einer Verrenkung sollte man immer davon ausgehen, daß auch ein Bruch vorliegen kann; die Symptome sind ähnlich.

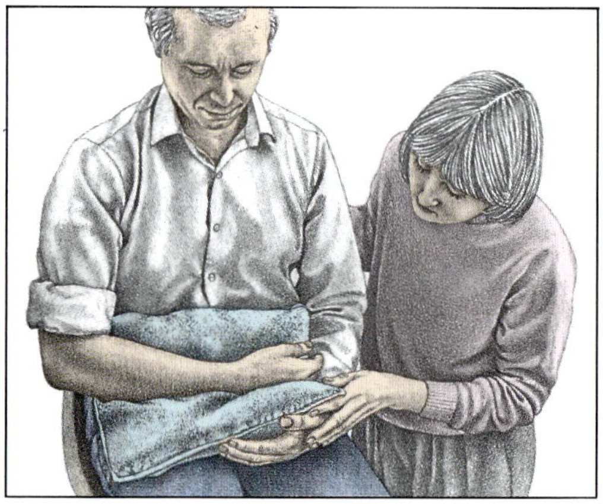

Versorgung eines verrenkten Gelenks
Bringen Sie den Verletzten in eine bequeme Lage, und stützen Sie das ausgerenkte Gelenk durch Kissen oder eine zusammengerollte Decke. Wenn der Arm ausgerenkt ist, können Sie ihn mit einer Armschlinge stützen. (Siehe S. 125–127.)

Verstauchung

Daß jemand sich ein Glied verstaucht, kommt häufig vor. Dabei wird eines der Bänder, die die Knochen an einem Gelenk (meist an einem Fuß- oder Handgelenk) miteinander verbinden, ruckartig gedreht oder gezerrt. Auch ein Muskel kann gezerrt, also überdehnt werden – oft so stark, daß einige Fasern reißen.

Eine derartige Verletzung kann sehr schmerzhaft sein. Die Behandlung besteht darin, daß man das verletzte Glied kühlt, hochlagert und bandagiert.

Für einen kalten Umschlag füllen Sie Eiswürfel in eine Plastiktüte, verknoten die Tüte und zerschlagen das Eis mit einem Hammer oder Stein. Dann umwickeln Sie diesen Eisbeutel

Versorgung eines verstauchten Knöchels

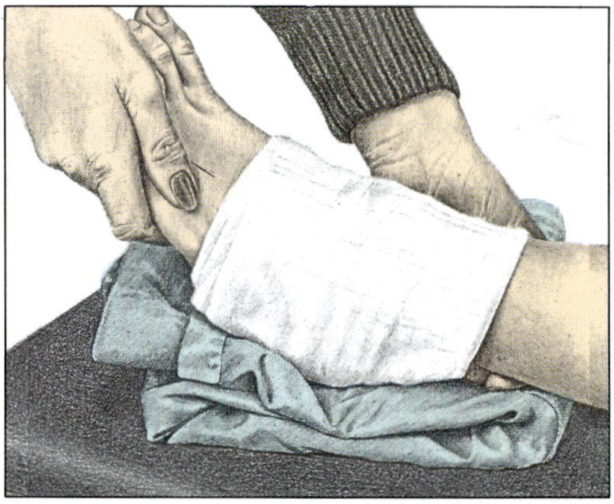

1. *Ziehen Sie den Schuh aus, und legen Sie den Fuß hoch, so daß er sich höher befindet als das Herz. Machen Sie gleich einen kalten Umschlag, und halten Sie ihn mit einer Bandage fest. Er sollte 20–30 Minuten lang einwirken.*

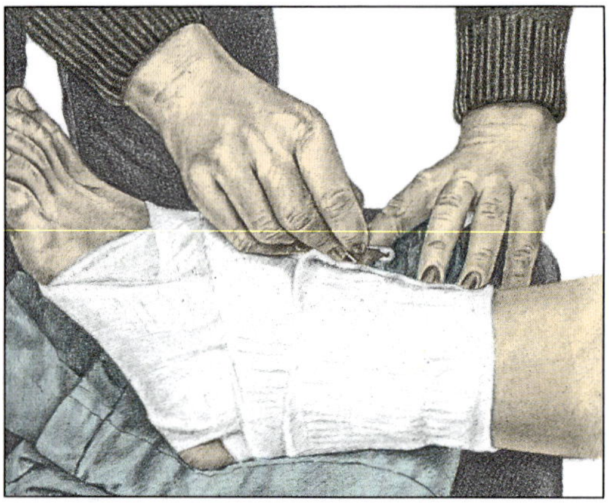

2. *Wenn Sie den Umschlag wieder entfernt haben, legen Sie einen festen Verband an. Führen Sie die Binde zunächst einmal um den Knöchel, dann um den Fuß herum und wieder um den Knöchel. Das Ganze wiederholen Sie mehrere Male.*

mit einem Handtuch, und legen Sie ihn auf die verletzte Stelle. Nach 20–30 Minuten nehmen Sie ihn wieder ab.

Falls Sie kein Eis zur Hand haben, tauchen Sie ein kleines Handtuch oder ein Stück Stoff in kaltes Wasser, wringen es aus und umwickeln damit die verletzte Stelle. Der Umschlag sollte immer kühl sein. Wenn sich das Tuch erwärmt hat, tauchen Sie es erneut in kaltes Wasser.

Die kalte Auflage bewirkt, daß sich die Blutgefäße an der verletzten Stelle abkühlen und zusammenziehen. Infolgedessen nimmt die Schwellung, die durch die innere Blutung hervorgerufen wird, nicht weiter zu. Der Umschlag muß innerhalb von 30 Minuten gemacht werden, wenn er helfen soll. Danach lagern Sie das betroffene Glied hoch, und legen Sie einen festen Verband an. (Siehe S. 122–128.)

Ein verstauchtes Gelenk

Man kann sich das Handgelenk, den Ellbogen, das Knie, ja sogar die Hüfte und die Schulter verstauchen. Am häufigsten aber verstaucht man sich den Knöchel, also das Fußgelenk.

Bei einer Verstauchung des Handgelenks, eines Ellbogens oder einer Schulter stützt man den Arm, nachdem man einen kalten Umschlag gemacht und einen festen Verband angelegt hat, durch eine Armschlinge (siehe S. 125–127).

Den Knöchel verstaucht man sich häufig, wenn man geht oder läuft und dabei plötzlich der Fuß umknickt. Aus diesem Grund sollte man festes Schuhwerk tragen, wenn man im Gebirge oder sonst auf steinigen steilen Wegen wandert. Stiefel geben den Knöcheln Halt.

Eine schwere Verstauchung kann äußerst schmerzhaft sein. Sie ist oft kaum von einem Knochenbruch zu unterscheiden. Im Zweifelsfall, besonders wenn der Betroffene etwa den Fuß nicht belasten kann, versorgt man die Verletzung wie einen Bruch (siehe S. 94 und 107) und zieht einen Arzt zu Rate.

Die drei Hauptsymptome einer Verstauchung sind:

- Schmerzen, die schlimmer werden, sobald das Gelenk bewegt wird.
- Das Gelenk schwillt an; später verfärbt sich die Haut.
- Der Bereich über dem gezerrten Band ist empfindlich.

Eine Muskelzerrung

Ein Muskel kann überdehnt oder gezerrt werden, wenn er plötzlich besonders stark belastet wird, etwa wenn man einen schweren Ge-

Versorgung einer Muskelzerrung

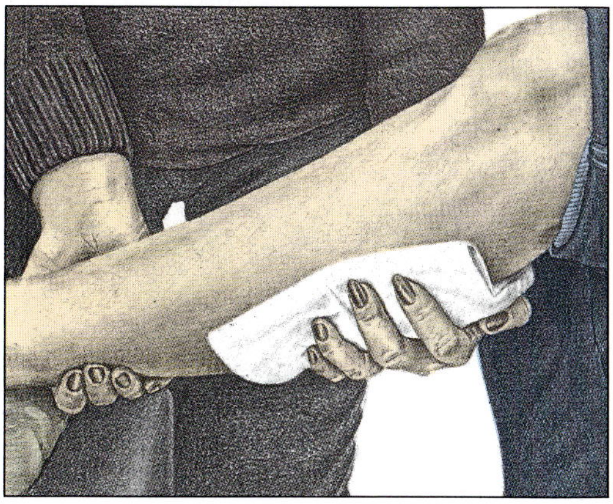

1. *Legen Sie den Verletzten möglichst bequem hin, das verletzte Glied höher als das Herz. Machen Sie auf den gezerrten Muskel einen kalten Umschlag, und halten Sie diesen mit einem Verband fest.*

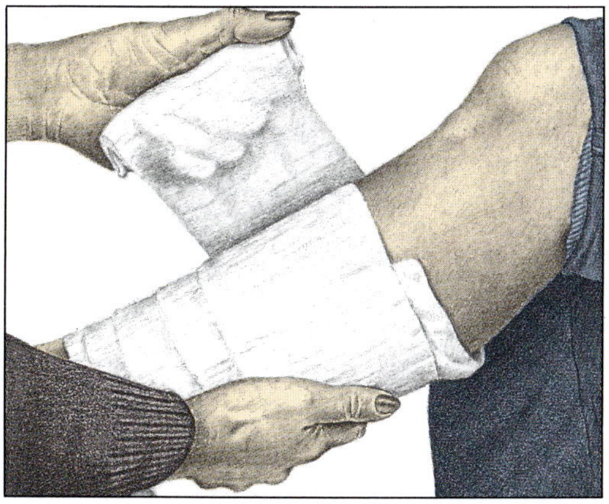

2. *Entfernen Sie den Umschlag nach 20–30 Minuten, und legen Sie einen festen Verband an – aber nicht so fest, daß die Blutzirkulation unterbrochen wird. Einen gezerrten Arm stellen Sie durch eine Armschlinge ruhig. (Siehe S. 125–127.)*

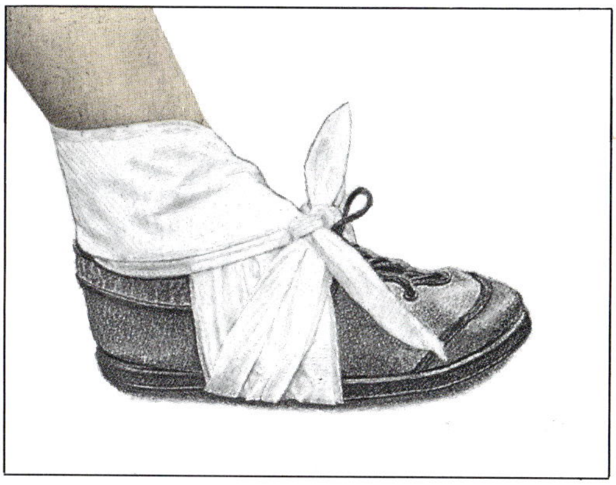

Notverband am Knöchel

Wenn Sie sich auf einer Wanderung den Knöchel verstauchen, lassen Sie Schuh und Socken an, und wickeln Sie eine Binde achtförmig um Knöchel und Schuh. Auf diese Weise haben Sie vielleicht genügend Halt, um bis nach Hause zu kommen.

genstand hochhebt. Auch bei einem Sturz kann man sich eine Muskelzerrung zuziehen. Beim Sport zerrt man sich am häufigsten die Muskeln am Ober- und Unterschenkel (siehe S. 117).

Die Hauptsymptome einer Muskelzerrung sind:

- Ein plötzlicher, stechender Schmerz im Muskel.
- Der Muskel verspannt oder verkrampft sich.
- Die betroffene Stelle schwillt an.
- Die Haut kann sich verfärben.

Windpocken

Ein stark juckender Ausschlag, der auf dem Rumpf beginnt und sich dann auf die Gliedmaßen und den Kopf ausbreitet, markiert den Ausbruch von Windpocken. Zunächst besteht der Ausschlag aus erhabenen rosa Flecken. Diese verwandeln sich in Bläschen mit wäßrigem Inhalt, die später platzen oder eintrocknen und schließlich verkrusten. Die Flecken erscheinen in großen Mengen, und zwar etwa vier Tage lang, so daß alle Stadien des Ausschlags gleichzeitig vorhanden sein können.

Der Patient hat erhöhte Temperatur und kann sich ein bis zwei Tage lang sehr krank fühlen.

Was kann man tun?

- Den Ausschlag sauber und trocken halten, indem man täglich kurz duscht und die Haut trockentupft.
- Zweimal täglich zur Linderung des Juckreizes eine reizstillende Lösung oder Salbe auftragen.
- Die Bläschen nicht aufstechen oder aufkratzen, da sonst Narben zurückbleiben.
- Viel Flüssigkeit zu sich nehmen.
- Im Bett bleiben, wenn man hohes Fieber hat oder sich sehr krank fühlt.
- Versuchen, Windpockenkranke von Säuglingen unter sechs Monaten und hochschwangeren Frauen fernzuhalten. Falls eine Frau einige Tage vor der Geburt erkrankt, kann das Kind ebenfalls Windpocken bekommen und dadurch sehr krank sein. Windpocken während der Schwangerschaft wirken sich sonst jedoch nicht ungünstig auf das ungeborene Kind aus.
- Ältere Leute sollten engen Kontakt mit einem Windpockenpatienten vermeiden, da sie sonst eine Gürtelrose, eine schmerzhafte und manchmal sehr langwierige Krankheit, bekommen können.

Wann sollte ein Arzt kommen?

Durch infizierte Bläschen können Komplikationen entstehen, oder es kann eine Lungenentzündung hinzukommen. Überdies handelt es sich bei Windpocken um eine Virusinfektion. Ziehen Sie deshalb immer einen Arzt zu Rate. Das gilt besonders für folgende Fälle:

- Wenn der Patient hohes Fieber hat, sich erbricht oder stark hustet.
- Wenn er starke Kopfschmerzen hat oder verwirrt wird.
- Wenn die Augen selbst (nicht nur die Lider) angegriffen sind.
- Wenn die Bläschen sich entzünden.

Windpocken sind ab vier Tagen vor dem Ausbruch des Ausschlags bis zu dem Zeitpunkt ansteckend, da alle Bläschen verkrustet sind. Die Krusten verschwinden etwa 14 Tage nachdem sie sich gebildet haben.

Windpocken sind im wesentlichen eine Kinderkrankheit; gelegentlich befallen sie jedoch auch Erwachsene. Wer Windpocken gehabt hat, bekommt sie nie wieder. Die Viren können jedoch „ruhend“ im Körper bleiben und später einmal eine Gürtelrose verursachen.

Wirbelsäulenverletzungen

Wenn man jemanden, der sich einen Hals- oder Rückenwirbel gebrochen hat, falsch bewegt, so kann er dadurch gelähmt werden oder sogar sterben. Deshalb dürfen Laien einen Verletzten, bei dem der Verdacht auf einen Bruch eines Hals- oder Rückenwirbels besteht, nur dann bewegen, wenn er sich in unmittelbarer Gefahr befindet, z.B. in einem brennenden Haus. Andernfalls sollte man ihn lassen, wo er ist, und den Abtransport Rettungssanitätern oder Ärzten überlassen.

Bevor Sie einen Verletzten auch nur berühren, sollten Sie sich klarmachen, wie die Verletzung zustande gekommen ist. Wenn er z.B. vor einer Leiter oder am Fuß einer Treppe liegt, müssen Sie an die Möglichkeit einer Wirbelsäulenverletzung denken.

Symptome

- Verlust der Empfindung und der Bewegungsfähigkeit unterhalb des verletzten Bereichs oder ein Gefühl, der untere Teil des Körpers sei abgetrennt.
- Schmerzen an der verletzten Stelle.
- Ein Kribbeln, als ob Hände und Füße eingeschlafen seien. (Weist auf eine Halswirbelverletzung hin.)
- Unfähigkeit, die Finger und Handgelenke oder Zehen und Fußgelenke zu bewegen, ohne daß etwas auf einen Arm- bzw. Beinbruch hindeutet.
- Unempfindlichkeit, wenn die Haut leicht gezwickt wird.
- Atembeschwerden.

Was kann man tun?

- Sagen Sie dem Verletzten, er soll ruhig liegenbleiben.
- Decken Sie ihn zu, um ihn warm zu halten. Heben Sie seinen Kopf nicht an, auch nicht, um ihn besser zu betten. Rufen Sie die Notrufnummer 110 an. (Siehe S. 1.)
- Wenn der Verletzte bewußtlos ist und auf dem Rücken liegt, drehen Sie ihn nicht in die Seitenlage. Entfernen Sie mit den Fingern alle Fremdkörper aus seinem Mund, die seine Atmung behindern könnten.
- Beobachten Sie seine Atmung sorgfältig. Wenn sie aussetzt, beginnen Sie sofort mit der Mund-zu-Mund-Beatmung (siehe S. 54) – auch auf die Gefahr hin, daß die Überstreckung des Kopfes die Wirbelsäule weiter schädigen könnte. Gehen Sie dabei so vorsichtig und behutsam vor wie nur möglich.

Zahnverletzungen

Jede Verletzung der Zähne muß so schnell wie möglich vom Zahnarzt untersucht werden. Bei einer schweren Verletzung im Mundbereich ist als erstes dafür zu sorgen, daß der Betroffene richtig atmen kann.

- Entfernen Sie mit den Fingern abgebrochene Zähne und Blut aus dem Mund.
- Wenn der Betroffene bei Bewußtsein ist und sonst keine schweren Verletzungen hat, setzen Sie ihn auf einen Stuhl, und neigen Sie seinen Kopf über ein Becken.
- Rufen Sie gegebenenfalls die Notrufnummer 110 an. (Siehe S. 1), oder fahren Sie den Verletzten selber ins Krankenhaus. Er sollte aufrecht im Auto sitzen und den Kopf über eine Schüssel halten.
- Lassen Sie einen Verletzten, der aus dem Mund blutet, nie auf dem Rücken liegen; er könnte sonst an seinem Blut ersticken.

Wenn ein Zahn ausgeschlagen ist

Wenn bei jemandem ein Zahn ausgeschlagen worden ist, kann die betroffene Stelle stark bluten.

- Falten Sie sterile Gaze oder ein sauberes Stück Stoff zu einem Tampon, der etwas größer ist als das Zahnfach. Der Tampon sollte auch etwas über die benachbarten Zähne hinausragen.
- Der Verletzte sollte den Tampon selbst in das Zahnfach einführen und 15–20 Minuten lang fest daraufbeißen. Heraussickerndes Blut muß er ausspucken.
- Wenn die Blutung nicht zum Stillstand kommt, wiederholen Sie die Behandlung noch einmal 15–20 Minuten lang.
- Wenn die Blutung dann immer noch anhält, sollte der Betroffene sofort einen Zahnarzt aufsuchen.

Manchmal kann man einen ausgeschlagenen Zahn noch retten. Dazu müssen seine Wurzeln mit Speichel feucht gehalten werden. Der Verletzte soll ein Stück Gaze oder Stoff gründlich einspeicheln. Dann wickeln Sie den Zahn in die Gaze ein, legen ihn in einen kleinen Kasten (Streichholzschachtel) und geben ihn dem Verletzten zum Zahnarzt mit.

Wenn Zahnschmerzen auftreten

Wenn der Verletzte nachts oder am Wochenende Zahnschmerzen bekommt und seinen Zahnarzt nicht erreichen kann, sehen Sie in der Zeitung nach, welcher Zahnarzt Notdienst hat. Auch die Unfallstation eines Krankenhauses kann Ihnen vielleicht einen Zahnarzt nennen.

Bis Sie einen Zahnarzt erreichen, lindern Sie die Schmerzen, indem Sie dem Betreffenden ein Schmerzmittel eingeben und etwas Nelkenöl auf die betroffene Stelle tupfen.

Der Betroffene kann auch versuchen, eiskaltes Wasser oder aber warmes Salzwasser (einen Teelöffel Salz auf ein Glas Wasser) in seinem Mund zu halten. Das Wasser sollte mindestens fünf Minuten in seinem Mund bleiben, ehe er es ausspuckt und einen neuen Schluck nimmt. Nötigenfalls wird die Behandlung alle zwei bis drei Stunden wiederholt.

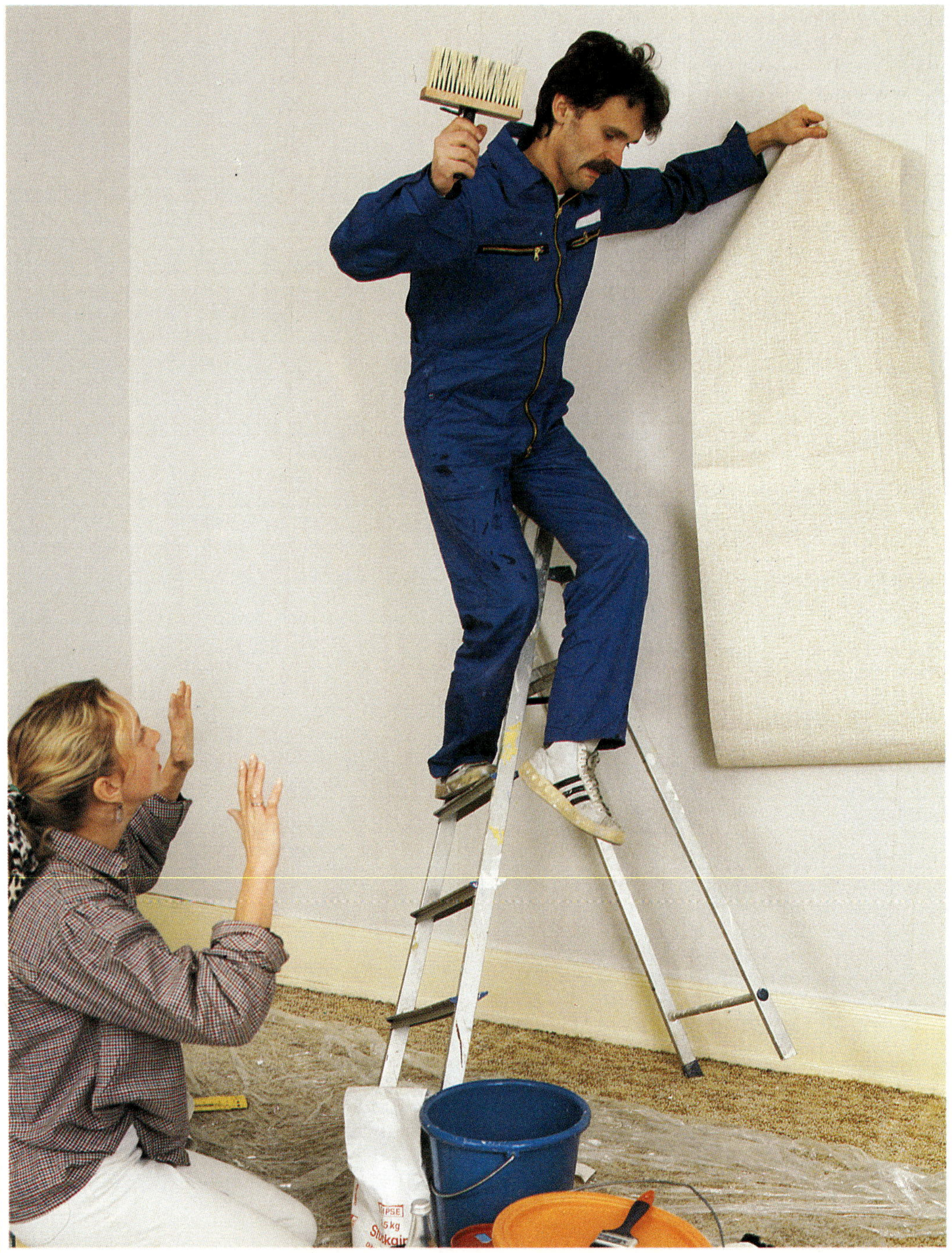

Haus und Wohnung

Wenn es im Haus brennt

Steht das Haus, in dem Sie sich gerade aufhalten, plötzlich in Flammen, so ist die angemessene Reaktion eine besonnene Flucht. Bringen Sie sich in Sicherheit. Bewahren Sie Ruhe, und handeln Sie rasch.

Prüfung der Fluchtwege
Wenn es brennt, kann Ihr Leben davon abhängen, daß Sie wissen, wie Sie aus dem Gebäude herauskommen. Das muß man sich schon vorher überlegt haben.

- Probieren Sie einmal aus, wie Sie von jedem Raum Ihrer Wohnung am schnellsten ins Freie gelangen. Haben Sie das nicht getan, oder befinden Sie sich irgendwo, wo Sie sich nicht auskennen, etwa in einem Hotel, so laufen Sie nicht einfach blindlings los. Nehmen Sie sich einen Augenblick Zeit, und denken Sie nach.
- Befinden Sie sich oben in einem Haus und ist Ihnen der Weg durch das Treppenhaus bereits abgeschnitten, versuchen Sie dasjenige Zimmer zu erreichen, das am weitesten vom Brand entfernt ist und von dem aus Sie am leichtesten den sicheren Boden erreichen können.
- Wenn Sie springen müssen, verschaffen Sie sich zunächst einen Überblick. Schätzen Sie ab, ob der Boden, auf den Sie springen wollen, nicht zu hart ist.
- Prüfen Sie auch, ob etwa ein Balkon oder ein Garagendach Ihnen eine Möglichkeit bietet, in Sicherheit zu gelangen.
- Überzeugen Sie sich ferner davon, ob das Fenster, durch das Sie entkommen wollen, sich ohne weiteres öffnen läßt. Es ist schwierig, durch eine zerbrochene Scheibe zu klettern, und noch schwieriger, ein Doppelfenster einzuschlagen, ohne sich zu verletzen.

Wie man das Haus verläßt

- Bevor Sie eine Tür öffnen, prüfen Sie, ob der Türgriff heiß ist – ob es also im Raum hinter der Tür brennt. Wenn die Klinke aus Metall besteht, berühren Sie sie rasch mit dem empfindlicheren Handrücken. Metall leitet Wärme besser als Holz. Öffnen Sie die Tür nicht, wenn der Griff heiß ist oder wenn Rauch unter der Tür hervorquillt.
- Ist die Tür kalt, öffnen Sie sie ein wenig, und werfen Sie durch den Spalt zunächst einen Blick in den Raum dahinter. Stellen Sie dabei den Fuß gegen die Tür, damit sie nicht etwa durch den Druck überhitzter Gase aufgerissen wird. Falls nämlich der dahinterliegende Raum in Flammen steht, wird durch eine plötzliche Luftzufuhr das Feuer stark angefacht.
- Ziehen Sie stets die Türen hinter sich zu, und schließen Sie offene Fenster. Damit verhindern Sie, daß der Brand sich rascher ausbreitet; denn der Luftzug facht das Feuer an und bewirkt oft, daß es von einem Raum zum andern überspringt.
- Bleiben Sie möglichst weit unten am Fußboden, wo die Luft weniger mit Giftgasen vermischt ist. So können Sie besser sehen und atmen, denn der Qualm steigt in die Höhe und sammelt sich unter der Decke.

Einen Raum verlassen

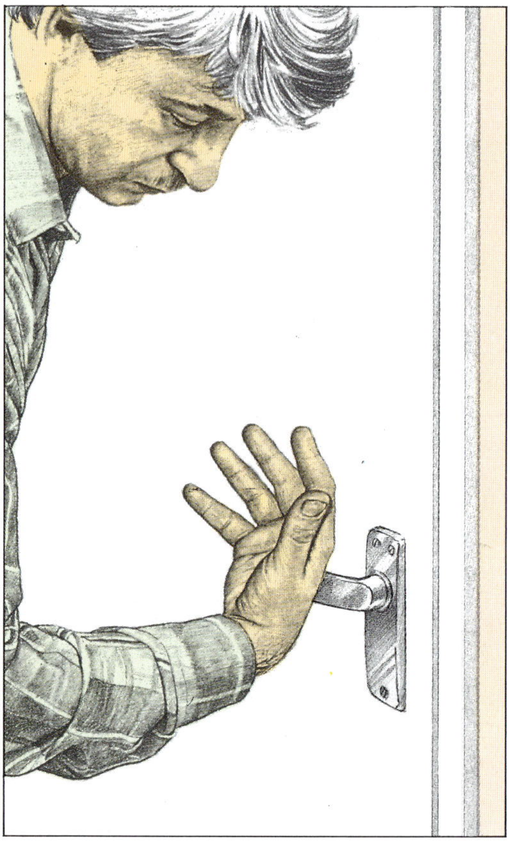

1. Bevor Sie auf Ihrem Weg ins Freie eine Tür öffnen, berühren Sie jeweils kurz mit dem Handrücken die metallene Klinke. Ist sie heiß, so steht der Raum dahinter in Flammen. Der Weg ist also versperrt.

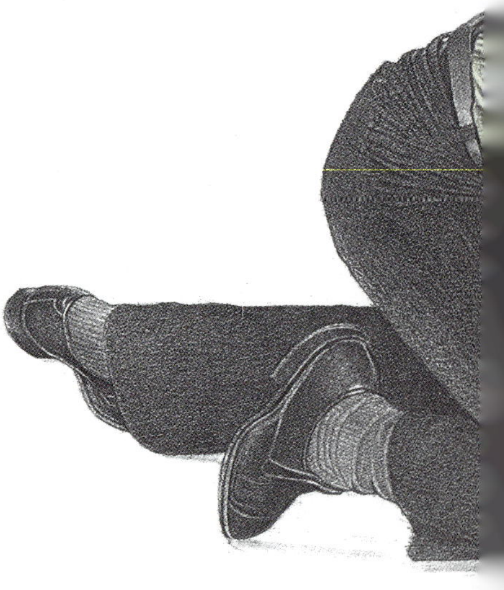

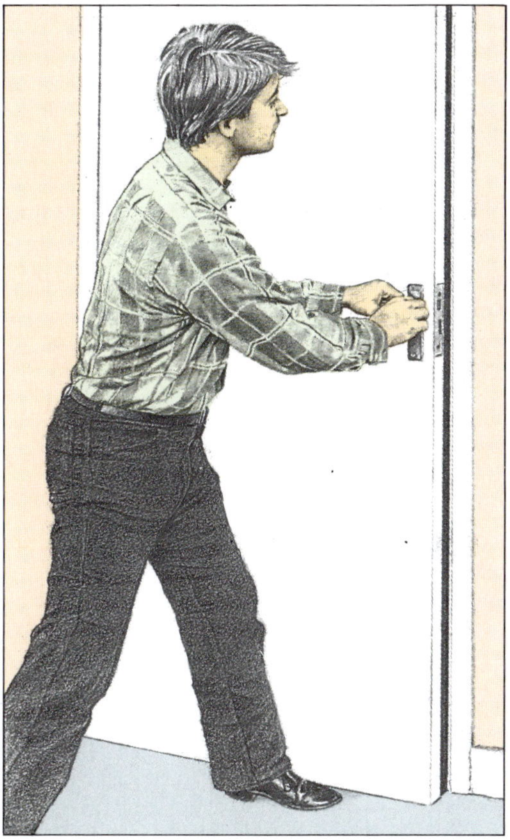

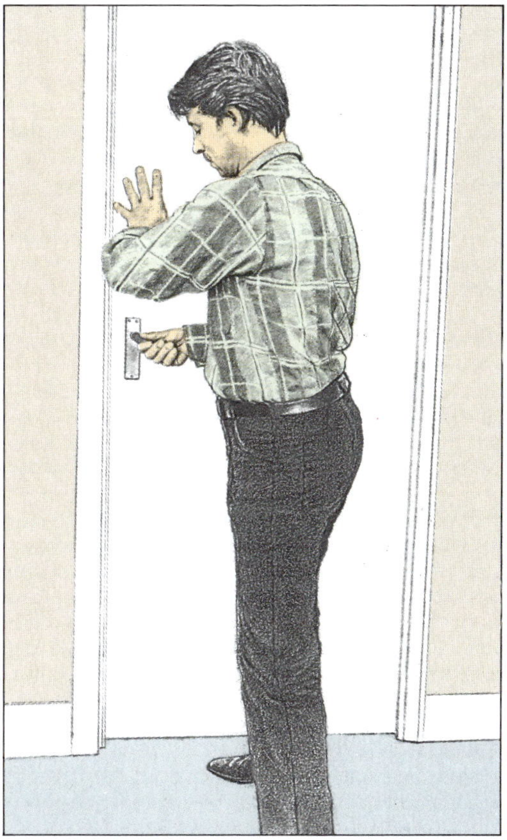

2. *Um einen Blick in den nächsten Raum zu werfen, öffnen Sie die Tür nur einen Spaltbreit. Stellen Sie dabei den Fuß dagegen, damit die Tür nicht durch den Druck erhitzter Gase aufgerissen wird.*

3. *Haben Sie den Raum betreten, schließen Sie die Tür hinter sich. Damit verhindern Sie, daß sich Feuer, Rauch und giftige Gase rasch ausbreiten. Durch offene Türen zieht ein Luftstrom, der das Feuer anfacht.*

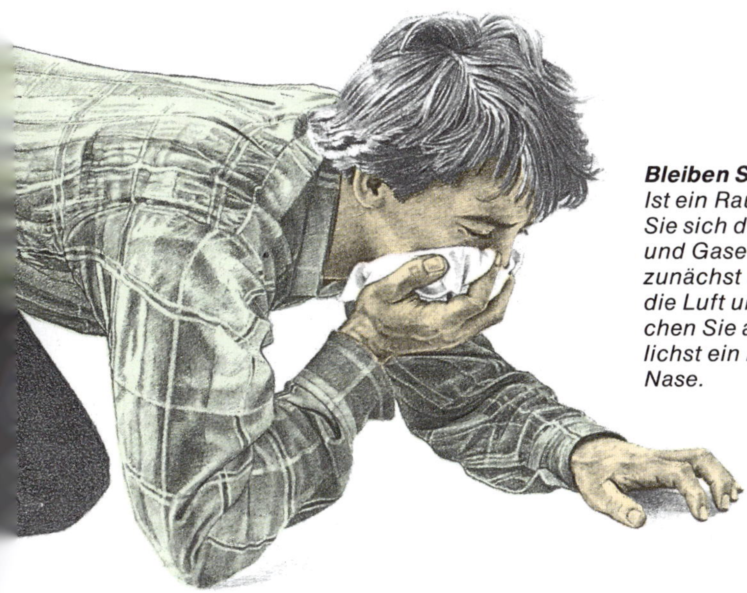

Bleiben Sie in Bodennähe
Ist ein Raum oder Gang voll Rauch, so halten Sie sich dort möglichst nahe am Boden. Rauch und Gase steigen aufwärts und sammeln sich zunächst unter der Decke; in Bodennähe sind die Luft und die Sicht besser. Wenn nötig, kriechen Sie auf allen vieren. Halten Sie sich möglichst ein nasses Tuch vor den Mund und die Nase.

Maßnahmen, sobald Sie in Sicherheit sind

- Rufen Sie die Feuerwehr (Telefonnummer 112; siehe S. 1). Geben Sie die genaue Adresse der Brandstelle an. In der Aufregung vergißt man manchmal wichtige Informationen, und das kann zur Folge haben, daß sich das Eintreffen der Feuerwehr verzögert.
- Alarmieren Sie auch alle andern Hausbewohner.
- Gehen Sie nie in ein brennendes Haus zurück, um noch Sachen zu holen. Hindern Sie auch andere daran. Mögen die vergessenen Dinge noch so wichtig sein, sie lassen sich ersetzen – Menschenleben nicht.

Wenn der Fluchtweg abgeschnitten ist

- Wenn Ihnen der Fluchtweg abgeschnitten ist, etwa weil das Treppenhaus bereits in Flammen steht, versuchen Sie, ein Fenster oder einen Balkon zu erreichen. Wenn Sie auf dem Balkon sind, schließen Sie die Balkontür hinter sich. Befinden Sie sich an einem Fenster im Erdgeschoß, können Sie hinausspringen.
- Wenn Sie vom Feuer hart bedrängt werden und wenn Sie sich im ersten Stock befinden und der Erdboden nicht allzuweit entfernt und nicht zu hart ist, hängen Sie sich irgendwo außen mit den Händen an, so daß die Fallhöhe verringert wird. Lassen Sie sich dann fallen. Lieber nimmt man eine Verstauchung oder einen Knochenbruch in Kauf, als ein Opfer der Flammen zu werden.
- Befinden Sie sich in einem höheren Stockwerk, versuchen Sie, sich ein Seil zu drehen, z. B. aus Laken oder Vorhängen, und sich daran zum Erdboden herunterzulassen oder sich ihm zumindest zu nähern. Befestigen Sie dieses improvisierte Seil zuverlässig, etwa an den Heizungsrohren.
- Müssen Sie die Fensterscheiben einschlagen, tun Sie das mit einem Stuhl, einem Schuh oder einem andern Gegenstand. Nehmen Sie nur dann die Fäuste, wenn Sie gar nichts anderes haben, und umwickeln Sie sie vorher mit Stoff oder einem Kleidungsstück. Falls Sie ein langärmeliges Kleidungsstück anhaben, benutzen Sie lieber den Ellbogen.
- Ehe Sie durch die von Ihnen geschaffene Öffnung klettern, entfernen Sie möglichst die noch im Rahmen steckenden Glassplitter. Werfen Sie eine Decke oder ein dickes Kleidungsstück über den Rahmen.
- Haben Sie keine Möglichkeit, den Boden zu erreichen, schließen Sie die Tür, öffnen Sie das Fenster und tun alles Mögliche, um auf sich aufmerksam zu machen. Auch auf einem Balkon schließen Sie die Tür hinter sich.
- Versuchen Sie zu verhindern, daß das Feuer auf den Raum übergreift, in dem Sie auf Rettung warten. Nur selten einmal kommt die Feuerwehr zu spät. Begießen Sie die Türen, die Sie von den Flammen trennen, möglichst mit Wasser. Im allgemeinen dauert es eine halbe Stunde, bis ein Feuer eine Tür zerstört hat. Diese stellt also zumeist einen wirksamen Schutz dar.
- Stopfen Sie – möglichst nasse – Kleidungs-

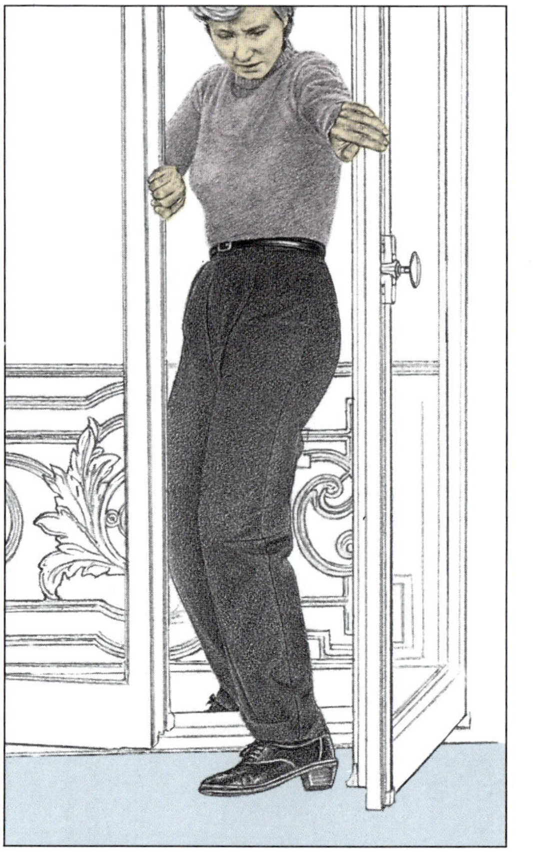

Auf einen Balkon hinaustreten
Wenn Ihnen in einem oberen Stockwerk der Fluchtweg abgeschnitten ist und wenn dort ein Balkon vorhanden ist, retten Sie sich dorthin. Schließen Sie zuvor die Tür des Raumes. Ziehen Sie die Balkontür hinter sich zu, und rufen Sie um Hilfe. Verlieren Sie nicht die Nerven, und widerstehen Sie der Versuchung, kehrtzumachen oder in die Tiefe zu springen.

Brennende Kleidung löschen
Fängt Ihre Kleidung Feuer, laufen Sie nicht in Panik weg. Dadurch würden Sie das Feuer nur anfachen. Lassen Sie sich zu Boden fallen, um die aufwärtsstrebenden Flammen von Ihrem Gesicht fernzuhalten, und rollen Sie sich langsam um Ihre Längsachse, bis die Flammen erstickt sind. Wenn möglich, wickeln Sie sich vollständig in eine Decke, einen Vorhang oder Mantel ein. Der Stoff darf aber keine Kunstfasern enthalten. Kunststoffe können sich in die Haut einbrennen und sie erheblich verletzen.

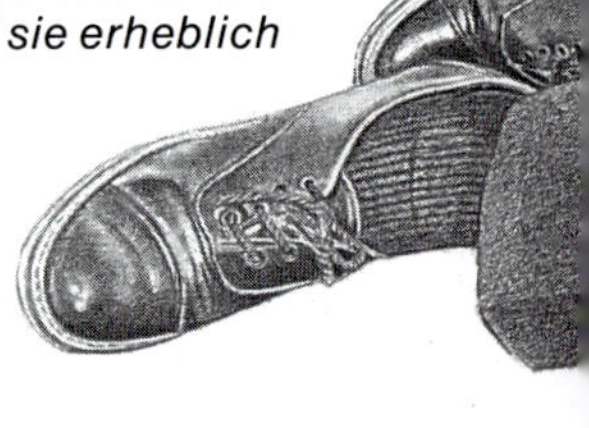

Wenn Sie oben in einem Zimmer eingeschlossen sind

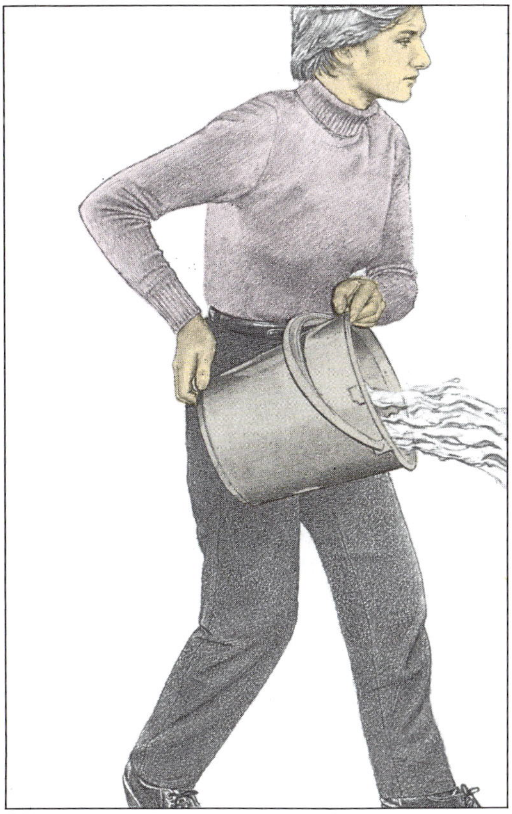

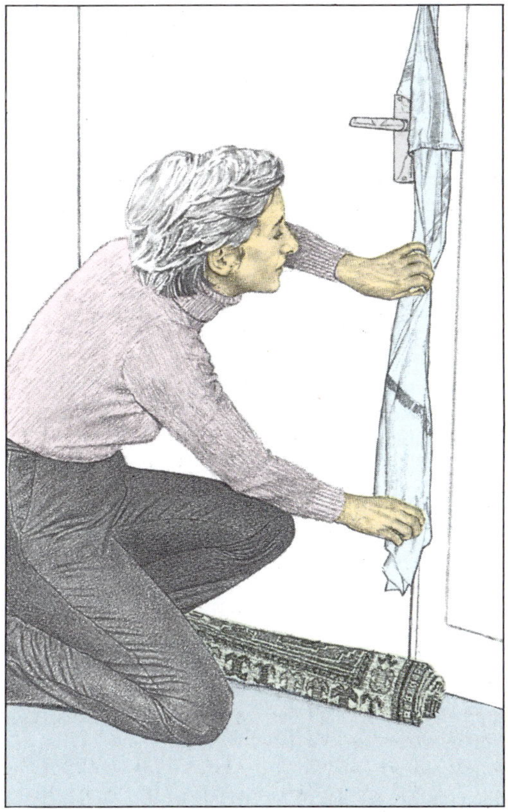

1. *Sind Sie in einem oberen Stockwerk vom Feuer in einem Zimmer eingeschlossen, versuchen Sie zu verhindern, daß die Flammen diesen Raum erfassen. Begießen Sie die Tür reichlich mit Wasser. Haben Sie keinen Eimer, nehmen Sie irgendein anderes Gefäß.*

2. *Dichten Sie die Türritzen ringsum mit feuchten Tüchern ab. Verwenden Sie dazu etwa Handtücher, Vorhänge oder einen Bettüberwurf. Für die untere Ritze können Sie auch einen wassergetränkten Teppich oder eine nasse Decke benutzen.*

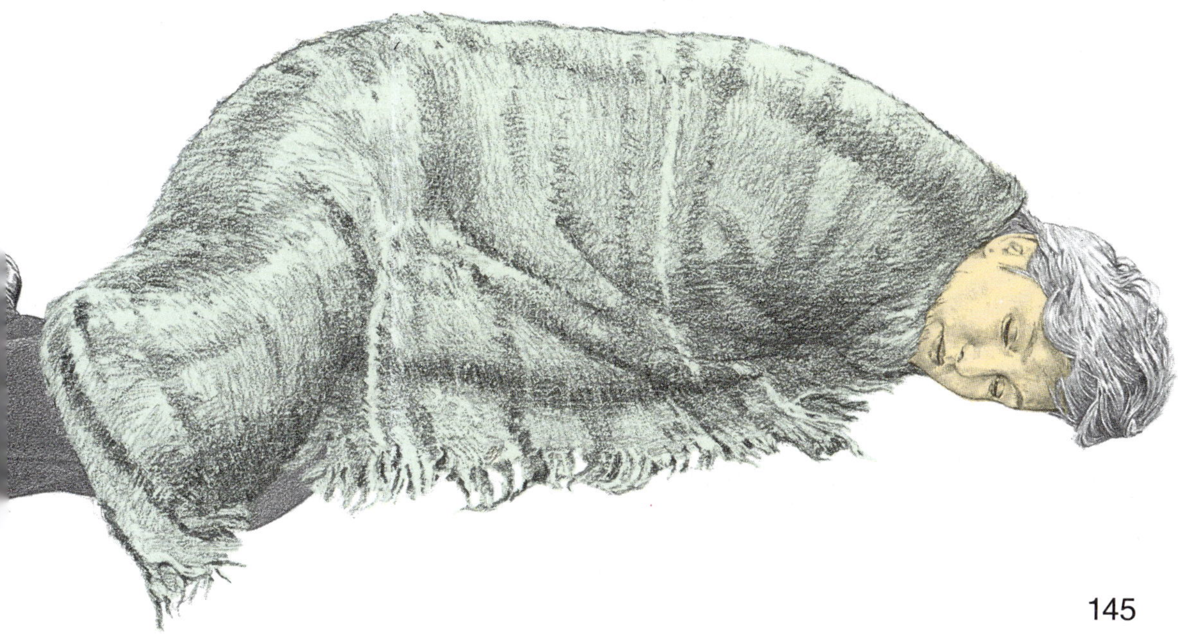

stücke in die Ritzen rings um die Tür, damit Rauch und Gase nicht zu Ihnen eindringen können. Sie sind gefährlicher als die Flammen selbst. Viele Einrichtungsgegenstände (Teppichböden, PVC-Fußböden, Polstermöbel) bestehen heutzutage aus Kunststoffen. Diese enthalten Stickstoff, der sich bei einem Schwelbrand mit Kohlenstoff verbindet und dadurch in Blausäure verwandelt – eine hochgiftige Substanz. Schon wenige Milligramm davon können tödlich wirken. Die meisten Opfer eines Feuers verbrennen nicht, sondern sie werden durch das Kohlenmonoxid der Rauchgase oder durch Blausäure vergiftet.
- Müssen Sie aus einem Zimmer flüchten und einen verqualmten Bereich durchqueren, so halten Sie sich am besten ein Taschentuch, ein Handtuch oder ein Kleidungsstück als Notfilter vor den Mund und die Nase.
- Kriechen Sie dicht am Boden, denn dort können Sie besser sehen, und vor allem ist dort die Konzentration der giftigen Gase nicht so hoch.

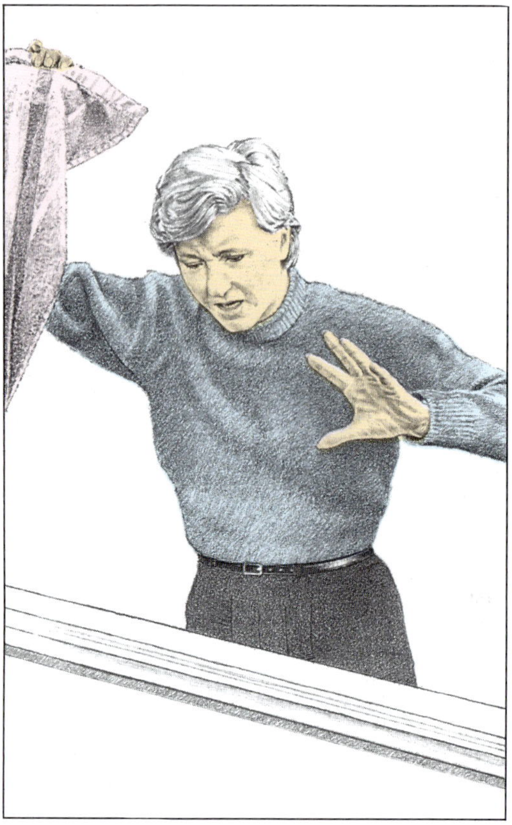

Hilfe erbitten
Sind Sie oben in einem Hochhaus von Feuer eingeschlossen und müssen annehmen, daß Ihre Hilferufe nicht gehört werden, so machen Sie auf sich aufmerksam, indem Sie ein lebhaft gefärbtes Tuch (Handtuch, Laken, Teppichläufer) schwenken. Hochhäuser liegen meist in dicht besiedelten Stadtvierteln, wo ein Feuer in der Regel rasch bemerkt wird und die Feuerwehr binnen kurzem eintrifft.

EIN WEIHNACHTSBAUMBRAND LÄSST SICH VERMEIDEN

- Stellen Sie Ihren Weihnachtsbaum immer in einem ausreichenden Abstand zu Einrichtungsgegenständen auf, also nicht zu nahe an Polstermöbeln, Vorhängen oder Bücherborden.
- Achten Sie darauf, daß sich über den Kerzen, die Sie am Baum anbringen, keine Zweige befinden.
- Zünden Sie die Kerzen am Baum von oben nach unten an; löschen Sie sie von unten nach oben.
- Lassen Sie die Kerzen nie unbeaufsichtigt brennen. (Schon mancher hat „nur mal für eine Sekunde“ den Raum verlassen und ist dann draußen unversehens abgelenkt oder längere Zeit aufgehalten worden.)
- Verwenden Sie im Weihnachtszimmer keine Wunderkerzen. Bewahren Sie Streichhölzer und Feuerzeuge außerhalb der Reichweite von Kindern auf.
- Verliert der Baum in stärkerem Maße seine Nadeln, ist er bereits ausgetrocknet. Es besteht erhöhte Brandgefahr.
- Halten Sie einen Eimer mit Wasser griffbereit, ferner eine spezielle Löschdecke oder, am besten, einen Feuerlöscher.
- Wenn der Baum doch einmal Feuer gefangen hat und der Brand sich ausbreitet, hilft nur noch eins: den Baum mit einer nicht brennbaren Decke abdecken oder umwickeln.
- Versuchen Sie nicht, den brennenden Baum aus der Wohnung zu bringen. Dabei besteht die große Gefahr, daß weitere Einrichtungsgegenstände (oder gar Sie selbst) in Brand gesetzt werden und das Feuer sich nun erst recht ausbreitet.

Wie man ein Hochhaus verläßt
- Sind Sie in einem Hochhaus oder einem großen Hotel vom Feuer eingeschlossen, benutzen Sie keinesfalls den Aufzug zur Flucht. Wenn die Stromversorgung ausfällt, sitzen Sie darin fest. Außerdem könnte sich die Tür in einem Stockwerk öffnen, das bereits brennt, und die Kabine würde dann ebenfalls Feuer fangen.
- In jedem Hotel finden Sie Tafeln oder Hinweiszettel mit Verhaltensregeln für den Fall, daß ein Brand ausbricht. Lesen Sie diese Hinweise gleich nach der Ankunft aufmerksam durch.
- Prägen Sie sich den Fluchtweg von Ihrem Zimmer zum Ausgang ein. Gibt es eine Tür zum Treppenhaus, so prüfen Sie, ob sie sich ohne weiteres öffnen läßt.

- Bricht ein Brand aus, fliehen Sie möglichst rasch.
- Nehmen Sie Ihren Zimmerschlüssel mit. Es ist ja möglich, daß Sie zurückkommen.
- Warnen Sie auf der Flucht andere Hotelgäste, indem Sie an die Türen klopfen und „Feuer" rufen.
- Steht das Treppenhaus in Flammen oder ist es voll Rauch, versuchen Sie nicht, dort durchzukommen. Kehren Sie in Ihr Zimmer zurück.
- Wenn Sie sich so hoch befinden, daß man Ihre Rufe nicht hören kann, schwenken Sie am Fenster ein Laken oder ein Wäschestück, um auf sich aufmerksam zu machen.
- Hat Ihr Zimmer ein Telefon, wählen Sie die Notrufnummer 110 (siehe S. 1). Selbst bei Stromausfall funktioniert das Telefon möglicherweise noch.
- Brennt es in Ihrer Wohnung, die sich in einem Hochhaus befindet, so verständigen Sie umgehend die Nachbarn und die Feuerwehr (Telefonnummer 112; siehe S. 1). Versuchen Sie, das Feuer gleich zu Beginn zu löschen. Gehen Sie dabei aber kein Risiko ein. Flüchten Sie über das Sicherheitstreppenhaus. Vergessen Sie aber nicht, vorher Ihre Tür zu schließen, damit die Flammen sich nicht so schnell ausbreiten.
- Ist das Feuer in einem andern Stockwerk ausgebrochen, bleiben Sie in Ihrer Wohnung. Dort sind Sie mindestens zwei Stunden lang außer Gefahr. Die Feuerwehr hat also genügend Zeit, den Brand unter Kontrolle zu bringen, selbst wenn er ausgedehnt ist. Rufen Sie in jedem Fall die Feuerwehr an: Notruf 112.

Wie man brennende Kleidung löscht

Wer zu nahe an einem Heizofen oder an einem Feuer sitzt, läuft Gefahr, daß seine Kleidung Feuer fängt. Schwere Verbrennungen können die Folge sein. Sie sind besonders gefährlich, wenn es sich um ein Kind handelt.

- Gehen Sie sofort daran, die Flammen zu ersticken. Wenn Sie selbst betroffen sind, kreuzen Sie die Arme vor der Brust, und legen Sie die Hände auf die Schultern. Dadurch wird bis zu einem gewissen Grad Ihr Gesicht geschützt.
- Lassen Sie sich auf den Boden fallen, und rollen Sie sich langsam um Ihre Längsachse. Wenn Sie können, wickeln Sie sich in einen Teppich, eine Decke, einen Mantel oder dicke Übergardinen ein. Diese Stoffe müssen aber aus Wolle oder Baumwolle bestehen. Kunststoffe können sich in die Haut einbrennen und dort schwere Schäden verursachen.
- Müssen Sie jemandem zu Hilfe kommen, handeln Sie entsprechend. Werfen Sie den Betroffenen notfalls mit Gewalt um, wenn er Ihren Anweisungen nicht folgt. Dann ersticken Sie das Feuer.
- Übergießen Sie das Opfer mit Wasser, um die Flammen zu löschen. Verwenden Sie aber keinen Feuerlöscher. Die chemischen Stoffe könnten die Verbrennungen verschlimmern.
- Ist das Feuer gelöscht, entkleiden Sie den Verunglückten nicht. Rufen Sie einen Arzt. Bis er eintrifft, versorgen Sie den Verletzten wie bei einem Schockzustand (siehe S. 113).

Jemanden vor einem Feuer retten

Einen Menschen aus einem brennenden Haus zu retten ist gefährlich. Grundsätzlich überläßt man das der Feuerwehr.

Kommen Sie dennoch einmal in die Lage, eingreifen zu müssen, etwa um ein Kind zu retten, das in unmittelbarer Gefahr ist, handeln Sie rasch und umsichtig. Denken Sie daran, daß Sie ein großes Risiko eingehen und leicht selbst ein Opfer des Brandes und der dabei entstehenden Gase werden können.

- Gehen Sie nie in ein Gebäude, sofern Sie annehmen müssen, daß es voller giftiger Gase ist. Wenn Kunststoffe brennen – und viele Polstermöbel (Sofas, Sessel, Betten), Teppiche, Vorhänge enthalten heutzutage Kunststoffe –, so entstehen dabei tödliche Gase. Überlassen Sie in einem solchen Fall alle notwendigen Maßnahmen den Feuerwehrleuten. Sie sind mit Atemschutzgeräten ausgerüstet.
- Wenn Sie in ein brennendes Haus gehen müssen, halten Sie sich vor die Nase und den Mund ein Kopftuch oder Taschentuch, das den Rauch abhält. Gegen die giftigen Dämpfe richtet eine solche Maßnahme aber nichts aus.
- Legen Sie sich gegen die Hitze einen Mantel oder eine nasse Wolldecke um. Benutzen Sie aber nie eine Umhüllung, die ganz oder auch nur teilweise aus Kunstfasern besteht.
- Berühren Sie, ehe Sie eine Tür öffnen, zunächst die metallene Klinke. Ist sie heiß, bedeutet dies, daß hinter der Tür ein Feuer tobt.
- Öffnen Sie eine Tür vorsichtig, indem Sie sie festhalten und den Fuß dagegenstellen. Öffnen Sie die Tür zunächst nur einen Spalt weit. Warten Sie, bis eventuell vorhandene heiße Gase abgezogen sind.
- Bewegen Sie sich in einem verqualmten Raum auf allen vieren, und zwar so dicht am Boden wie möglich. Die Luft ist dort reiner als weiter oben.
- Haben Sie das Opfer gefunden, ziehen Sie es rückwärtsgehend so rasch wie möglich ins Freie. Wenden Sie dazu den Rautek-Griff (siehe S. 192) an.

WIE LANGE HÄLT EINE TÜR STAND?

Selbst eine gewöhnliche Zimmertür kann eine ganze Weile verhindern, daß Feuer und Rauchgase sich ausbreiten. Das beste Material ist Eichenholz. 1 mm davon widersteht einem Feuer mindestens eine Minute lang. Ist eine Tür 35 mm dick, sind Sie hinter ihr also mindestens eine gute halbe Stunde geschützt.

Wabentüren halten nicht so lange stand. Bei Türen mit Türfüllungen kann man mit einer Viertelstunde rechnen. Preßspantüren, die 35 mm stark sind, leisten ungefähr 30 Minuten lang Widerstand.

Ein Feuer bekämpfen

Brände kommen verhältnismäßig häufig vor. Nicht selten geraten dabei Menschenleben in Gefahr. In einem solchen Fall muß man sich entweder in Sicherheit bringen oder nach Kräften schützen. (Siehe S. 142.) In den meisten Fällen handelt es sich zunächst um kleine, eng begrenzte Brände, die etwa durch eine schlecht ausgedrückte Zigarettenkippe in einem Papierkorb oder einen in Brand geratenen Fritiertopf verursacht werden. Mit ein paar einfachen Maßnahmen, die jeder kennen sollte, kann man einer Katastrophe vorbeugen.

Bricht in Ihrer Wohnung ein Brand aus, bringen Sie als erstes alle Menschen, die in der Nähe sind, in Sicherheit. Das Feuer zu löschen ist erst der zweite Schritt – vorausgesetzt, es ist begrenzt. Beispielsweise könnte ein Vorleger vor dem Kamin in Brand geraten sein. Wenn das Feuer hingegen heftig ist oder sich rasch ausbreitet, verlassen Sie umgehend das Haus, und rufen Sie sofort die Feuerwehr (Notruf 112; siehe S. 1).

- Wenn Sie das Feuer bekämpfen, schützen Sie sich gegen die Flammen, aber vor allem gegen die Rauchgase, die noch gefährlicher sind. Von den etwa 500 Menschen, die alljährlich in deutschen Haushalten bei einem Brand ums Leben kommen, sterben die meisten durch giftige Gase, nicht an Verbrennungen.
- Bleiben Sie möglichst nahe am Ausgang, damit das Feuer Ihnen nicht den Weg abschneiden kann.
- Verwenden Sie zum Löschen Wasser, Sand, Wolldecken, Teppiche oder einen Feuerlöscher (siehe S. 150).

Diese Hinweise gelten grundsätzlich für jedes Feuer. Manche Brände erfordern allerdings besondere Maßnahmen.

Brennendes Fett

Wird Speiseöl oder Bratfett zu stark erhitzt, beginnt es zu brennen. Sobald Rauch aufsteigt, besteht Brandgefahr.

- Brennt das Öl, drehen Sie sofort die Herdplatte oder das Gas ab.
- Versuchen Sie nicht, etwa mit dem Fritiertopf ins Freie zu gehen. Zugluft würde die Flammen anfachen.
- Löschen Sie einen Fettbrand niemals mit Wasser. Es könnte sonst zu einer Fettexplosion kommen.
- Ersticken Sie die Flammen. Greifen Sie dazu nach dem Nächstliegenden, etwa einer schweren (möglichst nassen) Decke oder einem dikken Tuch. Sehr brauchbar ist eine Löschdecke. Ein Deckel, ein Teller oder ein Schneidbrett tut es auch, vorausgesetzt, der Gegenstand ist größer als das Gefäß, in dem es brennt.
- Halten Sie den Stoff oder Gegenstand vor sich, um Ihr Gesicht und Ihre Hände zu schützen.
- Ist das Feuer gelöscht, lassen Sie das Gefäß zugedeckt stehen, bis das Fett erkaltet ist.
- Gelingt es Ihnen nicht, die Flammen zu löschen, schließen Sie die Fenster und Türen, verlassen Sie den Raum, und rufen Sie die Feuerwehr (Notruf 112; siehe S. 1).

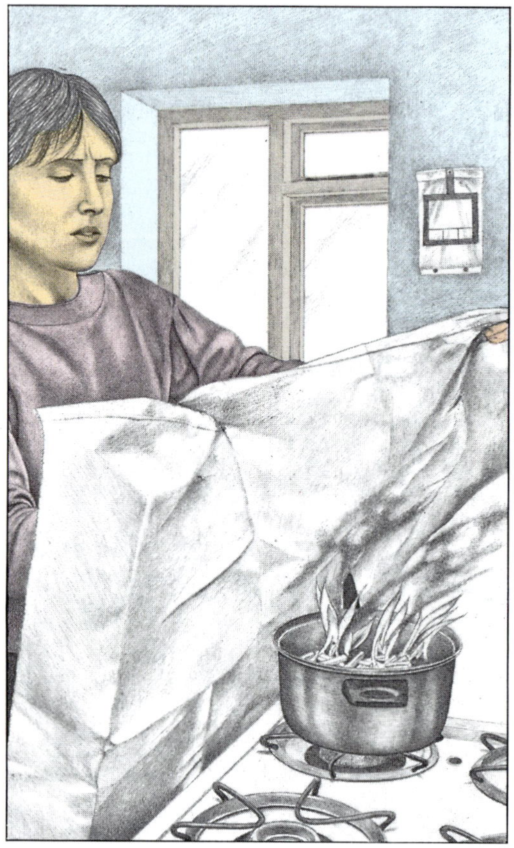

Brennendes Fett in einem Fritiertopf
Lassen Sie den Topf stehen. Unterbrechen Sie die Wärmezufuhr. Bedecken Sie das Gefäß mit einer Löschdecke, notfalls auch mit einem Teller oder Deckel.

Sessel und Sofas

Viele Sitzmöbel sind mit Kunststoff gepolstert; sie brennen daher sehr rasch, wobei dicker Qualm und Giftgase entstehen, die sehr schnell tödlich wirken.

- Versuchen Sie nicht einzugreifen.
- Verlassen Sie sofort den Raum, und schließen Sie die Tür.
- Rufen Sie die Feuerwehr (Notruf 112; siehe S. 1).
- Transportieren Sie keinesfalls einen brennenden Sessel, selbst wenn der Brand nur schwelt. Durch den Luftzug könnte er im Nu in Flammen stehen.

Fernsehgeräte und Computer

Bei Fernsehgeräten oder Computern kann unter Umständen ein Brand entstehen. Wenn ein solches Gerät plötzlich Funktionsstörungen zeigt, sollte man in jedem Fall sofort den Stecker herausziehen.

Moderne Fernsehgeräte und Computerbildschirme geraten in der Regel durch einen Kurzschluß kaum noch in Brand, weil die heutige Halbleitertechnik nur sehr wenig Wärme erzeugt. Gefährlich werden Fernsehgeräte je-

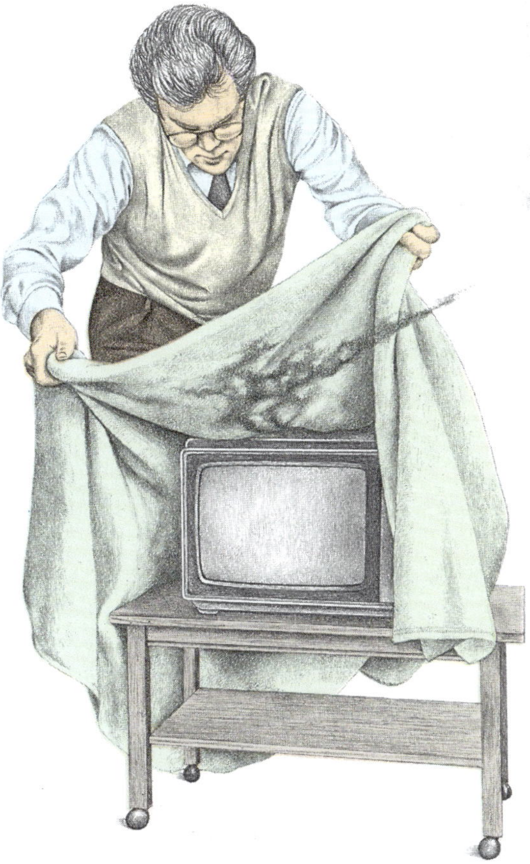

Brennendes Fernsehgerät
Werfen Sie eine Löschdecke oder eine andere, nasse Decke über das Gerät. Treten Sie dabei von hinten an den Fernseher heran, für den Fall, daß die Röhre implodiert.

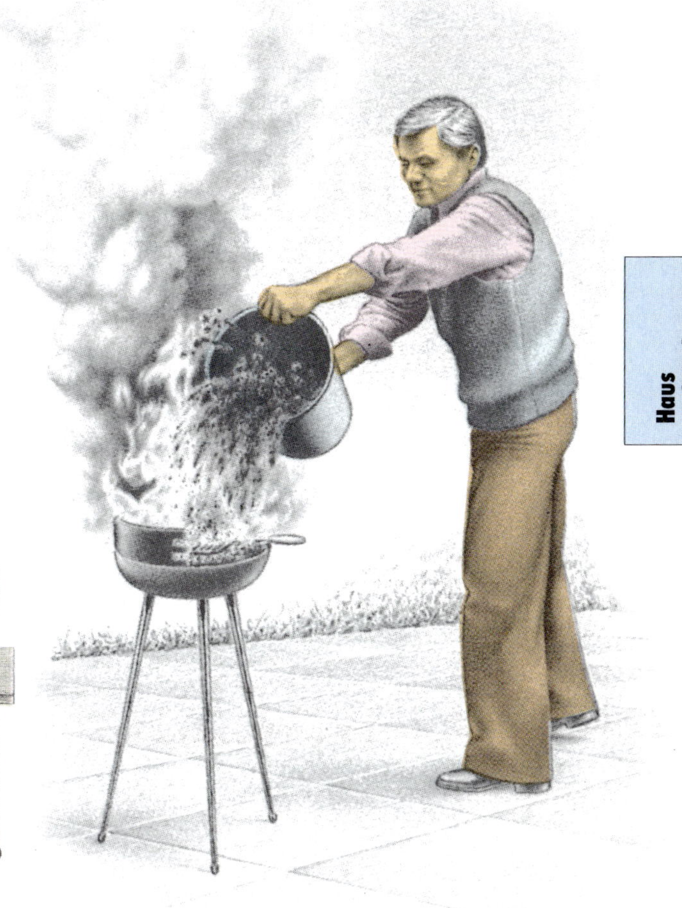

Einen Grillbrand eindämmen
Halten Sie beim Grillen einen Eimer mit Sand bereit. Bei einem Brand schütten Sie Sand von der Seite her auf den Grill. Schützen Sie dabei Ihr Gesicht und Ihren Oberkörper.

doch, wenn die Bildröhre implodiert. Jedes Jahr ereignen sich viele derartige Unfälle. Sobald eine Bildröhre implodiert, werden die Glasteile infolge des Unterdrucks in der Röhre nach innen gezogen. Sie prallen dort aufeinander und fliegen dann nach außen, also im ganzen Zimmer herum. Möglicherweise wird bei dem Vorgang infolge eines Kurzschlusses sehr viel Energie frei, so daß eine Stichflamme entsteht, die in der Nähe befindliche Gegenstände wie Vorhänge, Teppiche oder Zierdecken in Brand setzen kann.

- Wenn ein Fernseher oder Computer verdächtig nach brennendem Gummi oder Kunststoff riecht, ziehen Sie sofort den Stecker oder drehen die Sicherung heraus. Benutzen Sie das Gerät erst wieder, wenn es von einem Fachmann überprüft worden ist.
- Wenn Flammen oder Rauch aus dem Gerät austreten, ziehen Sie sofort den Gerätestecker heraus. Decken Sie dann das Gerät mit einer Löschdecke, Wolldecke oder einem nassen Handtuch ab. Dadurch werden die Flammen und die Rauchentwicklung unterdrückt und Glassplitter zurückgehalten, falls der Bildschirm implodieren sollte.
- Rufen Sie die Feuerwehr (Notruf 112; siehe S. 1).
- Bekämpfen Sie den Brand eines Fernsehers oder Computers nicht mit Wasser oder einem Feuerlöscher. Durch die plötzliche Abkühlung könnte die Bildröhre implodieren.
- Lassen Sie die Löschdecke auf dem Gerät, und bleiben Sie in sicherer Entfernung, bis die Feuerwehr eintrifft.

Kaminbrand

- Rufen Sie sofort die Feuerwehr – noch bevor das Feuer und die durch feinste Risse dringenden giftigen Gase die andern Teile des Hauses erreichen.

Heizdecken

- Gerät eine Heizdecke in Brand, ziehen Sie sofort den Stecker aus der Dose.
- Schlagen Sie die Decke vorsichtig zurück, um zu vermeiden, daß sie durch den Luftzug erst richtig in Flammen aufgeht. Legen Sie sie dann in die Bade- oder Duschwanne.
- Rufen Sie die Feuerwehr (Notruf 112; siehe S. 1).
- Brennt das Bett, gießen Sie Wasser darauf.

SO SCHÜTZT MAN SEIN HEIM VOR FEUER

Fast die Hälfte aller Brände brechen in Wohnhäusern aus. Viele davon werden von Kindern verursacht, die aus Neugier mit dem Feuer spielen und die Gefahr nicht abschätzen können. Etwa jeder vierte Brand rührt von elektrischen Geräten her, die nicht in Ordnung waren, von veralteten Leitungen oder schadhaften Kabeln oder auch von geflickten oder falsch eingesetzten Sicherungen. Jeder sechste Brand wird durch einen Raucher verursacht, und jeder achte entsteht in der Küche. Wer einige einfache Regeln befolgt, kann vermeiden, daß bei ihm Feuer ausbricht oder daß ein Brand sich ausbreitet.

- Achten Sie darauf, daß sich Heizung, Lichtanlage und elektrische Küchengeräte stets in ordnungsgemäßem Zustand befinden. Ersetzen Sie Kabel, deren Isolierung schadhaft geworden ist.
- Ist ein Elektrogerät defekt, ziehen Sie den Stecker. Das ist sicherer, als es nur abzuschalten.
- Stellen Sie Heizlüfter, Heizsonnen und Heißluftgeräte immer in einem ausreichenden Abstand zu brennbaren Gegenständen auf.
- Tauchsieder und andere Heißwassergeräte sowie Kaffeemaschinen sollten während des Betriebs immer unter Aufsicht bleiben. Wenn das Wasser verdampft ist, besteht die Gefahr, daß das Gerät durchglüht. Ziehen Sie, sobald Sie ein solches Gerät nicht mehr benötigen, den Stecker aus der Dose.
- Stellen Sie Ihr Bügeleisen nur auf einer nichtbrennbaren Unterlage ab. Achten Sie nach dem Gebrauch darauf, daß das heiße Eisen nicht in der Nähe von leicht brennbarem Material liegt.
- Setzen Sie Spraydosen nicht der Wärme aus; stellen Sie sie also nicht in der Sonne oder in der Nähe eines Heizkörpers oder Ofens ab. Andernfalls besteht Explosionsgefahr. Wenn Sie eine Spraydose benutzen, rauchen Sie nicht. Werfen Sie gebrauchte Spraydosen nicht ins Feuer.
- Das Fettfilter einer Dunstabzugshaube sollte in regelmäßigen Abständen gereinigt oder ausgewechselt werden.
- Lassen Sie Streichhölzer und Feuerzeuge nie in Reichweite von Kindern liegen.
- Stellen Sie, wenn Sie eine Party geben, überall Aschenbecher auf.
- Rauchen Sie nie im Bett.
- Benutzen Sie auf dem Dachboden kein offenes Licht, etwa eine Kerze.
- Sorgen Sie dafür, daß Ihr Dachboden nicht als Lager für Pappschachteln, Kartons, Kisten und andere leicht brennbare Dinge mißbraucht wird, die man „ja vielleicht irgendwann noch einmal gebrauchen" könnte.
- Trocknen Sie Kleider oder Wäsche nie an einem offenen Feuer (Kamin).
- Überlassen Sie ein offenes Feuer (Kaminfeuer, Adventskranz) niemals sich selbst. Lassen Sie es also nicht allein „zu Ende brennen".
- Füllen Sie einen Ölofen nur dann mit Brennstoff nach, wenn er erkaltet ist. Überlaufender Brennstoff entzündet sich leicht an heißen Teilen.
- Wenn Sie mit leichtverdunstenden brennbaren Flüssigkeiten (Benzin, Spiritus) umgehen, öffnen Sie das Fenster weit, und rauchen Sie nicht bei der Arbeit. Andernfalls besteht Explosionsgefahr.
- Stellen Sie einen Funkenfänger vor Ihren offenen Kamin.
- Wenn Sie aus dem Haus gehen, vergewissern Sie sich, daß nichts einen Brand auslösen kann.

Der Feuerlöscher

Die meisten Brände in Wohnräumen sind sogenannte trockene Brände. Es brennen also feste Materialien, im allgemeinen solche, die aus Zellulose, Papier oder Naturfasern bestehen. Sie verbrennen entweder rasch mit Flammenentwicklung oder langsam ohne Flammen; das heißt, sie schwelen.

Zur Bekämpfung eines trockenen Feuers verwendet man am besten einen Pulverlöscher. Aber auch bei sogenannten fetten Bränden, vor allem bei Kohlenwasserstoffen und Ölen, die niemals schwelen, sind diese Geräte sehr wirksam.

Es ist nicht immer nötig, sich einen besonders großen Feuerlöscher zuzulegen. Er sollte so handlich sein, daß ihn auch ein Jugendlicher oder eine Frau benutzen kann. Lassen Sie sich von einem Fachmann beraten.

- Auf jeden Fall sollten Sie sich mit Ihrem Feuerlöscher auskennen. Prägen Sie sich die Bedienungsanleitung ein, und üben Sie, mit dem Löscher umzugehen. Lesen Sie die Gebrauchsanweisung nicht erst, wenn es brennt.
- Vergessen Sie nicht, das Gerät nach Benutzung – und sei sie noch so kurz – neu füllen zu lassen. Überdies muß es alle zwei Jahre überprüft werden. Schließen Sie am besten einen Wartungsvertrag ab.
- Der Feuerlöscher muß stets in Reichweite sein.
- Bei einem Flächenbrand (vor allem bei ausgelaufenem Benzin) beginnen Sie am Rand zu löschen, und arbeiten Sie sich dann zur Mitte vor.

Es riecht nach Gas

In der Bundesrepublik Deutschland wird Erdgas benutzt. An sich ist es geruchlos. Damit man es riechen kann, wenn es irgendwo entweicht, werden ihm Geruchsstoffe zugesetzt.
- Wenn Sie Gas riechen oder wenn Sie hören, daß irgendwo Gas austritt, löschen bzw. vermeiden Sie offene Flammen (Kerzen, Zigaretten usw.).
- Betätigen Sie nichts, was einen Funken erzeugen könnte, etwa einen Lichtschalter, einen Schalter an einem Elektrogerät oder die Türklingel. Alle diese Dinge könnten eine Explosion herbeiführen.
- Schließen Sie den Gashahn an Ihrem Gaszähler oder den Haupthahn im Keller.
- Öffnen Sie Türen und Fenster.
- Schicken Sie alle Anwesenden weg.
- Rufen Sie bei einem Nachbarn die Gaswerke, die Feuerwehr (Telefonnummer 112; siehe S. 1) oder einen Installateur an.

Ein Leck in der Gasleitung brennt
Solange das Gas brennt, besteht keine Explosionsgefahr.
- Unterbrechen Sie, wenn möglich, die Gaszufuhr am Zähler oder im Keller, oder versuchen Sie, die Flammen zu ersticken. Wenn Ihnen das nicht gelingt, verhindern Sie, daß etwas in der Umgebung Feuer fängt.
- Rufen Sie die Feuerwehr (Notruf 112; siehe S. 1).

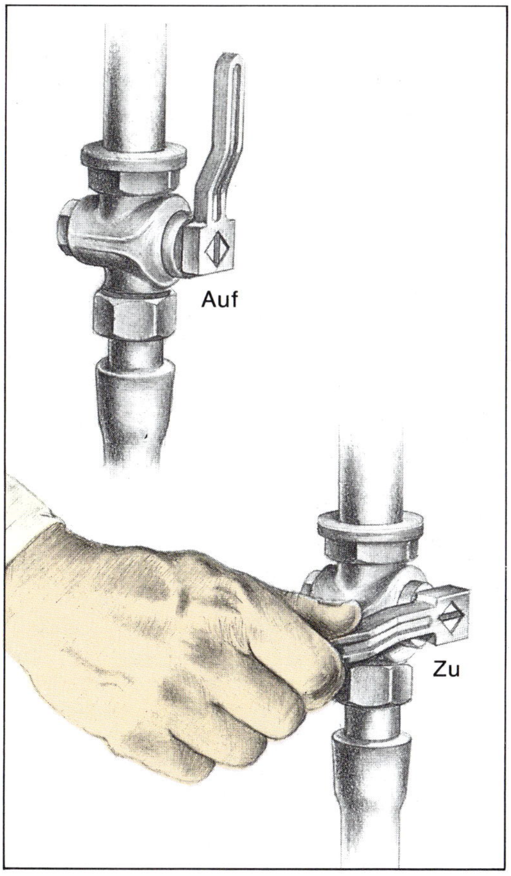

Den Gashaupthahn schließen
Steht die Linie auf dem Vierkant, an dem der Bedienungshebel angesetzt wird, parallel zum Rohr, so strömt das Gas. Steht die Linie quer zum Rohr, ist das Gas abgesperrt.

DER UMGANG MIT GASFLASCHEN

Gasflaschen sind mit Butan oder Propan gefüllt. Denken Sie daran, daß eine Gasflasche nur im Ausnahmefall in einem Wohnraum aufgestellt werden darf. In einem Raum unterhalb des Niveaus der Erdoberfläche, also im Souterrain oder Keller, darf eine Gasflasche gar nicht aufgestellt werden.
- Sorgen Sie dafür, daß der Raum, in dem die Flaschen aufgestellt oder zwischengelagert sind, gut belüftet ist.
- Prüfen Sie regelmäßig den Zustand der Schläuche. Bestreichen Sie sie einfach mit Seifenlauge; an einer undichten Stelle werden sich dann Seifenblasen bilden.
- Wechseln Sie die Flaschen nicht in der Nähe einer Flamme.
- Tragen Sie die Flaschen nur mit aufgeschraubter Kappe.
- Vermeiden Sie Stöße.

Flüssiggas in Flaschen
- Strömt aus einer undichten Stelle an einer Gasflasche das Gas aus, ohne zu brennen, treffen Sie die gleichen Vorkehrungen wie beim Gasaustritt aus einer Gasleitung: Vermeiden Sie Funkenbildung, lüften Sie, schicken Sie Neugierige weg.
- Befördern Sie, wenn möglich, die Flasche ins Freie.
- Brennt die Flasche, bringen Sie sich in Sicherheit. Es besteht Explosionsgefahr. Rufen Sie die Feuerwehr.
- Versuchen Sie nicht, das Feuer selbst zu löschen.

Gefahrlos mit Gas leben
- Sie sollten wissen, wo sich der Gaszähler und der Gashahn für die Wohnung befinden. Bringen Sie an geeigneter Stelle ein entsprechendes Hinweisschild an.
- Der Hahn sollte gut von Hand zu betätigen sein. Läßt er sich schwer bewegen, wenden Sie keine Gewalt an. Lassen Sie einen Fachmann kommen, damit er ihn gangbar macht oder erneuert.
- Lassen Sie Ihre Gasgeräte etwa alle zwei Jahre überprüfen und warten. Das gibt Ihnen Sicherheit und gewährleistet, daß die Geräte optimal brennen.
- Befindet sich ein mit Gas betriebenes Gerät im Raum, muß dieser gut belüftet sein, damit das Gerät richtig funktioniert. Lassen Sie die oberen und unteren Lüftungsöffnungen in der Tür Ihrer Küche oder Ihres Bads frei.

Mit der Elektrizität richtig umgehen

Grundsätzlich birgt die Elektrizität zwei Gefahren: Man kann einen elektrischen Schlag bekommen, und etwas kann sich erhitzen und zu brennen anfangen. Wenn nämlich in einer Leitung ein elektrischer Strom fließt, erwärmt sie sich, und zwar um so mehr, je dünner sie ist und je stärker der Strom ist. Darum wird der Querschnitt einer Leitung grundsätzlich entsprechend der zu erwartenden Belastung gewählt.

Für den Fall, daß einmal – etwa durch einen Kurzschluß – irgendwo ein zu starker Strom fließt, der die Leitung zu zerstören droht, hat man in die einzelnen Stromkreise Sicherungen eingebaut. Bei Kurzschluß und Überlastung unterbrechen sie den Strom.

Auf solche und andere Weise hat die Technik den Umgang mit der Elektrizität im Haushalt und in der Werkstatt weitgehend sicher gemacht. Sie selbst können dazu beitragen, daß das Risiko klein gehalten wird, indem Sie mit elektrischen Geräten vernünftig umgehen. Beachten Sie deshalb die folgenden Regeln:

- Verwenden Sie nur Geräte und Anschlußkabel in einwandfreiem Zustand.
- Ziehen Sie einen Stecker nicht am Kabel aus der Steckdose. Andernfalls könnte, wenn Sie das öfter machen, das Kabel vom Stecker abreißen.
- Achten Sie darauf, daß jeder Leiter richtig im Stecker befestigt ist. Die leitenden Drähte erkennt man an ihren verschiedenen Farben. Im allgemeinen ist der Nulleiter hellblau, der Erdleiter grün-gelb, und der dritte Leiter hat eine andere Farbe, meist braun oder schwarz. Verlassen Sie sich aber nicht unbedingt auf diesen Farbcode, denn er wird nicht bei allen Elektroeinrichtungen streng beachtet.

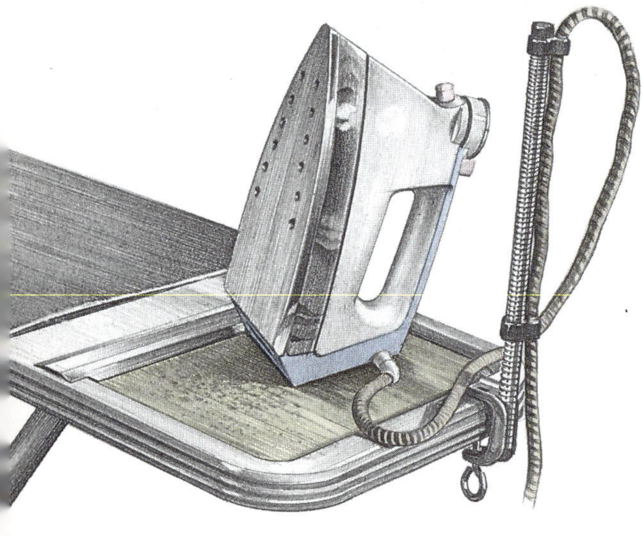

Schutz für das Kabel eines Bügeleisens
Um das Kabel eines Bügeleisens zu schützen, kann man am Bügelbrett einen Kabelhalter anbringen. Er verhindert weitgehend, daß sich das Kabel am Bügelbrett reibt und dadurch abgewetzt wird.

- Wenn Sie einen Anschluß mehrfach nutzen wollen, lassen Sie Mehrfach-Wandsteckdosen anbringen, oder benutzen Sie Tischsteckdosen mit Anschlußkabel.
- Überlasten Sie eine Steckdose nicht. Immerhin ist aber ein Stromkreis in einem modernen Gebäude mit einer 16-A-Sicherung abgesichert. Damit ist eine Belastung bis zu 3500 W möglich.
- Wollen Sie mehrere Geräte an einen Stromkreis (gleiche Sicherung!) anschließen, so berechnen Sie die gesamte Leistung, indem Sie die einzelnen Leistungen addieren. Beispielsweise kommt bei einem 2000-W-Heizofen, einem 1400-W-Staubsauger und einem 100-W-Fernseher eine Gesamtleistung von 3500 W zusammen. Teilen Sie diese Leistung durch die Spannung des verwendeten Stromes (meist 230 V), so erhalten Sie die gesamte Stromstärke. Im angenommenen Fall wären das 3500 : 230 = 15,2 A. Wenn diese Zahl höher ist als die auf der Sicherung des betreffenden Stromkreises angegebene, besteht die Gefahr der Überhitzung, und die Sicherung wird den Strom unterbrechen.
- Prüfen Sie das Kabel und die Verbindungsstücke zum Gerät öfter, wenn das Gerät keinen festen Standort hat oder wenn es sehr heiß wird (Brotröster, Schnellkocher). Durch die Hitze können sich z. B. die Muttern an der Rückseite eines Schnellkochers lockern.
- Prüfen Sie Stecker und Kabel von ständig oder häufig laufenden Geräten wie Kühlschränken, Wasch- und Geschirrspülmaschinen sowie Küchenherden ebenfalls öfter.
- Die Leitungen von Deckenleuchten (Hängelampen) erwärmen sich und werden mit der Zeit schadhaft: Die Isolierung trocknet aus und wird hart und brüchig. Denken Sie daran, sie von Zeit zu Zeit zu erneuern.
- Schalten Sie stets den Strom ab, ehe Sie eine elektrische Leitung prüfen oder mit einem feuchten Tuch reinigen. Denn wenn Wasser in einen Riß eindringt, leitet es den Strom auf Sie über.
- Der Leitungsdraht wird bei seinem Eintritt in den Stecker von einem Stück Hartgummi oder einer Metallklemme gehalten. Diese Vorrichtung dient der Zugentlastung. Wird der Draht sichtbar, lassen Sie das von einem Fachmann in Ordnung bringen.
- Ziehen Sie den Stecker aus der Dose, wenn Sie ein Gerät nicht mehr benutzen. Schalten Sie das Licht aus, wenn Sie eine ausgebrannte Glühbirne auswechseln. Stecken Sie den Stekker eines Schnellkochers erst dann ein, wenn Sie den Kocher mit Wasser gefüllt haben.
- Benutzen Sie im Badezimmer nur Geräte (Haartrockner, Heizstrahler usw.), die eine Vollschutzisolierung haben.
- Benutzen Sie keine elektrischen Geräte, wenn Sie sich in der Badewanne befinden. Vermeiden Sie überhaupt beim Umgang mit elektrischen Geräten Nässe. Auch Ihre Hände und Füße sollten nicht naß sein. Lassen Sie gegebenenfalls für das Badezimmer einen Fehlerstromschutzschalter anbringen.

- Verlängern Sie nie ein Kabel, indem Sie es anstückeln. Ersetzen Sie es durch ein Kabel von der gewünschten Länge, oder benutzen Sie ein Verlängerungskabel.
- Versuchen Sie nie, die Steigleitung Ihres Hauses – also die elektrische Hauptzuleitung – zu verändern. Das ist allein Sache des Fachmannes und für Laien verboten.
- Lassen Sie bei der geringsten Unregelmäßigkeit Ihre elektrische Anlage von einem Fachmann überprüfen.
- Geräte, die im Freien benutzt werden, müssen orangefarbene Kabel besitzen, damit man sie besser sieht.
- Wollen Sie ein Kabel benutzen, das auf einer Trommel aufgewickelt ist, so rollen Sie es ganz ab, bevor Sie es anschließen. Wird das Kabel nämlich von Strom durchflossen, erhitzt es sich. Der Grund dafür ist der Selbstinduktionseffekt: Das aufgewickelte Kabel verhält sich wie eine Spule, die sich innen zu stark erhitzt und durchbrennt.

Was Sie über Sicherungen wissen sollten
Eine Stromanlage teilt sich, ausgehend von der Steigleitung, in mehrere Stromkreise auf, von denen jeder eine eigene Sicherung besitzt.

Der Übersicht auf S. 154 können Sie entnehmen, welche Leitungsquerschnitte und Sicherungen die verschiedenen Geräte benötigen.

Wählen Sie keine zu starken Sicherungen. Andernfalls riskieren Sie, daß die Sicherungen bei Überlastung oder Kurzschluß nicht abschalten und die betreffende Leitung zerstört wird.

Auf jedem Gerät zeigt ein Typenschild die Leistung in Kilowatt (kW) oder Watt (W) an. Dividiert man diese Zahl durch die Spannung (230 oder 110 V), dann erhält man die Ampèrezahl des Geräts. So verbraucht etwa ein 1000-W-Gerät bei einer Spannung von 230 V 4,3 A. Damit es ordnungsgemäß funktioniert, benötigen Sie dafür also eine Steckdose, die an einem Stromkreis mit einer Sicherung von mehr als 4,3 A liegt. In der Praxis nimmt man 16 A.

Eine Sicherung auswechseln
- Haben Sie Schmelzsicherungen, und wollen Sie eine Sicherung auswechseln, schalten Sie zunächst den Hauptschalter aus.
- Prüfen Sie alle Sicherungen im Sicherungskasten, bis Sie die durchgebrannte gefunden haben: Sie erkennen sie an dem abgesprungenen Plättchen, dem sogenannten Kennmelder. Setzen Sie hier die neue Sicherung ein.

Am besten versehen Sie jede Sicherung mit einer Bezeichnung, aus der Sie ersehen, zu welchem Raum oder Gerät (Herd, Waschmaschine) sie gehört. Auf diese Weise ersparen Sie es sich, bei jedem Kurzschluß alle zu prüfen.
- Manchmal springt an einer durchgebrannten Schmelzsicherung der Kennmelder nicht ab. Wenn Sie hier Zweifel haben, prüfen Sie mit einem Spannungsprüfer, ob die Sicherung Strom führt.

Die Sicherungstypen

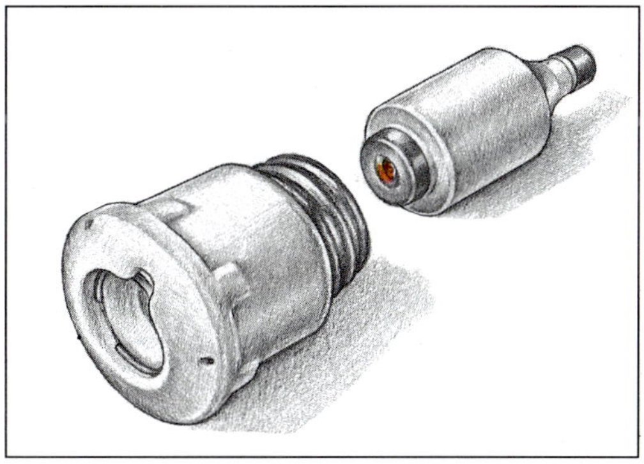

1. *Die Schmelzsicherung wird im Sicherungskasten eingeschraubt. Es gibt sie in verschiedenen Stärken. Das Plättchen (Kennmelder) zeigt die Amperezahl an; grün: 6 A, rot: 10 A, grau: 16 A, blau: 20 A, gelb: 25 A.*

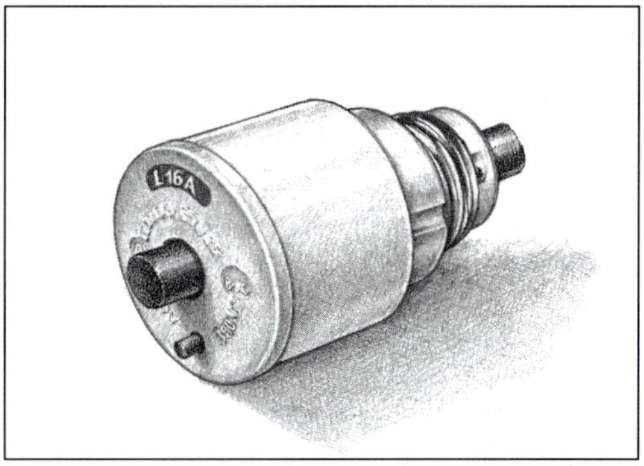

2. *Ein solcher einschraubbarer Sicherungsautomat (6–25 A) brennt bei Überlastung nicht durch, sondern er schaltet sich aus. Man kann ihn wieder einschalten, indem man den schwarzen Mittelknopf wieder eindrückt.*

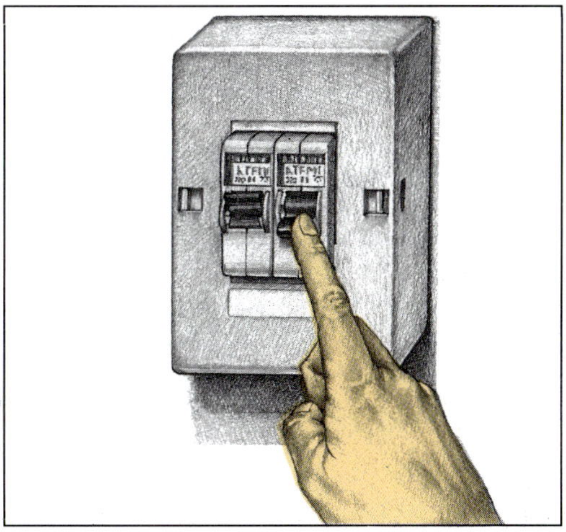

3. *Der Einbauautomat ist fest eingebaut. Bei Überlastung schaltet er sich ebenfalls automatisch aus. Mit dem Kippschalter kann man den Strom wieder einschalten.*

● Ist Ihre elektrische Anlage mit Sicherungsautomaten ausgestattet, so unterbrechen diese bei einer Überlastung des Netzes den Strom automatisch. Sie erkennen das daran, daß in einem solchen Fall bei der Sicherung des betroffenen Stromkreises der Mittelknopf herausspringt. Sie brauchen nun nichts zu ersetzen. Ziehen Sie zunächst den Stecker des Geräts, das die Überlastung oder den Kurzschluß verursacht hat, aus der Steckdose. Dann drükken Sie den Knopf der Sicherung wieder hinein oder legen bei einem Einbauautomaten den Kippschalter um – und der Strom fließt wieder.

● Tritt in Ihrer Wohnung wiederholt ein Kurzschluß auf, ist in einem Ihrer Geräte ein Defekt. Lassen Sie es reparieren.

Wenn einmal der Strom ausfällt

Gelegentlich fällt infolge eines technischen Defekts der Strom aus. Auf einen solchen Fall sollten Sie vorbereitet sein. Mit einigen Vorsichtsmaßnahmen können Sie dann die Unannehmlichkeiten und die Unfallgefahr auf ein Mindestmaß verringern.

● Halten Sie in Ihrem Haushalt immer eine gute Taschenlampe mit Langzeitbatterien bereit.

● Wenn der Strom ausgefallen ist, schalten Sie alle Elektrogeräte ab, außer jenen, die ständig laufen wie der Kühlschrank. Bestimmte Geräte, etwa ein Heizstrahler, könnten einen Brand auslösen, wenn sie sich, insbesondere nachts, von Ihnen unbemerkt, wieder in Gang setzen.

● Lassen Sie mindestens eine Lampe eingeschaltet, damit Sie es merken, wenn der Strom wieder da ist.

● Öffnen Sie Ihr Tiefkühlgerät möglichst selten. Bleibt es geschlossen, hält sich die Temperatur etwa zwölf Stunden. Je voller es ist, desto kälter bleibt es.

● Ist Ihr Tiefkühlgerät warm geworden, benötigt es sechs Stunden, um seine normale Konservierungstemperatur wieder zu erreichen.

● Wenn Sie einen Warmwasserspeicher haben, gehen Sie mit dem heißen Wasser sparsam um, denn bei jeder Entnahme fließt kaltes Wasser nach.

● Bei einem plötzlich eintretenden Stromausfall prüfen Sie, ob vielleicht in Ihrer eigenen Wohnung ein Fehler vorliegt. Sehen Sie nach, ob etwa auch in der Nachbarschaft alles dunkel ist.

● Verständigen Sie gegebenenfalls Ihr Elektrizitätswerk. Ihr Telefon funktioniert auch bei Stromausfall.

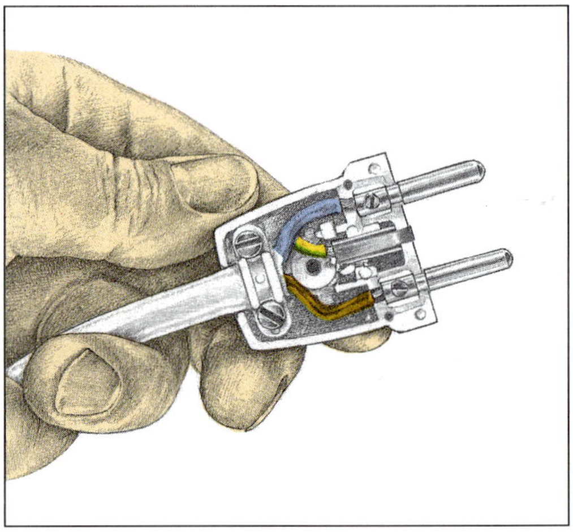

Das Innenleben eines Steckers
So sieht ein Stecker innen aus. An den Farben der Drähte erkennt man ihre Funktion. Der Nulleiter ist hellblau gefärbt, der Erdleiter grün-gelb. Der dritte Leiter kann braun, schwarz oder noch anders aussehen.

DIE SICHERUNGEN

Gerät	Leitungsquerschnitt	Sicherung
Herd	2,5–4 mm²	3 × 16 – 3 × 20 A
Herd bis 5,5 kW	2,5 mm²	1 × 25 A
Waschmaschine Heißwasserboiler Geschirrspüler	2,5 mm²	16 A
Kühlschrank Fernseher Staubsauger Beleuchtungskörper (Kronleuchter, Deckenlampe, Wandleuchte)	1,5–2,5 mm²	10–16 A

Wasserleitungen und Heizung

Wenn an einem Rohr Wasser austritt, können Sie, bis der Installateur eintrifft, den Schaden begrenzen.

Haben Sie festgestellt, daß eine Rohrleitung oder ein Wasserhahn (Ventil) undicht ist, drehen Sie zunächst das Wasser ab. Im allgemeinen genügt es, wenn Sie das Hauptventil bzw. den Absperrhahn der Wohnung schließen. Eine gute Installation sollte solche Zwischenventile aufweisen, mit denen man das Wasser für einen bestimmten Bereich absperren kann. Überzeugen Sie sich davon, daß diese Ventile ordnungsgemäß funktionieren. Schließen Sie sie, bevor Sie in Urlaub fahren.

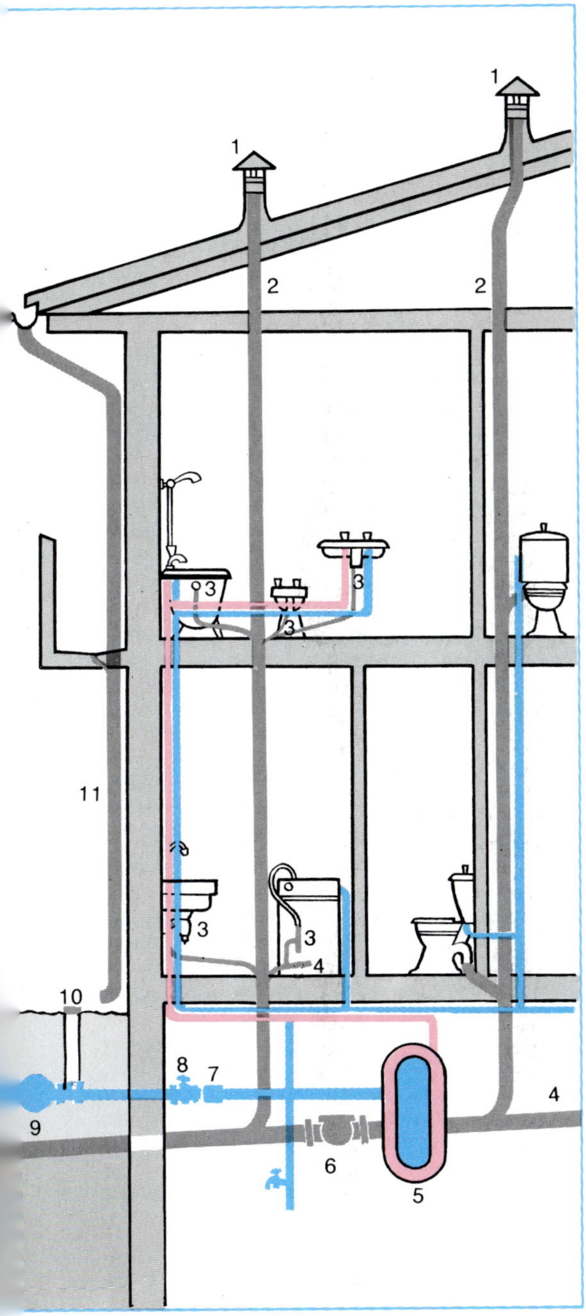

Wasserleitung
1 Lüftungsrohr, 2 Fallstrang (Abwasserstrang), 3 Siphon, 4 Sammelleitung, 5 Zentrale Warmwasserbereitung, 6 Reinigungsöffnung, 7 Wasserzähler, 8 Hauptabsperrventil, 9 Druckleitung, 10 Hydrant (außer Haus), 11 Regenablaufrohr.

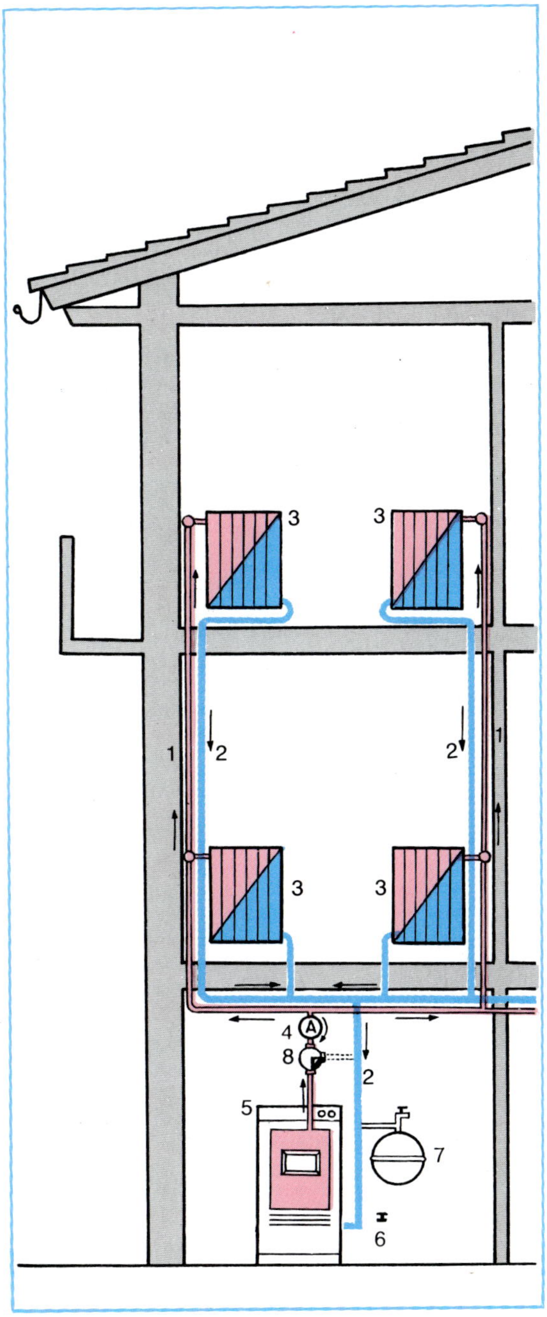

Zentralheizung
1 Vorlauf, 2 Rücklauf, 3 Radiatoren, 4 Umlaufpumpe (Heizungspumpe), 5 Heizkessel, 6 Füll- und Entleerungshahn, 7 Ausdehnungsgefäß (bei älteren Anlagen im oberen Bereich des Hauses), 8 Dreiwegventil (Mischventil).

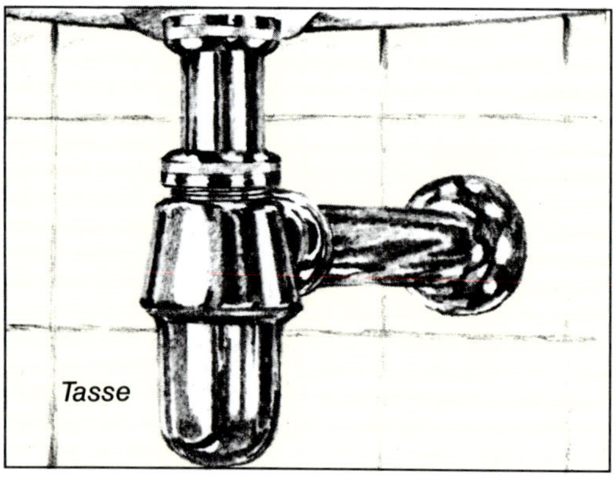

Einen Tassensiphon reinigen
Um diesen Siphon zu säubern, schrauben Sie die „Tasse" ab. So wird der Siphon zugänglich.

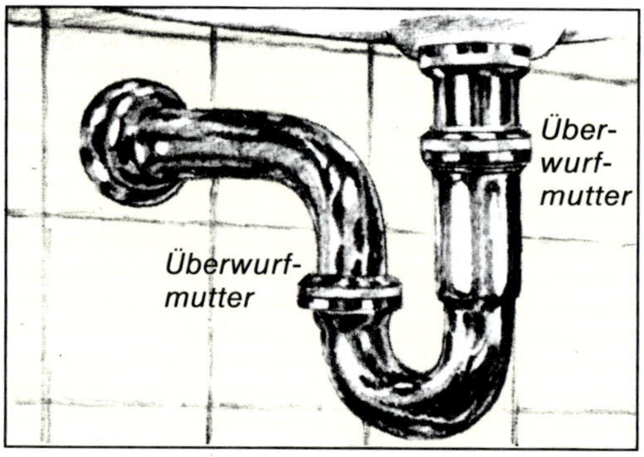

Einen Röhrensiphon reinigen
Schrauben Sie, wenn nötig mit einer Rohrzange, an beiden Enden des Siphons die Überwurfmuttern ab, ohne an den Rohrleitungen zu rütteln. Reinigen Sie den U-förmigen Teil sowie die beiden Rohrenden evtl. mit einer Reinigungsspirale.

Wenn ein Leitungsrohr platzt
Wenn Wasser in einer Leitung gefriert, kann sie dadurch platzen, denn gefrierendes Wasser dehnt sich aus. In einem solchen Fall muß man handeln, bevor das Eis schmilzt, da es sonst zu einer Überschwemmung kommt.
- Schließen Sie das nächstgelegene Zwischenventil, und öffnen Sie den Hahn am Ende der beschädigten Leitung, damit das schmelzende Wasser auslaufen kann.
- Wenn möglich, wickeln Sie ein Handtuch um das geplatzte Rohr, und stellen Sie ein Gefäß darunter.
- Rufen Sie einen Installateur.

Die Zentralheizung ist undicht
Wenn an der Heizung eine Stelle undicht wird, muß man für die Reparatur meistens die gesamte Anlage entleeren. Dies stellt einen größeren Eingriff dar; man sollte dafür einen Fachmann holen.

Ist der Schaden nicht sehr groß, können Sie eine Notreparatur versuchen. Oft tritt nur so

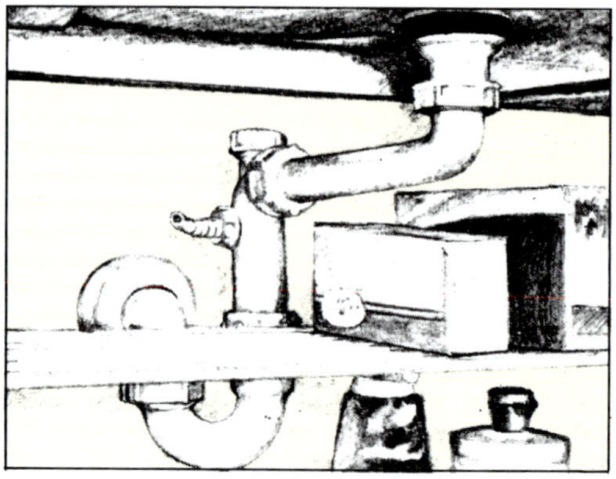

Platzsparender Siphon
Wenn Sie in einem Schrank unter dem Waschbecken oder Ausguß mehr Stauraum gewinnen wollen, bitten Sie Ihren Installateur, diesen Siphon zu montieren. Er ist so gebaut, daß sein Knie direkt an der Wand liegt und somit wenig Platz beansprucht.

lange Wasser aus, bis der Wasserdruck sich verringert hat.

Sie können versuchen, die undichte Stelle entweder mit Klebeband oder durch Kaltlötung abzudichten. Bei der Kaltlötung verwendet man synthetischen Kitt, der nach dem Hartwerden bearbeitet werden kann wie ein Metall. Seine Bindekraft ist so gut, daß sich Rohrleitungen, Wannen oder Behälter, die man nicht schweißen kann, zuverlässig damit abdichten lassen. Im allgemeinen besteht das Material für die Kaltlötung aus zwei Komponenten, die man mischen muß, um homogenen, wirksamen Klebstoff zu erhalten.

Die Trockenzeiten sind sehr unterschiedlich, wobei jedoch Wärme sie häufig verkürzt. Man kann dazu beispielsweise einen Haartrockner verwenden.

Die Badewanne tropft
Wenn die Badewanne tropft, befindet sich die undichte Stelle in den meisten Fällen am Überlauf oder an der Abflußöffnung.
- Versuchen Sie, die Gummidichtung zwischen dem Wannenkörper und der Rohrleitung auszuwechseln oder die Schraube bzw. die Mutter etwas anzuziehen. Wenn Ihre Wanne mit Kacheln verkleidet ist, so hat sie eine Tür, durch die die Installation zugänglich ist.
- Im Zweifelsfall ziehen Sie lieber einen Fachmann zu Rate.

Der Abfluß eines Waschbeckens ist verstopft
- Wenn ein Wasch- oder Spülbecken verstopft ist, schließen Sie alle Hähne an diesem Becken. Entfernen Sie zunächst aus dem Abflußrohr alle Fremdkörper, die Sie sehen und zu fassen bekommen können.
- Gießen Sie dann einen chemischen Abflußreiniger vorsichtig in den Abfluß. Achtung, solche Mittel sind nicht ungefährlich. Gelangt ein

Spritzer auf Ihre Haut, spülen Sie ihn sofort ab. Benutzen Sie chemische Abflußreiniger nicht zu oft.

- Mindestens ebenso nützlich und dabei unschädlich ist eine Saugglocke: ein einfaches Gerät, das aus einer Gummiglocke und einem Stiel besteht. Verstopfen Sie die Überlauföffnung des Waschbeckens mit einem feuchten Lappen, um zu verhindern, daß die Pumpe durch diese Öffnung Luft ansaugt. Im Becken sollte so viel Wasser stehen, daß die Gummiglocke der Pumpe damit bedeckt ist. Setzen Sie die Glocke über der Abflußöffnung auf, und machen Sie dann mit dem Stiel pumpende Bewegungen. Dadurch entsteht im Abflußrohr abwechselnd ein Über- und ein Unterdruck, und die Verstopfung löst sich. Ist das nicht gleich der Fall, wiederholen Sie den Versuch. Lassen Sie anschließend Wasser einlaufen und abfließen.
- Hat diese Maßnahme keinen Erfolg, gehen Sie die Verstopfung von unten her an. Stellen Sie einen Eimer unter den Siphon – das gebogene Abflußrohr unter dem Waschbecken –, und lösen Sie die Schraube unten am U-förmigen Knie, so daß das Wasser abfließt. Nun können Sie mit einer Reinigungsspirale durch die Öffnung in das Rohr hineingehen und die Verstopfung beseitigen. Das Gerät besteht aus einem langen, biegsamen Draht, der an einem Ende eine Spirale und am andern Ende eine Handkurbel trägt. Der Draht wird in das verstopfte Rohr eingeführt und dort hin und her bewegt, während man an der Kurbel dreht. Ein solches Gerät kann man sich bei einem Installateur ausleihen.
- Bei modernen Siphons kann man die untere Hälfte abschrauben. Dazu benutzt man eine Rohrzange. Legen Sie dabei auf den verchromten Gehäuseteil, um ihn zu schonen, noch einen Lappen auf, ehe Sie die Zange ansetzen.
- In manchen Fällen – wenn am Siphon keine Reinigungsschraube vorhanden ist und man den unteren Siphonteil nicht abschrauben kann – nehmen Sie den ganzen Siphon ab. Dazu lösen Sie die beiden Überwurfmuttern, mit denen der Siphon am Becken und an der Wand befestigt ist. Wenn Sie nach der Reinigung den Siphon wieder anbringen, sollten Sie die Schraubverschlüsse nicht zu fest anziehen; andernfalls kann der Siphon sich verformen.
- Haben diese Maßnahmen keinen Erfolg, können Sie es mit einer Reinigungsspirale (s. o.) versuchen.
- Wenn alle Versuche vergeblich sind, rufen Sie einen Installateur.

Die Wasserspülung der Toilette ist defekt

- Diese Reparatur muß zumeist vom Fachmann ausgeführt werden.
- Bis er eintrifft, schließen Sie den Abstellhahn hinter dem Klosettspüler oder neben dem Spülkasten, damit Sie nicht unnötig Wasser verbrauchen. Sie können sich dann damit behelfen, daß Sie nach jeder Benutzung der Toilette einen Eimer Wasser direkt in die Schüssel schütten.

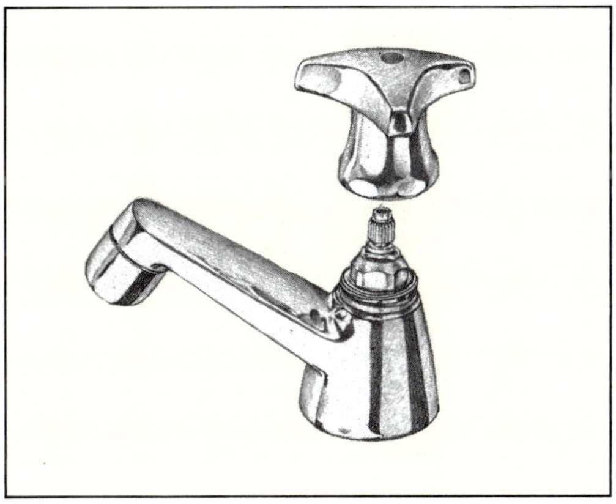

Ein Wasserhahnventil auswechseln
Ein defektes Wasserhahnventil können Sie in vielen Fällen selbst durch ein neues ersetzen. Sie müssen dazu den Griff abschrauben (oben) oder abziehen (unten), je nach Modell, und können dann das Ventil herausschrauben. Beim Einsetzen des neuen Ventils verfahren Sie in umgekehrter Reihenfolge.

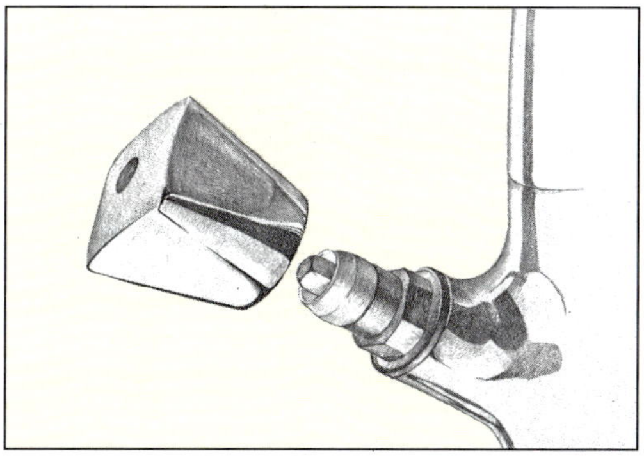

Die Toilette ist verstopft

- Wenn die Toilette verstopft ist, versuchen Sie, sie mit Hilfe einer größeren Saugglocke (s. o.) frei zu machen.
- Haben Sie damit keinen Erfolg, rufen Sie einen Fachmann.
- Die Verstopfung kann sich im senkrechten Abwasserrohr befinden. Bitten Sie deshalb Mitbewohner des Hauses, die über Ihnen wohnen, in ihren Toiletten keine Spülung mehr vorzunehmen. Andernfalls könnte das herabfließende Wasser in Ihrer Toilette austreten.

Die Zentralheizung klopft

Manche Heizungssysteme geben unangenehme Geräusche von sich: eine Art Knacken und Schlagen, das sich in der ganzen Anlage fortpflanzt. Die Ursache besteht darin, daß die Rohre sich ausdehnen, sobald sie durch das in ihnen fließende Wasser erwärmt werden, und sich bei Abkühlung wieder zusammenziehen.

Sie selbst können hier nichts unternehmen. Ziehen Sie einen Fachmann zu Rate.

Vorsicht im Haushalt

Das eigene Zuhause ist kein so sicherer Ort, wie man annehmen möchte. In Wohnungen und Häusern ereignen sich mehr Unfälle als anderswo, und es kommen hier etwa halb so viele Personen zu Tode wie bei Straßenunfällen. Millionen Menschen verletzen sich zu Hause so schwer, daß sie ärztliche Hilfe benötigen. Die meisten Unfälle ereignen sich abends und am Wochenende, wenn man von der Arbeit heimkehrt und die Familie sich wieder versammelt. Im Sommer steigt die Zahl stark an; das liegt an den zusätzlichen Gefahren im Garten. Fast die Hälfte aller häuslichen Unfälle passiert in der Küche, im Wohn- und Eßzimmer und im Freien.

Das Unfallrisiko bei sich zu Hause auf ein Mindestmaß zu beschränken ist jedoch nicht schwer. Vor allem muß man die Gefahren kennen. Und wer in seinem Haushalt alte Menschen betreut, muß zusätzliche Vorsichtsmaßnahmen treffen. Dabei gehört zur Sicherheit im Haushalt auch, daß man an kleine, alltägliche Dinge denkt, die man so gewohnt ist, daß man sie schon fast nicht mehr beachtet, die aber durchaus eine Gefahrenquelle darstellen.

Die Küche

Etwa jeder zehnte häusliche Unfall – nicht gerechnet die kleinen Verletzungen, die keiner besonderen Behandlung bedürfen – ereignet sich in der Küche. Überlegen Sie deshalb, welche Gefahren hier vorhanden sein könnten.

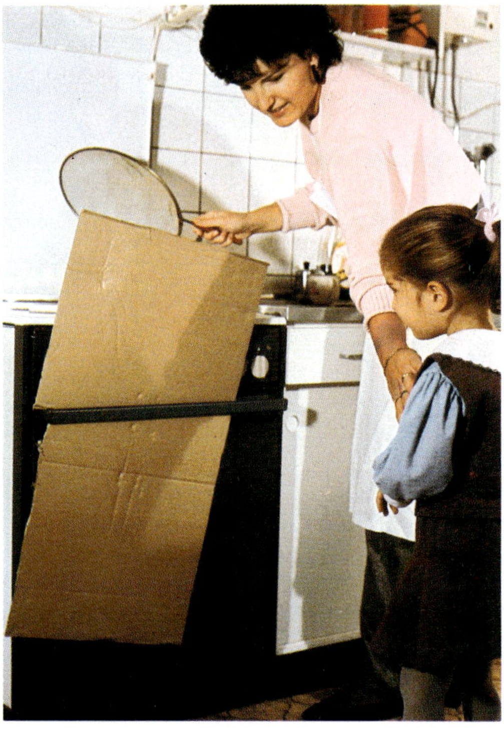

Schutz gegen spritzendes Fett

Mit einem Spritzschutz – einem siebartigen Gerät mit Griff, das man im Handel erhält – oder auch einfach durch Pappe schützt man sich und Kinder gegen spritzendes Fett.

- Küchenmöbel sollten abgerundete Ecken und eingelassene Griffe haben.
- Verwenden Sie keine hohen Regale, und bringen Sie Wandborde in mäßiger Höhe an, damit Sie keine Kunststücke vollbringen müssen, wenn Sie etwas herunterholen wollen. Oder benutzen Sie, um die höchsten Fächer zu erreichen, stets eine stabile Haushaltsleiter.
- Bewahren Sie gefährliche Flüssigkeiten, beispielsweise Desinfektionsmittel, außerhalb der Reichweite von Kindern auf, am besten in einem verschließbaren Schrank. Füllen Sie solche Flüssigkeiten nie in Flaschen um, die einmal Getränke enthalten haben. Es könnte sonst zu Verwechslungen kommen. Stellen Sie derartige Substanzen auch nie zu Lebensmitteln.
- Seien Sie besonders vorsichtig beim Umgang mit Benzin, Terpentin und andern brennbaren Flüssigkeiten. Rauchen Sie dabei nicht.
- Werfen Sie keine schädlichen oder gar gifti-

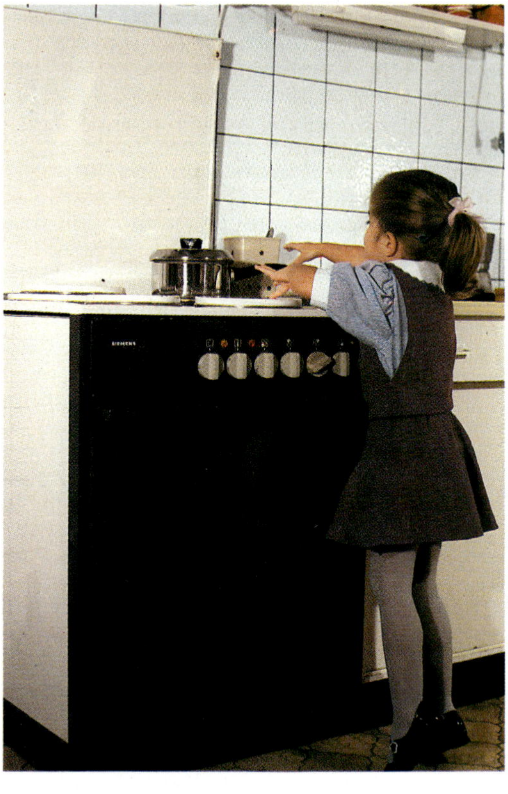

Töpfe richtig auf den Herd stellen

Damit niemand am Stiel eines Topfes oder einer Pfanne mit heißem Kochgut hängenbleibt, drehen Sie die Stiele zur Herdmitte oder zur Wand. Sind kleine Kinder da, benutzen Sie zuerst möglichst die hinteren Kochstellen.

gen Abfälle und Chemikalien in den Mülleimer. Sie gehören in den Sondermüll.

- Räumen Sie Messer immer sorgfältig weg.
- Drehen Sie beim Kochen die Stiele von Töpfen und Pfannen zur Wand oder zur Herdmitte. Wenn sie nach vorn stehen, kann jemand daran hängenbleiben, und das heiße Kochgut kann sich über ihn ergießen.
- Falls Sie ein Kleinkind haben, lassen Sie die Tischdecke nicht zu tief herunterhängen. Sonst könnte das Kind die Decke herunterziehen, so daß alles, was sich auf dem Tisch befindet, zu Boden fällt.
- Lassen Sie eine Bratpfanne oder einen Fritiertopf niemals unbeaufsichtigt auf dem Herd stehen. Füllen Sie einen Fritiertopf höchstens zu einem Drittel mit Fett oder Öl.
- Wenn Sie einen Fritiertopf benutzen, sollten Sie stets den Deckel dazu oder eine feuerfeste Decke, ein Kuchenbrett oder ein nasses Handtuch griffbereit haben, damit Sie einen eventuellen Brand sogleich ersticken können. Versuchen Sie nie, ein solches Fettfeuer mit Wasser zu löschen. Es würde sich dann erst recht ausbreiten (siehe S. 148).
- Wenn Sie einen Schnellkochtopf benutzen, halten Sie sich genau an die Anweisungen des Herstellers. Ein solcher Topf muß immer eine Mindestmenge Wasser enthalten, wenn er erhitzt wird. Halten Sie das Ventil stets sauber.
- Wischen Sie Fett auf dem Küchenboden immer sogleich wieder auf.
- Kleben Sie lockere Bodenfliesen oder aufgewölbten Kunststoffbelag immer gleich wieder fest, damit man nicht darüber stolpern kann.
- Bevor Sie die Klappe eines Gasbackofens schließen, in den Sie ein Gericht geschoben haben, achten Sie darauf, daß das Gas auch brennt. Wenn Sie das Gas klein gestellt haben, schließen Sie die Klappe behutsam, damit der Luftzug nicht die Flamme löscht.
- Achten Sie darauf, daß die Flammen eines Gasherds nicht über den Bodenrand des Kochtopfs hinausschlagen. Zum einen vergeuden Sie damit Energie; zum andern besteht dann die Gefahr, daß die Griffe oder der Stiel sich gefährlich erhitzt.

Ein schützendes Gitter für Kleinkinder
Um ein kleines Kind vom gefährlichen Treppenhaus fernzuhalten, kann man im Rahmen der Zimmertür ein Schutzgitter anbringen. Es läßt sich jederzeit wieder entfernen.

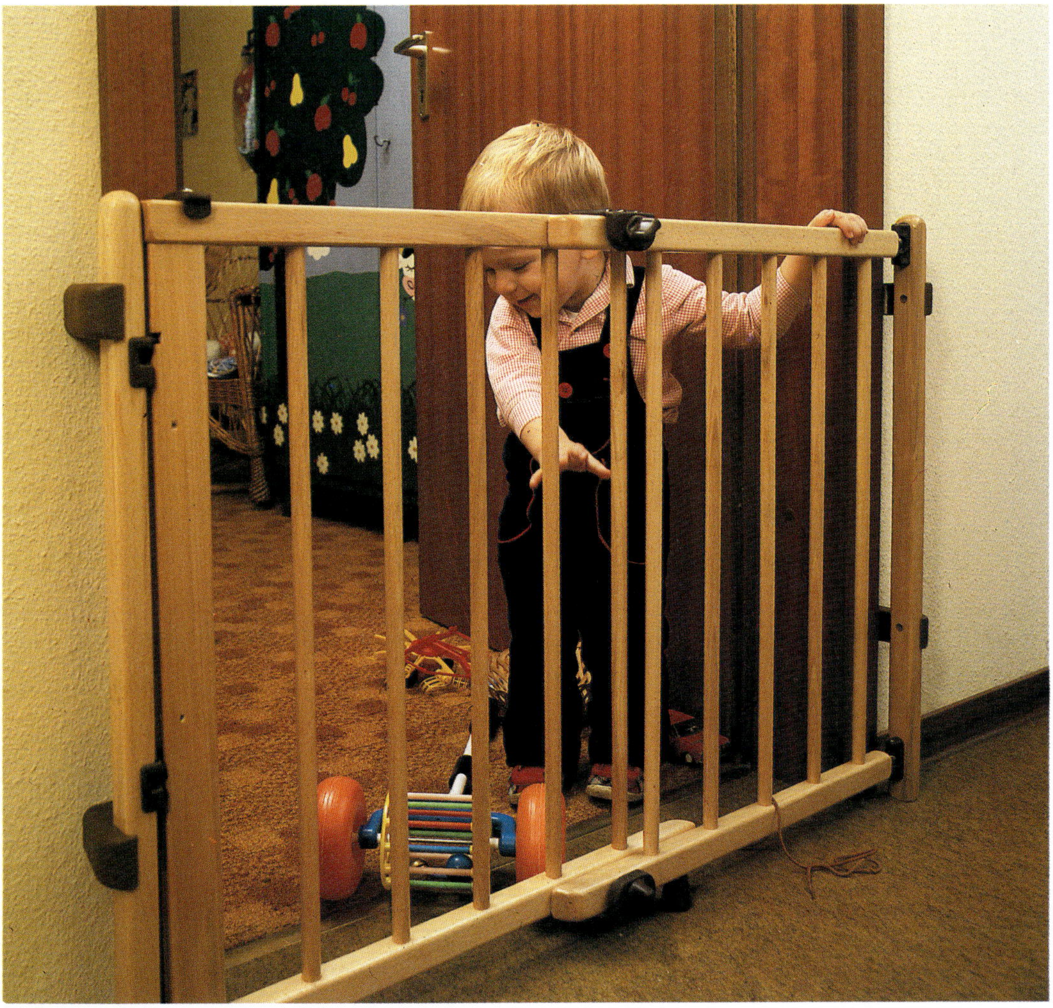

- Bewahren Sie Plastiktüten außerhalb der Reichweite von Kindern auf. Es besteht sonst die Gefahr, daß ein Kind sich eine Tüte über den Kopf zieht und erstickt.
- Achten Sie darauf, daß Unterschränke stets geschlossen sind. Die Türen haben scharfe Ekken, an denen kleine Kinder sich leicht verletzen können.
- Schließen Sie alle Schränke, in denen ein Kleinkind sich verstecken und aus denen es dann möglicherweise nicht mehr allein heraus könnte. Schließen Sie auch Geräte wie den Kühlschrank, die Waschmaschine und den Wäschetrockner immer sorgfältig.
- Stellen Sie einen Babysitz auf den Boden, nie auf einen Tisch oder eine Arbeitsfläche. Dort kann er verrutschen, kippen und herunterfallen.
- Benutzen Sie keine defekten Geräte.
- Versuchen Sie nicht, elektrische Leitungen und Geräte selbst zu reparieren. Beauftragen Sie mit solchen Arbeiten einen Fachmann.
- Ein Stecker oder ein Kabel, das naß geworden ist, muß erst vollständig trocknen, ehe man das Gerät wieder benutzen kann.
- Wenn man Sie ruft, während Sie gerade bügeln, ziehen Sie unbedingt den Stecker des Eisens aus der Steckdose. Ein Bügeleisen unter Strom wird häufig vergessen.

Einen Teppich rutschfest machen
Einen Teppich sichert man, indem man ihn auf eine rutschfeste Unterlage legt. Kleinere Teppiche befestigt man durch doppelseitiges Klebeband oder Tapeziernägel am Boden.

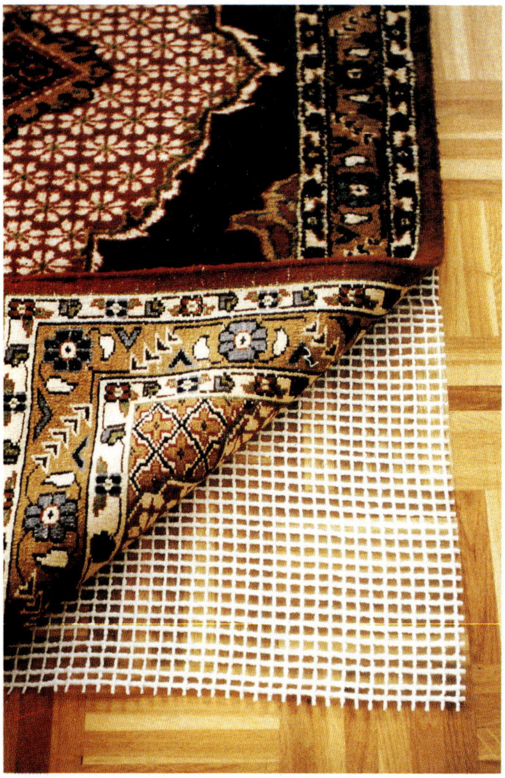

- Lassen Sie das Bügeleisen immer außerhalb der Reichweite von Kindern abkühlen.
- Tragen Sie bei der Hausarbeit zweckmäßige Kleidung. Dazu gehören Schuhe mit rutschfesten Sohlen ebenso wie nicht zu weite Ärmel, mit denen man nicht an Türklinken, Möbelgriffen usw. hängenbleibt.
- Machen Sie sich mit neu erworbenen Geräten gut vertraut – mit einer Brotschneidemaschine ebenso wie mit einem Rasenmäher. Lesen Sie die Gebrauchsanweisung sogleich sorgfältig durch. Legen Sie sie dann immer an einen festen Platz, damit sie zum Nachlesen sofort griffbereit ist.
- Wenn Sie bei der Arbeit abgerufen werden, wenn also etwa das Telefon klingelt oder jemand sich an der Haustür meldet, räumen Sie Besen, Schrubber, Eimer oder den Staubsauger rasch beiseite. Die Unterbrechung kann viel länger dauern, als Sie zunächst angenommen hatten, und niemand sollte inzwischen über Ihre Utensilien stolpern.

Das Badezimmer
Die häufigsten Unfälle im Badezimmer sind Stürze in der Badewanne.

- Lassen Sie an der Wand einen Haltegriff anbringen. Er ist sehr hilfreich für ältere, schwache und kranke Menschen.
- Wenn die Badewanne oder die Duschwanne innen sehr glatt ist, legen Sie eine Gleitschutzmatte mit Saugnäpfen hinein.
- Auch der Bodenbelag im Bad sollte rutschfest sein.
- Wenn der Fußboden naß geworden ist, wischen Sie das Wasser gleich wieder auf. Sie selbst oder andere, die das Bad nach Ihnen benutzen, könnten sonst darauf ausgleiten.
- Kaufen Sie nur eine Badematte mit rutschfester Rückseite.
- Lassen Sie gasbeheizte Geräte (Durchlauferhitzer) regelmäßig von einem Fachmann überprüfen und warten.
- Verwenden Sie im Badezimmer nie ein großes Radio. Der Wasserdampf kann sich im Gehäuse niederschlagen, und Sie können einen heftigen Schlag bekommen. Kleine Batterieradios hingegen sind wegen ihrer niedrigen Spannung ungefährlich.
- Ein Riegel im Bad sollte immer so hoch angebracht sein, daß kleine Kinder ihn nicht erreichen können; sie könnten sich sonst selbst einsperren. Lassen Sie auch innen keinen Schlüssel stecken.
- Verwahren Sie Nagellack, Nagellackentferner, Haarspray und andere chemische Mittel zur Schönheitspflege an einem sicheren Ort, wo Kinder sie nicht erreichen können.
- Bewahren Sie Arzneimittel in einem abschließbaren, nicht ohne weiteres zugänglichen Schrank auf.
- Nehmen Sie ein Medikament nicht aus seiner luftdichten Verpackung, um es in eine andere Schachtel zu tun. In der Originalverpakkung ist es am besten aufgehoben.
- Werfen Sie Arzneien, die Sie nicht mehr benötigen oder deren Verfallsdatum überschrit-

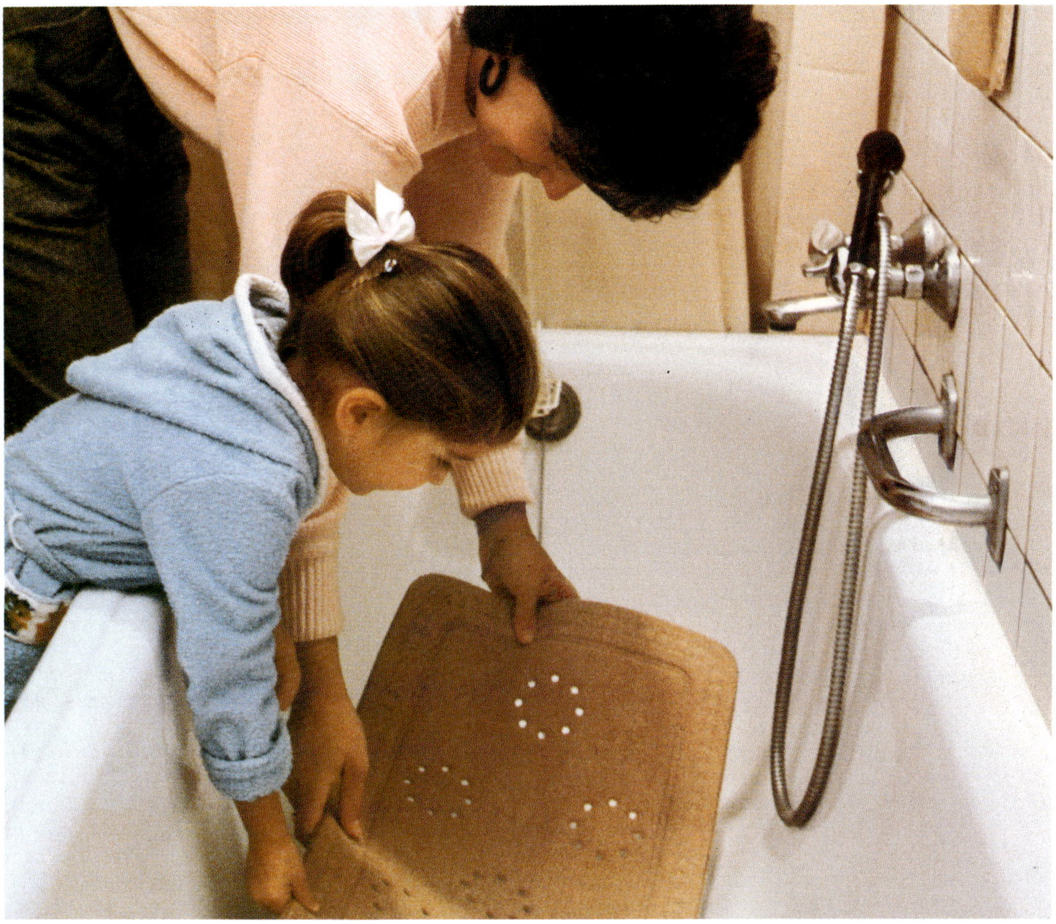

Sicherer Umgang mit der Badewanne
Eine Gleitschutzmatte in der Wanne verhindert, daß man in ihr ausrutscht. Ein Handgriff an der Wand gibt zusätzlichen Halt. Wenn kleine Kinder in der Nähe sind, läßt man immer zunächst kaltes Wasser einlaufen, dann erst das heiße. So kann ein Kind sich nicht verbrühen.

ten ist, nicht in die Mülltonne oder Toilette. Bringen Sie sie in eine Apotheke.

Das Eß- und Wohnzimmer
Diese Räume, in denen man viel Zeit verbringt und die so gemütlich und harmlos aussehen, bergen ebenfalls Gefahren.

- Überzeugen Sie sich regelmäßig vom ordnungsgemäßen Zustand der elektrischen Installationen und Geräte. Überlasten Sie nicht die Steckdosen. Lassen Sie lieber weitere anbringen.
- Befestigen Sie Läufer und Brücken mit doppelseitigem Klebeband oder Tapeziernägeln am Boden. Legen Sie, wo nötig, unter einen Teppich eine rutschsichere Unterlage. Reparieren Sie zerrissene oder ausgefranste Teppiche. Verwenden Sie für freiliegendes Parkett Antigleit-Bodenwachs.
- Sorgen Sie dafür, daß Kinder nicht an Ihre Hausbar und Ihre Tabakwaren herankommen können. Hochprozentige alkoholische Getränke können bereits in verhältnismäßig geringer Menge für Kinder schwerwiegende Folgen haben. Unter Umständen können sie sogar tödlich sein.
- Vor einem Kamin sollten Sie ein Gitter oder eine Glastür anbringen lassen. Der Schutz muß so gesichert sein, daß ein Kind ihn nicht entfernen kann. Und er sollte so weit vom Feuer entfernt sein, daß ein Kind es auch mit einem Streifen Papier oder anderem leicht brennbarem Material nicht erreichen kann.
- Lagern Sie neben einem Kamin, den Sie benutzen, oder neben einem elektrischen Heizgerät keine leicht entflammbaren Materialien.
- Bevor Sie ausgehen oder zu Bett gehen, sehen Sie nach, ob keine Zigarettenstummel mehr glühen und ob vor dem verlöschenden Kaminfeuer ein Funkenschutz steht.
- Werfen Sie Zigarettenstummel nicht achtlos in einen Papierkorb, in dem sich vielleicht brennbares Material befindet. Schon häufig haben glühende Ascheteilchen, die jemand für erloschen hielt, einen Zimmerbrand verursacht.
- Vergewissern Sie sich, daß für Ihre Räume und Geräte die richtigen Sicherungen vorhanden sind.
- Benutzen Sie solide Leitern und Tritte, wenn Sie Fenster putzen oder Gardinen abnehmen

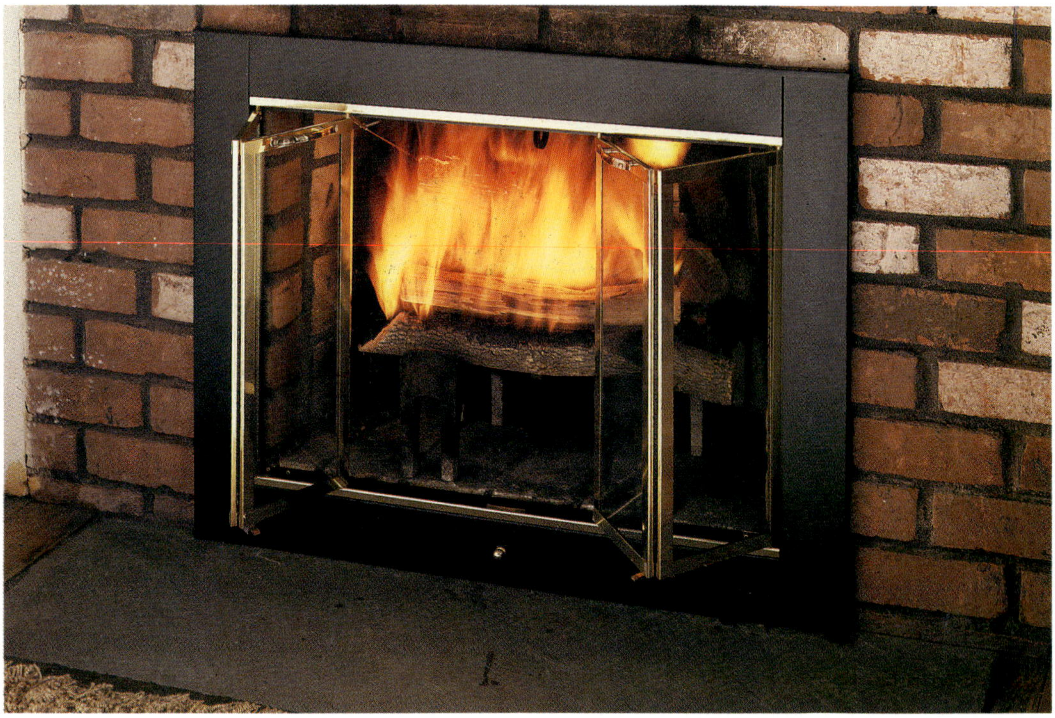

oder wenn Sie auf Schränken Staub wischen. Stellen Sie niemals etwa einen Stuhl auf einen Tisch, wenn Sie „hoch hinaus“ wollen.

Das Schlafzimmer
Zu den häufigsten Unfällen im Schlafzimmer gehören Stürze aus dem Bett, Verbrennungen durch Bräunungsgeräte sowie Verletzungen und Vergiftungen durch Feuer – vor allem dann, wenn jemand beim Rauchen einschläft.

KINDERSICHERE STECKDOSE

Wenn kleine Kinder im Haus sind, kann man die Steckdosen mit besonderen Kindersicherungen versehen.

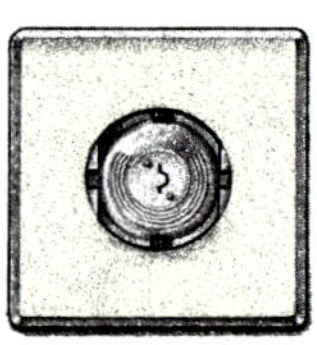

Solange diese Steckdose nicht gebraucht wird, verschließt man sie durch einen Deckel, der sich nur mit Hilfe eines besonderen Schlüssels abnehmen läßt.

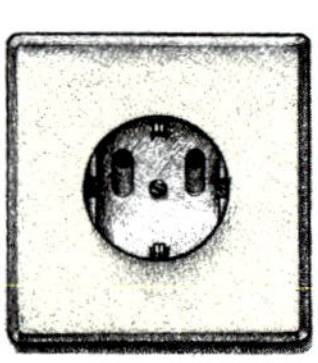

Bei einem andern Sicherungstyp muß man zunächst eine Schutzplatte, welche die Öffnungen abdeckt, etwas verschieben, bevor man einen Stecker in die Dose stecken kann.

Feuerschutz am Kamin
Vor einem Kamin kann man ein Gitter oder eine elegante Glastür anbringen lassen. Den Boden schützt eine feuersichere Platte.

- Wenn Sie eine Heizdecke bzw. ein Heizkissen benutzen, lassen Sie sie einmal im Jahr überprüfen. Kontrollieren Sie selbst alle zwei bis drei Monate das Kabel. Falls das Heizkissen abgenutzt ist, könnten Sie davon einen elektrischen Schlag bekommen.
- Schalten Sie eine Heizdecke bzw. ein Heizkissen aus, bevor Sie zu Bett gehen. Beide könnten sich überhitzen und das Bettzeug und die Matratze in Brand setzen.
- Die Stärke der Glühbirne Ihrer Nachttischlampe muß dem Material des Lampenschirms angepaßt sein. Ist dieses Material fein und nicht sehr weit von der Birne entfernt, muß die Birne schwächer sein.
- Dämpfen Sie das Licht nicht, indem Sie ein Stück Stoff oder Papier über den Lampenschirm legen (Brandgefahr). Verwenden Sie lieber einen weniger durchscheinenden Lampenschirm, oder lassen Sie ein Nachtlicht anbringen.
- Gehen Sie nicht im Dunkeln durch Ihre Wohnung. Haben Sie stets eine Taschenlampe griffbereit. Schon mancher hat gemeint, seine Wohnung gut genug zu kennen, und ist dann z. B. über ein Kabel oder einen andern Gegenstand gestolpert, der auf dem Boden lag.
- Lassen Sie neben Ihrem Bett einen Telefonanschluß anbringen, an den Sie abends beim Schlafengehen Ihren Apparat anschließen können. Das ist vor allem für alleinstehende ältere Leute wichtig, die etwa nachts von ei-

nem Unwohlsein befallen werden können und dann nicht in der Lage sind, das Telefon zu erreichen, das sich in einem entfernten Raum oder einem andern Stockwerk befindet.

- Rauchen Sie nicht im Bett.
- Wenn Sie kleine Kinder haben, lassen Sie an den Fenstern Sicherheitsverschlüsse anbringen. Stellen Sie keine Möbel darunter, auf die die Kinder klettern könnten.

Das Kinderzimmer

- Die Stäbe eines Gitterbettchens sollten nicht mehr als 7,5 cm weit auseinanderstehen, damit ein Kind nicht seinen Kopf dazwischenstecken kann.
- Steckdosen lassen sich (in der ganzen Wohnung) mit einer Kindersicherung versehen. Machen Sie von dieser Möglichkeit Gebrauch, wenn Sie kleine Kinder in der Wohnung haben.

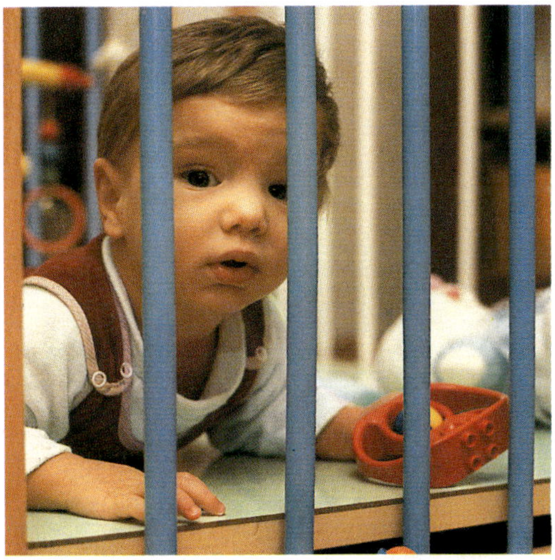

Ungefährdet im Bettchen
Die Stäbe eines Gitterbetts sollten so eng beieinander stehen, daß das Kind seinen Kopf nicht dazwischenstecken kann. Das gleiche gilt für einen Laufstall. Als maximaler Abstand werden 7,5 cm empfohlen.

Umsicht am Wickeltisch
Wenn man sein Kind wickelt, sollte man es auch dann festhalten, wenn man z. B. einmal etwas aus einer Schublade holt. Selbst ein Säugling kann sich unversehens zur Seite rollen und dann vom Wickeltisch fallen.

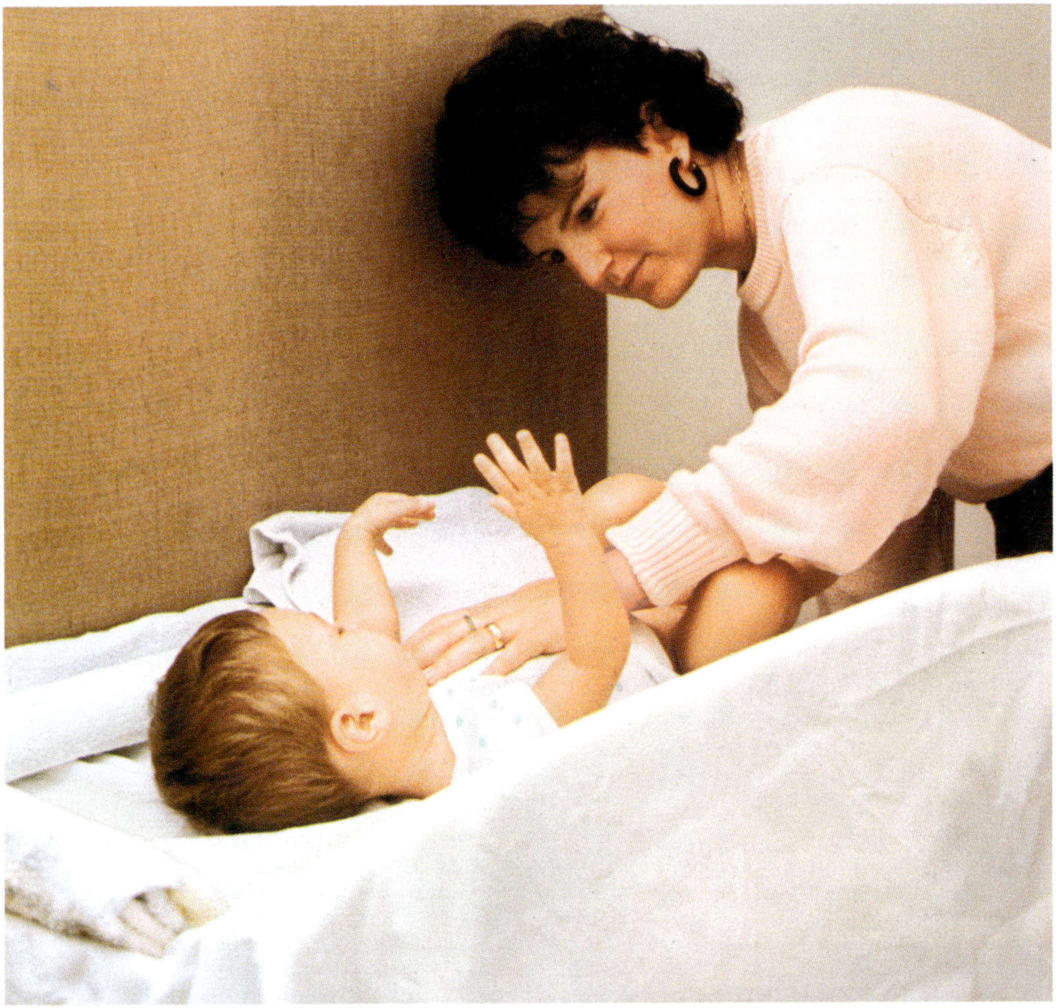

Das gilt besonders für Steckdosen, die sich in Bodennähe befinden.

● Scheuen Sie sich nicht, ein kleines Kind auch einmal in einen Laufstall zu setzen – selbst wenn Sie meinen, es müsse seine Freiheit haben. Besser, der Lebensraum des Kindes ist vorübergehend eingeengt, als daß dem Kleinen etwas zustößt. Auch wenn Sie mit im Zimmer sind, können Sie das Kind unmöglich ständig im Auge behalten. Ganz abgesehen davon, daß Sie vielleicht unversehens ans Telefon oder an die Haustür müssen.

● Suchen Sie für Kinder zweckmäßiges Spielzeug aus. Die Farben sollten ungiftig sein und nicht abblättern. Ferner sollte das Spielzeug nicht schwer oder scharfkantig sein. Es sollte auch nicht splittern, rosten oder fusseln.

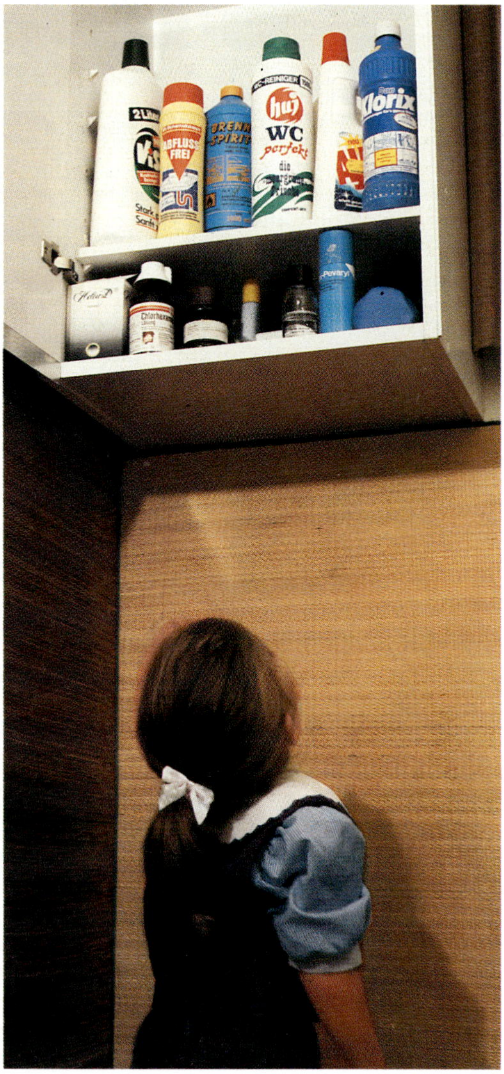

Gefährliche Mittel sorgfältig verwahren
Manche Reinigungsmittel und andere Stoffe, die man im Haushalt verwendet, sind giftig. Bewahren Sie sie außerhalb der Reichweite von Kindern auf. Lassen Sie sie nicht am Spülbecken oder auf dem Fußboden stehen.

● Besonders Babys und Kleinkinder stecken alles mögliche in den Mund. Darum sollte man kleine Gegenstände, etwa Spielfiguren, Knöpfe, Murmeln, erst recht natürlich Nadeln, von ihnen fernhalten.

● Wenn Sie ein Kind wickeln, lassen Sie es keinen Augenblick unbewacht. Selbst ein Säugling kann sich überraschend schnell von der Stelle rollen. Schon manches Kind ist vom Wickeltisch gefallen, weil die Mutter sich „nur eine Sekunde“ umgedreht hat.

● Lassen Sie Säuglinge und Kleinkinder nicht mit Hunden und Katzen allein. Selbst ein gutmütiger Hund kann zuschnappen, wenn ein Kind ihm etwa tolpatschig in die Augen greift oder ihm sonst ungewollt weh tut. Lassen Sie auch nicht zu, daß Ihr Kind fremde Tiere streichelt.

Der Dachboden

● Sorgen Sie dafür, daß der Dachboden gut zugänglich ist. Wenn man ihn nur durch eine Luke und mit Hilfe einer Leiter erreichen kann, lassen Sie am besten eine zusammenklappbare Bodentreppe anbringen. Der Zugang wird dadurch nicht nur bequemer, sondern auch sicherer.

● Sorgen Sie dafür, daß Boden- und Kellerräume gut beleuchtet sind.

Treppen

Zu den häufigsten Unfällen im Haus gehören Stürze. Sie ereignen sich oft auf Treppen. In einem Drittel der Fälle sind Kinder unter fünf Jahren betroffen.

● Treppenläufer sollten aus gutem Material bestehen und sorgfältig befestigt sein, damit sie nicht verrutschen können.

● Jede Treppe muß mindestens ein Geländer oder einen Handlauf haben. Wenn eine ältere Person im Haus lebt, sind Geländer oder Handläufe an beiden Seiten der Treppe wünschenswert.

● Die Treppe muß gut beleuchtet sein und einen Wechselschalter haben, so daß man oben und unten das Licht ein- und ausschalten kann.

● Die Stäbe des Treppengeländers müssen so eng stehen, daß ein Kind nicht den Kopf dazwischenstecken kann.

● Besitzt Ihre Treppe freistehende Stufen, und haben Sie kleine Kinder, so erwägen Sie, die Öffnungen provisorisch mit Brettern zu verschließen, damit die Kinder nicht den Kopf dazwischenstecken können.

● Bringen Sie oben und unten an der Treppe ein Gitter an, solange Sie kleine Kinder haben, damit sie nicht die Treppe hinunterfallen können.

● Setzen Sie am Fuß einer Treppe nie eine Glastür an. Wenn jemand die Treppe hinunterfällt, würde sie unter dem Aufprall zerbrechen, und die Splitter würden den Betroffenen schwer verletzen.

● Lassen Sie auf einer Treppe keine Gegenstände liegen. Jemand könnte darauf treten oder darüber stolpern und dann fallen.

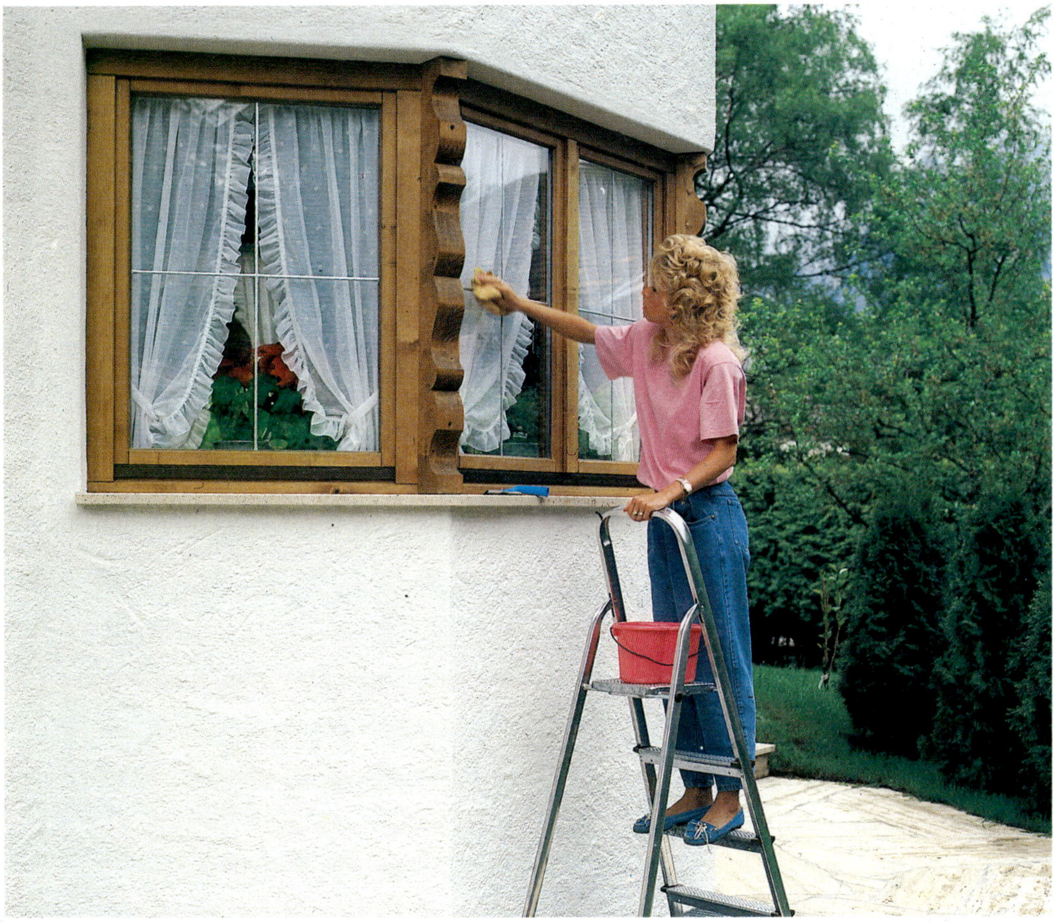

Eine sichere und zweckdienliche Leiter
Zum Fensterputzen braucht man eine solide Leiter, die oben einen Bügel hat, an dem man sich festhalten kann. Benutzen Sie die obere Trittplatte, um darauf Ihr Arbeitsgerät abzustellen.

Die Türen

- Machen Sie nachts oder wenn Sie aus dem Haus gehen, immer die Zimmertüren zu. Wenn einmal Feuer ausbricht, halten sie das Feuer auf.
- Bringen Sie an den Außentüren Sicherheitsschlösser an, damit kleine Kinder nicht rasch hinauslaufen können.
- Statten Sie Ihre Glastüren mit Sicherheitsglas aus. Wenn gewöhnliches Glas zerbricht, entstehen gefährliche Splitter. Hilfsweise kleben Sie Plastikfolie auf die Scheiben. Diese zerfallen dann nicht so leicht in Scherben.
- Haben Sie eine Glastür, die völlig durchsichtig und klar und somit leicht zu übersehen ist, kleben Sie, beispielsweise, bunte Schmetterlinge aus Papier oder Folie darauf. Sie fallen Besuchern ins Auge und verhindern, daß sie die Tür nicht erkennen und dagegenstoßen.

Der Garten

- Halten Sie Ihre Gartenwege gut instand. Entfernen Sie vor allem größere Steine. Wenn es sich um einen Plattenweg handelt, tauschen Sie unebene Platten aus, und befestigen Sie lockere Platten.
- Lassen Sie keine Geräte und Werkzeuge herumliegen. Besonders gefährlich sind Harken, deren Zinken nach oben zeigen.
- Wenn Sie einen Teich oder ein Schwimmbad besitzen, umzäunen oder bedecken Sie die Wasserfläche. Kinder können schon in sehr seichtem Wasser ertrinken.
- Lassen Sie nie ein Kind einen Rasenmäher benutzen. Schicken Sie Kinder weg, wenn Sie selbst den Rasen mähen.
- Verbrennen Sie Gras und Reisig nicht mit Benzin oder Öl. Lassen Sie das Feuer nicht unbeaufsichtigt.
- Sorgen Sie dafür, daß in Ihrem Garten keine giftigen Pflanzen wachsen, besonders wenn in dem Garten Kinder spielen. Giftig sind die Schoten von Goldregen, ferner Tollkirschen, Heckenkirschen, die Beeren von Eibe und Liguster und manche andern Pflanzen.
- Bringen Sie an den Türen zum Garten in entsprechender Höhe Riegel an, und halten Sie sie geschlossen, damit kleinere Kinder nicht auf die Straße laufen können.
- Versuchen Sie nicht, ein schlecht brennendes Grillfeuer in Gang zu bringen, indem Sie Spiritus oder Benzin daraufgießen.

Sturm und Unwetter

Stürme können beträchtliche Schäden anrichten. Sie holen Ziegel von den Dächern und reißen Schornsteine und Überlandleitungen herunter. Wenn jedoch ein Haus fest gebaut ist und in gutem Zustand gehalten wird, können ihm starke Winde bis zu einer Geschwindigkeit von 75 km/h kaum etwas antun. Auf der Beaufortskala beginnt dort die Windstärke 9.

Vorsichtsmaßnahmen gegen Sturm

- Wenn ein Sturm aufzieht, holen Sie alles ins Haus, was draußen herumfliegen könnte – beispielsweise Gartengeräte, Gartenmöbel und Kinderspielzeug.
- Befestigen Sie Mülleimerdeckel und Deckel von Zisternen mit Bindfaden oder Draht. Sorgen Sie dafür, daß Frühbeet- und Gewächshausfenster fest geschlossen sind.
- Schließen Sie alle Fenster und Türen des Hauses richtig, besonders auf derjenigen Seite, die dem Wind zugewandt ist. Ziehen Sie Außenjalousien, Markisen oder ähnliche Sonnenschutzvorrichtungen unbedingt ein. Wenn Fensterläden vorhanden sind, schließen Sie sie.
- Legen Sie für den Fall, daß der Strom ausfällt, Kerzen und Streichhölzer bereit. Wenn Sie eine Campingausrüstung haben, zu der auch ein Kocher und eine Lampe gehören, holen Sie die geeigneten Dinge her, und machen Sie sie betriebsbereit.
- Halten Sie für den Fall, daß es im Dach eine undichte Stelle gibt, Eimer bereit, ferner auch Bretter, Hammer und Nägel, falls Sie ein Fenster sichern müssen, das der Wind eingedrückt hat.
- Wenn sich ein Gewitter ankündigt, ziehen Sie möglichst bei allen elektrischen Geräten den Stecker heraus, auch bei Steh- und Tischlampen. Ziehen Sie auch den Antennenstecker aus dem Fernsehgerät heraus.
- Wenn die Gefahr besteht, daß bei starken Regenfällen Wasser in Ihr Haus läuft, richten Sie behelfsmäßige Sandsäcke her. Sie können z.B. feste Plastiksäcke mit Sand, Erde oder Kies füllen. Diese Säcke legen Sie an den gefährdeten Türen und Fenstern entlang. (Siehe auch S. 329.)

Wenn der Sturm ein Fenster eindrückt

Wind und Regen können in einem Zimmer beträchtlichen Schaden anrichten, wenn eine Fensterscheibe zerbrochen ist.

- Bringen Sie in einem solchen Fall alle wertvollen Gegenstände und alles, was Sie tragen können, in ein anderes Zimmer.
- Verschließen Sie das Fenster mit Brettern, oder rücken Sie ein schweres Möbelstück davor.
- Berühren Sie keine elektrischen Schalter und Geräte, wenn Sie naß sind oder im Wasser stehen.

Wenn Dachziegel heruntergerissen werden

- Wenn der Sturm ein Stück vom Dach abgedeckt hat, gehen Sie nicht nach draußen, um den Schaden zu besichtigen, solange das Unwetter noch tobt. Es könnten noch mehr Ziegel vom Dach herunterkommen und Sie treffen.
- Wenn durch das Dach Wasser eindringt, räumen Sie die Zimmer aus, die davon betroffen werden können.
- Wenn Sie ohne weiteres auf den Dachboden gelangen können, stellen Sie Eimer und Wannen direkt unter die undichten Stellen. Ist kein Bretterboden vorhanden, stellen Sie sie auf die Balken oder auf Bretter, die Sie quer über die Balken gelegt haben – nicht in die Zwischenräume zwischen den Balken. Die vollen Wassereimer könnten dafür zu schwer sein. Möglicherweise löst auch Wasser, das neben die Eimer spritzt, die Deckenplatten auf und beschädigt die Decke des darunterliegenden Zimmers.

Undichte Stellen außen am Haus

Wasser, das bei schweren Regenfällen irgendwo ins Haus dringt, zeigt sich oft als feuchter Fleck an der Zimmerdecke. Nur selten liegt die undichte Stelle allerdings gleich bei der nassen Stelle im Zimmer.

- Gehen Sie auf den Dachboden, und suchen Sie dort die undichte Stelle, indem Sie die Wasserspur bis zu ihrem höchsten Punkt verfolgen.
- Wenn dort ein Dachziegel bzw. eine Schieferplatte fehlt oder sonst ein Loch im Dach ist, stellen Sie zunächst einen Eimer unter, und lassen Sie so bald wie möglich einen Dachdecker kommen.
- Falls Sie Ersatzziegel da haben, können Sie sie häufig selbst von innen einsetzen.
- Sie können die Stelle auch vorübergehend

So flickt man ein Loch im Dach

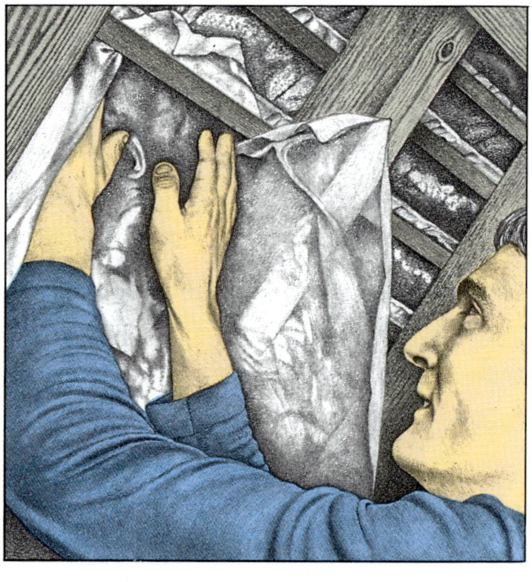

1. *Schneiden Sie ein Stück Plastikfolie zurecht. Es muß an allen Seiten mindestens 30 cm breiter sein als das Loch. Schieben Sie den oberen Rand der Folie zwischen Ziegel und Dachlatten.*

SO VERMEIDET MAN UNWETTERSCHÄDEN

- Sorgen Sie dafür, daß Dachrinnen und Abflußrohre stets frei von Blättern und Unrat sind.
- Lassen Sie von einem Fachmann regelmäßig die Ziegel des Daches, die Antennenbefestigung und die Blechverwahrung am Schornstein prüfen.
- Achten Sie darauf, daß Fenster und Türen einwandfrei schließen und daß Türklinken und Schlösser fest sitzen.
- Lassen Sie von einem Fachmann prüfen, ob Ihr Blitzableiter in Ordnung ist. Falls Ihr Haus keinen hat, erwägen Sie, ob Sie nicht einen anbringen lassen sollten.
- Wenn in Ihrem Garten große, alte Bäume stehen, die auf Ihr Haus fallen könnten, lassen Sie von einem Baumspezialisten ihre Standfestigkeit prüfen.
- Schneiden Sie Bäume und Büsche zurück, deren Äste bei einem Sturm gegen die Fenster schlagen könnten.
- Beachten Sie auch die Bäume im Garten Ihres Nachbarn. Kommt Ihnen einer gefährlich vor, informieren Sie den Besitzer schriftlich. Dadurch stärken Sie Ihre Rechtsposition, wenn der Baum später tatsächlich umstürzen sollte und Sie an Ihren Nachbarn oder dessen Versicherung Schadenersatzansprüche stellen wollen.
- Machen Sie nach einem Sturm einen Kontrollgang um Ihr Haus, und halten Sie nach Schäden Ausschau, z. B. nach lockeren oder herabgefallenen Dachziegeln. Lassen Sie Schäden gleich reparieren.
- Nach einem Schneesturm sollten Sie den Dachboden kontrollieren, da der Wind durch Ritzen Schnee hereingedrückt haben kann. Wenn das der Fall ist, schaffen Sie den Schnee sofort hinaus, ehe er schmilzt und im Haus Schaden anrichtet.

mit einer starken Plastikfolie abdichten. Dabei gehen Sie folgendermaßen vor:

- Schieben Sie den oberen Rand der Folie an der undichten Stelle 30 cm weit zwischen die Dachlatten und die Ziegel. Stopfen Sie sie dort gut fest.
- Stopfen Sie die seitlichen Ränder der Folie an beiden Seiten der undichten Stelle zwischen die Ziegel und die Dachlatten.
- Drücken Sie den unteren Rand der Plastikfolie durch die undichte Stelle nach außen, und legen Sie die Folie auf die Dachziegel unterhalb der undichten Stelle. Auf diese Weise wird das Wasser über das Dach abgeleitet.
- Achten Sie darauf, daß die Plastikfolie die undichte Stelle an allen vier Seiten um mindestens 30 cm überlappt, und befestigen Sie

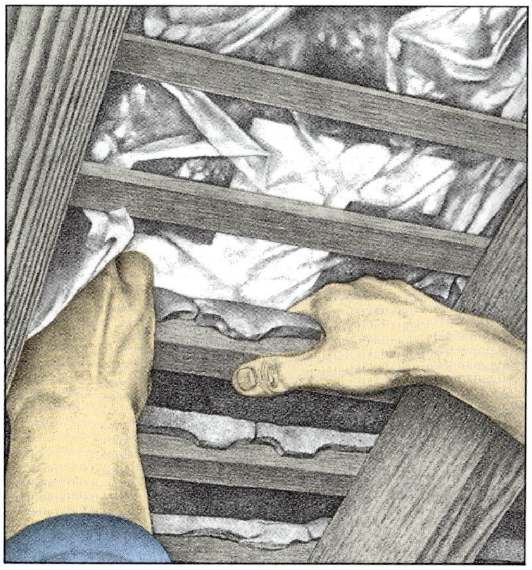

2. *Stopfen Sie die Folie an beiden Seiten zwischen Latten und Ziegel, und drücken Sie den unteren Folienteil durch das Loch nach außen, so daß er auf den Dachziegeln unterhalb des Loches aufliegt.*

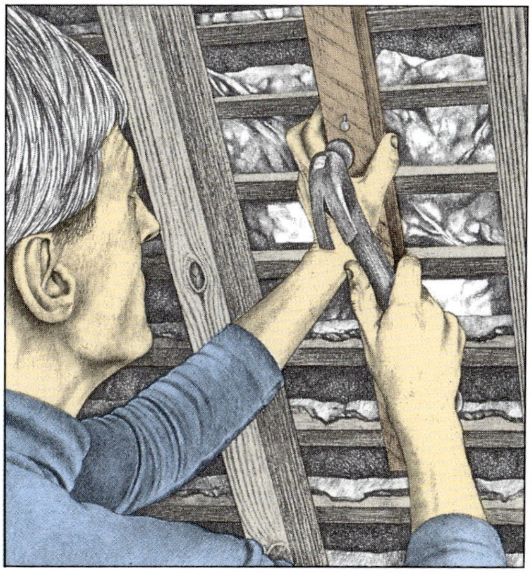

3. *Befestigen Sie die Folie mit Klebeband, Draht, Nägeln oder einem Tacker. Wenn nötig, nageln Sie über der undichten Stelle zusätzlich eine Holzleiste auf die betreffenden Dachlatten.*

sie mit wasserabstoßendem Klebeband, oder binden Sie die Ecken mit Draht an den Dachlatten fest, oder heften Sie sie mit einem Takker an.

- Wenn die undichte Stelle sehr groß ist, können Sie die Plastikfolie noch auf der Innenseite absichern, indem Sie eine Holzleiste auf die Dachsparren nageln.
- Sollte die geflickte Stelle noch nicht ganz dicht sein, stellen Sie einen Eimer darunter.
- Lassen Sie das Dach möglichst bald richtig reparieren.

WIE MAN MIT DER KÄLTE FERTIG WIRD

Abdichten und Isolieren sind die beiden wirkungsvollsten Mittel, um in strengen Wintern die Wärme im Haus zu halten. In den meisten Baumärkten und Heimwerkerläden bekommt man mit Schaumstoff beschichtete Isolierbänder, mit denen man Tür- und Fensterrahmen bekleben kann, um den Wärmeverlust durch Zugluft zu vermindern.

Wände und Fenster lassen sich durch Isolierplatten und Isolierglas verbessern. Eine solche Wärmedämmung sollte man während des Sommers von Fachleuten anbringen lassen.

So geht man auf Eis und Schnee

Ein Sturz auf Eis oder hartem Schnee kann schwere Verletzungen hervorrufen, besonders bei kleinen Kindern – deren Halsmuskeln noch nicht so kräftig sind und die sich deshalb beim Fallen leicht am Kopf verletzen – und bei älteren Menschen, deren Knochen spröde sind.

Der Gefahr eines Sturzes kann man jedoch vorbeugen.

- Tragen Sie Schuhe mit Profilsohlen. Darin haben Sie mehr Halt.
- Ziehen Sie Spikes über die Sohlen. (Man erhält sie in Sportgeschäften.)
- Gehen Sie auf ebenen Wegen in breiterem Gang, sozusagen im Seemannsgang, und machen Sie kleinere Schritte als gewöhnlich.
- Umgehen Sie vereiste Flächen. Wenn das nicht möglich ist, suchen Sie etwas, woran Sie sich festhalten können, etwa eine Gartenmauer.
- Gehen Sie auf einem abschüssigen Weg mit nach innen gerichteten Zehen. Treten Sie bei jedem Schritt fest auf, und zwar so, daß sich die Außenkante Ihres Schuhs in den Schnee gräbt und ein kleines Widerlager entsteht.
- Wenn es steil bergab geht, drücken Sie Ihre Knie nicht durch, sondern lassen Sie sie immer ein wenig gebeugt. Sie haben dann mehr Halt.

So spart man Heizkosten

Ältere Menschen müssen in besonderem Maße darauf achten, daß sie sich im Winter warm halten. Immer wieder kommt es vor, daß Rentner in der kalten Jahreszeit an Unterkühlung sterben. Weit größer noch ist die Zahl derjenigen älteren Menschen, die in jedem Winter an Lungenentzündung, Bronchitis oder Grippe sterben – Krankheiten, für die der Körper bei Kälte viel anfälliger ist.

Um sich warm zu halten, braucht man nicht unbedingt einen Pelzmantel oder eine luxuriöse Heizungsanlage. Mit einfachen Mitteln läßt sich der „Wärmehaushalt" oft schon wesentlich verbessern. Hier einige Hinweise dafür:

- Tragen Sie eine Reihe von Kleidungsstücken übereinander. Mehrere dünne Schichten halten die Wärme besser als eine dicke.
- Schlafen Sie nachts mit einer Schlafmütze, wenn nötig, auch mit Handschuhen und Socken.
- Kaufen Sie sich für das Bett eine Wärmflasche. Diese können Sie sich auch, mit heißem Wasser gefüllt, unter die Füße legen, wenn Sie in Ihrer Wohnung sitzen.
- Hängen Sie sich ein Thermometer auf, und kontrollieren Sie öfters die Temperatur. Ältere Leute merken oft nicht, wie kalt sie sind. Die ideale Wohnzimmertemperatur für einen älteren Menschen beträgt 21 °C.
- Bekleben Sie die Wand hinter einem Heizkörper mit Strahlfolie. Sie wirft die Wärme in den Raum zurück. Dies ist besonders nützlich, wenn der Heizkörper an einer Außenwand steht.
- Bringen Sie über den Heizkörpern schmale Borde an. Sie lenken die aufsteigende warme Luft zur Mitte des Raumes hin ab.
- Bringen Sie an der Innenseite der Haustür einen dicken Vorhang an, um Zugluft abzuhalten und die Diele besser warm zu halten. Hängen Sie ein Stück dicken Stoff über den Briefschlitz.
- Ein preiswerter Ersatz für ein Doppelfenster besteht in einem Rahmen, der mit Plastikfolie bespannt ist und den man an der Innenseite eines Fensters anbringt. Befestigen Sie den Rahmen mit Kreppband, beidseitig gummiertem Klebeband oder mit Magnetstreifen. Achten Sie darauf, daß er leicht abgenommen werden kann, falls Feuer ausbricht.
- Regelmäßige Mahlzeiten tragen ebenfalls dazu bei, den Körper warm zu halten. Gerade ältere Menschen brauchen mindestens eine richtige Mahlzeit am Tag. Essen Sie schon zum Frühstück warmen Brei oder ein warmes Müsli.

Arbeiten in luftiger Höhe

Viele Unfälle, die alljährlich im Haushalt passieren, hängen mit Leitern oder Gerüsten aller Art zusammen.

Wer irgendwo in luftiger Höhe arbeitet – z. B. auf einer Leiter oder in einem Baum –, tut gut daran, zu seiner Sicherheit das „Drei-Punkte-Prinzip" der Bergsteiger zu befolgen: Sorgen Sie dafür, daß Sie stets mindestens an drei Stellen festen Halt haben, daß Sie also etwa mit beiden Füßen sicher stehen und einen festen Griff für eine Hand haben. Oder Sie haben eine sichere Standfläche und zwei Handgriffe. Lassen Sie an keiner Stelle los, bevor Ihre freie Hand oder Ihr freier Fuß einen neuen, sicheren Halt gefunden hat.

- Ehe Sie eine Leiter hinaufklettern, prüfen Sie, ob die Holme und Sprossen heil sind.
- Wenn Sie eine Leiter aufstellen, sollte sie unten etwa ein Viertel bis ein Drittel ihrer Länge von der Fläche, an die sie angelegt wird, entfernt sein. Ist der Abstand kleiner, so besteht die Gefahr, daß die Leiter nach hinten umkippt, sobald Sie hinaufklettern. Ist der Abstand hingegen größer, besteht die Gefahr, daß die Leiter unten wegrutscht.
- Wenn der Untergrund weich ist, legen Sie unter die Leiter ein großes Brett. Nageln Sie eine Holzleiste auf das Brett, damit die Leiter nicht wegrutschen kann.
- Ist der Untergrund hart, legen Sie unten Steine oder einen Sack Zement gegen die Leiter. Nach Möglichkeit sollte ein Helfer die Leiter festhalten.
- Beugen Sie sich nicht seitwärts über die Leiter hinaus, um an eine Stelle zu gelangen, an der Sie arbeiten wollen, z. B. beim Anstreichen. Stellen Sie statt dessen die Leiter ein Stück weiter neu auf.
- Achten Sie darauf, daß die Leiter den höchsten Punkt, den Sie erreichen wollen, mindestens um drei Sprossen überragt, damit Sie sich immer an der Leiter festhalten können.

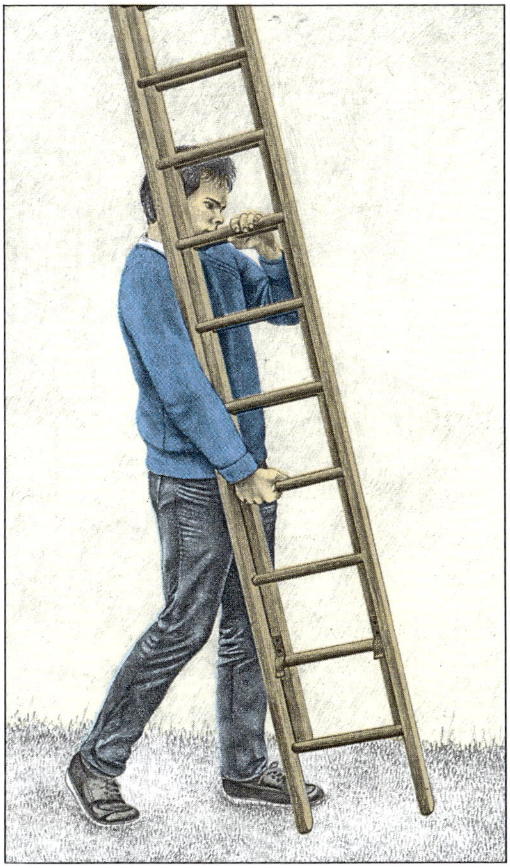

So trägt man eine Leiter
Halten Sie die Leiter beim Tragen aufrecht. Gehen Sie ein bißchen in die Knie, und umfassen Sie mit der einen Hand die Sprosse, die sich etwas unter Hüfthöhe befindet. Mit der andern Hand umfassen Sie die Sprosse in Augenhöhe. Lehnen Sie die Leiter gegen Ihre Schulter, und richten Sie sich auf. Stützen Sie die Leiter mit der andern Hand.

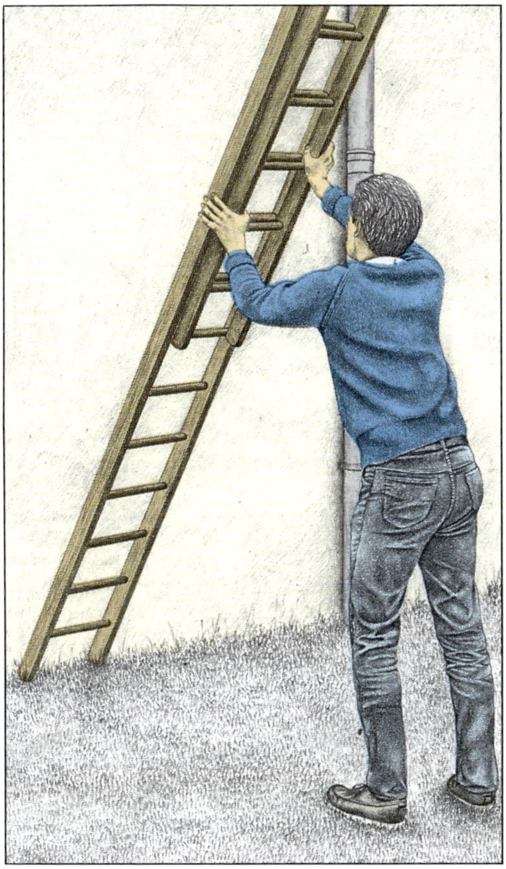

So richtet man eine Leiter auf
Ziehen Sie eine Ausziehleiter aus, während sie auf dem Boden liegt. Stellen Sie dann das untere Ende gegen die Wand. Heben Sie das andere Ende der Leiter bis über Ihren Kopf an. Stemmen Sie die Leiter weiter hoch, indem Sie vorwärtsgehen und Ihre Hände an den Holmen herabgleiten lassen. Ziehen Sie schließlich die Leiter unten ein gutes Stück von der Wand ab.

Haus und Wohnung

- Steigen Sie nicht eine Leiter mit etwas Schwerem in der Hand hinauf. Binden Sie vielmehr ein Seil an den zu transportierenden Gegenstand, nehmen Sie das freie Seilende mit nach oben, und ziehen Sie den Gegenstand dann herauf.
- Legen Sie eine Leiter nicht an die Dachrinne an. Diese kann sich verbiegen oder sogar herunterbrechen.
- Für Arbeiten, bei denen Sie ständig seitlich weiterrücken müssen, stellen Sie zwei Bockleitern auf und legen über ihre Stufen ein oder mehrere Bretter. Legen Sie die Bretter nicht oben auf die Leitern, sondern immer über die Stufen. So vergrößern Sie die Standfestigkeit, und Sie können sich festhalten, wenn Sie einmal das Gleichgewicht verlieren. Binden Sie die Bretter an den Stufen und an einem Holm fest. Wenn Sie es noch sicherer haben wollen, können Sie auch zwei Handläufe anbringen. Dafür eignen sich z. B. dünne Metallrohre, die Sie an den obersten Stufen der Leitern befestigen.
- Bevor Sie die Bretter benutzen, prüfen Sie ihre Haltbarkeit. Dazu legen Sie unter die beiden Enden eines Brettes je einen Holzklotz oder Ziegelstein, dann stellen Sie sich mitten auf das Brett. Wenn es sich stark durchbiegt oder wenn es knarrt, sollten Sie es nicht benutzen.

Wie man eine Leiter sichert

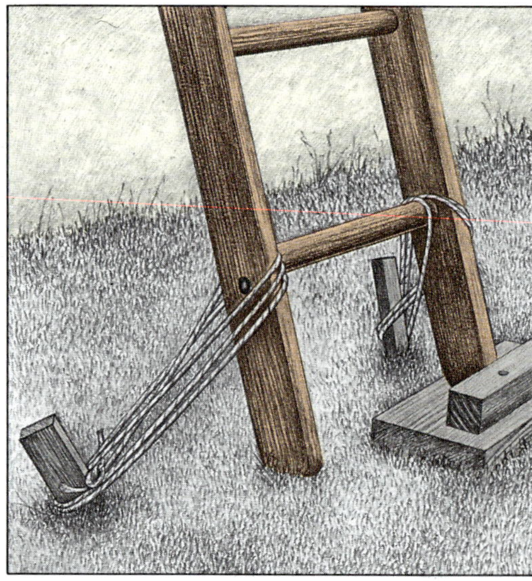

1. *Sichern Sie den Fuß der Leiter, indem Sie an jeder Seite einen Pfahl schräg in den Boden schlagen und die Leiter mit Seilen daran befestigen. Unebenheiten im Boden gleichen Sie aus, indem Sie unter den einen Leiterfuß ein Brett mit einer aufgenagelten Leiste legen.*

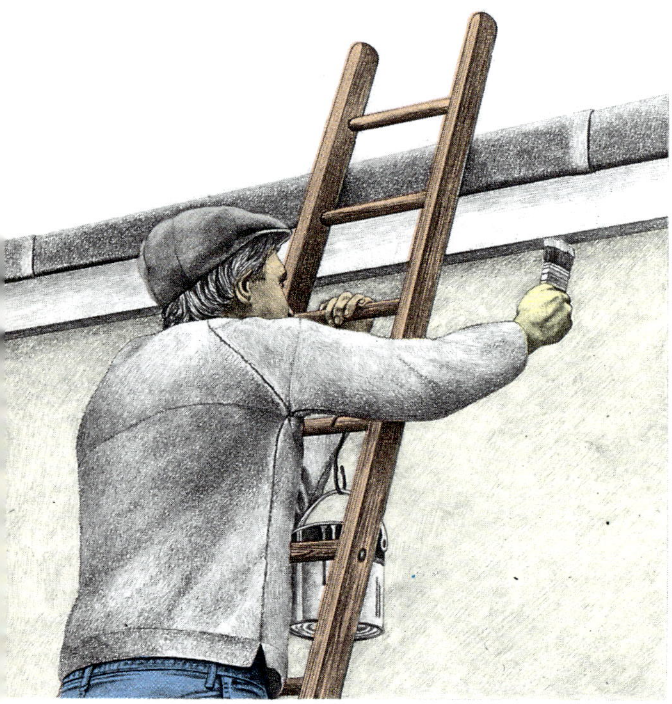

Sicherheit auf der Leiter
Halten Sie sich an den Sprossen fest, nicht an den Holmen. Falls Sie einmal abrutschen, können Sie hier besser zupacken. Hängen Sie den Farbeimer oder Ihren Werkzeugbehälter an eine Sprosse, so daß Sie sich immer mit einer Hand festhalten können.

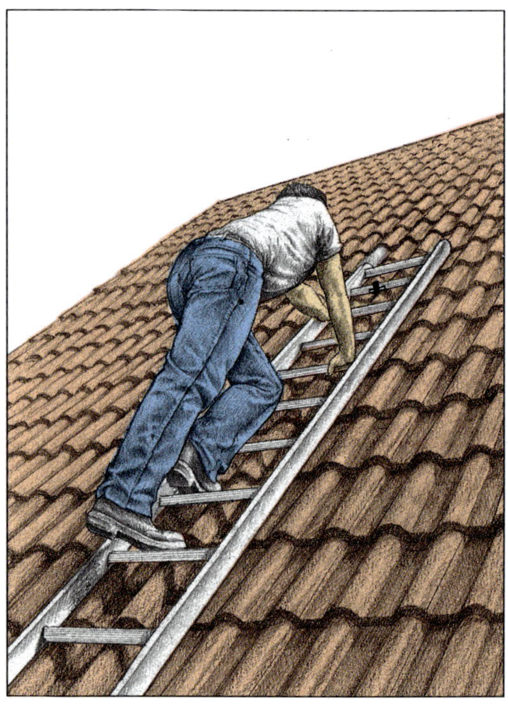

Wann man eine Dachleiter benutzt
Wenn Sie auf dem Dach arbeiten wollen, benutzen Sie als Stütze für Ihre Leiter nicht die Dachrinne; die hält das nicht aus. Verwenden Sie auf dem Dach eine besondere Dachleiter. Hängen Sie sie an den Leiterhaken ein, die sich im Dach befinden.

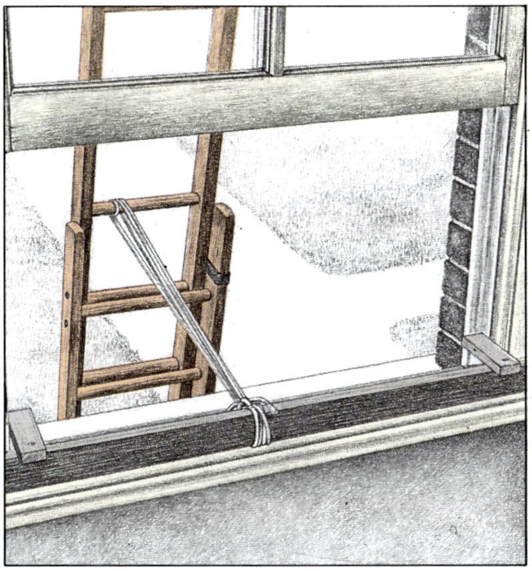

2. *Sie können einer Leiter auch dadurch Halt geben, daß Sie ein Seil um eine Sprosse und eine Holzleiste wickeln, die Sie hinter einem Fensterrahmen verankert haben. Nageln Sie Holzklötze auf die Leiste, damit sie nicht seitlich wegrutschen kann.*

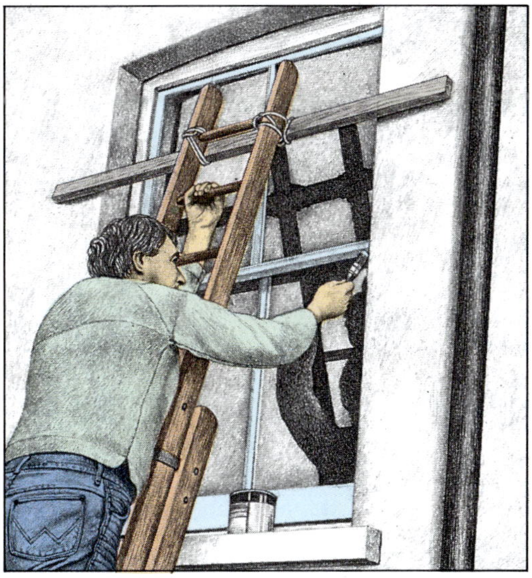

3. *Wenn Sie eine Leiter gegen ein Fenster anlegen müssen, binden Sie an das obere Leiterende eine stabile Holzleiste, die so lang ist, daß sie rechts und links über das Fenster hinausragt. Lehnen Sie diese Leiste beiderseits des Fensters gegen die Hauswand.*

Ein behelfsmäßiges Gerüst
Wenn Sie sich bei Ihrer Arbeit ständig hin und her bewegen müssen, bauen Sie sich am besten ein Gerüst, indem Sie zwei Bockleitern aufstellen und ein oder mehrere Bretter auf die Stufen legen. Binden Sie das Brett an beiden Enden an den Stufen fest, damit es nicht verrutschen kann.

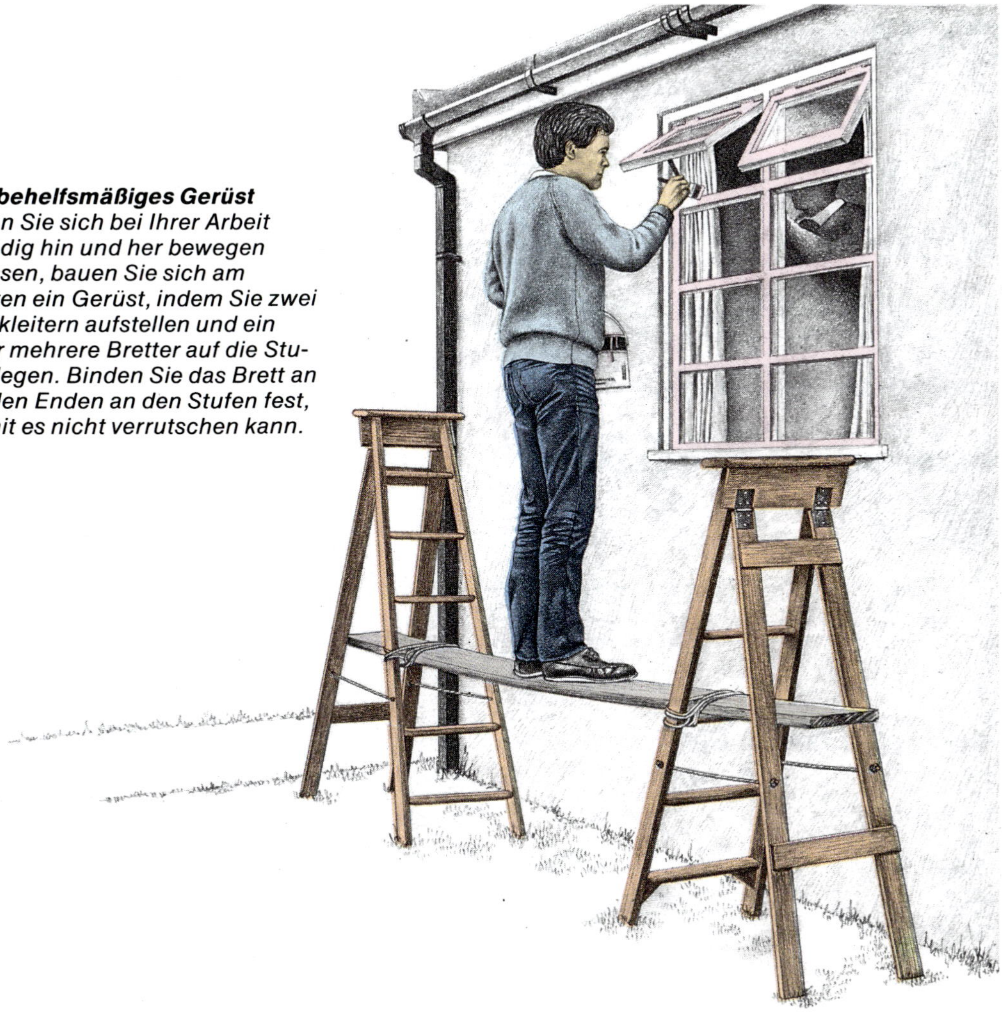

Umgang mit Werkzeug und Arbeitsgerät

Handwerkszeug ist ungefährlich, wenn man es ordnungsgemäß benutzt, aufbewahrt und pflegt und überdies darauf achtet, daß es nicht in die Hände von Kindern gerät.

Bevor man mit einer Arbeit beginnt, sollte man sich mit dem dazu benötigten Werkzeug vertraut machen, besonders mit solchem, das durch einen Motor angetrieben wird. Auch ist es wichtig, sich etwa Klarheit darüber zu verschaffen, wo in einer Wand elektrische Kabel oder Wasserrohre verlaufen. Der Sache genau nachzugehen ist weniger mühsam als die Arbeit, die nötig wird, wenn man versehentlich ein Kabel durchtrennt oder ein verborgenes Wasserrohr anbohrt. Ganz abgesehen davon, daß es auch gefährlich ist, wenn man mit einem metallenen Gerät auf ein stromführendes Kabel trifft.

Handwerkszeug

- Stecken Sie scharfe Schneidwerkzeuge, wenn sie nicht mehr gebraucht werden, in eine Hülle, und verwahren Sie sie so, daß Kinder nicht an sie herankommen können – am besten in einem verschlossenen Schrank.
- Halten Sie Ihr Schneidwerkzeug scharf. Stumpfes Werkzeug ist gefährlich, weil man damit mehr Kraft aufwenden muß, was zur Folge hat, daß man mit dem Gerät leichter abrutscht.
- Schützen Sie die spitzen Enden von Werkzeugen, z. B. von Meißeln, Ahlen und Bohrern, wenn Sie sie im Werkzeugkasten transportieren. Stecken Sie sie in Plastikhüllen, wickeln Sie sie in ein Tuch ein, oder drücken Sie einen Flaschenkorken auf die Schneide oder Spitze.
- Entsprechendes gilt für Sägen, Beile und ähnliches Werkzeug. Umhüllen Sie das Sägeblatt und die Schneide des Beils, wenn Sie die Werkzeuge herumtragen.
- Achten Sie beim Hammer darauf, daß der Kopf fest auf dem Stiel sitzt. Wenn nötig, schlagen Sie einen neuen Keil ein.
- Der Kopf eines Meißels wird durch die Hammerschläge aufgerauht. Es ist möglich, daß während der Arbeit scharfe Teilchen wegspringen. Schleifen oder feilen Sie deshalb die scharfen Kanten regelmäßig ab.
- Achten Sie darauf, daß das Werkstück, das Sie bearbeiten – z. B. ein Stück Holz oder Metall –, fest vom Schraubstock oder durch Zwingen gehalten wird, so daß Sie beide Hände frei haben, um das Werkzeug richtig zu führen.
- Lassen Sie eine Harke oder einen Rechen nie mit den Zinken nach oben im Garten liegen. Wenn Sie auf die Zinken treten, saust der Griff nach oben und kann gegen Ihr Gesicht schlagen.

Elektrisches Werkzeug

- Ziehen Sie bei Elektrogeräten immer den Stecker heraus, wenn Sie sie nicht benutzen, damit sie nicht aus Versehen in Gang gesetzt werden können.
- Ebenso sollten Sie immer den Stecker herausziehen, wenn Sie ein Gerät reinigen, ölen, neu einstellen oder wenn Sie ein Teil ersetzen.
- Wenn Sie an einem Gerät arbeiten wollen, das durch einen Benzinmotor angetrieben wird, nehmen Sie vorher das Zündkabel ab, damit der Motor nicht zufällig anspringen kann. Bei einem Motormäher könnte es sonst z. B. passieren, daß der Motor anspringt, während Sie mit der Hand die Messer drehen.
- Tragen Sie eine Schutzbrille, wenn bei einer Arbeit Funken und Späne fliegen könnten – beispielsweise beim Gebrauch eines Schleifsteins oder einer elektrischen Säge. Wenn Sie Ziegelsteine oder Beton mit einem Meißel oder Bohrhammer bearbeiten, sollten Sie ebenfalls eine Schutzbrille tragen.
- Binden Sie langes Haar zurück, und tragen Sie keine zu weite Kleidung. Beides kann von rotierenden Teilen einer Maschine erfaßt werden.
- Machen Sie nicht die Bemühungen des Herstellers zunichte, ein sicheres Werkzeug zu liefern. Montieren Sie also z. B. nicht die Schutzvorrichtung einer Kreissäge ab.

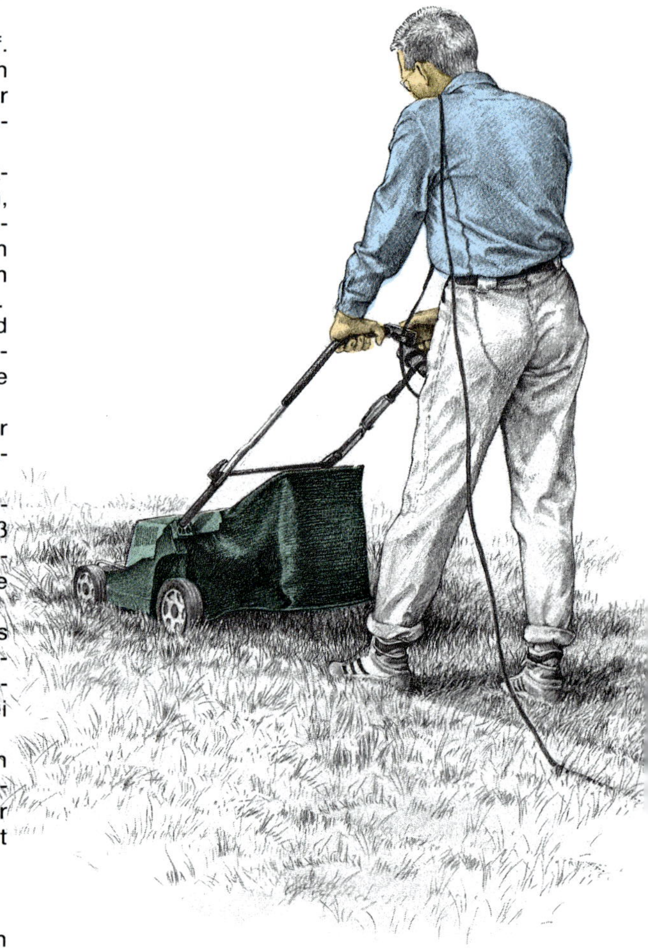

Benutzung eines elektrischen Rasenmähers
Hängen Sie sich das Kabel des Rasenmähers über die Schulter, um es hinten zu halten. Achten Sie darauf, daß es sich nirgends verfängt. Mähen Sie immer quer zum Hang.

• Benutzen Sie kein Elektrowerkzeug im Freien, wenn es regnet. Die Nässe kann einen Kurzschluß verursachen, und Sie bekommen möglicherweise einen gefährlichen elektrischen Schlag.
• Wenn Sie Verlängerungskabel verwenden, verbinden Sie zunächst alle Anschlüsse miteinander, und erst zum Schluß stecken Sie den Kabelstecker in eine Steckdose im Haus. Auf diese Weise kann kein stromführendes Teil herumliegen. Wenn Sie mit der Arbeit fertig sind, machen Sie es umgekehrt: Ziehen Sie als erstes den Stecker aus der Steckdose.
• Sehen Sie regelmäßig nach, ob bei allen Kabeln, Verlängerungskabeln und Steckern die Isolierung in Ordnung ist und auch sonst keine Abnutzungserscheinungen vorhanden sind.
• Benutzen Sie niemals Elektrokabel, die provisorisch miteinander verbunden sind, deren Verbindungsstellen also etwa einfach mit Isolierband umwickelt sind. Solche Verbindungen lösen sich schnell, und sie sind auch nicht wasserdicht. Benutzen Sie statt dessen wasserdichte Spezialverbindungen.

Arbeit mit dem Rasenmäher
• Wenn Sie mit einer elektrischen Heckenschere oder mit einem elektrischen Rasenmäher arbeiten, halten Sie das Kabel immer hinter sich. Achten Sie darauf, daß es frei mitläuft und nicht irgendwo hängenbleibt.
• Schieben Sie den Rasenmäher immer vor sich her; ziehen Sie ihn nicht. Und mähen Sie quer zum Hang, nicht hangaufwärts. So ist die Gefahr geringer, daß der Mäher einmal über Ihre Füße rollt.
• Tragen Sie beim Rasenmähen immer festes Schuhwerk und eine dicke Hose.
• Denken Sie daran, daß die Schneidblätter des elektrischen Rasenmähers sich noch sekundenlang weiterdrehen, wenn Sie den Motor abstellen. Ziehen Sie den Stecker heraus, bevor Sie die Schneidblätter reinigen.

Die Arbeit mit der Kettensäge
• Setzen Sie die laufende Säge oben auf das Holz, das Sie zersägen wollen. Sägen Sie nicht von unten her – es sei denn, das Holz würde an beiden Enden gehalten. Andernfalls drückt das Holz mit seinem Gewicht gegen die Säge und klemmt sie ein.
• Setzen Sie die Säge nicht mit der Spitze an, sondern mit dem Kettenteil, der sich unmittelbar vor dem Motor befindet. Dort sind auch die Haltezähne montiert, die verhindern, daß die Säge rutscht.
• Tragen Sie die Säge nicht mit laufendem Motor herum, auch dann nicht, wenn die Kette ausgekuppelt ist.
• Stellen Sie die Kettenspannung richtig ein. Andernfalls kann die Kette abspringen und einen schweren Unfall verursachen.
• Schärfen Sie öfter die Zähne. Für diese Arbeit gibt es auch Schärfdienste (Sägenschärfereien). Wenn die Zähne stumpf sind, kann dies dazu führen, daß Sie zuviel Druck ausüben müssen.
• Wenn Sie bei einer Säge mit Verbrennungsmotor den Tank auffüllen, achten Sie darauf, daß der Motor kalt ist. Andernfalls könnte es passieren, daß verschütteter Treibstoff sich entzündet.
• Tragen Sie passende Kleidung: eine dicke Hose (Latzhose), feste Schuhe (am besten Sicherheitsschuhe) und enganliegende Ärmel. Setzen Sie eine Schutzbrille auf, um Ihre Augen vor herumfliegenden Holzstückchen und Sägemehl zu schützen.
• Arbeiten Sie auf einem freien Platz, so daß keine Äste oder Ranken in die Säge geraten.
• Führen Sie die Säge mit beiden Händen.
• Wenn Ihnen jemand hilft, achten Sie darauf, daß er nicht in der Gefahrenzone steht, damit er nicht von fliegenden Spänen getroffen werden kann.
• Nehmen Sie immer das Zündkabel ab, oder unterbrechen Sie das Stromkabel, wenn Sie die Säge reinigen oder neu einstellen wollen.
• Lassen Sie die Säge regelmäßig warten und die Sägekette auf Verschleißerscheinungen hin überprüfen.

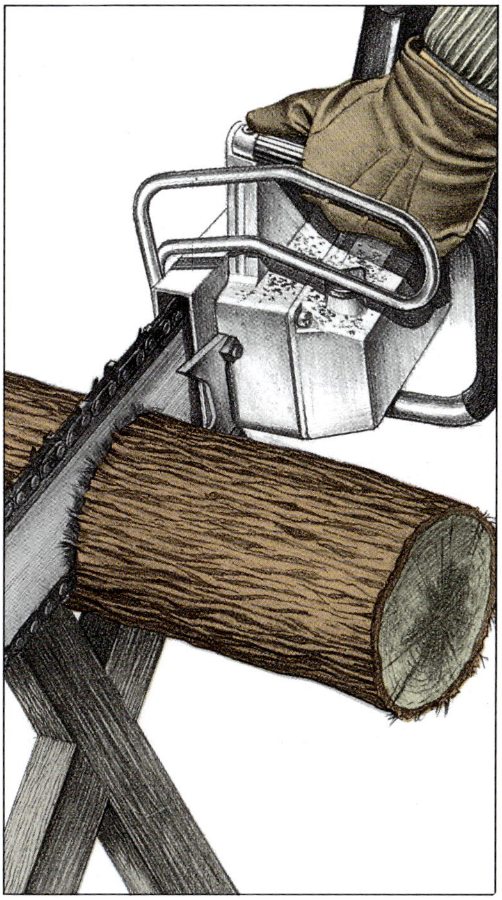

Benutzung einer Kettensäge
Sägen Sie von oben nach unten, wenn Sie das freie Ende eines Stammes absägen. Sägen Sie mit dem Teil des Sägeblatts, das dicht hinter dem Motor sitzt.

Wie man Flecken beseitigt

Wie man einen Fleck am besten beseitigt, das hängt davon ab, um was für eine Substanz es sich handelt und aus was für einem Stoff sie entfernt werden soll. Eine Regel gilt jedoch für alle Flecken: Behandeln Sie ihn, bevor er trokken ist. Sobald ein Fleck erst einmal eingetrocknet ist, hat man meist wesentlich mehr Mühe, ihn zu entfernen.

- Wenn Sie Flecken mit einem Fleckenmittel entfernen, tun Sie das möglichst im Freien oder in einem gut belüfteten Raum.
- Beginnen Sie damit, daß Sie die betreffende Substanz abtupfen, vorsichtig abkratzen oder absaugen. Erst wenn Sie auf diese Weise von dem Material soviel wie möglich entfernt haben, behandeln Sie den Fleck weiter.
- Frische Fettflecken bedecken Sie mit reichlich Talkumpuder oder einem ähnlichen aufsaugenden Mittel. Sobald der größte Teil des Fettes aufgesaugt worden ist, bürsten Sie die Stelle gut aus. Gegebenenfalls wiederholen Sie die Maßnahme.
- Alle anderen Arten von Flecken spülen Sie in kaltem oder lauwarmem Wasser aus – nie in heißem Wasser, sonst geht der Fleck möglicherweise gar nicht mehr heraus.

HINWEISE FÜR DIE FLECKENTFERNUNG

ERLÄUTERUNG

1 Brennbar
2 1 Eßlöffel auf ¼ l
3 Schädliche Dämpfe
4 1:1 mit warmem Wasser mischen
5 Stark verdünnen

	Azeton 1	Entfärber	Essig 2	Feinwaschmittel	Fleckentferner 3	Glyzerin 4	Wasser	Seifenlauge	Spiritus	Teppichreiniger	Terpentinersatz	Wasserstoffsuperoxid 5
Bier				●		●				●		●
Blut							●B	●				●
Brandflecken						●	●A					●
Bratensoße					●			●		●		
Curry						●		●				●
Eigelb					●		●	●		●		
Erbrochenes								●		●		
Fett					●			●				
Filzstift					●				●			
Fruchtsaft		●		●		●				●		●
Grasflecken									●			
Kaffee		●		●		●				●		●
Kakao				●						●		
Kaugummi					●							
Klebstoff	●											
Kugelschreiberfarbe									●			
Kosmetika				●	●							
Lack									●			
Lippenstift				●	●				●			●
Marmelade				●		●				●		●
Milch					●			●		●		
Nikotin												●
Obst				●					●	●		
Öl (mineralisch u. pflanzlich)					●							
Ölfarbe											●	
Rost	Zitronensaft, Rostentferner											
Schokolade					●			●		●		
Schuhcreme				●	●				●	●		
Schweiß			●					●				
Soßen, fertige				●								
Speiseeis					●			●		●		
Tee						●		●		●		●
Tinte		●					●A					
Urin								●		●		
Vogelexkremente								●				●
Wein		●				●		●		●		●

A Frische Flecken mit kaltem Wasser behandeln   B Frische Blutflecken in kaltem Salzwasser einweichen

• Trocknen Sie Teppiche und Polstermöbel, wenn Sie einem Fleck zunächst mit Wasser zu Leibe gehen, immer wieder mit einem Tuch ab, damit das Material nicht zu naß wird.
• Der nächste Schritt hängt davon ab, um was für einen Fleck es sich handelt und womit man ihn auflösen kann. (Siehe Übersicht S. 174.)
• Nicht alle Flecken lassen sich entfernen. Wenn Sie Zweifel haben und wenn es sich um empfindliche und wertvolle Textilien handelt, tupfen Sie den Fleck nur ab. Bringen Sie den betroffenen Gegenstand in eine gute Reinigung.
• Flecken auf Wildleder und anderem Leder, auf wasserdichtem Gewebe und schweren Materialien wie Samt sollte man von einem Fachmann entfernen lassen.
• Bei anderen Materialien fängt man mit der schonendsten Behandlung an und probiert sie zuerst an einer nicht sichtbaren Stelle aus.
• Nehmen Sie ein weißes, saugfähiges Tuch, um das Fleckenmittel aufzutragen. Wenn möglich, bearbeiten Sie den Fleck von links und halten ein anderes Tuch von rechts dagegen.
• Betupfen Sie den Fleck. Durch Reiben wird er möglicherweise größer, und der Stoff nimmt vielleicht Schaden. Tupfen Sie vom Rand des Flecks aus nach innen, um die Stelle nicht auszuweiten.
• Versuchen Sie, einen eingetrockneten Fleck wieder aufzuweichen. Befeuchten Sie ihn mit einer Glyzerinlösung (Glyzerin und warmes Wasser zu gleichen Teilen), und lassen Sie dieses Mittel eine Stunde lang einwirken. Dann spülen Sie die Stelle mit einem Schwamm und kaltem Wasser ab.
• Wenn der Fleck aufgeweicht ist, behandeln Sie ihn wie einen frischen Fleck.

Was man im Notfall noch tun kann
Wenn Sie einen schlimmen Fleck behandeln müssen und das Mittel, das in der Übersicht auf S. 174 angegeben ist, nicht zur Hand haben, versuchen Sie es mit einfacheren Mitteln.
• Wenn zum Beispiel Wein auf dem Teppich verschüttet worden ist, waschen Sie den Fleck sofort mit lauwarmem Wasser oder Mineralwasser aus.
• Wenn Wein auf einem waschbaren Stoff, z. B. auf einem Tischtuch, verschüttet worden ist, streuen Sie sofort Salz darauf, damit der Fleck nicht noch größer wird. Dann legen Sie die Stelle mit dem Fleck über eine Schüssel, und gießen Sie heißes Wasser darüber. Einen Rotweinfleck können Sie mit Weißwein begießen; dann ist der Fleck leichter zu entfernen.
• Wenn ein Tier oder ein kleines Kind auf Ihren Teppich uriniert hat, tränken Sie die Stelle gut mit Mineralwasser. Anschließend nehmen Sie die Feuchtigkeit mit einem trockenen Tuch auf, und behandeln Sie die Stelle mit warmem Wasser noch einmal.
• Um Tee- und Kaffeeflecken in waschbaren Stoffen zu behandeln, benutzen Sie Zitronensaft. Reiben Sie den Saft in die betroffene Stelle ein, und waschen Sie den Stoff anschließend in warmem Seifenwasser.

Im Aufzug eingeschlossen

Wenn ein Aufzug mit Menschen steckenbleibt, ist die größte Gefahr die, daß Panik ausbricht.
• Bleiben Sie ruhig, und beruhigen Sie andere, die in Panik geraten. Erklären Sie ihnen, daß keine Gefahr besteht, daß vor allem der Aufzug nicht in den Schacht hinunterstürzen kann. Dies ist deswegen nicht möglich, weil jeder Fahrstuhl automatische Bremsen hat. Diese Bremsen funktionieren auch dann, wenn der Strom ausfällt und die Lichter ausgehen.
• Erklären Sie weiterhin, daß man Hilfe herbeirufen kann. Betätigen Sie den Alarmknopf im Aufzug, oder benutzen Sie das Telefon, wenn eins vorhanden ist.
• Klopfen Sie gegen die Türen, und rufen Sie.
• Sobald jemand von außerhalb antwortet, erklären Sie, was passiert ist, und fordern Sie den Betreffenden auf, unverzüglich fachmännische Hilfe herbeizuholen.
• Falls der für den Aufzug zuständige Fachmann nicht sofort erreichbar ist, kann die Feuerwehr Hilfe bringen. Bitten Sie den Helfer draußen, die Telefonnummer 112 zu wählen. (Siehe S. 1.)
• Versuchen Sie nicht, ohne fachmännische Hilfe von außen aus dem Aufzug herauszukommen. Öffnen Sie nicht mit Gewalt die inneren Fahrstuhltüren. Selbst wenn Ihnen das glükken sollte, haben Sie kaum eine Chance, eine Schachttür zu erreichen, sie zu öffnen und sicher auszusteigen.
• Ebensowenig dürfen Sie sich dazu verleiten lassen, durch die Deckenluke hinauszuklettern, falls in dem Aufzug eine vorhanden ist. Wenn die Luke geöffnet wird, bewirkt ein elektrischer Kontakt, daß der Aufzug nicht mehr fahren kann. Falls dann die offene Luke zufällt, kann sich der Aufzug in Bewegung setzen, und Sie verlieren unter Umständen das Gleichgewicht. Es könnte Ihnen in dem dunklen Schacht auch passieren, daß Sie über ein Kabel stolpern oder auf einer Ölschicht ausrutschen und von dem Dach herunterfallen.

Wenn niemand Ihre Hilferufe hört
Es kommt nur selten vor, daß auf Hilferufe nicht bald jemand reagiert. In einem Wohnblock befinden sich praktisch immer Mitbewohner in Hörweite. In einem Bürohaus kann es jedoch spät abends oder zu Beginn des Wochenendes sein, daß stunden- oder sogar tagelang niemand an dem Aufzug vorbeikommt.
• Falls Sie einmal in diese Lage geraten, ist es das Sicherste, ruhig zu bleiben und zu warten. Ihnen wird vielleicht heiß, und Sie werden hungrig und durstig, aber Sie werden am Leben bleiben.
• Achten Sie darauf, ob jemand vom Wachdienst vorbeikommt. Sobald das der Fall ist, versuchen Sie, sich bemerkbar zu machen. Wenn das nicht gelingt, warten Sie, bis das Gebäude wieder geöffnet wird. Schlagen Sie dann fest gegen die Tür, und rufen Sie laut um Hilfe.

Ungebetene Gäste im Haus

Die meisten Menschen, die Ihr Haus betreten, meinen es ehrlich. Dennoch sollte man grundsätzlich auf der Hut sein; denn irgendwann kann ein harmlos aussehender Besucher auch einmal ein Dieb oder Betrüger sein.

Wenn ein Fremder vor Ihrer Tür steht

- Falls Sie einen Türspion haben, blicken Sie hindurch, um zu sehen, wer da geklingelt hat. Wenn es ein Unbekannter ist, legen Sie den Sperrbügel oder die Sicherheitskette vor.
- Lassen Sie einen Fremden erst dann herein, wenn Sie wissen, wer es ist und was er will. Lassen Sie sich im Zweifelsfall den Ausweis zeigen. Personen, die im amtlichen Auftrag kommen, haben einen Dienstausweis bei sich.
- Wenn der Besucher Ihnen eine amtliche Telefonnummer nennt, bei der Sie anrufen können, sehen Sie selber im Telefonbuch nach, ob die Nummer auch stimmt. Denn es könnte ja die Nummer eines Komplizen sein. Wenn die Nummer zutrifft, rufen Sie dort zur Kontrolle an. Bitten Sie den Besucher, so lange draußen zu warten. Schließen Sie währenddessen die Tür, oder lassen Sie die Kette vorgelegt.
- Wenn Sie immer noch Zweifel haben, rufen Sie die Polizei an (Notruf 110; siehe S.1) und äußern Ihre Besorgnis. Für Ihre Vorsichtsmaßnahmen dürfen Sie Verständnis beim Besucher erwarten. Protest dagegen sollte Ihr Mißtrauen wecken.
- Schließen Sie die Tür, und lassen Sie den Besucher draußen stehen, während Sie Ihren Geldbeutel holen oder telefonieren.
- Wenn Sie in einem Mehrfamilienhaus oder Mietshaus wohnen, drücken Sie nicht automatisch auf den Türöffner, wenn ein Fremder bei Ihnen klingelt und über die Sprechanlage keine besonders einleuchtende Erklärung für sein Kommen abgibt. Suchen Sie zu klären, wie der Besucher heißt und was er will. Notfalls verweigern Sie ihm den Eintritt.
- Wenn zufällig ein Fremder ins Haus will, während Sie gerade das Haus verlassen, halten Sie ihm nicht die Tür auf.

Wenn Sie Spuren eines Einbruchs entdecken

- Wenn Sie bei Ihrer Rückkehr schon draußen bemerken oder vermuten, daß ein Fremder in Ihrer Wohnung ist – vielleicht hören Sie etwas, oder eine Tür steht offen –, gehen Sie nicht hinein.
- Wenn Sie mit dem Auto zurückgekommen sind, fahren Sie wieder fort. Der Eindringling denkt daraufhin wahrscheinlich, Sie hätten nur gewendet.
- Wenn Sie zu Fuß zurückgekommen sind, gehen Sie auf dem Gehweg weiter.
- Gehen Sie sofort zu einem Nachbarn, und rufen Sie die Polizei (Notruf 110; siehe S.1).

Wenn Sie bei sich einen Fremden vorfinden

- Wenn Sie in Ihrer Wohnung unversehens einen Fremden vorfinden, bewahren Sie Ruhe.
- Erwecken Sie nicht den Eindruck, daß Sie um Ihr Geld oder Ihren Besitz kämpfen wollen. Spielen Sie nicht den Helden; Sie könnten verletzt werden. Sie sollten den Eindringling nicht bedrängen, aufbringen oder provozieren.
- Prägen Sie sich gut ein, wie der Betreffende aussieht. Sobald er wieder fort ist, rufen Sie die Polizei (Notruf 110; siehe S.1).

Wenn Sie nachts einen Einbrecher hören

- Wenn Sie nachts aufwachen und unten im Haus einen Einbrecher hören, knipsen Sie alle Lichter an, und gehen Sie laut und geräuschvoll herum. Dadurch schlagen Sie den Eindringling wahrscheinlich in die Flucht. Diebe wünschen sich leere Wohnungen.
- Wenn Sie allein sind, sprechen Sie laut mit

Sicherung der Wohnungstür

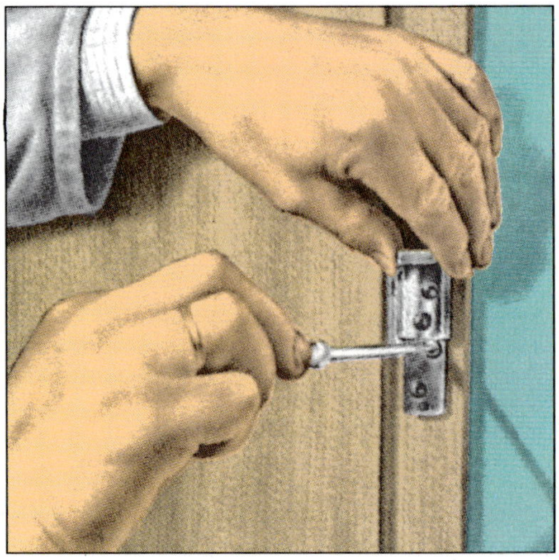

***1.** Um die Wohnungstür mit einer Kette zu sichern, montieren Sie die Anschraubplatte des Riegelgehäuses auf den Türrahmen.*

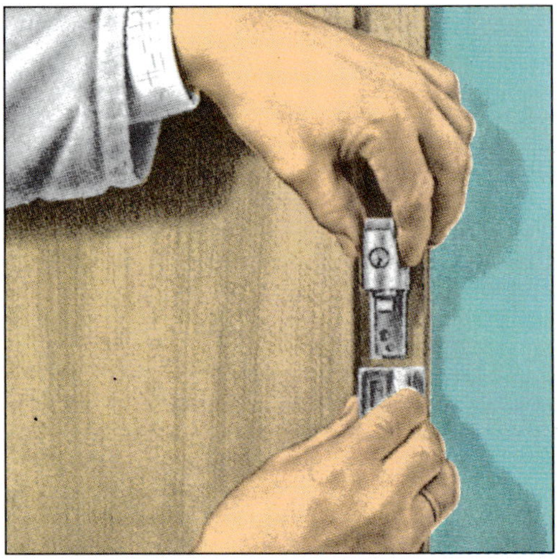

***2.** Dann fügen Sie das Kloben- und das Zylindergehäuse auf der Anschraubplatte zusammen, und schrauben Sie diese fest.*

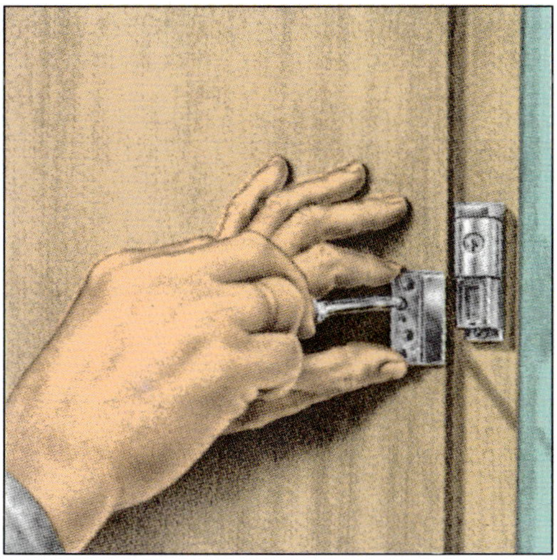

3. Neben dem Riegelgehäuse wird jetzt die Anschraubplatte des Haltergehäuses kantenbündig auf das Türblatt montiert.

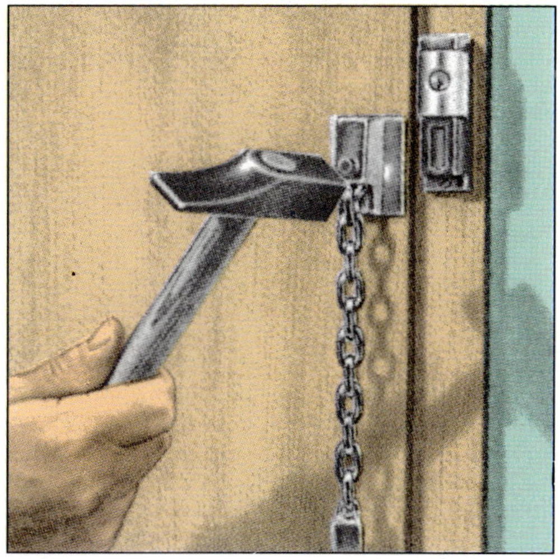

5. Im Kettenhalter wird unten das letzte Glied der Kette durch einen Sicherungsstift mit dem Hammer arretiert.

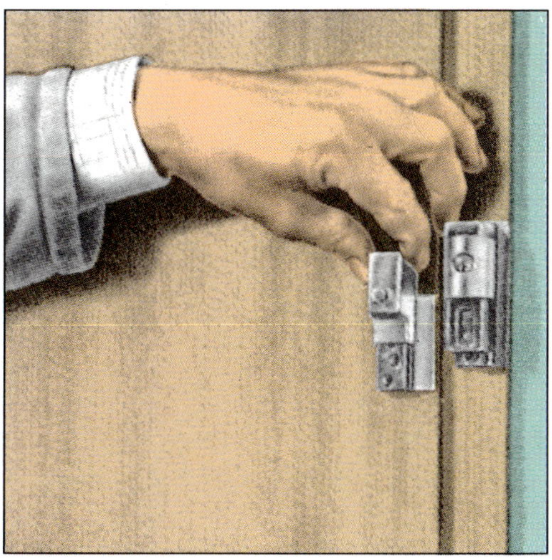

4. Wenn die Anschraubplatte des Haltergehäuses befestigt ist, schieben Sie von oben den Kettenhalter darüber.

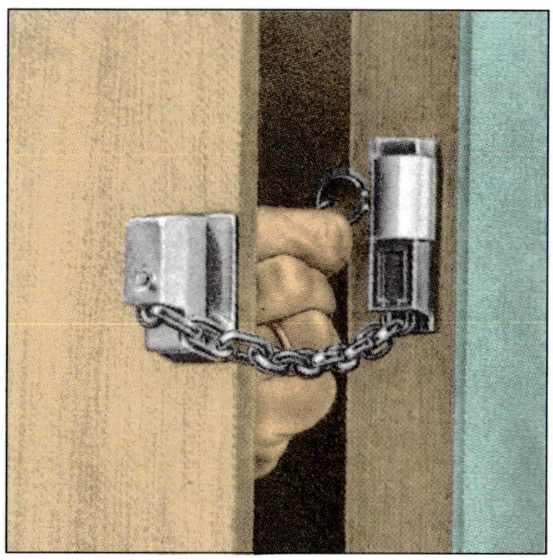

6. Die Türkette läßt sich von außen durch den Türspalt hindurch mit einem Schlüssel wieder lösen.

einem fiktiven, männlichen Partner. Rufen Sie etwa: „Helmut, da ist jemand im Haus!"

- Gehen Sie nicht ins untere Stockwerk hinunter. Rufen Sie von Ihrem Schlafzimmer aus die Polizei an, wenn das möglich ist. Suchen Sie sich einen Gegenstand, mit dem Sie sich notfalls verteidigen können, z. B. einen Besen, eine Vase, eine Stricknadel oder einen Schlüsselbund. Versuchen Sie aber, einen Kampf zu vermeiden. (Siehe auch S. 336.)
- Sobald Sie hören, daß der Eindringling das Haus verläßt, blicken Sie aus dem Fenster. Prägen Sie sich ein, wie der Betreffende aussieht, in welche Richtung er davonläuft und in was für ein Auto er etwa einsteigt. Dann rufen Sie die Polizei (Notruf 110; siehe S. 1).

Wenn Sie der Polizei Auskunft geben

Wer wegen eines Diebstahls oder Einbruchs die Polizei anruft, wird in der Regel gebeten, die Person, die er gesehen hat, und ihr Fahrzeug zu beschreiben. Im folgenden sind die Merkmale aufgeführt, deren Kenntnis für die Polizei nützlich ist. Versuchen Sie gegebenenfalls, sich möglichst viele davon einzuprägen.

- Geschlecht.
- Aussehen.

- Größe.
- Körperbau.
- Alter.
- Haar (Farbe, Länge, glatt oder gelockt).
- Gesicht (lang, schmal, rund; glattrasiert, Lippenbart, Vollbart).
- Mund (schmal, breit).
- Brille?
- Farbe der Augen.
- Stimme (hoch, tief, heiser; Mundart, ausländischer Akzent).
- Hautfarbe.
- Kleidung.
- Besondere Kennzeichen (Narben, Tätowierungen).
- Irgendwelche andern auffallenden Merkmale (Hinken, Stottern, abstehende Ohren).
- Waffen (Schußwaffe, Messer, Totschläger).

Wenn Sie ein verdächtiges Fahrzeug sehen, versuchen Sie, sich folgende Einzelheiten zu merken:

- Typ (Pkw, Kombiwagen, Lieferwagen, Lastwagen; Limousine, Kabriolet; Anzahl der Türen).
- Automarke, Modell.
- Farbe.
- Autokennzeichen.
- Weitere Einzelheiten (beschädigte Stellen, Firmennamen u. a. m.).
- Fahrtrichtung.

SO SCHÜTZEN SIE IHRE WOHNUNG

In der Bundesrepublik Deutschland wird etwa alle drei Minuten in ein Haus oder eine Wohnung eingebrochen – Tag und Nacht. Tun Sie, was Sie irgend können, um sich gegen einen solchen Fall zu schützen.

Einen unfehlbaren Schutz gegen einen Einbruch gibt es nicht. Immerhin ist eine Reihe von Schwachpunkten bekannt, die sich beseitigen lassen. Verhältnismäßig einfache Maßnahmen können bereits eine Menge bewirken.

- Lassen Sie niemals auch nur vorübergehend die Wohnungstür angelehnt. Und lassen Sie nie „nur für eine Minute" den Schlüssel in der Tür stecken. Gelegenheit macht Diebe.
- Bei den meisten Wohnungsdiebstählen kommt der Dieb durch die Eingangstür. Sorgen Sie deshalb dafür, daß Ihre Haustür bzw. Wohnungstür mit einem Schloß versehen ist, das sich nicht ohne weiteres knacken läßt. Diebe wenden nicht gern viel Zeit auf, um in eine Wohnung zu gelangen, und sie scheuen sich meist auch davor, bei ihrem Geschäft Lärm zu machen. Auskünfte über geeignete technische Sicherungen geben die kriminalpolizeilichen Beratungsstellen kostenlos.
- Lassen Sie gefährdete Türen verstärken. Vielfach kann man bereits mit geringen Mitteln wirksame Schutzmaßnahmen schaffen.
- Überlegen Sie, ob Sie vorübergehend einen Anrufbeantworter installieren sollen, so daß Ihr Telefon keinen Hinweis darauf gibt, daß Sie nicht da sind. Wenn Sie einen Anrufbeantworter haben, formulieren Sie Ihre Ansage so, als ob Sie nur kurze Zeit unterwegs wären.
- Achten Sie darauf, daß alle Sicherheitsvorrichtungen an Türen und Fenstern mit starken Schrauben oder Bolzen befestigt werden. Kleine Schrauben können durch einen kräftigen Stoß oder Tritt herausgerissen werden.
- Der größte Nutzen von Alarmanlagen besteht darin, daß sie die Amateure unter den Dieben – oft junge Gelegenheitsdiebe – abschrecken. Solche Anlagen werden in einer Vielzahl unterschiedlicher Systeme und Preislagen angeboten. Welche Anlage gerade für Sie sinnvoll ist, können Sie bei einer kriminalpolizeilichen Beratungsstelle oder im Fachhandel erfahren.
- Schreiben Sie Ihren Namen und Ihre Adresse nicht auf Ihre Schlüsselanhänger. Dann weiß niemand, wohin die Schlüssel gehören, wenn Sie sie einmal verlieren sollten.
- Stecken Sie Ihre Schlüssel nicht in die Handtasche. Wenn die Handtasche gestohlen wird, kann der Dieb andernfalls gleich in Ihren Ausweispapieren nachlesen, wo Sie wohnen.
- Kennzeichnen Sie wertvolles Eigentum – Auto, Fahrrad, Möbel, Geräte usw. – mit dauerhaften Markierungen, z. B. indem Sie Ihre Initialen oder eine Nummer eingravieren. Fotografieren Sie Dinge wie Schmuck, Pelze, Teppiche, Gemälde oder Kunstgegenstände in Farbe. Solche Fotos sind nach Diebstählen für eine Fahndung und Identifizierung nützlich.

Wenn Sie verreisen wollen

Wenn Sie verreisen wollen und Ihr Haus deshalb eine Zeitlang allein lassen müssen, sollten Sie einige grundlegende Regeln beachten.

- Machen Sie nicht überall publik, daß Sie demnächst verreisen.
- Bestellen Sie alle Zeitungen ab.
- Lassen Sie sich die Post nachschicken.
- Bringen Sie einen Zeitschalter an, der abends ein von außen sichtbares Licht einschaltet.
- Bitten Sie einen Nachbarn oder Freund, sich um Ihr Haus zu kümmern. Er sollte etwa Post aus dem Briefkasten nehmen, den Rasen mähen, die Blätter zusammenharken, Fußspuren im Schnee machen – und alles mögliche Weitere tun, um das Haus bewohnt aussehen zu lassen.

Umgang mit kranken und verletzten Tieren

Wenn ein Haustier ernsthaft krank wird oder sich bei einem Unfall schwer verletzt, bringt man es am besten so schnell wie möglich zum Tierarzt. Bis man dort ist, kann man jedoch einiges tun, um die Schmerzen des Tieres zu lindern. In manchen Fällen kann schnelles Handeln das Leben eines Tieres retten. Wenn aber eine Katze oder eine Hündin Junge bekommt, läßt man sie tunlichst in Ruhe. Rufen Sie den Tierarzt nur, wenn bei der Geburt etwas schiefzulaufen scheint.

Wie man mit einem verletzten Tier umgeht

Jeder verletzte Hund, jede verletzte Katze hat mit großer Sicherheit Schmerzen. In dieser Lage beißt oder kratzt auch ein gutmütiges und sanftes Tier leicht einmal, oder es läuft davon, wenn es kann. Deswegen muß man das Tier zunächst sicher in den Griff bekommen und dann in einen Raum bringen, aus dem es nicht entfliehen kann und wo man die Verletzungen untersuchen kann.

- Nähern Sie sich dem Tier behutsam, und reden Sie ihm dabei gut zu.
- Wenn es sich um einen Hund handelt, nehmen Sie ein Seil oder Band mit, dessen eines Ende in einer Lassoschlinge ausläuft. Streifen Sie dem Hund die Schlinge über den Kopf, und ziehen Sie sie am Hals fest. Führen Sie den Hund an einen sicheren Platz.
- Wenn der Hund nicht mehr stehen kann, ziehen Sie ihn auf eine improvisierte Trage – eine große Decke oder ein großes Handtuch. Bitten Sie jemanden, Ihnen zu helfen. Heben Sie die Decke zu zweit an den Ecken hoch, und tragen Sie den Hund an einen sicheren Ort.
- Wenn es sich um eine Katze handelt, packen Sie sie mit der einen Hand am Genick; die andere Hand legen Sie unter ihr Hinterteil. Ziehen Sie dazu möglichst Lederhandschuhe an. Tragen Sie sie – wenn nötig, in einem geschlossenen Korb – an einen sicheren Ort.
- Bevor Sie das Tier untersuchen, setzen Sie es auf eine glatte Unterlage, z.B. auf einen Tisch oder, wenn es sich um einen großen Hund handelt, auf einen glatten Fußboden. Dort findet das Tier keinen Halt und kann nicht so schnell entkommen und auch nicht so gut Widerstand leisten.
- Legen Sie dem Tier ein Halsband an, damit

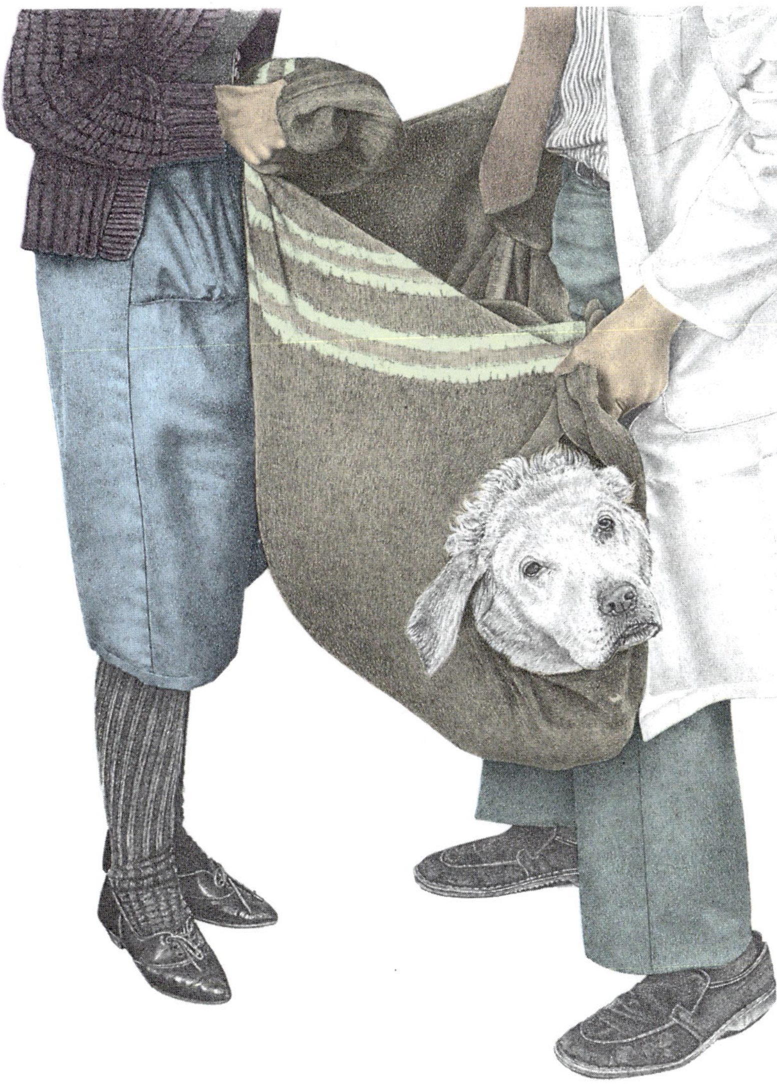

Transport eines Hundes
Wenn ein Hund nicht mehr stehen kann, ziehen Sie ihn auf eine Decke oder ein großes Handtuch, und transportieren Sie ihn darin. Eine verletzte Katze können Sie in Ihren Armen tragen oder, wenn nötig, in einem geschlossenen Korb.

Einen verletzten Hund untersuchen

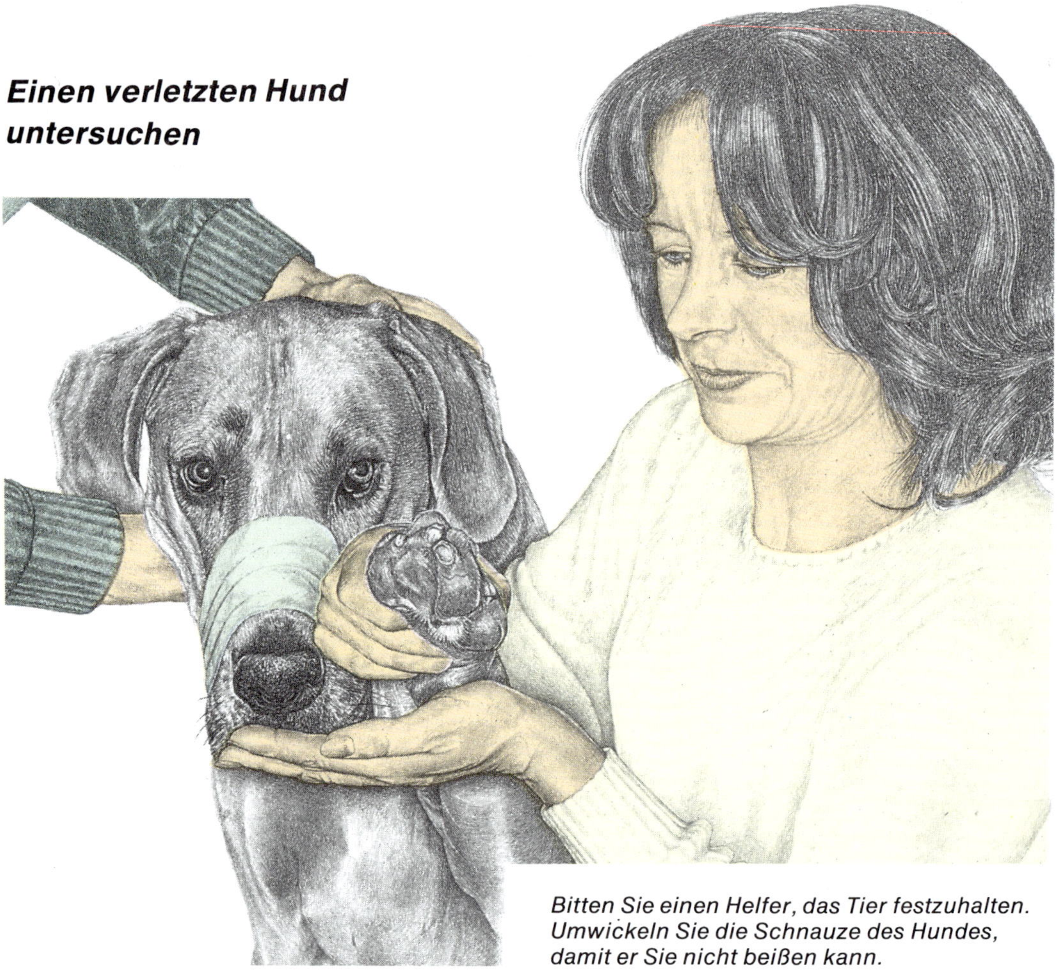

Bitten Sie einen Helfer, das Tier festzuhalten. Umwickeln Sie die Schnauze des Hundes, damit er Sie nicht beißen kann.

Sie es besser halten können. Halten Sie es gut fest. Am besten ist es, wenn ein Helfer das Tier hält, so daß Sie beide Hände frei haben und die Verletzung versorgen können.

- Binden Sie einem Hund zusätzlich mit einem Taschentuch die Schnauze zu, damit er nicht beißen kann.

Versorgung der Verletzung
Grundsätzlich gilt für die Erste Hilfe bei Tieren das gleiche wie für die Erste Hilfe beim Menschen. Tun Sie alles, was Sie können, damit die Verletzungen nicht schlimmer werden, und bringen Sie das Tier dann so schnell wie möglich zu einem Tierarzt.

Bei schweren Verletzungen handelt es sich meistens um Blutungen oder um gebrochene Läufe.

- Wenn ein Tier heftig blutet, bedecken Sie die Wunde mit einer sauberen Auflage – einem Stück Mull oder einem Taschentuch –, und umwickeln Sie die Stelle mit einem festen Verband. Falls Sie keinen Verband anbringen können, drücken Sie die Auflage fest mit der Hand auf.
- Wenn die Wunde sich am Lauf befindet und wenn die Blutung durch den festen Druck nicht zum Stillstand kommt, binden Sie oberhalb der Wunde die Schlagader ab. Wickeln Sie dort eine Binde um den Lauf, schieben Sie einen Stock oder Stab darunter, und ziehen Sie die Binde fest an, indem Sie den Knebel drehen. Lockern Sie die Staubinde alle 10–15 Minuten, damit das Gewebe dahinter nicht abstirbt, und lassen Sie den Druckverband nur so lange an Ort und Stelle, bis die Blutung aufhört.
- Bringen Sie das Tier umgehend zum Tierarzt. Wenn möglich, bitten Sie jemanden, gleich dort anzurufen, damit man in der Praxis weiß, daß ein Notfall unterwegs ist.

Versorgung eines gebrochenen Laufes
Wenn ein Lauf ungewöhnlich abgewinkelt daliegt oder locker baumelnd getragen wird, ist ein Knochen gebrochen.

- Wenn der Lauf blutet, stillen Sie die Blutung.
- Betten Sie den Lauf möglichst bequem. Warnen Sie einen Helfer, der eventuell das Tier hält, bevor Sie den Lauf anfassen. Der Schmerz kann das Tier dazu bringen, daß es beißt bzw. kratzt.
- Bringen Sie den Lauf vorsichtig in eine normale Stellung. Dann schienen Sie ihn, indem Sie ein Brett oder eine Hartfaserplatte von annähernd passender Form dagegenlegen und beides, den Lauf mitsamt der provisorischen Schiene, vorsichtig, aber fest mit einem Verband umwickeln.
- Bringen Sie das Tier zum Tierarzt.

Verabreichung von Medikamenten

- Wenn Sie einer Katze oder einem kleinen Hund eine Tablette geben müssen, setzen Sie das Tier auf einen glatten Tisch, weil es dort nicht so gut Widerstand leisten kann. Einen großen Hund setzen Sie auf einen glatten Boden und mit dem Rücken zur Wand. Bitten Sie jemanden, Ihnen zu helfen und das Tier festzuhalten.
- Eine Katze fassen Sie dann mit einer Hand von hinten um den Kopf und neigen ihn nach hinten. Mit der andern Hand öffnen Sie die Schnauze, indem Sie den Unterkiefer vorn nach unten drücken. Legen Sie die Tablette auf den hinteren Teil der Zunge, schließen Sie das Maul, und halten Sie es zu, bis Sie sehen, daß die Katze schluckt. Wenn nötig, streichen Sie der Katze über die Kehle, um sie zum Schlucken zu bringen.
- Bei einem Hund umfassen Sie mit einer Hand von hinten den Nasenrücken. Lassen Sie dabei den Daumen und den Zeigefinger seitlich am Maul entlanggleiten, und drücken Sie die Lefzen nach innen. Mit der andern Hand drücken Sie den Unterkiefer behutsam nach unten. Schieben Sie die Tablette mit dem Zeigefinger hinten auf die Zunge. Schließen Sie das Maul, und halten Sie es zu, bis Sie sehen, daß der Hund die Tablette schluckt. Wenn nötig, streichen Sie über die Kehle, um den Schluckvorgang zu unterstützen.

Verabreichung von Tropfen

- Wenn Sie Ihrem Hund oder Ihrer Katze Tropfen eingeben müssen, kaufen Sie dafür eine Einwegspritze ohne Nadel. Sie bekommen Sie beim Tierarzt und in der Apotheke.
- Füllen Sie die Spritze mit dem Medikament.
- Halten Sie das Tier fest, und reden Sie ihm gut zu.
- Bei einer Katze stecken Sie das Ansatzstück der Spritze seitlich hinter dem Eckzahn ins Maul, und flößen Sie dann die Medizin langsam ein. Halten Sie den Kopf des Tieres hoch, damit die Flüssigkeit nicht neben dem Maul herunterläuft.

Wie man einen Hund auf die Seite legt und festhält

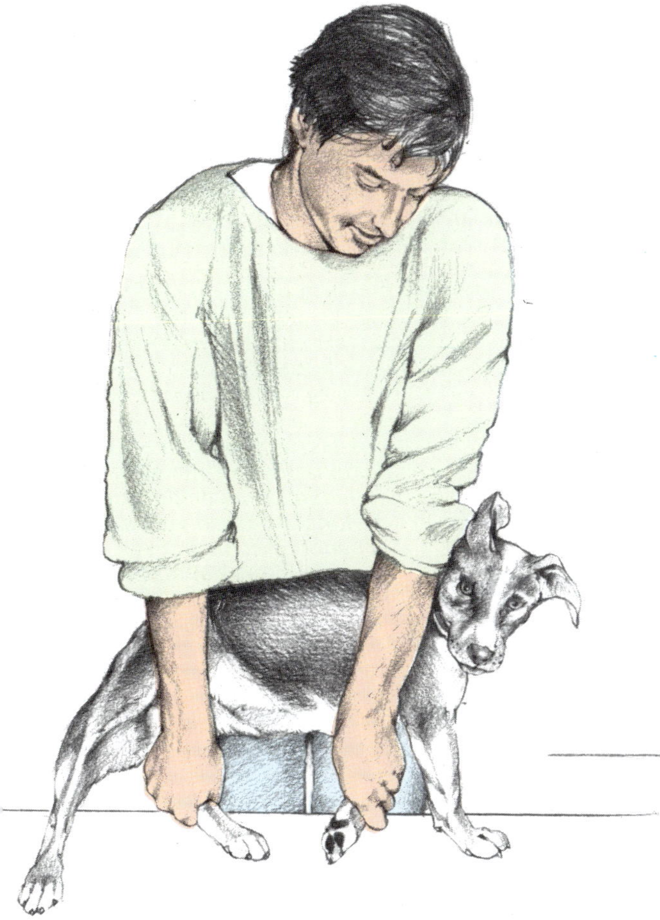

1. *Ergreifen Sie fest, aber vorsichtig die beiden Beine des Tieres, die sich auf der Ihnen zugewandten Seite befinden.*

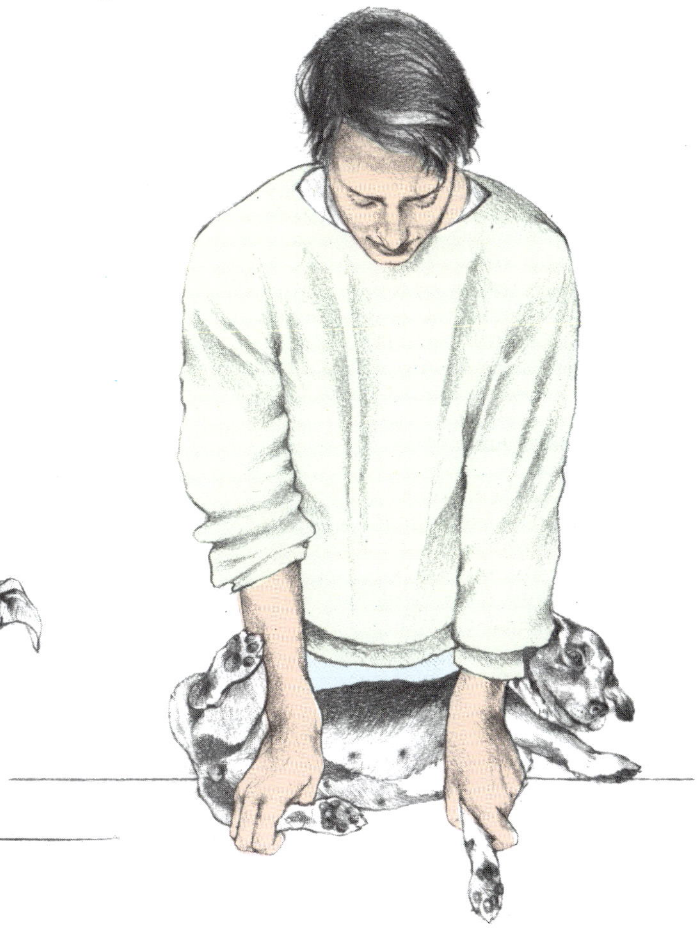

2. *Legen Sie den Hund behutsam hin. Lassen Sie ihn auf die Tischplatte gleiten, und zwar so, daß die Beine, die Sie halten, unten liegen.*

- Bei einem Hund stecken Sie das Ansatzstück der Spritze seitlich ins Maul, und zwar weit hinten am Ende der Lefzen. Ziehen Sie die Wange nach hinten, und lassen Sie die Tropfen langsam in die Schnauze hineinlaufen.

Augentropfen oder Augensalbe

- Bitten Sie jemanden, den Kopf des Tieres (Hund oder Katze) zu halten. Wenn Sie sicher sind, daß das Tier Sie nicht kratzt oder beißt, können Sie es auch gegen Ihren Körper drükken.
- Schieben Sie mit zwei Fingern die Lider auseinander, und geben Sie die Tropfen oder die Salbe direkt auf den Augapfel. Verteilen Sie das Medikament, indem Sie die Lider mehrmals mit den Fingern öffnen und schließen.

Ohrentropfen oder Ohrensalbe

- Ziehen Sie die Ohrmuschel an der Spitze hoch, um so den Gehörgang zu öffnen, und geben Sie die Tropfen oder die Salbe direkt ins Ohr.
- Massieren Sie dann vorsichtig den Bereich um den Gehörgang, damit das Medikament tiefer eindringt.
- Reinigen Sie nie den inneren Teil des Gehörgangs. Sie verletzen dabei das Ohr, auch wenn Sie noch so vorsichtig sind, und das Tier wird es Ihnen übelnehmen, daß Sie ihm Schmerzen zufügen.

Was tun bei Krämpfen?

Krämpfe sind bei Hunden nicht ungewöhnlich; bei Katzen kommen sie seltener vor. Sie können verschiedene Ursachen haben; unter anderem kann ihnen ein Gehirntumor oder Epilepsie zugrunde liegen. Allgemein gilt für jedes Tier, daß man bei einem Anfall so wenig wie möglich eingreifen sollte.

- Achten Sie darauf, daß sich das Tier nicht gefährdet – z. B. indem es irgendwelche Gegenstände umstößt.
- Versuchen Sie, das Tier still zu halten und zu beruhigen. Ziehen Sie die Vorhänge zu, um das Licht zu dämpfen.
- Bringen Sie das Tier so bald wie möglich zum Tierarzt. Lassen Sie es aber in Ruhe, solange es noch Krämpfe hat.
- Seien Sie vorsichtig, wenn Sie es aufnehmen wollen. Ein krankes Tier kann schnell einmal ohne Vorwarnung kratzen und beißen.

Wenn ein Tier Gift gefressen hat

Jedes Erbrechen oder jeder Durchfall kann das erste Symptom einer Vergiftung sein. Es können aber auch Blutungen, Zittern oder Krämpfe auftreten, die später zum Koma führen.

- Wenn Ihr Tier schon im Koma liegt, also bewußtlos ist, bringen Sie es sofort zum Tierarzt.
- Wenn Ihr Tier noch bei Bewußtsein ist und Sie wissen, daß es ein ätzendes Gift geschluckt hat, z. B. eine Säure oder Ätznatron, waschen Sie ihm schnellstens das Maul mit Wasser aus. Falls Sie eine Einwegspritze zur Hand haben, benutzen Sie diese dazu. Wenn nicht, halten Sie das Maul des Tiers auf, und lassen Sie das Wasser aus einer Tasse oder einem Krug hineinlaufen.
- Danach geben Sie dem Tier reichlich Wasser zu trinken. Es kommt darauf an, das Gift zu verdünnen, ohne ein Erbrechen auszulösen. Denn beim Erbrechen würde das Gift den Schlund und das Maul des Tiers ein zweites Mal verätzen.

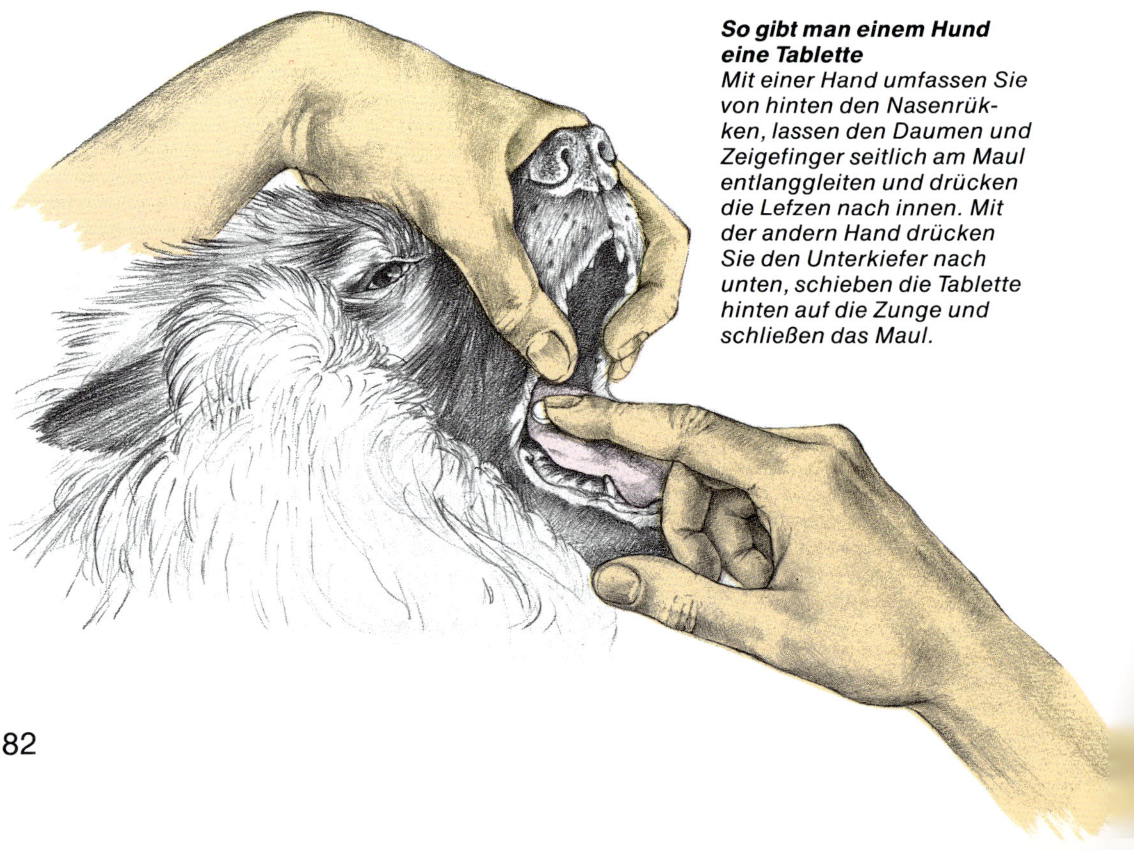

So gibt man einem Hund eine Tablette
Mit einer Hand umfassen Sie von hinten den Nasenrükken, lassen den Daumen und Zeigefinger seitlich am Maul entlanggleiten und drücken die Lefzen nach innen. Mit der andern Hand drücken Sie den Unterkiefer nach unten, schieben die Tablette hinten auf die Zunge und schließen das Maul.

- Geben Sie dem Tier zusätzlich Kohletabletten ein.
- Danach geben Sie dem Tier eine stopfende Mahlzeit aus Brot und Wasser oder einen Haferflockenbrei.
- Wenn Sie sicher wissen, daß das Tier ein nichtätzendes Gift geschluckt hat, bringen Sie es so schnell wie möglich zum Erbrechen. Dazu gibt man dem Tier am besten ein Stück Natriumkarbonat; für eine Katze reicht ein haselnußgroßes Stück, für einen größeren Hund ein walnußgroßes. Lösen Sie das Mittel nicht auf, sondern geben Sie es auf die gleiche Weise ein wie eine Tablette. (Siehe S. 181 und S. 182, 183.) Das Natriumkarbonat löst innerhalb von fünf Minuten Übelkeit aus.
- Wenn Sie kein Natriumkarbonat zur Hand haben, nehmen Sie eine Lösung aus einem Teil Senfmehl und 20 Teilen Wasser.
- Bringen Sie das Tier bei jeder Art von Vergiftung zum Tierarzt. Nehmen Sie dabei auch die Packung oder eine Probe von dem Gift mit.
- Wenn Sie nicht wissen, um welches Gift es sich handelt, behandeln Sie das Tier, als wenn es ein ätzendes Gift geschluckt hätte.

Wenn ein Tier zu ersticken droht

Wie bei einem erstickenden Menschen ist auch bei einem Tier, das zu ersticken droht, rasches Handeln das Allerwichtigste.

- Hat das Tier irgend etwas Beengendes um seinen Hals herum, entfernen Sie es sofort.
- Steckt etwas im Maul oder in der Kehle des Tieres, etwa ein Knochen, halten Sie das Maul auf, und ziehen Sie das Objekt heraus. Benutzen Sie einen stabartigen Gegenstand, z. B. einen Löffelstiel, um zu verhindern, daß sich die Kiefer schließen, solange Sie hantieren. Schieben Sie den Stab bis zu den hintersten Backenzähnen.
- Wenn ein Ball in der Kehle eines Hundes steckt, kommt es meistens zu starkem Speichelfluß, so daß der Ball schlüpfrig ist und sich nicht gut greifen läßt. Drücken Sie in diesem Fall das Maul weit auf, und versuchen Sie, einen Finger hinter den Ball zu schieben. Sie können auch Finger beider Hände rechts und links an den Backenwänden entlang möglichst weit nach hinten schieben und dann den Ball von hinten vordrücken. Ein Helfer sollte das Tier nach Möglichkeit gleichzeitig an den Hinterbeinen hochhalten.
- Wenn sich ein scharfkantiger Stock im Maul oder hinten in der Kehle eingebohrt hat und der Hund zu ersticken droht, ziehen Sie den Stock heraus.
- Halten Sie den Hund warm. Geben Sie ihm nichts zu trinken und zu fressen. Bringen Sie ihn so schnell wie möglich zum Tierarzt.

Wenn ein Tier hinkt

Wenn eine Katze oder ein Hund plötzlich ohne erkennbaren Grund hinkt, untersuchen Sie das betroffene Bein vorsichtig. (Siehe auch S. 179: „Wie man mit einem verletzten Tier umgeht".)

- Tasten Sie das Bein ab, und zwar von der Pfote an aufwärts. Achten Sie dabei auf Schwellungen sowie heiße und schmerzhafte Stellen.
- Halten Sie auch nach Schnittwunden Ausschau, besonders an den Ballen der Sohlen, ferner nach Splittern, Steinchen und Dornen. Waschen Sie Schnittwunden in kaltem Wasser aus.
- Entfernen Sie möglichst alle Fremdkörper, die Sie finden. Wenn sie nicht so ohne weiteres zu entfernen sind, bitten Sie einen Tierarzt um Hilfe.
- Wo die schmerzhafte Stelle sitzt und was die Ursache ist, kann man vielleicht herausfinden, indem man das Bein streckt oder beugt. Wenn Sie jedoch die Ursache nicht so ohne weiteres feststellen können, gehen Sie mit dem Tier zum Tierarzt.
- Wenn eine Katze oder ein Hund plötzlich hinkt, besonders wenn das betroffene Bein angeschwollen ist, dann ist das Tier wahrscheinlich in einem Kampf gebissen worden. Bei Katzen kommt dies viel häufiger vor als bei Hunden.
- Baden Sie die geschwollene Stelle in heißem Wasser. Es sollte so heiß sein, wie Sie es mit der Hand aushalten. Fügen Sie dem Wasser ein wenig Desinfektionsmittel oder Kamillenextrakt hinzu.
- Bringen Sie das Tier anschließend zum Tierarzt.
- Falls es sich um eine eitrige Wunde handelt, machen Sie einen warmen Umschlag, um die

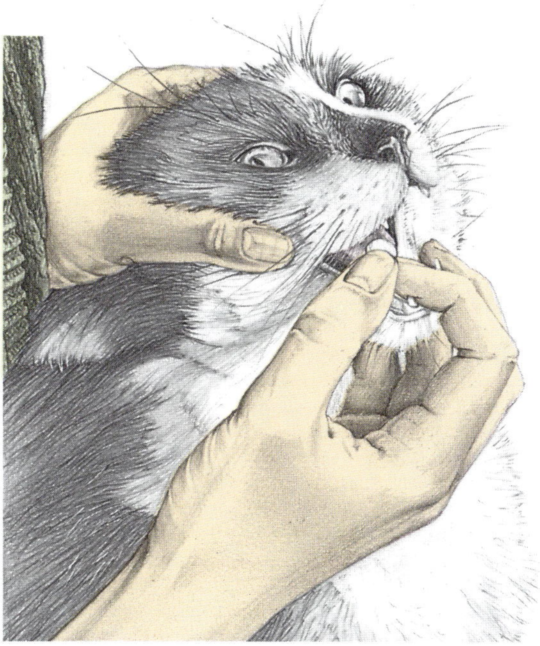

So gibt man einer Katze eine Tablette
Mit einer Hand neigen Sie den Kopf der Katze nach hinten, mit der andern drücken Sie den Unterkiefer nach unten und öffnen das Maul. Schieben Sie die Tablette hinten auf die Zunge, und schließen Sie das Maul. Halten Sie es zu, bis die Katze schluckt.

Entzündung zu aktivieren. Dies gilt besonders dann, wenn Sie nicht sofort zum Tierarzt gehen können. Den Umschlag können Sie mit einer Kaolinpaste machen, die Sie in der Apotheke erhalten. Erwärmen Sie die Paste, und streichen Sie sie auf eine Binde. Oder tränken Sie ein Stück Mull mit heißem Wasser – das Wasser so heiß, wie Sie es aushalten können –, drücken Sie den Mull aus, und legen Sie ihn auf die Wunde. Dann bandagieren Sie die Stelle.

Einen Widerhaken aus der Pfote entfernen
Mit einem Widerhaken, etwa einem Angelhaken, der in einer Pfote steckt, muß man auf besondere Weise umgehen, wenn man ihn entfernen will, ohne die Verletzung dabei noch zu verschlimmern.

- Bevor Sie das Tier versorgen, bringen Sie es an einen Ort, von wo es nicht entkommen kann. (Siehe S. 179.)
- Wenn sich der Haken nicht so ohne weiteres herausziehen läßt, stoßen Sie ihn durch die Pfote hindurch, bis der Widerhaken sichtbar wird.
- Knipsen Sie den Widerhaken mit einer Drahtschere oder einer Kombinationszange ab. Entfernen Sie dann den Haken, indem Sie ihn rückwärts herausziehen.
- Säubern Sie die Wunde, umhüllen Sie sie mit einem sauberen Verband, und bringen Sie das Tier zum Tierarzt.
- Wenn der Haken an einer besonders empfindlichen Stelle des Körpers eingedrungen ist, z. B. an den Lefzen oder Augen, so versuchen Sie nicht, ihn zu entfernen. In einem solchen Fall muß das Tier wahrscheinlich in Narkose behandelt werden, und das kann nur ein Tierarzt machen.

Wenn ein Hund einen Hitzschlag erleidet
Lassen Sie einen Hund an einem heißen Tag nie im Auto zurück. Andernfalls kann bei ihm schnell ein Wärmestau entstehen, der bis zum Hitzschlag geht.

- Wenn ein Hund offensichtlich unter der Hitze leidet, bringen Sie ihn in einen kühlen Raum. Tauchen Sie Tücher oder einen Schwamm in kaltes Wasser, und reiben Sie das Tier damit ab. Hüllen Sie seinen Kopf, seinen Körper und besonders seine Pfoten in kalte, feuchte Tücher ein.
- Wenn möglich, setzen Sie den Hund in eine Badewanne oder ein Planschbecken. Tun Sie das aber nur, wenn er nicht bewußtlos ist.
- Wenn Sie kleine Stücke Eis zur Hand haben, führen Sie sie in den After des Hundes ein.
- Bringen Sie den Hund so schnell wie möglich zum Tierarzt. Halten Sie ihn während des Transports weiterhin mit feuchten Tüchern kühl. Führen Sie weitere Eisstücke in den After ein, wenn Sie welche haben.

Wenn ein Tier gebissen worden ist
Ein Tier, das bei einem Kampf gebissen oder gekratzt worden ist, hat wahrscheinlich mehrere kleine Wunden, die durch das Fell nicht so leicht zu sehen sind.

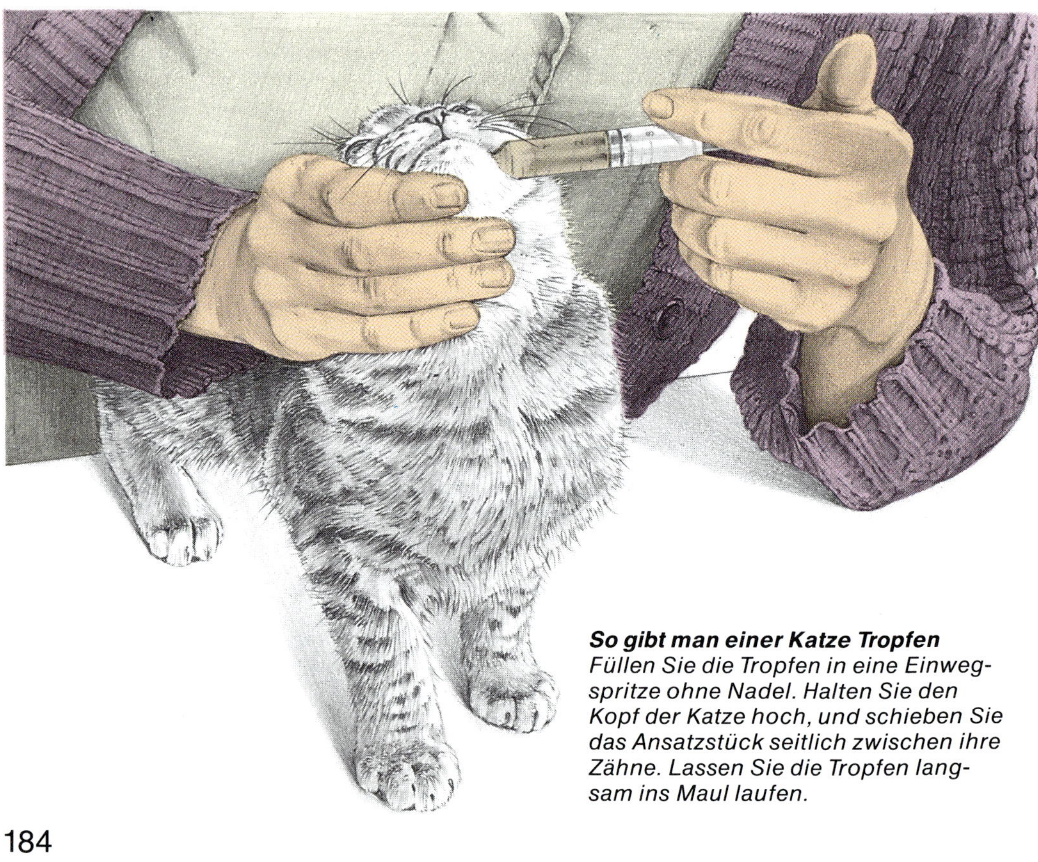

So gibt man einer Katze Tropfen
Füllen Sie die Tropfen in eine Einwegspritze ohne Nadel. Halten Sie den Kopf der Katze hoch, und schieben Sie das Ansatzstück seitlich zwischen ihre Zähne. Lassen Sie die Tropfen langsam ins Maul laufen.

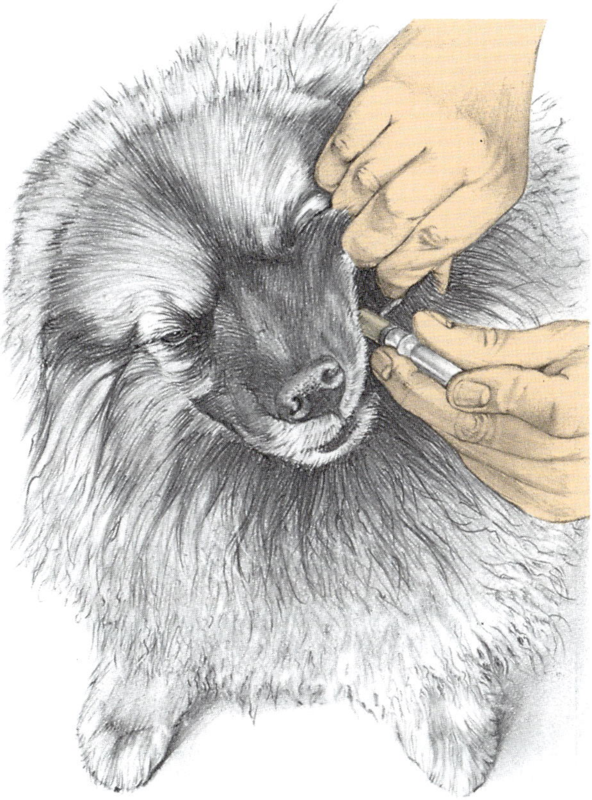

So gibt man einem Hund Tropfen
Bei einem Hund können Sie, wie bei einer Katze, die Spritze anwenden. Allerdings mit dem Unterschied, daß Sie das Ansatzstück nicht zwischen die Zähne schieben, sondern hinten am Ende der Lefzen einführen. Lassen Sie die Medizin dem Hund langsam in die Backe laufen.

- Tasten Sie in einem solchen Fall Ihren Hund bzw. Ihre Katze mit den Fingern ab, um die verletzten Stellen zu finden.
- Stecken Sie das Fell um die Wunde herum mit Klammern zur Seite. Ziehen Sie aber nicht an Haaren, die mit einer Blutkruste verklebt sind. Die Wunde könnte sonst wieder anfangen zu bluten.
- Reinigen Sie die Wunde mit warmem Wasser, dem Sie etwas Desinfektionsmittel beigegeben haben.
- Wenn es sich um eine größere Wunde handelt, legen Sie einen Verband an.
- Lassen Sie die Wunden von einem Tierarzt ansehen. Bisse und Kratzer, die von einem Kampf herrühren, können vereitern, wenn sie nicht behandelt werden.
- Besonders bei Katzen merkt man häufig erst an einem Abszeß, der sich hinter einer winzigen Wunde entwickelt hat, daß das Tier gebissen worden ist. Man bemerkt dann vielleicht eine Schwellung, oder die Katze wird apathisch und frißt nicht mehr. In einem solchen Fall muß das Tier mit Antibiotika behandelt werden. Bringen Sie es möglichst schnell zum Tierarzt. Falls das nicht gleich geht, baden Sie die geschwollene Stelle in warmem Wasser, um die Entzündung zu aktivieren.

Einen Kampf zwischen Hunden
- Greifen Sie bei einer Balgerei zwischen Hunden nur dann ein, wenn die Sache gefährlich aussieht. Normalerweise hören Hunde ziemlich schnell von allein auf zu kämpfen.
- Wenn Sie sich dazu entschließen einzugreifen, passen Sie auf, daß Sie nicht gebissen werden.
- Machen Sie ein lautes Geräusch; stoßen Sie z. B. einen schrillen Pfiff aus. Sie können auch einen Eimer Wasser über die Streitenden schütten oder sie mit dem Gartenschlauch bespritzen.
- Wenn Ihnen jemand helfen kann, bitten Sie ihn, sich dem einen Hund von hinten zu nähern, während Sie das gleiche bei dem andern tun.
- Dann packt jeder seinen Hund beim Halsband, sofern er eins trägt, oder am Genick.
- Eine andere Methode besteht darin, daß man die Hinterbeine ergreift und hochhebt.
- Reißen Sie die Hunde nicht auseinander. Dies würde die Verletzungen verschlimmern, wenn der eine Hund sich etwa in den andern verbissen hat. Statt dessen schlagen Sie den Hund seitlich gegen die Brust, damit er losläßt. Dann ziehen Sie ihn weg.
- Wenn Sie die Hunde getrennt haben, halten Sie sie gut fest, damit sie nicht wieder aufeinander losgehen.

Wenn Katzen miteinander kämpfen
- Einen Kampf zwischen Katzen beendet man dadurch, daß man die Streitenden anschreit und wegscheucht. Kämpfe zwischen Katzen dauern meist nicht lange.
- Versuchen Sie nicht, eine kämpfende Katze festzuhalten. Sie wird Sie mit ziemlicher Sicherheit beißen und kratzen.

Wenn ein Tier gestochen wird
Katzen und Hunde jagen öfter Wespen und Bienen. Wenn sie gestochen werden, dann meistens im Gesicht und am Kopf.
- Versuchen Sie, rasch den Stachel zu entfernen.
- Behandeln Sie einen Stich in die Haut mit einer Insektensalbe. Sie hilft bei Tieren genauso wie bei Menschen. Bringen Sie solche Salben jedoch nicht in die Nähe der Augen oder des Maules. Dort sind kühlende Umschläge besser angebracht.
- Sitzt der Stich im Maul, bringen Sie das Tier sofort zum Tierarzt. Ein Insektenstich an dieser Stelle ist besonders gefährlich, da durch die Schwellung die Luftwege blockiert werden können, so daß das Tier erstickt.

Wie man einem Tier in der Natur hilft
Wenn Sie einen verletzten Vogel oder einen hilflosen, eben flügge gewordenen Jungvogel finden oder etwa ein Wildkaninchen, das offensichtlich verletzt ist, können Sie dem Tier

kaum helfen, da Sie nicht wissen, was es eigentlich hat. Hier kann nur ein Fachmann sinnvoll handeln.

- Wenn das Tier jung und hilflos, aber offenbar nicht verletzt ist, fassen Sie es nicht an – es sei denn, Sie wären ganz sicher, daß es verlassen worden ist. Wenn die Mutter in der Nähe ist, kommt sie zurück und füttert ihr Junges. Haben Sie es jedoch berührt, nimmt die Mutter es nicht mehr an.
- Wenn Sie ein verletztes freilebendes Tier einfangen können, ohne es zusätzlich zu verletzen, bringen Sie es zu einem Tierarzt. Sie können auch den örtlichen Tierschutzverein verständigen.

Wenn ein Pferd krank oder verletzt ist

Wie alle Tiere, die Schmerzen haben, wird auch ein krankes Pferd leicht bösartig und stellt sich selbst gegen Menschen, die es gut kennt. Bringen Sie also in einem solchen Fall das Pferd zunächst unter Kontrolle.

- Nehmen Sie ein Halfter, und nähern Sie sich dem Pferd ohne Hast. Sprechen Sie ruhig und stetig mit ihm, und blicken Sie es unentwegt an. Das Pferd sollte sehen, daß Sie kommen. Streifen Sie ihm das Halfter über, und halten Sie den Führstrick gut fest. Wickeln Sie ihn aber nicht um Ihre Hand. Wenn das Pferd den Kopf hochreißt, kann der Strick auf schmerzhafte Weise Ihre Hand aufscheuern.
- Wenn Ihnen jemand helfen kann, bitten Sie ihn, ein gesundes Vorderbein des Pferdes zu beugen und vom Boden abzuheben. Dann kann das Pferd sich nicht mehr von der Stelle bewegen. Sobald Sie das Tier schließlich unter Kontrolle haben, untersuchen Sie es auf Verletzungen.
- Wenn das Pferd nur auf drei Beinen steht, lahmt es vielleicht, oder das eine Bein ist gebrochen. Dies erkennt man z. B. auch daran, daß das Bein eigenartig abgewinkelt oder stark geschwollen ist. Bewegen Sie das Pferd dann nicht – es sei denn, es könnte noch mehr ver-

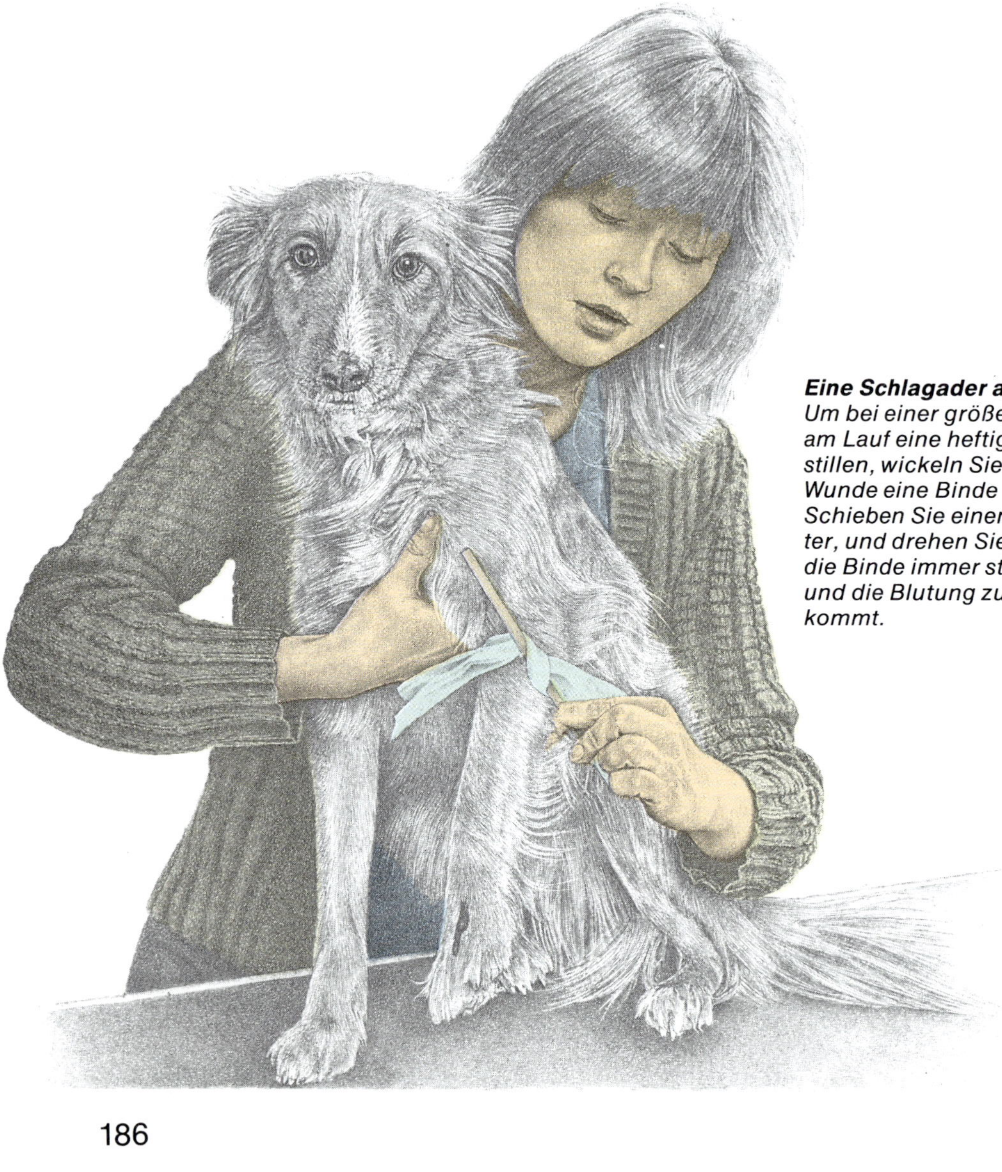

Eine Schlagader abbinden

Um bei einer größeren Wunde am Lauf eine heftige Blutung zu stillen, wickeln Sie oberhalb der Wunde eine Binde um den Lauf. Schieben Sie einen Stab darunter, und drehen Sie ihn so, daß die Binde immer strammer wird und die Blutung zum Stillstand kommt.

letzt werden (beispielsweise auf einer Straße). Holen Sie rasch den Tierarzt.

Wenn ein Pferd lahmt
Wenn ein Pferd lahmt, hat es zumeist eine Verletzung am unteren Teil des Beines oder am Fuß, und das vom Huf umgebene Gewebe ist angeschwollen. Der starre Huf drückt auf das geschwollene Gewebe, was erhebliche Schmerzen verursacht.
- Wenn Sie reiten und das Pferd anfängt zu lahmen – man merkt das daran, daß das Pferd unbeholfen und schief geht, da es versucht, den schmerzenden Fuß zu schonen –, steigen Sie sofort ab.
- Nehmen Sie den betroffenen Fuß hoch, und prüfen Sie, ob er verletzt ist. Es könnte sich ein Nagel in die Sohle – den „Strahl" – gebohrt haben, oder in dem Huf steckt ein Stein.
- Entfernen Sie alle Fremdkörper, die Sie finden. Dann führen Sie das Pferd nach Hause.
- Sobald Sie angekommen sind, machen Sie um den Fuß einen heißen Umschlag, und rufen Sie den Tierarzt. Für den Umschlag erwärmen Sie Kaolinpaste – in der Apotheke erhältlich –, und streichen Sie sie auf eine Binde. Sie können auch ein Stück Stoff nehmen, das Sie in heißes Wasser tauchen und auswringen.
- Wenn an dem Fuß des Pferdes nichts zu finden ist, tasten Sie das Bein ab, und achten Sie dabei auf heiße oder geschwollene Stellen, die dem Pferd offensichtlich weh tun.
- Holen Sie in jedem Fall einen Tierarzt.

Wenn ein Pferd im Stacheldraht festhängt
- Wenn ein Pferd sich in Stacheldraht verfangen hat, halten Sie es gut fest, um zu verhindern, daß es sich selber losreißt und dabei noch mehr verletzt. Wenn Sie können, heben Sie ein Vorderbein hoch, damit das Pferd sich still verhält.
- Entfernen Sie den Stacheldraht vorsichtig und mit langsamen Bewegungen, damit Sie das Pferd nicht erschrecken oder verletzen. Dann reinigen Sie die Wunden mit warmem Wasser, dem Sie ein mildes Desinfektionsmittel zugegeben haben.
- Holen Sie einen Tierarzt, damit er das Pferd untersucht. Pferde bekommen leicht Wundstarrkrampf, und selbst kleinere Wunden können sich rasch entzünden.

Wenn ein Pferd Kolik hat
Eine Kolik bei einem Pferd rührt meistens daher, daß das Tier etwas anderes gefressen hat als seine natürliche Nahrung, die aus Gras und sonstigen Pflanzen besteht. Aber auch das Wetter und anderes können die Ursache sein. Die Schmerzen sind oft sehr stark. Die Anzeichen für solche Leibschmerzen sind folgende: Das Pferd ist ruhelos; es stampft und scharrt. Es wendet den Kopf und blickt auf die Flanken. Es steht häufig auf, legt sich wieder nieder und wälzt sich. Es schwitzt, und sein Atem geht schnell. Außerdem müht sich ein Pferd, das unter Kolik leidet, oft ab, um seinen Darm zu entleeren, aber ohne rechten Erfolg.
- Sobald Sie das Pferd unter Kontrolle haben, führen Sie es behutsam im Schritt, und halten Sie es möglichst in Bewegung.
- Versuchen Sie, das Pferd davon abzuhalten, sich zu wälzen. Dadurch könnte sich der Darm verschlingen, und der Zustand des Tieres würde sich wesentlich verschlechtern.
- Rufen Sie einen Tierarzt. Sorgen Sie dafür, daß das Pferd auf den Beinen bleibt, und bewegen Sie es, bis der Tierarzt eintrifft.

SO WIRD MAN MIT BIENEN ODER WESPEN FERTIG

- Wenn sich an Ihrem Haus ein Bienen- oder Wespenschwarm niederläßt, versuchen Sie nicht, die Tiere mit einem Insektenvertilgungsmittel auszurotten oder zu verscheuchen.
- Ziehen Sie sich zurück, und schließen Sie alle Türen und Fenster.
- Holen Sie fachmännische Hilfe. Wenn es sich um Wespen handelt, rufen Sie eine Schädlingsbekämpfungsfirma an, die dann den Schwarm gegen Honorar entfernt. Sie finden solche Firmen auf den „Gelben Seiten" des Telefonbuchs unter „Schädlingsbekämpfung" oder „Kammerjäger".
- Wenn es sich um Bienen handelt, rufen Sie am besten einen Imker an, der den Schwarm dann einfängt. Im Notfall hilft auch die Polizei weiter.
- Wenn Bienen oder Wespen Sie angreifen – dies geschieht eigentlich nur, wenn ein Schwarm aus irgendeinem Grund gestört worden ist –, hängt Ihre Rettungsstrategie davon ab, wo Sie sich gerade befinden.
- Wenn Sie sich im Garten befinden, ziehen Sie sich schnell, aber ohne Panik ins Haus zurück, und schließen Sie dort die Fenster und Türen. Bleiben Sie im Haus, bis sich die Insekten zerstreut haben – was nach ein paar Minuten der Fall sein wird.
- Wenn Sie sich im Freien befinden und kein Gebäude in der Nähe ist, tauchen Sie in das nächste dichte Unterholz oder Gebüsch ein. Gehen Sie dort so lange weiter, bis die Insekten zurückbleiben. Nach etwa 50 m werden die Insekten durch die Bewegungen der Äste abgelenkt. Warten Sie dann noch, bis sich die Tiere zerstreut haben.
- Wenn Bienen schwärmen, greifen sie normalerweise Menschen nicht an. Falls Sie einmal in die Flugbahn eines Bienenschwarms geraten, gehen Sie zur Seite, oder Sie legen sich flach auf den Boden und decken sich mit einem Mantel zu, für den Fall, daß sich ein paar Bienen auf Ihnen niederlassen.

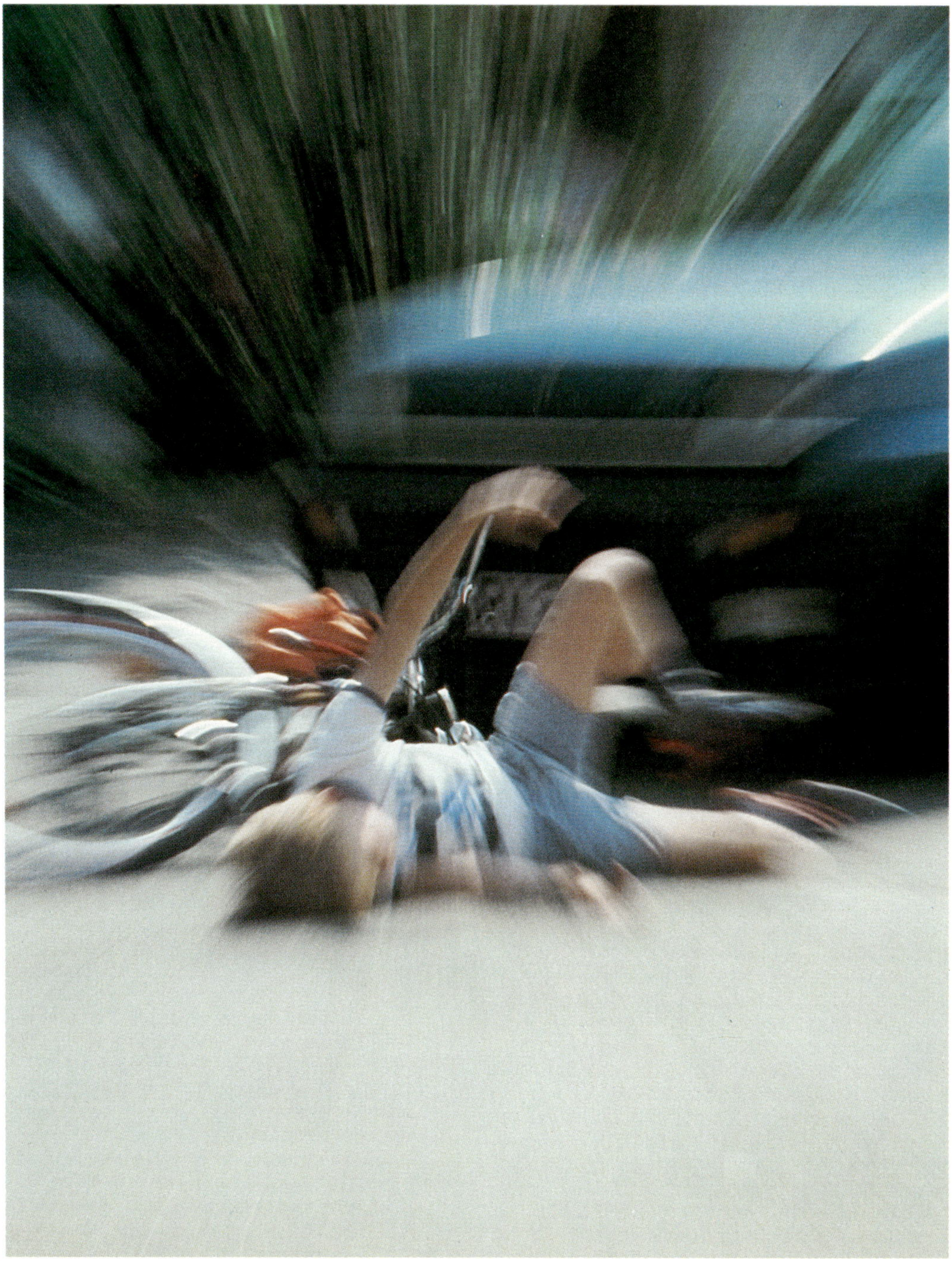

Auto und Verkehr

Am Ort eines Verkehrsunfalls

In einem Notfall sind meist die ersten Minuten die wichtigsten. Deshalb ist es von größter Bedeutung, daß diejenigen, die als erste an den Ort eines schweren Verkehrsunfalls kommen, genau wissen, was zu tun ist und in welcher Reihenfolge vorgegangen werden muß.

Hauptaufgabe eines Helfers bei einem Verkehrsunfall ist es einerseits, Folgeschäden durch den übrigen Verkehr zu verhindern, und andererseits, gegebenenfalls lebensrettende Soforthilfe zu leisten. Es gilt, den Haupttodesursachen Ersticken, Blutverlust und Schock durch gezielte Maßnahmen entgegenzuwirken und leichtere Verletzungen bis zum Eintreffen des Rettungsdienstes sinnvoll zu versorgen.

Die Rettungskette

Den Ablauf der Hilfeleistungen nach einem Unfall kann man mit einer Kette vergleichen, die aus fünf ineinandergreifenden Gliedern besteht. Die verschiedenen Hilfsmaßnahmen stellen dabei die einzelnen Kettenglieder dar. Es sind die folgenden:

- Sofortmaßnahmen.
- Notruf.
- Erste Hilfe.
- Rettungsdienst.
- Krankenhaus.

Zu den *Sofortmaßnahmen* gehören folgende Schritte: die Unfallstelle absichern; den Verletzten vor zusätzlichen Gefahren bewahren; den Verletzten aus dem Fahrzeug retten oder von der Straße fortschleifen; Blutungen stillen; einen Bewußtlosen in die Seitenlage bringen; Schockbekämpfung (siehe S. 113).

Der *Notruf* muß so bald wie möglich durchgegeben werden, doch darf er die Sofortmaßnahmen nicht unterbrechen. Deshalb bittet man am besten einen Helfer zu telefonieren. Der Notruf (Nummer 110, siehe S. 1) muß alle Informationen enthalten, die für eine schnelle und richtige Rettungsaktion nötig sind, nämlich diese: Wo ist der Unfallort? Was ist geschehen? Wie viele Verletzte? Welche Verletzungen? Wer ist der Anrufer?

Nach den Sofortmaßnahmen muß Verletzten weitere *Erste Hilfe* geleistet werden, um eine Verschlimmerung des Zustands zu verhindern und das Überleben bis zum Eintreffen des Rettungsdienstes zu sichern. Wichtig sind dabei unter anderm die sachgerechte Lagerung (siehe S. 58), das Anlegen von Verbänden oder die Ruhigstellung verletzter Glieder. (Siehe S. 107–109 und 122–127.)

Aufgabe des *Rettungsdienstes* ist es, weitere lebenserhaltende Maßnahmen zu treffen. Ausgebildetes Personal übernimmt den Verunglückten von den Ersthelfern und transportiert ihn fachgerecht zum Krankenhaus.

Die ärztliche Versorgung im *Krankenhaus* stellt das letzte Glied der Rettungskette dar.

Anforderungen an den Ersthelfer

Ersthelfer werden im Bereich der ersten drei Glieder der Rettungskette tätig, also bei den Sofortmaßnahmen, dem Notruf und der Ersten Hilfe. Wenn Sie als erster am Ort eines schweren Unfalls eintreffen, sollten Sie folgendes tun:

- Prüfen Sie, was geschehen ist. Verschaffen Sie sich einen Überblick über die Lage.
- Überlegen Sie, wie vorzugehen ist. Bedenken Sie dabei auch mögliche Gefahren.
- Handeln Sie schließlich zügig und so zweckmäßig, wie Sie können.

In Notfällen stellen sich bei den Verunglückten und bei Umstehenden oft starke Angstzustände bis hin zur Panik ein. Als Ersthelfer können Sie viel erreichen bzw. verhindern, wenn Sie so vorgehen:

- Bewahren Sie trotz eigener Aufregung und Angst Ruhe.
- Handeln Sie sicher und entschlossen.
- Sprechen Sie Verletzten beruhigend zu.
- Übertragen Sie an Umstehende Hilfsaufgaben (etwa den Notruf).

Andere Verkehrsteilnehmer warnen

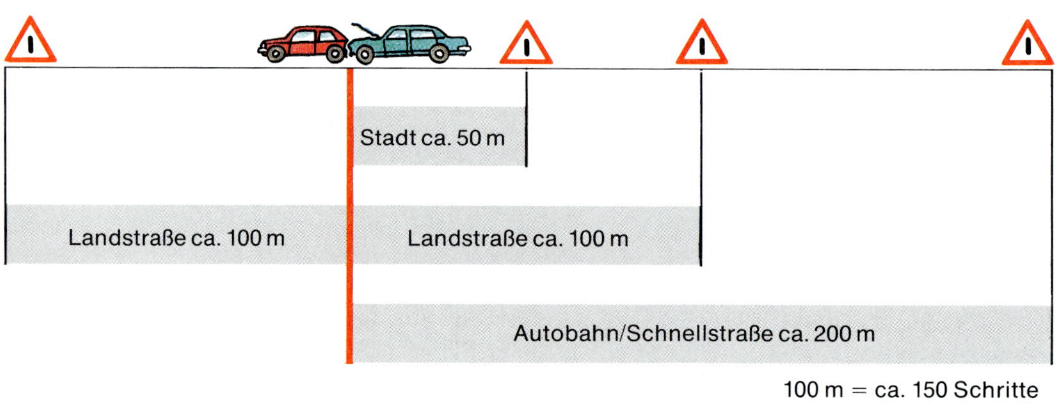

Parken Sie Ihren Wagen etwa 10 m hinter dem verunglückten Wagen. Stellen Sie Ihr Warndreieck in ausreichender Entfernung von der Unfallstelle auf. Die Entfernung richtet sich nach der Klassifizierung der betreffenden Straße. Sie ist in der Zeichnung angegeben.

• Verhindern Sie unbedachtes und falsches Eingreifen anderer.

Die günstigsten Voraussetzungen für eine wirkungsvolle Hilfe in Notfällen verschaffen Sie sich durch eine gute Ausbildung in Erster Hilfe. Ihre Kenntnisse sollten Sie danach von Zeit zu Zeit auffrischen.

Halten an der Unfallstelle

• Sobald Sie einen Unfall erkennen, vermindern Sie Ihre Geschwindigkeit. Machen Sie jedoch keine plötzliche Vollbremsung, die den nachfolgenden Verkehr gefährden könnte.

• Halten Sie etwa 10 m vor der Unglücksstelle an.

• Stellen Sie Ihr Fahrzeug ganz rechts am Fahrbahnrand ab. Achten Sie darauf, daß Ihr Wagen kein Hindernis für Rettungsfahrzeuge bildet.

• Schalten Sie die Warnblinkanlage ein.

• Leuchten Sie nachts mit dem Abblendlicht Ihres Fahrzeugs die Unfallstelle aus.

• Fordern Sie die Lenker der nachfolgenden Fahrzeuge durch Handzeichen auf, langsam zu fahren. Halten Sie sie an, und fordern Sie sie auf, Ihnen zu helfen.

• Öffnen Sie den Kofferraumdeckel und die rechte Tür Ihres Fahrzeugs als Warnsignal für den nachfolgenden Verkehr.

Absichern der Unfallstelle

• Laufen Sie nicht zu hastig auf die Fahrbahn. Blicken Sie zuvor nach allen Seiten.

• Klappen Sie Ihr Warndreieck auf, und eilen Sie damit dem Verkehr entgegen, der sich auf die Unfallstelle zubewegt.

• Stellen Sie das Warndreieck in ausreichender Entfernung von der Unfallstelle auf. Das heißt: in geschlossenen Ortschaften 50 m, auf der Autobahn 200 m von der Unfallstelle entfernt; auf der Landstraße 100 m davor und dahinter. (100 m entsprechen ungefähr 150 Schritten.) Das Schild sollte etwa 70 cm vom Straßenrand entfernt stehen. Beachten Sie außerdem, daß es in Kurven oder auf Bergkuppen vor dem Sichthindernis stehen muß.

• Damit Sie später nicht vergessen, Ihr Warndreieck wieder mitzunehmen, werfen Sie die Schutzhülle auf den Fahrersitz Ihres Wagens.

• Fordern Sie den nachfließenden Verkehr auf, langsam zu fahren. Tagsüber bewegen Sie dazu am besten Ihre ausgestreckten Arme langsam vor Ihrem Körper auf und ab. Nachts machen Sie die Verkehrsteilnehmer mit einer Taschenlampe oder einer Warnblinkleuchte durch die gleichen Armbewegungen oder durch kreisende Bewegungen aufmerksam.

• Warnen Sie auch den Gegenverkehr. Sorgen Sie zusammen mit andern Helfern dafür, daß die Fahrzeuge langsam an der Unfallstelle vorbeifahren.

• Bitten Sie weitere Personen um Mithilfe.

• Sorgen Sie dafür, daß die Rettungsmaßnahmen nicht durch Schaulustige behindert oder blockiert werden.

• Falls sich ein Stau bildet, muß unbedingt eine Gasse für die Rettungsfahrzeuge freigehalten werden. Auf zweispurigen Autobahnen ist dies die Mitte, während bei dreispurigen Autobahnen zwei Fahrspurreihen nach rechts ausweichen und die dritte Reihe am linken Fahrbahnrand fährt. Auf andern Straßen fährt man äußerst rechts.

Verletzte aus dem Fahrzeug retten

Oft ist es nötig, Verletzte aus Fahrzeugen zu retten. Gehen Sie dabei so vor:

Rettung aus einem Auto

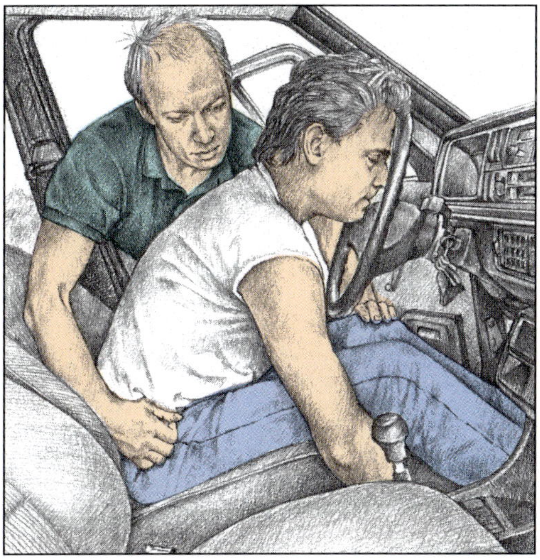

1. Umfassen Sie den Verunglückten von hinten in Höhe seiner Hüfte. Ergreifen Sie seine Kleidung an der von Ihnen abgewandten Seite. Drücken Sie mit der andern Hand seitlich gegen sein Knie.

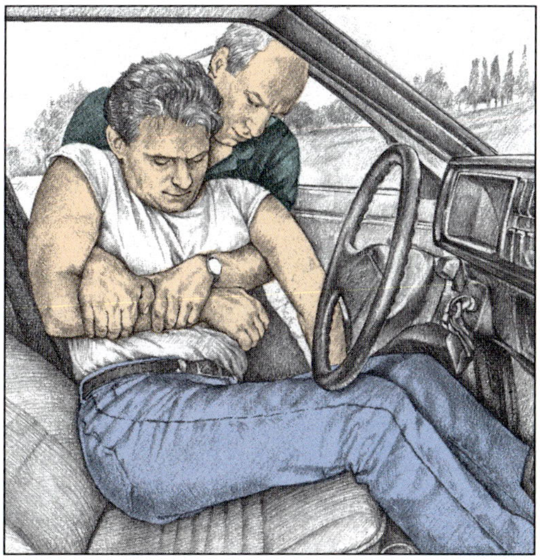

2. Drehen Sie ihn zu sich herum. Legen Sie einen seiner Unterarme vor seinen Leib, und haken Sie alle Ihre Finger von oben darüber. Ziehen Sie ihn dann aus dem Wagen, wie auf S. 192–193 beschrieben.

Auto und Verkehr

- Öffnen Sie die Fahrzeugtür – notfalls gewaltsam mit dem Wagenheber, einem Brecheisen oder einem anderen geeigneten Gegenstand.
- Falls der Wagen brennt, löschen Sie die Flammen mit einem Feuerlöscher gemäß der Gebrauchsanleitung, oder ersticken Sie den Brand mit Decken bzw. mit Sand.
- Stellen Sie den Motor des Unfallfahrzeugs ab. Lassen Sie die Schlüssel stecken.
- Lösen Sie den Gurt; schneiden Sie ihn notfalls durch.
- Befreien Sie notfalls die eingeklemmten Beine des Verletzten.
- Holen Sie den Verletzten aus dem Wagen. Umgreifen Sie ihn dazu von hinten mit der einen Hand, und packen Sie die Kleidung an der abgewandten Hüfte. Drücken Sie mit der andern Hand seitlich gegen sein Knie, und drehen Sie ihn mit einer kräftigen Bewegung herum, so daß sein Rücken Ihnen zugewandt ist.
- Transportieren Sie den Verunglückten mit dem Rautek-Rettungsgriff ab. Dieser Griff funktioniert so: Legen Sie einen Unterarm des Verletzten waagrecht vor seinen Körper. Greifen Sie von hinten beiderseits unter seinen Achselhöhlen hindurch, und packen Sie mit beiden Händen von oben einen Unterarm des Betroffenen. Spreizen Sie dabei Ihre Daumen nicht ab, sondern halten Sie sie parallel zu den

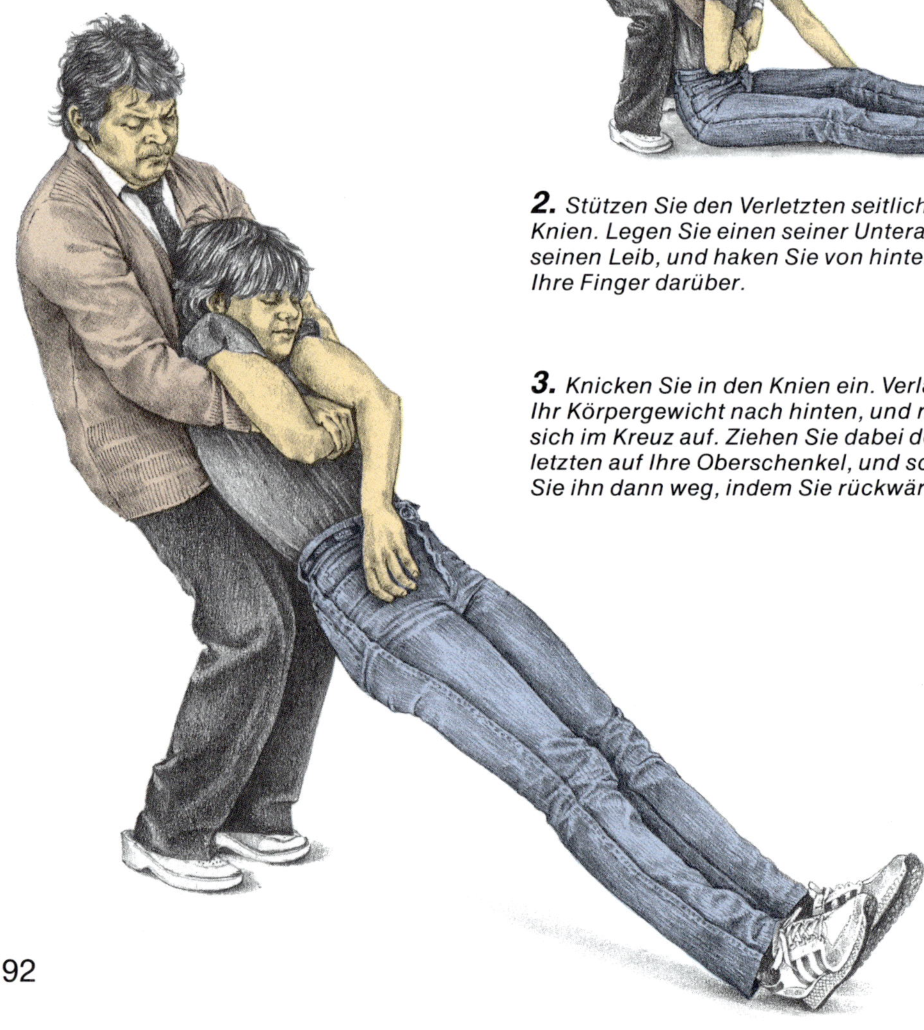

Einen Verletzten fortziehen

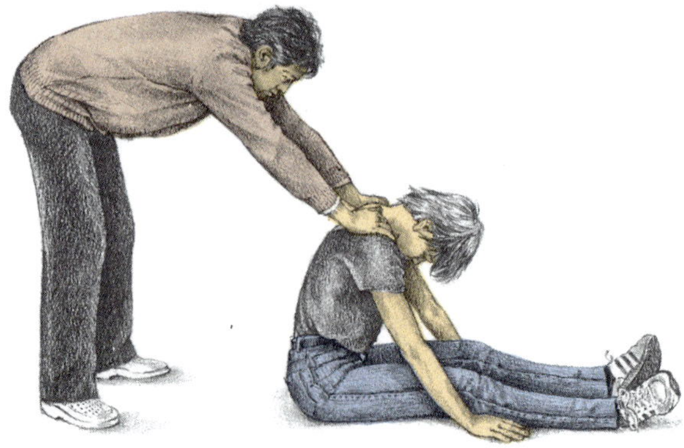

1. *Setzen Sie den Verletzten hin. Beugen Sie seinen Oberkörper mit gestreckten Armen weit nach vorn.*

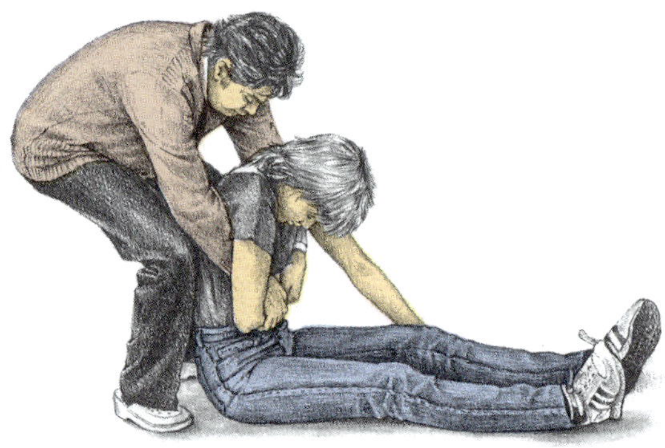

2. *Stützen Sie den Verletzten seitlich mit Ihren Knien. Legen Sie einen seiner Unterarme vor seinen Leib, und haken Sie von hinten her alle Ihre Finger darüber.*

3. *Knicken Sie in den Knien ein. Verlagern Sie Ihr Körpergewicht nach hinten, und richten Sie sich im Kreuz auf. Ziehen Sie dabei den Verletzten auf Ihre Oberschenkel, und schleifen Sie ihn dann weg, indem Sie rückwärts gehen.*

übrigen Fingern („Affengriff"). Gehen Sie etwas in die Knie, verlagern Sie Ihr Körpergewicht nach hinten, richten Sie sich im Kreuz auf, und ziehen Sie den noch im Auto Sitzenden auf Ihre Oberschenkel.

Gehen Sie nun mit gebeugten Knien rückwärts, und ziehen Sie den Verletzten aus dem Fahrzeug. Achten Sie – zusammen mit andern Helfern – darauf, daß seine Füße nicht irgendwo hängenbleiben oder auf den Boden aufschlagen.

Wenn ein eingeklemmtes Unfallopfer nicht sogleich befreit werden kann, muß es ständig beobachtet und betreut werden. In diesem Fall muß man die lebensrettenden Sofortmaßnahmen von außen vornehmen.

Notruf
Möglichst rasch, am besten gleichzeitig mit den ersten Hilfsmaßnahmen, müssen auch ein Rettungswagen und die Polizei geholt werden. Das geschieht durch den Notruf. Dafür stehen Telefone verschiedener Art zur Verfügung:

- Münz- bzw. Kartentelefone. Über die Nummer 110 erreicht man die Polizei, über die Nummer 112 die Feuerwehr.
- Münzfreie Telefone in besonders gekennzeichneten Fernsprechzellen. Hier muß man einen Notrufhebel umlegen. Es kann dann 20 Sekunden dauern, bis sich die Leitstelle meldet. Man darf also nicht zu früh wieder auflegen.
- Notrufsäulen.
- Autotelefone und Handys (Nummer 112).

Wenn Sie selbst an der Unfallstelle bleiben und dort weiter Hilfe leisten, beauftragen Sie jemanden, den Unfall zu melden.

Ein Notruf wird am besten nach der „5-W-Regel" (Wo, Was, Wie viele, Welche Verletzungen, Wer) abgegeben. Falls Sie selbst der Anrufer sind, machen Sie dabei also folgende Angaben:

- *Wo* geschah es? (Möglichst genaue Kennzeichnung der Unfallstelle: Ort, Straße, Hausnummer, Kreuzung, Kilometerstein usw.)
- *Was* geschah? (Kurze Beschreibung des Notfalls. Hierbei teilt man auch wesentliche Einzelheiten mit. Etwa: Sind Verletzte eingeklemmt? Ist die Fahrbahn blockiert? Falls Fahrzeuge mit orangefarbenen Warnschildern am Unfall beteiligt sind – welche Kennzahlen stehen darauf?)
- *Wie viele* Verletzte brauchen Hilfe? (Diese Frage ist für den Einsatz der Rettungsfahrzeuge wichtig.)
- *Welche* Art der Verletzung liegt vor? (Handelt es sich z. B. um einen Atemstillstand? Um schwere Blutungen oder Verbrennungen?)
- *Wer* meldet? (Man gibt seinen Namen und eventuell die Telefonnummer an, unter der man zu erreichen ist, für den Fall, daß die Rettungsleitstelle noch Rückfragen hat.)

Achtung! Man bleibt so lange am Telefon, bis die Leitstelle das Gespräch beendet. In der Aufregung vergißt man leicht wichtige Umstände, nach denen die Leitstelle noch fragen könnte.

Falls Sie bei einem Unfall überlegen, ob es überhaupt angebracht ist, Hilfe anzufordern, bedenken Sie dies: Aus einem Notruf, der sich im nachhinein als nicht dringlich oder sogar als gar nicht erforderlich herausstellt, können dem Meldenden keine Schwierigkeiten entstehen.

Erste Hilfe
Die Erste Hilfe wird am besten von dafür ausgebildeten Personen geleistet. Zu diesen zählen nicht nur Ärzte und Krankenschwestern, sondern auch Laien, die einen Erste-Hilfe-Kurs absolviert haben. Aber auch wer an einem solchen Kurs nicht teilgenommen hat, kann in die Lage kommen, einem Verletzten helfen zu müssen. Etwa deshalb, weil für diesen eine unmittelbare Gefahr besteht, weil er zu verbluten oder zu ersticken droht, weil er nicht mehr atmet oder von der Fahrbahn geholt werden muß. Hier ist jeder Vorbeikommende aufgerufen zu helfen. Das muß aber möglichst sachgerecht geschehen. Hier Kenntnisse zu vermitteln ist unter anderem die Aufgabe des Kapitels „Erste Hilfe" in diesem Buch (S. 42–139). Je mehr man sich mit dem, was dort beschrieben ist, vertraut macht, desto besser ist man für einen Notfall gerüstet.

Übersehen sollte man dabei jedoch nicht, daß zum sachgerechten Handeln auch Übung gehört. Eine noch so genaue schriftliche Anleitung kann und will die Absolvierung eines Kurses nicht ersetzen.

VERPFLICHTUNG ZUR HILFELEISTUNG

An einem Unfallort anzuhalten ist nicht nur moralisches Gebot, sondern auch rechtliche Verpflichtung. Der Paragraph 34 der Straßenverkehrsordnung sagt ausdrücklich, daß jeder, der an einem Verkehrsunfall beteiligt ist, Verletzten helfen muß. Außerdem heißt es dort: „Nach einem Verkehrsunfall hat jeder Beteiligte sofort zu halten, sich über die Unfallfolgen zu vergewissern und den Verkehr zu sichern."

Diese Pflicht weitet der Paragraph 323c des Strafgesetzbuches (Unterlassene Hilfeleistung) auch auf Unbeteiligte aus, also z. B. auf Fußgänger oder Pkw-Fahrer, die zufällig am Unfallort vorbeikommen und mit dem Unfallgeschehen nichts zu tun haben. Der Paragraph sagt: „Wer bei Unglücksfällen ... nicht Hilfe leistet, obwohl dies erforderlich und ihm den Umständen nach zuzumuten ist, insbesondere ohne erhebliche eigene Gefahr und ohne Verletzung anderer wichtiger Pflichten möglich ist, wird mit Freiheitsstrafe bis zu einem Jahr oder mit Geldstrafe bestraft."

Wenn Sie selbst einen Unfall haben

Jeder, der in einen Verkehrsunfall verwickelt ist, muß laut Gesetz (Paragraph 34 der Straßenverkehrsordnung, siehe S. 193) sofort anhalten. Der Verkehr ist abzusichern. Bei geringfügigem Sachschaden müssen die Beteiligten sofort zur Seite fahren. Außerdem haben alle, die an dem Unfall beteiligt sind, die Pflicht, sich über die Folgen zu vergewissern und Hilfe zu leisten. Wer die Hilfeleistung unterläßt, macht sich strafbar.

Wann sollte man die Polizei holen?

Wenn bei Unfällen Personen erheblich verletzt worden sind, muß die Polizei hinzugezogen werden.

Ansonsten kann man auf sie verzichten, wenn sich alle Beteiligten über die Schadensregulierung einig sind oder wenn der Sachschaden pro beteiligtes Fahrzeug den Betrag von 4000 DM nicht übersteigt.

Die Polizei zu holen empfiehlt sich jedoch, wenn:

- die Schuldfrage ungeklärt ist;
- erheblicher Sachschaden entstanden ist;
- Alkohol im Spiel ist;
- im Ausland zugelassene Fahrzeuge am Unfall beteiligt sind.

Grundsätzlich gilt, daß das Eintreffen der Polizei abgewartet werden muß, sofern einer der Unfallbeteiligten dies verlangt.

Verhalten gegenüber der Polizei

Gegenüber der Polizei muß man alle notwendigen Angaben zur Person und zum Fahrzeug machen. Zur Sache selbst jedoch muß man sich nicht unbedingt äußern. Wenn Sie Zweifel über den Tatbestand oder die Schuldfrage haben, sollten Sie nicht sofort am Unfallort eine Stellungnahme abgeben. Äußern Sie sich in einem solchen Fall erst nachträglich – eventuell, nachdem Sie mit einem Anwalt gesprochen haben.

Gelegentlich bietet die Polizei an, die Angelegenheit durch ein Verwarnungsgeld zu beenden. Eine Annahme dieses Angebots ist für den Schuldigen dann zweckmäßig, wenn die Schuld klar ist. Da man in einem solchen Fall erst innerhalb einer Woche bezahlen muß, kann man sich noch beraten lassen.

Personalien austauschen

Jemand, der an einem Unfall beteiligt ist, muß sich gegenüber Unfallgegnern und -geschädigten als Beteiligter zu erkennen geben. Als Unfallbeteiligter gilt jeder, dessen Verhalten – unabhängig von seinem Verschulden – zum Unfall beigetragen hat bzw. haben kann. Auch Mitfahrer oder Fußgänger können also betroffen sein.

Unfallbeteiligte und -geschädigte müssen einander Namen und Adresse nennen, den Führerschein und Fahrzeugschein vorweisen und Angaben über die Haftpflichtversicherung machen. Darüber hinaus ist es auch sinnvoll, sich das Kennzeichen des andern Fahrzeugs und die Daten des Fahrzeughalters zu notieren.

Wartepflicht und Unfallflucht

Laut Gesetz muß jeder Unfallbeteiligte so lange am Unfallort bleiben, daß seine Personalien, die Daten seines Fahrzeugs und die Art seiner Beteiligung am Unfall festgestellt werden können. Wer sich vorzeitig entfernt, riskiert eine erhebliche Strafe. Dies gilt aber nicht, wenn es um die Rettung von Menschenleben geht oder wenn ein Verletzter versorgt werden muß. Jemand, der am Unfall beteiligt war, darf einen erheblich Verletzten mit seinem Wagen in das nächste Krankenhaus bringen. Dann muß er aber an die Unfallstelle zurückkehren.

- Dabei sollte man bedenken, daß man sich der Unfallflucht leichter schuldig macht, als man vielleicht vermutet. Insbesondere wenn niemand sonst an der Unfallstelle anwesend ist, heißt es vorsichtig sein. Wenn Sie in eine derartige Lage kommen, wenn Sie also etwa ein parkendes, verlassenes Auto beschädigen, beachten Sie folgendes:
- Zunächst müssen Sie eine den Umständen (z.B. der Art und Schwere des Unfalls, der Höhe des Schadens, der Lage des Unfallorts, der Tageszeit, Witterung und Verkehrsdichte) angemessene Zeit warten. Erst dann dürfen Sie sich entfernen.
- Überdies müssen Sie Ihre eigene Anschrift hinterlassen.
- Außerdem müssen Sie unverzüglich dem Geschädigten oder einer nahe gelegenen Polizeidienststelle melden, daß Sie am Unfall beteiligt gewesen sind. Eine solche Meldung muß allgemein auch dann gemacht werden, wenn man sich berechtigterweise vom Unfallort entfernt hat, etwa um einen Verletzten zum Arzt zu bringen.

Schuldanerkennung

Erkennen Sie nicht vorschnell an, daß Sie an dem Unfall schuld sind. Falls Sie nämlich als Schuldloser ein Schuldanerkenntnis abgeben, kann Ihre eigene Haftpflichtversicherung Sie regreßpflichtig machen. Jedoch können Sie den Unfallhergang, wie er sich ereignet hat, schildern und auch schriftlich darlegen.

Selbstregelung kleinerer Sachschäden

Bei selbstverschuldeten Unfällen kann es für Sie günstiger sein, den Schaden aus eigener Tasche zu bezahlen. Sie behalten Ihren Versicherungsrabatt und vermeiden, daß Sie ungünstiger eingestuft werden.

Da jedoch nicht jeder Schadensfall automatisch zu einer Rückstufung führt, ist es sinnvoll, die gesamte Sachlage zunächst in Ruhe mit dem Versicherer zu klären. Dies kann noch in den Tagen nach dem Unfall geschehen.

Falls Sie jedoch den Schaden sofort regeln wollen, lassen Sie sich unbedingt schriftlich bestätigen, daß künftig keine weiteren Ansprüche gegen Sie erhoben werden.

Bevor Sie selbst als Geschädigter auf den Vorschlag einer gütlichen Einigung eingehen, prüfen Sie sorgfältig, ob nicht etwa verdeckte Schäden vorhanden sind.

Die Abwicklung des Schadens

- Auch wenn Sie nicht am Unfall schuld sind, müssen Sie Ihre Haftpflichtversicherung innerhalb einer Woche verständigen.
- Schadenersatz kann vom Geschädigten direkt von der Versicherung des Unfallschuldigen verlangt werden. Bedingung dafür ist, daß der Schaden innerhalb von zwei Wochen schriftlich gemeldet wird.
- Bevor Sie einen Reparaturauftrag vergeben, nehmen Sie Kontakt mit der gegnerischen Versicherung auf, und lassen Sie sich eine Reparaturkosten-Übernahme-Erklärung geben.
- Prüfen Sie, ob auch noch andere Stellen benachrichtigt werden müssen, z. B. der Arbeitgeber, die Unfall- oder die Lebensversicherung.
- Bleiben Sie mit Ihren Angaben zum Unfall bei der Wahrheit. Andernfalls riskieren Sie, Ihren Versicherungsschutz zu verlieren, und machen sich unter Umständen strafbar.

Ein Haftpflicht-Entschädigungsfonds

Die im Verband der Schadenversicherer zusammengeschlossenen Versicherungsunternehmen unterhalten gemeinsam die Organisation Verkehrsopferhilfe (Glockengießerwall 1, 20095 Hamburg). Dieser Verein verwaltet einen Entschädigungsfond. Er tritt ein, wenn jemand durch ein Fahrzeug geschädigt worden ist, das nicht ermittelt werden kann (Fahrerflucht) oder das zur Zeit des Unfalls nicht haftpflichtversichert war. Auch wenn ein Schaden vorsätzlich herbeigeführt wurde, können Leistungen gewährt werden. Voraussetzung ist jedoch immer, daß der Schaden durch ein Kraftfahrzeug oder einen Anhänger entstanden ist und daß ausreichendes Beweismaterial vorliegt. Der Verein kommt jedoch nicht für Sachschäden am Fahrzeug des Geschädigten auf.

Zentralruf der Autoversicherer

Beim Zentralruf der Autoversicherer (siehe S. 388) kann man Versicherungsdaten erfragen. Voraussetzung dafür ist, daß man neben der eigenen Anschrift auch das Kennzeichen des gegnerischen Fahrzeugs und den Namen des Halters angibt.

Unfallvorsorge

Für einen Unfall sollten Sie in Ihrem Fahrzeug immer folgende Dinge mitführen:

- Ein Warndreieck.
- Den vorgeschriebenen Verbandkasten.
- Eine Warnlampe.
- Schreibstift, Papier, Kreide.
- Die Anschrift des eigenen Versicherers nebst der Nummer des Versicherungsscheins.

BEWEISE SICHERN!

Unfallspuren dürfen nicht verändert werden, bevor die Einzelheiten des Unfallhergangs festgehalten sind.

Auch Sie selbst können Beweise sichern. So gehen Sie dabei vor:

- Zeichnen Sie eine Unfallskizze. Sichern Sie Spuren, indem Sie in diese Zeichnung alle Fahrzeug-Beschädigungen eintragen. Notieren Sie Brems- und Schleuderspuren ebenso wie die Stelle, an welcher der Zusammenstoß stattfand. Tragen Sie alle wesentlichen Maße in Ihre Skizze ein, etwa die Breite der Straßen und die Länge von Bremsspuren.
- Falls Sie einen Fotoapparat dabeihaben, machen Sie Aufnahmen.
- Lassen Sie sich die Adressen von Unfallzeugen geben – selbst dann, wenn die Sachlage klar zu sein scheint. Notieren Sie sich notfalls die Autokennzeichen der Zeugen.
- Fertigen Sie – möglichst zusammen mit den anderen Unfallbeteiligten – einen Unfallbericht an, der dann von allen unterschrieben wird.

Skizze am Unfallort
Eine Skizze, die man an Ort und Stelle von einem Unfall anfertigt, kann später gegenüber einer Versicherung oder in einem Gerichtsverfahren eine nützliche Hilfe sein. Außer dem Verlauf der Straßen trägt man in eine solche Zeichnung auch den Standort von Zeugen, die Länge von Bremsspuren und andere wesentliche Angaben ein.

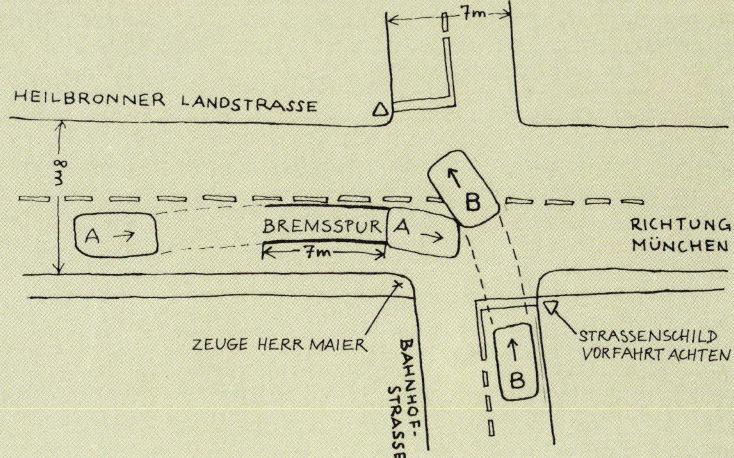

Defensives Fahren

Jeder Verkehrsteilnehmer ist verpflichtet, sich vernünftig zu verhalten und damit eine Gefährdung der andern Verkehrsteilnehmer auszuschließen. Das ist die Grundregel für die Teilnahme am Straßenverkehr. Einen guten Fahrer zeichnet somit nicht nur fahrerisches Können aus, sondern auch eine vorausschauende Fahrweise und vor allem Toleranz für die Irrtümer der andern.

Sicherheit durch Fahrtüchtigkeit
Eine wesentliche Voraussetzung für richtiges Fahren ist die eigene Fahrtüchtigkeit, also ein guter Gesundheitszustand. Insbesondere kommt es hier auf ein einwandfreies Seh- und Hörvermögen an.

Über 90% aller verkehrswichtigen Informationen werden über die Augen aufgenommen; dennoch sind auf den Straßen täglich Tausende von Menschen unterwegs, die schlecht sehen. Ein Grund dafür ist offenbar die Tatsache, daß Sehfähigkeit – wie auch das Hörvermögen – gewöhnlich nur sehr langsam, sozusagen schleichend nachläßt. Infolgedessen werden Verschlechterungen nur schwer wahrgenommen.

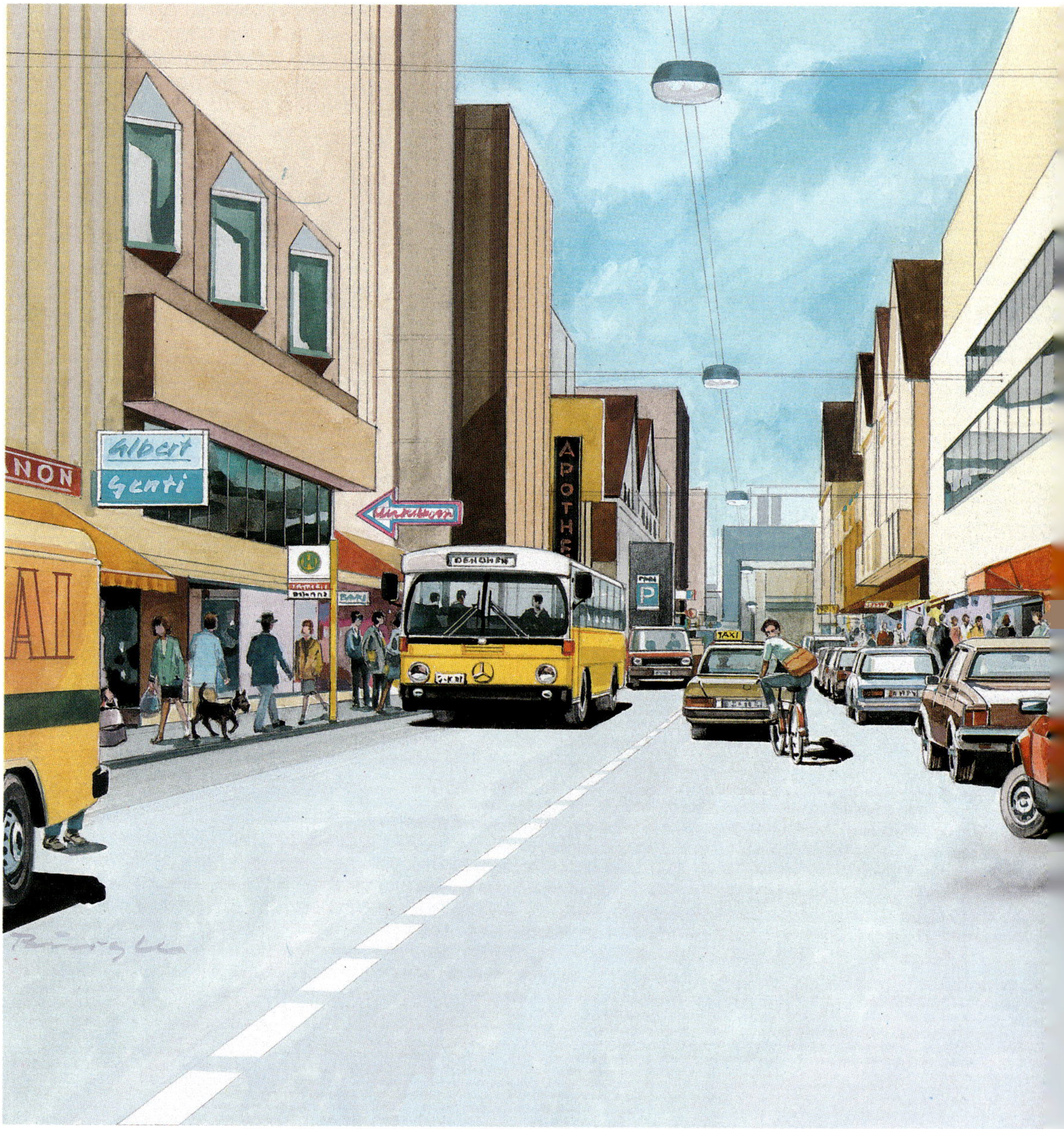

- Lassen Sie Ihre Augen regelmäßig vom Facharzt überprüfen.
- Lassen Sie auch Ihr Gehör in festen Abständen von einem Facharzt kontrollieren.

Auch Medikamente können die Fahrtüchtigkeit herabsetzen. Viele Unfälle sind auf die Wirkung von Arzneimitteln zurückzuführen. Manche können z.B. Gleichgewichtsstörungen verursachen, das Wahrnehmungsvermögen beeinträchtigen oder Konzentrationsmängel hervorrufen.

Andererseits sind viele Menschen auf die regelmäßige Einnahme von Medikamenten angewiesen, und manche Arzneien stellen die Fahrtüchtigkeit erst wieder her.

- Wer Medikamente einnehmen muß, schützt sich und andere, indem er die Beipackzettel der Medikamente gründlich liest und berücksichtigt, was dort über mögliche Nebenwirkungen steht.
- Wenn Fragen offenbleiben, wendet man sich am besten an seinen Arzt oder auch an einen Apotheker und entscheidet mit ihm zusammen, ob man fahren kann oder nicht, wenn man ein bestimmtes Medikament eingenommen hat.

Ein besonderer Feind der Fahrtüchtigkeit ist der Alkohol. Rund 20 % aller Verkehrstoten sind auf Alkoholgenuß zurückzuführen.

- Trennen Sie Alkoholgenuß und Autofahren strikt voneinander.
- Bieten Sie Ihren motorisierten Gästen ansprechende nichtalkoholische Getränke an. Vergessen Sie bei einer Feier, die Sie veranstalten, niemals, daß Sie als Gastgeber nicht nur moralisch, sondern auch rechtlich gesehen, für die sichere Heimfahrt Ihrer Gäste mitverantwortlich sind. Sorgen Sie also stets für einen sicheren Heimtransport.
- Wenn Sie selbst ausgehen und wissen, daß Sie dabei mit großer Wahrscheinlichkeit etwas trinken werden, denken Sie bereits vorher an die Heimfahrt. Mit ein wenig Phantasie und Planung findet sich immer eine Lösung.

Der überlegene Fahrer nimmt Rücksicht

Uneingeschränkte Fahrtüchtigkeit ist aber nur eine – wesentliche – Voraussetzung für umsichtiges Fahren. Weiterhin kommt es darauf an, was man daraus macht, wie man sich im Verkehr verhält. Wirklich gut fährt nicht, wer stets nur an sich denkt und überall ein Maximum aus seinem Fahrzeug und aus einer Verkehrslage herauszuholen sucht. Überlegen ist vielmehr der achtsame, rücksichtsvolle, eben der defensive Fahrer.

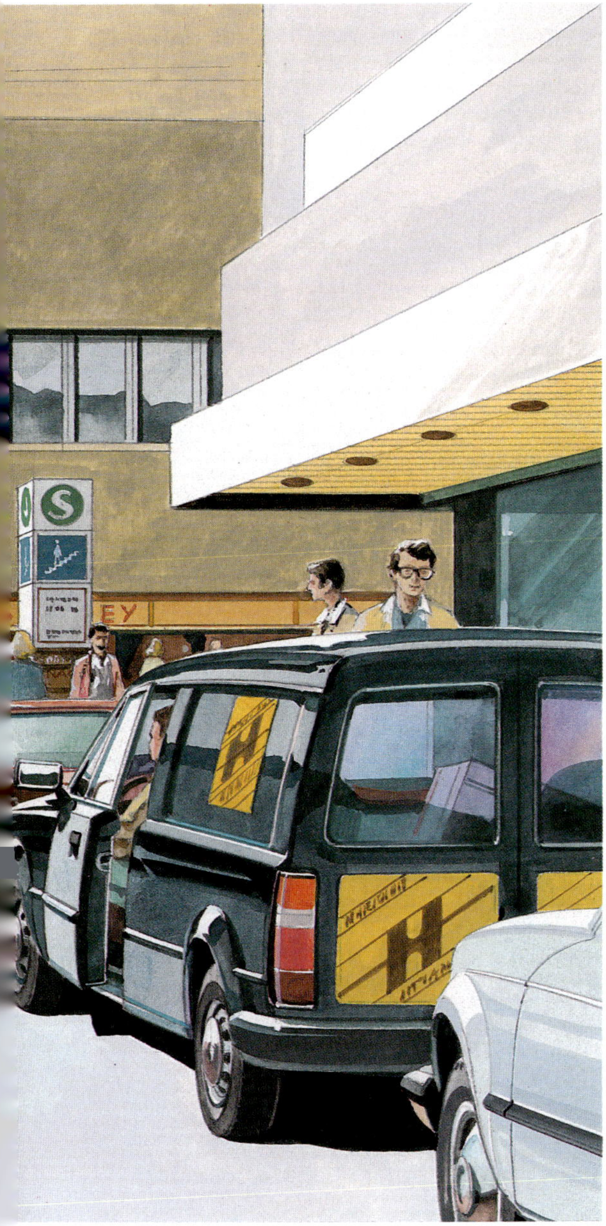

Achtung – versteckte Warnzeichen!

Entwickeln Sie, wenn Sie unterwegs sind, besonders in der Stadt, einen sechsten Sinn dafür, daß sich ein eben noch ganz harmloses Straßenbild im nächsten Augenblick zum Gefährlichen hin verändern kann. Diese Abbildung stellt eine derartige Situation dar. Alles scheint in Ordnung zu sein. Dennoch gibt es hier mehrere Hinweise auf mögliche Gefahren. An dem geparkten Wagen rechts steht die Tür ein wenig offen. Dies kann darauf hindeuten, daß der Fahrer gleich aussteigen wird – und vielleicht hat er Sie nicht bemerkt. Beim folgenden Wagen kommt Qualm aus dem Auspuff. Möglicherweise biegt der Wagen gleich auf die Fahrbahn hinaus – ohne ein Blinkzeichen. Der Radfahrer blickt über seine Schulter zurück. Vielleicht schwenkt er im nächsten Augenblick ab? Unter dem Heck des Lieferwagens auf der linken Seite sind Füße sichtbar. Es kann sein, daß hier ein Kind im Begriff ist, über die Straße zu rennen. Schräg dahinter ist ein Hund nicht angeleint. Auch er könnte demnächst ohne Vorwarnung Ihren Weg kreuzen.

- Bestehen Sie nicht auf Ihrem Recht. Halten Sie sich lieber an die Weisheit: „Der Klügere gibt nach."
- Bedenken Sie: Auch Sie begehen Fehler. Eine solche Erkenntnis macht nachsichtig mit unabsichtlichen Fehlern anderer.
- Halten Sie sich überdies vor Augen, daß die Rechtsprechung mehr und mehr vom Alleinverschuldensprinzip abgeht. Das bedeutet, daß man im Ernstfall zur Kasse gebeten wird, falls man nicht defensiv gefahren ist, sondern etwa in einer heiklen Situation auf seinem Vorfahrtsrecht bestanden hat. Juristisch muß man sich dann eine Teilschuld am Zustandekommen eines Unfalls anrechnen lassen.
- Besondere Unfallschwerpunkte sind Kreuzungen. Hohe Verkehrsdichte und Orientierungsprobleme bei den Fahrern führen hier zu Fahrfehlern, die oft Vorfahrtsverletzungen nach sich ziehen.

Überholvorgänge entschärfen
Unfallträchtig sind auch Überholvorgänge. Überholer können Entfernungen und Geschwindigkeiten anderer Verkehrsteilnehmer falsch einschätzen.

- Verzichten Sie im Zweifelsfall darauf zu überholen. Nutzen Sie dafür nur wirklich günstige Gelegenheiten.
- Lassen Sie einen andern Überholer wieder einscheren. Öffnen Sie ihm eine Lücke.
- Bedenken Sie, daß Sie einen eiligen Zeitgenossen sowieso nicht lange vor sich haben. Aufgrund seiner Fahrweise wird er bald wieder weg sein.
- Verzichten Sie darauf, einen entgegenkommenden riskant fahrenden Überholer mit der Lichthupe anzublinken. Machen Sie statt dessen Platz. So können Sie einen Unfall vermeiden helfen.
- Zeigen Sie ganz allgemein Verständnis, und leisten Sie sich Gelassenheit.

Auf der Autobahn
Auf der Autobahn kommt es öfter zu konfliktträchtigen Situationen. Wegen der hohen Geschwindigkeiten, mit denen hier gefahren wird, können sie recht gefährlich werden.

- Verzichten Sie auf „Wettrennen". Halten Sie sich an das Rechtsfahrgebot und die Richtgeschwindigkeit von 130 km/h.
- Halten Sie bei hohen Geschwindigkeiten einen großen Sicherheitsabstand zu Ihrem Vordermann.
- Fahren Sie in einer Kolonne eine halbe Wagenbreite versetzt hinter Ihrem Vordermann. So sehen Sie früher, wenn sich weiter vorn ein Stau aufbaut.
- Wenn Sie einen Stau oder ein anderes Hindernis bemerken, tippen Sie auf Ihr Bremspedal und teilen dadurch nachfolgenden Verkehrsteilnehmern Ihre Beobachtung mit. So

KINDER – VOM VERKEHR ÜBERFORDERT

Um als Verkehrsteilnehmer auf Kinder richtig reagieren zu können, muß man sich vor Augen halten, daß sie eigenständige Wesen mit Merkmalen sind, die es ihnen schwer machen, im Straßenverkehr zurechtzukommen. Zwischen Kindern und Erwachsenen bestehen hier folgende Unterschiede:

Wahrnehmung

- Kinder sind klein. Sie können nicht über parkende Autos hinwegsehen und nehmen vom Verkehr weniger wahr. Andererseits können sie von Autofahrern kaum oder erst spät entdeckt werden.
- Kinder haben ein engeres Blickfeld als Erwachsene; Reize am Rand des Sehfelds können sie nicht wahrnehmen. Seitlich herankommende Fahrzeuge werden deshalb von ihnen erst spät bemerkt. Außerdem brauchen Kinder länger als die meisten Erwachsenen, um den Blick von der Nähe auf die Ferne umzustellen.
- Kindern fällt es schwer zu orten, woher ein Geräusch kommt. Sie können sich deshalb, im Gegensatz zu den Erwachsenen, im Straßenverkehr kaum nach ihrem Gehör orientieren.
- Außerdem können Kinder im Straßenverkehr wesentliche Reize nicht von unwesentlichen unterscheiden. Bei Vielfachreizen, wie sie im Verkehr oft vorkommen, sind sie darüber hinaus schnell überfordert.
- Kinder reagieren auf Signale, z. B. wenn die Mutter ruft oder ein Auto hupt, viel langsamer als Erwachsene.

Bewegung

- Kinder machen kleinere Schritte als Erwachsene. Deshalb befinden sie sich, wenn sie eine Fahrbahn überqueren, länger im gefährlichen Raum.
- Wenn Kinder laufen, können sie nur geradeaus in die Laufrichtung blicken. Autos, die von rechts oder links kommen, werden nicht wahrgenommen. Außerdem können Kinder – im Gegensatz zu Erwachsenen – nicht abrupt anhalten.
- Kleine Kinder verlieren beim Laufen öfter das Gleichgewicht und stürzen.
- Kinder haben einen großen Bewegungsdrang, insbesondere nach längerem Stillsitzen. Bordsteine halten sie kaum auf.

Regelverständnis
Kinder verstehen viele Verkehrsregeln nicht, oder sie können sie nicht richtig anwenden. Außerdem sind sie in komplexen Situationen oft überfordert.

helfen Sie, Auffahrunfälle zu verhindern. Schalten Sie dann gleich die Warnblinkanlage ein.

- Beobachten Sie den Verkehr auch im Rückspiegel. Fahren Sie gegebenenfalls scharf rechts oder links, so daß eine Gasse für Rettungsfahrzeuge bleibt.
- Geben Sie an Autobahneinfahrten andern die Chance, sich in den Verkehrsstrom einzufädeln. Wechseln Sie – wie das auch gesetzlich vorgeschrieben ist – frühzeitig auf die mittlere bzw. bei zwei Fahrbahnen auf die linke Spur, soweit der nachfolgende Verkehr dies erlaubt.

Allgemeine Unfallfaktoren

Unfälle sind aber nicht nur auf bestimmte Verkehrssituationen zurückzuführen. Es gibt darüber hinaus eine Reihe allgemeiner Faktoren, die zum Zustandekommen von Unfällen wesentlich beitragen. Dazu gehören Gegebenheiten wie Verkehrsdichte, Zeitdruck, Anonymität im Verkehr und schlechte Moral.

Wer sich in seinem flotten Vorankommen behindert fühlt, neigt dazu, auf den Vordermann dicht aufzufahren. Der Vorausfahrende fühlt sich dadurch bedroht, gelegentlich auch genötigt.

- Machen Sie sich die Empfindungen bewußt, die Sie durch Ihre Fahrweise beim andern auslösen.
- Falls Sie selbst einmal der bedrängte Vordermann sind, lassen Sie sich nicht zu unüberlegten Manövern hinreißen. Sie könnten böse Folgen haben. Fahren Sie lieber ganz rechts, sobald Sie Ihren Überholvorgang sicher beendet haben, wieder auf die rechte Spur und lassen Sie den Drängler vorbei.
- Fahren Sie möglichst immer rechtzeitig los. Auf diese Weise vermindern Sie den Zeitdruck, und Sie fahren ruhiger, defensiver. Verzichten Sie auf selbstgemachten Streß.

In den vergangenen Jahren ist der Bestand an Kraftfahrzeugen kräftig angewachsen. Immer mehr Autofahrer teilen sich den vorhandenen Verkehrsraum.

- Finden Sie sich mit der zunehmenden Verkehrsdichte ab, und fahren Sie „antizyklisch"! Das heißt, meiden Sie nach Möglichkeit die Zeiten des Spitzenverkehrs. Suchen Sie sich ruhigere Fahrtermine und weniger befahrene Strecken aus.
- Wenn Sie keine Ausweichmöglichkeiten haben, überlegen Sie sich, ob Sie nicht auf ein anderes Verkehrsmittel umsteigen sollten.
- Rücksichtslosigkeit im Straßenverkehr wird von Fachleuten oft auf Anonymität zurückgeführt. Vergessen Sie nicht, daß sich die Masse der Autofahrer aus Einzelpersonen, aus Menschen zusammensetzt.
- Auch wenn Sie die andern manchmal als Konkurrenten erleben – nehmen Sie nötigenfalls Blickkontakt mit ihnen auf. Verständigen Sie sich durch freundliche Gesten. Auf diese Weise lösen Sie Spannungen und Probleme. Ein nettes Handzeichen als Dank bewirkt mehr als Rechthaberei – und Sie selbst fühlen sich wohler dabei.

Immer wieder hat man es mit Verkehrsteilnehmern zu tun, die sich Vorteile auf Kosten anderer verschaffen, die einen bedrängen und bewußt Regeln verletzen. Lassen Sie sich nicht provozieren. Mit Schulmeisterei ändert man keinen Verkehrsrowdy. Allenfalls erhöht man selbst das Unfallrisiko. Denken Sie daran, daß Sie nicht allein sind, sondern daß die große Mehrheit der Autofahrer ebenso anständig fährt wie Sie.

Rücksicht auf den Schwächeren

Oft haben die unterschiedlichen Verkehrsteilnehmer zu wenig Verständnis für die Belange der andern. Dadurch ergeben sich insbesondere dort Probleme, wo „stärkere" Verkehrsteilnehmer auf „schwächere" treffen. Zu den stärkeren zählen die Pkw- und Lkw-Fahrer; zu den schwächeren, weniger geschützten gehören in erster Linie Kinder, ältere Menschen und Behinderte. Die Straßenverkehrsordnung fordert deshalb vom Autofahrer gegenüber diesem Personenkreis eine besondere Sorgfalt.

Nicht ausdrücklich erwähnt sind im Gesetz Rad- und Motorradfahrer. Dennoch zählen auch diese Gruppen wegen ihrer Ungeschütztheit zum Kreis der stärker gefährdeten Verkehrsteilnehmer, denen besondere Aufmerksamkeit zu gelten hat.

Achtung – Kinder!

Kinder sind nicht etwa kleine Erwachsene; deshalb muß der Autofahrer lernen, sie zu verstehen und sein Fahrverhalten nach ihrem Leistungsvermögen auszurichten. Er muß Gefahrenmomente voraussehen und für die Kinder mitdenken.

Kinder meinen, zwischen parkenden Autos besonders geschützt zu sein. Oder sie glauben, immer von dem Autofahrer bemerkt zu werden, den sie selber sehen. Überdies gehen sie davon aus, daß ein Auto auf der Stelle, also ohne Bremsweg, anhalten kann.

Überhaupt haben sie große Schwierigkeiten, Geschwindigkeiten und Entfernungen richtig einzuschätzen.

- Gleichen Sie deshalb die kindlichen Besonderheiten durch vorsichtige Fahrweise aus. Rechnen Sie nicht mit der Umsicht eines Kindes oder auch nur damit, daß es Sie bemerkt hat.
- Seien Sie besonders wachsam, wenn Sie „verlassenes" Spielzeug sehen: Meist sind die Besitzer in der Nähe.
- Seien Sie auch bei friedlich am Fahrbahnrand spielenden Kindern auf der Hut.
- Wenn Sie Kinder auf beiden Straßenseiten entdecken, ist höchste Vorsicht geboten, denn nur allzu leicht laufen sie „eben mal rüber".
- „Kritisch" sind alle Gebiete, in denen verstärkt mit Kindern gerechnet werden muß. Hierzu zählen besonders die Umgebungen von Kindergärten, Schulen, Spiel- und Sportplätzen, aber auch Wohngebiete.
- Achtung! Falls Sie einem Kind ein Zeichen zum Überqueren der Straße geben, werden Sie für die sichere Überquerung der gesamten

Fahrbahn verantwortlich gemacht. Vergewissern Sie sich deshalb, daß die ganze Straße frei ist, nicht nur Ihre eigene Spur.

Achtung – ältere Fußgänger!
Alte Leute sind als Fußgänger besonders gefährdet. Bei manchen läßt das geistige Leistungsvermögen erheblich nach. Dies führt nicht selten dazu, daß sie die Geschwindigkeit von Fahrzeugen und die Länge des Anhaltewegs falsch einschätzen.

- Haben Sie Verständnis für diese Situation der älteren Fußgänger. Stellen Sie sich darauf ein, daß sie nicht mehr so schnell anhalten, beiseite springen oder weglaufen können.
- Nehmen Sie möglichst früh Blickkontakt auf, und geben Sie deutliche Zeichen, z. B. wenn Sie jemanden hinüberwinken.
- Oft eilen Fußgänger hastig zum Bus oder zur Straßenbahn, ohne recht auf den übrigen Verkehr zu achten. Seien Sie in solchen Situationen besonders umsichtig.
- Ältere Personen sind häufig dunkel gekleidet. In der Dämmerung bzw. nachts sind sie dann nur schwer zu erkennen. Man tut also gut daran, sich in der Dunkelheit auf plötzlich auftauchende Fußgänger einzustellen und seine Geschwindigkeit so zu wählen, daß man rechtzeitig bremsen kann.

Achtung – Radfahrer!
Hauptursache für Zusammenstöße zwischen Autos und Radfahrern ist die Tatsache, daß Radler leicht übersehen werden. Das liegt an ihrer verhältnismäßig schmalen Silhouette, an ihrer oft wenig auffälligen Kleidung, aber auch an der schwachen Beleuchtung des Fahrrads. Wenn es zu einem Unfall kommt, ist die Gefahr, sich zu verletzen, für den Radler besonders groß, da er ja in der Regel keinerlei Schutzkleidung trägt und zudem nicht wie der Autofahrer über eine Knautschzone oder ähnliches verfügt. Deshalb sollten Kraftfahrer sich gegenüber Radlern besonders umsichtig verhalten.

- Radfahrer geraten im Verkehrsgewühl neben Bussen, Lastwagen oder andern großen Fahrzeugen leicht in den „Blickschatten" eines Fahrers. Passen Sie deshalb auf sie besonders auf.
- Radler, die den Radweg neben der Fahrbahn benutzen, haben gegenüber einem nach rechts abbiegenden Fahrzeug Vorfahrt. Doch werden sie oft übersehen. Deshalb: beim Abbiegen kurz nach hinten blicken.
- Achtung beim Rechtsabbiegen! Oft schlängeln sich Radfahrer zwischen dem Bordstein und wartenden Autos durch und wollen dort geradeaus weiterfahren, wo Sie abbiegen wollen. Ein rechter Außenspiegel leistet hier gute Dienste.
- Wenn Sie neben einem Radweg parken, weisen Sie Ihren Beifahrer darauf hin, daß er beim Aussteigen auf Radfahrer achten muß.
- Wenn Sie einen Radfahrer überholen, müssen Sie mindestens 1 m Seitenabstand halten.

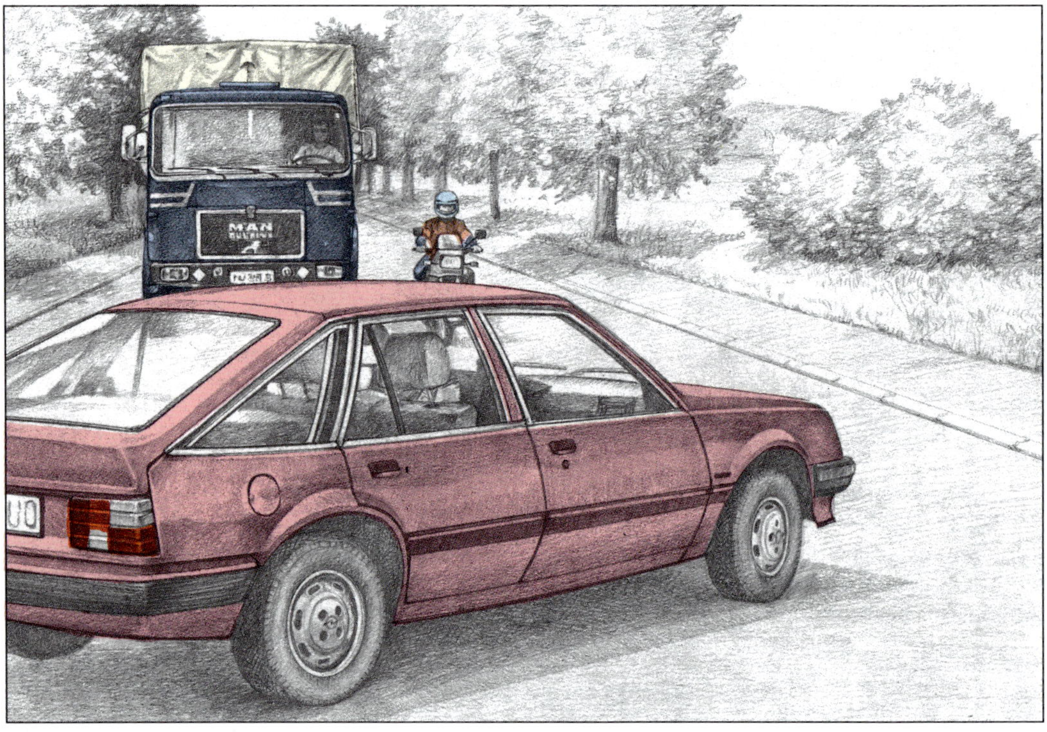

Doppelte Vorsicht beim Einbiegen
Wenn Sie aus einer Seitenstraße einbiegen, versagen Sie es sich in jedem Fall, vor einem langsameren Fahrzeug „noch eben schnell vorbeizuhuschen". Möglicherweise ist ein verdeckter Fahrer gerade dabei zu überholen.

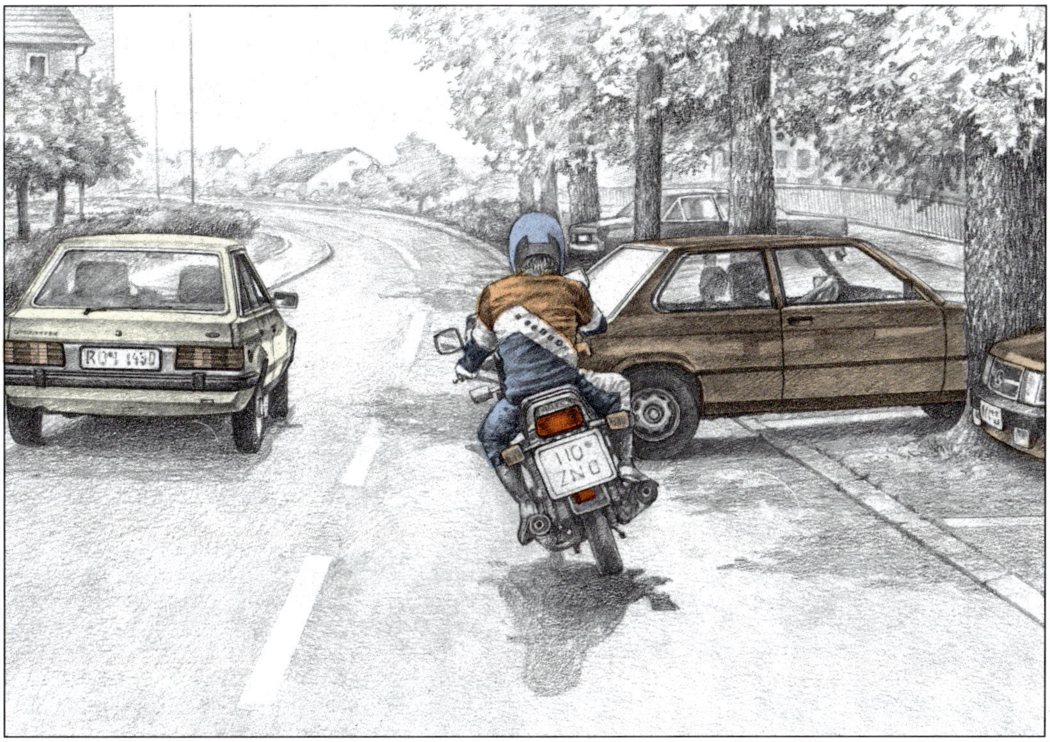

Achtung – Parkplatz!
Ein Parkplatz sieht oft recht harmlos aus. Seien Sie aber stets darauf gefaßt, daß unversehens ein Fahrzeug aus einem Parkstreifen herauskommt – weil der Fahrer Sie einfach übersehen hat.

Maßgebend dafür ist das linke Ende des Lenkers.

- Bei Zweiradfahrern, die an geparkten Fahrzeugen vorbeifahren, müssen Sie einen noch größeren Abstand halten. Bei Kindern und älteren Menschen sollten Sie den Seitenabstand zusätzlich erhöhen. Besonders gefährdet sind Radfahrer in Kurven durch überholende Lastwagen mit Anhängern.
- Haben Sie Verständnis, wenn Radler nicht am äußersten rechten Fahrbahnrand fahren. Sie schaffen sich mit dem Abstand zum Bordstein hin Raum, um plötzlich auftauchenden Schlaglöchern, Gullys oder andern Hindernissen auszuweichen.

Achtung – Motorradfahrer!
Das Verhältnis zwischen Motorrad- und Autofahrern ist nicht immer optimal. Zum Teil spielt hier Unverständnis eine Rolle.

- Die wenigsten Autofahrer wissen z. B., daß die Bremswege beim Motorrad in der Regel länger sind als beim Auto und daß Ausweichmanöver weniger gut als mit dem Pkw durchzuführen sind. Kalkulieren Sie diese Probleme stets ein.
- Leistungsstarke Motorräder kommen oft schneller näher, als man glaubt. Wenn Sie als Autofahrer eine Fahrbahn kreuzen wollen, achten Sie besonders genau auf die Geschwindigkeit eines herankommenden Motorrads. Warten Sie im Zweifelsfall lieber ab.
- Auch Motorradfahrer sind wegen ihrer schmalen Silhouette selbst bei Tageslicht nicht ganz leicht zu erkennen. Fährt zudem ein Motorrad bei Tag aus dem Schatten heraus, so ist es für entgegenkommende und kreuzende Fahrer kaum wahrnehmbar. Sehen Sie deshalb, wenn Sie eine Straße vor einer Unterführung queren wollen, lieber zweimal hin, ob nicht etwa ein Motorrad naht.
- Nachts sind motorisierte Zweiräder besonders schwer auszumachen; denn Motorräder müssen nicht wie Fahrräder zusätzlich durch Speichenreflektoren oder reflektierende Reifen geschützt werden. Beachten Sie deshalb besonders in Kreuzungsbereichen jeden Schatten mit Argusaugen.
- Motorräder sind so schmal, daß sie leicht in den toten Winkel Ihres Rückspiegels geraten können. Werfen Sie deshalb beim Ausscheren zusätzlich einen kurzen Blick über Ihre linke Schulter.
- Halten Sie beim Überholen eines Motorrads genügend Seitenabstand: mindestens 1,5 m. Denn beim Zweirad sind, besonders bei niedrigeren Geschwindigkeiten, immer wieder Lenkkorrekturen erforderlich, die Raum beanspruchen.
- Verlassen Sie sich im Notfall nicht zu sehr auf Ihre Hupe, denn das Fahrgeräusch und der Helm dämpfen den Schall erheblich. Ihre Signale werden oft einfach nicht wahrgenommen.

Unfall mit einem Tier

- Nehmen Sie ein Warnschild „Wildwechsel“ stets ernst; fahren Sie nun langsam und konzentriert. Behalten Sie Wald und Straßenränder im Auge. Seien Sie bremsbereit. In 80% aller Fälle taucht Wild nämlich in einer Entfernung von nur 20 m und weniger vor dem Fahrzeug auf.
- Am gefährlichsten sind die Zeiten der Morgen- und Abenddämmerung, aber auch Nebel und die Nacht.
- Besondere Aufmerksamkeit ist auf neu angelegten Straßen geboten, denn das Wild behält die altgewohnten Wechsel lange bei.
- Rehe und anderes Wild sind selten allein unterwegs. Rechnen Sie mit Nachzüglern.
- Fahren Sie nachts in Gegenden, in denen Sie mit Wild rechnen müssen, wann immer es sich einrichten läßt, mit Fernlicht. Die Augen der Tiere wirken dann wie Rückstrahler. So erkennen Sie das Wild früh. Sobald es auftaucht, blenden Sie sofort ab, bremsen und hupen.
- Vorsicht in Ausflugsgebieten. Hier wird das Wild oft aufgescheucht, so daß es flüchten muß.
- Wenn Sie selbst in Waldgebieten eine Pause einlegen, bleiben Sie auf den Wegen und Rastplätzen. Beunruhigen Sie das Wild nicht. Andernfalls riskieren Sie, daß die Tiere aufgescheucht werden, flüchten und dann andere Kraftfahrer gefährden. Deshalb darf man auch niemals Hunde in der Natur frei laufen lassen.
- Die Brunftzeit ist von September bis Januar und von Juli bis August. Dann reagiert Wild noch spontaner als sonst und ist deshalb für den Kraftfahrer besonders gefährlich.

Wenn es zu einer Kollision kommt

- Wenn sich der Zusammenprall mit einem Tier trotz aller Umsicht nicht vermeiden läßt, halten Sie das Lenkrad gut fest, und bremsen Sie mit voller Kraft – soweit Sie kein nachfolgendes Fahrzeug gefährden.
- Falls Ihr Fahrzeug bei der Notbremsung ins Schlingern kommt, lösen Sie die Bremse und lenken schnell gegen. (Siehe dazu auch S. 205.)
- Nach der Kollision: Schalten Sie die Warnblinkanlage ein, und sichern Sie die Unfallstelle.
- Bringen Sie das Tier an den Fahrbahnrand, damit keine Folgeunfälle entstehen. Fassen Sie es wegen einer möglichen Tollwutgefahr nicht mit bloßen Händen an.
- Nehmen Sie Wild nie mit. Sie würden sich sonst der Wilderei schuldig machen.
- Laufen Sie einem verletzten oder angefahrenen Tier nicht hinterher. Merken Sie sich für die spätere Meldung die Fluchtrichtung, oder markieren Sie sie. Das verletzte Tier braucht die Hilfe des Försters oder Jägers; allein gelassen muß es unnötig leiden.
- Melden Sie den Unfall sofort, am besten der Polizei. Diese verständigt dann nötigenfalls den Förster oder einen Jäger. Lassen Sie sich bei der Polizei eine Wildunfallbescheinigung ausstellen. Sie ist wichtig für eventuelle Schadenersatzansprüche.

Wer bezahlt bei Wildschäden?

Schäden an Fahrzeugen, die durch Wild verursacht werden, sind grundsätzlich durch eine Vollkaskoversicherung gedeckt. Bei einer Teilkaskoversicherung wird der Schaden hingegen meist nur dann ersetzt, wenn ein fahrendes Fahrzeug mit sogenanntem Haarwild kollidiert. Dazu zählen: Rot- und Schwarzwild, Rehe, Hasen, Wildkaninchen und Füchse.

Voraussetzung für die Erfüllung von Schadenersatzansprüchen gegenüber der Versicherung ist immer, daß der Unfall und der Schaden dem Versicherungsunternehmen binnen einer Woche gemeldet werden. Dies muß schriftlich geschehen. Wenn möglich, sollte man ein Foto beilegen.

Die Versicherung bezahlt auch Schäden, die dadurch entstehen, daß man einem Tier ausweicht. Allerdings muß der Vorgang bezeugt werden, z. B. von einem Beifahrer.

So hilft man einem verletzten Tier

- Wenn das verletzte Tier nicht wegläuft, nähern Sie sich ihm langsam und ruhig. Die nächsten Schritte hängen davon ab, welche Art von Tier betroffen ist.
- Handelt es sich um eine Katze, dann legen Sie eine Decke oder einen Mantel über sie und halten sie darunter fest.
- Einen Hund binden Sie mit einer – notfalls provisorischen – Leine an. Wenn nötig, binden Sie ihm das Maul zu, beispielsweise mit einer Mullbinde oder einem Tuch.
- Ein verletztes Tier bis zu mittlerer Größe (etwa ein großer Hund) sollte so schonend wie möglich zum Tierarzt gebracht werden.
- Verletztes Wild oder Großvieh, z. B. ein Pferd oder Rind, sollte möglichst liegenbleiben. Wenn ein solches Tier wegliefe, bestünde die Gefahr, daß es sich zusätzlich verletzte, den Verkehr gefährdete oder irgendwo qualvoll verendete. Knien Sie sich vorsichtig hinter den Nacken des Tieres, und legen Sie etwas Weiches, z. B. einen Mantel oder eine Decke unter den Kopf, um zu vermeiden, daß sich das Tier am Auge verletzt. Wenn nötig, binden Sie ihm die Hinterbeine zusammen. Achtung! Riskieren Sie keine eigenen Verletzungen. Sollte es nicht möglich sein, das Tier zu bändigen, so beschränken Sie sich bis zur Ankunft weiterer Helfer auf die Sicherung des Verkehrs.
- Bei einem Unfall mit einem großen Tier, etwa einem Rind, Pferd, Schaf oder einem Rehbock, rufen Sie die Polizei. Die Meldung geschieht dabei nach einem ähnlichen Schema wie bei einem Unfall, an dem Menschen beteiligt sind (siehe S. 193). Sie melden also:
- Wo sich der Unfall ereignet hat.
- Um welche Art von Tier es sich handelt.
- Welche Verletzungen vorliegen und wie schwer sie sind.
- Ob das Tier frei oder eingeklemmt ist.
- Eine lebensrettende Beatmung nehmen Sie bei einem bewußtlosen Tier so vor: Ziehen Sie die Zunge heraus, und strecken Sie, bei nach vorn gezogener Zunge, den Hals. Legen Sie eine Hand auf die Rippen, direkt hinter dem

Schulterblatt. Dann drücken Sie ziemlich rasch den Brustkorb zusammen und lockern den Druck wieder. Diese Bewegung wiederholen Sie alle fünf bis sechs Sekunden.

- Stillen Sie eine starke Blutung zunächst mit einem Druckverband. (Siehe auch S. 63.)
- Decken Sie eine offene Verletzung mit einem – möglichst sterilen – Tuch ab.
- Wenn das Tier unter Schock steht, muß es bis zur ärztlichen Behandlung ruhig und warm gehalten werden und möglichst bequem liegen. Ein Schock ist an folgenden Symptomen zu erkennen: Atemnot, kalte Extremitäten, fehlende Reaktionen und schlecht durchblutetes Zahnfleisch.
- Verhindern Sie bei Knochenbrüchen, daß die verletzte Stelle bewegt wird. Verzichten Sie jedoch darauf, das gebrochene Glied etwa zu schienen.
- Das Tier sollte so transportiert werden, daß verletzte Gliedmaßen oder Körperpartien geschont werden. Versuchen Sie nicht, ein schweres Tier allein zu tragen. Es ist besser, eine provisorische Trage aus Decken und Stöcken anzufertigen, die von zwei Personen getragen werden kann.
- Eine Katze oder einen kleineren Hund transportieren Sie am sinnvollsten in einer geschlossenen Kiste, einem Korb oder einem ähnlichen Behälter.

TIERE IM STRASSENVERKEHR – UND DAS GESETZ

Im Gesetzbuch und in der Rechtsprechung finden sich viele Aussagen zum Thema „Tiere im Straßenverkehr". Die wichtigsten sind hier zusammengestellt.

Eine grundsätzliche Feststellung wird im Tierschutzgesetz gemacht. Dort heißt es, ein Tier ist ein Lebewesen, das aus ethischen Gründen geschützt werden muß. Im Bürgerlichen Gesetzbuch steht hingegen, daß ein Tier als „Sache" zu behandeln ist, also im Prinzip nicht anders als z. B. ein Kraftfahrzeug.

- Aus den Aussagen des Bürgerlichen Gesetzbuchs ergibt sich: Sie dürfen nicht ohne zwingenden Grund so stark bremsen, daß Ihr Hintermann gefährdet wird. Im Notfall – so die Erwartung des Gesetzgebers – sollen Sie nicht instinktiv oder gefühlsmäßig bremsen, sondern zwischen dem zu erwartenden Schaden für das Tier und dem möglichen Schaden für den Hintermann abwägen.
- Wenn ein Tier jemanden schädigt, haftet der Halter dafür. Kommt also durch das Verhalten Ihres Tieres ein Mensch zu Schaden, werden Sie dafür zur Verantwortung gezogen.
- Schäden, die durch Tiere verursacht werden, können den Besitzer teuer zu stehen kommen. Deshalb sollten Sie den Abschluß einer privaten Haftpflichtversicherung erwägen.
- Haus- und Stalltiere haben nach der Straßenverkehrsordnung keine Zulassung für den Straßenverkehr. Deshalb müssen sie grundsätzlich von der Straße ferngehalten werden. Zugelassen sind sie lediglich dann, wenn sie von „geeigneten" Personen begleitet werden, die eine „ausreichende Gewalt" über sie haben.
- Achten Sie deshalb darauf, daß Sie Ihren Hund unter Kontrolle haben, wenn Sie mit ihm unterwegs sind.
- Hunde müssen grundsätzlich an der Leine geführt werden. Nur auf Straßen mit geringerem Verkehrsaufkommen dürfen sie – unter der Voraussetzung, daß sie auf Zuruf parieren – frei laufen. Schicken Sie nie ein Kleinkind allein mit einem Hund los.
- Wenn Sie radfahren, dürfen Sie Ihren Hund weder an der Leine noch frei mitlaufen lassen. Denn von einem mitlaufenden Hund kann für Sie als Lenker eine Verkehrsgefährdung ausgehen. Außerdem wird aus dem Zwang zum Laufen oft eine Tierquälerei. Eine Ausnahme von dieser Regelung wird bei Hunden gemacht, die zu einer größeren, schnell laufenden Rasse gehören. Für solche Tiere sieht das Tierschutzgesetz zum Teil andere Regelungen vor.
- Hunde (und auch Hühner) werden rechtlich den Haustieren zugerechnet, Katzen (und Tauben) jedoch nicht. Das heißt in der Praxis, daß Sie, rechtlich gesehen, auf Ihren Hund wesentlich besser aufpassen müssen als auf Ihre Katze. Diese dürfen Sie in der Regel frei laufen lassen.
- Für Reiter gelten die allgemeinen Bestimmungen des Straßenverkehrs: Benutzen Sie öffentliche Fahrwege, so müssen Sie auf der Fahrbahn ganz rechts reiten und die Änderung der Fahrtrichtung anzeigen. Nicht hingegen gelten die Vorfahrtsregeln für die motorisierten Verkehrsteilnehmer. So müssen Sie z. B. warten, wenn jemand von links kommt.
- Bei schlechten Sichtverhältnissen (Dämmerung, Dunkelheit, Nebel) müssen Pferde beleuchtet sein; d. h., Sie müssen am Pferd eine weißstrahlende Leuchte mitführen, deren Licht nach vorn und hinten gut sichtbar ist, jedoch nicht blendet.
- Wenn Sie zu Pferd in einer Gruppe unterwegs sind, müssen Sie auf öffentlichen Straßen und Wegen hintereinander reiten.
- Wenn Sie als Autofahrer zu nahe an einem Pferd vorbeifahren, müssen Sie damit rechnen, daß es scheut. Geschieht dies, können Sie nicht darauf zählen, den gesamten etwa entstandenen Schaden an Ihrem Fahrzeug ersetzt zu bekommen.

Notbremsung und Schleudern

Wie erzielt man im Notfall den kürzesten Bremsweg? Die Antwort auf diese Frage ist nicht ganz einfach.

An sich läßt sich der kürzeste Bremsweg dadurch erreichen, daß man beim Bremsen die Räder beinahe – aber eben nicht ganz – zum Blockieren bringt. Leider ist diese Methode aber für den durchschnittlichen Autofahrer nicht geeignet; denn die Fähigkeit, in jedem Fall den richtigen Bremsdruck zu finden und anzuwenden, ist nur sehr schwer erlernbar.

Antiblockiersysteme
Eine nahezu ideale technische Lösung für das Problem des optimalen Bremsens stellen die automatischen Antiblockiersysteme (ABS) dar: Sie verhindern bei Notbremsungen, daß die Räder blockieren, und sorgen auch bei ungünstigen Fahrbahnverhältnissen für eine gute Wirkung der Bremse. Der Fachmann sagt: „Die Räder werden im Bereich des optimalen Schlupfs gehalten." Dies bewirkt, daß sich bei Nässe die Bremswege gegenüber denen von Fahrzeugen mit herkömmlichen Bremsen verkürzen (während sie sich auf Schnee, Eis oder Schotter etwas verlängern). Ein anderer Vorteil dieser Vorrichtungen liegt darin, daß das Fahrzeug während des gesamten Bremsvorgangs lenkbar bleibt, also nicht ins Schleudern gerät.

Die Blockierbremsung
Muß man auf gerader Strecke stark bremsen, ist die Blockierbremsung die geeignete Methode. Sie funktioniert so:
● Treten Sie im Notfall so schnell und so hart auf die Bremse, wie Sie können. Die Vorderräder müssen blockieren, die Hinterräder möglichst auch. Bleiben Sie auf der Bremse, bis das Fahrzeug steht. Hat das Fahrzeug begonnen zu schleudern und hat es sich bereits über ein bestimmtes Maß hinaus gedreht, wäre es verhängnisvoll, den Fuß von der Bremse zu nehmen. Denn die Kräfte, die dann auftreten, würden bewirken, daß das Fahrzeug unkontrollierbar wird und z. B. gegen die Leitplanke schießt oder sich überschlägt.
● Treten Sie bei einer Notbremsung stets gleichzeitig auch auf das Kupplungspedal. Dadurch stellen Sie sicher, daß neben dem Gewicht des Fahrzeugs nicht noch zusätzlich der Motor heruntergebremst werden muß. Die Motordrehzahl fällt nämlich an sich nicht schnell genug ab; wenn Sie auf das Auskuppeln verzichteten, würde der Motor „heruntergewürgt", was den Bremsweg verlängern würde.

Intervall- oder Stotterbremsung
Zuweilen wird für Notfälle die Intervall- oder auch Stotterbremsung empfohlen. Damit ist gemeint, daß der Betreffende in kurzen Abständen das Bremspedal so kräftig durchtritt, daß die Räder blockieren. Anschließend läßt er jedesmal die Bremse wieder los. Dann tritt er sie erneut usw.

Diese Methode hat in bestimmten Situationen durchaus ihre Berechtigung; für eine Notbremsung auf gerader Strecke ist sie allerdings ungeeignet. Denn erstens muß man einige Übung haben, um dieses Manöver bei einem plötzlich auftretenden Notfall zu beherrschen, und zweitens verschenkt man damit wertvollen Bremsweg. Denn jedesmal, wenn man den Fuß von der Bremse nimmt, rollt das Fahrzeug ja ungebremst weiter.

Muß man aber in einer Kurve oder auf unterschiedlich glattem Fahrbahnbelag bremsen, so ist die Intervallbremsung von Vorteil, weil man damit den kürzesten Bremsweg erzielt und zugleich die Lenkfähigkeit des Fahrzeugs erhält. Wenn z. B. im Winter eine Fahrbahnseite fest und trocken ist, die andere hingegen naß und glatt, so würde eine Dauerblockierbremsung unweigerlich dazu führen, daß das Fahrzeug schleudert. In einer Kurve wäre damit zu rechnen, daß man von der Fahrbahn abkommt.

Auf unterschiedlich griffigem Fahrbahnbelag funktioniert die Intervallbremsung so:
● Treten Sie voll auf die Bremse, so daß die Räder blockieren. Drücken Sie gleichzeitig das Kupplungspedal durch. Sobald Sie merken, daß das Fahrzeug aus der Spur gerät, also ausbricht, lenken Sie schnell ein Stück gegen und

ANHALTEWEGE BEI VERSCHIEDENEN GESCHWINDIGKEITEN

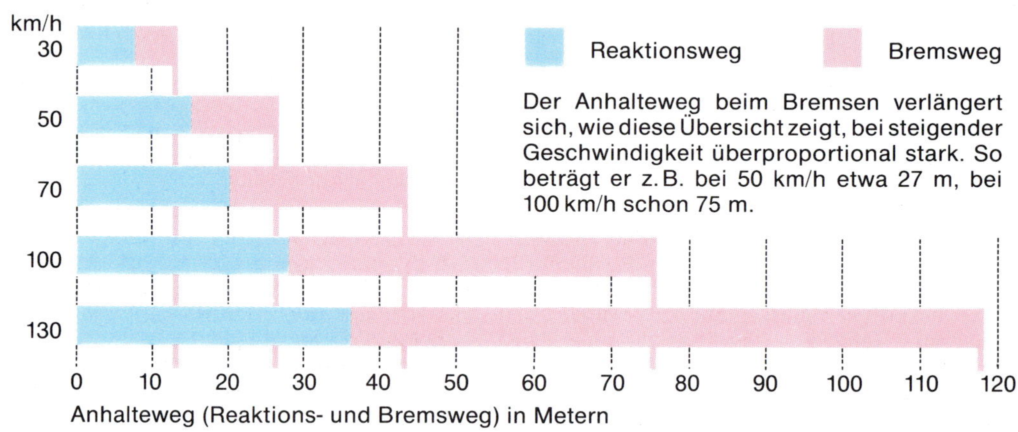

Der Anhalteweg beim Bremsen verlängert sich, wie diese Übersicht zeigt, bei steigender Geschwindigkeit überproportional stark. So beträgt er z. B. bei 50 km/h etwa 27 m, bei 100 km/h schon 75 m.

lösen die Bremse (lassen jedoch die Kupplung durchgetreten). Warten Sie, bis sich Ihr Wagen wieder stabilisiert hat; dann bremsen Sie wieder voll. Wiederholen Sie diese Manöver in kurzen Abständen (Intervallen), bis die Gefahr vorüber ist. Erst dann lösen Sie die Kupplung.

• Wenn Sie gezwungen sind, in einer Kurve eine Notbremsung vorzunehmen, setzen Sie ebenfalls die Intervallbremsung ein. Auch hier bremsen Sie bei getretener Kupplung, bis die Räder blockieren. Auf diese Weise bauen Sie Geschwindigkeit ab. Das Fahrzeug driftet dabei seitlich ab. Dann lassen Sie die Bremse kurz los und lenken – da die Räder ja nun nicht mehr blockieren – in die gewünschte Richtung, jedoch nicht zu extrem. Sobald das Fahrzeug in die beabsichtigte Richtung fährt, treten Sie erneut voll auf die Bremse. Dabei behalten Sie den Lenkeinschlag bei. Dann wieder die Bremse lösen. Wiederholen Sie dieses Manöver so oft, bis die Gefahr vorbei ist. Dann erst lösen Sie die Kupplung.

Bremsen und Ausweichen

Manchmal wird der Bremsweg zu lang, so daß man trotz Vollbremsung nicht mehr rechtzeitig vor einem Hindernis zum Stehen kommt. Sofern es die Verhältnisse, d. h. insbesondere der Gegenverkehr, zulassen, kann Ausweichen die Rettung sein. Man fährt dann „einfach" um das Hindernis herum. Das machen Sie so:

• Zuerst treten Sie voll auf die Bremse und kuppeln dabei aus, so daß der Wagen an Geschwindigkeit verliert. Lassen Sie kurz vor dem Hindernis die Bremse wieder los, und fahren Sie dann – bei weiterhin getretener Kupplung – in einem möglichst flachen Bogen darum herum.

• Sobald Sie Ihre ursprüngliche Richtung wieder erreicht haben, bremsen Sie erneut voll. Bremsen Sie dann mit blockierenden Rädern bis zum Stillstand.

Wenn der Wagen ins Schleudern gerät

Ein Wagen gerät ins Schleudern, wenn die Räder ihre Bodenhaftung verlieren und über die Straße rutschen, statt auf ihr zu rollen. Wie man das Schleudern unter Kontrolle bekommt, das hängt zum einen davon ab, welche Räder rutschen, und zum andern davon, ob das Fahrzeug Front- oder Heckantrieb besitzt. Die natürliche Reaktion besteht darin, daß man kräftig auf die Bremse tritt. Das ist aber das Schlimmste, was man machen kann.

Die Hinterräder rutschen weg

Hinten angetriebene Fahrzeuge neigen dazu, mit dem Heck auszubrechen. Dies kann sowohl dann passieren, wenn der Motor über der Vorderachse sitzt, als auch dann, wenn es sich um ein Modell mit Heckmotor handelt. Meist geraten die Räder ins Rutschen, wenn jemand zu schnell in die Kurve fährt oder in der Kurve etwas zuviel Gas gibt. Ob Ihr Wagen nun Front- oder Hinterradantrieb hat – in solchen Fällen hilft nur eins: auskuppeln und schnell gegenlenken.

• Nehmen Sie den Fuß vom Gas- und Bremspedal. Treten Sie die Kupplung. Damit befreien Sie das Fahrzeug von weiteren Beschleunigungs- oder Bremskräften.

• Lenken Sie blitzschnell in die Richtung, in die sich das Wagenende bewegt, z. B. nach rechts, wenn das Fahrzeugheck nach rechts rutscht. Steuern Sie also gegen. Vorsicht! Schlagen Sie das Lenkrad nicht zu stark ein. Andernfalls leiten Sie eine Schleuderbewegung in die entgegengesetzte Richtung ein.

Wahrscheinlich müssen Sie dann, vor allem bei glatter Fahrbahn, in die Gegenrichtung einschlagen, um jene Gegenbewegung abzufangen, nun allerdings wesentlich gefühlvoller und nicht mehr so weit.

• Wenn alle vier Räder wieder in der Spur sind, lassen Sie die Kupplung los, und geben Sie vorsichtig Gas.

Die Vorderräder rutschen weg

Wenn die Vorderräder wegrutschen, bewegt sich der Wagen geradeaus weiter, auch wenn man die Lenkung nach rechts oder links einschlägt. Dieser Vorgang tritt in der Regel dann ein, wenn man in einer Kurve zu schnell fährt. Wie reagieren Sie in einem solchen Fall?

• Treten Sie sofort auf die Kupplung. Haben Sie genügend Platz, können Sie so das Fahrzeug ohne Brems- und Antriebskräfte rollen lassen. Lenken Sie nun behutsam in die gewünschte Richtung. Drehen Sie das Lenkrad dabei nie zu abrupt oder zu weit.

• Müssen Sie jedoch bremsen, treten Sie gleichzeitig auf die Kupplung, halten die Lenkung leicht eingeschlagen und lassen das Fahrzeug ein bißchen rutschen. Bleiben Sie auf der Kupplung, und lösen Sie dann die Bremsen wieder. Wiederholen Sie diesen Vorgang, bis sich das Fahrzeug gefangen hat.

• Wenn der Wagen wieder festen Kontakt zur Fahrbahn hat, stellen Sie die Räder gerade und geben leicht Gas.

Alle vier Räder rutschen weg

Wenn alle vier Räder ins Rutschen geraten – was geschehen kann, wenn man scharf bremst –, sind die Räder blockiert, und der Wagen rutscht mit unveränderter Geschwindigkeit vorwärts, und zwar je nach Straßenzustand mehr oder weniger geradeaus.

Sie haben zwei Möglichkeiten zu reagieren:

• Falls Ihr Fahrzeug die Fahrtrichtung beibehält, falls es sich also nicht oder nur wenig dreht, treten Sie sofort auf die Kupplung und lassen die Bremse los. Schlagen Sie die Lenkung nicht ein. Die Räder bekommen so wieder Bodenkontakt; der Wagen wird lenkbar.

• Wenn Ihr Fahrzeug sich bereits zu sehr um die eigene Achse gedreht hat, ist es das beste, voll auf Kupplung und Bremse zu treten und mit blockierenden Rädern so lange zu bremsen, bis das Fahrzeug steht.

All diese Manöver sind schwer auszuführen. Deshalb sollte man, wenn irgend möglich, ein Sicherheitstraining mitmachen, das von den Automobilclubs angeboten wird.

Wenn ein Reifen platzt

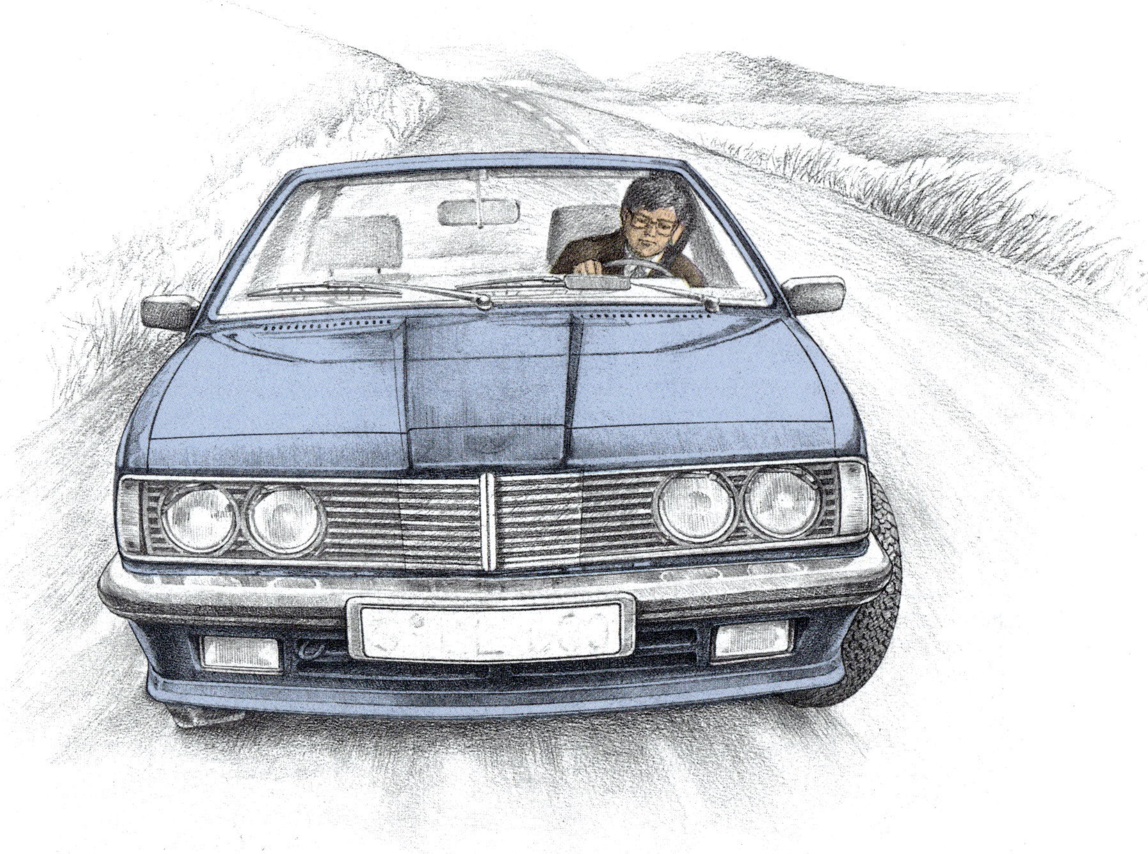

Schaden an einem Vorderreifen
Wenn ein Vorderreifen platzt, stellen Sie am besten die Räder gerade. Steuern Sie nicht abrupt gegen. Gleichen Sie allenfalls ein Schlingern durch leichtes Gegenlenken aus.

Wenn während der Fahrt ein Reifen defekt wird, muß das keineswegs unbedingt zu einem Unfall führen. Voraussetzung ist aber, daß der Fahrer richtig reagiert.

Was im einzelnen zu tun ist, hängt davon ab, ob der Reifen auf gerader Strecke oder in einer Kurve platzt. Hingegen spielt es kaum eine Rolle, ob das Fahrzeug einen Front- oder Heckantrieb hat.

Ein Reifen wird auf gerader Strecke defekt
Daß ein Vorderreifen defekt geworden ist und Luft verliert, merkt man daran, daß der Wagen in die Richtung des defekten Reifens zieht. Man muß beim Lenken spürbar mehr Kraft aufwenden.

Ist ein hinterer Reifen defekt, so gerät der Wagen – wegen der herabgesetzten Seitenführungskraft – sanft ins Schlingern.

● Bewahren Sie Ruhe. Die Lage könnte erst dann brenzlig werden, wenn Sie schreckhaft reagieren und dadurch Ihr Fahrzeug selbst instabil machen.
● Bremsen Sie keinesfalls abrupt. Lassen Sie den Wagen ausrollen.
● Gleichen Sie das Schlingern des Wagens durch sanfte Lenkbewegungen aus.

Ein Reifen platzt in der Kurve
Wenn ein Reifen in der Kurve platzt, ist das wesentlich problematischer als ein entsprechender Defekt auf gerader Strecke. Insbesondere Schäden am Hinterrad sind gefährlich. Oft läßt es sich dann kaum mehr verhindern, daß sich das Fahrzeug dreht.

● Wenn ein Vorderreifen schnell Luft verliert und Sie genügend Platz haben, treten Sie die Kupplung und stellen die Lenkung gerade. Bremsen Sie nicht, sondern lassen Sie das Fahrzeug ausrollen; denn bei eingeschlagener Lenkung könnte sich der luftleere Reifen an Unebenheiten der Straße verfangen, was zur Folge hätte, daß sich Ihr Fahrzeug überschlägt.
● Falls ein Hinterreifen platzt, treten Sie die Kupplung und lenken sehr schnell gegen (wie auf S. 205 beschrieben). Versuchen Sie so, den Wagen abzufangen und ihn dann sanft abzubremsen oder ausrollen zu lassen.
● Falls dies alles – Abfangen und Ausrollenlassen – nicht mehr möglich ist, verspricht die Blockierbremsung (siehe S. 204) den größten Erfolg. Mit ihr erzielt man am einfachsten einen kurzen Bremsweg – auch dann, wenn sich das Fahrzeug wegen des defekten Reifens dreht. So verhütet man Schlimmeres.

Wenn die Bremse versagt

Wenn während der Fahrt plötzlich die Bremse versagt, muß man die Geschwindigkeit schnell vermindern. Man sollte sich dann nicht scheuen, notfalls die Straße zu verlassen und das Auto auf einem Bankett oder in einer dichten Hecke zum Stehen zu bringen. Die Schäden, die dadurch eventuell entstehen, sind im Verhältnis zu den Folgen einer Kollision im Verkehr meist harmlos.

Folgende Maßnahmen sind bei einem Bremsversagen angebracht:

- Man kann versuchen, durch schnelles „Pumpen" des Bremspedals die Fußbremse zu aktivieren.
- Versagt die Fußbremse endgültig, ziehen Sie die Handbremse kräftig an. Halten Sie dabei das Lenkrad fest, und korrigieren Sie die Richtung des Autos, falls es ausbricht. Es kann hilfreich sein, die Handbremse leicht zu lösen und erneut kräftig anzuziehen.
- Schalten Sie nicht den Motor ab, denn durch die Bremswirkung des Motors kann man die Geschwindigkeit zusätzlich herabsetzen. Dazu schaltet man in mehreren Stufen – je nach Geschwindigkeit – jeweils in den nächstniedrigeren Gang. Für ein solches Manöver braucht man allerdings einen langen Anhalteweg.
- Bei Fahrzeugen mit manuellem Getriebe: Vorsicht beim Herunterschalten, damit der Motor nicht überdreht wird! Nötigenfalls verringern Sie die Geschwindigkeit zunächst mit der Handbremse, um in den richtigen Gangbereich zu kommen.
- Nichtsynchronisierte Getriebe können nur mit Doppelkuppeln und Zwischengas geschaltet werden. An diese Technik sollte man sich erinnern, wenn man im Notfall ein Fahrzeug aus höherer Geschwindigkeit durch Einlegen des nächstniedrigeren Ganges zum Stehen bringen will. Meist funktioniert hierbei nämlich die Synchronisierung nicht, und die niedrigere Gangstufe wird vom Getriebe abgewiesen. Auf keinen Fall darf man nun Gewalt anwenden; vielmehr sollte man gefühlvoll mit Zwischengas herunterschalten. Das geht so: Fuß vom Gaspedal nehmen; Kupplung treten; Schalthebel in Leerlaufstellung bringen; Kupplungspedal kurz loslassen; kurzer Gasstoß, und Kupplungspedal erneut durchtreten; nächstniedrigeren Gang einlegen; Kupplung gefühlvoll lösen.
- Bei Automatikfahrzeugen kann man diese Technik nicht anwenden. Hier muß man die Geschwindigkeit mit der Handbremse verringern und dann in die niedrigere Fahrstufe schalten (meist mit L oder 2 bezeichnet). Auch hier sollte man die Motordrehzahl und die Fahrgeschwindigkeit beachten, damit der Wandler des Getriebes nicht beschädigt wird.
- Wenn all diese Manöver versagen, kann man auf freier Strecke versuchen, den Bordstein als zusätzliche „Bremse" einzusetzen, indem man die Reifen an der Kante entlangrutschen läßt.
- Auf Bergstrecken muß man sich rasch entscheiden, ob man das Fahrzeug mit der Handbremse oder mit Hilfe des Hangs zum Stehen bringen will. Wenn das Auto am Hang entlangschlittert, wird zwar die Karosserie erheblich beschädigt, doch die Insassen bleiben unverletzt. Auf keinen Fall sollte man so lange zögern, bis das Auto bei der Talfahrt zu schnell geworden ist.

Ausfall der Handbremse auf steiler Straße
Mit dem Wagen auf steiler Straße anzufahren, wenn die Handbremse ausgefallen ist, erweist sich oft als schwierig. Geübte meistern das Problem so:

- Man gibt Gas und tritt gleichzeitig die Bremse.
- Langsam kuppelt man dann ein, bis die Motordrehzahl leicht abfällt. Nun gibt man kräftig Gas und läßt gleichzeitig die Bremse sowie das Kupplungspedal los.
- Wenn keine parkenden Autos stören, kann man den Wagen rückwärts gegen den Randstein rollen lassen und nun problemlos anfahren.

BREMSTECHNIK

Die Fußbremse eines Autos versagt selten vollständig, weil alle modernen Autos mit Zweikreisbremsen ausgerüstet sind. Fällt ein Kreis aus, kann man immer noch mit Hilfe des zweiten Kreises wirkungsvoll bremsen. Der Pedal- und der Anhalteweg werden damit allerdings etwas länger.

Aber auch moderne Bremsen funktionieren schlecht, wenn sie nicht gewartet oder falsch behandelt werden. Von Zeit zu Zeit (je nach Empfehlung des Herstellers) sollte man die Bremsflüssigkeit wechseln lassen, damit sie kein Wasser bindet. Wasser bildet, wenn die Bremse heiß wird, Dampfblasen, und dies führt dazu, daß das System ausfällt. Meist geschieht das bei einer langen Talfahrt, wenn der Fahrer es versäumt, von Zeit zu Zeit das Bremspedal zu lösen, damit sich die Bremse abkühlen kann. Besser ist es, Gefällstrecken in einem niedrigen Gang zurückzulegen, so daß die Bremswirkung des Motors den Einsatz der Fußbremse überflüssig macht.

Aber auch wenn die Bremsflüssigkeit neu ist, wird eine heiße Bremse sich oft schwammig anfühlen und schlecht funktionieren. Bei Trommelbremsen führt dies zum gefürchteten Bremsfading, bei dem das Pedal vollständig durchfällt.

Scheibenbremsen haben einen anderen Nachteil: Wenn man im Regen fährt, bildet sich auf ihnen ein dünner Wasserfilm, den man erst durch kurzes Anbremsen entfernen muß, damit die Bremse voll funktioniert.

Fahren bei Nebel

Gesehen zu werden – vor allem von nachfolgenden Verkehrsteilnehmern – ist bei Nebel ebenso wichtig, wie selbst gut zu sehen. Wenn mit Nebel zu rechnen ist, versichern Sie sich, daß alle Scheinwerfer und Fahrzeugleuchten vorn und hinten an Ihrem Wagen sauber sind. Der Staub- und Schmutzfilm, der sich von der Straße her auf den Scheinwerfern niederschlägt, kann die Stärke des Lichtkegels bis auf die Hälfte verringern.

Die richtige Beleuchtung

Viele Menschen sind sich nicht sicher, welche Fahrzeugbeleuchtung bei Nebel die richtige ist. Wie setzt man die vorhandenen Scheinwerfer ein? Und wie verwendet man zusätzliche Leuchten?

- Wenn Nebel, Schneefall oder Regen die Sicht erheblich behindert, müssen Sie auch bei Tag Ihr Abblendlicht benutzen. Fahren Sie besonders bei Nebel auch nachts mit Abblendlicht. Das Licht voll aufgeblendeter Scheinwerfer wird von den Nebeltröpfchen zurückgeworfen, so daß Sie geblendet werden.
- Sie dürfen auch Nebelscheinwerfer benutzen. Diese Scheinwerfer, auch Breitstrahler genannt, werden als Sicherheitszubehör an der Vorderseite des Fahrzeugs montiert, und zwar normalerweise immer zwei. Man bringt sie symmetrisch, auf gleicher Höhe und möglichst tief an, so daß der Nebel unterstrahlt wird. Üblich sind weiße Gläser, aber auch hellgelbe sind zulässig.
- Eine einzelne Nebelleuchte darf nur zusammen mit den Scheinwerfern benutzt werden; andernfalls könnte der Wagen für ein Motorrad gehalten werden.
- Schalten Sie Nebelscheinwerfer nur ein, wenn Nebel, Regen oder Schneefall die Sicht erheblich beeinträchtigt. Sonst blenden Sie entgegenkommende Verkehrsteilnehmer.
- Mehrspurige Kraftfahrzeuge, die schneller als 60 km/h fahren, müssen mit einer, höchstens zwei Nebelschlußleuchten ausgerüstet sein. Benutzen Sie sie, wenn Sie für nachfolgende Verkehrsteilnehmer möglichst gut erkennbar sein wollen. Schalten Sie diese Zusatzleuchten aber erst ein, wenn die Sichtweite nebelbedingt weniger als 50 m beträgt.

Was kann man sonst noch tun?

- Schalten Sie bei Nebel den Scheibenwischer ein, um die Frontscheibe klar zu halten, und betätigen Sie, soweit nötig, die Waschanlage. Stellen Sie die Lüftung so ein, daß warme Luft nach oben an die Innenseite der Scheibe geblasen wird.
- Fahren Sie langsam. Sie sollten innerhalb der halben Sichtweite anhalten können – was Sie möglicherweise dazu zwingt, im Schritttempo zu fahren.
- Fahren Sie mit geöffnetem Fenster. Wenn etwas entgegenkommt, merken Sie es auf diese Weise besser. Vielleicht hören Sie ein warnendes Hupen, selbst wenn Sie kein anderes Fahrzeug sehen. Bei stärkerem Nebel sind Sie auf jede noch so winzige Information angewiesen, um Hindernissen bzw. andern Verkehrsteilnehmern rechtzeitig ausweichen zu können.
- Beugen Sie sich nicht über das Lenkrad, um nach vorn zu schauen. Sie sehen besser, wenn Sie entspannt in Ihrer normalen Fahrhaltung sitzen.

Wie man sich richtig im Verkehr bewegt

- Versuchen Sie, am seitlichen Bordstein oder am äußeren Fahrbahnrand entlangzufahren. Wenn Sie einen Beifahrer haben, bitten Sie ihn, Sie über den Abstand zum Straßenrand auf dem laufenden zu halten.
- Eine andere Möglichkeit besteht darin, daß man sich an reflektierenden Markierungen orientiert, die etwa auf der Fahrbahnmitte angebracht sind. Aber fahren Sie nicht auf dem Mittelstreifen, sonst könnten Sie mit entgegenkommenden Fahrzeugen zusammenstoßen.
- Fahren Sie nicht zu dicht auf das vor Ihnen fahrende Fahrzeug auf. Bei der verminderten Sicht bemerken Sie sonst nicht rechtzeitig, wenn Ihr Vordermann plötzlich zu einer Notbremsung gezwungen sein sollte. Kalkulieren Sie für das Bremsen eine längere Reaktionszeit als unter normalen Bedingungen ein.
- Denken Sie daran, daß Nebel die Straßenoberfläche noch schlüpfriger macht als Regen. Deshalb verlängern sich auch die Bremswege.
- Hüten Sie sich davor, einfach blindlings den Schlußlichtern vor Ihnen zu folgen. Wenn der Fahrer vor Ihnen in Schwierigkeiten gerät, könnte es Ihnen schnell genauso ergehen. Fahren Sie deshalb unabhängig.
- Überholen Sie nur dann, wenn Sie hinsichtlich der Situation völlig sicher sein können. Das Fahrzeug vor Ihnen, insbesondere wenn es ein größeres ist, schiebt den Nebel beiseite und erweckt bei Ihnen den Eindruck, der Nebel wäre dünner, als er in Wirklichkeit ist.
- Wenn Sie überholen wollen oder an einem stehenden Fahrzeug vorbeifahren müssen, warnen Sie andere ausgiebig mit der normalen Hupe oder der Lichthupe.
- Biegen Sie nur mit äußerster Vorsicht links ab. Geben Sie lange vorher Zeichen, und beugen Sie sich aus dem Fenster, um entgegenkommenden Verkehr rechtzeitig vor dem Abbiegen zu hören oder zu sehen.
- Wenn vor Ihnen ein großes Fahrzeug fährt, folgen Sie ihm in sicherem Abstand. In seiner hochgelegenen Kabine hat der Fahrer einen besseren Überblick über die Straße. Er kann – im Gegensatz zu Ihnen – über den schlimmsten Bodennebel hinwegsehen.
- Wenn Sie bei Nebel anhalten müssen, versuchen Sie, neben der Straße zu parken. Falls Sie gezwungen sind, auf der Fahrbahn oder dem Seitenstreifen der Autobahn anzuhalten, schalten Sie die Warnblinkanlage ein.
- Bei einem längeren Aufenthalt setzen Sie zusätzlich das Warndreieck ein. Stellen Sie es weit genug von Ihrem Fahrzeug entfernt auf. Es sollte ca. 100 m hinter dem Fahrzeug am Straßenrand stehen. Wenn Sie sich auf dem Seitenstreifen der Autobahn befinden, sollte der Abstand 200 m betragen.

Eine überflutete Straße befahren

Überflutungen von Straßen sind gar nicht so selten. Immer wieder führt ein größeres Unwetter zu einer Überschwemmung.

Wenn Sie eine überflutete Straße durchqueren wollen, beachten Sie folgendes:

- Prüfen Sie zunächst die Wassertiefe. Durchfährt vor Ihnen ein Pkw die überschwemmte Stelle, haben Sie ein unmittelbares Bild von der Lage. Ansonsten inspizieren Sie die Umgebung. Beispielsweise prüfen Sie, ob der Bürgersteig noch zu sehen ist oder wie hoch das Wasser am Gartenzaun steht.
- Gibt Ihnen das noch keinen sicheren Eindruck, dann hilft nur noch Aussteigen und Ausprobieren.
- Wenn Sie die überschwemmte Stelle überqueren, fahren Sie sehr langsam. Andernfalls könnte zuviel Wasser in den Motorraum gelangen, so daß die Zündung unterbrochen würde und das Fahrzeug liegenbliebe. Oder schlimmer noch, der Motor könnte Wasser ansaugen und schweren Schaden nehmen.
- Wenn bei der Durchquerung der Auspuff unter die Wasseroberfläche gelangt, geben Sie mehr Gas, und fahren Sie mit schleifender Kupplung. Auf diese Weise verhindert der Druck der Abgase, daß Wasser in den Auspuff eindringt.
- Wenn Sie die überschwemmte Stelle durchfahren haben, überprüfen Sie Ihre Bremsen. Wenn dort Wasser eingedrungen ist, legen Sie sie so trocken: Wählen Sie eine niedrige Geschwindigkeit, betätigen Sie mit dem linken Fuß das Bremspedal, und geben Sie mit dem rechten gleichzeitig Gas, so daß der Motor nicht abstirbt. Auf diese Weise entsteht in den Bremsen Reibungshitze; das eingedrungene Wasser verdampft.
- Überzeugen Sie sich davon, daß die Bremsen nun nicht etwa einseitig ziehen. Andernfalls suchen Sie sofort eine Werkstatt auf.

AQUAPLANING – WAS TUN?

Von Aquaplaning spricht man dann, wenn die Räder eines Fahrzeugs auf regennasser Fahrbahn den Bodenkontakt verloren haben, so daß weder die Bremsen noch die Lenkung eine Wirkung haben. Dies kann überall dort eintreten, wo Regenwasser nicht schnell genug abläuft, z. B. auf nur schwach geneigten Autobahnspuren mit Fahrrillen.

Bei Pkw mit Frontantrieb erkennen Sie eine Aquaplaning-Situation daran, daß der Motor aufheult: Sobald der Bodenkontakt verlorengeht, drehen die Antriebsräder durch. Unabhängig von der Antriebsart fühlt sich bei allen Pkw die Lenkung plötzlich leichtgängig an.

- Wenn Aquaplaning eintritt, machen Sie keine Steuerausschläge, und bremsen Sie nicht. Halten Sie vielmehr das Lenkrad auf Geradeausfahrt. Nehmen Sie langsam das Gas zurück. Drücken Sie gleichzeitig die Kupplung, und warten Sie so ab, bis Sie wieder festen Boden unter den Rädern haben.
- Beugen Sie dem Aquaplaning vor, indem Sie bei den Reifen auf eine Profiltiefe von mindestens 4 mm achten.
- Fahren Sie bei regnerischem Wetter möglichst nicht schneller als 80 km/h.

Auto und Verkehr

Fahrt durchs Wasser
Fahren Sie im niedrigen Gang, aber mit etwas höherdrehendem Motor. So verhindert der Druck der Abgase, daß Wasser in den Auspuff kommt.

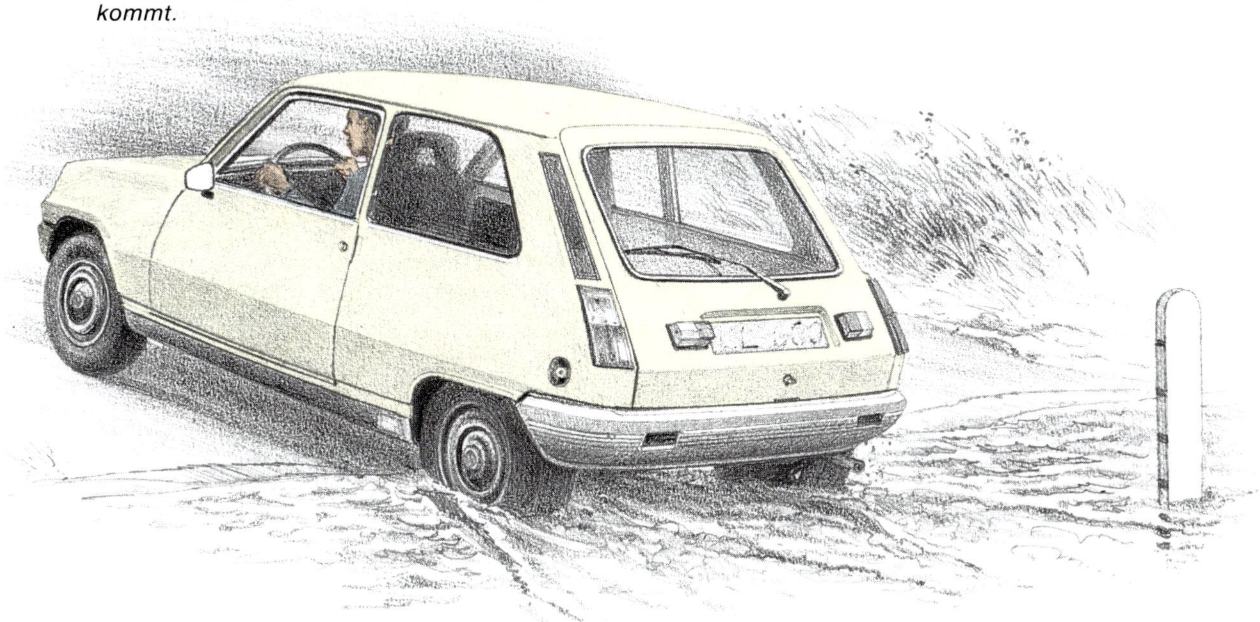

Wenn man im Winter festsitzt

Wenn man bei Schnee oder Eis anhalten muß, ist es oft schwierig, wieder anzufahren, da die Reifen häufig keinen ausreichenden Kontakt zur Fahrbahn bekommen. Besonders leicht gerät man in diese Lage, wenn man an einer Steigung anhält. Was macht man dann? Die im folgenden beschriebene Technik des Anfahrens auf Schnee gilt auch für Schlamm und Sand.

Anfahren auf festem Schnee oder auf Eis

- Versuchen Sie nicht, durch starkes Gasgeben loszukommen. Die Räder drehen dann durch und pressen den Schnee zusammen, oder sie graben sich ein. Schließlich kann sich Schnee im Reifenprofil festsetzen und damit die Bodenhaftung der Räder noch weiter herabsetzen.
- Achten Sie darauf, daß die Räder gerade stehen. Dann greift das Profil am besten.
- Besorgen Sie sich Material, das Sie unter die Antriebsräder legen können, um den Bodenkontakt zu verbessern. Geeignet sind z. B. Kies, Sackleinwand, Zweige oder eine Bodenmatte aus dem Auto.

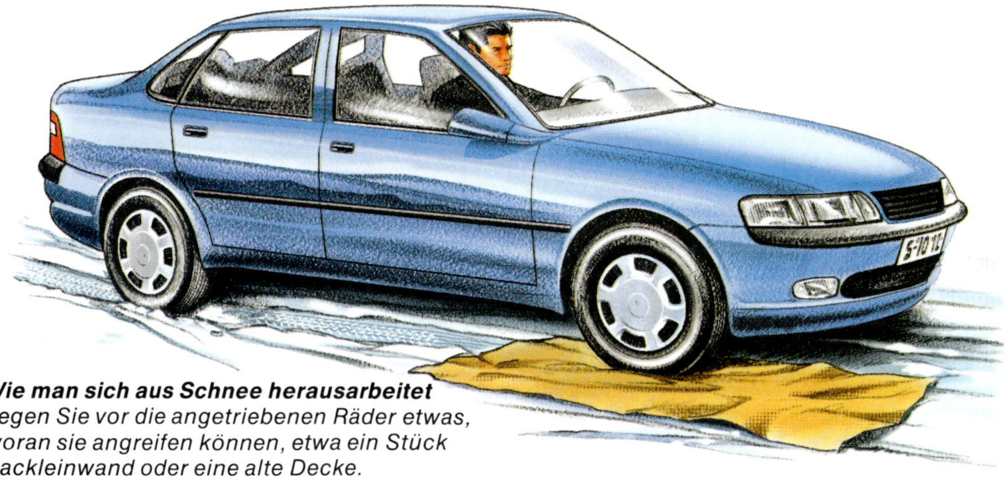

Wie man sich aus Schnee herausarbeitet
Legen Sie vor die angetriebenen Räder etwas, woran sie angreifen können, etwa ein Stück Sackleinwand oder eine alte Decke.

FAHREN AUF SCHNEE UND EIS

- Fahren Sie langsam, denn auf Schnee und Eis ist der Bremsweg sehr viel länger als auf einer normalen Fahrbahn. Er kann sich auf das Zehnfache erhöhen.
- Fahren Sie auch bei geringer Geschwindigkeit in einem möglichst hohen Gang. So vermindern Sie das Drehmoment – d. h. die Kraft, die auf die Räder einwirkt – und damit das Risiko, daß die Räder durchdrehen.
- Halten Sie zu vorausfahrenden Fahrzeugen genügend Abstand, so daß Sie ausreichend Platz zum Bremsen haben.
- Bremsen und beschleunigen Sie äußerst behutsam.
- Bremsen und lenken Sie nie gleichzeitig. Denn die Räder können jeweils nur entweder die volle Bremskraft oder die volle Lenkkraft übertragen.
- Tippen Sie – sofern Sie genügend Platz haben und nicht zu einer Not-Blockierbremsung gezwungen sind – nur jeweils kurz auf die Bremse. So verhindern Sie, daß die Räder blockieren. Überdies sind die an- und ausgehenden Bremslichter für den Wagen hinter Ihnen ein Warnzeichen.
- Bremsen Sie nicht, indem Sie herunterschalten! Dies könnte dazu führen, daß die Räder blockieren und der Wagen ins Rutschen gerät.
- Vermeiden Sie tunlichst, im Verlauf einer Steigung zu schalten oder anzuhalten. Wenn möglich, warten Sie lieber am Beginn der Steigung, bis Sie ohne Unterbrechung durchfahren können.
- Fahren Sie eine Gefällstrecke sehr langsam und in einem niedrigen Gang hinunter. Bremsen Sie, wenn überhaupt, behutsam.
- In schneereichen Gebieten verwenden Sie Schneeketten, oder Sie legen etwas vor die Räder, damit sie besser greifen.

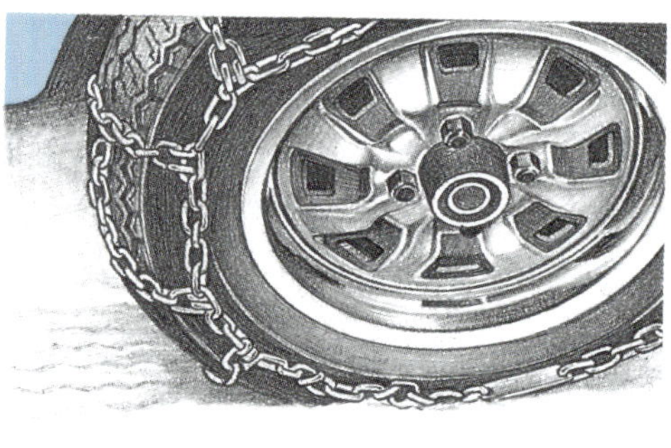

Griffiger durch Ketten
Schneeketten, die man auf die Reifen montiert, machen diese auf schneebedeckten Straßen griffiger.

- Starten Sie im zweiten Gang. Dann gelangt weniger Kraft (Drehmoment) an die Räder, und diese drehen nicht so schnell durch.
- Geben Sie wenig Gas – nur gerade so viel, daß sich der Wagen langsam vorwärts bewegt. Lassen Sie die Kupplung schleifen, so daß der Motor nicht abstirbt.
- Wenn Sie Mitfahrer haben, können diese helfen und schieben, während Sie anfahren. Am wirkungsvollsten setzt man seine Kraft ein, wenn man sich mit der Schulter gegen den Türholm stemmt. Ebenfalls besonders wirksam ist es, sich mit dem Rücken gegen das Fahrzeugheck zu stemmen und dabei den Wagen fest anzupacken, z. B. an der Stoßstange.
- Falls Sie Ihre Mitfahrer nicht zum Schieben benötigen, bitten Sie sie, beiseite zu gehen, so daß der Wagen nicht auf sie zurollen oder -rutschen kann.
- Sobald Sie mit Ihrem Fahrzeug losgekommen sind, halten Sie nicht gleich an, um Mitfahrer aufzunehmen. Schalten Sie auch nicht, ehe Sie griffigeren und ebeneren Untergrund erreicht haben.

Wie man aus tiefem Schnee herauskommt
Manchmal ist es möglich, den Wagen aus 30 cm tiefem Schnee durch abwechselndes Vor- und Rückwärtsfahren „herauszuschaukeln".

- Versuchen Sie zunächst, ein Stück vorwärts zu kommen. Sie legen den ersten Gang ein; dann fahren Sie behutsam an und fahren so lange vorwärts, bis die Räder durchzudrehen beginnen. Dabei lassen Sie die Kupplung schleifen, so daß der Motor nicht abstirbt.
- Während Sie anschließend in den Rückwärtsgang schalten, beginnt Ihr Wagen, wieder in die Ausgangsposition zurückzurollen. Sie unterstützen diese Bewegung und fahren über den Punkt, an dem Sie steckengeblieben sind, hinaus rückwärts – wiederum bis die Räder durchdrehen. Wenn Sie das ganze Manöver oft genug wiederholen, schaffen Sie sich eine Spur, auf der Sie dann einen regelrechten Anlauf nehmen können und aus dem tiefen Schnee herausgelangen.
- Wenn diese Methode nicht funktioniert, schaufeln Sie den Schnee vor allen vier Rädern weg, und wenden Sie dann die weiter oben beschriebene Technik des Anfahrens auf festem Schnee oder Eis an.

Wann droht Eisbildung auf der Straße?
Temperaturen um den Nullpunkt sind immer kritisch. Getauter Schnee oder aufgeweichtes Eis kann dann schnell wieder frieren. Verlassen Sie sich nicht auf das Thermometer. Es treten örtliche Temperaturschwankungen von mehreren Grad auf. Fahren Sie bei solcher Witterung besonders vorsichtig.

Probleme kündigen sich aber auch dann an, wenn es nach längeren Frostperioden regnet oder wenn geringe Fahrbahntemperaturen mit Nebel, Reif oder hoher Luftfeuchtigkeit zusammentreffen. Horchen Sie in solchen Fällen auf leiser werdende Reifenrollgeräusche. Sie kündigen oft den Übergang zu Eis an. Öffnen Sie das Fenster, und stellen Sie das Autoradio ab. So hören Sie am besten, ob die Reifen normal klingen oder beinahe lautlos rollen.

Auch eine weicher werdende Lenkung sowie eine verminderte Haftung der Räder sind verläßliche Hinweise darauf, daß sich auf der Straße Eis bildet. Kristalle auf Straßenschildern stellen ebenfalls eine Warnung dar.

Verlassen Sie sich nicht allein auf Glatteisschilder. Sie stehen nicht überall dort, wo mit Glatteis zu rechnen ist. Gefährliche Stellen, sind Wälder, Alleen, Straßenkuppen und Geländeeinschnitte, Unterführungen, Brücken und dort, wo Gewässer in der Nähe sind.

DIE RICHTIGE WINTERBEREIFUNG

Für sicheres Fahren im Winter sind gute Reifen sehr wichtig. Für welchen Typ man sich entscheidet, hängt letztlich davon ab, wo und wohin man fahren möchte.

- Sommerreifen kann man in der kalten Jahreszeit nur dann benutzen, wenn sie gute Wintereigenschaften aufweisen und wenn man in schneearmen Gegenden fährt.
- Winterreifen sind wegen ihres besonderen Profils Sommerreifen bei Neuschnee und Matsch überlegen: Sie stellen einen besseren Kontakt zur Fahrbahn her und empfehlen sich, wenn Sie häufiger in schneereichen Gegenden unterwegs sind oder Strecken befahren, für die eine Winterausrüstung empfohlen wird, können Sie M & S-Reifen verwenden. Diese Ganzjahresreifen stellen einen Kompromiß dar. Ihre Anschaffung hilft Kosten sparen. Man darf mit ihnen auch Straßen benutzen, für die Winterreifen vorgeschrieben sind.
- Achten Sie besonders im Winter auf die Profiltiefe; sie sollte mindestens 4 mm betragen. Dann können sich Reifen und Untergrund gut miteinander verbinden.
- Vernachlässigen Sie nicht den Luftdruck in den Reifen. Niedriger Luftdruck ist im Winter gefährlich. Dann bleibt Schmutz im Profil der Reifen stecken, und die Folge ist ein verringertes Haftvermögen. Zudem besteht die Gefahr, daß durch Walken Schäden am Reifen entstehen. Radialreifen mit breiten Rillen greifen auf Schnee besser, wenn der Reifendruck etwas höher ist als normal.
- Auf einer Achse Sommer- und auf der andern Winterreifen zu montieren ist zwar gesetzlich erlaubt, machen Sie aber von dieser Möglichkeit trotzdem keinen Gebrauch. Sie könnten sonst in heikle Fahrsituationen kommen.

Wenn das Fahrzeug ins Wasser stürzt

Daß jemand mit einem Fahrzeug von der Straße abkommt und in ein tiefes Gewässer stürzt, kommt gar nicht so selten vor. Dann hilft nur noch schnelles Handeln.

Lange Zeit war man der Meinung, in einem solchen Fall halte sich im Fahrzeug noch eine ganze Weile eine Luftblase, in der man überleben könne. Es galt die Empfehlung: bei geschlossenen Fenstern in der Luftblase ausharren, bis durch das eindringende Wasser ein Druckausgleich stattgefunden hat. Dann unter Wasser die Türen öffnen, aussteigen und nach oben schwimmen. Neuere Versuche haben aber ergeben, daß dieser Rat mit der Wirklichkeit nicht übereinstimmt. Eine Luftblase bildet sich gar nicht. Wenn ein Kraftfahrzeug ins Wasser stürzt, spielt sich vielmehr folgendes ab:

- Je nach der ursprünglichen Geschwindigkeit des Fahrzeugs, der Fallhöhe und dem Aufschlagwinkel prallt das Fahrzeug mehr oder weniger hart auf die Wasseroberfläche auf und taucht dann tiefer oder nur ein Stück weit ein.
- In der nächsten Phase schwimmt es – außer bei bestimmten schweren Unfällen – auf dem Wasser, meist sogar aufrecht, also mit den Rädern nach unten. Einige Minuten lang bleibt es an der Wasseroberfläche.
- Schließlich beginnt das Fahrzeug zu sinken. Durch Löcher und Spalten in der Karosserie dringt Wasser ein. Autos, die den Motor vorn haben, neigen sich dabei, gezogen vom Gewicht des Motors, vornüber; Wagen mit Heckmotor kippen nach hinten.
- Während das Fahrzeug sinkt, können völlig unberechenbare Dreh- und Trudelbewegungen eintreten. Ihr Ausmaß hängt von der Tiefe des Gewässers und von der vorhandenen Strömung ab.
- Meist trifft der Wagen infolge des Motorgewichts senkrecht auf dem Grund auf und kippt dann auf das Dach, oder er wird, trudelnd und sich überschlagend, von der Strömung weitergespült. Die Insassen verlieren dabei leicht die Orientierung und können kaum noch sinnvoll handeln.
- Im Fahrzeuginnern bildet sich keine nutzbare Luftblase. Die restliche Luft sammelt sich allenfalls im Kofferraum und kann somit den Insassen nicht helfen.

Wie verhält man sich?

Was können Sie also tun, falls Sie einmal mit Ihrem Wagen in ein Gewässer stürzen?

- Lösen Sie den Sicherheitsgurt, und verlassen Sie das Fahrzeug so schnell wie möglich.

Gleichzeitig aussteigen

Befinden sich im Wagen zwei Personen, so steigen sie gleichzeitig durch die Fenster aus. Auf diese Weise bleibt der Wagen im Gleichgewicht; das Wasser schwappt deshalb nicht einseitig durch eines der geöffneten Fenster, und der Wagen bleibt länger schwimmfähig.

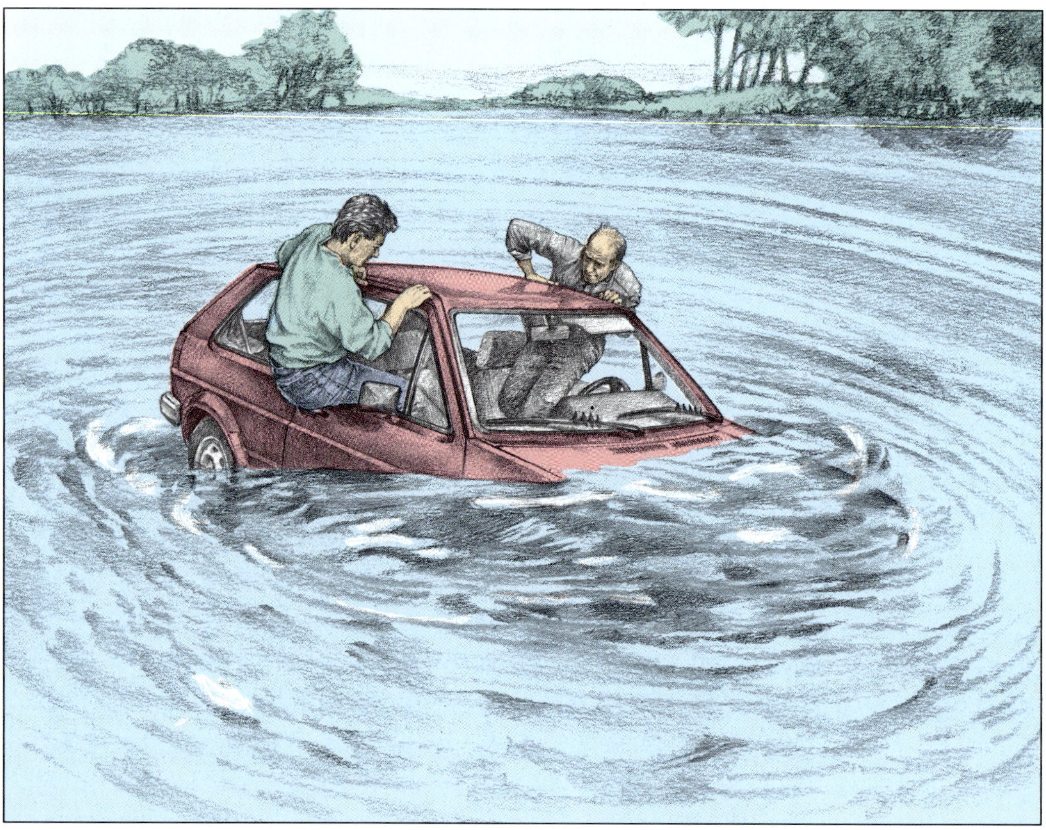

- Der sicherste Weg führt durchs Fenster oder – wenn möglich – durch das Dach. Kurbeln Sie also die Fenster herunter, und öffnen Sie – soweit vorhanden – das Schiebedach oder Verdeck.
- Wenn niemand hinten sitzt, schieben Sie den Sitz zurück und stellen die Lehne flach. Knien Sie sich auf den Sitz, oder gehen Sie in die Hocke. Klettern Sie mit dem Kopf voraus aus dem Wagen. Wenn zwei Insassen da sind, steigen Sie gleichzeitig aus.
- Falls niemand auf der Rückbank sitzt, können Sie auch versuchen, durch die Tür zu entkommen. Zumindest anfangs läßt sie sich in der Regel noch leicht öffnen. Wenn Sie sich dagegenstemmen, schaffen Sie es auch dann noch, wenn der Wagen schon zur Hälfte im Wasser versunken ist.
- Sitzt jedoch jemand hinten, steigen Sie nicht durch die Tür aus. Das Wasser würde sonst im Wagen sehr schnell ansteigen und Ihren Mitfahrern nur noch äußerst wenig Zeit lassen, freizukommen.
- In zweitürigen Fahrzeugen mit Rückfenstern, die sich nicht öffnen lassen, sind die Insassen auf den Rücksitzen in besonders großer Gefahr. Die vorn sitzenden Personen schlüpfen dann sofort durch die heruntergekurbelten Fenster aus dem Fahrzeug. Anschließend klettern die hinten sitzenden Insassen nach vorn und verlassen das Fahrzeug auf dem gleichen Weg.
- Ist dies nicht mehr möglich, zertrümmern sie mit aller Kraft, z. B. mit einem Schuh, eines der hinteren Fenster.
- Ob Sie nun vorn oder hinten sitzen – helfen Sie den andern. Ziehen und schieben Sie, damit alle schnell durch die Seitenfenster hinauskommen. Sorgen Sie dafür, daß alle Insassen das Fahrzeug möglichst gleichzeitig verlassen.
- Falls Sie erst dazu kommen, sich zu befreien, wenn das Fahrzeug bereits ein Stück weit gesunken ist, verfahren Sie folgendermaßen: Holen Sie tief Luft, öffnen Sie das Fenster, und halten Sie sich am Türrahmen fest, bis der Wasserstand ausgeglichen ist. Lassen Sie sich nicht vom entgegenströmenden Wasserschwall beeindrucken. Ziehen Sie sich dann durch das offene Fenster nach draußen.
- Schwimmen Sie sofort vom Wagen weg, damit Sie nicht mit ihm in die Tiefe gerissen werden.
- In seichtem Wasser kann ein Nichtschwimmer sich eventuell auf das Fahrzeugdach stellen. Oder er kann sich möglicherweise am noch schwimmenden Fahrzeug so lange festhalten, bis Hilfe kommt.

Einer allein steigt aus
Sind Sie allein im Wagen, verlassen Sie ihn am besten auf die hier gezeigte Weise: mit dem Kopf nach unten durch das Fenster. Das Auto schwimmt dann noch eine ganze Weile. Anfangs kann man auch die Tür noch öffnen. Allerdings geht dann der Wagen schneller unter.

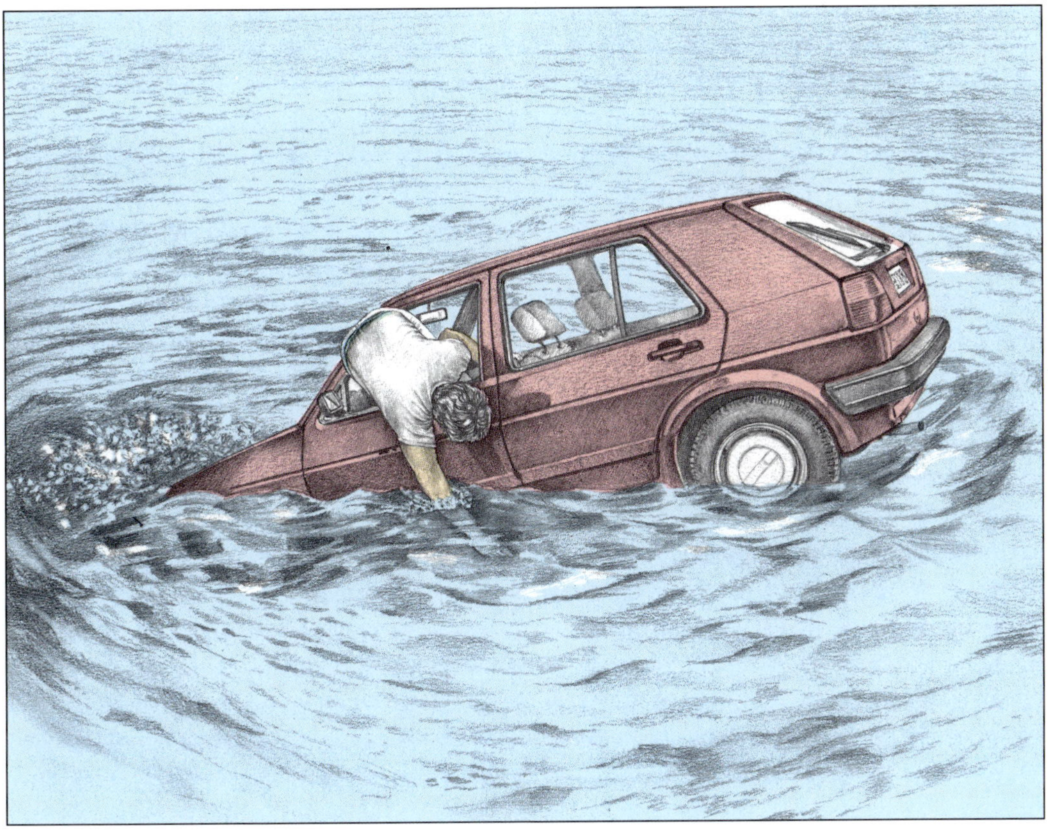

Müdigkeit am Steuer

Wenn Sie merken, daß Sie anfangen, beim Fahren einzunicken, müssen Sie sofort etwas unternehmen. Sie müssen sich wieder so weit fit machen, daß Sie Ihr Fahrzeug zu einem sicheren Parkplatz bringen und sich dann richtig wach machen können.

Warnende Anzeichen
In einem warmen Fahrzeug lange unterwegs zu sein – besonders auf breiten, geraden Strecken wie z. B. auf Autobahnen – kann gefährlicher sein als das Fahren auf verkehrsreichen städtischen Straßen. Muß man nicht besonders stark aufpassen, so ist man möglicherweise versucht, Tagträumen nachzuhängen. Und die Straße, die in immer gleicher Weise an einem vorbeizieht, kann eine hypnotische Wirkung haben, so daß man schließlich in einen Zustand gerät, der einer Trance nicht unähnlich ist. Da Müdigkeit nur langsam zunimmt, läßt sich oft nur schwer sagen, wann sie einen gefährlichen Grad erreicht.

Im folgenden sind die Symptome aufgeführt, auf die man achten muß. Wenn Sie eines davon an sich bemerken, handeln Sie sofort.

- Man muß ständig gähnen.
- Die Augen fühlen sich schwer an und sind nur mühsam offenzuhalten.
- Konzentrationsprobleme, besonders auf einer eintönigen Strecke.
- Man stellt auf einmal fest, daß man keine Erinnerung an die letzten gefahrenen Kilometer hat.
- Ein krampfhafter Ruck, der einen gerade noch vor dem Einschlafen bewahrt.
- Der Wagen läuft aus der Spur, und man muß die Lenkung eiligst korrigieren.
- Man muß auf einmal schnell reagieren, um einer Gefahr zu entgehen, die man zunächst gar nicht bemerkt hatte.

Was tut man gegen die Müdigkeit?
Wenn Sie bemerken, daß Sie müde werden, handeln Sie folgendermaßen:

- Fahren Sie möglichst rasch von der Straße herunter. Stellen Sie Ihren Wagen auf einen sicheren Parkplatz. Bleiben Sie nicht auf dem Seitenstreifen der Autobahn stehen. Dieser ist nur für Notfälle vorgesehen, z. B. für den Fall, daß jemand eine Panne hat.
- Fahren Sie bis dahin langsam.
- Richten Sie den kühlen Luftstrom der Lüftung auf Ihr Gesicht.
- Lecken Sie an Ihrem Finger, und befeuchten Sie Ihre Stirn sowie Ihre Augenlider, besonders in den inneren Augenwinkeln. Lassen Sie dann Luft gegen Ihr Gesicht blasen. Die Verdunstungskälte wird Ihnen guttun.
- Kurbeln Sie das Fenster herunter, wenn die Straße ruhig und das Wetter trocken ist. Lassen Sie jedoch auf einer Schnellstraße oder einer Straße mit viel Verkehr die Luft nur immer kurze Zeit einströmen, da der stärkere Lärm Ihre Müdigkeit verstärkt.
- Atmen Sie tief ein; kneifen Sie Ihre Lippen zusammen, und atmen Sie dann sehr langsam aus.
- Bitten Sie Ihre Mitfahrer, sich mit Ihnen zu unterhalten.
- Lassen Sie das Radio oder den Kassettenrecorder nur dann laufen, wenn gerade etwas kommt, was Ihren Zustand positiv beeinflußt. Es gibt Musik, die einschläfert; andere Musik wirkt aufreizend oder anregend.

WIE MAN SICH AUF EINER LÄNGEREN FAHRT VERHÄLT

- Trinken Sie vor der Abfahrt keinen Alkohol. Nehmen Sie Medikamente nur nach Rücksprache mit dem Arzt ein.
- Essen Sie vor einer längeren Fahrt nichts Schweres. Die Verdauungsvorgänge machen müde.
- Fahren Sie andererseits nicht mit leerem Magen los. Nehmen Sie vor einer langen Reise eine leichte Mahlzeit ein.
- Treten Sie eine lange Reise ausgeschlafen an.
- Wenn Sie vorhaben, nachts zu fahren, sorgen Sie dafür, daß Sie vorab mindestens drei Stunden Schlaf bekommen.
- Wenn Sie bei grellem Sonnenschein fahren, setzen Sie eine Sonnenbrille auf. Starkes Licht strengt die Augen zusätzlich an und trägt damit zur Ermüdung bei.
- Wenn Sie in dichtem Verkehr mit dem Wagen einmal eine Weile stehen müssen, nutzen Sie die Zeit dazu, Ihre Glieder zu bewegen. Krümmen Sie die Zehen; lassen Sie die Hände in den Handgelenken kreisen; strecken Sie die Schultern und den Hals. Dies alles fördert die Blutzirkulation und vermindert die Langeweile.
- Wechseln Sie sich auf einer langen Reise mit Ihrem Mitfahrer am Steuer ab.
- Legen Sie bei einer langen Reise regelmäßig Pausen ein. Zuerst mindestens alle zwei Stunden eine etwa halbstündige Pause; nach längerer Fahrt halten Sie stündlich mindestens zehn Minuten an.
- Machen Sie während einer Pause auch einmal ein Nickerchen. Verlassen Sie in jedem Fall Ihr Fahrzeug, und gehen Sie umher, um die verkrampften Glieder ein wenig zu lösen und den Kreislauf wieder in Schwung zu bringen. Auch ein heißes Getränk kann wohltuend wirken.
- Ziehen Sie bei einem kurzen Aufenthalt einmal Ihre Schuhe und Socken einen Augenblick aus. Wenn man die Füße entspannt und kühlt, so trägt das offenbar dazu bei, daß man einen klaren Kopf behält.

Urlaubsfahrt mit vermindertem Risiko

Längere Reisen mit dem Auto sind immer mit einem gewissen Risiko verbunden. Man kann sich viel Ärger und Kummer ersparen, wenn man sich auf eine solche Fahrt gut vorbereitet und auch für einen Notfall gewappnet ist.

Das richtige Beladen des Wagens
In Kombiwagen sind zum Teil Zuladungen von mehr als 500 kg erlaubt. Nicht jeder weiß aber, daß schon eine Ladung mit einem Gewicht von 50–100 kg, die ins Rutschen gerät, einen Insassen erdrücken kann.
- Verstauen Sie deshalb Ihre Sachen sorgfältig. Was nicht in den Kofferraum hineingeht, packen Sie am besten in den Fußraum zwischen den Vorder- und Rücksitzen.
- Halten Sie die hintere Ablage frei. Bei einem Unfall könnten Sie sonst von einem Gegenstand, der dort gelegen hatte, mit großer Wucht getroffen und verletzt werden.
- Sperrige Güter, insbesondere Sportgeräte, z. B. Skier oder ein Surfbrett, gehören in der Regel aufs Dach. Verwenden Sie dabei den Träger, der für Ihren Fahrzeugtyp vorgesehen ist. Im Fahrzeug könnten sich Ihre Sportgeräte bei einem Aufprall in gefährliche Geschosse verwandeln.
- Bedenken Sie, daß sich durch die Dachlast das Fahrverhalten des Wagens stark verändert. Dies gilt insbesondere für das Bremsen und für Kurvenfahrten. Deshalb sollten Sie unbedingt mit dem beladenen Wagen probefahren.

Die richtige Einteilung der Fahrzeit
Der menschliche Körper funktioniert in einem bestimmten Rhythmus. Dadurch ist auch festgelegt, wann Sie gut in Form und wann Sie müde sind.
- Fahren Sie nie unmittelbar nach der Arbeit los. Selbst wenn Sie anfangs flott vorankommen, werden Sie nicht lange durchhalten; die Konzentration läßt nach.
- Ab 22 Uhr setzt ein Leistungstief ein. Der Blutdruck sinkt; die Müdigkeit steigt. Erst zwischen drei und vier Uhr morgens geht es wieder aufwärts. Fahren Sie frühestens dann los.
- Machen Sie mindestens nach zwei Stunden Fahrt eine Pause. Spätestens nach vier bis fünf Stunden brauchen Sie eine größere Unterbrechung, Sie können dann eine Mahlzeit einnehmen.
- Für alle Pausen gilt: Aussteigen und sich bewegen. Autotüren öffnen und das Fahrzeug durchlüften.

Richtige Ernährung
Vernünftige Ernährung trägt zum Wohlbefinden und damit zur Fahrsicherheit bei.
- Trinken Sie vor und während der Fahrt nicht übermäßig. Sie belasten sonst den Kreislauf zu sehr.
- Lieber öfter wenig als einmal viel essen. Legen Sie gelegentlich Zwischenmahlzeiten ein.
- Achten Sie auf leichte Ernährung. Bevorzugen Sie eiweißreiche, fettarme Kost. Günstig sind z. B. Vollkornbrot, Müsli, Salate, Reisgerichte oder Eierspeisen. Solches Essen sollten Sie bereits vor der Abfahrt zu sich nehmen, erst recht aber unterwegs. Schwere Kost liegt Ihnen im Magen und fördert Konzentrationsschwäche, Müdigkeit und Unwohlsein.

Kinder im Auto
Kinder müssen im Auto sicher untergebracht werden, damit sie im Ernstfall geschützt sind.
- Für Babys gibt es spezielle Körbe oder Wannen, die guten Schutz bieten. Wichtig ist, daß sie eine Bezugsperson spüren, die sich mit ihnen befaßt. (Je ruhiger es im Wagen zugeht, um so konzentrierter kann man fahren.)
- Ältere Kinder bis zu vier Jahren sind in Kindersitzen sicher und bequem untergebracht. Unterhalten Sie sie, wenn Sie Beifahrer sind.
- Für größere Kinder bis zu zwölf Jahren bietet der Fachhandel besondere Vorrichtungen an: Kindergurte, Polstertische, Sitzkissen, Rückhaltepolster und anderes.
- Betätigen Sie stets die Kindersicherungen an den hinteren Türen. Ziehen Sie immer die Handbremse an, wenn Sie parken, und vergessen Sie nie, vorsorglich den Zündschlüssel abzuziehen.

Wenn man abgeschleppt werden muß
Niemand ist dagegen gefeit, daß sein Fahrzeug einmal liegenbleibt. Seien Sie auf einen solchen Fall vorbereitet.
- Führen Sie stets ein Abschleppseil mit. Stahl hält mehr aus; Kunststoffseile sind jedoch biegsamer und leichter zu handhaben.
- Der lichte Abstand zwischen den Fahrzeugen darf höchstens 5 m betragen; das Abschleppseil muß im Gebrauch gekennzeichnet sein, z. B. durch einen roten Lappen.
- Das Seil soll zwischen den beiden Fahrzeugen, dem schleppenden und dem abgeschleppten, möglichst gerade und waagrecht verlaufen, ohne irgendwo zu scheuern.
- Die Fahrer der beiden Fahrzeuge verständigen sich vorab auf eine Zeichensprache. Besonders wichtig sind Zeichen für Bremsen, Halten und Fahrtrichtungsänderung.
- An beiden Fahrzeugen muß die Warnblinkanlage eingeschaltet sein.
- Schalten Sie die Zündung ein, damit das Lenkradschloß entriegelt wird und die Bremse, Hupe und die Bremslichter funktionieren.
- Stellen Sie das Warndreieck in das Heckfenster des abgeschleppten Fahrzeugs.
- Beim Anfahren sollte man ruckartige Manöver vermeiden. Sorgen Sie dafür, daß das Seil beim Schleppen stets straff ist. Durch sanftes Bremsen gelingt dies dem Lenker des geschleppten Fahrzeugs selbst bei leichteren Gefällstrecken.
- Ein Fahrzeug, das nicht mehr bremsfähig ist oder bei dem die Lenkung oder Beleuchtung nicht mehr funktioniert, darf nicht geschleppt werden.
- Fahrzeuge sollten nicht über größere Strecken, d. h. in der Regel nicht weiter als 50 km, abgeschleppt werden. Die Höchstgeschwindigkeit richtet sich nach den Verkehrsverhältnissen, dem Wetter usw.

Das Auto brennt

Ein Fahrzeugbrand muß schnell gelöscht werden, besonders bei Fahrzeugen mit Benzinmotoren, weil die Gefahr besteht, daß sich die Benzindämpfe entzünden und der Benzintank explodiert.

- Sobald Sie Rauch oder Flammen bemerken, schalten Sie die Zündung aus. Drehen Sie aber den Zündschlüssel keinesfalls so weit zurück, daß das Lenkradschloß verriegelt wird.
- Falls der Wagen noch fährt, lenken Sie an den Straßenrand und halten dort an.
- Veranlassen Sie alle Mitfahrer, sofort auszusteigen und sich zu entfernen.
- Sofern dazu noch die Möglichkeit besteht, ziehen Sie die Kabel von der Batterie ab. Wenn es jedoch unter der Motorhaube bereits brennt, öffnen Sie diese nicht weit. Frischluft würde den Brand anfachen.
- Falls Sie keinen Feuerlöscher haben, versuchen Sie die Flammen mit einer normalen Decke, einer Bodenmatte aus Ihrem Fahrzeug oder mit anderm dickem Material zu ersticken. Die Decke darf aber keine Kunstfasern enthalten. Andernfalls würden sich, wenn die Decke Feuer fängt, giftige Dämpfe entwickeln.
- Werden Sie mit dem Brand nicht fertig, wählen Sie den Notruf 112 und verständigen die Feuerwehr. (Siehe S. 1.)

Der Gebrauch eines Feuerlöschers

- Falls der Brandherd sich unter der Motorhaube befindet, heben Sie den Deckel nur so weit an, daß Sie mit dem Löschstrahl durch den Spalt kommen.
- Richten Sie den Feuerlöscher direkt auf den Brandherd.
- Lassen Sie keine Stelle unbeachtet. Andernfalls kann das Feuer wieder aufleben.

RATSCHLÄGE ZUM FEUERLÖSCHER

- Kaufen Sie ein 2-kg-Gerät. Bei kleineren Modellen reicht der Inhalt oft nicht aus, einen Brand zu löschen.
- Befestigen Sie den Feuerlöscher an einer Stelle, wo Sie ihn leicht erreichen können.
- Bringen Sie an gut sichtbarer Stelle ein Hinweisschild an, wo sich der Feuerlöscher befindet. Dann wissen andere Personen im Notfall sofort Bescheid.
- Machen Sie sich und auch regelmäßige Mitfahrer mit dem Feuerlöscher vertraut. Im Ernstfall entscheiden Sekunden, und die Zeit zum Lesen der Gebrauchsanweisung fehlt dann oft.
- Lassen Sie den Feuerlöscher nach Gebrauch sofort wieder füllen. Das gilt auch dann, wenn das Gerät nur teilweise geleert wurde.
- Lassen Sie Ihren Feuerlöscher mindestens alle zwei Jahre überprüfen.

Panne auf dem Bahnübergang

Wenn Ihr Fahrzeug auf einem Bahnübergang liegenbleibt, denken Sie vor allem an die Sicherheit der Insassen – nicht an das Auto. Selbst wenn der Lokomotivführer Sie sieht, ist es unwahrscheinlich, daß er den Zug noch rechtzeitig zum Stehen bringen kann.

- Sehen Sie, wenn der Fall eintritt, grundsätzlich zu, daß sämtliche Insassen des Wagens so schnell wie möglich aussteigen und den Bereich des Bahnübergangs verlassen. Alle Personen müssen sich weit genug entfernen. Denn nach einem Zusammenstoß kann ein entgleister Zug sich noch weit über die Unfallstelle hinausbewegen. Überdies fliegen Trümmer dann oft mehr als 100 m weit.
- Wenn sich die Schranken gerade senken, dauert es meist noch zwei Minuten, bis der Zug kommt. Diese Zeit können Sie nutzen. Handeln Sie zügig; geraten Sie aber nicht in Panik.
- Wenn die Zeit noch ausreicht, schieben Sie das Auto weg. Schieben Sie nicht am Lenkrad oder an der Tür. Sie können Ihre Kraft besser einsetzen, wenn Sie sich mit der Schulter gegen den Türholm stemmen. Vergessen Sie nicht, zuvor die Handbremse zu lösen und den Gang herauszunehmen. Falls Sie zu zweit sind, tun Sie sich beim Schieben leichter, wenn Sie sich von hinten gegen den Wagen stemmen.
- Ein Fahrzeug mit Gangschaltung können Sie notfalls mit dem Anlasser fortbewegen. Legen Sie dazu den ersten Gang ein. Lösen Sie dann die Handbremse, lassen Sie die Kupplung los, und drehen Sie den Zündschlüssel. Sobald der Anlasser dreht, wird sich das Fahrzeug ruckend und hoppelnd in Bewegung setzen.
- An fernbedienten Schranken sind stets schwere Gegengewichte montiert; deshalb kann man die Schranken jederzeit mühelos hochdrücken. Wenn man sie dann losläßt, bleiben sie in der erreichten Stellung stehen.
- Wenn es Ihnen nicht gelingt, das Fahrzeug von den Schienen zu bekommen, verständigen Sie sofort die Bahn. Der Lokomotivführer und die Reisenden in dem sich nähernden Zug können bei einem Zusammenstoß ja ebenfalls verletzt werden.
- Letztes Mittel: Laufen Sie dem Zug entgegen. Schwenken Sie ein helles Kleidungsstück im Kreis. Achtung! Züge können aus beiden Richtungen kommen.
- Geben Sie, wenn es nicht mehr anders geht, Ihr Fahrzeug mit allem, was darin ist, auf.

Seien Sie auf Sicherheit bedacht

Immer wieder ereignen sich an Bahnübergängen schwere Unfälle, weil Autofahrer unvorsichtig oder leichtsinnig sind.

- Fahren Sie niemals, wenn die Schranken sich senken oder das rote Warnlicht zu blinken beginnt, „noch eben rasch" über die Geleise.
- Bleiben Sie, auch wenn alles ruhig aussieht, immer wachsam.
- Bleiben Sie niemals mit dem Wagen freiwillig auf einem Bahnübergang stehen – aus welchen Gründen auch immer.

Notreparaturen am Straßenrand

Wenn ein Auto irgendwo liegenbleibt, muß man meist den Pannendienst oder eine Werkstatt zur Hilfe heranziehen. In manchen Fällen lohnt es sich aber, selbst einige Tricks anzuwenden, die schon vielen Autofahrern die Weiterfahrt ermöglicht haben. Keinesfalls sollte man dann aber eine längere Reise fortsetzen, als ob nun alles in Ordnung wäre. Vielmehr kann eine solche Notreparatur nur dazu dienen, eine Weiterfahrt bis zur nahen Wohnung oder zu einer Werkstatt zu ermöglichen.

Wenn der Keilriemen gerissen ist

Wenn während der Fahrt plötzlich die Generatorlampe aufleuchtet, ist der Keilriemen gerissen; die Lichtmaschine lädt nicht mehr, und die Motorkühlung funktioniert nicht mehr. Diese Panne läßt sich dadurch vermeiden, daß man den Keilriemen bei jeder Motorinspektion kontrollieren läßt. Man sollte ihn überdies mindestens alle vier Jahre oder alle 80 000 km auswechseln – auch wenn er nicht beschädigt ist. Grundsätzlich führt man im Auto einen Ersatzkeilriemen mit.

- Wenn der Keilriemen nun aber doch einmal reißt – was dann? Auf keinen Fall sollten Sie eine Ersatzlösung erwägen, etwa mit Hilfe eines Nylonstrumpfes. Es bestünde dann die Gefahr, daß sich lose Teile in der Nockenwellensteuerung verklemmen, was wiederum einen Zahnriemen- oder Motorschaden nach sich ziehen könnte. Bei modernen Fahrzeugen leisten Keilriemen Schwerstarbeit, und ein Provisorium kann kaum funktionieren.
- Besser ist es, sofern kein Ersatzriemen und Werkzeug vorhanden sind, den Pannendienst eines Automobilclubs oder einer Werkstatt einzuschalten.
- Ist dies nicht möglich, kann man im Notfall vorsichtig auch ohne Keilriemen weiterfahren. Voraussetzung für eine solche bedingte Weiterfahrt ist, daß die Batterie gut geladen und der Motor vollständig abgekühlt ist. Die Wartezeit beträgt meist mehr als eine Stunde. Die Motorhaube bleibt zunächst geschlossen, damit nicht ein Temperaturschock eintritt. Vor der Weiterfahrt muß man auf jeden Fall die losen Teile des gerissenen Keilriemens entfernen.
- Die Fahrgeschwindigkeit sollte dann nicht mehr als 30 km/h betragen. Dabei behält man immer die Temperaturanzeige im Auge. Wird die Temperatur zu hoch, schaltet man den Motor sofort ab.
- Bei manchen Fahrzeugen kann ein Teil der entstehenden Wärme über die Wagenheizung abgeführt werden. Deshalb öffnet man das Warmwasserventil der Heizung und fährt mit eingeschaltetem Gebläse, selbst wenn es daraufhin im Wagen sehr heiß wird.
- Eine Weiterfahrt bei Nacht ist nur mit geladener Batterie möglich. Spätestens nach einer Dreiviertelstunde wird das Fahrlicht schwächer. Man sollte dann die Fahrt unterbrechen, damit sich die Batterie erholen kann. Entbehrliche Verbraucher, etwa die Heizung, sollte man abschalten.
- Bei manchen Fahrzeugen treibt der Keilriemen nur die Lichtmaschine an. Wasserpumpe und Kühlerlüfter funktionieren dann entweder elektrisch, oder sie werden direkt angetrieben. In diesem Fall kann man ohne die Gefahr der Motorüberhitzung weiterfahren, doch beobachtet man immer die Batterieladung.
- Bei einer solchen Panne sollte man die nächste Werkstatt aufsuchen.
- Achtung! Wenn der Wagen Kombinationswarnleuchten hat, muß man anhand der Bedienungsanleitung prüfen, welche Fehlerursachen kombiniert angezeigt werden können. Wird bereits ein Fehler gemeldet, kann z. B. die Motorüberhitzung nicht mehr angezeigt werden.

Wenn ein Kühlwasserschlauch leckt

Kühlwasser- und Heizungsschläuche altern unter normalen Betriebsbedingungen; sie bekommen Risse, ohne daß zunächst ein Kühlwasserverlust eintritt. Werden die Schläuche routinemäßig mindestens einmal im Jahr kontrolliert, so sind Mängel leicht zu erkennen.

Wird trotz aller Vorsorge einmal unterwegs ein Kühlwasserschlauch leck, so kann man sich mit Isolier- oder Klebeband behelfen.

- Bemerken Sie einen Kühlwasserverlust, etwa weil sich unter dem Auto eine Pfütze bildet oder weil die Temperatur des Kühlmittels ansteigt, sollten Sie den Schaden sogleich genau lokalisieren.
- Für die Reparatur lassen Sie zunächst den Motor abkühlen; das erleichtert die Arbeit.
- Um den Druck im System abzubauen und den Wasserverlust zu stoppen, öffnen Sie den Kühlerverschluß vorsichtig in mehreren Etappen. Bei kochendem Kühler sollten Sie Handschuhe benutzen und einen großen Lappen über den Verschluß legen. Vorsicht! Das austretende Wasser kann schwere Verbrennungen verursachen.
- Die schadhafte Stelle wird zunächst mit einem Tuch von Fett und Schmutz befreit. Nun umwickeln Sie die betroffene Stelle mit Isolierband, und zwar so, daß sich die Lagen überlappen.
- Liegt der Bruch unter einer Schlauchschelle, so entfernen Sie diese. Dann flicken Sie den Schlauch mit Isolierband. Die Schlauchschelle dient anschließend zusätzlich der Sicherung des Klebebandes.
- Nach der Arbeit dürfen Sie nicht vergessen, das Kühlwasser zu ergänzen. Manchmal kann man mit einer Radkappe oder mit einer aus Zeitungspapier gefalteten Tüte Wasser aus einem Bach schöpfen. Wenn dies nicht möglich ist, kann man nach der Reparatur die Weiterfahrt antreten, sofern sich im Motor noch etwas Kühlwasser befindet. Dabei sollte man aber langsam fahren und stets die Kühlmittel-Temperaturanzeige im Auge behalten.

Wenn ein Auspuffrohr bricht

Mit einem gebrochenen Auspuffrohr weiterzufahren ist gefährlicher, als man zunächst annehmen möchte. So kann sich z. B. der Unter-

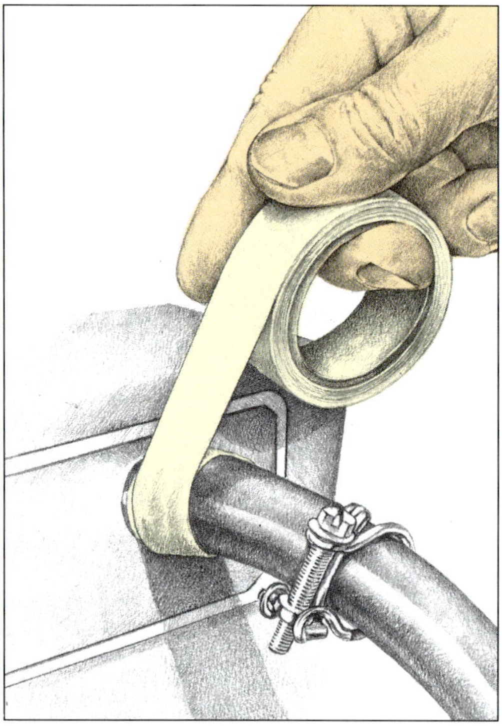

Reparatur eines Kühlwasserschlauches
Mit Isolierband kann man einen geplatzten Kühlwasser- oder Heizungsschlauch provisorisch instand setzen. Man umwickelt die schadhafte Stelle mehrfach mit dem Band (oben) und sichert die Manschette abschließend noch durch Draht, den man an vier bis fünf Stellen um das Isolierband wickelt und dann jeweils mit einer Zange verdrillt (unten). Wenn die schadhafte Stelle unter einer Schlauchschelle liegt, muß man diese zunächst entfernen.

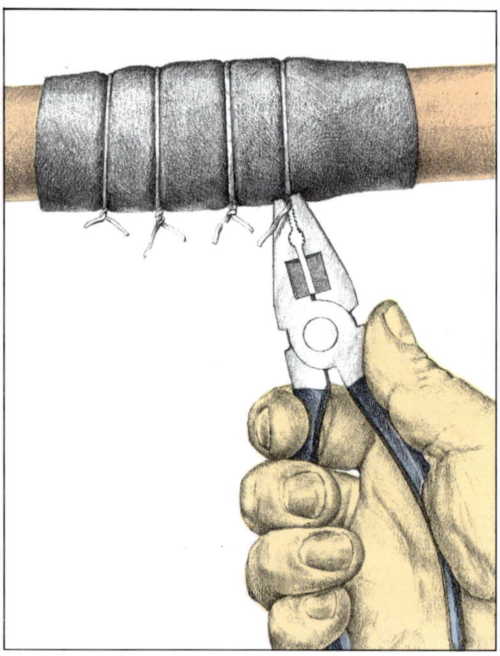

bodenschutz durch austretende heiße Gase entzünden, oder das geruchlose Kohlenmonoxid gelangt in den Innenraum des Fahrzeugs. Die Folge ist, daß man bewußtlos wird oder gesundheitlichen Schaden davonträgt.

- Deshalb sollten Sie die Fahrt sofort unterbrechen, wenn der Auspuff plötzlich laut wird. Fahren Sie dann mit verminderter Geschwindigkeit auf einen sicheren Parkplatz. Stellen Sie den Wagen auf einer Seite auf den Randstein. So kommen Sie leichter an das gebrochene Auspuffrohr heran.
- Man kann die beiden losen Rohrteile gut durch das Blech einer Getränkedose miteinander verbinden. Treten Sie die Dose flach, und legen Sie sie um die Rohrenden. Zur Sicherheit können Sie zwei Dosen übereinanderlegen.
- Wenn Sie kein Dosenblech zur Hand haben, können Sie die Reparatur auch mit Aluminiumfolie ausführen. Wickeln Sie dieses Material in mehreren Lagen straff um die schadhafte Stelle.
- Nun muß die provisorische Manschette noch mit Draht gesichert werden. Wickeln Sie den Draht an verschiedenen Stellen mehrmals um die Manschette, und drehen Sie ihn mit einer Zange fest.
- Außerdem befestigen Sie die beiden Auspuffteile mit Bindedraht am Wagenboden, z. B. an einem feststehenden Teil der Achsaufhängung, um die Auspuffmanschette zu entlasten.
- Bei der Weiterfahrt lassen Sie den Motor möglichst rundlaufen. Vermeiden Sie hohe Drehzahlen, damit die schadhafte Stelle nicht durch die Erschütterungen erneut aufbricht.

Wenn es im Auto nach Benzin riecht
Wenn es im Auto nach Kraftstoff riecht, ist das immer ein Alarmsignal. Gefahr droht: Nicht so sehr die Flüssigkeit, sondern der entstehende Kraftstoffdampf kann sich entzünden. Deshalb sollten Sie in einem solchen Fall die Fahrt unverzüglich unterbrechen und die Ursache beseitigen.

- Kraftstoffgeruch und Kraftstoffspuren am Vergaser lassen darauf schließen, daß das Schwimmernadelventil hängengeblieben ist. Man kann diesen Fehler beseitigen, indem man vorsichtig mit dem Griff eines Schraubenziehers auf das Vergaserunterteil klopft. Wer sachkundig ist, kann auch das Vergaseroberteil abschrauben und das hängengebliebene Ventil lösen.
- Ein Leck an der Kraftstoffpumpe ist zwar weniger gefährlich, wenn jedoch viel Kraftstoff verlorengeht, kann der Motor stehenbleiben. In diesem Fall zieht man die Schrauben des Pumpendeckels und des Membranflansches nach, um das Leck zu beseitigen.
- Bemerkt man Kraftstoff unten am Wagenboden, ist die Kraftstoffleitung durch Steinschlag beschädigt worden. Heutige Kraftstoffleitungen bestehen aus Kunststoff. Man kann sie gut provisorisch mit Klebeband abdichten, das man dann mit Bindedraht sichert. Diese Manschette hält allerdings nur bis zur nächsten

Werkstatt, denn der Kraftstoff löst den Kleber langsam auf.

- Kraftstoffgeruch im Kofferraum stammt meist nicht von einem schwerwiegenden Schaden, sondern vom undicht gewordenen Reservekanister. Diesen sollte man stets fest verschließen und nicht zu voll machen. Verstauen Sie ihn an der kühlsten Stelle des Kofferraumes, damit er sich im Sommer nicht zu stark erwärmt, dadurch unter Druck gerät und schließlich undicht wird.

Dampfblasen in der Kraftstoffversorgung
Kraftstoff enthält leichtflüchtige Komponenten, die besonders in heißen Urlaubsländern verdampfen können und dadurch verhindern, daß der Motor anspringt. Solche Dampfblasen bilden sich häufig bei einem kurzen Aufenthalt, etwa nach langer Autobahnfahrt an einer Ampel. Die Abhilfe ist einfach.

- Wenn der Motor heiß ist und stehenbleibt, treten Sie das Gaspedal durch und betätigen den Anlasser so lange, bis der Motor anspringt. Unterbrechen Sie den Startversuch nicht, denn in das heiße System soll möglichst schnell kühler Kraftstoff kommen.
- Fahren Sie bei großer Hitze den Tank möglichst nicht mehr als ein Viertel leer, denn der Rücklauf von heißem Kraftstoff führt besonders bei Einspritzmotoren zu einer schnellen Erwärmung des Kraftstoffs im Tank. Dadurch entstehen Dampfblasen, und die elektrische Pumpe kann kein Benzin mehr ansaugen. In einem solchen Fall füllen Sie aus dem Reservekanister oder an einer Tankstelle kühlen Kraftstoff nach. Der Motor springt dann sofort wieder an.
- Wirken diese Maßnahmen nicht, öffnen Sie die Motorhaube und lassen das Fahrzeug langsam abkühlen. Auf keinen Fall dürfen Sie etwa kaltes Wasser über den Motor gießen; es bilden sich sonst Spannungsrisse. Doch kann es sinnvoll sein, die Schwimmerkammer des Vergasers vorsichtig mit einem feuchten Tuch abzukühlen.
- Wer häufig „Heißstartprobleme" hat, kann in einer Fachwerkstatt einen besonderen Dampfblasenabscheider einbauen lassen.

Wenn das Gaspedal durchfällt
Wenn die Rückzugsfeder des Gaspedals bricht, kann der Motor plötzlich aufheulen. Hier besteht die Gefahr, daß er durch Überdrehen Schaden nimmt. Stellen Sie ihn in einem solchen Fall sofort mit dem Zündschlüssel ab. Achten Sie dabei darauf, daß Sie nicht den Schlüssel zu weit drehen und dadurch das Lenkrad blockieren.

- Dann gehen Sie daran, den Schaden provisorisch zu beheben. Suchen Sie nach der Stelle, wo die Feder am Vergaser oder am Gaspedalgestänge eingehängt war.
- Haken Sie die Feder aus, und dehnen Sie die ersten Federwindungen mit einer Kombizange so weit aus, daß Sie einen Haken biegen können. Manchmal ist es auch möglich, die gebrochene Feder mit Bindedraht zu verlängern. Die auf solche Weise provisorisch instand gesetzte Feder können Sie dann wieder an ihren Platz einhängen.
- Seien Sie bei der Weiterfahrt vorsichtig. Auf keinen Fall sollten Sie mit Vollgas fahren, denn die notdürftig reparierte Feder könnte dann erneut brechen.
- Überholen Sie möglichst nicht. Wenn bei einem solchen Manöver die Feder erneut ausfällt, könnte es zu einem Unfall kommen.
- Auch ein einfaches Haushaltsgummiband kann vorübergehend als Rückzugsfeder am Gaspedal dienen. Wenn man etwas behutsam fährt, kann man so bis zur nächsten Werkstatt kommen.

Wenn Fehlzündungen auftreten
Haarrisse in der Verteilerkappe führen schnell zu Fehlzündungen. Solche Risse entstehen entweder durch Alterung oder durch Abbrand. Besonders bei Katalysatorfahrzeugen sollte man Fehlzündungen nicht auf die leichte Schulter nehmen, sondern die Ursache sofort beseitigen.

- Nehmen Sie die Verteilerkappe ab, und reinigen Sie sie außen und innen mit einem trockenen Tuch.
- Haarrisse erkennt man deutlich an den dunklen Stromspuren, die auf dem hellen Plastik entstanden sind. Man kann hier den Stromfluß unterbrechen, indem man mit dem Peilstab einige Tropfen Motoröl auf die Risse tut und das Öl mit dem Finger verteilt.
- Auch Nagellack kann hilfreich sein. Betupfen Sie die Haarrisse sorgfältig damit, und warten Sie einige Sekunden, bis der Lack hart geworden ist.
- Haben Sie Kontaktspray im Wagen, sollten Sie die Verteilerkappe damit außen und innen behandeln, ehe Sie sie wieder aufsetzen.
- Lassen Sie die provisorisch reparierte Verteilerkappe möglichst bald auswechseln.

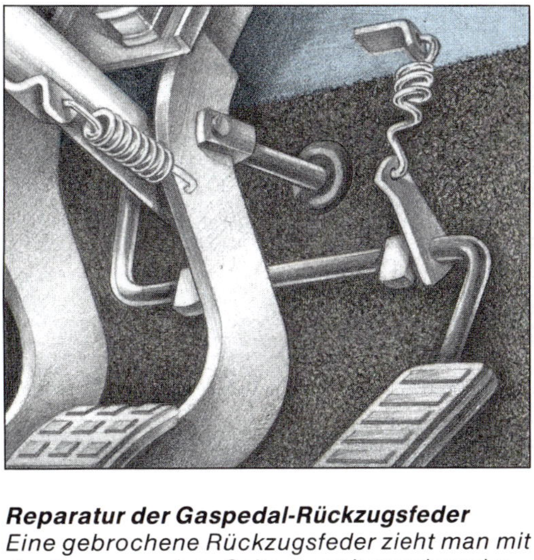

Reparatur der Gaspedal-Rückzugsfeder
Eine gebrochene Rückzugsfeder zieht man mit der Zange an einer Seite so weit auseinander, daß man aus den ersten Windungen einen neuen Haken formen kann.

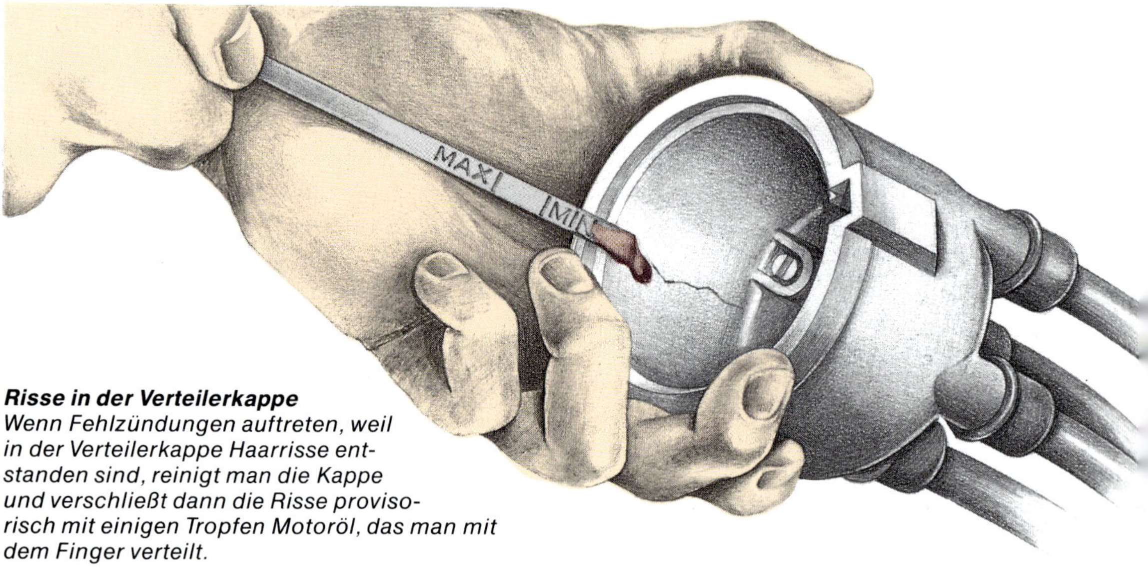

Risse in der Verteilerkappe
Wenn Fehlzündungen auftreten, weil in der Verteilerkappe Haarrisse entstanden sind, reinigt man die Kappe und verschließt dann die Risse provisorisch mit einigen Tropfen Motoröl, das man mit dem Finger verteilt.

Wenn eine Sicherung durchgebrannt ist
Eine durchgebrannte Sicherung ist immer ein Zeichen für einen Kurzschluß oder dafür, daß ein Stromkreis überlastet ist. Nehmen Sie die Bedienungsanleitung Ihres Autos zur Hand, und sehen Sie nach, welche Sicherung für welchen Verbraucher zuständig ist.

- Der Sicherungskasten befindet sich in der Nähe der Zentralelektronik entweder im Fußraum oder im Motorraum an der Spritzwand. Vor der Fehlersuche schalten Sie den betroffenen Verbraucher aus; dann nehmen Sie den Deckel des Sicherungskastens ab.
- Vergleichen Sie die Angaben der Bedienungsanleitung mit den entsprechenden Sicherungen. Diese haben Nummern. Nehmen Sie die durchgebrannte Sicherung heraus. In den meisten Sicherungskästen sind in einem besonderen Fach Ersatzsicherungen untergebracht. Wählen Sie eine mit der richtigen Stärke (entweder 8, 16 oder 25 A), und setzen Sie sie ein.
- Prüfen Sie dann die Kabel zum Verbraucher, und beheben Sie einen eventuellen Kurzschluß mit Isolierband.
- Bei einer Störung muß nicht immer die Sicherung durchgebrannt sein. Manchmal hat sich dort eine sogenannte Kontaktkorrosion gebildet, die man mit dem Fingernagel beseitigen kann. Oft genügt es auch schon, wenn man die Sicherung in der Fassung dreht.
- Bei modernen Flachsicherungen ist die Diagnose schwieriger. Wenn keine Ersatzsicherung vorhanden ist, setzen Sie hier die Sicherung eines momentan nicht benötigten Verbrauchers ein. Sie fahren dann z. B. ohne Zigarettenanzünder, Radio und Scheibenwischer weiter, wohl aber mit dem dringender benötigten Fahrlicht.
- Auf keinen Fall sollten Sie eine Sicherung etwa mit einem Stück Aluminiumfolie aus einer Zigarettenpackung flicken. Dadurch entstehen Schäden an dem betroffenen Verbraucher, und sogar ein Fahrzeugbrand kann auf diese Weise ausgelöst werden.

Wenn das Türschloß eingefroren ist
Die Türschlösser eines Autos können aus technischen Gründen nicht perfekt abgedichtet werden. Deshalb kann hier Feuchtigkeit eindringen und in der kalten Jahreszeit den Schließzylinder blockieren. In einem solchen Fall dürfen Sie keine Gewalt anwenden, denn Autoschlüssel brechen leicht ab.

- Die beste Methode, eine solche Panne zu vermeiden, ist die Vorsorge. Noch im Herbst sollte man alle Schließzylinder mit einem speziellen Spray einsprühen, das die Feuchtigkeit verdrängt. Diese Behandlung wiederholt man nach jeder Autowäsche.
- Ist der Schließzylinder einmal zugefroren und die Außentemperatur nicht zu tief, kann man den Zylinder einfach mit der warmen Hand auftauen.
- Bei tiefen Temperaturen und Windstille erwärmen Sie den Schlüssel mit einem Streichholz oder Feuerzeug und führen ihn dann vorsichtig in das Schloß ein. Dies wiederholen Sie mehrmals, bis der Schließzylinder frei ist.
- Sehr wirksam sind alkoholhaltige Auftausprays, die man in den Schließzylinder einspritzt. Das Mittel gehört nicht in das Auto; man sollte es im Winter stets bei sich haben.

Wenn die Batterie leer ist
Besonders in der kalten Jahreszeit verlieren Starterbatterien sehr schnell ihre Ladung. Viele Kaltstarts und Kurzstreckenfahrten führen dazu, daß eines Tages der Motor nicht mehr anläuft.

- In diesem Fall können Sie das Auto anschleppen oder anschieben lassen. Wenn die Straße glatt ist, sollten Sie das allerdings lieber nicht tun, denn der Wagen kann bei diesem Versuch ausbrechen und einen Unfall verursachen. Besser ist es dann, Starthilfekabel bereitzuhalten und einen anderen Autofahrer um Hilfe zu bitten.

● Die Autos werden dann möglichst so geparkt, daß sie sich mit der Front gegenüberstehen. Sie dürfen sich aber nicht berühren.

● Nun verbinden Sie mit dem roten Starthilfekabel die mit Plus bezeichneten Pole der beiden Batterien. Das schwarze Kabel klemmen Sie an den Minuspol der Batterie des Spenderautos. Die freibleibende schwarze Zange setzen Sie nicht an den Minuspol der leeren Batterie, sondern an einen festen Metallteil des Motorblocks. Damit vermeiden Sie, daß Knallgas, das an der leeren Batterie eventuell entstanden ist, sich entzündet.

● Bei der Stromspende sollte der Motor des Spenderautos mit erhöhter Drehzahl laufen. Nun kann das liegengebliebene Auto gestartet werden.

● Bei Katalysatorfahrzeugen sollte man diese Starthilfe nicht durchführen, wenn zuvor häufig versucht wurde, den Motor anzulassen. Denn bei jedem Startversuch wird Kraftstoff in das System eingespritzt, und schließlich dringt er bis zum Katalysator vor. Springt nun der Motor an, besteht die Gefahr, daß der Katalysator überhitzt wird. Das Fahrzeug sollte deshalb lieber in die Werkstatt geschleppt werden.

● Wenn Sie Ihr Auto von einem andern anschleppen lassen wollen, verbinden Sie die beiden Fahrzeuge durch ein Abschleppseil. Verwenden Sie dazu nur ein genormtes Seil und die dafür vorgesehenen Abschleppösen.

● Bevor Sie losfahren, einigen Sie sich mit Ihrem Helfer über Hand- und Lichtzeichen.

● Führen Sie den gesamten Startversuch nur mit sehr geringer Geschwindigkeit aus. Vor dem Start schalten Sie, selbst wenn kein Strom mehr vorhanden ist, die Zündung Ihres Autos ein. Damit wird auch das Lenkrad frei.

● Auf ein Handzeichen des vorderen Autofahrers vor dem Anfahren kuppeln Sie aus und legen den zweiten Gang ein. Beim Anschleppen lassen Sie die Kupplung gefühlvoll kommen; dabei geben Sie gleichzeitig Gas. Ist der Motor angesprungen, treten Sie die Kupplung durch und lassen den Motor mit erhöhter Drehzahl weiterlaufen. Mit der Lichthupe fordern Sie den Fahrer des andern Fahrzeugs auf, den Anschleppstart zu beenden.

Wenn mehrere Helfer zur Verfügung stehen, kann man ein Auto auch sehr gut anschieben.

● Steigen Sie ein, öffnen Sie die Seitenfenster, und schalten Sie die Zündung ein.

● Treten Sie die Kupplung durch, und legen Sie den zweiten Gang ein. Die Helfer schieben dann das Auto an, bis es schneller als ein Fußgänger ist.

● Wenn Sie nun die Kupplung weich kommen lassen und gleichzeitig Gas geben, springt der Motor an. Die Helfer müssen noch ein Stück weiterschieben, damit der Motor sicher läuft.

ERSATZTEILE UND WERKZEUG FÜR NOTREPARATUREN

Autos werden heute nur noch selten vom Werk mit ausreichendem Werkzeug und Ersatzteilen ausgestattet. Meist begnügt man sich mit einem einfachen Wagenheber und einem Radwechselschlüssel. Deshalb sollte man sich seine Notausrüstung selbst zusammenstellen. Ihr Umfang hängt vom Reiseziel und von der Jahreszeit ab.

Für den normalen Einsatz genügt eine kleine Ausrüstung, die nicht den Kofferraum blockiert und auch nicht so schwer ist. Ratsam sind folgende Gegenstände:

● Ersatzsicherungen in den notwendigen Stärken.

● Ersatzlampen für die wichtigsten Verbraucher.

● Ersatzkraftstoff. 5 l sind durchaus genug.

● Kontaktspray.

● Ein Ersatzkeilriemen.

● Ein kleiner und ein großer Schraubenzieher, eine Prüflampe, eine Wasserpumpenzange und eine Kombizange.

● Ein Satz Ring-/Gabelschlüssel in den Größen 10, 13, 15, 17 und 19 und ein Kerzenschlüssel.

● Putzlappen, Bindedraht, Isolierband und Arbeitshandschuhe.

● Vorgeschrieben ist für alle Kraftfahrzeuge ein Warndreieck und ein Verbandkasten. Dieser muß auch zwei Aidshandschuhe enthalten.

● Wer viel nachts fährt, legt sich auch eine Taschenlampe, möglichst mit Blinkfunktion, in das Auto.

● In die Brieftasche oder das Portemonnaie legt man einen Ersatzautoschlüssel. Für die Urlaubsfahrt reicht diese Notausrüstung nicht aus. Dafür sollte man zusätzlich folgende Ersatzteile erwerben:

● Genügend Ersatzzündkerzen.

● Eine Verteilerkappe und Verteilerfinger.

● Ein Satz Zündkabel.

● Ein Schaltgerät für die elektronische Zündung bzw. Unterbrecherkontakte.

● Eine Luftpumpe.

● Ein Abschleppseil.

● Für Campingmobile Starthilfekabel.

● Für ältere Fahrzeuge eine Wasserpumpe.

● Eine Notwindschutzscheibe, wenn das Auto keine Verbundglasscheibe hat.

Auch für den Winter sollte man eine besondere Vorsorge treffen. Ein Teil der Ersatzteile für den Urlaub bleibt zu Hause. Die zusätzliche Winterausrüstung erfordert noch:

● Starthilfekabel.

● Schneeketten.

● Einen Klappspaten.

● Einen Eiskratzer.

Sicherheit auf zwei Rädern

Motorradfahrer und auch Mopedfahrer können so manche schlimmen Unfälle und ihre Folgen durch gezielte Vorbeugung vermeiden oder zumindest mildern.

Zweckmäßig gekleidet und gut zu erkennen
Mit an erster Stelle steht hier der Schutz des Fahrers durch geeignete Kleidung und gute Sichtbarkeit. Wenn Sie in dieser Beziehung etwas für Ihre Sicherheit tun möchten, achten Sie auf folgende Punkte:

- Fahren Sie nie ohne Schutzkleidung. Bedenken Sie, daß ihr drei Funktionen zukommen: Sie soll den Fahrer gut erkennbar machen. Sie soll ihn vor der Witterung schützen. Sie soll ihn bei einem Unfall vor schlimmeren Folgen bewahren.

Erkennbarkeit: Motorradfahrer haben nur eine sehr schmale Silhouette, die von andern Verkehrsteilnehmern leicht übersehen wird. Markieren Sie Ihre Silhouette deshalb durch eine Farbe mit hoher Leuchtdichte. Wählen Sie für Ihren Schutzanzug und Ihren Helm etwa Rot, Orange oder Weiß mit rotem Dekor. Grün ist nicht so günstig, denn damit hebt man sich nur wenig von einer sommerlichen Landschaft ab.

Witterungsschutz: Ein naß gewordener oder frierender Motorradfahrer ist belastet; seine Konzentration läßt nach. Fahrfehler sind die Folge. Kaufen Sie sich deshalb einen Regenanzug, Regenhandschuhe und Regenschuhe. Eine besondere Alternative stellt Kleidung aus modernen Textilien wie z. B. Gore-Tex dar, das regenabweisend und sehr angenehm zu tragen ist.

Schutz bei Unfällen: Motorräder haben keine „Knautschzone". Am besten schützen Sie sich bei dieser Sachlage durch Leder oder wiederum durch moderne Textilien. Das Leder muß so dünn sein, daß es dem Fahrer ausreichende Bewegungsfreiheit läßt; andererseits muß es dennoch reiß- und verschleißfest sein. Ziegen- und Känguruhleder ist zu dünn, Kalbsleder teuer. Gut bewährt hat sich Rindsleder in einer Stärke von 1,2–1,3 mm, das an den gefährdetsten Stellen zusätzlich gepolstert ist.

Moderne Gore-Tex-Anzüge bieten einen ähnlich guten Schutz wie Lederanzüge und sind meist noch bequemer. Stoffhosen werden bei einem Sturz sofort durchgescheuert. Am wenigsten sind Kunststoffe geeignet: Die Reibungshitze, die bei einem Sturz entsteht, läßt sie schmelzen; schlimme Verbrennungen sind die Folge. Vergessen Sie nie Stiefel und Handschuhe. Andernfalls können Sie bei einem Unfall böse Abschürfungen davontragen. Denken Sie schließlich auch an den Nierengurt und ein Halstuch. Das Tuch bewahrt Sie vor Zugluft und schützt Sie vor Insekten. Härtere Insekten wirken bei höheren Geschwindigkeiten wie entgegengeschleuderte Kieselsteine.

- Bringen Sie für Fahrten bei Dunkelheit neben den gesetzlich erlaubten Reflektoren zusätzliche Reflexmaterialien an Kleidung und Helm an.
- Kaufen Sie nur einen Helm, welcher der Norm „ECE R 22/04" entspricht. Ob er nach dieser Norm geprüft worden ist, das erkennen Sie am eingenähten Prüfetikett. Darauf stehen der Buchstabe E und eine Ziffer von 1 bis 22, umgeben von einem Kreis.

Der richtige Reifendruck
Noch ein paar Hinweise zum Luftdruck in den Reifen: Überprüfen Sie ihn häufig. Die richtigen Werte entnehmen Sie der Betriebsanleitung. Bei hoher Beladung oder wenn ein Sozius mitfährt, benötigt man im allgemeinen einen höheren Druck. Ziehen Sie auch hier die Herstellerhinweise zu Rate und füllen Sie im Zweifelsfall bis zum höheren Luftdruck auf.

In einer Gruppe unterwegs
Motorradfahrer schließen sich gern zusammen, um miteinander Ausfahrten zu unternehmen. Dies kann viel Spaß bereiten, birgt jedoch auch einige Gefahren. So kommt es bei einer gemeinsamen Tour oft zum Kräftemessen, sei es aus dem Bedürfnis heraus, nicht „abgehängt" zu werden, sei es, um es den andern „mal zu zeigen". Manchmal entstehen dabei regelrechte Wettrennen oder Jagden, bei denen jeder alles daransetzt, den Anschluß nicht zu verpassen. Dies führt nicht selten dazu, daß bei manchen die Grenzen des fahrerischen Könnens überschritten werden. Schwere Unfälle sind dann die Folge.

Diese durch die „Gruppendynamik" bedingten Risiken wie auch andere Gefahren kann man vermeiden, wenn sich alle Motorradfahrer vor der gemeinsamen Tour auf einige einfache und vernünftige Maßnahmen einigen.

- Am besten nimmt man sich keine zu großen Etappen vor. Auf Landstraßen rechnet man mit einem Durchschnittstempo von höchstens 60 km/h.
- Jeder Teilnehmer an der Fahrt erhält einen festen Platz in der Gruppe. Falls es gewünscht wird, kann man nach einer Rast die Plätze wechseln.
- Die Position des Führenden übernimmt ein Fahrer, der die Strecke sehr gut kennt oder am besten nach der Karte fahren kann. Auch sonst trägt der Vorausfahrende viel Verantwortung. Er muß imstande sein, eine vernünftige, gemäßigte Geschwindigkeit vorzulegen und Gefahren zu erkennen, z. B. Ölflecke auf der Fahrbahn. Solche Risikostellen muß er sofort den andern signalisieren.
- Die übrigen Teilnehmer an der Ausfahrt reiht man nach ihrer Erfahrung und nach der Leistung ihrer Maschinen dahinter. Und zwar so: Der Schwächste fährt direkt hinter dem Führenden, der Zweitschwächste an dritter Stelle usw. Als letzter fährt der Routinierteste bzw. am besten Ausgerüstete. Auch er ist besonders gefordert, weil er häufiger das Tempo wechseln muß und dafür verantwortlich ist, daß keiner den Anschluß an die Gruppe verliert.
- Jeder einzelne ist für den nach ihm Fahrenden verantwortlich. Man vergewissert sich also immer wieder im Rückspiegel, daß der Hinter-

mann einem noch folgt. Sobald er außer Sicht gerät, fährt man langsamer oder hält an. Dieses Abbremsen wird vom Vordermann bemerkt – und so läuft gleichsam eine Bremswelle von hinten nach vorn durch, die schließlich auch den an vorderster Position Fahrenden anhalten läßt. Auf diese Weise wird das Zerreißen der Gruppe mit den dazugehörenden, oft verhängnisvollen Aufholjagden vermieden. Nach Linksabbiegemanövern, nach Ampeln, Vorfahrtsschildern und ähnlichen Situationen fährt der Führende entweder sehr langsam weiter, oder er hält an, bis alle wieder zusammen sind.

- Unter den Teilnehmern der Fahrt gilt ein absolutes Überholverbot. Alle behalten durchgehend die vorher festgelegte Reihenfolge bei.
- Wenn die Gruppe als Ganzes überholt wird oder überholt, ist jeder einzelne für den sicheren Ablauf des Vorgangs verantwortlich. Man sollte dabei keine Überholhilfen (vorbeiwinken o. ä.) geben; das könnte zu Mißverständnissen führen. Doch sollte man andern, welche die Gruppe überholen wollen, die Chance dazu geben.
- Jeder muß zu seinem Vordermann stets einen ausreichenden Sicherheitsabstand einhalten. Hilfreich ist dazu folgendes Verfahren: Man merkt sich die Stelle, an welcher der Vordermann sich gerade befindet, zählt zwei Sekunden ab („21, 22") und sieht dann, wo man selbst sich nun befindet. Der Abstand stimmt, wenn man jetzt allenfalls die gemerkte Stelle erreicht hat. Besser ist es jedoch, wenn man sich noch kurz davor befindet.
- Die Gruppenmitglieder sollten leicht versetzt hintereinander fahren. So hat jeder eine bessere Sicht und kann auf besondere Situationen früher reagieren.
- Wenn man bestimmte taktische Zeichen für besondere Situationen vereinbart, kann man sich auch während der Fahrt miteinander verständigen. Man kann die andern etwa vor einer Gefahr warnen oder sonstige wichtige Kurzinformationen weitergeben.

Richtig bremsen
Für Motorradfahrer ist es besonders wichtig, daß sie wirkungsvoll bremsen können. Im Notfall kann jeder eingesparte Meter lebensrettend sein. Versuche haben gezeigt, daß zwischen geübten und ungeübten Fahrern beim Bremsen erhebliche Unterschiede bestehen. Wo beispielsweise ein routinierter Fahrer beim Abbremsen aus einer Geschwindigkeit von 80 km/h bereits steht, hat jemand mit weniger Erfahrung möglicherweise noch eine Restgeschwindigkeit von etwa 50 km/h, mit der er – im schlimmsten Fall – auf ein Hindernis prallt.

Beim Auto genügt es, wenn der Fahrer in

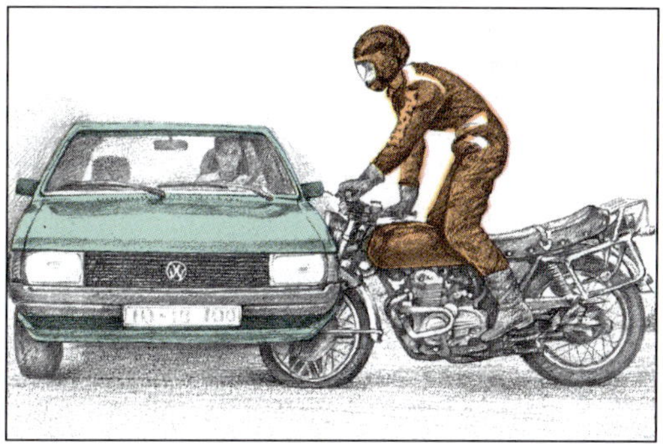

Wenn man seitlich gegen ein Auto prallt
Läßt sich ein solcher Zusammenstoß nicht mehr verhindern, tut man am besten daran, sich kurz vor der Kollision auf dem Motorrad aufzurichten (oben). Dadurch vergrößert sich die Chance, daß man nicht mit voller Wucht aufprallt, sondern über den Wagen hinwegfliegt (unten). So kommt man glimpflicher davon.

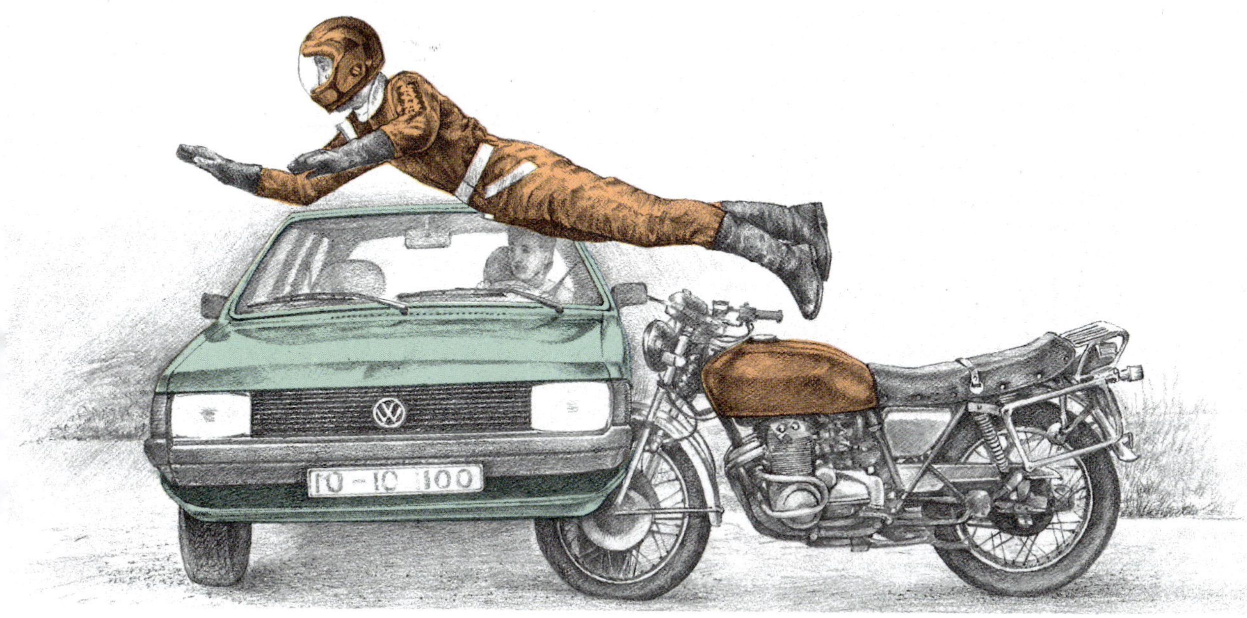

einer Notsituation schnell und hart auf das Bremspedal tritt, so daß vielleicht alle Räder blockieren. Ein solches Manöver würde jedoch bei einem Motorrad unweigerlich zum Sturz führen, weil das blockierte Vorderrad keine Seitenführung mehr hätte und deshalb wegrutschen würde.

Auf gerader Strecke besteht die beste Methode für eine Notbremsung auf dem Motorrad darin, daß man die Vorder- und die Hinterradbremse gleichzeitig betätigt und dabei das Hinterrad zum Blockieren bringt, während man die vordere Bremse nur bis zur Blockiergrenze anzieht. In einer Kurve sind die Grenzen zu berücksichtigen, die Fliehkraft und Bodenhaftung setzen. Bei einer Kurvenfahrt in Schräglage kann man nie voll bremsen, da ein Teil der zur Verfügung stehenden Kräfte für die Seitenführung benötigt wird. Je stärker sich die Maschine in Schräglage befindet, um so weniger darf gebremst werden. Damit man dennoch voll bremsen kann, muß man deshalb die Maschine zunächst senkrecht stellen.

Zusammenstoß mit einem Auto

Wie verhält sich der Motorradfahrer, wenn ein Zusammenstoß mit einem Auto droht? Ausweichmanöver sind da schwierig zu fahren.

Oft läßt sich eine Kollision nicht mehr vermeiden. Besonders gefährlich ist es, wenn ein Motorrad im rechten Winkel und auf der Höhe der Türen gegen ein Auto prallt. Im Bruchteil einer Sekunde wird das Motorrad in einem solchen Fall auf 0 km/h „abgebremst". Der Fahrer rutscht dann weiter in Fahrtrichtung und schlägt mit voller Wucht gegen die Breitseite des Pkw, also gegen die Oberkante der Tür und den Dachholm. Schlimme Schädelverletzungen und schwere innere Verletzungen sind fast immer die Folge.

Die Folgen einer solchen seitlichen Kollision lassen sich, wie Versuchsserien ergeben haben, wesentlich mildern, und zwar dadurch, daß der Fahrer sich vor dem Aufprall auf seinem Motorrad aufrichtet. Auf diese Weise kann er sich anschließend leichter von seiner Maschine lösen, und es besteht die Chance, daß er über den Pkw hinwegfliegt.

Bereits beim Kauf des Motorrads werden für diese Möglichkeit die Weichen gestellt: Je niedriger das Motorrad ist, je tiefer der Lenker und je gebückter damit die Haltung des Fahrers, desto schlechter sind im Ernstfall die Chancen für jenen „Überlebenssprung". Rüsten Sie deshalb Ihr Fahrzeug lieber mit einem – höheren – Tourenlenker aus, der Ihnen eine aufrechte Körperhaltung ermöglicht.

Wenn dann einmal eine Kollision mit einem Auto nicht mehr zu vermeiden ist, verfahren Sie folgendermaßen:

- Zielen Sie auf das Fahrzeugheck.
- Bremsen Sie bis zuletzt, so intensiv Sie können. Je mehr Geschwindigkeit Sie abbauen, desto weniger schlimm werden die Folgen des Unfalls sein.
- Strecken Sie kurz vor dem Aufprall Ihre Arme durch, und recken Sie den Oberkörper und den Kopf so weit wie möglich nach oben. Damit verlagern Sie Ihren Schwerpunkt und leiten eine für Sie günstigere Flugbahn ein.

Ohne Übung sind diese schwierigen Brems- und Aufrichtemanöver allerdings nicht richtig zu bewältigen. Deshalb sollten Sie an einem Sicherheitstraining eines Automobilclubs teilnehmen. Hier haben Sie Gelegenheit, unter Anleitung eines erfahrenen Fachmannes das Notwendige gefahrlos zu üben.

Einem Verletzten den Helm abnehmen

Bei einem Motorradunfall kann es lebensrettend sein, daß man dem Verunglückten den (Integral-)Helm abnimmt. Dies gilt vor allem immer dann, wenn der Betroffene bewußtlos ist, da in diesem Fall die Gefahr besteht, daß er erstickt.

Ist der Fahrer jedoch ansprechbar und sind keine Anzeichen für eine Halswirbelsäulenverletzung zu erkennen – z. B. Gefühllosigkeit in den Gliedmaßen –, dann ist es das beste, wenn man ihn selbst darüber entscheiden läßt, ob man ihm den Helm abnehmen soll.

Bei der Abnahme des Helmes besteht die ernst zu nehmende Gefahr, daß man eine Verletzung der Wirbelsäule, die sich der Motorradfahrer möglicherweise bei seinem Sturz zugezogen hat, noch verschlimmert. Dieses Risiko stellt jedoch gegenüber der Gefahr, daß der Betroffene erstickt, das geringere Übel dar. Denn die Zahl der Fälle einer Verletzung der Halswirbelsäule liegt bei weniger als 5% der Motorradunfälle; die Rate der Todesursache „Ersticken" wird jedoch auf etwa 40% geschätzt.

Beim Abnehmen des Helmes kommt es darauf an, die Wirbelsäule des Verletzten stets gestreckt zu halten, also sie, fachmännisch ausgedrückt, durch Zug zu entlasten, so daß keine Nervenstränge eingeklemmt werden können. Im Notfall kann ein einzelner Helfer den Helm abnehmen. Dies setzt jedoch viel Übung und Erfahrung voraus; deshalb sollten Laien das immer zu zweit machen. Am günstigsten ist es, wenn der Verletzte dabei auf dem Rücken liegt; doch auch in der Seitenlage kann man diese Maßnahme durchführen.

Und so geht man dabei vor, wenn man zu zweit ist:

- Knien Sie sich hinter dem Kopf des Verunglückten hin. Umfassen Sie den unteren Helmrand und damit auch den Unterkiefer des Verunglückten von beiden Seiten. Ziehen Sie den Kopf behutsam zu sich her, so daß Sie den Hals überstrecken.
- Ihr Helfer löst den Helmverschluß. Trägt der Verletzte eine Brille, öffnet er zunächst das Visier des Helmes und nimmt die Brille ab.
- Jetzt übernimmt es Ihr Helfer, die Wirbelsäule des Betroffenen zu entlasten. Er legt eine Hand unter dessen Unterkiefer, so daß der Daumen auf der einen Seite und die Finger auf der andern Seite jeweils im Kieferwinkel liegen. Mit der andern Hand stützt er den Hals und Hinterkopf des Verunglückten von unten her.

- Sie selbst heben nun den Helm vorsichtig nach oben und hinten ab, wobei Sie ihn ein wenig auseinanderziehen.
- Daraufhin werden abermals die Rollen getauscht: Sie selbst übernehmen wieder den Längszug der Wirbelsäule wie zu Anfang und stützen zusätzlich den Kopf des Bewußtlosen.

Ihr Helfer dreht den Verletzten in die Seitenlage (siehe S. 58), wobei Sie selbst den von Ihnen gehaltenen Kopf mitdrehen.

Damit Sie sicher sein können, daß Sie im Ernstfall das Richtige tun werden, sollten Sie diese Handgriffe unter fachlicher Anleitung üben.

So nehmen Sie jemandem den Motorradhelm ab

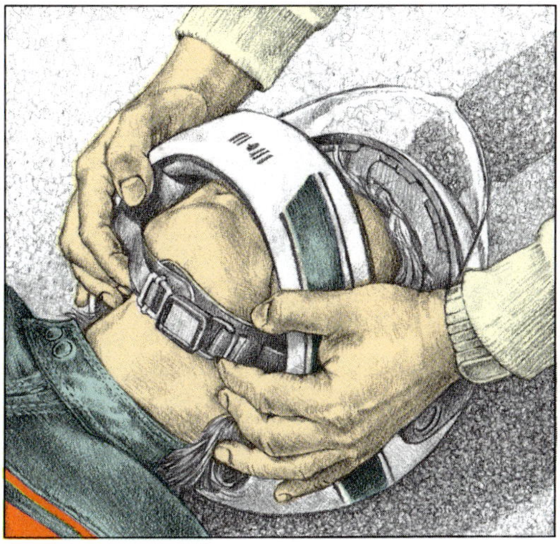

1. *Knien Sie hinter dem Kopf des Verletzten nieder, umfassen Sie beidseitig den unteren Helmrand und den Unterkiefer des Verunglückten. Dann ziehen Sie den Kopf vorsichtig zu sich her, so daß der Hals gestreckt wird. Ein Helfer kniet sich vor den Verletzten hin, öffnet das Helmvisier und nimmt dem Verunglückten – gegebenenfalls – die Brille ab.*

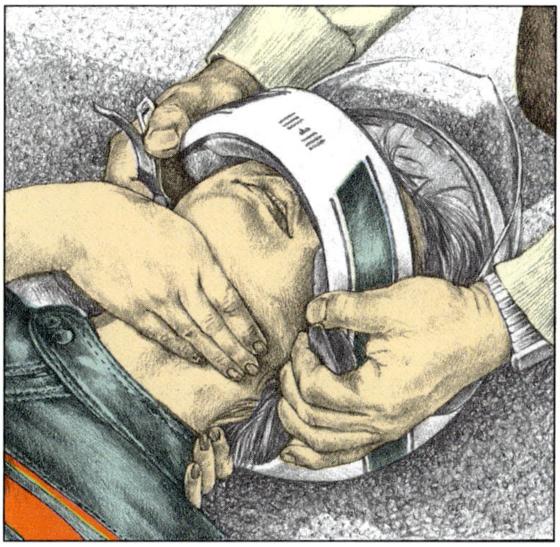

2. *Anschließend löst der Helfer den Helmverschluß und entlastet dann die Wirbelsäule des Verunglückten. Dazu legt er eine Hand unter seinen Unterkiefer, den Daumen auf der einen Seite, die Finger auf der andern. Die zweite Hand schiebt er unterhalb des Kopfes unter den Hals des Verletzten, so daß die Wirbelsäule gestreckt bleibt.*

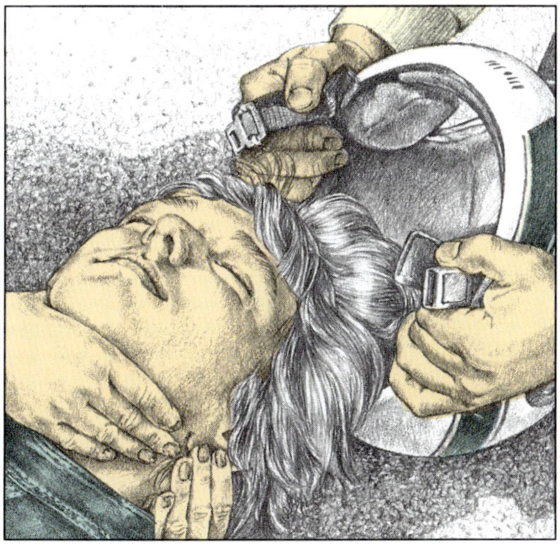

3. *Sie selbst knien weiter hinter dem Verunglückten. Sie haben jetzt also die Hände wieder frei. Ziehen Sie nun den Helm behutsam an den Seiten auseinander und dann vorsichtig nach hinten ab. Der Helfer entlastet weiterhin die Wirbelsäule des Motorradfahrers.*

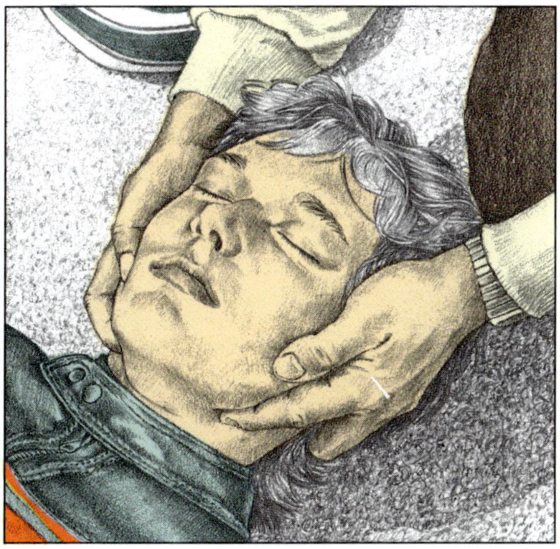

4. *Nun wird wiederum gewechselt: Übernehmen Sie den Kopf des Verunglückten, und halten Sie ihn auf Zug. Der Helfer bringt den Verletzten in die Seitenlage (siehe S. 58), wobei Sie selbst den Kopf des Motorradfahrers mitdrehen.*

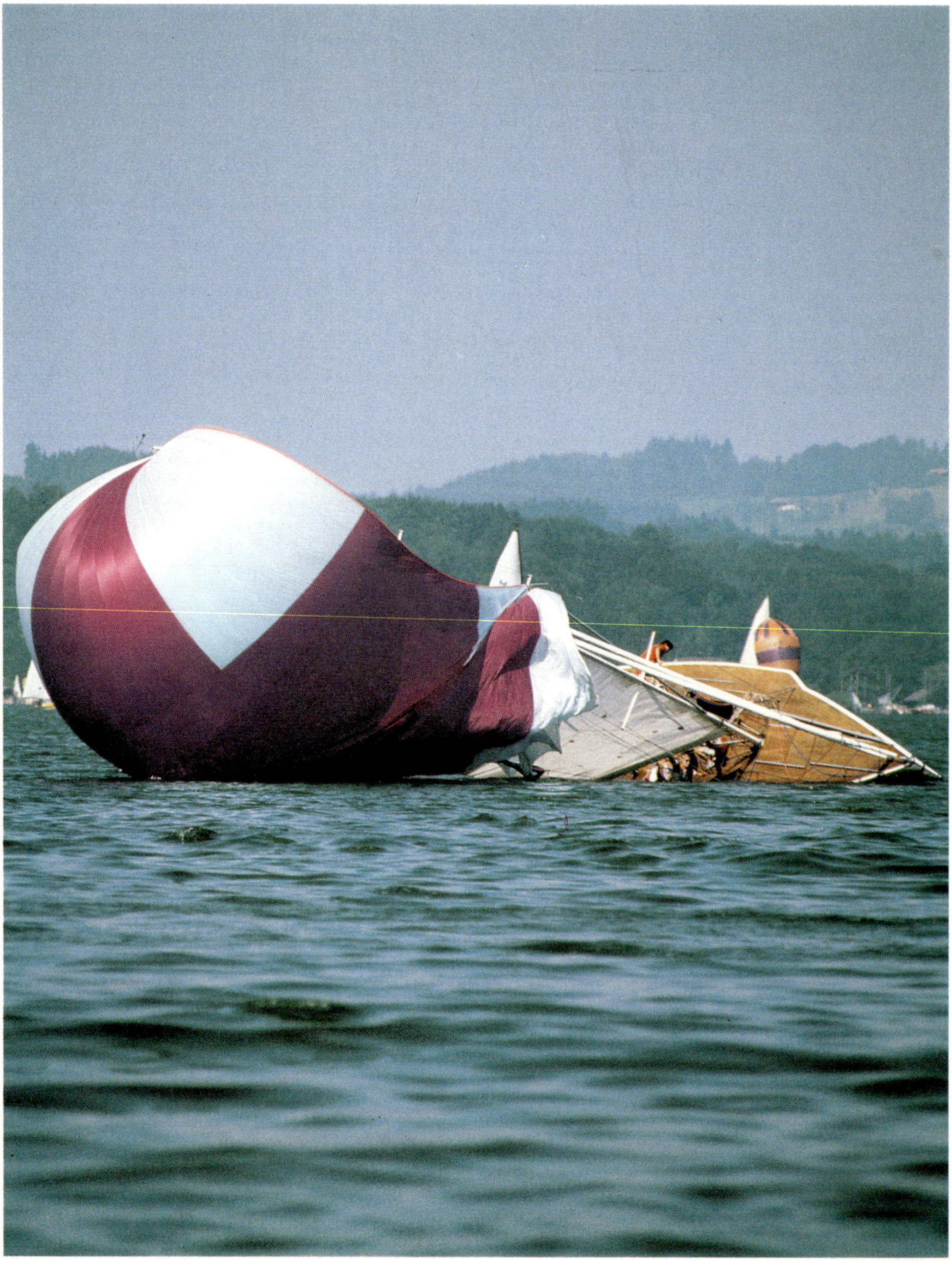

Im und am Wasser

Wenn man in einen Fluß oder See fällt

Wenn man an einem Binnengewässer ins Wasser fällt, stellen Schock und Kälte die größte Gefahr dar. Binnengewässer sind oftmals sehr kalt, und Kälte schwächt selbst einen guten Schwimmer schnell. Versuchen Sie in einem solchen Fall, nicht in Panik zu geraten. Konzentrieren Sie Ihre Anstrengungen darauf, möglichst rasch aus dem Wasser zu kommen.

Tiefes, gleichmäßiges Atmen wirkt dabei beruhigend. Bewegen Sie sich, wenn Sie schwimmen oder Wasser treten, langsam und gleichmäßig. Vermeiden Sie alle unnötigen Bewegungen, damit der Wärmeverlust möglichst gering bleibt.

- Während Sie ins Wasser fallen, versuchen Sie, den Atem anzuhalten. Halten Sie sich die Nase zu, und schlucken Sie möglichst kein Wasser. Wenn Sie dann im Wasser sind, versuchen Sie, sich hinzustellen; viele Kanäle und Flüsse sind nicht sehr tief.

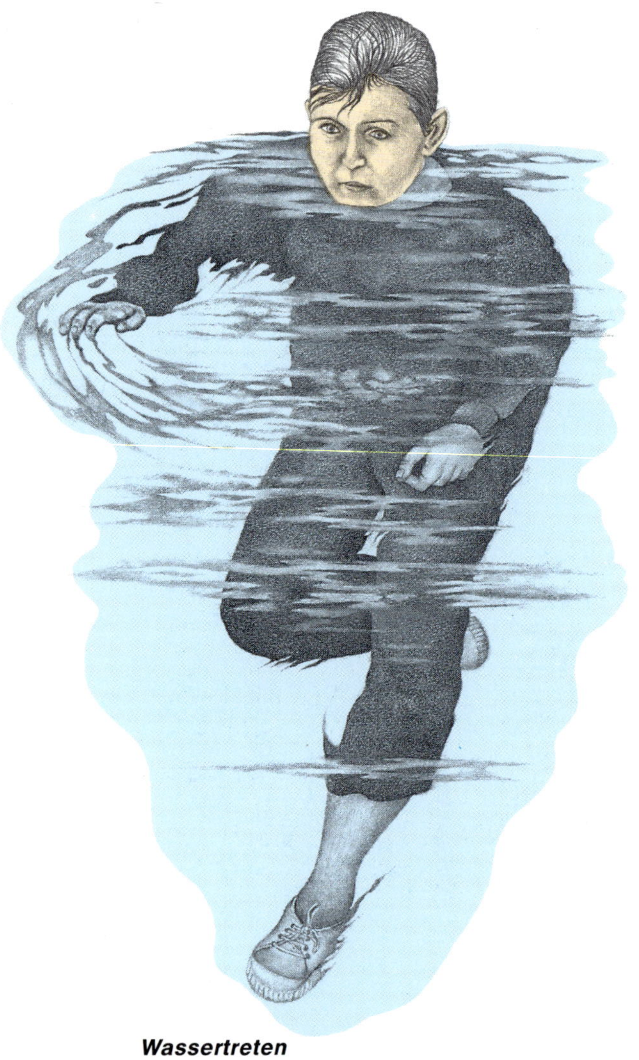

Wassertreten
Eine Möglichkeit, sich über Wasser zu halten, ist das Wassertreten. Bewegen Sie die Beine langsam wie beim Radfahren, und paddeln Sie mit den Händen.

- Wenn das Wasser zu tief ist, als daß Sie stehen könnten, und wenn Sie das Ufer nicht sofort erreichen können, halten Sie sich durch Wassertreten an der Oberfläche. Sehen Sie sich nach treibenden Gegenständen um, an denen Sie sich festhalten könnten.
- Ziehen Sie sich keine Kleidungsstücke aus; Sie verlieren sonst Wärme. Luftblasen, die in der Kleidung eingeschlossen sind, geben zusätzlichen Auftrieb. Entledigen Sie sich jedoch schwerer Schuhe, und entfernen Sie schwere Dinge aus Ihren Taschen.
- Wenn Sie Gummistiefel tragen, ziehen Sie sie aus; sie füllen sich schnell mit Wasser und ziehen Sie nach unten. Wenn Sie ein schlechter Schwimmer sind, können Sie die Stiefel als Auftriebskörper verwenden. Drehen Sie sie um, schütten Sie das Wasser aus, und klemmen Sie sich die Stiefel unter die Arme.
- Können Sie schwimmen, so versuchen Sie, zum nächsten Ufer zu gelangen. Verschwenden Sie keine Kraft, indem Sie gegen eine etwa vorhandene Strömung anschwimmen. Schwimmen Sie vielmehr mit der Fließrichtung diagonal über den Fluß zum nächsten Ufer.
- Sofern Sie nicht schwimmen können, rufen Sie um Hilfe. Aber vergeuden Sie Ihre Kräfte nicht durch sinnloses Schreien. Bleiben Sie ruhig, und unterstützen Sie jegliche Aktion, die zu Ihrer Rettung unternommen wird. Kümmert sich ein Rettungsschwimmer um Sie, entspannen Sie sich, und lassen Sie ihn ungehindert handeln. Klammern Sie sich auf keinen Fall an Ihren Retter; Sie könnten sonst beide ertrinken.
- Wenn das Ufer steil ist und Sie Schwierigkeiten haben, aus dem Wasser zu kommen, halten Sie sich irgendwo fest, und suchen Sie sich einen Punkt aus, an dem Sie am besten aufs feste Land gelangen. Arbeiten Sie sich auf diesen Punkt zu, indem Sie sich von einem Halt zum nächsten hangeln. Falls nötig, halten Sie sich einen Augenblick fest, und rufen Sie um Hilfe. Zwischen den Rufen atmen Sie tief ein.

UNFÄLLE VERMEIDEN

Die meisten Menschen, die alljährlich ertrinken, sterben nicht in der See, sondern in Binnengewässern. Oft handelt es sich um Personen, die gar nicht ins Wasser wollten; sie fielen vielmehr hinein – beim Angeln, Spazierengehen oder Spielen, beim Boot- oder Radfahren.

- Seien Sie am Wasser vorsichtig. Uferstreifen sind oft naß und rutschig, oder sie bröckeln ab, wenn man sie betritt.
- Mißachten Sie niemals Hinweise auf Gefahren. Seien Sie auch nicht zu selbstsicher, weil Sie schwimmen können. Schwimmen im kalten Wasser ist nicht das gleiche wie Schwimmen im Schwimmbad.

Einen Menschen aus dem Wasser holen

Fachleute haben vier Schlagworte zusammengestellt, welche die sicherste Art kennzeichnen, jemanden aus dem Wasser zu bekommen. Sie lauten: Hinstrecken, Werfen, Hinwaten, Rudern.

Gehen Sie nicht selbst ins Wasser, es sei denn, es gibt keinen andern Weg und Sie sind ein sehr guter Schwimmer. Der Schock des kalten Wassers, die Möglichkeit, sich an Unterwasserhindernissen zu verletzen, und das Risiko, von einem Ertrinkenden in Panik unter Wasser gedrückt zu werden, können Sie in ernste Gefahr bringen.

Hinstrecken

- Wenn die verunglückte Person in Reichweite ist, sprechen Sie ihr Mut zu. Unterdessen suchen Sie etwas, das Sie ihr hinstrecken können, z.B. einen starken Ast, eine Leine oder ein Kleidungsstück.
- Legen Sie sich auf den Bauch, und suchen Sie irgendeinen festen Halt. Haken Sie etwa Ihren Fuß hinter einen Pfosten, oder lassen Sie sich von jemandem festhalten. Sagen Sie dem Verunglückten, daß er sich an dem Gegenstand, den Sie ihm gereicht haben, festhalten soll. Dann ziehen Sie ihn stetig zu sich her.

Werfen

- Wenn der Verunglückte außer Reichweite ist, werfen Sie ihm etwas zu, was schwimmt, beispielsweise einen Rettungsring, einen aufblasbaren Schwimmring oder einen Ball, mit dem der Ertrinkende sich über Wasser halten kann, während Sie Hilfe holen.

Hinwaten

- Wenn Sie sich entschließen, zu dem Verunglückten hinzuwaten, prüfen Sie zunächst die Wassertemperatur und die Strömung.
- Tasten Sie vor jedem Schritt nach vorn den Grund mit einem Stock ab. Es könnten unsichtbare Hindernisse vorhanden sein, oder die Tiefe könnte sich unvermittelt ändern.

Rudern

- Ist ein Boot vorhanden und können Sie damit umgehen, benutzen Sie es, um den Verunglückten zu erreichen. Passen Sie aber auf, daß Sie ihm nicht zu nahe kommen. Andernfalls könnte das schwere Boot ihn unter Wasser drücken, ihn bewußtlos schlagen oder verletzen. Damit das Boot nicht kentert, ziehen Sie den Verletzten immer über das Heck hinein.

Hinschwimmen

- Wenn es keine andere Möglichkeit gibt und Sie ein sehr guter Schwimmer sind, schwimmen Sie z.B. mit einem Rettungsring oder Autoreifen und möglichst angeleint zu dem Verunglückten hin. (Siehe auch S. 238.)
- Behalten Sie Ihre Kleidung an, um die Kälteeinwirkung zu verringern; aber entledigen Sie sich schwerer Schuhe und aller schweren Gegenstände in Ihren Taschen, bevor Sie ins Wasser gehen.
- Sagen Sie dem Verunglückten, er solle sich an dem Rettungsring festhalten; dann holen Sie ihn heran. Lassen Sie den Ring los, wenn der Verunglückte auf den Ring hinaufzuklettern oder sich an Sie selbst zu klammern versucht.

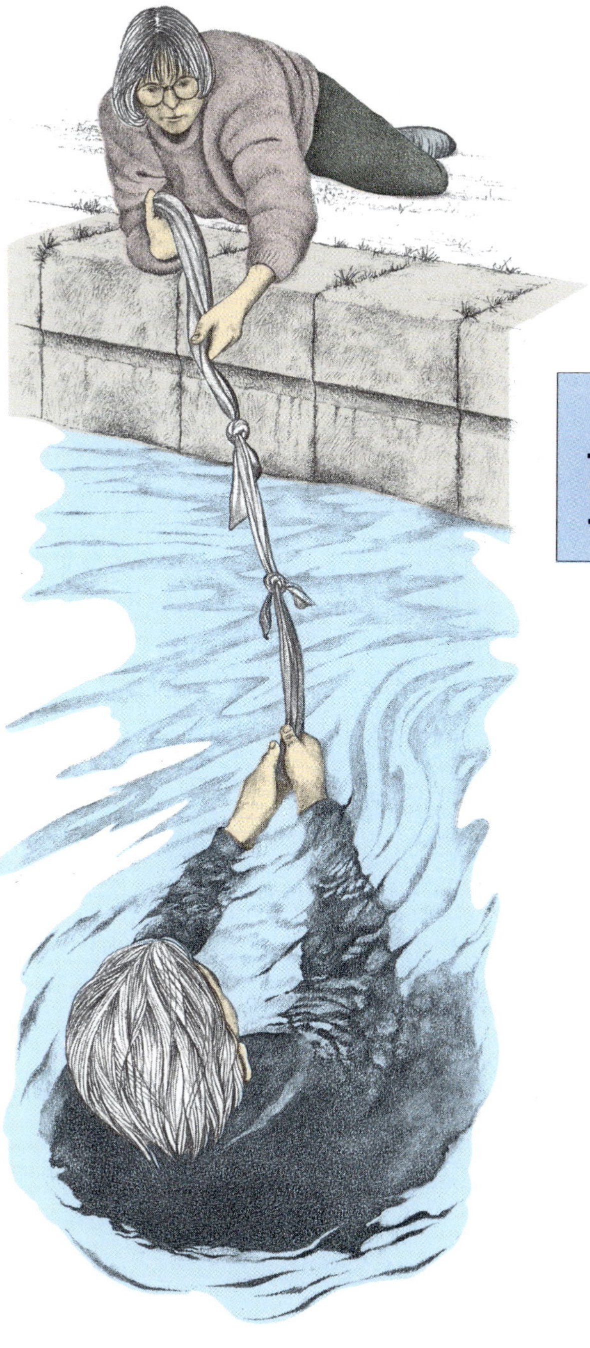

Gebrauch eines provisorischen Seils
Reichen Sie einem Verunglückten vom Ufer aus etwas zum Festhalten. Knoten Sie Hosen, Jacken oder Schals zu einem provisorischen Seil zusammen.

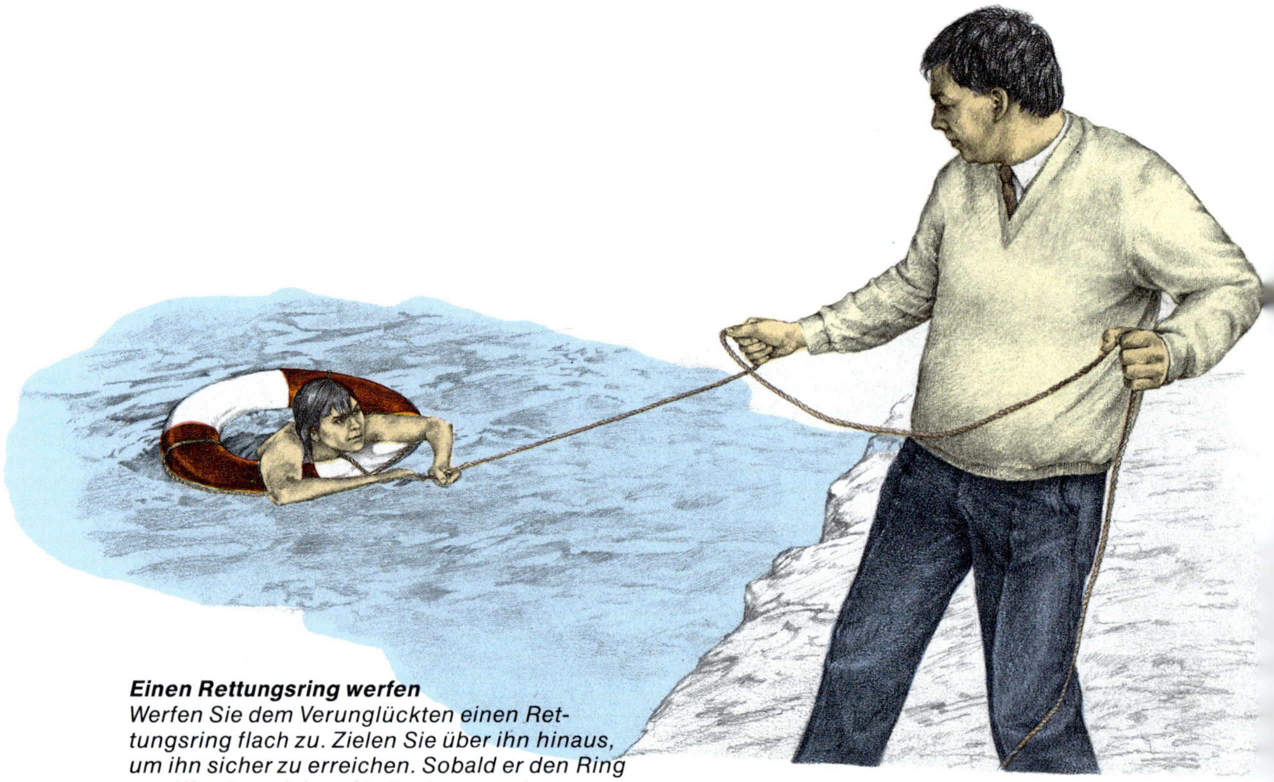

Einen Rettungsring werfen
Werfen Sie dem Verunglückten einen Rettungsring flach zu. Zielen Sie über ihn hinaus, um ihn sicher zu erreichen. Sobald er den Ring ergriffen hat, ziehen Sie ihn langsam heran.

Wenn jemand in eine Kanalschleuse fällt

- Begeben Sie sich niemals in eine Kanalschleuse, während sie gefüllt oder geleert wird. Die Wirbel, die dabei entstehen, machen es zuweilen selbst dem stärksten Schwimmer unmöglich, sich über Wasser zu halten.
- Wenn jemand unter diesen Umständen ins Wasser fällt, muß man die Schleuse schließen, bevor ein Retter ins Wasser geht.
- Wenn sich in der Schleuse ein Schiff befindet, muß der Schiffer die Maschine abstellen.
- Wie auch immer die Lage ist – überzeugen Sie sich, bevor Sie den Verunglückten zu retten versuchen, davon, daß eine Leiter vorhanden ist, über die Sie herausklettern können.
- Werfen Sie mindestens einen Rettungsring ins Wasser, der mit einer Leine an der Schleusenwand befestigt ist.

Wie man den Verunglückten an Land bringt

- Wenn ein Fluß eine starke Strömung hat, kann es schwierig sein, die verunglückte Person direkt ans Ufer zu bringen. Bewegen Sie sich statt dessen flußabwärts, und ziehen Sie sie diagonal zur Strömung. Wenn der Fluß eine Biegung macht, halten Sie auf das innere Ufer zu. Dort wird das Wasser flacher und die Strömung schwächer sein.
- Ist das Ufer steil, wie z.B. bei einem Kanal oder einer Kiesgrube, ziehen Sie die Person zu einem Gegenstand hin, an dem sie sich festhalten kann – etwa einer Kette.
- Es kann sehr schwer sein, eine Person aus dem Wasser zu ziehen, wenn man sich selbst im Wasser befindet und das Ufer steil ist. Verhindern Sie, daß der Verunglückte untertaucht, indem Sie ihm eine Leine um den Brustkorb binden. Erklären Sie ihm mit klaren Worten, warum Sie dies tun; die Kälte und der Schock können ihn benommen gemacht haben.
- Klettern Sie aus dem Wasser, wobei Sie das freie Ende der Leine festhalten; ziehen Sie den Verunglückten an eine günstige Stelle, oder sichern Sie ihn mit der Leine, um dann Hilfe zu holen.

BEHALTEN SIE KINDER IM AUGE

- Behalten Sie Kinder, die am Wasser spielen, im Auge – besonders Kinder unter fünf Jahren; sie können selbst in seichtem Wasser ertrinken.
- Flüsse, Kanäle oder Baggerseen sind für Kinder nicht die einzigen gefährlichen Orte. Auch Regentonnen, Schwimmbecken und Teiche im Garten bergen Gefahren. Sorgen Sie dafür, daß Regentonnen und Wasserbehälter abgedeckt sind. Wenn ein Kleinkind in der Familie ist, decken Sie den Teich mit einem nicht zu schwachen Gitter ab.
- Seien Sie auf Unfälle vorbereitet; nehmen Sie an Kursen für Beatmung und Lebensrettungsmaßnahmen teil.
- Wenn Sie sich an Gewässern aufhalten, erkundigen Sie sich, wo sich Rettungsgerät und das nächste Telefon befinden.

Von der Flut abgeschnitten

Wenn Sie im Watt wandern oder dort eine Insel besuchen, kann es geschehen, daß die steigende Flut Ihnen unversehens den Rückweg abschneidet. Möglicherweise dauert es dann Stunden, bis das Wasser wieder so weit zurückweicht, daß Sie auf dem gleichen Weg zurückgehen können.

- Steigen Sie an Land immer nur so hoch, daß Sie gerade über der Flut bleiben. Klettern Sie vor allem niemals auf steile Klippen. Wenn Sie dort festsitzen oder hinunterfallen und sich verletzen, wird Ihre Rettung sehr erschwert.
- Wenn das Wasser Sie nicht mehr erreichen kann, warten Sie auf Hilfe. Halten Sie Ausschau, und winken Sie mit einem Hemd oder etwas Ähnlichem, wenn Sie jemanden sehen, der Ihnen helfen oder Hilfe holen kann.
- Wenn Sie auf einer Sandbank festsitzen, rufen Sie um Hilfe, und winken Sie mit den Armen. Sind Sie ein gutes Stück vom Strand entfernt, ist es oft besser, dort zu bleiben und auf Hilfe zu warten, als zu versuchen, an Land zu waten. Zwischen Ihnen und dem Strand können sich Strömungen oder Rinnen befinden.

WARNZEICHEN AM BADESTRAND

An den Badestränden auf den Nord- und Ostfriesischen Inseln werden orangefarbene Bälle aufgezogen, sobald das Baden gefährlich werden kann. Im Ausland, etwa in Großbritannien, benutzt man für solche Hinweise oft unterschiedliche Flaggen.

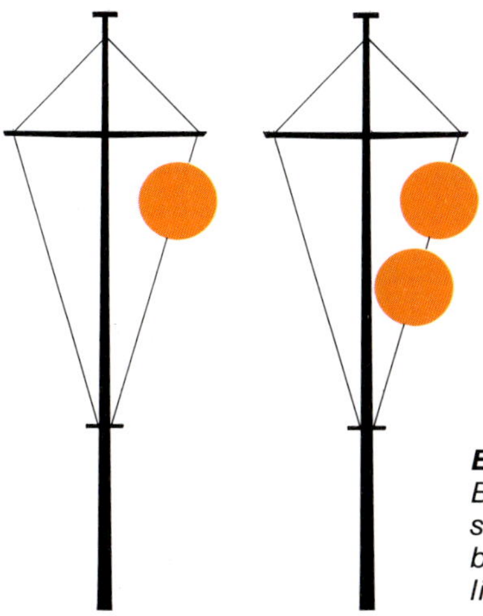

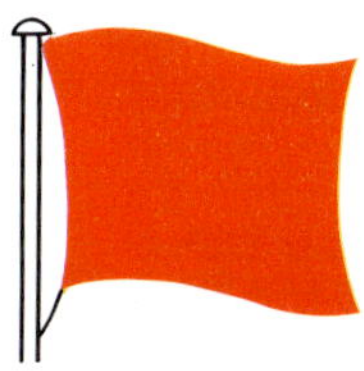

Rote Flagge im Ausland
Hier ist das Baden besonders gefährlich und deshalb verboten.

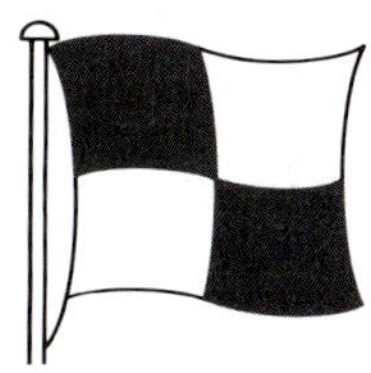

Schwarzweiße Flagge
Dies Gebiet ist für Windsurfing vorgesehen. Baden ist nicht ratsam.

Ein orangener Warnball
Baden nur unter Aufsicht der Rettungsschwimmer gestattet. Zwei orangene Warnbälle: Das Baden ist hier besonders gefährlich und daher gänzlich verboten.

WASSERKRÄFTE UND WASSERGESETZE AN DER KÜSTE

Küsten und Strände sind keineswegs überall gleich gefährlich. So kann beispielsweise das Baden an der Westküste der Insel Sylt wegen der Brandung, die dort zeitweise herrscht, und wegen möglicher Querströmungen manchmal risikoreicher sein als etwa auf Spiekeroog. Ganz allgemein sind der Tidenhub und die Kraft der Flut auf der Erde an verschiedenen Orten sehr unterschiedlich. Die höchsten Unterschiede zwischen Ebbe und Flut in Europa treten in Südengland und in Nordfrankreich auf. Sie erreichen bei Cardiff im Bristolkanal eine Höhe von 12–15 m. Bei Granville am Golf von Saint-Malo steigt das Wasser um 14 m, bei Saint-Malo um 12 m.

In den meisten Gebieten am Meer herrscht pro Tag zweimal Flut. Dabei kommt die Flut im allgemeinen jeden Tag etwa 50 Minuten später als am vorhergehenden. Alle zwei Wochen, ungefähr zur Zeit des Neumonds und des Vollmonds, tritt eine besonders hohe Flut auf: eine Springflut. Die niedrigste Flut tritt ein, wenn der Mond halbvoll ist.

- Besondere Vorsicht erfordert eine Wattwanderung. Unkundige können dabei leicht in Gefahr geraten. Am besten vertraut man sich einem Führer an. Wer allein losziehen will, muß unbedingt in Erfahrung bringen, wann die Flut kommt, damit er nicht unversehens vom rasch herankommenden Wasser abgeschnitten wird.
- Verwenden Sie eine Gezeitentabelle, um abzuschätzen, wann die Flut Ihre Route irgendwo erreichen wird. Addieren Sie zu dieser Schätzung stets einen großzügig bemessenen Sicherheitszuschlag. Bedenken Sie dabei, daß auch die Wetterbedingungen eine Rolle spielen können.

Wenn man beim Baden in Not gerät

Krämpfe, Ermüdung und starke Strömungen sind die häufigsten Schwierigkeiten, denen Schwimmer sich gegenübersehen. Krämpfe und Ermüdung können durch Kälte verursacht werden.

Wenn Sie einen Krampf bekommen

- Hören Sie auf zu schwimmen. Drehen Sie sich auf den Rücken, und lassen Sie sich treiben.
- Strecken Sie den verkrampften Muskel. Wenn Sie einen Krampf vorn im Oberschenkel haben, strecken Sie das Bein und den Fuß aus.
- Wenn Sie einen Wadenkrampf oder einen Krampf hinten im Oberschenkel haben, strekken Sie das Bein aus und richten die Zehen auf. Nehmen Sie eventuell Ihre Hände zu Hilfe, um die Füße zu sich her zu ziehen.
- Sobald der Krampf aufgehört hat, schwimmen Sie möglichst in einem andern Schwimmstil ans Ufer. Wenn Sie im gleichen Schwimmstil schwimmen müssen, seien Sie auf der Hut für den Fall, daß der Krampf erneut auftritt.

Wenn Sie ermüden

- Sobald Sie anfangen zu frieren oder sich erschöpft fühlen, schwimmen Sie an Land. Wenn Sie zu weit draußen oder zu ermüdet sind, um das Ufer in einem Zug zu erreichen, legen Sie sich auf den Rücken, und lassen Sie sich treiben, bis es Ihnen bessergeht.
- Strecken Sie einen Arm hoch, und bewegen Sie ihn von einer Seite zur andern, um anzuzeigen, daß Sie in Not sind.
- Wenn jemand kommt, um Ihnen zu helfen, bleiben Sie entspannt, und folgen Sie seinen Anweisungen. Versuchen Sie nicht, sich an ihn zu klammern.

Von einer Strömung mitgerissen

- Versuchen Sie nicht, gegen eine Strömung anzuschwimmen.
- Befinden Sie sich mitten in einem Fluß, so schwimmen Sie diagonal, so daß Sie flußabwärts landen. Wenn der Fluß eine Biegung macht, streben Sie nach der Innenseite, denn dort wird die Strömung am schwächsten sein.
- Wenn Sie an der Küste von einer starken ablandigen Strömung erfaßt werden, lassen Sie sich mit ihr treiben; schwimmen Sie dann kräftig quer zur Strömung, also parallel zum Strand. Wenn Sie aus der Strömung heraus sind, können Sie zum Strand schwimmen.

Wenn Sie in Algen festsitzen

- Wenn Sie kein Messer bei sich tragen, mit dem Sie die Pflanzen abhacken können, so versuchen Sie, die Pflanzen abzustreifen. Tauchen Sie Ihren Kopf ins Wasser, damit Sie sehen, was Sie tun.
- Sobald Sie sich befreit haben, schwimmen Sie möglichst mit flachem Beinschlag, bis Sie das Algenfeld hinter sich haben. Eventuell schwimmen Sie in Rückenlage.

Was kaltes Wasser bewirkt

Wenn man in kaltes Wasser fällt, holt man in den ersten Sekunden unwillkürlich mehrfach

REGELN FÜR DIE SICHERHEIT BEIM BADEN

Von den Menschen, die alljährlich ertrinken, sind viele Männer zwischen 15 und 35 Jahren, die oft sehr gut schwimmen können. Meist kommen sie ums Leben, weil sie wichtige Sicherheitsregeln außer acht gelassen haben. Zu diesen gehören die folgenden.

- Gehen Sie niemals mit leerem Magen oder unmittelbar nach einer schwerverdaulichen Mahlzeit ins Wasser. Beides kann zu Krämpfen führen, die den Betreffenden fast bewegungsunfähig machen.
- Schwimmen Sie niemals, wenn Sie Alkohol getrunken haben.
- Prüfen Sie die Wassertemperatur, bevor Sie hineingehen. Baden Sie nicht in zu kaltem Wasser. Kühlen Sie sich nach einem Sonnenbad erst ab, bevor Sie ins Wasser gehen.
- Baden Sie nicht ganz allein, sondern immer in einer Gruppe.
- Achten Sie auf Warnbälle und andere Warnzeichen.
- Schwimmen Sie nicht in wassergefüllten Kiesgruben. Sie sind oft kalt, sehr tief und haben manchmal steil abfallende Ufer, die es einem Menschen zuweilen unmöglich machen, wieder herauszukommen. Außerdem können sich unter Wasser unsichtbare Hindernisse befinden.
- Springen Sie nur dann ins Wasser, wenn Sie sicher sind, daß es tief genug ist (mindestens 3 m) und daß unter Wasser keine Gefahren wie Wasserpflanzen, Felsen oder andere Hindernisse lauern.
- Schwimmen Sie parallel zu einer Küste, und zwar so nahe, daß Sie immer schnell wieder Boden unter den Füßen haben. Nur gute Schwimmer sollten im Meer so weit hinausschwimmen, daß sie nicht mehr stehen können.
- Orientieren Sie sich an einem festen Punkt an Land, damit Sie feststellen können, ob Sie parallel zum Strand getrieben oder aufs Meer hinausgetragen werden. Schwimmen Sie nicht mit der Strömung hinaus; vielleicht schaffen Sie es sonst nicht mehr zurückzuschwimmen.
- Benutzen Sie im Meer keine aufblasbaren Schwimmhilfen. Sie könnten damit unmerklich so weit hinausgetragen werden, daß Sie nicht mehr stehen – und zurückkehren – können.

sehr tief Luft. Danach stellen sich längere Zeit ein erhöhter Blutdruck und erhöhter Puls ein. Damit reagiert der Körper auf den Schock. Dabei besteht die Gefahr, daß man Wasser einatmet und ertrinkt. Die Überatmung führt außerdem zur Senkung des Kohlendioxidgehalts im Blut, was Krämpfe hervorrufen kann. Gleichzeitig wird der im Blut gebundene Sauerstoff durch den Stoffwechsel vermindert. Hierdurch kann der Betroffene bewußtlos werden.

Im Wasser verliert der Körper überdies viel schneller Wärme als an Land. Schon eine Wassertemperatur von 20 °C kann die Wärmeproduktion des Körpers überfordern. Der Körper reagiert auf diesen Zustand, indem er das warme Blut ins Körperinnere abzieht, wo es lebenswichtig ist. Dadurch werden die Muskeln und Nerven der Arme, der Beine und der Außenseite des Rumpfes stark abgekühlt, so daß Bewegungen und ihre Koordination erschwert sind. Selbst ein guter Schwimmer kann unter diesen Umständen bald ertrinken. Bei einer Wassertemperatur unter 10 °C versagt die Schwimmfähigkeit normalerweise schon nach weniger als einer Viertelstunde.

Auch die Zeit, während der man unter Wasser die Luft anhalten kann, ist stark von der Temperatur abhängig. In kaltem Wasser beträgt sie nur ein Drittel der Zeit, die man in einem beheizten Schwimmbecken erreicht. Hat das Wasser eine Temperatur von weniger als 15 °C, so kann man meist nur 15–20 Sekunden lang die Luft anhalten. In einem Schwimmbad ist das Wasser oft 26–29 °C warm. Doch das Meer an der Nordseeküste ist im Sommer nur durchschnittlich 16–20 °C warm; im Winter liegt seine Temperatur unter 10 °C. Binnengewässer wie Flüsse, Seen und Kanäle sind eher noch kälter.

Wenn Sie in kaltem Wasser schwimmen müssen, ist es am besten, langsam ins Wasser zu gehen und dabei den Kopf über Wasser zu halten, bis der Anfangsschock vorüber ist. Versuchen Sie dabei, kontrolliert zu atmen.

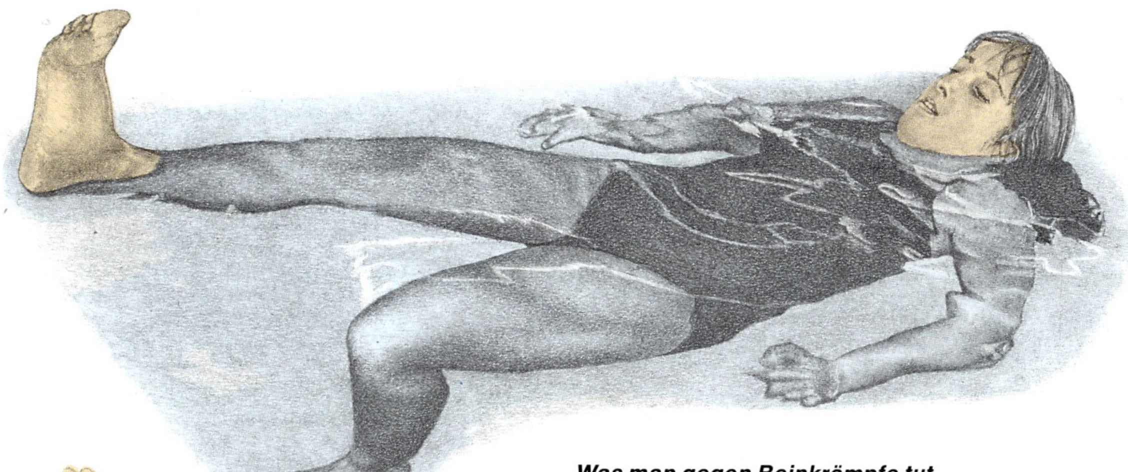

Was man gegen Beinkrämpfe tut
Wenn Sie Krämpfe in den Beinen bekommen, lassen Sie sich auf dem Rücken treiben, und strecken Sie den betroffenen Muskel, bis der Schmerz nachläßt. Nehmen Sie nötigenfalls die Hände zu Hilfe. Schwimmen Sie dann in einem andern Schwimmstil ans Ufer zurück.

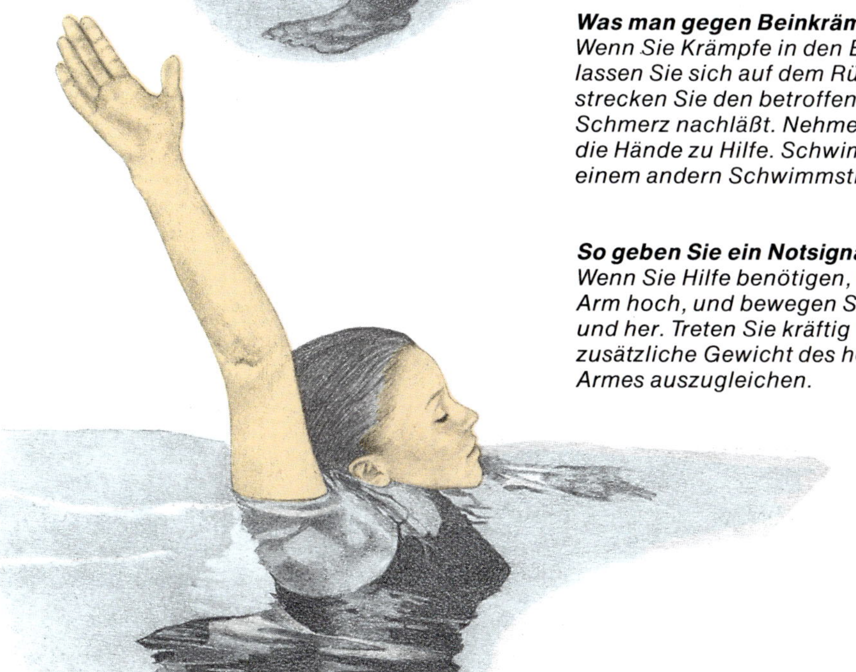

So geben Sie ein Notsignal
Wenn Sie Hilfe benötigen, heben Sie einen Arm hoch, und bewegen Sie ihn langsam hin und her. Treten Sie kräftig Wasser, um das zusätzliche Gewicht des herausgehobenen Armes auszugleichen.

Aus einer Brandung herauskommen

Eine schwere Brandung erschöpft recht bald die Kräfte eines unerfahrenen Menschen im Wasser, und selbst einem kräftigen, geübten Schwimmer kann sie gefährlich werden.

Mit schweren Brechern fertig werden
Erst in Küstennähe werden Wellen turbulent und sind dann schwer zu durchschwimmen. Sobald sich die Welle bricht, bildet das Wasser eine turbulente, wilde Rolle, die sich mehrfach überschlägt, während sie schäumend der Küste zustrebt. Wer in einen solchen Brecher gerät, kann umgerissen werden, die Orientierung verlieren, keine Luft mehr bekommen und Gefahr laufen, in seichtem Wasser gegen den Boden geworfen und bewußtlos zu werden.

Normalerweise sind nur die oberen Wasserschichten einer Welle turbulent. Also muß man unter einer Welle durchtauchen, wenn man seewärts schwimmt und nicht in die Turbulenz geraten will.

- Sobald sich die Welle nähert, tauchen Sie ein gutes Stück unter die Wasseroberfläche. Je mächtiger die Brandung ist, desto tiefer muß man hinabtauchen.
- Tauchen Sie gegebenenfalls bis auf den Grund. Krallen Sie sich dort fest, indem Sie beide Hände in den Sand eingraben. Harren Sie so aus, bis die Welle über Sie hinweggerollt ist. Die Bewegung des Wassers können Sie oft am Rücken wahrnehmen.
- Stoßen Sie sich danach mit den Beinen ab. Sobald Sie aufgetaucht sind, halten Sie schon wieder nach der nächsten Welle Ausschau.

Durch hohe Wellen schwimmen

1. Gehen Sie einem großen Brecher mit seiner Turbulenz aus dem Weg, indem Sie ihm entgegensehen und dann unter ihm wegtauchen.

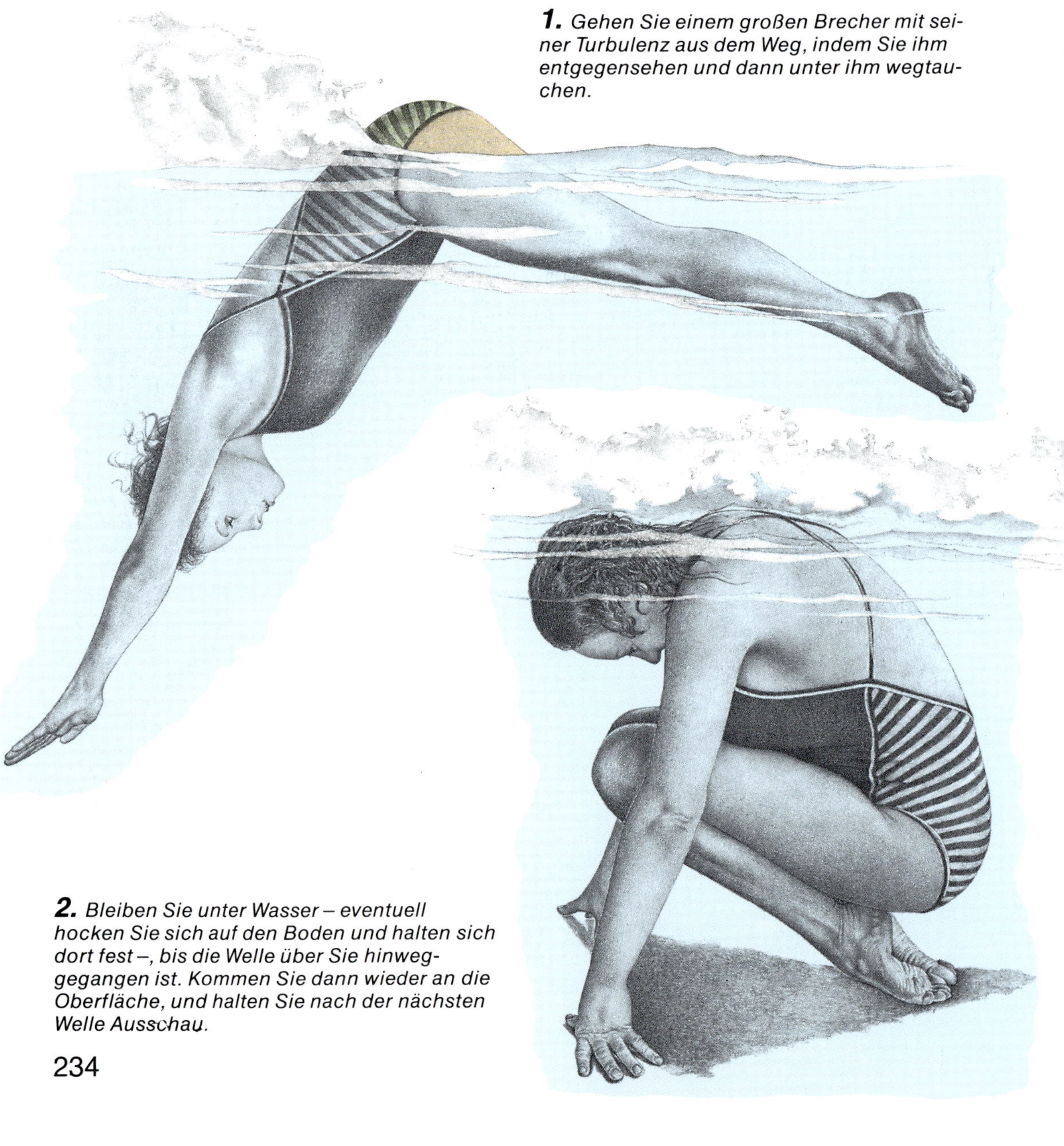

2. Bleiben Sie unter Wasser – eventuell hocken Sie sich auf den Boden und halten sich dort fest –, bis die Welle über Sie hinweggegangen ist. Kommen Sie dann wieder an die Oberfläche, und halten Sie nach der nächsten Welle Ausschau.

In einer Brandung an Land schwimmen

- Nutzen Sie, um an Land zu kommen, die Wellen. Ruhen Sie sich zwischen den einzelnen Wellen aus, und warten Sie, bis der nächste Wellenkamm herankommt. Schwimmen Sie dann mit aller Kraft dem Ufer zu, und machen Sie weiterhin auch Beinbewegungen, um so weit wie möglich vorangetragen zu werden.
- Um diese Vorwärtsbewegung noch zu verstärken, können Sie Ihren Körper wie ein Surfbrett einsetzen. Machen Sie sich ganz steif, wenn Sie von der Welle erfaßt werden. Der Kopf bleibt über Wasser, und das Kinn ist nach vorn gerichtet. Strecken Sie die Arme entweder gerade nach vorn oder aber nach hinten unter den Körper.
- Treten Sie Wasser, wenn eine Welle Sie überholt hat, und halten Sie über die Schulter hinweg Ausschau nach der nächsten.
- Wenn das Wasser so flach ist, daß Sie stehen können, müssen Sie mit einem starken Rückfluß des Wassers rechnen. Wenn nötig, hocken Sie sich hin und halten sich am Boden fest.

Auf felsigem Grund an Land kommen

- Gehen Sie unmittelbar hinter dem Kamm einer Welle an Land, damit Sie nicht gegen die Felsen geschleudert werden.
- Verschaffen Sie sich dann schnell festen Halt, damit Sie nicht von dem zurückweichenden Wasser mitgezogen werden.
- Klettern Sie so schnell wie möglich die felsige Küste hinauf, bevor die nächste Welle heran ist.

Als lebendes Surfbrett zur Küste

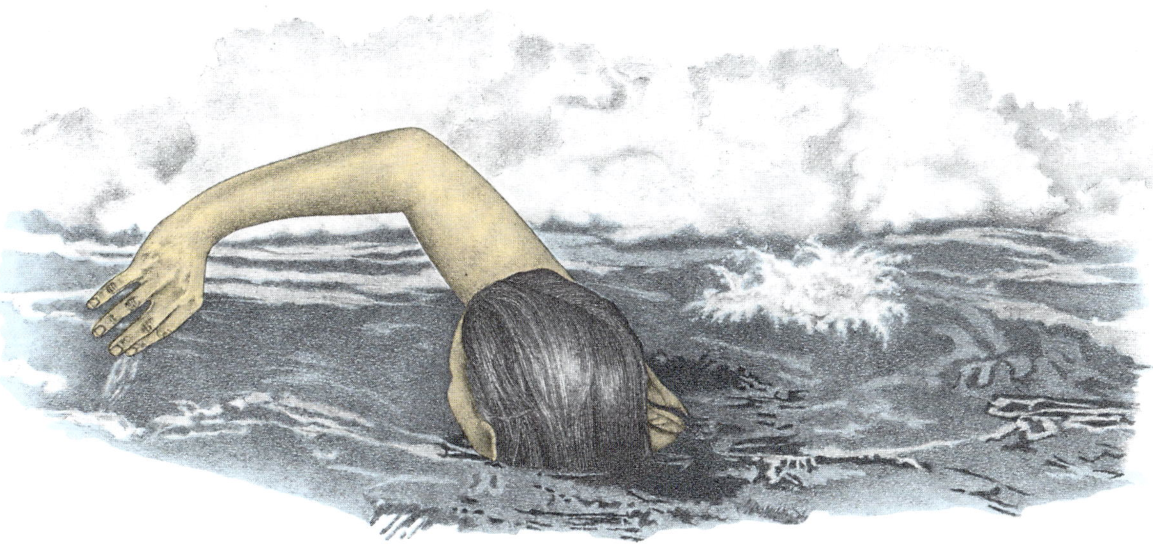

1. *Schwimmen Sie mit kräftigen Stößen zur Küste, sobald eine Welle näher kommt. Behalten Sie die Welle dabei im Auge, indem Sie immer wieder zurückblicken.*

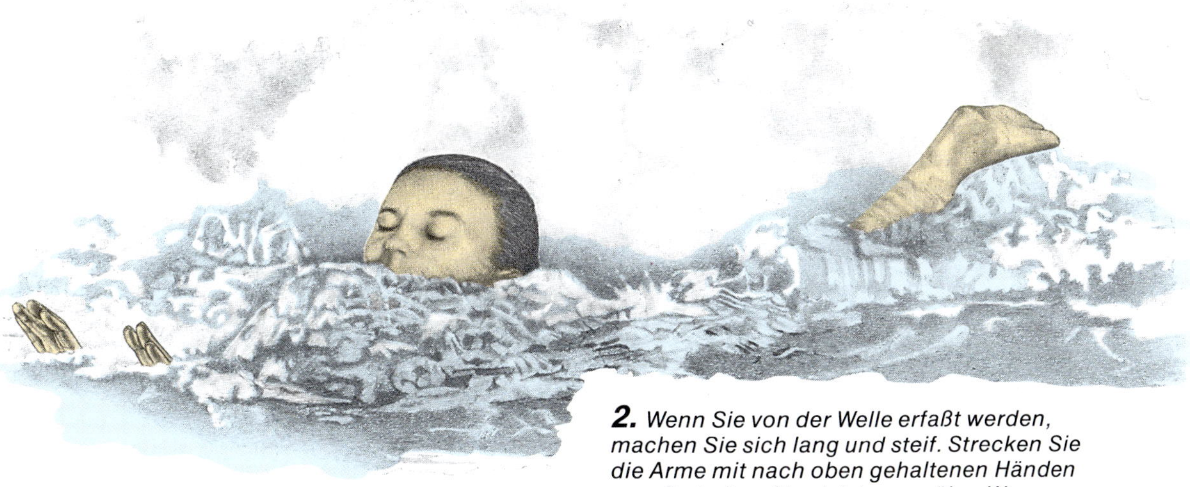

2. *Wenn Sie von der Welle erfaßt werden, machen Sie sich lang und steif. Strecken Sie die Arme mit nach oben gehaltenen Händen aus. So halten Sie sich besser über Wasser.*

Im und am Wasser

Tauchen mit Schnorchel

Mit Tauchermaske und Schnorchel kann man auch dann atmen, wenn sich das Gesicht unter der Wasseroberfläche befindet. Es ist aber möglich, daß gewisse Schwierigkeiten auftreten, vor allem in offenen Gewässern. Handeln Sie dann ruhig und schnell.

Wenn Wasser in den Schnorchel gerät
Wenn eine unerwartete Welle kommt oder wenn man den Kopf zu tief eintaucht, kann plötzlich Wasser in das Atemrohr geraten.

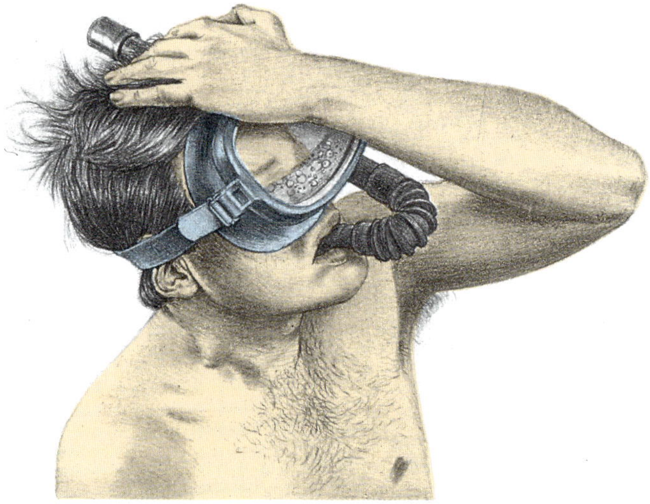

Die Maske unter Wasser frei machen
Neigen Sie den Kopf weit nach hinten. Drücken Sie den oberen Teil der Maske an, und atmen Sie langsam durch die Nase aus. Die Luft drückt das Wasser dann unten heraus.

- Atmen Sie in diesem Fall nicht ein. Sorgen Sie dafür, daß das obere Ende des Schnorchels aus dem Wasser kommt.
- Halten Sie den Kopf und damit den Schnorchel ruhig. Blasen Sie kräftig in den Schnorchel, um das Wasser auszutreiben.

Wenn Wasser in die Tauchermaske eindringt
- Um unter Wasser aus der Maske Wasser zu entfernen, z.B. während des Tauchens, beugen Sie den Kopf weit nach hinten, bis Sie nach oben gegen die Wasseroberfläche blikken.
- Drücken Sie den oberen Teil der Tauchermaske fest gegen die Stirn.
- Atmen Sie langsam durch die Nase aus. Auf diese Weise wird die Maske mit Luft gefüllt und das Wasser unten herausgedrückt. Hören Sie damit auf, sobald die Maske wieder frei ist, damit möglichst viel Luft in der Lunge bleibt.

Wie gut muß man schwimmen können?
Um den Tauchsport sicher ausüben zu können, sollte man folgende Voraussetzungen erfüllen:
- 200 m Schwimmen ohne Halt (kein Rückenschwimmen).
- 100 m Rückenschwimmen.
- 50 m Freistilschwimmen mit einem 4,5 kg schweren Bleigürtel.
- Fünf Minuten auf dem Rücken treiben, Hände und Beine können zu Hilfe genommen werden.
- Eine Minute Wassertreten. Nur Beinarbeit; die Hände befinden sich über Wasser.
- Nacheinander sechs Gegenstände vom tiefen Ende eines Schwimmbeckens heraufholen. Nach jedem Gegenstand darf man nur einmal tauchen.

DIE WAHL DER RICHTIGEN AUSRÜSTUNG

- Erkundigen Sie sich, ob der Schnorchel, den Sie erwerben wollen, auch dem Sicherheitsstandard entspricht. Markenartikel erfüllen normalerweise alle Anforderungen.
- Der beste Schnorchel ist J-förmig gebogen, 300–350 mm lang und hat einen Innendurchmesser von 15–20 mm. Längere oder schmalere Schnorchel erschweren das Atmen. Kaufen Sie keinen Schnorchel mit Luftventil. Solche Ventile sehen oft aus wie Tennisbälle. Wenn ein Ventil sich verklemmt oder beschädigt wird, kann die Luftzufuhr unterbrochen werden.
- Die Tauchermaske sollte mit festem, optisch einwandfreiem Sicherheitsglas ausgerüstet sein.
- Die Maske sollte ganz dicht sein und nur die Nase und die Augen bedecken. Das Nasenstück sollte weich sein, damit Sie sich gegebenenfalls die Nase zuhalten und so die Ohren während des Tauchens frei machen können.
- Sie können beim Kauf feststellen, ob die Maske Ihrem Gesicht richtig anliegt, indem Sie sie gegen das Gesicht halten, ohne das Halteband zu befestigen. Atmen Sie nun durch die Nase ein. Eine gutsitzende Maske schmiegt sich dann dem Gesicht an.
- Der Schnorchel sollte mit der Maske nicht fest verbunden sein. Ein angebauter Schnorchel ist gefährlich, weil dadurch Wasser in die Maske gelangen könnte. Außerdem ist er unpraktischer, weil man das Wasser nicht so gut herausbekommt.
- Wenn Sie an Stellen tauchen wollen, wo sich Wasserpflanzen befinden könnten, rüsten Sie sich mit einem Tauchmesser mit Sägeschliff aus.
- Kaufen Sie gutsitzende und schwimmfähige Schwimmflossen, damit Sie sie im Wasser nicht so leicht verlieren.

Von einem Hai bedroht

In der Nordsee kommt allenfalls der Katzenhai vor, der für Menschen ungefährlich ist. Aber Schwimmer und Taucher, die sich in der Adria oder der Ägäis, vor den Küsten von Italien, Jugoslawien und Griechenland tummeln, sollten vor Haien auf der Hut sein.

Die meisten Angriffe von Haien finden in den Tropen in Gewässern mit Temperaturen von über 21 °C statt. Zu den gefährlichsten Gebieten zählen in dieser Hinsicht Neuseeland, Ostaustralien, Südafrika, die Westindischen Inseln, Mexiko sowie die Küsten von Kalifornien und Florida. Auch Schiffbrüchige in warmen Gegenden auf offener See sind gefährdet.

Wenn andere in Gefahr sind

- Wenn Sie einen Hai in der Nähe sichten, warnen Sie alle Personen im Wasser.
- Machen Sie unter der Wasseroberfläche Lärm, denn dadurch wird der Hai vielleicht vertrieben. Der Lärm muß also ins Wasser hinein abgegeben werden. Wenn Sie sich in einem Boot befinden, lassen Sie den Motor an, oder schlagen Sie gegen den Rumpf.
- Helfen Sie den Menschen im Wasser, so schnell wie möglich an Land oder an Bord zu gelangen.

Wenn Sie selbst im Wasser sind

- Versuchen Sie nicht, schnell wegzuschwimmen, wenn sich Ihnen ein Hai nähert. Man ist nicht schnell genug, und hektische Bewegungen könnten die Gefahr noch erhöhen, da sie die Aufmerksamkeit des Tieres erst recht wecken.
- Wenn Sie mit einer Harpune einen Fisch aufgespießt haben, werfen Sie die Harpune weg, denn Blut im Wasser zieht Haie oft an.
- Machen Sie Lärm, um den Hai so vielleicht zu verscheuchen. Schreien Sie z.B. im Wasser, oder schlagen Sie auf Ihr Tauchgerät, wenn Sie eins tragen.
- Schwimmen Sie langsam auf das Boot oder die Küste zu. Schwimmen Sie möglichst unter Wasser, und behalten Sie den Hai dabei ständig im Auge.
- Ehe ein Hai angreift, gibt er seinem Opfer oft einen leichten Schubs. Wenn das geschieht, schlagen Sie den Hai so fest wie möglich mit den Fäusten oder irgendeinem Gegenstand, den Sie gerade zur Hand haben – am besten auf die Nase, da der Hai dort am empfindlichsten ist.
- Treten Sie den Hai, um ihn einzuschüchtern und eventuell zu vertreiben.

WIE MAN DIE GEFAHR EINES HAIANGRIFFS VERRINGERT

Haie sind unberechenbar; man kann nie mit Sicherheit sagen, ob ein Hai angreifen wird oder nicht. Doch gibt es Verhaltensregeln, mit deren Hilfe man das Risiko eines Angriffs vermindern kann.

- Halten Sie sich in haigefährdeten Gebieten von dunklen, trüben Gewässern fern. Offenbar können Haie dort ihre Beute besonders gut ausmachen.
- Schwimmen Sie nicht zu weit hinaus, und meiden Sie tiefere Rinnen. Haie sind selten in Gewässern zu finden, die so seicht sind, daß man darin stehen kann.
- Schwimmen Sie nicht bei Dämmerung oder nachts, denn zu diesen Zeiten sind die Haie verstärkt auf Nahrungssuche.
- Schwimmen oder tauchen Sie nicht allein. Wenn man zu zweit ist, kann man besser nach allen Seiten Ausschau halten. Vielleicht werden Haie dann sogar abgeschreckt.
- Gehen Sie nicht ins Wasser, wenn Sie eine Schnittwunde oder einen Kratzer haben. Blut kann einen Hai anlocken.
- Behalten Sie erlegte Fische nicht bei sich, wenn Sie mit der Harpune jagen. Legen Sie den Fang in ein Boot.
- In Gebieten, von denen bekannt ist, daß es dort Haie gibt, sollten Sie sich selbst einen etwa 1 m langen, kräftigen Haistock von der Dicke eines Besenstiels herstellen. Am oberen Ende bringt man eine Halteschlaufe an; das untere Ende versieht man mit einem Kranz von kleinen Nägeln, deren Spitzen nach außen zeigen.
- Wenn Ihnen ein Hai zu nahe kommt, stoßen Sie ihm diesen Stock kräftig auf die Schnauze. Die spitzen Nagelenden verhindern, daß der Stock von der Haut des Tieres abrutscht. Somit hilft Ihnen der Stock, sich den Hai vom Leibe zu halten, ohne ihn ernstlich zu verletzen oder wirklich wütend zu machen. Mit einem Haistock wird man einen Hai kaum ganz vertreiben können. Aber er hilft, das Tier in Schach zu halten.
- Wenn Sie beim Schwimmen oder Tauchen Haie entdecken und Sie sich in der Nähe der Küste oder eines Bootes befinden, dann verlassen Sie das Wasser so schnell wie möglich. Bedenken Sie dabei, daß die Gefahr am größten ist, wenn Sie gerade aus dem Wasser gehen. Versuchen Sie deshalb, diesen Zeitpunkt so zu legen, daß der Hai sich dann nicht in Angriffsnähe befindet.
- Kleidung oder ein Taucheranzug bieten offenbar einen gewissen Schutz vor Haiangriffen.
- Seien Sie besonders vorsichtig, wenn Sie nur teilweise gebräunt sind und beim Schwimmen weiße Stellen sichtbar werden. Eine dunkle Haut mit hellen Flächen scheint Haie anzulocken und zum Angriff zu reizen. Das gleiche gilt für Gebiete mit Licht und Schatten.

Wenn ein Schwimmer in Panik gerät

Wer im Wasser in Schwierigkeiten gerät, wird leicht von Panik ergriffen und klammert sich verzweifelt an alles, was einen sicheren Halt zu bieten scheint – auch an jemanden, der ihn zu retten versucht. Kommen Sie deshalb einem Menschen in Not niemals schwimmend zu Hilfe, wenn es eine andere Möglichkeit gibt, ihn zu erreichen, etwa vom Ufer oder von einem Boot aus. (Siehe auch S. 229.)

- Wenn Sie meinen, daß Sie jemandem schwimmend zu Hilfe kommen müssen, bleiben Sie außerhalb seiner Reichweite. Wenn es jedoch nötig wird, ganz zu ihm hinzuschwimmen – etwa weil der Betreffende auf Ihre Anweisungen nicht reagiert –, und wenn der Ertrinkende plötzlich versucht, nach Ihnen zu greifen, dann gehen Sie sofort in Rückenlage, und schwimmen Sie mit kräftigen Stößen aus seiner Reichweite fort.
- Sobald Sie außerhalb seiner Reichweite sind, halten Sie dem Betroffenen ein Kleidungsstück, das Ende eines Handtuchs oder einen Rettungsring hin, damit er sich daran festhalten kann. Nehmen Sie das andere Ende in die Hand, und ziehen Sie ihn an Land.
- Wenn der Ertrinkende versucht, sich an Sie heranzuziehen, lassen Sie Ihr Ende los, und schwimmen Sie aus seiner Reichweite fort.
- Wenn Ihnen nichts anderes übrigbleibt, als an den Ertrinkenden heranzugehen, schwimmen Sie von hinten zu ihm hin.
- Nehmen Sie ihn in einen festen Griff, und stützen Sie ihn im Wasser. Reden Sie ihm beruhigend zu, und ziehen Sie ihn an Land, in-

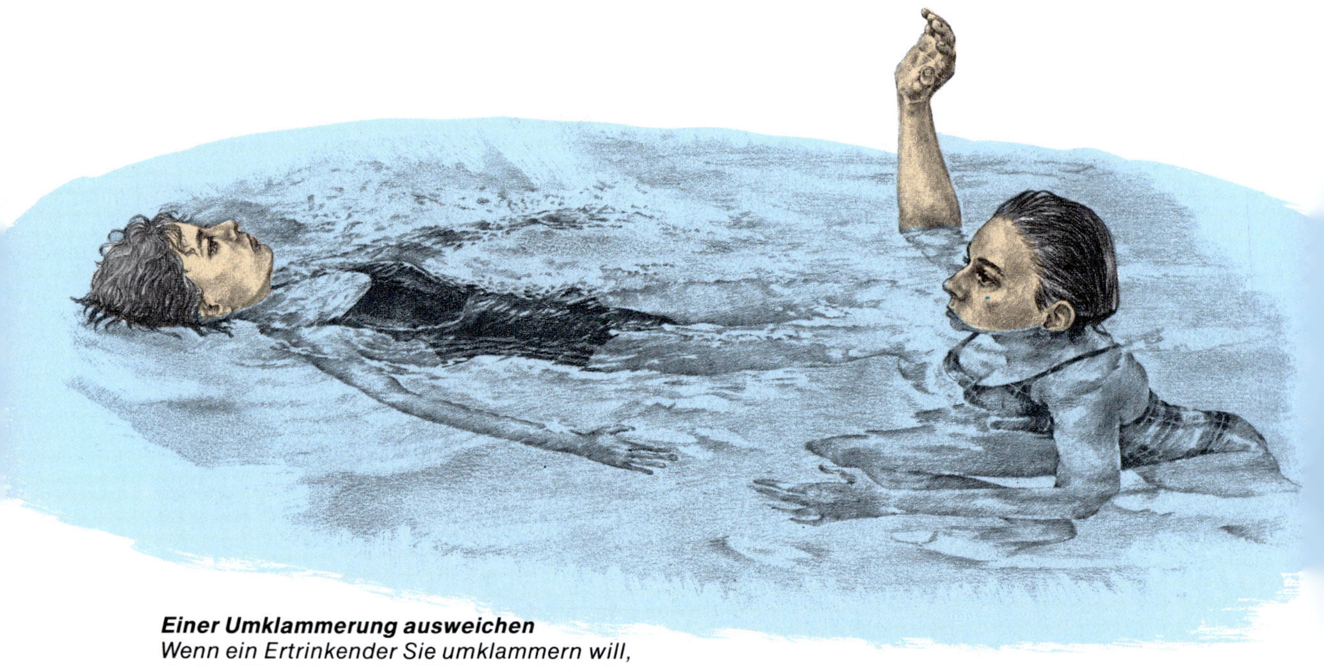

Einer Umklammerung ausweichen
Wenn ein Ertrinkender Sie umklammern will, drehen Sie sich auf den Rücken und schwimmen fort oder tauchen ab.

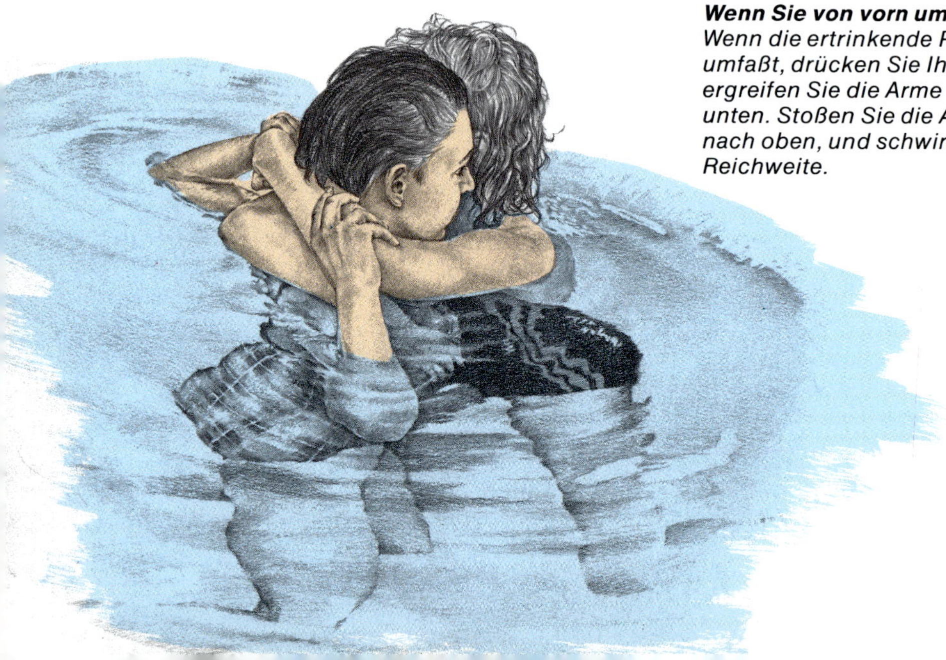

Wenn Sie von vorn umfaßt werden
Wenn die ertrinkende Person Sie von vorn umfaßt, drücken Sie Ihr Kinn nach unten, und ergreifen Sie die Arme des Ertrinkenden von unten. Stoßen Sie die Arme über Ihren Kopf nach oben, und schwimmen Sie dann außer Reichweite.

dem Sie eine der auf S. 240–241 beschriebenen Techniken anwenden.

Befreiung aus einer Umklammerung

- Wenn ein Ertrinkender Sie umklammert, holen Sie tief Luft, und lassen Sie sich unter Wasser drücken. Die meisten Ertrinkenden in Panik sind bestrebt, an der Oberfläche zu bleiben. Schwimmen Sie so lange nach unten, bis der Betreffende losläßt. Tauchen Sie dann außerhalb seiner Reichweite wieder auf, und pakken Sie ihn von hinten.

Andere Möglichkeiten:

- Wenn ein Ertrinkender Sie von vorn umklammert und nach Ihrem Kopf und den Schultern faßt, ziehen Sie Ihr Kinn ein, ergreifen seine Arme von unten und stoßen sie nach oben fort.
- Wenn der Betreffende von hinten Ihren Kopf und Ihre Schultern umfaßt, drücken Sie Ihr Kinn nach unten, um so Ihre Kehle zu schützen. Ergreifen Sie dann das Handgelenk seines obenliegenden Armes, und ziehen Sie es nach unten. Gleichzeitig stoßen Sie den Ellbogen mit der andern Hand nach oben. Auf diese Weise behalten Sie den andern fest im Griff.

Der Ertrinkende ist bewußtlos oder in Panik

- Wenn ein Verunglückter bewußtlos ist, können Sie ihn in sehr ruhigem Wasser ziehen, indem Sie eine Hand von hinten um sein Kinn legen. Schwimmen Sie auf der Seite, und halten Sie den ziehenden Arm gerade, so daß Ihre Beinbewegungen durch den Verunglückten nicht behindert werden. Achten Sie darauf,

Wenn Sie von hinten umfaßt werden

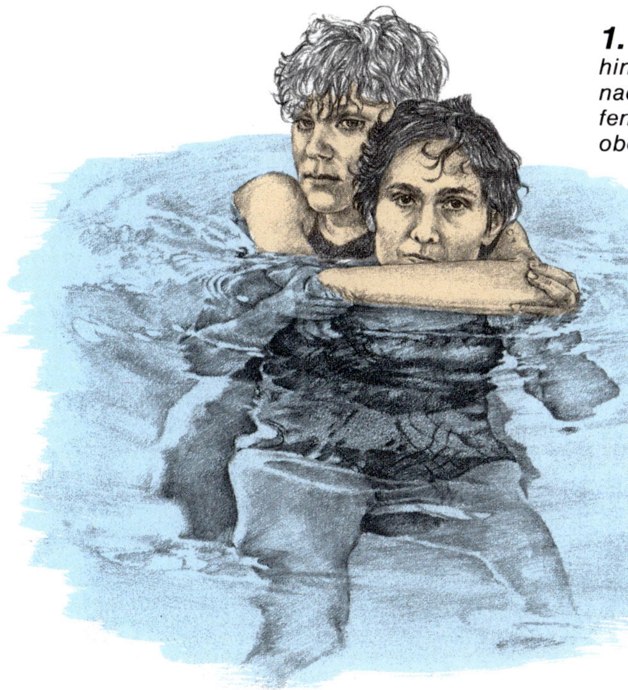

1. *Wenn die ertrinkende Person die Arme von hinten um Ihren Hals legt, drücken Sie Ihr Kinn nach unten, um Ihre Kehle zu schützen. Ergreifen Sie den Ellbogen und das Handgelenk des obenliegenden Armes.*

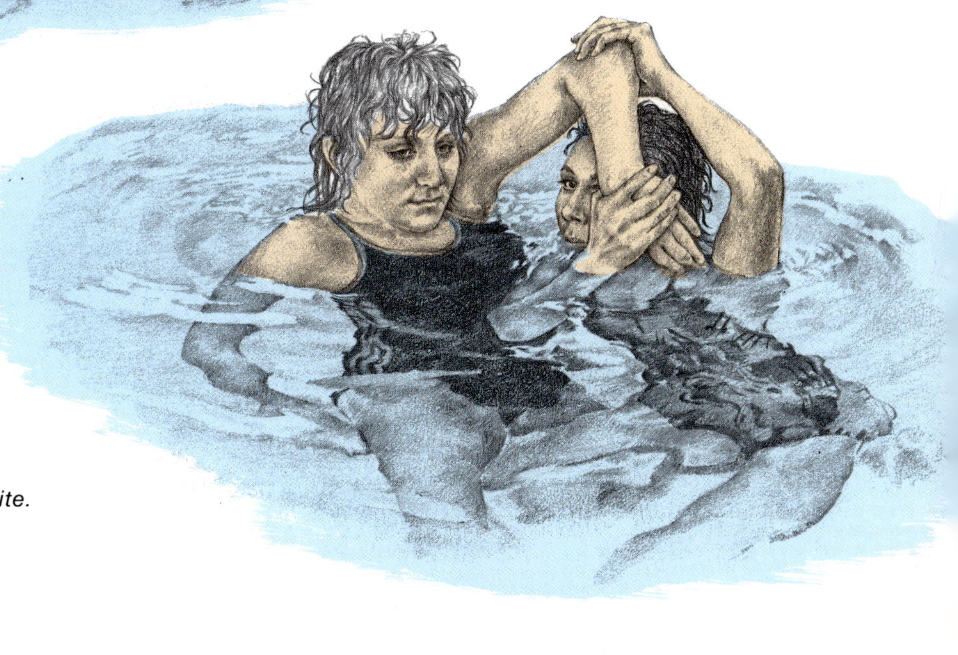

2. *Drücken Sie den Ellbogen hoch, und ziehen Sie gleichzeitig das Handgelenk nach unten. Schlüpfen Sie mit dem Kopf durch den so entstandenen Bogen. Schwimmen Sie dann hinter den Betroffenen oder aus seiner Reichweite.*

daß das Gesicht des Betreffenden nicht unter Wasser gerät.

- Wenn der Ertrinkende zwar bei Bewußtsein, aber in Panik ist und fest geführt werden muß, fassen Sie ihn unter das Kinn, ziehen Sie ihn ganz dicht zu sich heran (Ohr an Ohr), und halten Sie seine Schulter mit Ihrem Ellbogen ganz fest. Nehmen Sie nötigenfalls auch den andern Arm zu Hilfe.
- Bei starkem Wellengang schieben Sie Ihren Arm über einen Oberarm des Ertrinkenden hinweg und unter seinem Rücken hindurch. Ergreifen Sie dann seinen andern Oberarm. Ziehen Sie den Betroffenen leicht zu sich her, und schleppen Sie ihn in halber Seitenlage ab.

Wenn jemand einen Krampf hat

- Stützen Sie den Betreffenden im Wasser, während er versucht, den Krampf zu lösen, indem er die Muskeln streckt.
- Wenn der Krampf sich nicht löst, sagen Sie dem Betroffenen, er solle sich auf den Rücken legen, damit Sie ihn mit Hilfe einer der hier gezeigten Techniken an Land ziehen können.

SICHERHEIT ZUERST

Die Hauptregeln für Lebensretter sind:
1. Nach Möglichkeit nicht selbst ins Wasser gehen.
2. Direkten Körperkontakt mit dem Verunglückten möglichst vermeiden.
Die Rettungstechniken lernt man bei der Deutschen Lebens-Rettungs-Gesellschaft, der Wasserwacht, in den Tauchsportclubs und Schwimmvereinen.

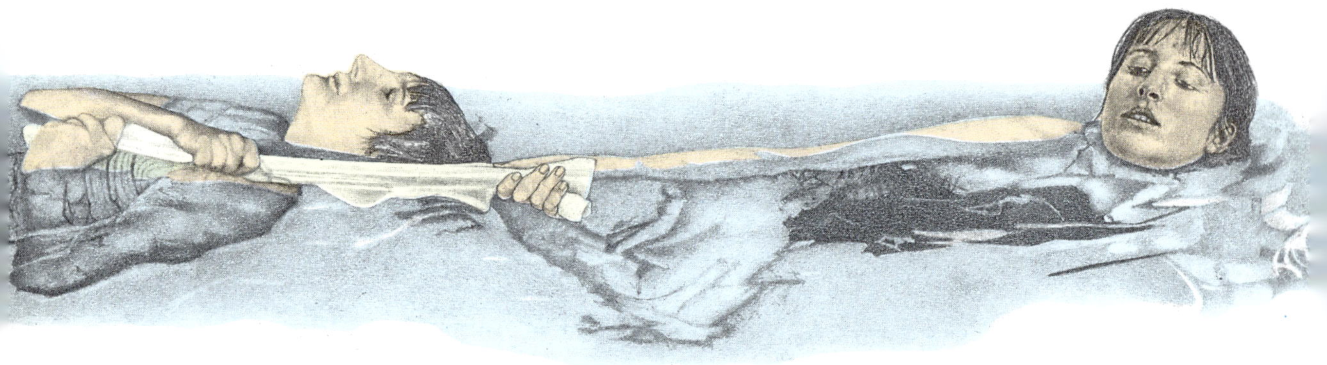

Mit einem Handtuch abschleppen
Wenn das Wasser ruhig und die betroffene Person bei Bewußtsein ist und reagiert, geben Sie ihr z.B. das eine Ende eines Handtuchs in die Hand, und fordern Sie sie auf, sich auf den Rücken zu legen. Nehmen Sie das andere Ende, und ziehen Sie sie zum Ufer.

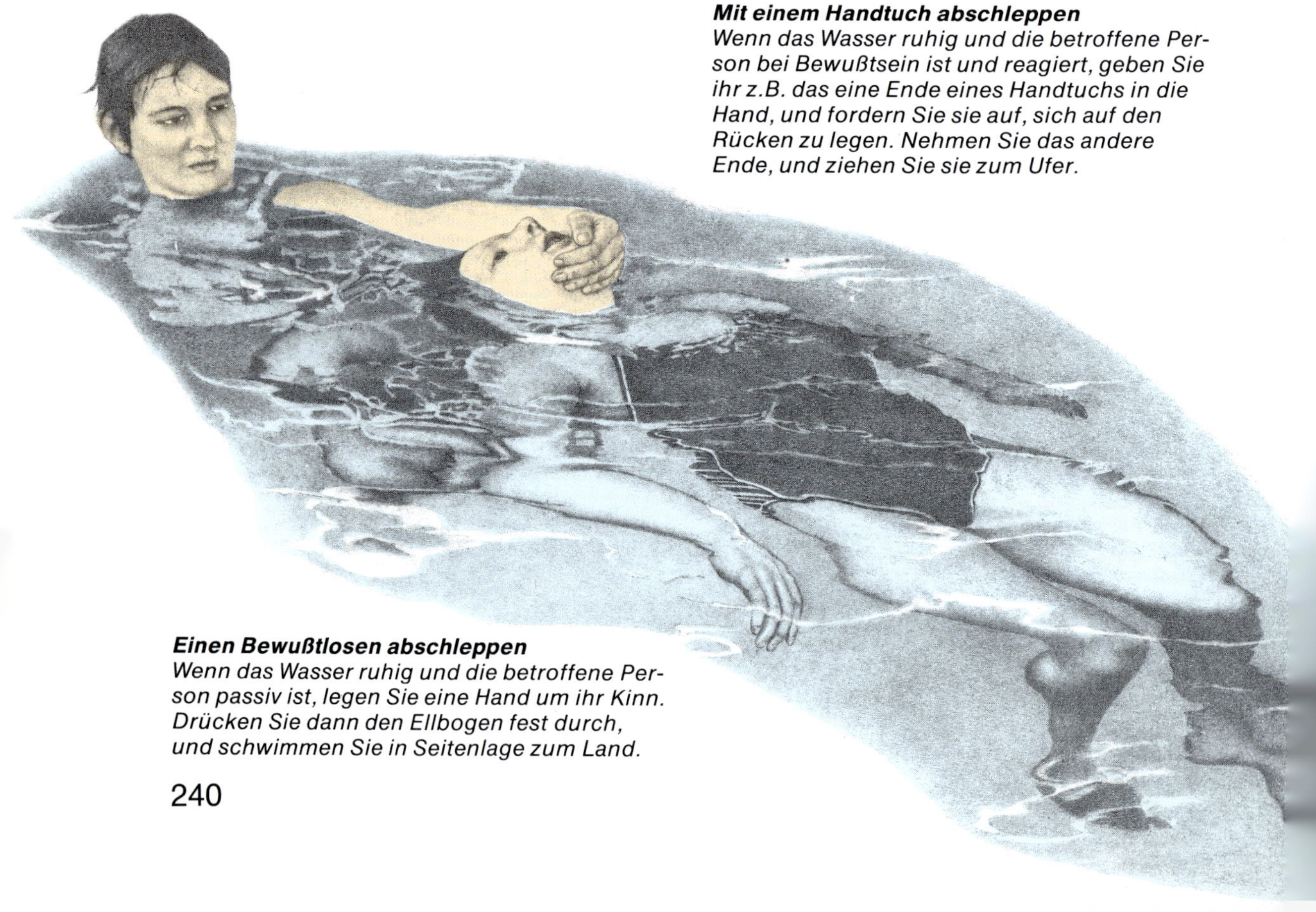

Einen Bewußtlosen abschleppen
Wenn das Wasser ruhig und die betroffene Person passiv ist, legen Sie eine Hand um ihr Kinn. Drücken Sie dann den Ellbogen fest durch, und schwimmen Sie in Seitenlage zum Land.

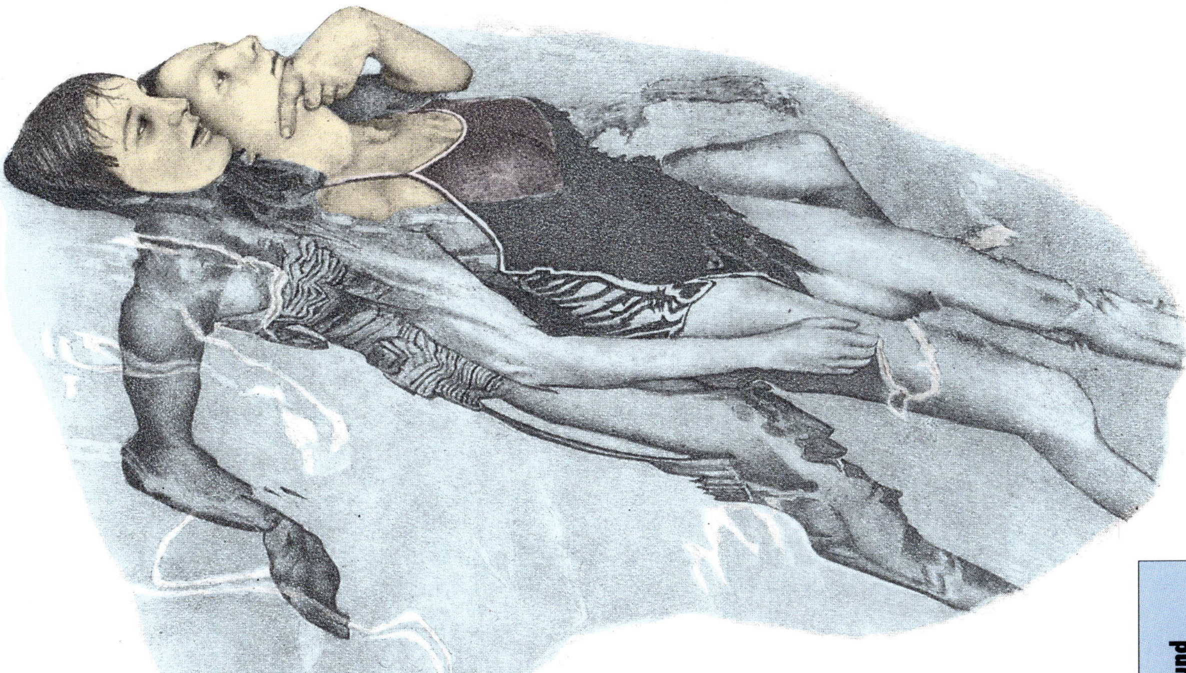

Eine Person abschleppen, die Angst hat
Wenn die betroffene Person Angst hat, fassen Sie sie am Kinn, und ziehen Sie sie mit dem Gesicht nach oben zu sich heran, bis ihr Kopf neben Ihrem eigenen liegt. Halten Sie ihre Schulter mit Ihrem Ellbogen fest.

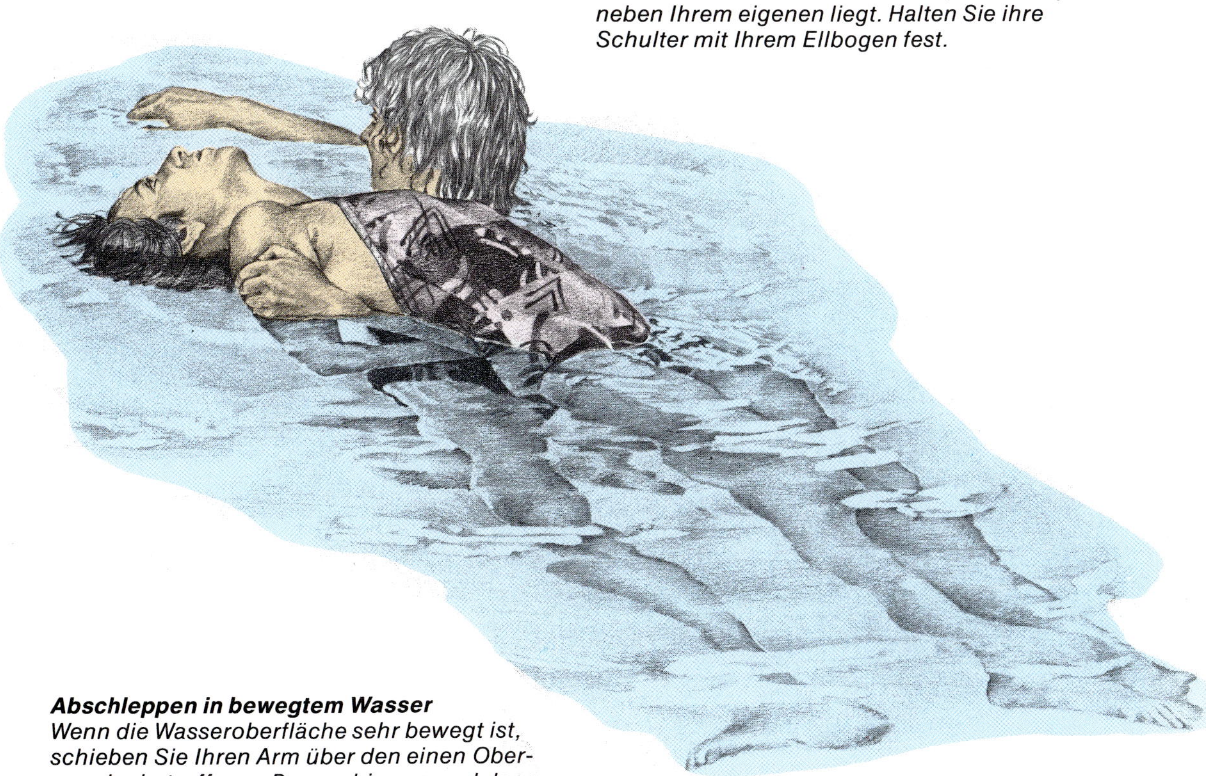

Abschleppen in bewegtem Wasser
Wenn die Wasseroberfläche sehr bewegt ist, schieben Sie Ihren Arm über den einen Oberarm der betroffenen Person hinweg und dann unter ihrem Rücken hindurch. Ergreifen Sie nun den andern Oberarm, und ziehen Sie ihn mit leichtem Zug zu sich her. Schwimmen Sie mit Ihrem freien Arm und den Beinen halb auf der Seite.

Wenn man selbst auf dünnem Eis einbricht

Die Gefahr für jeden, der auf einem zugefrorenen Gewässer einbricht, liegt nicht so sehr darin, daß er vielleicht nicht schwimmen kann. In der Kleidung ist immer so viel Luft eingeschlossen, daß sie jeden, der auf dem Eis einbricht, zumindest anfangs über Wasser hält. Das Hauptrisiko besteht vielmehr im Schock durch das kalte Wasser. Er kann die Muskeln lähmen und so selbst den besten Schwimmer innerhalb weniger Minuten hilflos machen.

- Warten Sie nicht auf Rettung. Die Zeit ist kostbar. Versuchen Sie möglichst rasch aus dem Wasser herauszukommen. Die Kälte zehrt Ihre Kräfte schnell auf.
- Halten Sie sich durch Wassertreten über Wasser. Machen Sie also mit den Beinen Bewegungen wie beim Radfahren, und paddeln Sie ständig mit den Armen. Atmen Sie tief und ruhig: Das ist ein gutes Mittel gegen Panik.
- Zerbrechen Sie das Eis um sich herum, bis Sie an eine Stelle kommen, die fest genug erscheint, Sie zu halten.

  Normalerweise sollten Sie sich hierbei in Richtung Ufer vorarbeiten.
- Legen Sie die Arme nach vorn auf das dikkere Eis, und treten Sie mit den Beinen nach hinten; auf diese Weise bringen Sie den Körper so aus dem Wasser, daß er fast waagrecht liegt.
- Treten Sie immer weiter, um so Ihren Körper vorwärts zu schieben. Ziehen Sie sich gleichzeitig nach vorn, bis Sie aus dem Wasser heraus sind. Wenn das Eis unter Ihnen bricht, bleiben Sie flach liegen, und schieben Sie sich weiter voran.
- Wenn Sie auf festeres Eis kommen, das Ihr Gewicht trägt, rollen Sie sich von der zerbrochenen Fläche weg zum Ufer hin.
- Sobald Sie wieder festen Boden unter den Füßen haben, sollten Sie so schnell wie möglich einen warmen Ort aufsuchen. Bewegen Sie sich, um warm zu bleiben. Ziehen Sie sich möglichst bald trockene Kleidung an.

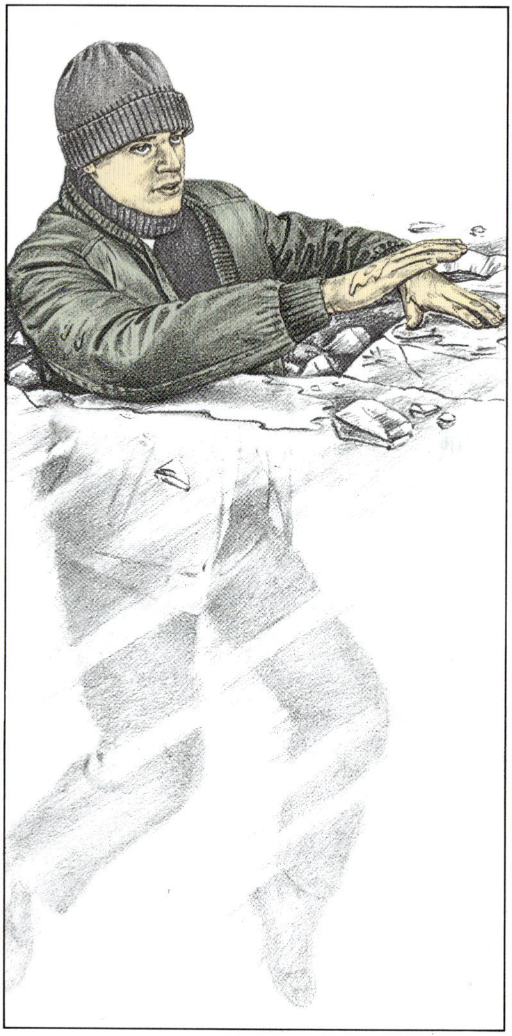

Kopf hoch durch Wassertreten
Wenn Sie nicht sofort aus dem Wasser herauskommen, treten Sie Wasser, um den Kopf über Wasser zu halten und zu verhindern, daß Sie unter das Eis kommen.

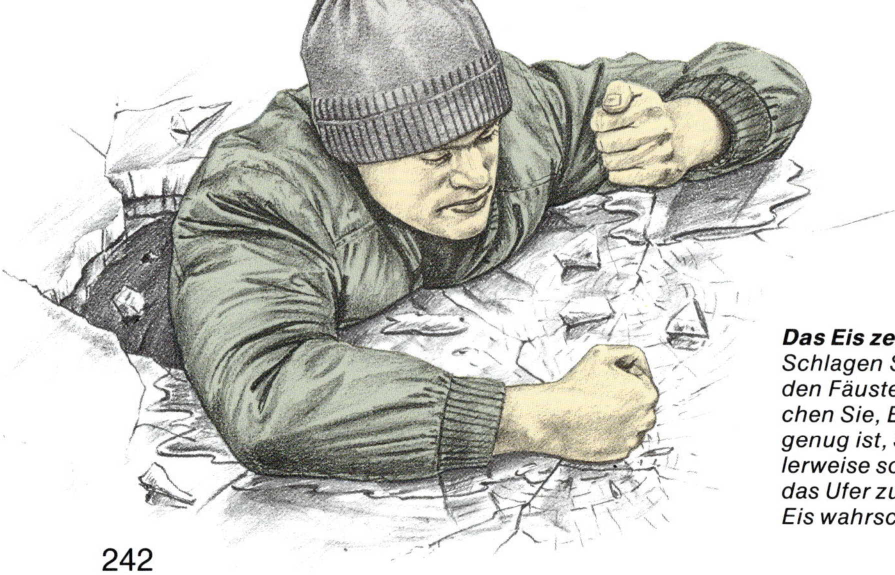

Das Eis zerbrechen
Schlagen Sie das Eis ringsum mit den Fäusten in Stücke. Versuchen Sie, Eis zu finden, das fest genug ist, Sie zu tragen. Normalerweise sollten Sie sich dabei auf das Ufer zu vorarbeiten, wo das Eis wahrscheinlich dicker ist.

Schiebend in Sicherheit

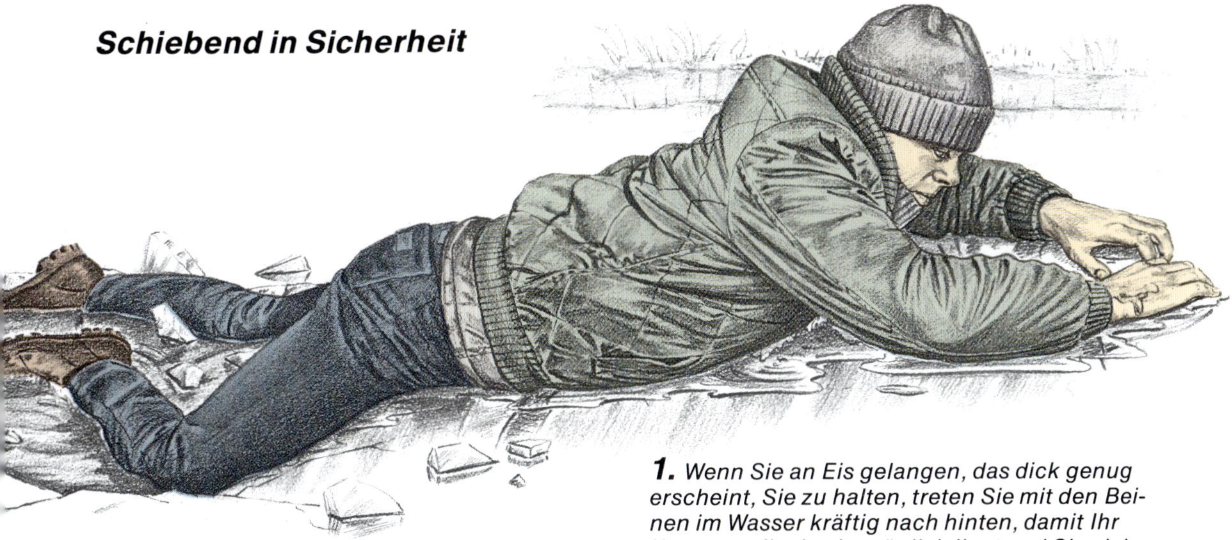

1. Wenn Sie an Eis gelangen, das dick genug erscheint, Sie zu halten, treten Sie mit den Beinen im Wasser kräftig nach hinten, damit Ihr Körper so flach wie möglich liegt und Sie sich auf das Eis hinaufziehen können.

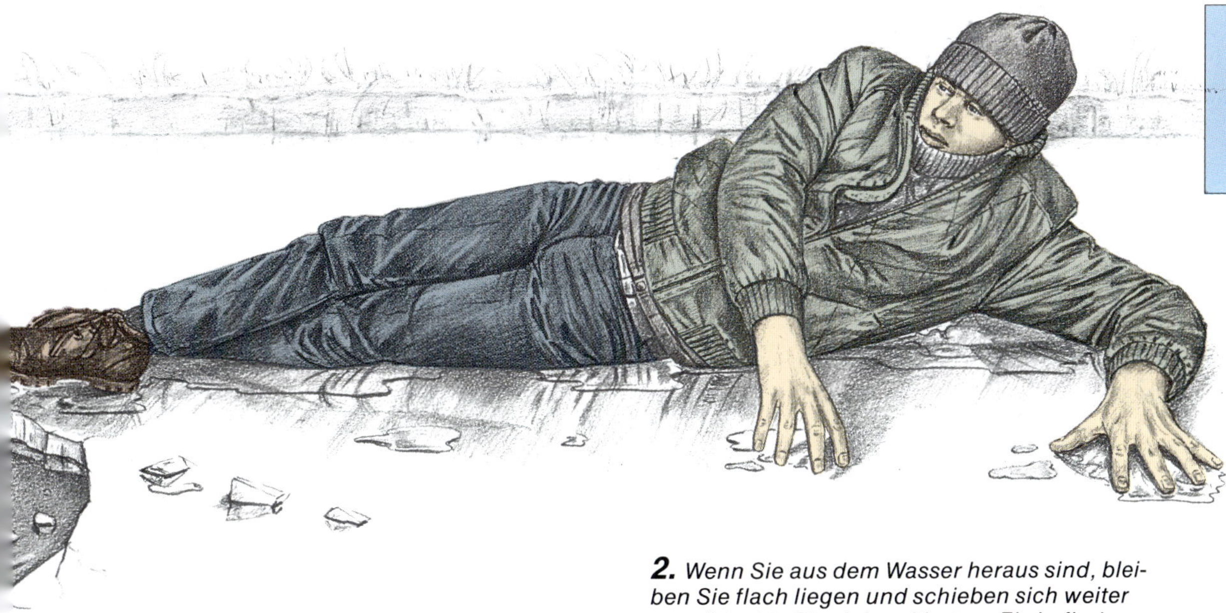

2. Wenn Sie aus dem Wasser heraus sind, bleiben Sie flach liegen und schieben sich weiter vorwärts, bis Sie sich auf festem Eis befinden. Suchen Sie dann sofort einen warmen Ort auf.

VORSICHT, DÜNNES EIS

- Gehen Sie nie auf eine zugefrorene Wasserfläche, ohne vorher zu prüfen, ob das Eis Sie auch trägt. Verschaffen Sie sich dazu am Ufer festen Halt, während Sie mit einem Fuß am Rand der Eisfläche an verschiedenen Stellen kräftig auf das Eis treten. Werfen Sie den schwersten Stein, den Sie finden können, in die Mitte des Gewässers, und beobachten Sie, ob er das Eis durchschlägt.
- Über seichtem Wasser ist Eis im allgemeinen am sichersten. Die Eisschicht, die sich über fließendem Wasser oder über Unterwasserpflanzen bildet, ist schwächer, da das Wasser dort vergleichsweise warm ist.
- Die Eisschicht wird zur Mitte eines Gewässers hin dünner. Wenn die Kraft der Sonne im Lauf des Tages zunimmt oder wenn es sonst wärmer wird, nimmt die Festigkeit des Eises ebenfalls ab.
- Erlauben Sie Kindern nicht, eine Eisfläche zu betreten, deren Haltbarkeit fraglich erscheint. Auch sollte man Kinder nicht auf ein zugefrorenes Gewässer lassen, wenn die Wassertiefe die Taillenhöhe der Kinder überschreitet.

Wenn jemand auf dem Eis einbricht

Jemand, der auf einem zugefrorenen See oder Fluß einbricht, kann innerhalb weniger Minuten ertrinken, selbst wenn er eigentlich ein guter Schwimmer ist. Auch wenn der Verunglückte den Kopf über Wasser halten kann, wird doch seine Atmung durch den Schock beeinträchtigt, und die Kälte kann die Glieder lähmen (siehe Kasten auf S. 249). Deshalb muß ein Retter stets rasch handeln.

Der Verunglückte ist noch bei Kräften

- Schieben Sie einen Stock mit einem Seil daran auf dem Eis zu dem Verunglückten hin. Stellen Sie notfalls eine Art Seil aus Pullovern oder Schals her.
- Betreten Sie das Eis nur dann, wenn es keine andere Möglichkeit gibt, den Verunglückten zu erreichen. In diesem Fall sollte aber eine weitere Person anwesend sein, die Sie zurückziehen kann, falls Sie selbst einbrechen sollten.
- Wenn Sie das Opfer vom Ufer aus nicht erreichen können, legen Sie sich flach auf das Eis, damit sich Ihr Gewicht möglichst weit verteilt.
- Rutschen Sie vorsichtig voran, bis Sie den Stock in Reichweite des Verunglückten haben.
- Fordern Sie den Verunglückten auf, die Arme auf dem Eis nach vorn zu strecken und mit den Beinen nach hinten zu treten, damit der Körper so waagrecht wie möglich im Wasser liegt. So ist es für ihn einfacher, aus dem Wasser auf das Eis zu kommen.
- Der Verunglückte sollte dann mit einer Hand den Stock oder das Seil ergreifen und mit der freien Hand das Eis vor sich so lange zerschlagen, bis er an festes Eis kommt. Ziehen Sie dabei am andern Ende des Stockes.
- Sagen Sie dem Betreffenden, er solle wie beim Schwimmen nach hinten treten und zugleich nach vorn auf das Eis rutschen. Halten Sie ihn nicht direkt fest, und lassen Sie auch nicht zu, daß er sich an Ihnen festhält – es sei denn, Sie hätten einen festen Halt. Andernfalls könnten Sie ins Wasser gezogen werden.
- Sobald der Verunglückte auf dem Eis ist, sollte er sich ebenfalls flach hinlegen. Ziehen Sie ihn an Land.

Bildung einer Kette

- Wenn mehrere Helfer zur Verfügung stehen und es keine andere Möglichkeit gibt, das Opfer zu erreichen, bildet man eine Kette. Die erste Person legt sich dazu flach auf das Eis und rutscht dann auf den Verunglückten zu. Der nächste legt sich ebenfalls flach hin und ergreift die Knöchel seines Vordermannes. In dieser Weise fährt man fort, bis die Kette von einer sicheren Stelle am Ufer aus bis zum Betroffenen reicht.

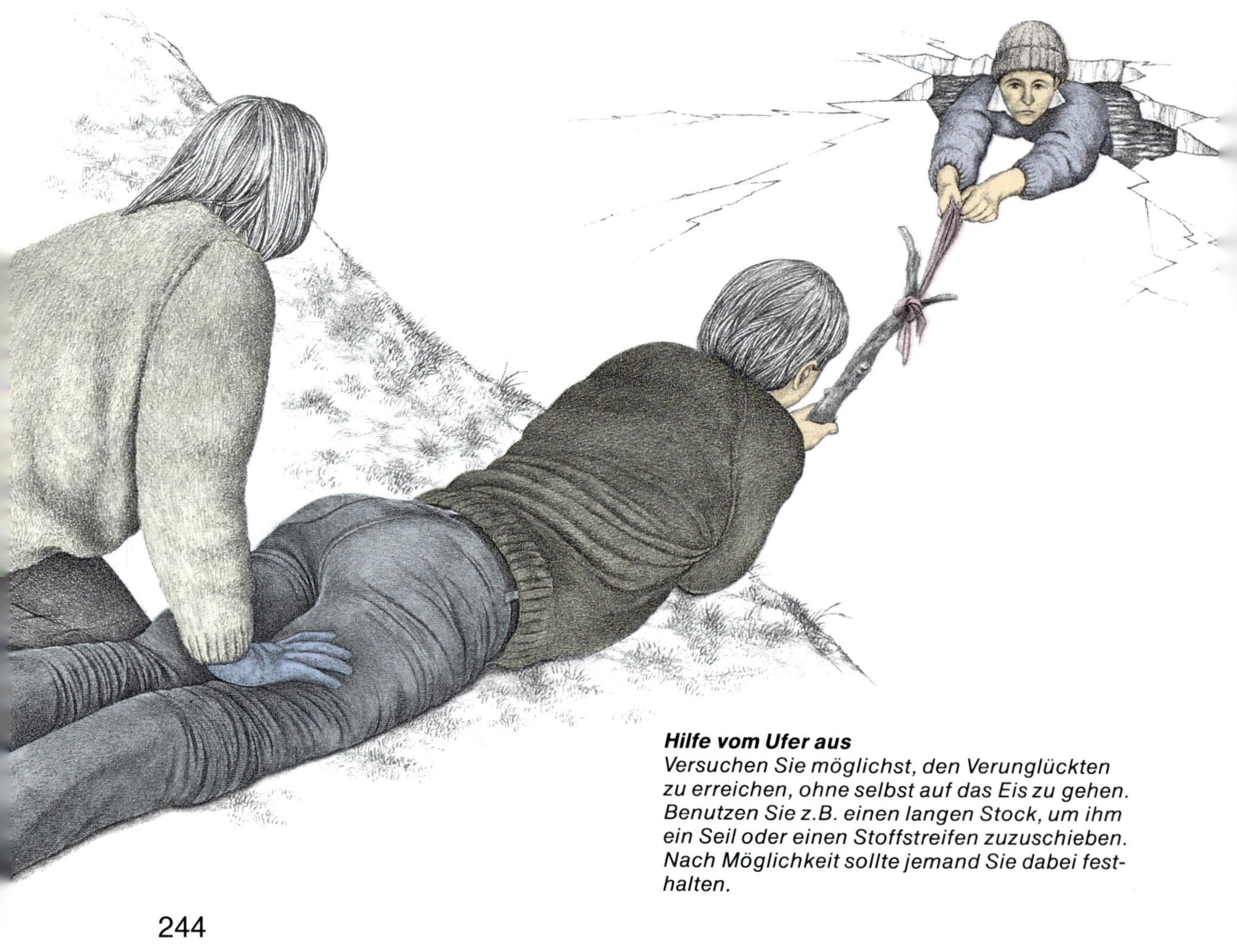

Hilfe vom Ufer aus
Versuchen Sie möglichst, den Verunglückten zu erreichen, ohne selbst auf das Eis zu gehen. Benutzen Sie z.B. einen langen Stock, um ihm ein Seil oder einen Stoffstreifen zuzuschieben. Nach Möglichkeit sollte jemand Sie dabei festhalten.

Verwendung einer Leiter

● Einen Menschen, der auf dem Eis eingebrochen ist, kann man am einfachsten mit einer leichten Leiter retten. Legen Sie sich dazu auf das Eis, und stoßen Sie die vor Ihnen liegende Leiter auf den Verunglückten zu. Dieser kann sich dann selbst auf die Leiter hinaufziehen. Auf ihr sollte er sich flach hinlegen. Ziehen Sie nun die Leiter zurück.

Wenn der Verunglückte geschwächt ist

● Um jemandem zu helfen, dessen Kräfte schon nachlassen, bringen Sie am Ende einer Stange oder einer leichten Leiter ein Seil mit einer Schlinge an.

● Schieben Sie die Stange oder Leiter auf dem Eis vor, bis die Schlinge in Reichweite des Verunglückten ist. Sagen Sie ihm, er solle sie sich über den Kopf und die Schultern streifen und unter den Achseln durchziehen.

● Ziehen Sie den Betroffenen dann an Land.

● Wenn Sie das nicht schaffen, befestigen Sie das andere Ende des Seiles an einem Baum oder Pfosten am Ufer, damit der Verunglückte besser gesichert ist, während Sie Verstärkung holen.

● Falls Sie weder ein Seil noch eine Stange haben, rutschen Sie auf dem Bauch über das Eis. Ergreifen Sie die Arme oder die Kleidung des Verunglückten, und versuchen Sie, ihn aus dem Wasser zu ziehen.

● Sollte das unmöglich sein, halten Sie ihn fest. Rufen Sie um Hilfe.

Auf festem Boden

● Sobald der Verunglückte sich wieder auf festem Boden befindet, kontrollieren Sie die Atmung. Hat sie ausgesetzt, beginnen Sie sofort mit der Atemspende (siehe S. 54).

● Wenn der Betroffene atmet, wickeln Sie um seine nasse Kleidung trockene Decken oder ähnliches, und bringen Sie ihn an einen warmen, geschützten Ort.

● Ist er bewußtlos, bringen Sie ihn in die Seitenlage (siehe S. 58), und transportieren Sie ihn auf einer Trage ab.

● Sobald Sie an einem geschützten Ort sind, ziehen Sie ihm die nasse Kleidung aus, und hüllen Sie ihn in irgendwelche trockene Kleidung, in Decken oder einen Schlafsack (siehe auch Unterkühlung, S. 121).

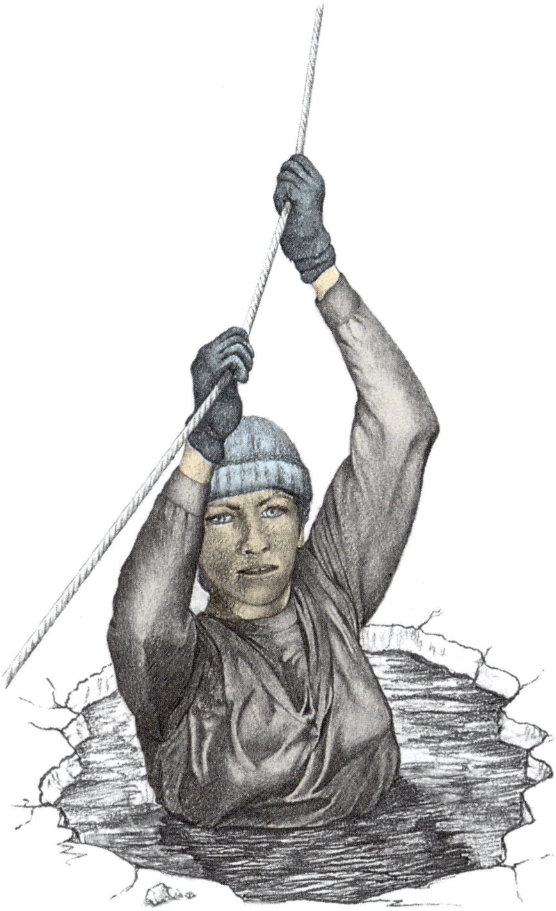

Ein Seil von Ufer zu Ufer
Spannen Sie über einer schmalen Eisfläche, z.B. einem Teich, ein Seil von Ufer zu Ufer. Der Verunglückte hangelt sich daran ans Ufer.

Wenn der Verunglückte entkräftet ist
Wenn der Verunglückte sich nicht an einem Seil festhalten kann, knüpfen Sie eine Schlinge, die er sich dann um den Oberkörper legt. Nun holen Sie das Seil ein.

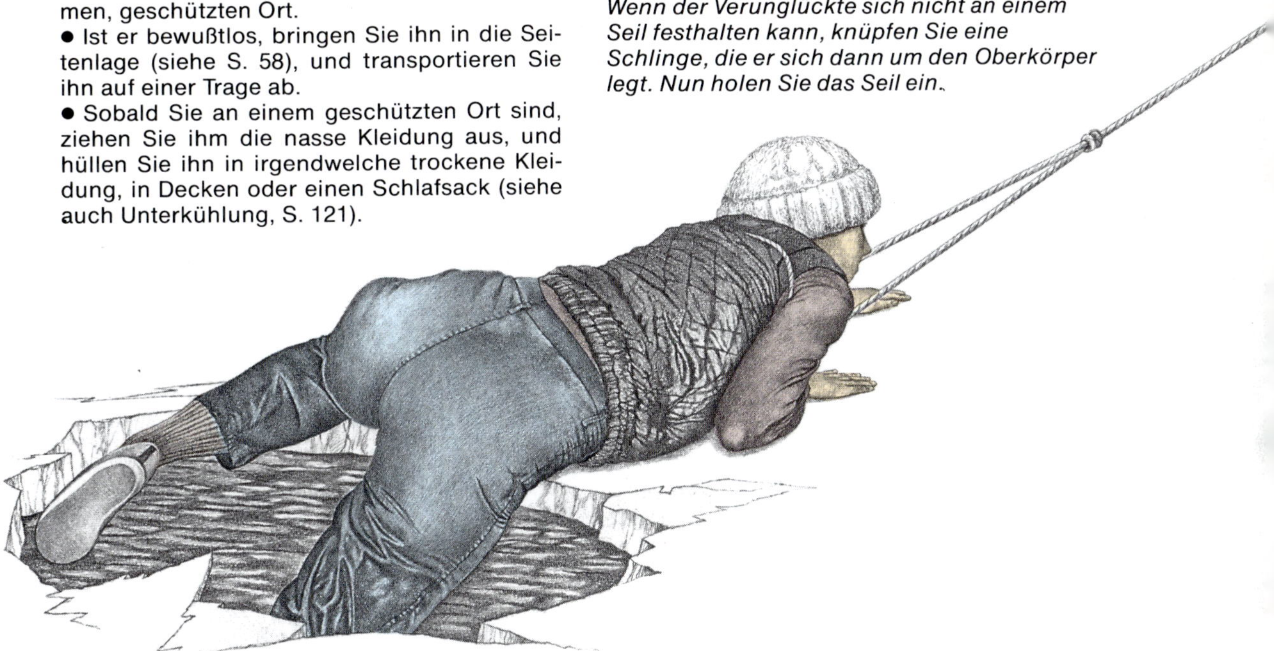

Wenn man selbst über Bord fällt

Ein unerwarteter Sturz ins Wasser kann einen Schock zur Folge haben (siehe S. 113). Außerdem lassen in kaltem Wasser die Kräfte schnell nach.

- Sobald Sie merken, daß Sie über Bord fallen, machen Sie andere Mitglieder der Besatzung durch laute Rufe aufmerksam.
- Wenn Sie eine Schwimmweste tragen, füllen Sie sie mit Luft, sobald Sie im Wasser sind.
- Sie können sich warm halten, indem Sie eine sitzende Haltung einnehmen. Dazu ziehen Sie die Knie an die Brust. (Siehe Abb. S. 270.)
- Strecken Sie einen Arm hoch, damit Sie vom Schiff aus besser gesehen werden können.
- Wenn Sie keine Schwimmweste tragen, ziehen Sie schwere Stiefel oder Schuhe aus, und nehmen Sie alle schweren Gegenstände aus den Taschen. Behalten Sie jedoch, vor allem in kaltem Wasser, alle Kleidungsstücke an. Selbst völlig durchnäßte Kleidung trägt dazu bei, die Körperwärme zu halten.
- Treten Sie nötigenfalls Wasser; ansonsten bewegen Sie sich aber sowenig wie möglich, damit der Wärmeverlust gering bleibt. Lassen Sie sich, wenn das geht, auf dem Rücken treiben.

Ohne Schwimmweste über Wasser bleiben

- Lassen Sie sich in kaltem Wasser möglichst weiter auf dem Rücken treiben, oder treten Sie Wasser, während das Schiff beidreht. Atmen Sie ruhig, und bewegen Sie sich sowenig wie möglich. So sparen Sie Kraft und Körperwärme.
- Wenden Sie in warmem Wasser eine besondere Technik an, die Sie vor dem Ertrinken bewahren kann. (Siehe Kasten S. 247.)
- Wenn Sie eine Hose tragen, haben Sie in warmem Wasser die Möglichkeit, daraus eine behelfsmäßige Schwimmweste herzustellen. Ziehen Sie die Hose aus, und machen Sie in jedes Fußende einen Knoten. Halten Sie die Hose mit weit offenem Bund hinter Ihren Kopf; die Hosenbeine sollten dabei von Ihnen wegzeigen. Schnellen Sie die Hose dann mit einer raschen Bewegung über Ihren Kopf hinweg und vor sich ins Wasser. Dadurch füllen sich die Hosenbeine mit Luft.
- Ziehen Sie den Bund abwärts gegen Ihre Brust, und legen Sie sich in den Schritt. Nehmen Sie die mit Luft gefüllten Hosenbeine wie Kinderschwimmflügel unter die Arme.
- In ähnlicher Weise kann man einen Rollkragenpullover verwenden. Fassen Sie ihn zunächst unter den Armen zusammen, und ziehen Sie ihn sich mit einer zügigen Bewegung über den Kopf.
- Knoten Sie den Rollkragen und beide Ärmelbündchen zu. Führen Sie den Pullover dann von hinten her ruckartig über Ihren Kopf hinweg, damit er sich mit Luft füllt. Halten Sie den Pullover mit offenem Taillenbund unter Wasser, so daß sich die Ärmel unter Ihren Armen befinden und der verknotete Rollkragen an Ihrer Brust liegt.
- Benutzen Sie diese Methoden nur in warmem Wasser. Behalten Sie in kaltem Wasser Ihre Hose an, da sie Sie vor Wärmeverlust schützt.

Benutzung eines Rettungsrings

- Falls Ihnen jemand vom Schiff aus einen Rettungsring zuwirft, tauchen Sie nicht, um von unten her in den Ring zu gelangen.
- Heben Sie den Rettungsring an, und streifen Sie ihn über Ihren Kopf und einen Arm.
- Schieben Sie dann den andern Arm durch den Ring, so daß dieser unter beiden Achseln liegt und Sie trägt.

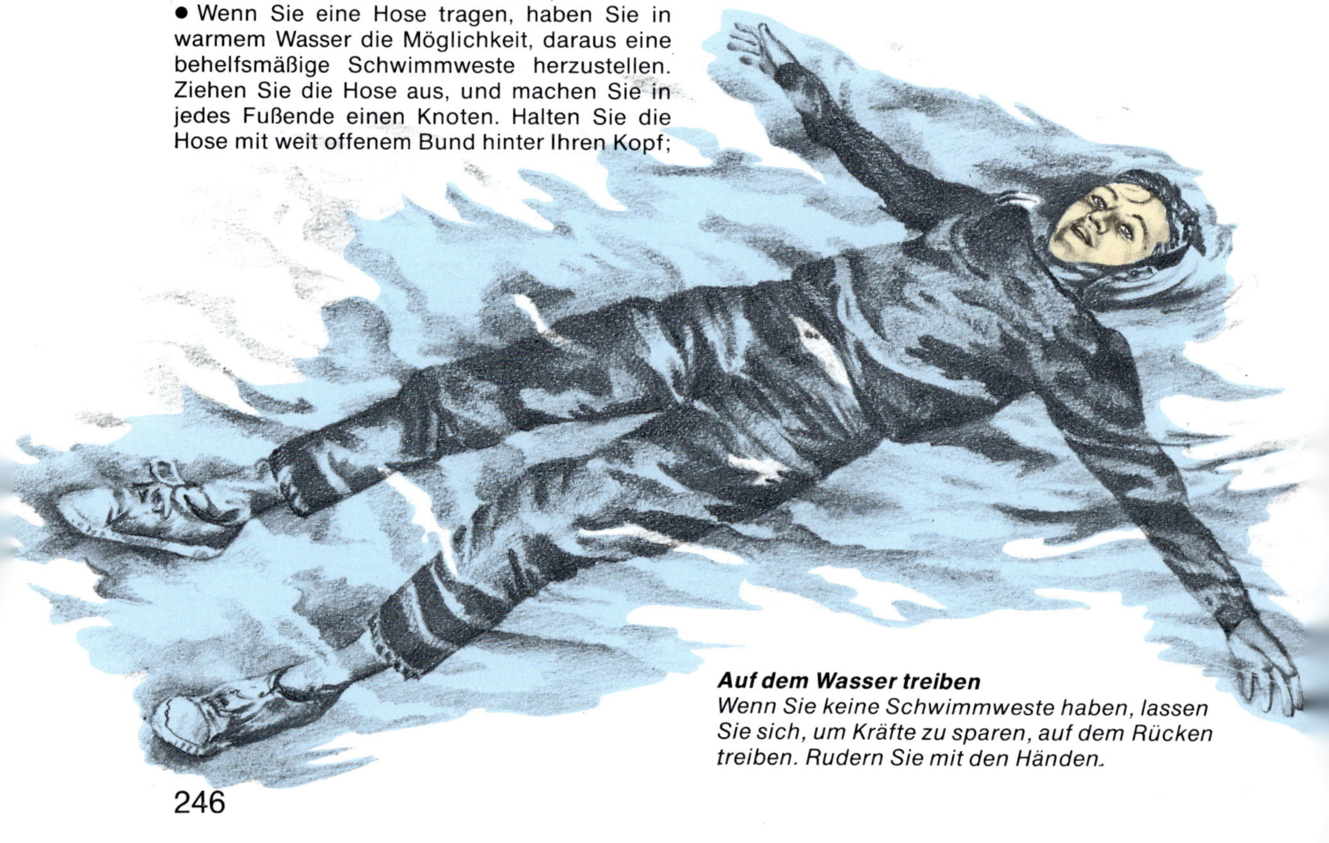

Auf dem Wasser treiben
Wenn Sie keine Schwimmweste haben, lassen Sie sich, um Kräfte zu sparen, auf dem Rücken treiben. Rudern Sie mit den Händen.

Behelfsmäßige Schwimmhilfe

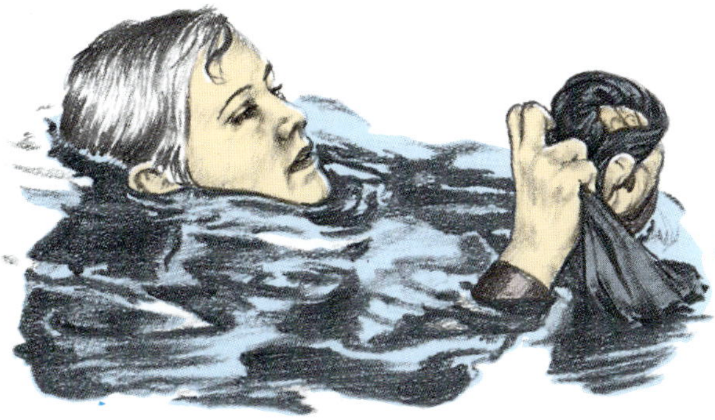

1. *Wenn Sie eine Hose tragen, ziehen Sie sie aus, und machen Sie in jedes Fußende einen Knoten.*

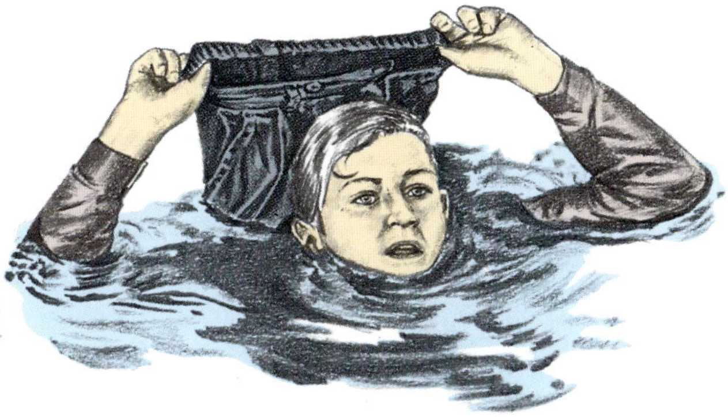

2. *Halten Sie die Hose mit offenem Bund hinter Ihren Kopf, und führen Sie sie rasch nach vorn, so daß die Beine sich mit Luft füllen.*

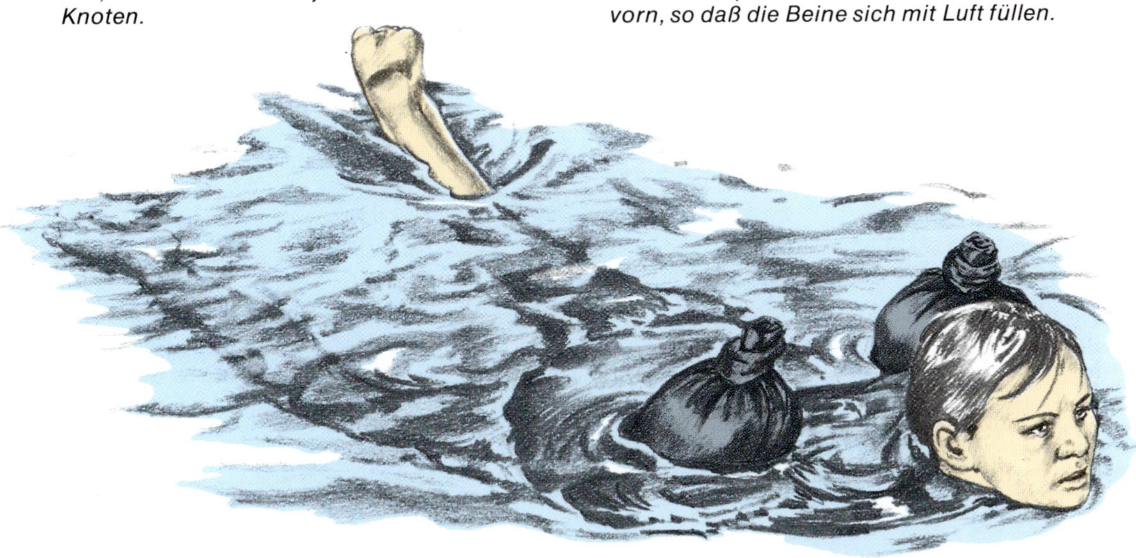

3. *Klemmen Sie sich die Hosenbeine unter die Arme, und legen Sie sich auf den Schritt der Hose. So werden Sie von ihr getragen. Wenn die eingeschlossene Luft allmählich entweicht, wiederholen Sie den Vorgang. Benutzen Sie diese Methode nur in warmem Wasser.*

EINE ÜBERLEBENSTECHNIK FÜR WARME GEWÄSSER

In warmem Wasser kann man sich mit folgender Technik längere Zeit ohne Rettungsring über Wasser halten.

- Holen Sie tief Luft, entspannen Sie sich, und tauchen Sie dann das Gesicht ins Wasser. Lassen Sie sich so mit nach vorn gerichteten Armen in leicht nach unten gerundeter Haltung treiben.
- Wenn Sie wieder Luft holen müssen, atmen Sie zunächst unter Wasser aus. Drükken Sie dann die Arme herunter, und heben Sie den Kopf so weit, daß der Mund sich gerade über Wasser befindet.
- Atmen Sie tief ein, und lassen Sie sich wieder hinuntersinken.
- Wechseln Sie weiter, wie beschrieben, zwischen Atmungs- und Entspannungsphasen ab.

Mit dieser Methode kann ein Mensch ohne große Anstrengung stunden- oder sogar tagelang im Wasser treiben. Das ist möglich, weil der menschliche Körper mit Luft in der Lunge etwas leichter ist als die Menge Wasser, die er verdrängt, wenn er ganz untergetaucht ist. Einen Teil des Körpers ständig über Wasser zu halten ist demgegenüber anstrengender und ermüdender.

Diese Methode sollte man jedoch nicht in kaltem Wasser, etwa in offenen Gewässern in und um Nord- oder Mitteleuropa, anwenden, da das Eintauchen des Kopfes den Wärmeverlust des Körpers beschleunigt.

Mann über Bord

Wenn auf einem Motor- oder Segelboot jemand über Bord fällt, sind rasche Maßnahmen notwendig. Die wichtigsten lassen sich in fünf Begriffen zusammenfassen: Wenden; Rufen; Werfen; Beobachten; Von Lee herankommen.

- Wenden Sie das Boot, sobald Sie den Unfall bemerken.
- Wenn weitere Mannschaftsmitglieder an Bord sind, rufen Sie: „Mann über Bord!"
- Werfen Sie einen Rettungsring oder einen andern schwimmfähigen Gegenstand in Richtung des Verunglückten ins Wasser. Berücksichtigen Sie dabei den Wind.
- Beobachten Sie den Betreffenden, oder beauftragen Sie sofort jemanden damit. Wenn Sie ihn nämlich aus den Augen verlieren, kann es in rauhen Gewässern oder auf See schwierig sein, ihn wiederzufinden.
- Steuern Sie so, daß Sie an den Verunglückten von Lee herankommen. So besteht keine Gefahr, daß das Boot vom Wind über ihn hinweg getrieben wird.
- Lockern Sie alle Drähte oder Taue der Reling, damit Sie den Betroffenen leichter an Bord holen können.
- Wenn Sie auf einem Segelboot sind, schießen Sie in den Wind, sobald Sie die Person im Wasser erreicht haben. Schalten Sie bei einem Motorboot den Motor ab.
- Helfen Sie dem Verunglückten an Bord: in ruhigem Gewässer über das Heck. Stoppen Sie zuvor gegebenenfalls die Schraube. In rauhem Gewässer holen Sie den Betreffenden über die Seite an Bord, da die Belastung des Achterschiffes das Boot querschlagen und kentern lassen könnte.
- Wenn das Gewicht oder die Erschöpfung der Person im Wasser zu groß ist, als daß Sie sie mit der Hand herausholen könnten, schlagen Sie einen einfachen Palstek in ein Seil; streifen Sie die Schlinge dann dem Betreffenden über den Kopf und die Arme, so daß das Seil unter den Achseln sitzt. Befestigen Sie das Seil an einem Fall, so daß Sie besser ziehen können.

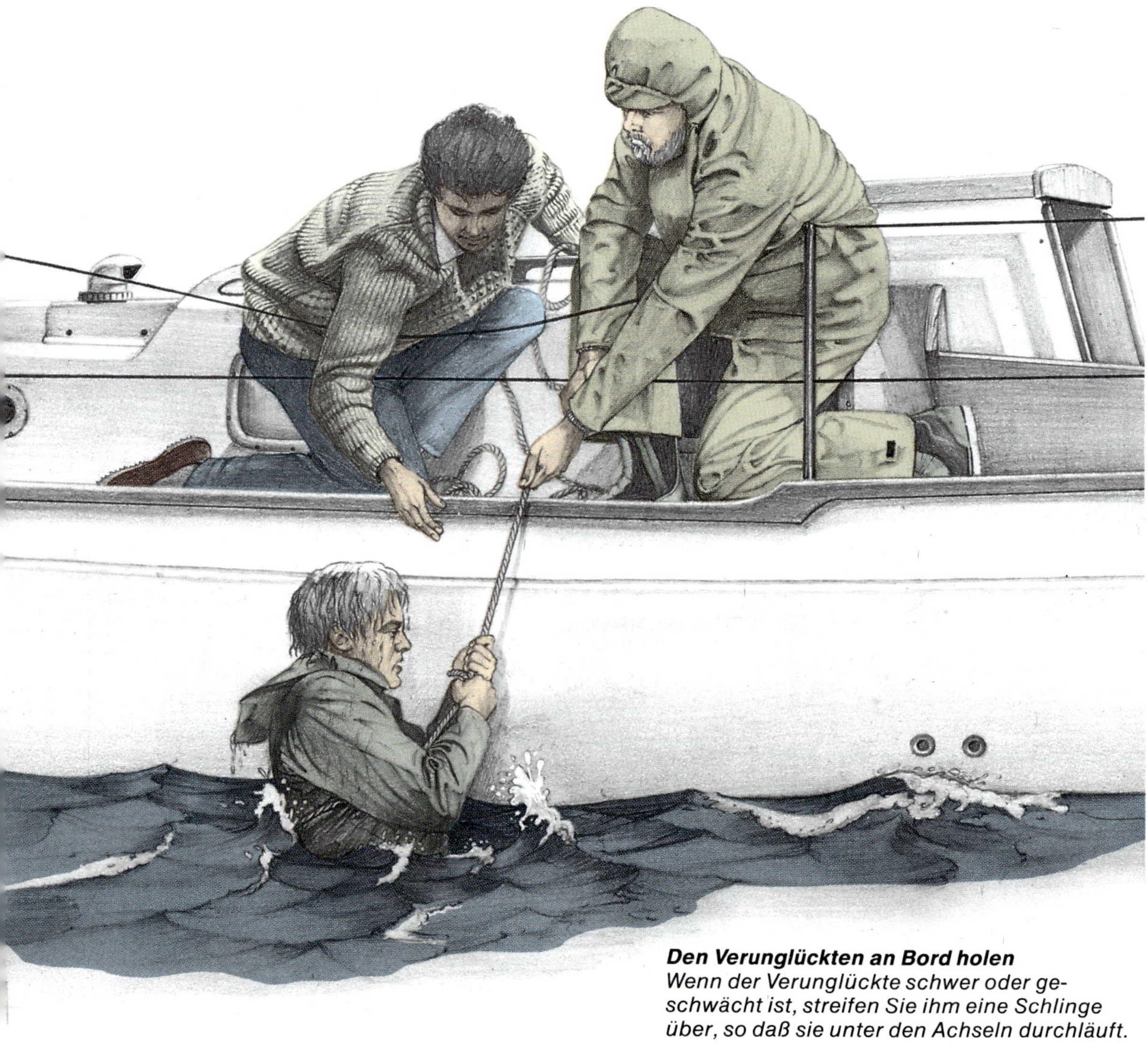

Den Verunglückten an Bord holen
Wenn der Verunglückte schwer oder geschwächt ist, streifen Sie ihm eine Schlinge über, so daß sie unter den Achseln durchläuft. Ziehen Sie ihn dann an Bord.

Einen Palstek knüpfen

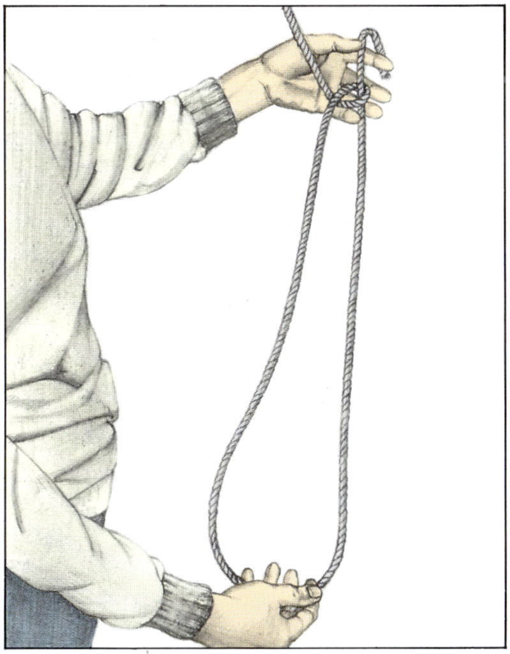

***1.** Für eine Schlinge, die sich nicht zuzieht, bilden Sie in einem Seil gut 1 m vom Ende eine Schlaufe und stecken das Seil hindurch.*

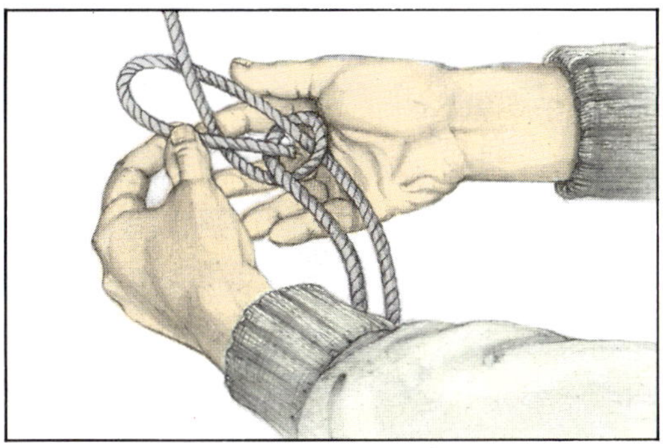

***2.** Führen Sie das Ende von hinten um das Seil und wieder durch die Schlaufe.*

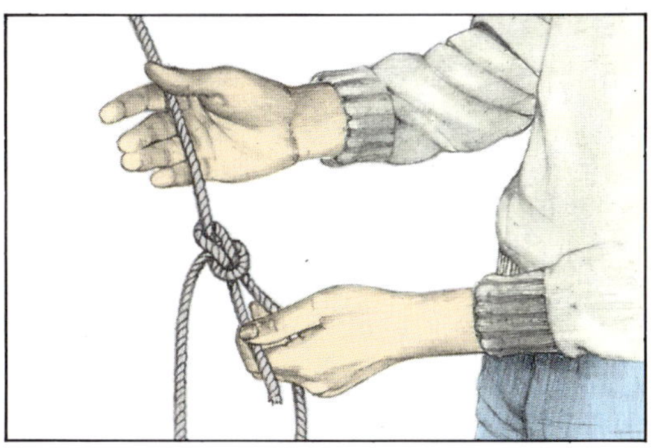

***3.** Dann ziehen Sie das Seil fest. Der Palstek ist fertig.*

GEFÄHRLICHE KÄLTE

Alljährlich ertrinken in Europa Tausende von Menschen. Viele von ihnen kommen nicht etwa ums Leben, weil sie nicht schwimmen können, sondern sie sterben wegen der Kälte.

1984 untersuchten britische Ärzte die Auswirkungen von kaltem Wasser an zehn Freiwilligen. Alle konnten in warmem Wasser in voller Kleidung mindestens zehn Minuten lang schwimmen. In einem Versuch schickte man sie angezogen in Wasser mit einer Temperatur von 5 °C, wie sie für mitteleuropäische Binnengewässer im Winter typisch ist.

Von den zehn Testpersonen gingen sieben nach zwei bis sieben Minuten unter und konnten nur mit fremder Hilfe aus dem Wasser kommen. Aber auch die drei, die sich noch über Wasser zu halten vermochten, waren nach dem Versuch erschöpft. Das erstaunlichste Testergebnis war, daß diejenigen, die langsam und tief geatmet hatten, am längsten durchhielten. Die Schwimmer hingegen, die am schnellsten geatmet hatten, mußten als erste aufgeben. Für den Fall, daß man nach einem Sturz in kaltes Wasser entschließt, sich schwimmend zu retten, empfehlen Fachleute, daß man nicht sofort anfängt zu schwimmen. Statt dessen sollte man damit warten, bis man seine Atmung unter Kontrolle hat, und sich dabei so wenig wie möglich bewegen.

Wenn Sie eine Schwimmweste tragen, ziehen Sie Ihre Knie bis zur Brust an und nehmen eine sitzende Haltung ein, während Sie auf Rettung warten. (Siehe Abb. S. 270.)

Lebensrettende Kälte
Bei normalen Wassertemperaturen stirbt ein Mensch unter Wasser nach sieben Minuten. Schon lange vorher verliert er das Bewußtsein; doch kann er durch künstliche Beatmung wiederbelebt werden. Bei sehr niedrigen Temperaturen vermag er aber viel länger zu überleben.

Anfang 1984 befand sich ein vierjähriger Junge namens Jimmy Tontlewicz im Lake Michigan, USA, 20 Minuten unter einer Eisdecke im Wasser, bevor er von Tauchern herausgezogen wurde. Ärzte eines nahe gelegenen Krankenhauses konnten ihn ins Leben zurückrufen. Der Junge kam so glimpflich davon, weil das eisige Wasser seine Körpertemperatur auf unter 30 °C gesenkt hatte. Dadurch verlangsamte sich sein Stoffwechsel, und der Sauerstoffbedarf des Gehirns verminderte sich stark.

Sicherheit für Surfer

Das Windsurfen hat seine Reize, aber auch seine Gefahren. Die folgenden Hinweise sollen Sie vor gefährlichen Situationen bewahren und Ihnen Ratschläge für den Fall geben, daß Sie doch einmal in Schwierigkeiten geraten.

- Tragen Sie eine Schwimmweste oder eine andere Schwimmhilfe und – sofern es nicht sehr heiß ist – einen Kälteschutzanzug.
- Surfen Sie nicht an einsamen Stellen, wo niemand in der Nähe ist. Bleiben Sie andererseits in sicherer Entfernung von andern Menschen im Wasser.
- Nehmen Sie eine Leine mit, für den Fall, daß Sie zum Ufer geschleppt werden müssen.
- Befestigen Sie das Rigg am Brett, damit Sie nichts verlieren, falls der Mastfuß einmal aus der Halterung springt.
- Falls Sie müde werden oder falls die Wetterverhältnisse Sie überfordern, steuern Sie die Küste an, solange Sie noch die nötige Kraft haben.

Verhalten in schwieriger Lage

Für Windsurfer in Schwierigkeiten gibt es zwei allgemein anerkannte Möglichkeiten, durch Signale um Hilfe zu bitten. Bei beiden muß zunächst einmal das Rigg ins Wasser hinuntergelassen werden.

- Knien Sie sich, wenn Sie Hilfe brauchen, auf das Brett, und heben und senken Sie die Arme neben dem Körper.
- Oder stellen Sie sich auf das Brett; halten Sie sich mit einer Hand an der Startschot fest (sie dient zum Aufrichten des Mastes), und schwenken Sie einen auffallenden Gegenstand (etwa das Trapez) im Kreis vor Ihrem Körper.
- Wenn mögliche Retter nicht in Sicht sind und wenn Sie auch nicht an Land zurücksurfen können, lassen Sie Mast und Segel ins Wasser herunter, und setzen Sie sich in der Mitte rittlings auf das Surfbrett.
- Nehmen Sie den Mast aus dem Mastfuß. Halten Sie das äußere Ende des Gabelbaums – also das dem Mast gegenüberliegende Ende –, und legen Sie den Mast neben dem Surfbrett und parallel dazu ins Wasser. Lösen Sie das Segel vom Baum, und schwenken Sie den Baum zur Mastspitze.
- Rollen Sie das Segel ganz eng zum Mast hin auf. Entfernen Sie die Segellatten, und schlagen Sie sie ins Segel ein.
- Zurren Sie das aufgerollte Segel und den Baum mit der Startschot am Mast fest. Legen Sie alles der Länge nach auf das Surfbrett, und binden Sie es am Brett fest.
- Legen Sie sich auf das Surfbrett, und paddeln Sie ans Ufer zurück. Die Schultern liegen dabei nahe dem vorderen Ende des Surfbrettes, dort, wo es schmal wird.
- Wenn Sie gegen den Wind, den Gezeitenstrom oder eine andere Strömung anpaddeln müssen, steuern Sie nicht direkt, sondern schräg dagegen an.
- Sofern Ihnen das Segel beim Paddeln ernsthaft im Weg ist, geben Sie es auf. Es lohnt sich nicht, deshalb das Leben zu riskieren.

Ein Boot aufrichten

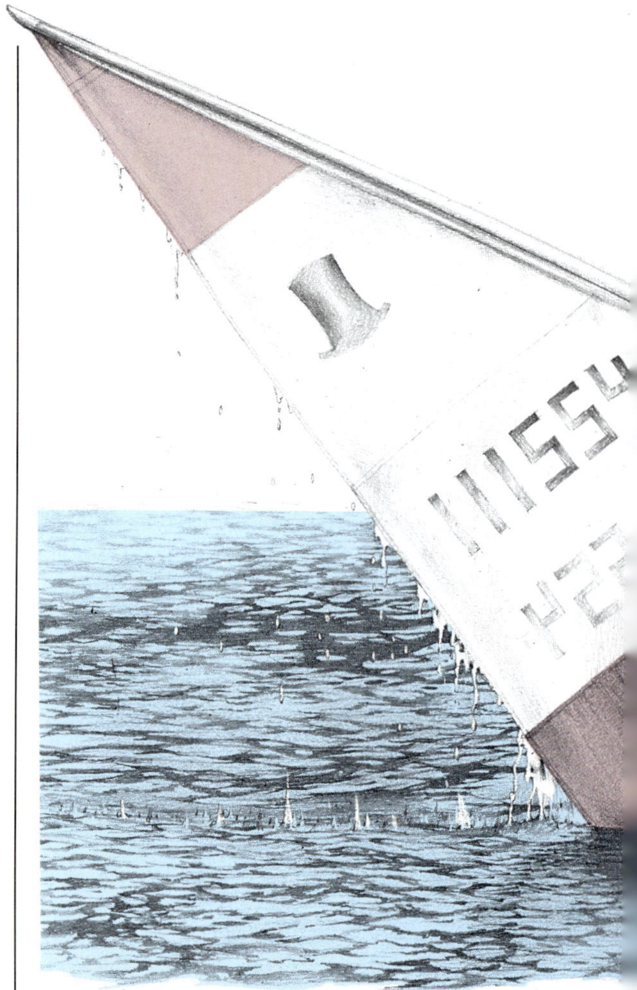

Eine Bö oder ein Manövrierfehler kann ein kleines Boot unversehens kentern lassen. Die Maßnahmen, die man dann ergreifen muß, sind nicht schwierig; sie erfordern jedoch einige Übung. Am besten probiert man sie aus, indem man das Boot in ruhigem Wasser in Ufernähe mehrere Male absichtlich zum Kentern bringt.

- Halten Sie sich, wenn das Boot kentert, von der Takelage und den Segeln fern.
- Wenn der Bootsrumpf kieloben liegt und Sie unter ihm eingeschlossen sind, atmen Sie in der Luftblase im Rumpf tief ein und tauchen dann an die Wasseroberfläche zurück.
- Entfernen Sie sich nicht vom Boot, auch dann nicht, wenn Sie es nicht wieder aufrichten können. Es bleibt schwimmfähig, und überdies können Retter den Rumpf besser erkennen als einen Schwimmer.
- Wenn das Boot sich um 180° gedreht hat, entsteht unter dem Rumpf ein Vakuum, so daß er sich an der Wasseroberfläche festsaugt. Es ist dann schwierig, das Boot auf die Seite zu drehen. Ziehen Sie in diesem Fall das Heck nach unten, oder klettern Sie auf eine Ecke des Hecks, um das Vakuum zu zerstören. Darauf drehen Sie das Boot auf die Seite.

Zurück aufs Schiff
Ein geübter Segler kann über die Seite eines gekenterten Bootes direkt wieder ins Schiff gelangen, wobei sein Gewicht auf dem Schwert den Rumpf wieder aufrichtet. Für Unerfahrene ist es, besonders bei starkem Wind, gewöhnlich sicherer, das Boot zunächst aufzurichten und dabei ins Wasser zurückzugleiten, ohne das Schiff loszulassen. Anschließend klettert man über das Heck an Bord.

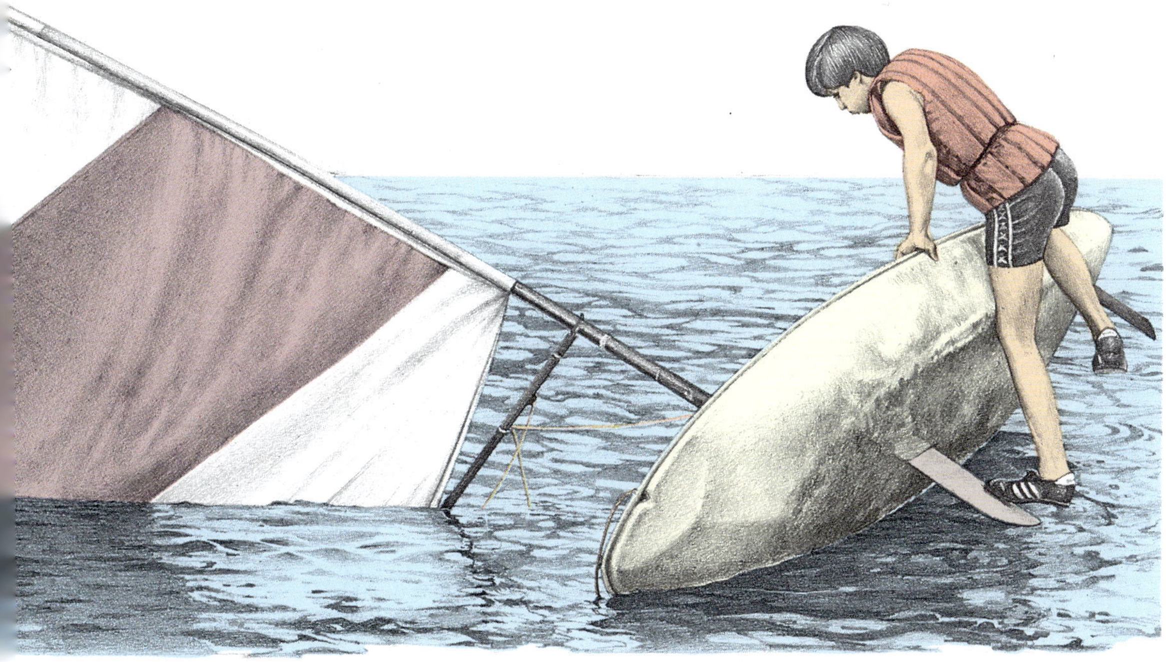

- Lösen Sie die Schoten, so daß die Segel frei auswehen können. (Andernfalls würde der Wind sie beim Aufrichten des Bootes füllen und das Boot erneut zum Kentern bringen.)
- Sorgen Sie dafür, daß das Schwert ganz niedergelassen ist, und klettern Sie dann hinauf. Treten Sie möglichst nahe am Rumpf auf das Schwert, damit es nicht abbricht.
- Wenn es schwierig ist, auf die Bordwand zu gelangen, kann ein anderes Mannschaftsmitglied Ihnen die Fockschot über den Rumpf hinweg zuwerfen. Ziehen Sie sich daran hoch.
- Sobald Sie auf der Bordwand sind, ergreifen Sie die Seite des Bootes – das Schanzdeck – oder die Fockschot, und lehnen Sie sich zurück. Stemmen Sie Ihre Füße dabei gegen das Schwert. Das Boot müßte sich nun aufrichten.
- Ein gewandter Segler kann vom Schwert aus direkt über die Seite ins Boot klettern, während es sich aufrichtet. Dabei besteht jedoch die Gefahr, daß das Boot nach dieser Seite hin erneut kentert und auf den Betreffenden niederschlägt. Wer diese Methode nicht geübt hat, zieht sich lieber zum Heck und steigt von dort ins Boot.
- Wenn das Gewicht des Wassers auf den Segeln das Aufrichten des Bootes verhindert, bergen Sie erst die Segel.
- Wenn mehrere Personen an Bord waren, bitten Sie jemanden, in die Plicht zu schwimmen, während das Boot noch auf der Seite liegt, und sich an die Innenseite des Rumpfes zu legen. Der Betreffende kann dann das Boot stabilisieren, während Sie hineinklettern. Außerdem könnte es nötig sein, zunächst einen Teil des Wassers aus dem Boot zu schöpfen.

EIN KENTERN VERHINDERN

Wenn Ihr Boot in einer Bö zu kentern droht, lassen Sie die Großschot los, so daß das Großsegel frei im Wind flattert.

Gleichzeitig lassen Sie das Boot in den Wind schießen: Sitzen Sie auf der Luvseite, so drücken Sie die Pinne von sich weg. Rutschen Sie, wenn Ihr Schiff klein ist, rasch mittschiffs, damit das Boot besser ausbalanciert ist.

Auf diese Weise entlasten Sie das Schiff vom seitlichen Druck, und es kann sich wieder aufrichten.

Verkehrsregeln auf dem Wasser

Es gibt eine Reihe international gültiger Verkehrsregeln auf dem Wasser, die verhindern sollen, daß Schiffe kollidieren. Die wichtigsten Regeln lauten:

- Wenn sich zwei Segelboote auf einem Kollisionskurs befinden, muß dasjenige Boot ausweichen, das den Wind von Backbord bekommt.
- Bekommen zwei Segelboote den Wind von der gleichen Seite, muß das in Luv stehende Boot ausweichen.
- Motorboote müssen Segelbooten nach Möglichkeit Vorfahrt gewähren.
- In einer schmalen Fahrrinne ist ein großes Motorboot dazu möglicherweise nicht in der Lage. In diesem Fall sollte das Segelboot ausweichen.
- Alle Boote müssen Fischerbooten ausweichen. Diese haben, während sie fischen, Vorfahrt.
- Wenn ein Segelboot mit Motor fährt, wird es wie ein Motorboot behandelt und muß Booten unter Segel Vorfahrt gewähren.
- Motorboote, die frontal (oder fast frontal) aufeinander zufahren, müssen beide nach Steuerbord drehen.
- Wenn sich die Kurse zweier Motorboote kreuzen, muß dasjenige Boot ausweichen, welches das andere an Steuerbord sieht.

Bei Kollisionsgefahr können Boote ihre Absicht auch durch Signaltöne mit einer Pfeife oder Sirene kundtun. Ein kurzer Ton bedeutet: Ich ändere meinen Kurs nach Steuerbord. Zwei kurze Töne: Ich ändere meinen Kurs nach Backbord. Drei kurze Töne: Meine Maschine läuft rückwärts.

Ein Segelboot kreuzt Ihren Kurs
Wenn Sie ein Segelboot steuern und den Wind von Backbord haben, müssen Sie einem andern Segelboot Vorfahrt gewähren, das den Wind von Steuerbord bekommt. Steuern Sie Ihr Schiff hinter das Heck des andern Bootes, um einen Zusammenstoß sicher zu verhindern.

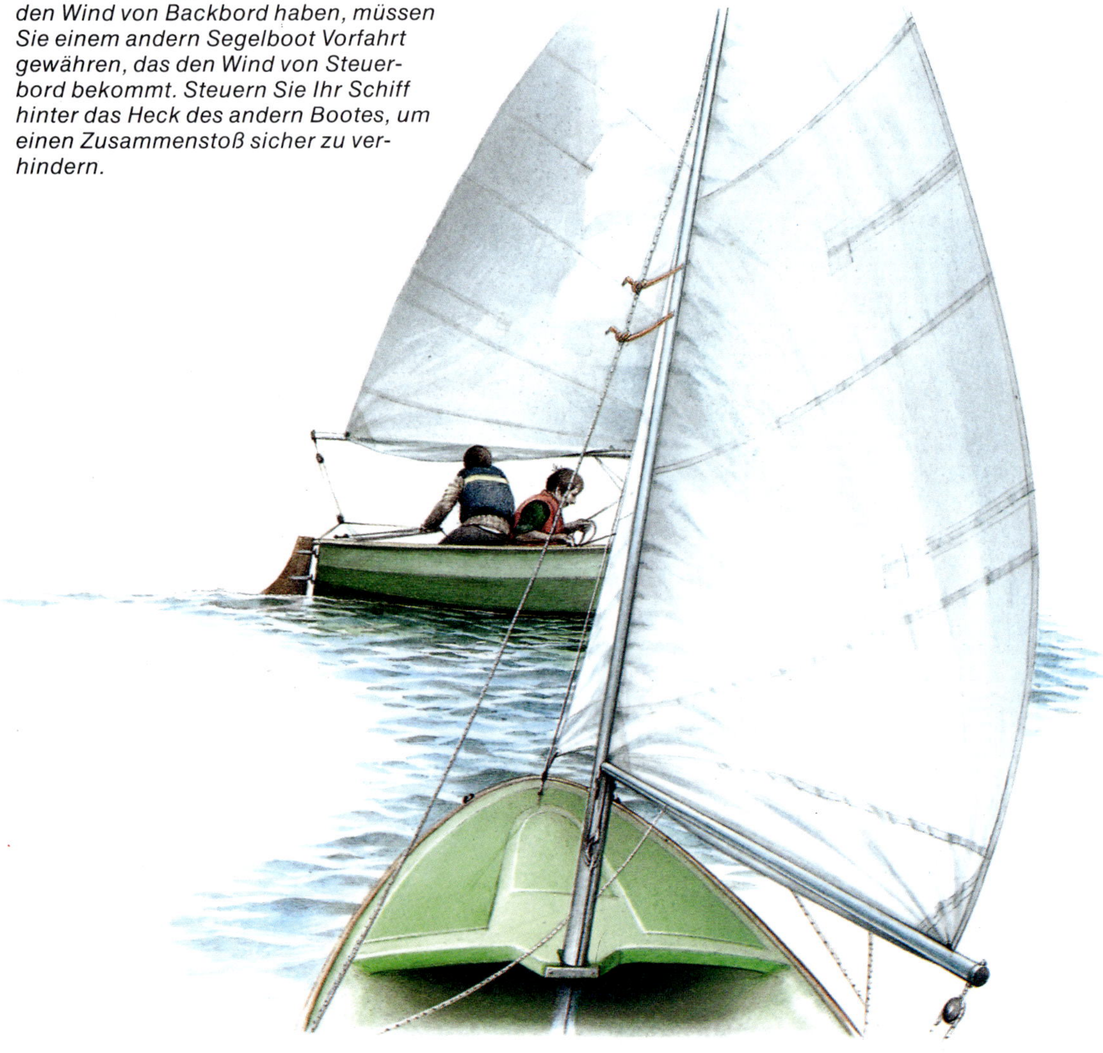

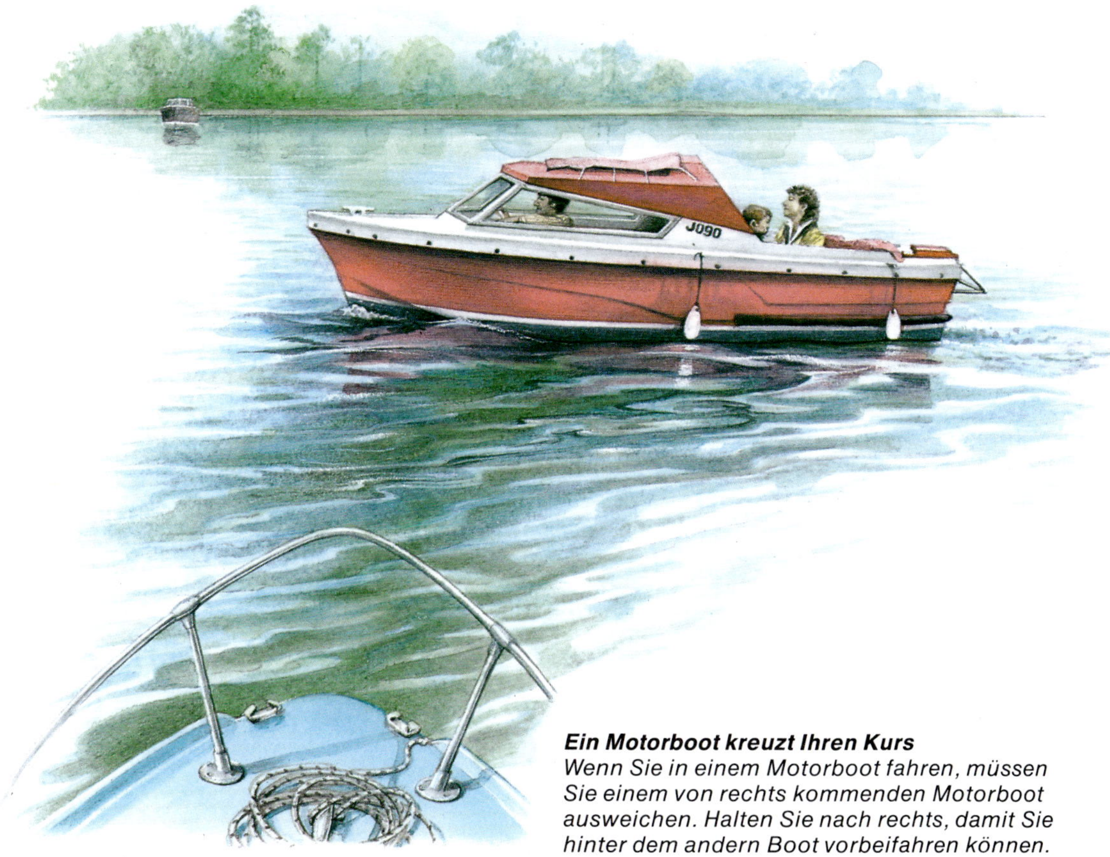

Ein Motorboot kreuzt Ihren Kurs
Wenn Sie in einem Motorboot fahren, müssen Sie einem von rechts kommenden Motorboot ausweichen. Halten Sie nach rechts, damit Sie hinter dem andern Boot vorbeifahren können.

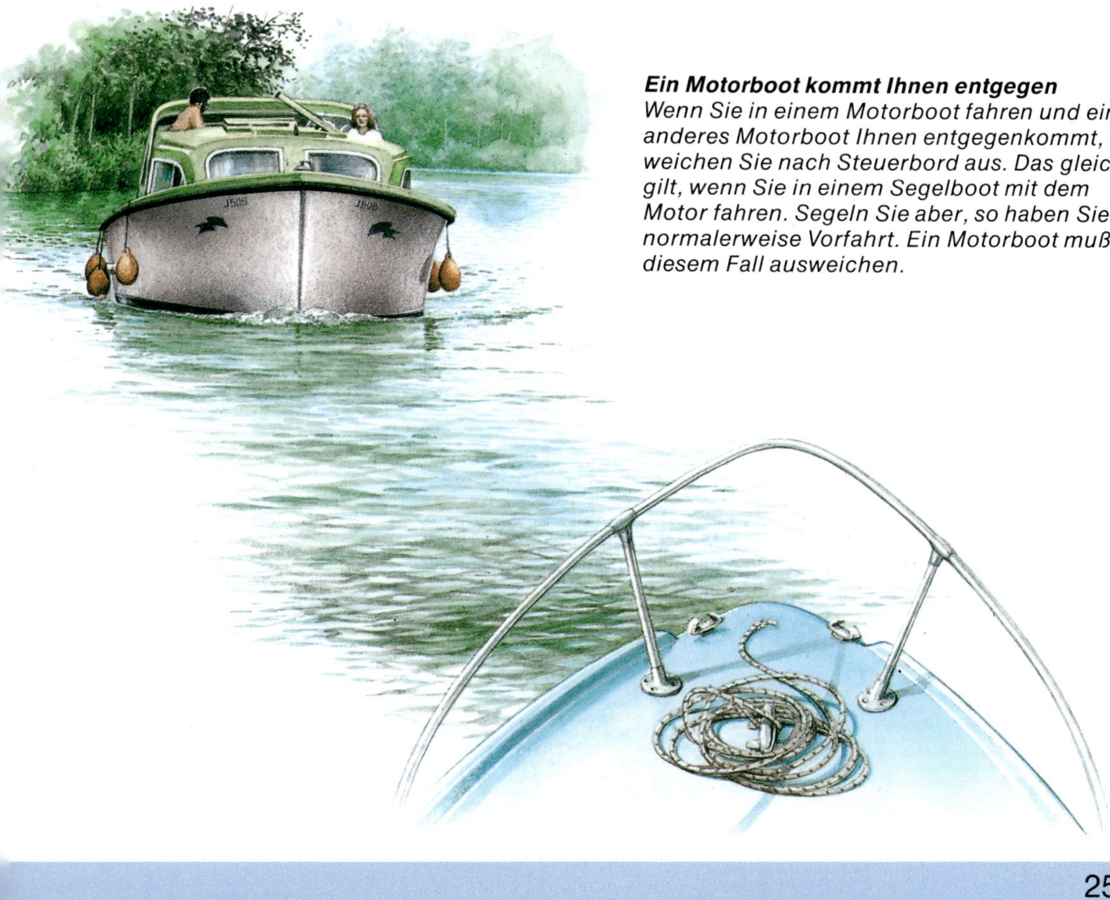

Ein Motorboot kommt Ihnen entgegen
Wenn Sie in einem Motorboot fahren und ein anderes Motorboot Ihnen entgegenkommt, weichen Sie nach Steuerbord aus. Das gleiche gilt, wenn Sie in einem Segelboot mit dem Motor fahren. Segeln Sie aber, so haben Sie normalerweise Vorfahrt. Ein Motorboot muß in diesem Fall ausweichen.

Wenn man auf Grund gerät

Ein Schiff, das auf Grund geraten ist, muß so schnell wie möglich wieder flottgemacht werden, vorausgesetzt, daß sein Rumpf nicht unterhalb der Wasserlinie leckgeschlagen ist. Die sachgemäßen Maßnahmen hängen bis zu einem gewissen Grad von der Windrichtung, der Art des Kieles und, in Küstengewässern, vom jeweiligen Gezeitenstand ab. Bei auflaufendem Wasser muß man verhindern, daß das Schiff noch höher aufs Land hinaufgerät. Bei ablaufendem Wasser hingegen muß das Boot schnell wieder flottgemacht werden; andernfalls wird es bald trockenfallen.

- Bergen Sie an einer Leeküste oder bei Flut sofort alle Segel, oder legen Sie das Schiff in den Wind, und werfen Sie einen Anker, um zu verhindern, daß das Boot noch höher aufs Land hinauf gerät. An einer Luvküste setzen Sie die Segel, damit der Bug vom Wind zum tieferen Wasser hin gedrückt wird.
- Werfen Sie gleichzeitig den Motor an, und lassen Sie ihn halbe Kraft rückwärts laufen. Das Schraubenwasser, das nun unter das Boot läuft, schwemmt das Boot vielleicht frei.

Verwendung eines Warpankers

Wenn Sie durch diese Maßnahmen Ihr Schiff nicht frei bekommen, versuchen Sie, es mit einem Warpanker in tieferes Wasser zu ziehen.

- Befestigen Sie das Ende der Ankerleine an einer Winde, oder scheren Sie sie durch eine Talje auf dem Schiff.
- Schießen Sie die Leine in einem Beiboot auf, und hängen Sie den Anker über das Heck dieses Bootes.
- Rudern Sie in tieferes Wasser, und lassen

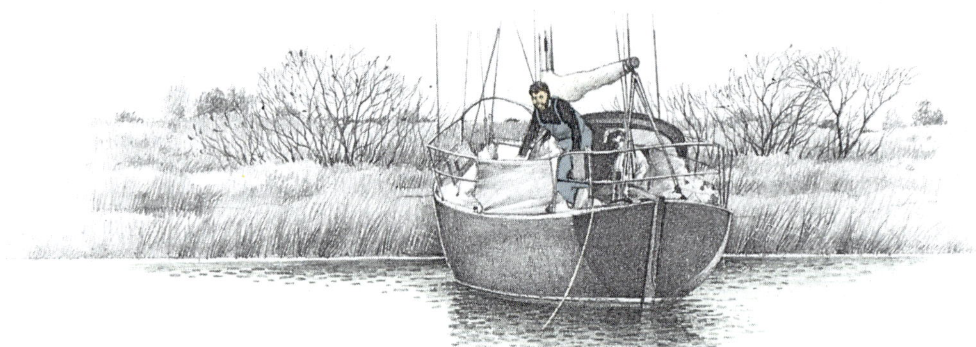

Ein Schiff in tieferes Wasser ziehen
Wenn Ihr Schiff aufgelaufen ist und Sie es nicht flottbekommen können, bringen Sie einen Warpanker aus, den Sie – z.B. mit einer Kette – beschwert haben. Machen Sie das Ende der Ankerleine am Schiff fest. Bringen Sie den Anker im Beiboot in tieferes Wasser aus. Ziehen Sie dann das Schiff frei, indem Sie die Ankerleine einholen.

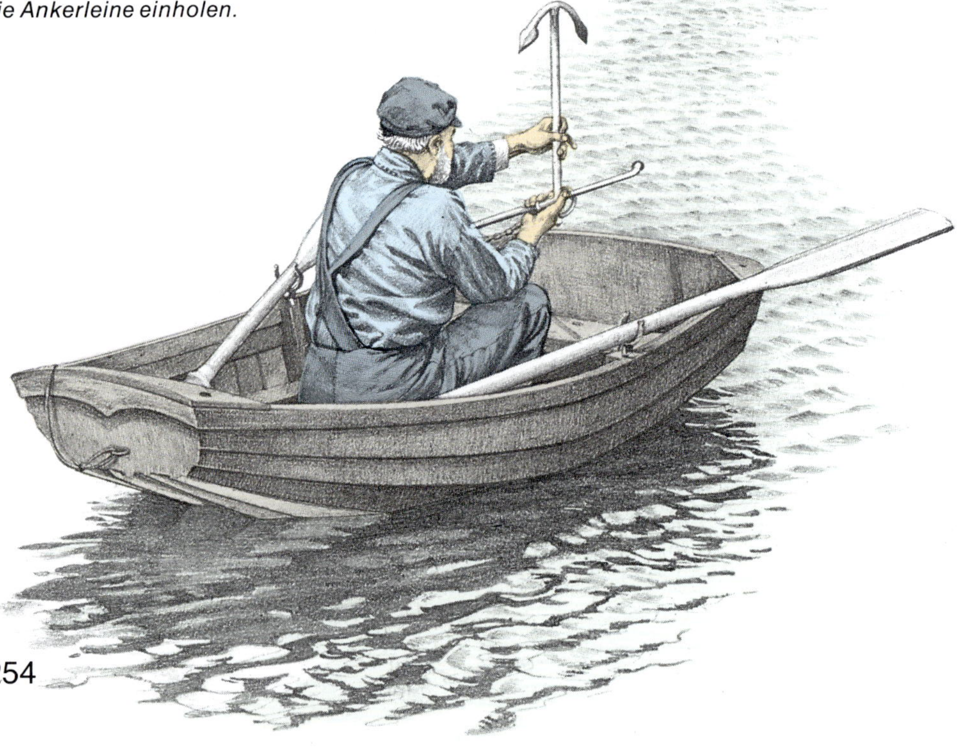

Sie dabei die Leine langsam auslaufen. Werfen Sie dann den Anker aus. Sobald der Anker im Grund sitzt, kehren Sie zu Ihrem Schiff zurück. Dort ziehen Sie das Tau ein, um so das Schiff freizubekommen.
- Nötigenfalls erleichtern Sie zunächst Ihr Schiff, indem Sie schwere Gegenstände auf das Beiboot bringen.

Einsatz des Körpergewichts
- Man kann ein Schiff auch freibekommen, indem man es seitwärts schaukelt und so die Sogwirkung des Schlicks auf den Kiel verringert.
- Eine andere Möglichkeit besteht darin, daß jemand sich auf das Ende des Großbaums setzt. Dadurch löst sich der Kiel vielleicht vom Schlick oder Sand und hebt sich so weit, daß er freikommt.
- Bei einem Schiff mit einem kurzen Kiel, der zumeist am Heck tiefer geht, kann man die gesamte Mannschaft am Bug versammeln und dadurch eventuell das Vorschiff so weit krängen, daß der Kiel achtern freikommt.

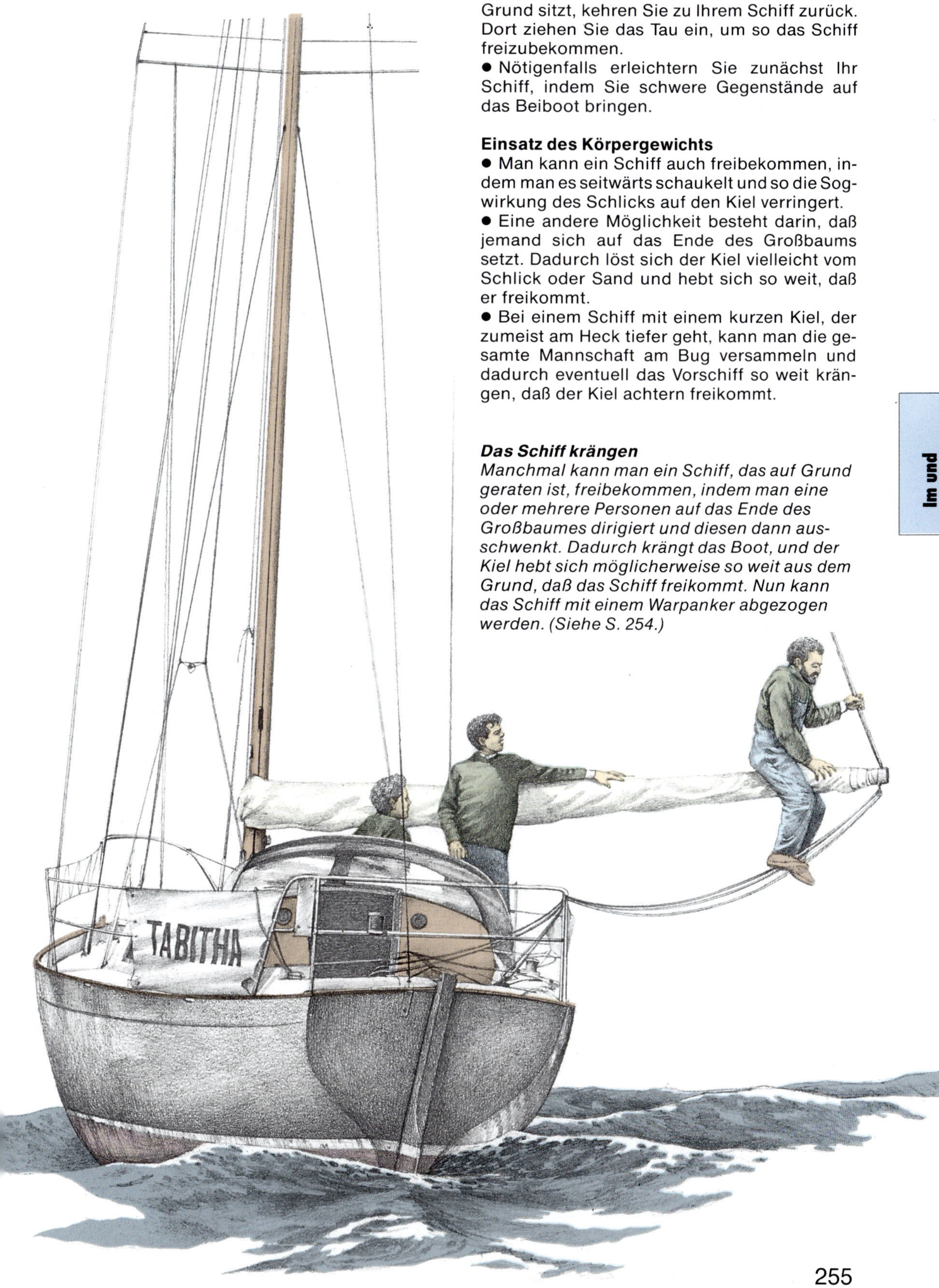

Das Schiff krängen
Manchmal kann man ein Schiff, das auf Grund geraten ist, freibekommen, indem man eine oder mehrere Personen auf das Ende des Großbaumes dirigiert und diesen dann ausschwenkt. Dadurch krängt das Boot, und der Kiel hebt sich möglicherweise so weit aus dem Grund, daß das Schiff freikommt. Nun kann das Schiff mit einem Warpanker abgezogen werden. *(Siehe S. 254.)*

Das Boot auf Grund lassen
Wenn es sich zunächst als unmöglich erweist, das Schiff frei zu bekommen, müssen Sie Hilfe herbeiholen oder die nächste Flut abwarten. Meist kommt ein Schiff in derjenigen Zeit nach Niedrigwasser frei, in der es vor Niedrigwasser auf Grund gelaufen ist. Ist ein Schiff beim Höchststand einer Springflut aufgelaufen, kann es zwei Wochen dauern, bis das Wasser wieder den gleichen Stand erreicht.

- Lassen Sie den Warpanker in Position, und bringen Sie außerdem den Hauptanker aus.
- Ein Schiff mit einem Kiel wird nach einer Seite hin krängen, wenn das Wasser abläuft. Stellen Sie sicher, daß der Kiel zum tiefen Wasser hin zu liegen kommt, indem Sie das Deck zum flacheren Wasser hin beschweren. Diese Maßnahme schützt die Deckaufbauten vor Wellen, wenn das Wasser wieder aufläuft.
- Während das Wasser abläuft, schieben Sie Fender, Segeltaschen und andere Dinge, die zum Abpolstern geeignet sind, unter den krängenden Rumpf des Schiffes, damit er nicht beim Wiederauflaufen des Wassers von den Wellen auf den Grund geschlagen und beschädigt wird.
- Sichern Sie alle losen Ausrüstungsgegenstände an Bord. Verschließen Sie die Wasser- und Treibstoffbehälter gut. Schließen Sie alle Bodenventile, und verstopfen Sie die Lüfterrohre an den Tanks. Bringen Sie Batterien möglichst auf ein Beiboot, damit nicht etwa Säure an Bord ausläuft.
- Pumpen Sie das Bilgenwasser ab, damit es das Boot nicht beschwert oder sein Gleichgewicht beeinträchtigt, wenn das Boot sich aufrichtet. Verschalen Sie alle Luken.
- Wenn Sie an Bord bleiben können, bis das

Auf die nächste Tide warten
Wenn Sie das Schiff nicht freibekommen, warten Sie auf die nächste Tide. Werfen Sie zunächst die Anker. Wenn das Schiff einen Kiel hat, beschweren Sie es auf der Seite zum flacheren Wasser hin, etwa durch eine Kette, damit es mit dem Kiel zum tieferen Wasser hin zu liegen kommt. Bringen Sie zum Schutz des Rumpfes außenbords Fender und andere Materialien an. Sichern Sie lose Ausrüstungsgegenstände. Schließen Sie alle Rohre, und pumpen Sie die Bilge leer.

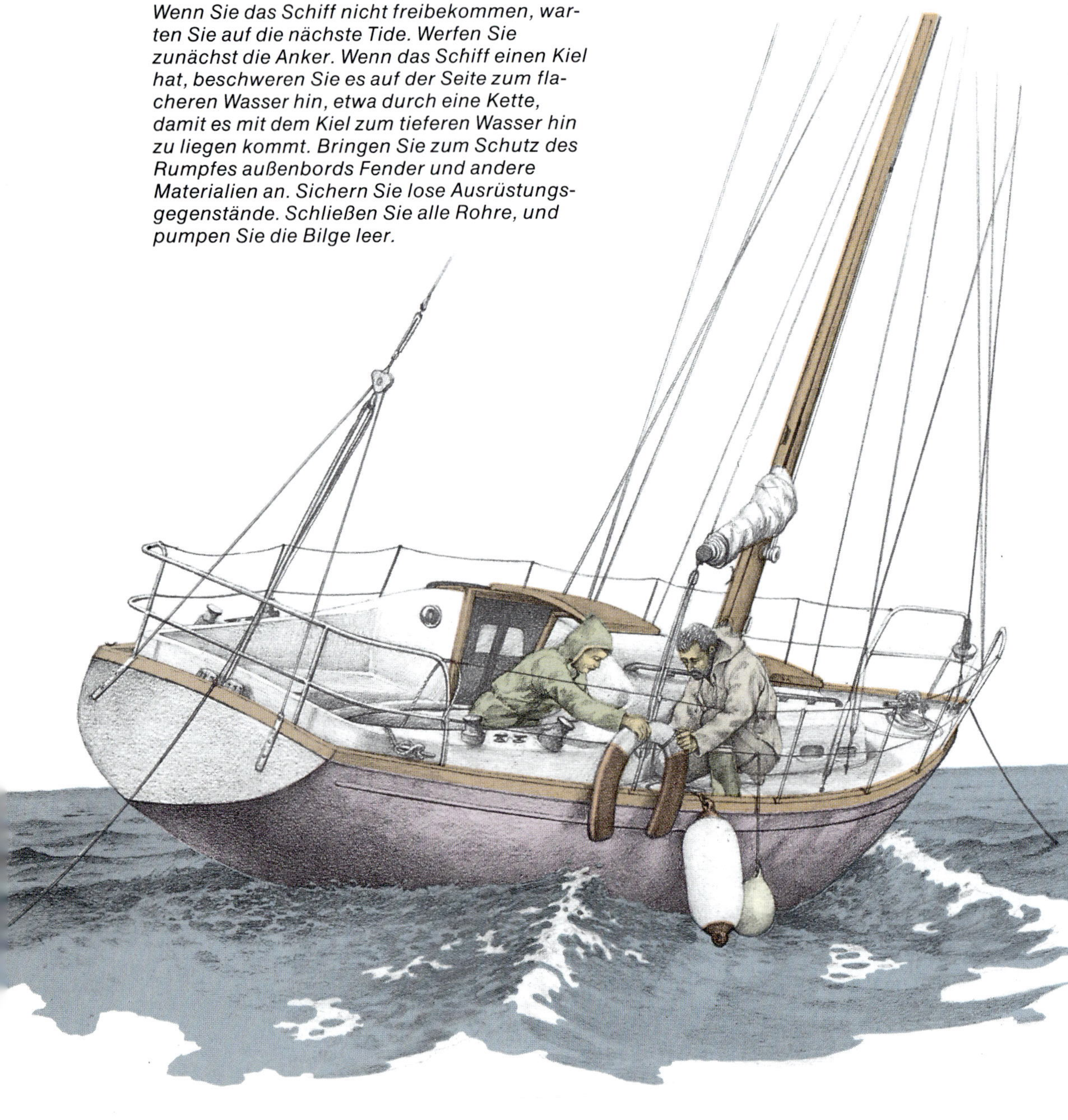

Wasser wieder aufläuft, füllen Sie Säcke, Kopfkissenbezüge und Eimer mit Sand. Lagern Sie diese Behältnisse an Bord, und wenn das Boot aufschwimmt, entleeren Sie sie über Bord. Auf diese Weise werden die Schläge, denen das Boot beim Anstieg des Wassers ausgesetzt ist, weitgehend vermindert.

- Man kann ein Boot mit ausgeprägtem Kiel aufrecht halten, indem man den Rumpf auf beiden Seiten durch Balken abstützt.
- Bei starker Brandung und hartem Grund kann man als letzten Ausweg die Bodenventile des Bootes öffnen und es auf Grund sinken lassen, um zu verhindern, daß das Boot bei auflaufendem Wasser zertrümmert wird.
- Wenn das Wasser wieder gestiegen ist, werden die Ventile wieder geschlossen, und das Wasser wird dann herausgepumpt, damit das Boot mit der Flut steigt und freikommt.

IMMER WASSER UNTERM KIEL

- Achten Sie stets auf den Stand der Gezeiten.
- Informieren Sie sich frühzeitig anhand von Seekarten über die Gegend.
- Segeln Sie niemals zu nahe an eine Leeküste heran.
- Registrieren Sie Bewegungsänderungen Ihres Schiffes, z.B. ein Heben und Senken in kürzeren Abständen. Dies könnte auf seichtes Wasser hindeuten.
- Im Zweifelsfall loten Sie mit Senkblei und Lotleine.
- Beachten Sie immer den Tiefgang Ihres Schiffes.

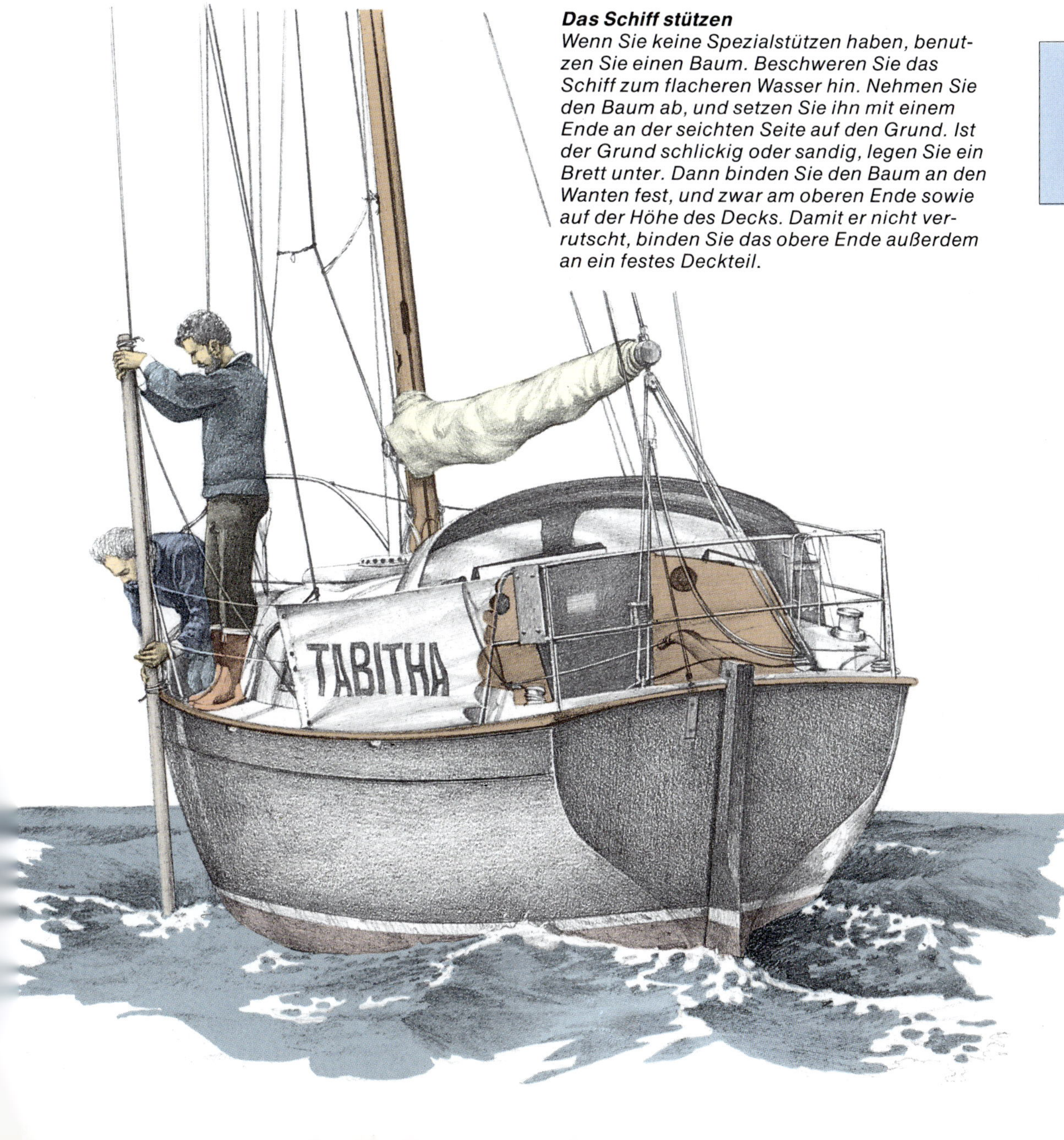

Das Schiff stützen
Wenn Sie keine Spezialstützen haben, benutzen Sie einen Baum. Beschweren Sie das Schiff zum flacheren Wasser hin. Nehmen Sie den Baum ab, und setzen Sie ihn mit einem Ende an der seichten Seite auf den Grund. Ist der Grund schlickig oder sandig, legen Sie ein Brett unter. Dann binden Sie den Baum an den Wanten fest, und zwar am oberen Ende sowie auf der Höhe des Decks. Damit er nicht verrutscht, binden Sie das obere Ende außerdem an ein festes Deckteil.

Notreparatur eines Lecks

Durch eine Kollision mit einem Felsen, einem treibenden Baumstamm oder einem andern Boot kann in den Rumpf eines kleinen Schiffes ein Loch gerissen werden. Das bedeutet jedoch nicht unbedingt, daß das Boot sinken wird.

Ein großes Leck abdichten

- Befindet sich das Leck bei einem Segelboot an der Wasserlinie oder ein kleines Stück darunter, steuern Sie einen Kurs, auf dem das Boot leicht krängt, so daß das Loch über die Wasserlinie kommt. Bringen Sie bei einem Segel- oder Motorboot bewegliche Ausrüstungsgegenstände sowie die Mannschaft aus dem gleichen Grund auf die unbeschädigte Seite des Bootes.
- Wenn sich das Loch weit unterhalb der Wasserlinie befindet, setzen Sie die Lenzpumpe ein, oder schöpfen Sie das Wasser von Hand aus, damit es nicht steigt, während Sie am Rumpf Reparaturen ausführen.
- Stopfen Sie das Loch zunächst von innen mit allem zu, was dazu geeignet ist, z.B. mit Segeltaschen, Kissen oder Matratzen. Halten Sie alles mit einem stabilen Gegenstand fest, beispielsweise mit einem Tisch oder mit Sitzbänken. Sie können aber auch eine gekaufte Reparaturvorrichtung benutzen. (Siehe Kasten auf dieser Seite.)
- Ferner können Sie das Leck mit einer sogenannten Leckmatte abdichten. Ziehen Sie dazu eine Persenning, Ölzeug oder ein zur Zeit nicht benötigtes Segel von außen über das Loch. Der Wasserdruck hält es dort fest.
- Wenn der Rumpf so geformt ist, daß das Segeltuch nicht flach anliegt, wickeln Sie das Tuch um eine Schaumstoffmatratze oder ein Kissen, das sich der Rumpfform besser anpaßt. Benutzen Sie dieses Bündel dann als Leckmatte.
- Befestigen Sie an den Ecken der Leckmatte Ketten oder Leinen, mit denen Sie die Matte in die richtige Lage bringen können. Legen Sie einige dieser Leinen auf der beschädigten Seite des Bootes fest.
- Führen Sie dann die verbleibende Leine vorn um das Boot herum, und legen Sie sie dann unter den Rumpf. Ziehen Sie sie an, bis die Matte straff auf dem Leck anliegt. Belegen Sie die Leinen an Beschlägen auf der unbeschädigten Seite des Bootes.

Reparatur eines kleinen Lecks

- Wenn ein Boot sich langsam mit Wasser füllt, ist es unter Umständen schwierig, die undichte Stelle zu finden. Überprüfen Sie in einem solchen Fall systematisch alle möglichen Stellen, an denen Wasser eindringen könnte.
- Überprüfen Sie alle Bordventile. Solche Ventile befinden sich normalerweise in der Kombüse, der Toilette, am Ansaugstutzen und Auspuff des Motors, an der Lenzpumpe und den Abflußrohren in der Plicht.
- Überprüfen Sie alle Stellen, wo ein Schiffsteil durch den Rumpf geht, z.B. den Ruderschaft oder die Schiffsschraube.
- Überprüfen Sie die Wasserbehälter.
- Überprüfen Sie alle Fugen und Nähte des Rumpfes.
- Sobald Sie die undichte Stelle gefunden haben, verschließen Sie sie fest mit Werg, einem gefetteten Stoffetzen, Unterwasserharz, Handtüchern oder dergleichen.

EINE REPARATURVORRICHTUNG

Fachgeschäfte für Segelsport führen oft Vorrichtungen zur provisorischen Reparatur eines Lecks. Sie ähneln einem Regenschirm.

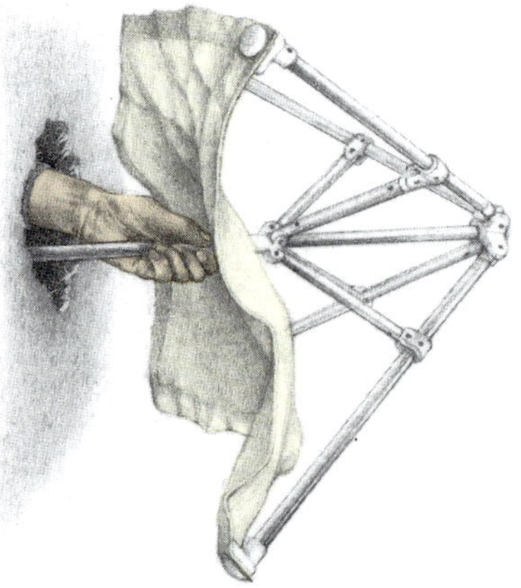

1. Schieben Sie das geschlossene Gerät durch das Loch im Rumpf, und öffnen Sie es dann wie einen Regenschirm.

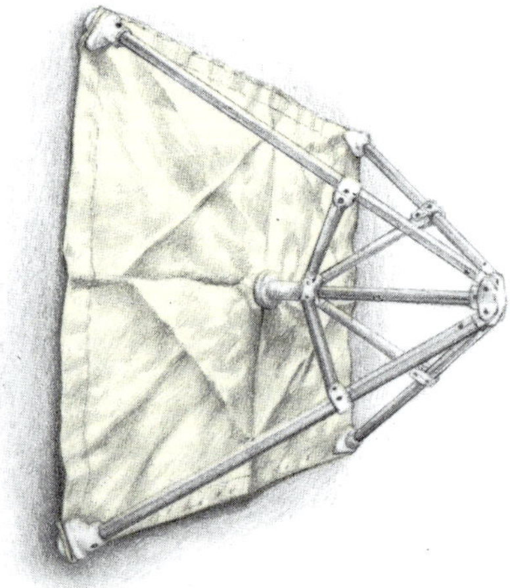

2. Ziehen Sie nun den Schirm gegen den Rumpf, um das Leck zu schließen. Befestigen Sie den Griff im Innern des Bootes.

Zwei Methoden, ein Leck abzudichten

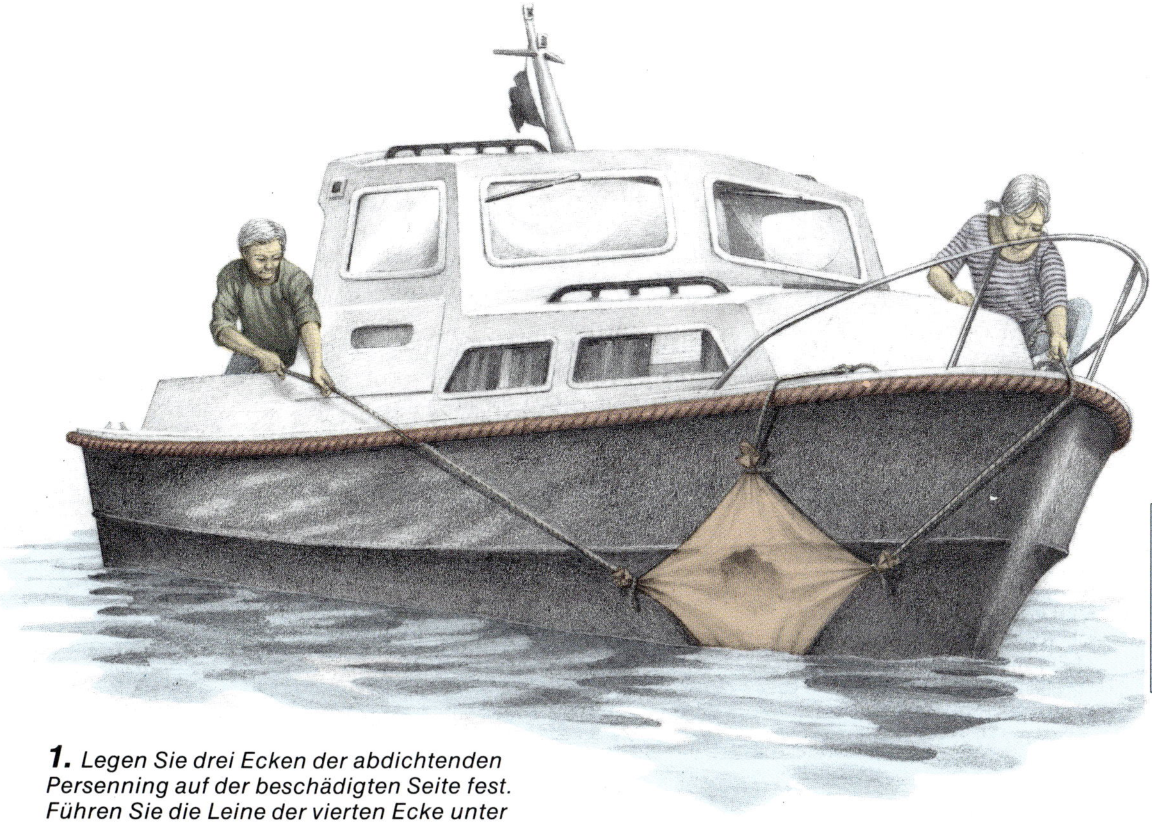

1. *Legen Sie drei Ecken der abdichtenden Persenning auf der beschädigten Seite fest. Führen Sie die Leine der vierten Ecke unter dem Rumpf durch, und belegen Sie sie auf der anderen Seite.*

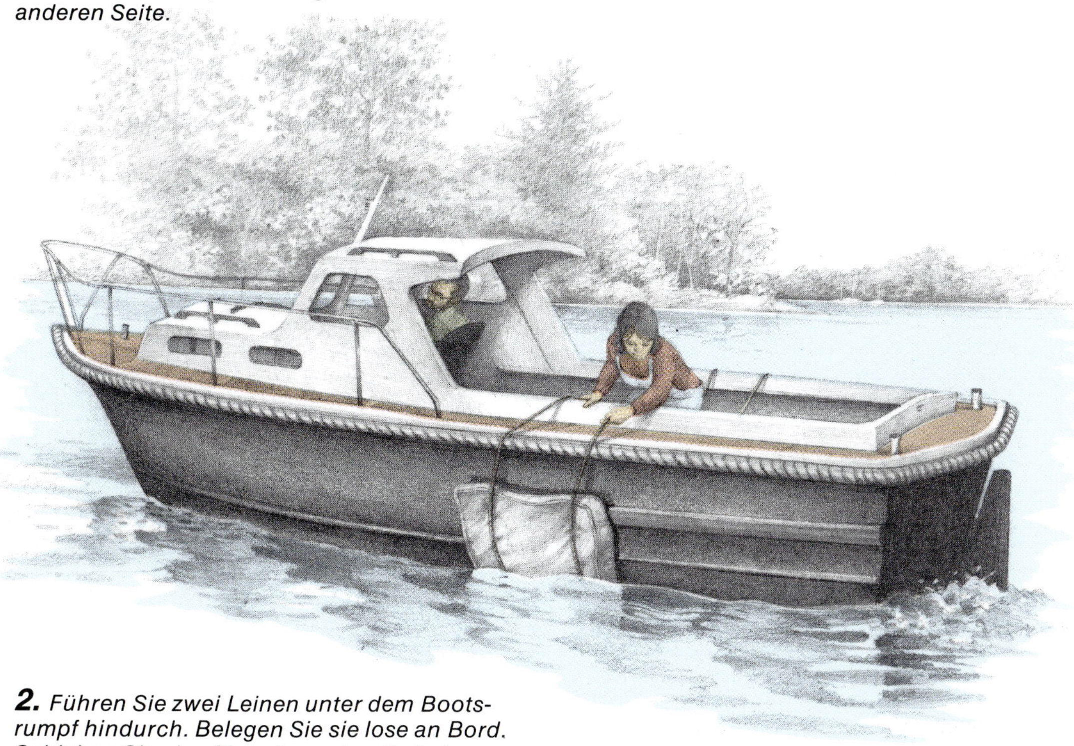

2. *Führen Sie zwei Leinen unter dem Bootsrumpf hindurch. Belegen Sie sie lose an Bord. Schieben Sie eine Matratze unter die Leinen, und ziehen Sie diese dann fest.*

Feuer an Bord

Auf den meisten Segel- und Motorbooten bestehen viele Teile aus Holz. Wenn einmal ein Feuer ausbricht, breitet es sich deshalb oft rasend schnell aus. Befindet sich das Boot dann weit draußen auf See, kann nicht so rasch Hilfe gebracht werden. Daher muß man besonders schnell und sachgerecht handeln.

- Geben Sie in einem solchen Fall sofort Alarm.
- Wenn Ihr Motor läuft, schalten Sie ihn aus.
- Auf einem Segelboot holen Sie bei leichtem Wind die Segel ein. Bei starkem Wind sollten Sie vor dem Wind segeln, damit dieser das Feuer nicht noch weiter anfacht.
- Werfen Sie brennende Ausrüstungsgegenstände, z.B. Matratzen, über Bord. Versuchen Sie jedoch niemals, eine brennende Pfanne oder einen brennenden Topf zu entfernen.
- Gießen Sie niemals Wasser auf brennendes Benzin oder Gas, da sich der Brandherd dann explosionsartig ausdehnen kann. Benutzen Sie statt dessen einen Schaum- oder Pulverlöscher.
- Befindet sich das Feuer unter Deck, überzeugen Sie sich davon, daß dort niemand mehr ist. Dann schließen Sie die Türen, Luken und Lüfter, damit keine Luft mehr zuströmen kann. Bekämpfen Sie den Brand von oben.
- Wenn Sie das Feuer nicht schnell unter Kontrolle bekommen, bringen Sie alle Personen in Sicherheit.

FEUERSCHUTZ AN BORD

Die meisten Brände an Bord eines Schiffes entstehen durch Funkenschlag oder durch offene Flammen, welche Benzin- oder Gaslecks oder Benzindämpfe entzünden. Diese können sich dort bilden, wo Tropfschalen stehen, Treibstoff verschüttet ist oder Verschlußkappen an Maschinen oder Treibstoffbehältern nicht richtig festgeschraubt sind.

Beugen Sie dem Risiko eines Feuers folgendermaßen vor:

- Vergewissern Sie sich, daß die Bilge und die Maschinenräume Entlüftungsschläuche haben, die ganz bis auf den Boden reichen. Benzindämpfe und Gase aus Gasflaschen sind schwerer als Luft und sammeln sich deshalb an den tiefsten Stellen. Jeder Treibstoffbehälter sollte ein Entlüftungsrohr haben, damit der Benzindampf abziehen kann. Dieses Rohr sollte durch den Rumpf ins Freie führen und mit Drahtgewebe abgedeckt sein. Man kann auch Geräte kaufen, die Benzindämpfe oder Gase automatisch anzeigen.
- Öffnen Sie, ehe Sie einen Benzinmotor starten, alle Türen und Abzugsöffnungen

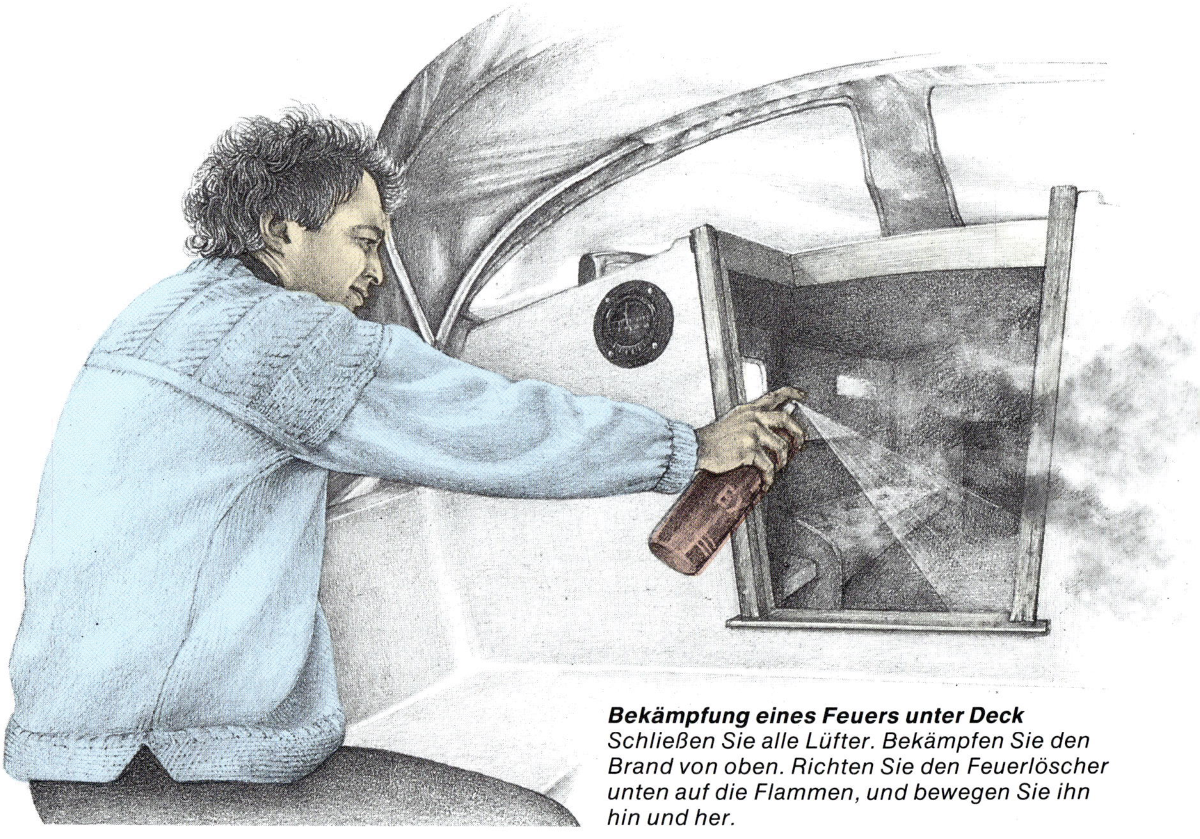

Bekämpfung eines Feuers unter Deck
Schließen Sie alle Lüfter. Bekämpfen Sie den Brand von oben. Richten Sie den Feuerlöscher unten auf die Flammen, und bewegen Sie ihn hin und her.

fünf Minuten lang, damit eventuell vorhandene Dämpfe oder Gase abziehen können.

- Versehen Sie den Vergaser mit Tropfschalen (mit Drahtgewebe abgedeckt, damit nichts hineinfallen kann), und reinigen Sie diese, bevor Sie den Motor anlassen. Dadurch verhindern Sie weitgehend, daß sich Treibstoff am Boden des Motorraumes ansammelt.
- Montieren Sie Flammenrückschlagsicherungen an den Luftansaugstutzen.
- Überprüfen Sie die Zündkerzen sowie alle elektrischen Leitungen und Geräte regelmäßig, und ersetzen Sie fehlerhafte Teile.
- Sorgen Sie dafür, daß Generatoren und alle Schalter so weit wie möglich über der Bilge liegen, damit Wasser, das dort vorhanden ist, nicht etwa einen Kurzschluß verursacht.
- Entzünden Sie im Maschinenraum keine Streichhölzer; rauchen Sie nicht, und benutzen Sie keine Benzinlampen oder andere Lampen mit offener Flamme. Benutzen Sie an Bord eines Schiffes ausschließlich Sicherheitsstreichhölzer.
- Decken Sie Batterien ab, damit kein Werkzeug auf die Pole fallen und so einen Funken auslösen kann.
- Machen Sie die Treibstoffbehälter nicht zu voll; lassen Sie etwas Platz, damit sich der Treibstoff ausdehnen kann. Suchen Sie regelmäßig nach Lecks. Das obere Ende des Einfüllstutzens sollte bis auf das Deck reichen, damit übergelaufener Treibstoff über Bord abfließen kann.

Löschgerät

- Führen Sie einen Feuerlöscher mit mindestens 1,5 kg Inhalt mit, der trockenes Pulver, Kohlendioxid oder Schaum enthält. Führen Sie zwei Feuerlöscher mit, wenn sich eine Kombüse an Bord befindet. Verstauen Sie die Feuerlöscher an einer Stelle, die vom Deck aus zugänglich ist.
- Führen Sie eine Löschdecke mit, und bewahren Sie sie in der Kombüse auf.
- Lassen Sie einen eingeschalteten Herd niemals unbeobachtet.
- Sie sollten zwei Schöpfeimer mit Taljereep an Bord haben, mit denen Sie Meerwasser hochholen können.

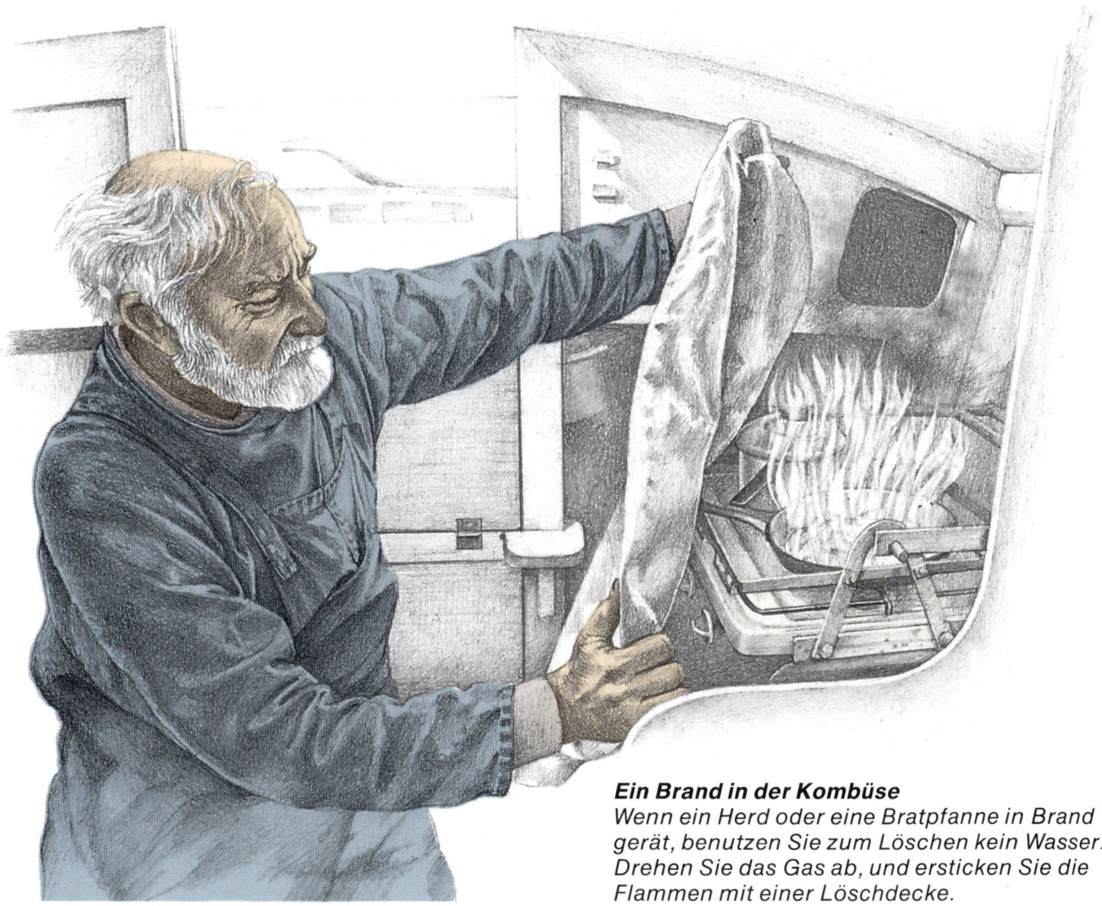

Ein Brand in der Kombüse
Wenn ein Herd oder eine Bratpfanne in Brand gerät, benutzen Sie zum Löschen kein Wasser. Drehen Sie das Gas ab, und ersticken Sie die Flammen mit einer Löschdecke.

Verhalten in schwerem Wetter

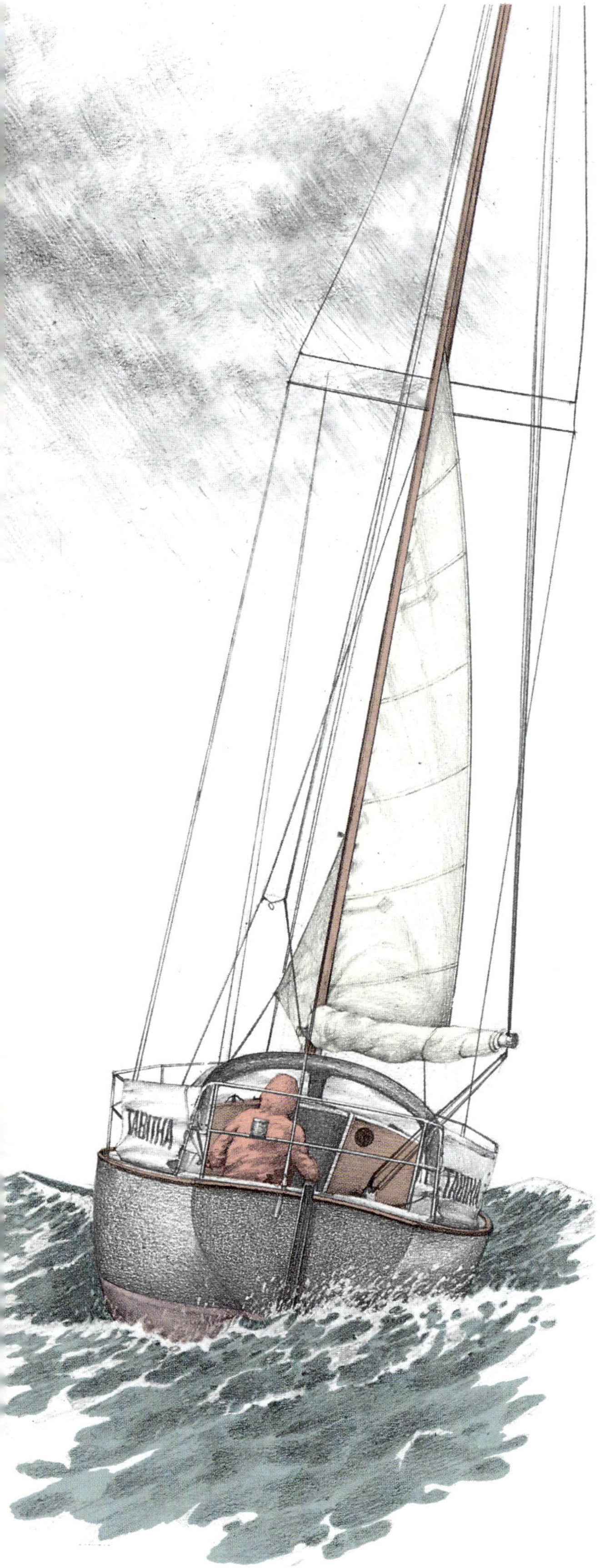

Schlechtwetterfahrten sind nichts für Anfänger. Bevor Sie sich in eigener Verantwortung mit einem Schiff auf die offene See hinauswagen, fahren Sie zunächst bei erfahrenen Seglern oder Motorbooteignern mit. Segelclubs führen auch Segelkurse durch.

Wenn die See sehr rauh wird, während Sie mit einem Segelboot oder Motorboot unterwegs sind, müssen Sie sich entscheiden, ob Sie weiterhin auf Kurs bleiben wollen (mit verminderter Kraft oder gerefften Segeln, so daß das Schiff noch steuerfähig bleibt) oder ob Sie vor dem Sturm laufen, den nächsten Hafen ansteuern oder beidrehen wollen.

Im Zweifelsfall ist es im allgemeinen sicherer, auf See zu bleiben, als einen Hafen anzulaufen und zu riskieren, gegen die Küste getrieben zu werden und zu zerschellen.

Wie auch immer Ihre Entscheidung ausfällt – das Boot muß für den Sturm hergerichtet werden. (Siehe S. 266.)

Den Kurs beibehalten

Mit verminderter Kraft oder mit gerefften Segeln weiterzufahren ist nur dann eine vernünftige Möglichkeit, wenn die Richtung des Windes es Ihnen erlaubt, Ihren Kurs beizubehalten. Wenn der Wind ungünstig weht, müssen Sie eine andere Möglichkeit ins Auge fassen.

Einen Hafen anlaufen

Einen Hafen oder einen andern geschützten Ort anzulaufen, können Sie dann erwägen, wenn der Wind aus einer günstigen Richtung kommt und die Wetterlage sich so langsam verschlechtert, daß noch genügend Zeit vorhanden ist. Bedenken Sie dabei jedoch, daß die Fahrt bei schwerer See länger dauert als sonst.

Ein Motorboot oder Segelboot mit Hilfsmotor kann wahrscheinlich schneller einen Hafen erreichen als ein Boot, das nur unter Segeln läuft. Überprüfen Sie jedoch zunächst, wieviel Treibstoff noch im Tank ist. Bei starkem Seegang kann es unmöglich sein, aus einem Ersatzkanister Treibstoff nachzufüllen.

Beidrehen

Beidrehen ist nur dann ein sicheres Manöver, wenn das Boot weit von einer Leeküste entfernt ist; denn selbst ein beigedrehtes Boot wird vom Wind und von der Strömung versetzt. So kann ein Schiff stündlich zwei Meilen oder mehr abgetrieben werden, und ein Sturm hält manchmal 30 Stunden an.

Der Vorteil des Beidrehens liegt unter anderm darin, daß die Bewegung des Bootes im

Wie man beidreht

Um das Boot mehr oder weniger auf einem Punkt zu halten, setzen Sie die Fock back, und segeln Sie gegen den Wind. Dadurch läuft das Boot im Bogen vorwärts, bis es beinahe im Wind liegt. Dann läuft es zurück und wechselt von neuem die Richtung, sobald der Wind wieder mehr auf die Fock drückt.

Wasser für die Leute an Bord angenehmer ist. Außerdem hat die Mannschaft es dann leichter.

Die Nachteile liegen darin, daß das Schiff allmählich durch den Wind geht und dann immer weiter abfällt. Dabei kann es in gefährlichere Gewässer geraten. Außerdem sind Segel und Takelage einem ständigen Druck ausgesetzt. Überdies besteht die Gefahr, daß das Schiff querschlägt und kentert. Bei einem Boot mit flachem Rumpf, ohne Ballast, geschieht das leichter.

Wenn Sie beschließen, beizudrehen, müssen Sie deshalb erreichen, daß das Schiff ebenso schnell in den Wind dreht, wie es unter dem Druck des Windes abfällt.

- Setzen Sie zu diesem Zweck die Fock back, so daß sie den Vortrieb durch das Großsegel ausgleicht.
- Reffen Sie das Großsegel.
- Laschen Sie das Ruder fest, damit das Schiff in den Wind gedreht bleibt.

Vor dem Sturm herlaufen

Vor einem Sturm herzulaufen ist nur dann vernünftig, wenn dafür genügend Raum vorhanden ist, wenn man also weit genug vom Land entfernt ist und nicht in Gefahr geraten kann, auf einen Felsen oder die Küste getrieben zu werden. Dabei kann man nötigenfalls nur die Fock stehenlassen oder alle Segel bergen.

Der Vorteil ist hier, daß das Schiff manövrierfähig bleibt und der Druck auf die Segel und die Takelage gering ist.

Der Nachteil besteht darin, daß immer jemand am Ruder sein muß, um das Boot vor dem Wind zu halten.

Außerdem ist die Plicht der See ausgesetzt, und es besteht die Möglichkeit, daß Wellen von achtern über das Heck hereinbrechen. Dieser Gefahr kann man aber dadurch begegnen, daß man achtern Leinen ausbringt, wobei man die längsten in Schlingen legt. An ihnen brechen sich die Wogen. Außerdem bremsen die nachschleppenden Leinen das Boot, so daß es leichter zu steuern ist, besser im Wind bleibt und weniger leicht querschlägt.

Wenn alles andere fehlschlägt und Sie weit vom Land und von Schiffahrtsrouten entfernt sind, bergen Sie die Segel, schließen Sie alle Luken, und warten Sie unter Deck besseres Wetter ab.

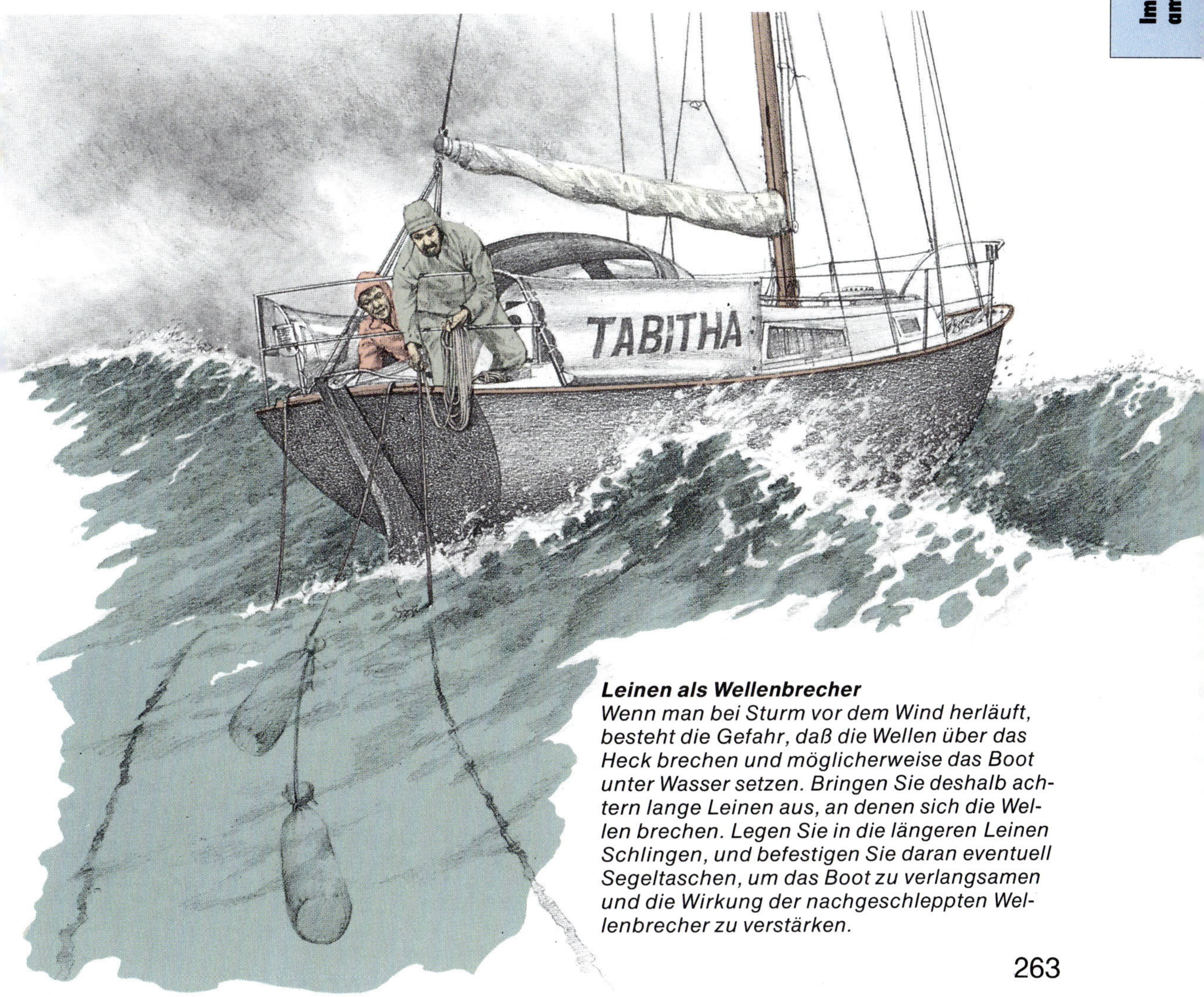

Leinen als Wellenbrecher

Wenn man bei Sturm vor dem Wind herläuft, besteht die Gefahr, daß die Wellen über das Heck brechen und möglicherweise das Boot unter Wasser setzen. Bringen Sie deshalb achtern lange Leinen aus, an denen sich die Wellen brechen. Legen Sie in die längeren Leinen Schlingen, und befestigen Sie daran eventuell Segeltaschen, um das Boot zu verlangsamen und die Wirkung der nachgeschleppten Wellenbrecher zu verstärken.

Die Beurteilung des Wetters

Schlechtes Wetter zieht niemals plötzlich auf. Es gibt immer warnende Anzeichen, z. B. besondere Wolkenformationen, eine Änderung des Windes oder sinkenden Luftdruck.

Auf See kann ganz anderes Wetter herrschen als an Land. Hören Sie deshalb, bevor Sie in See gehen, den Seewetterbericht im Radio. Bleiben Sie bei einer Sturmwarnung im Hafen. Ein kleines Boot ist bereits bei Windstärke 4 und mehr gefährdet.

Anzeichen für schlechtes Wetter

Die Bilder auf der gegenüberliegenden Seite zeigen Vorboten schlechten Wetters am Himmel. Ein Segler oder Motorbootfahrer sollte sie kennen und beachten.

Weitere Hinweise auf eine Wetterverschlechterung sind folgende:

- Der Wind springt plötzlich um, nachdem er tagelang aus der gleichen Richtung kam.
- Der Wind frischt nachmittags oder abends auf.

Manche Anzeichen deuten darauf hin, daß ein Sturm aufzieht. Dazu gehören:

- Langgestreckte Federwolken.
- Ein orangefarbener Sonnenaufgang oder Sonnenuntergang.
- Schnell fallender oder instabiler Luftdruck.
- Zunehmende Luftfeuchtigkeit.
- Ausgeprägte, jedoch unerklärliche Dünung (Schwell).

Das Barometer

Ein wichtiges Hilfsmittel zur Beurteilung der Wetterlage und -entwicklung ist das Barometer. Entscheidend ist die Art der Luftdruckänderung. Schnell fallender Druck deutet darauf hin, daß schlechtes Wetter aufzieht. Gleichbleibender oder rasch steigender Druck kündigt meist schönes Wetter an.

DIE BEAUFORTSKALA

Die Beaufortskala, die 1805 von dem britischen Admiral Sir Francis Beaufort aufgestellt wurde, wird von Seeleuten und in Seewetterberichten viel benutzt. Mit ihrer Hilfe kann man die Windstärke ohne Meßinstrumente feststellen, indem man einfach die Auswirkungen des Windes betrachtet. Diese Übersicht zeigt, wie der Wind auf See zu beurteilen ist.

Windstärke 1: leichter Luftzug
Kleinste, schuppige Wellen. Keine Schaumkronen.
Maximale Windgeschwindigkeit: 5 km/h.

Windstärke 2: leichte Brise
Kleinere Wellen bilden sich. Die Wellenkämme sind ausgeprägt und wirken glasig. Keine Schaumkronen.
Maximale Windgeschwindigkeit: 11 km/h.

Windstärke 3: schwache Brise
Kleine Wellen bilden sich. Die Kämme beginnen sich zu brechen, und gelegentlich treten weiße Schaumkronen auf.
Maximale Windgeschwindigkeit: 19 km/h.

Windstärke 4: mäßige Brise
Mäßige Wellen bilden sich. Einige vereinen sich zu längeren Wellenzügen. Schaumkronen sind häufiger.
Maximale Windgeschwindigkeit: 28 km/h.

Windstärke 5: frische Brise
Die Wellen sind von mittlerer Größe. Sie bilden lange Wellenzüge. Viele Schaumkronen und ein wenig Gischt.
Maximale Windgeschwindigkeit: 38 km/h.

Windstärke 6: starker Wind
Einige große Wellen; ausgedehnte weiße Schaumkronen und etwas Gischt.
Maximale Windgeschwindigkeit: 49 km/h.

Windstärke 7: steifer Wind
Die See ist aufgewühlt. Wellen brechen sich. Der Wind treibt weißen Schaum in Streifen vor sich her.
Maximale Windgeschwindigkeit: 61 km/h.

Windstärke 8: stürmischer Wind
Die Wellen sind lang und hoch. Von ihren Kronen löst sich Gischt ab. Der Schaum wird in ausgeprägten Streifen weggeblasen.
Maximale Windgeschwindigkeit: 74 km/h.

Windstärke 9: Sturm
Die Wellen sind hoch, und sie brechen sich. Dichte, weiße Schaumstreifen. Gischt vermindert die Sicht.
Maximale Windgeschwindigkeit: 88 km/h.

Windstärke 10: schwerer Sturm
Hohe Wellen mit langen, überhängenden Kämmen, die sich in schweren Schlägen brechen. Das Meer wirkt weißlich. Schlechte Sicht.
Maximale Windgeschwindigkeit: 102 km/h.

Windstärke 11: orkanartiger Sturm
Außergewöhnlich hohe Wellen. Kronen werden zu Schaum verblasen. Schlechte Sicht.
Maximale Windgeschwindigkeit: 117 km/h.

Windstärke 12: Orkan
Die gesamte Meeresoberfläche ist weiß von treibendem Gischt. Die Luft ist erfüllt von Schaum und Gischt. Sehr schlechte Sichtverhältnisse.
Windgeschwindigkeit: über 117 km/h.

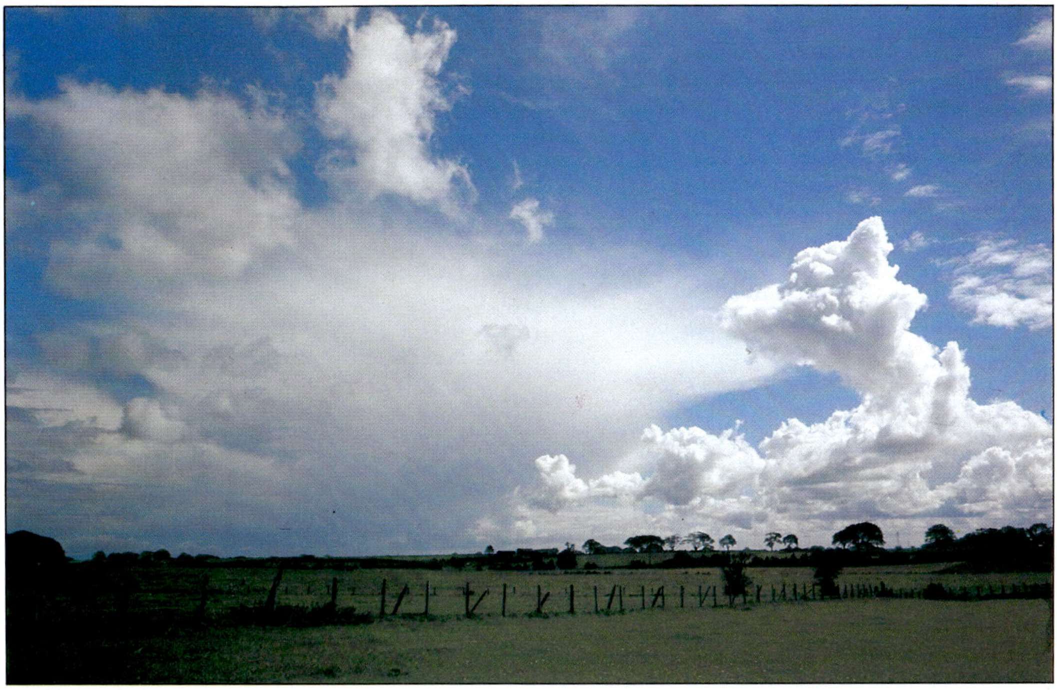

Botschaft am Himmel
Große, amboßförmige Wolken (im Bild rechts) oder am Rand ausgefaserte Wolken (Bildmitte) kündigen stürmisches Wetter an. Auch Regenschauer sind bei dem Wetterumschwung zu erwarten. Möglicherweise gibt es ein Gewitter.

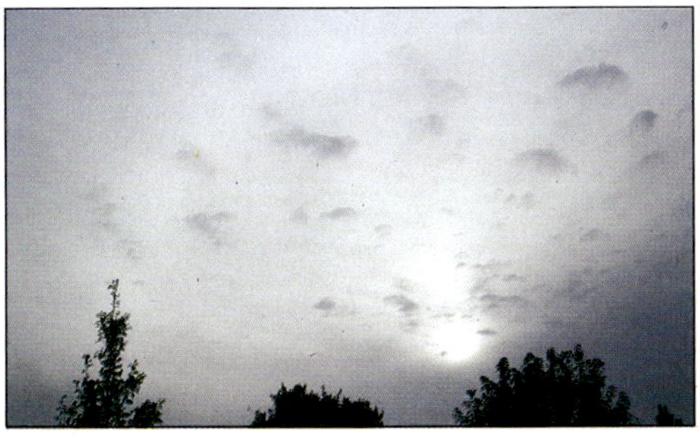

Halo
Ein Halo oder Hof um den Mond deutet auf Regen oder Sturm binnen 36 Stunden hin. Er entsteht durch Eiskristalle in der Luft.

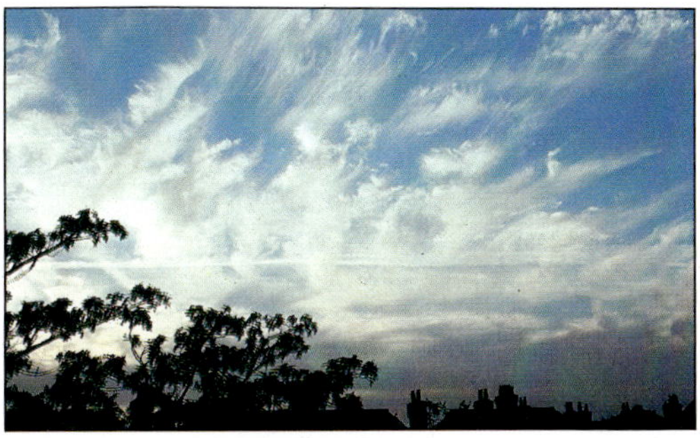

Vorboten eines Sturmes
Langgestreckte Federwolken – hohe, dünne Wolkenstreifen – sind oft Vorboten eines nahenden Sturmes.

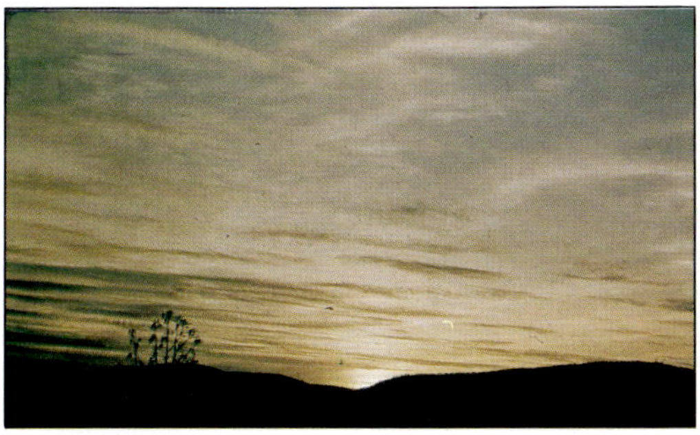

Kupfersonne
Ein orangefarbener Sonnenuntergang oder -aufgang: Sturm droht. Gelber Sonnenuntergang: Regen und Wind zu erwarten.

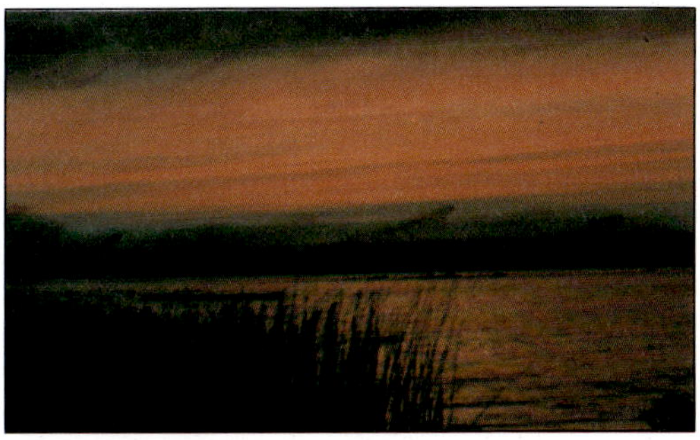

Roter Morgen
Wenn der Himmel bei Sonnenaufgang rot ist, wird sich das Wetter wahrscheinlich bald verschlechtern.

Im Sturm draußen

Wer mit einem kleinen Boot in einen Sturm gerät, tut am besten daran, die Fahrt herabzusetzen, damit das Boot ruhiger läuft und sich besser steuern läßt. Alle beweglichen Gegenstände müssen gesichert werden.

In einem Segelboot

- Vermindern Sie die Segelfläche. Zurren Sie Ausrüstungsgegenstände an Deck fest.
- Bei stürmischem Wetter ist es im allgemeinen am sichersten, möglichst dicht am Wind zu segeln – vorausgesetzt, daß dieser Kurs das Boot nicht in gefährliche Gewässer bringt. (Siehe S. 262–263.)
- Überprüfen Sie, ob Rettungsleinen und Strecktaue in Ordnung sind. Legen Sie eine Schwimmweste und einen Sicherheitsgurt an.
- Pumpen Sie die Bilge leer, und überprüfen Sie, ob der Plichtabzug frei ist. Schließen Sie alle Luken, Seeventile, Lüfter und Abzüge.
- Werfen Sie den Hilfsmotor (sofern vorhanden) an, um zu prüfen, ob er läuft. Schalten Sie ihn jedoch danach wieder ab, um Treibstoff zu sparen – den Sie später möglicherweise noch benötigen.

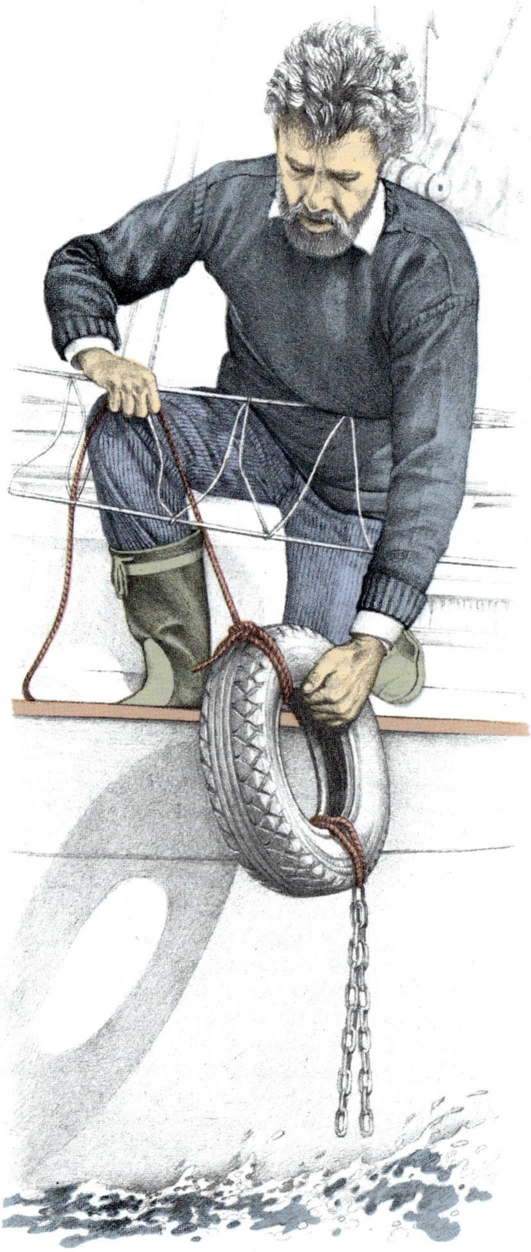

Wie man einen Treibanker benutzt
Ein Treibanker gibt durch seinen Widerstand im Wasser einem Schiff bei schlechtem Wetter Halt. Er richtet es gegen die See und den Wind. Zumeist wird er am Bug geschleppt.

In einem Motorboot

- Steuern Sie den nächsten Hafen oder geschützten Platz an.
- Veranlassen Sie Passagiere, sich möglichst tief hinzuhocken, um die Stabilität des Bootes zu verbessern.
- Fahren Sie wenn möglich gegen die Wellenrichtung, und zwar mit geringer Fahrt, damit wenig Gischt und Wasser von den Wellen ins Boot gelangen. Machen Sie jedoch so viel Fahrt, daß genügend Ruder im Schiff ist.

IMPROVISIERTE TREIBANKER

Wenn Sie keinen richtigen Treibanker haben, kann ein alter Reifen oder Fender, den Sie mit einer Kette beschweren, als behelfsmäßiger und dennoch wirksamer Treibanker dienen. Sie können auch Riemen oder Bretter an einen Anker binden.

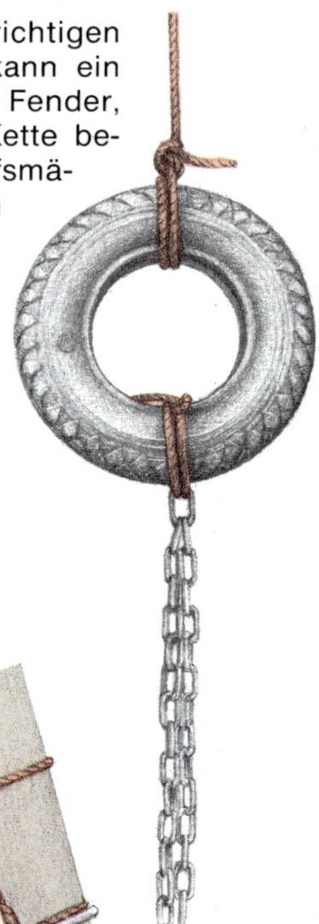

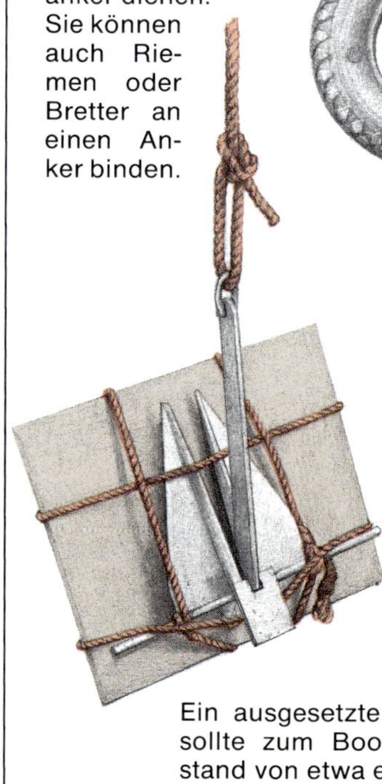

Ein ausgesetzter Treibanker sollte zum Boot einen Abstand von etwa einer Wellenlänge haben.

● Wenn der Motor ausfällt, ankern Sie, oder setzen Sie einen Treibanker aus – einen trichterförmigen Segeltuchsack, der den Bug im Wind hält.
● Verhindern Sie, daß das Boot querschlägt. Die Wellen könnten das Boot unter Wasser drücken oder umschlagen lassen.

Erkennen, wohin ein Sturm zieht
Stürme sind heftige Winde, die spiralförmig um ein Tiefdruckzentrum herum wirbeln. Auf der nördlichen Halbkugel weht der Wind immer entgegen dem Uhrzeigersinn um das Zentrum herum. Außerdem bewegen sich die Sturmsysteme als Ganzes mit Geschwindigkeiten bis zu 40 km/h über die Erdoberfläche fort.

Wenn Sie auf der Nordhalbkugel der Erde gegen den Wind fahren, befindet sich das Zentrum des Sturmes an Steuerbord. Dreht sich in diesem Fall der Wind im Uhrzeigersinn (N–O–S–W), so kommt das Zentrum Ihnen entgegen. Dreht sich der Wind aber gegen den Uhrzeigersinn (N–W–S–O), so überholt das Zentrum Sie. Haben Sie das Sturmzentrum an Backbord, so ist es jeweils umgekehrt.

Sie können Ihre ungefähre Position zum Sturmzentrum berechnen und vorhersagen, welches Wetter wahrscheinlich heranzieht, indem Sie die genannten Änderungen der Windrichtung registrieren und außerdem das Barometer beobachten: Nähert man sich einem Sturmzentrum, so fällt das Barometer; bewegt man sich hingegen auf die Außenbereiche eines Sturmes zu, so steigt es. Je schneller sich die Windrichtung oder der Barometerstand verändert, desto stärker ist der Sturm, oder desto näher befinden Sie sich an dem Weg, den der Sturm nimmt.

INTERNATIONALE NOTSIGNALE

Der internationale Notruf „Mayday“ ist aus dem französischen Ruf „M'aidez“ (Helfen Sie mir!) entstanden. Man sollte ihn nur benutzen, wenn höchste Gefahr besteht und man sofort Hilfe benötigt. Wenn man dringend Hilfe braucht, aber nicht direkt in Gefahr ist, benutzt man den Notruf „Pan Pan“. Er ist von dem französischen Wort „panne“ (Störung, Schaden, Defekt) abgeleitet. „Pan Pan“ ist auch ein Ruf für „Mann über Bord“.

Entsprechend der Internationalen Konvention für Sicherheit von Menschenleben auf See gibt es noch eine Reihe weiterer international anerkannter Hilferufe. Jeder Kapitän, der eines dieser Signale wahrnimmt, ist rechtlich verpflichtet, darauf zu reagieren. Zu diesen Signalen gehören:
● Gewehrschüsse oder andere durch Explosion erzeugte Signale, die in Abständen von einer Minute abgefeuert oder gezündet werden.
● Dauerton mit dem Nebelhorn o. ä.
● Raketen oder andere Körper, die rote Sterne erzeugen und einzeln in kurzen Abständen abgefeuert werden.
● Morsezeichen SOS (dreimal kurz, dreimal lang, dreimal kurz). Sie können auf beliebige Weise abgegeben werden.
● Internationale Signalflaggen N und C (Flagge N über Flagge C) oder eine viereckige Flagge mit einem ballähnlichen Gegenstand darüber oder darunter.
● Flammen auf einem Schiff (z.B. brennender Teer, ölgetränkte Lappen).
● Rotes Leuchtsignal an einem Fallschirm oder rotes Handlicht.
● Orangefarbener Rauch.
● Ausgestreckte Arme, die langsam auf und ab bewegt werden.

Um Flugzeuge aufmerksam zu machen, kann man ein orangefarbenes Segeltuch mit einem schwarzen Viereck und Kreis darauf auslegen.

Abgabe eines Mayday-Rufes
Wenn Sie ein Notsignal über Funk absetzen wollen, müssen Sie Ihren Sender auf die internationale Seenotfrequenz einstellen: Kanal 16 UKW oder 2182 kHz Grenzwelle.
● Wiederholen Sie dann das Wort „Mayday“ dreimal.
● Nennen Sie den Namen des Schiffes dreimal.
● Wiederholen Sie das Wort „Mayday“ noch einmal.
● Wiederholen Sie den Namen des Schiffes noch einmal.
● Geben Sie dann Ihre Position an.
● Geben Sie eine kurze Beschreibung des Notfalls und die benötigte Hilfe an.
● Sagen Sie am Ende der Durchsage das Wort „Over“.
● Warten Sie auf eine Bestätigung, bevor Sie den Notruf wiederholen.

Das Buchstabieralphabet
Zum Buchstabieren bei Funksprüchen werden die Buchstaben durch internationale Kennwörter angegeben:

Alpha	Juliet	Sierra
Bravo	Kilo	Tango
Charlie	Lima	Uniform
Delta	Mike	Victor
Echo	November	Whisky
Foxtrot	Oscar	X-ray
Golf	Papa	Yankee
Hotel	Quebec	Zulu
India	Romeo	

Wenn das Schiff aufgegeben werden muß

Selbst bei einem kleinen Boot, das schwer beschädigt ist, dauert es zumeist mindestens fünf Minuten, bis es gesunken ist. Diese Zeit kann man nutzen, um sich warm anzuziehen, ein Notsignal zu geben und weitere Vorbereitungen zu treffen.

- Verlassen Sie das Schiff nur, wenn Ihnen ganz offensichtlich keine andere Möglichkeit mehr bleibt. Die größte Gefahr ist dabei die Kälte.
- Ziehen Sie sich so viele warme wollene Sachen an wie möglich. Vergessen Sie auch eine Kopfbedeckung nicht. Ziehen Sie zum Schluß etwas Wasserdichtes an.
- Behalten Sie auch Socken und leichte Schuhe an, um Ihre Füße warm zu halten.
- Legen Sie über Ihrer Kleidung eine Schwimmweste an.
- Nehmen Sie Ihre persönlichen Dokumente, die Schiffspapiere und Geld mit, wenn möglich in einem wasserdichten Beutel.
- Setzen Sie per Funk ein Notsignal ab, oder geben Sie ein anderes Notsignal. (Siehe dazu S. 267.)
- Verlassen Sie das Boot ein gutes Stück vor oder hinter dem Mast, damit Sie nicht von Rundhölzern oder Tauwerk getroffen werden, falls sich das Boot auf die Seite legt.

DIE WAHL DER RICHTIGEN SCHWIMMWESTE

Auch ein guter Schwimmer kann sich in kaltem Wasser und bei stärkerem Seegang ohne Schwimmweste nicht lange über Wasser halten. Eine richtige Schwimmweste hat aufgeblasen ein Tragvermögen von 16 kg und dreht selbst eine bewußtlose Person innerhalb von fünf Sekunden so um, daß ihr Gesicht nach oben gerichtet ist.

Es gibt bei Schwimmwesten drei Haupttypen: solche, die sich beim ersten Wasserkontakt mittels einer Gaspatrone selbst aufblasen – wobei der Füllvorgang auch von Hand ausgelöst werden kann –, solche, die teilweise mit dem Mund aufgeblasen werden müssen und teilweise aus schwimmfähigem Material bestehen, und solche, die ganz aus schwimmfähigem Material hergestellt sind. Außerdem gibt es Spritzschutzkapuzen, die man an den meisten Schwimmwesten anbringen kann. Sie schützen den Kopf vor überkommendem Wasser und Gischt; beides kann einen Menschen bei kabbeliger See selbst dann ertränken, wenn er eine Schwimmweste trägt.

Erwachsene, die nicht so gut schwimmen können, sollten die automatische oder die teilweise aufblasbare Version nehmen, die schon während des Füllvorgangs als Traghilfe dient. Für Kinder, die weniger Auftrieb haben als Erwachsene, eignen sich vollautomatische Schwimmwesten oder solche aus schwimmfähigem Material. Sie sollten rechtzeitig üben, wie man die Schwimmweste anzieht und wie man damit im Wasser treibt.

Westenartige Schwimmhilfen sind für gute Schwimmer in ruhigen Gewässern oder Binnengewässern bequemer.

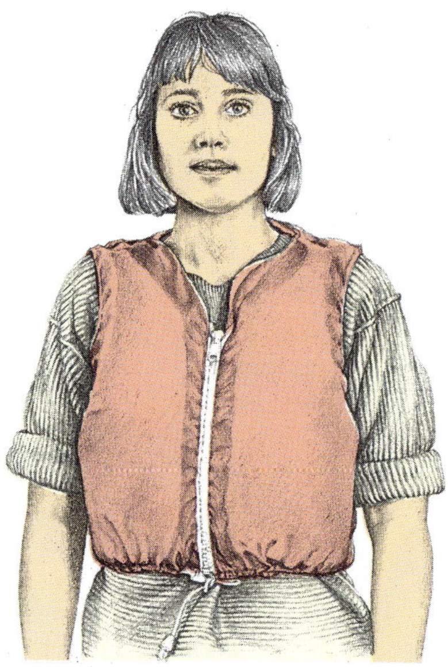

Westenartige Schwimmhilfen sind nicht so sperrig wie Schwimmwesten, aber auch weniger tragfähig.

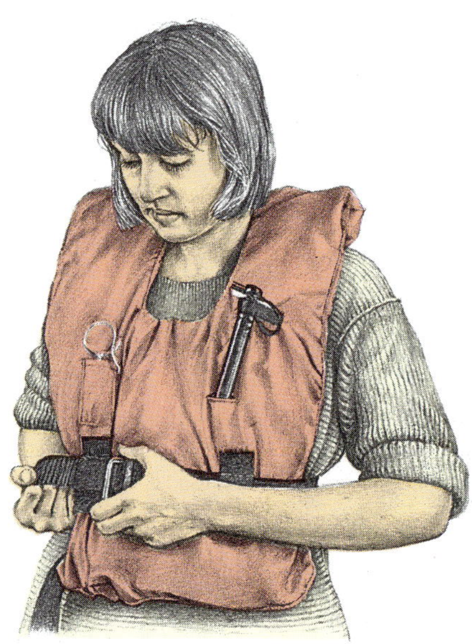

Eine gute Schwimmweste hält selbst bewußtlose Personen mit dem Gesicht nach oben über Wasser.

Zuflucht auf einer Rettungsinsel

- Wenn Sie sich entschließen, auf ein Rettungsfloß zu gehen, überzeugen Sie sich davon, daß es sicher am Boot festgemacht ist, bevor Sie es über Bord werfen.
- Wenn das Rettungsfloß aufgeblasen werden muß, ist meist eine Zugleine vorhanden, mit der die Gasflasche zum Aufblasen des Floßes geöffnet wird. Diese Leine dient auch zum Vertäuen.
- Befestigen Sie die Zugleine am Boot, werfen Sie das Rettungsfloß über Bord, und ziehen Sie dann die Leine, um es aufzublasen.
- Klettern Sie so schnell wie möglich auf das Floß. Der erste, der hinübergeht, sollte ein kräftiger Mann sein, der Verletzten, schwächeren Personen oder Kindern helfen kann.
- Sobald alle Personen auf dem Floß sind, schneiden Sie die Leine durch. Bei den meisten aufblasbaren Rettungsflößen gibt es einen überdachten Teil, und wo er beginnt, ist ein Sicherheitsmesser verstaut.
- Ziehen Sie nasse Kleider nicht aus, denn auch sie schützen Sie gegen Wärmeverlust.
- Wenn Sie sich nicht in Küstennähe befinden, setzen Sie einen Treibanker aus. (Siehe S. 266.) Oft gehört er zur Ausrüstung eines Rettungsfloßes. Bei schwerer See stabilisiert er das Floß und verhindert überdies, daß es zu sehr abtreibt.
- Versuchen Sie, so nahe wie möglich beim Wrack oder seiner letzten Position zu bleiben. Die Rettungsmannschaften werden ihre Suche auf das Gebiet um die letzte bekannte Position herum konzentrieren, so daß Sie hier eine größere Chance haben, bald gesichtet zu werden.
- Schöpfen Sie alles Wasser aus dem Floß.
- Teilen Sie Wachen ein, die abwechselnd nach Rettern Ausschau halten. Halten Sie das Rettungsfloß nach Möglichkeit geschlossen, um einen Wärmeverlust zu vermeiden.
- Wenn der Boden des Floßes aufblasbar ist, halten Sie ihn ständig möglichst gut gefüllt, damit er gegen die Kälte des Wassers isoliert.
- Nehmen Sie frühzeitig Tabletten gegen Seekrankheit. Diese kommt auf solchen Flößen häufig vor; sie beschleunigt eine Unterkühlung und Erschöpfung.

Wenn Sie ins Wasser müssen

- Wenn Sie keine Zeit haben, auf ein Rettungsfloß zu klettern, wenn Sie also ins Wasser springen müssen, tun Sie dies von der Luvseite des Bootes aus, damit das Boot nicht anschließend gegen Sie oder über Sie hinweg getrieben wird.
- Halten Sie beim Sprung Ihre Schwimmweste unten und weg von Ihrem Kinn, indem Sie die Arme vor der Brust verschränken. Bedecken Sie Ihre Nase und Ihren Mund mit einer Hand, um das Wasser abzuhalten.
- Blicken Sie geradeaus, und springen Sie mit den Füßen voran. Halten Sie die Beine gestreckt und geschlossen. Blicken Sie nicht nach unten; andernfalls könnten Sie Übergewicht bekommen und flach auf dem Wasser aufkommen, was schmerzhaft ist und Ihnen den Atem rauben würde.
- Innerhalb von Sekunden bringt die Schwimmweste Sie an die Oberfläche zurück. Wenn Ihre Schwimmweste eine Spritzschutzkapuze hat (siehe Kasten auf der gegenüberliegenden Seite), entfalten Sie sie, und ziehen Sie sich die Kapuze über den Kopf.
- Halten Sie genügend Abstand von der Seite des Bootes, besonders wenn das Boot groß ist. Andernfalls laufen Sie Gefahr, mitgerissen zu werden, wenn es sinkt.

Überleben im Wasser

- Versuchen Sie nicht, an Land zu schwimmen, es sei denn, Sie sind gar nicht weit davon entfernt. Andernfalls würden Ihre Kräfte rasch erschöpft sein. Die Küste ist oft viel weiter weg, als es den Anschein hat. Außerdem können Retter das Wrack besser ausmachen als einen einzelnen Schwimmer.
- Halten Sie sich, wenn es geht, an einem treibenden Wrackteil fest, wobei Ihr Körper möglichst weit über Wasser sein sollte, damit der Wärmeverlust begrenzt bleibt. Am Kopf, am Hals, an den Achseln, den Brustseiten sowie in der Leistengegend ist der Wärmeverlust am stärksten.
- Wenn Sie in einer Gruppe sind, bleiben Sie zusammen, damit Sie besser gesichtet werden können.

AUSSTATTUNG EINES RETTUNGSFLOSSES

Wie man ein Rettungsfloß ausrüstet, das hängt zu einem gewissen Grad von den Umständen ab. Wer beispielsweise nicht weit von der Küste in Seenot gerät, braucht keine Lebensmittel mitzunehmen.

Rettungsflöße werden meist gleich mit einer Notausrüstung geliefert. Bevor Sie in See gehen, sollten Sie sich jedoch vergewissern, daß diese Ausrüstung alles umfaßt, was Sie möglicherweise einmal brauchen könnten, wenn Sie in Schwierigkeiten geraten. Die nachfolgende Liste enthält die wichtigsten Ausrüstungsgegenstände:

- Messer.
- Wasserdichte Taschenlampe.
- Notsignale (Notfeuer).
- Schöpfeimer.
- Verbandkasten.
- Tabletten gegen Seekrankheit.
- Ruder, Paddel.
- Treibanker mit Leine.
- Wasser und Trinkbecher.
- Eiserne Rationen.
- Ungefähr 30 m schwimmfähige Leine an einer Rettungsboje oder einem Rettungsring.

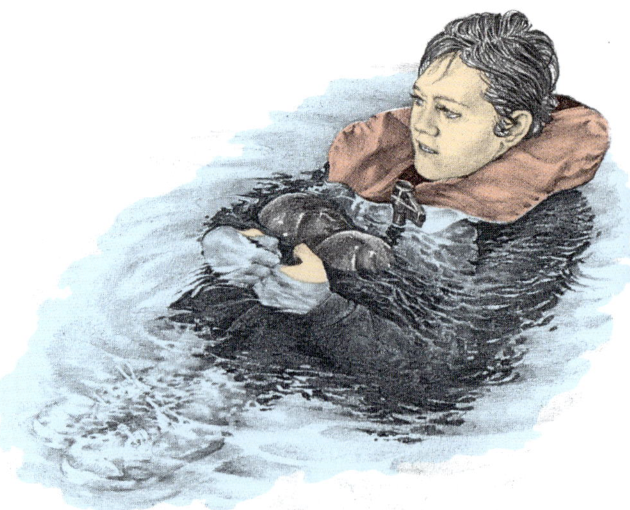

Die sitzende Haltung im Wasser
In dieser Stellung verringert sich der Wärmeverlust, und man kann in kaltem Wasser länger überleben. Ziehen Sie die Knie an die Brust. Die Schwimmweste hält Sie über Wasser.

- Wenn Sie drei oder mehr Personen im Wasser sind und alle Schwimmwesten tragen, drängen Sie sich aneinander, indem Sie sich gegenseitig die Arme über die Schultern legen, um den Wärmeverlust gering zu halten.
- Bewegen Sie sich möglichst wenig, um Körperwärme zu erhalten. Wenn ein Kind in Ihrer Gruppe ist, nehmen Sie es in Ihre Mitte, da Kinder schneller auskühlen als Erwachsene.
- Wenn Sie sich nicht in einer Gruppe befinden und eine Schwimmweste tragen, können Sie Körperwärme erhalten, indem Sie im Wasser eine sitzende Stellung einnehmen. Ziehen Sie dazu die Knie an die Brust und drücken Sie sie mit den Armen fest an sich. Sie brauchen keine Paddelbewegungen zu machen, da die Schwimmweste Sie über Wasser hält. In dieser Stellung können Sie ungefähr eine Stunde länger überleben, so daß die Retter mehr Zeit haben, nach Ihnen zu suchen.

IN EINEM KLEINEN BOOT

Wer in einem kleinen Boot oder auf einem Rettungsfloß eine Zeitlang im Wasser treibt, braucht vor allem dreierlei: Schutz gegen das Wetter, Trinkwasser und einige Dinge, mit denen er auf sich aufmerksam machen kann. Nahrungsmittel sind nicht ganz so wichtig. Wer extremer Hitze oder Kälte ausgesetzt ist, stirbt dadurch schneller als an Nahrungsmangel. Und man kann wochenlang ohne Essen auskommen, aber nur wenige Tage ohne Trinkwasser.

Wenn Sie im Wasser treiben, achten Sie auf folgendes:

- Versuchen Sie, das Boot möglichst auf der Stelle zu halten, damit Retter Sie leichter finden können.
- Damit das Boot nicht so stark abtreibt, drehen Sie es in den Wind, und bringen Sie in einem Abstand von ungefähr einer Wellenlänge einen Treibanker aus. (Siehe S. 266.)
- In den ersten 24 Stunden sollten Sie kein Wasser trinken, um die Vorräte zu schonen. So lange hat Ihr Körper noch keinen Mangel an Flüssigkeit.
- Danach sollten Sie die Wassermenge für jede Person an Bord auf etwa 1 l pro Tag begrenzen – es sei denn, aufgrund starker Regenfälle wäre viel Wasser vorhanden. Bei hohen Temperaturen muß man mehr Flüssigkeit zu sich nehmen. Trinken Sie jeweils kleine Mengen über den Tag verteilt.
- Geben Sie in regelmäßigen Abständen Notsignale. Wenn Sie dazu Leuchtraketen oder Leuchtkugeln benutzen, feuern Sie sie in Zweiergruppen ab. Dabei sollte das zweite Signal ein paar Sekunden nach dem Verlöschen des ersten abgefeuert werden. Das erste Signal wird möglicherweise kaum beachtet. Das zweite bestätigt jedoch das erste und hilft den Rettern, eine Peilung vorzunehmen. Gehen Sie sparsam mit den Leuchtraketen oder -kugeln um, damit Sie noch welche haben, wenn Hilfe in Sicht ist.
- Bei heißem Wetter: Verschaffen Sie sich möglichst viel Kühlung. Schützen Sie Ihren Körper, soweit es geht, vor der Sonne. Vermeiden Sie unnötige Bewegungen. Befeuchten Sie Ihre Kleidung tagsüber mit Meerwasser, so daß der Flüssigkeitsverlust des Körpers durch Schwitzen so gering wie möglich gehalten wird. Lassen Sie Ihre Kleidung vor Beginn der Dunkelheit trocknen, denn es kann nachts erheblich kühler werden.
- Bei kaltem Wetter: Halten Sie sich warm, indem Sie sich aneinanderdrängen. Bewegen Sie in regelmäßigen Abständen Ihre Glieder, besonders Finger und Zehen, um die Blutzirkulation aufrechtzuerhalten. Hüllen Sie sich in so viele Kleidungsstücke und Decken wie möglich.
- Sammeln Sie Regenwasser oder Wasser, das sich auf einer kalten Fläche niederschlägt, z.B. morgendlichen Tau.
- Trinken Sie kein Meerwasser, und benutzen Sie es auch nicht, um Ihre ausgetrockneten Lippen zu befeuchten. Der Salzgehalt des Meerwassers ist dreimal größer als die Menge, die der Körper verkraften kann; er kann deshalb zum Tode führen.
- Machen Sie nötigenfalls den Durst weniger fühlbar, indem Sie an einem kleinen Gegenstand, z.B. einem Knopf, saugen.
- Essen Sie nichts, wenn Sie dazu nicht etwas Wasser trinken können. Verdauungsvorgänge verbrauchen wertvolle Körperflüssigkeit.

Wenn ein Kajak kentert

Ein Kajak ist ein ein- oder mehrsitziges Boot, das mit einem Doppelpaddel vorangetrieben wird. Bei einem Wildwasserkajak ist das Oberdeck geschlossen. Im Deck befindet sich eine Luke für den Fahrer. Sie wird durch eine Spritzdecke abgedeckt.

- Wenn Sie auf einem fließenden Gewässer unterwegs sind und Ihr Kajak kentert, lösen Sie – sofern Sie die Eskimorolle (Wiederaufrichten des Bootes) nicht beherrschen – die Spritzdecke und steigen unter Wasser aus. Sobald Sie an die Wasseroberfläche kommen, ergreifen Sie das Boot und schwimmen an ihm zum Bug oder Heck hin. Dort halten Sie sich an der Halteschlaufe fest – die zu diesem Zweck an jedem Ende des Bootes angebracht sein sollte.
- Am besten streben Sie folgende Endstellung an: Sie hängen hinten am gekenterten Boot, das mit der Luke nach unten parallel zur Strömung schwimmt, dabei nehmen Sie eine „sitzende" Haltung ein. Strecken Sie die Beine locker nach vorn, damit Sie mit ihrer Hilfe Stöße von möglichen Hindernissen (Felsen) abfangen können.
- Halten Sie möglichst auch Ihr Paddel fest.
- Lassen Sie das Boot in der Stellung mit der Luke nach unten. So kann die Luft, die noch im Bootsinnern verblieben ist, nicht entweichen, und es dringt nicht noch mehr Wasser ein.
- Schwimmen Sie jetzt nicht einfach aufs Geratewohl zum Ufer hin; Sie würden dabei wertvolle Kraftreserven vergeuden. Halten Sie vielmehr, während Sie sich treiben lassen und das Boot als Schwimmhilfe benutzen, Ausschau nach einer günstigen Stelle zum Landen.
- Oberhalb dieser Stelle – je nach der Strömungsgeschwindigkeit mehr oder weniger weit – drehen Sie sich auf den Bauch und schwimmen mit aller Kraft schräg flußaufwärts gewandt zur gewählten Stelle hin. Halten Sie dabei das Boot und das Paddel fest.
- Wenn Sie merken, daß Sie mit dem Boot – das vollgeschlagen mehrere hundert Kilogramm wiegen kann – nicht an Land kommen, lassen Sie es los, nötigenfalls auch noch das Paddel.
- Lassen Sie Boot und Paddel sofort los, und retten Sie sich ans Ufer, wenn vor Ihnen eine gefährliche Passage auftaucht.

Mit dem Kajak durch eine Brandung

An der Küste Kajak zu fahren erfordert eine andere Ausrüstung, zusätzliche Kenntnisse und Erfahrung. Zunächst sollte man hier unter einfachen Bedingungen fahren.

- Wenn Sie Ihr Boot in einer Brandung zu Wasser bringen, sollten dort keine Felsen, badenden Menschen und keine starke, aufs Meer hinausgehende Strömung vorhanden sein.
- Paddeln Sie zwischen zwei Brechern so weit wie möglich voran.
- Drehen Sie, kurz bevor Sie von einem Brecher „überrollt" werden, Ihr Boot im rechten Winkel zu ihm. Paddeln Sie dabei kräftig weiter.

SICHERHEIT BEIM KAJAKFAHREN

- Gehen Sie nur mit einer vollständigen und intakten Ausrüstung aufs Wasser.
- Lernen Sie das richtige Kajakfahren im Rahmen eines Kurses, in einem Verein oder bei erfahrenen Kameraden.
- Fahren Sie nicht allein Kajak auf einem schwierigen Gewässer, vor allem nicht auf Wildwasser.
- Tragen Sie auf großen, tiefen Gewässern und auf Wildwasser stets eine Schwimmweste. Tragen Sie auf flachem, schnellfließendem Wasser und auf Wildwasser außerdem einen Helm.

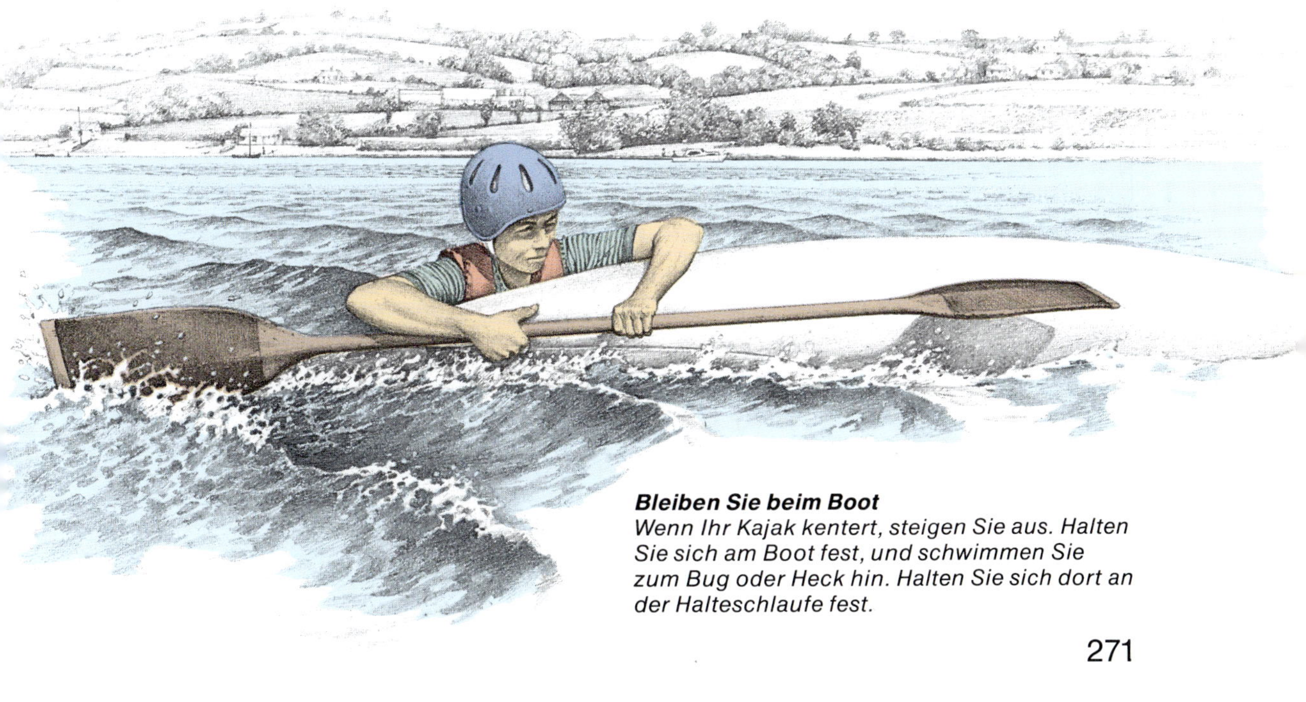

Bleiben Sie beim Boot
Wenn Ihr Kajak kentert, steigen Sie aus. Halten Sie sich am Boot fest, und schwimmen Sie zum Bug oder Heck hin. Halten Sie sich dort an der Halteschlaufe fest.

Mit dem Kajak im Wildwasser

Paddeln Sie vor einer unübersichtlichen Passage rechtzeitig ans Ufer. Gehen Sie dann am Ufer entlang, und prüfen Sie, wie Sie diese Stelle am einfachsten und sichersten durchfahren können. Erscheint Ihnen ein Befahren zu schwer oder zu gefährlich, umtragen Sie die Passage.

- Wenn Sie unbeabsichtigt in eine solche Passage geraten, hören Sie nicht mit dem Paddeln auf. Machen Sie kurze, schnelle Schläge; dadurch liegt Ihr Boot stabiler im Wasser.
- In Bereichen mit weißem, aufgewühltem Wasser und Gischt befinden sich Felsen, herabgefallene Bäume oder andere Hindernisse unter der Wasseroberfläche. Steuern Sie auf dunklere, glattere Stellen zwischen den aufgewühlten, weißen Bereichen zu. Das Wasser ist dort tiefer und sicherer.
- Wenn Ihr Boot in schwierigem, „verblocktem" Wasser gedreht wird, versuchen Sie nicht, es wieder zurückzudrehen. Andernfalls laufen Sie Gefahr, quer gegen ein Hindernis zu prallen und daran hängenzubleiben. Fahren Sie weiter rückwärts bis in ruhigeres Wasser, und blicken Sie dabei über Ihre Schulter.
- Durchfahren Sie Biegungen möglichst außen. Denn dort ist das Wasser am tiefsten. Strömt das Wasser jedoch gegen das äußere Ufer und ist dieses gar noch unterhöhlt oder ragen Äste ins Wasser, halten Sie sich lieber an der Innenseite der Biegung.
- Im Wildwasser treten häufig Querströmungen auf, oder Sie müssen Ihr Boot quer zur Strömung bewegen, z. B. beim Starten oder Anlanden. Vermeiden Sie dann auf jeden Fall, daß die Strömung seitlich auf das Oberdeck drückt und das Boot dadurch zum Kentern bringen könnte. Kanten Sie deshalb Ihr Boot nach der Seite hin, die von der Strömung abgewandt ist. Stabilisieren Sie es, indem Sie das Paddel auf derselben Seite flach auf die Wasseroberfläche legen und sich darauf abstützen.
- Wenn Ihr Boot quer gegen ein Hindernis prallt, kanten Sie es blitzschnell zum Hindernis hin, so daß das Wasser nicht auf das Oberdeck strömen und das Boot zum Kentern bringen kann. Stützen Sie sich mit den Händen, Ellbogen oder dem Paddel auf dem Hindernis ab, und versuchen Sie, das Boot vorwärts oder rückwärts am Hindernis vorbeizudrücken.
- Wenn das nicht funktioniert, steigen Sie (möglichst flußabwärts) aus. Klettern Sie auf das Hindernis hinauf, oder schwimmen Sie ans Ufer.

Gefährliche Wehre

Wehre stellen für Kajakfahrer eine große Gefahr dar, da an ihrem Fuß ein Rücksog vorhanden ist. Die Gefahr wird noch dadurch verstärkt, daß Wehre auch auf ruhigen, leicht zu befahrenden Flüssen vorkommen, wo viele Anfänger und unerfahrene Paddler anzutreffen sind.

- Die Gefährlichkeit eines Wehres ist nicht leicht zu beurteilen; seine Fallhöhe beispielsweise sagt nur sehr wenig aus. Wesentlich ist der Rücksog. Er entsteht folgendermaßen: Das Wasser fällt über die Wehrkrone nach unten bis zum Grund und fließt dort vom Wehr weg. In einiger Entfernung (ein bis mehrere Meter) kommt es wieder an die Oberfläche und strömt dann teilweise zum Wehr zurück, wo es von dem fallenden Wasser erneut nach unten befördert wird. Ein Boot kann von einem entsprechend starken und langen Rücksog festgehalten und unter das abfallende Wasser gezogen werden.
- Halten Sie vor einem Wehr immer rechtzeitig an, und besichtigen Sie es vom Ufer aus – auch wenn Sie es von einer früheren Fahrt her schon kennen. Schätzen Sie die Länge und Stärke des Rücksogs richtig ein. Vergewissern Sie sich, daß sich keine Hindernisse (Treibholz, Abfall) im Rücksog befinden, die beim Befahren des Wehres gefährlich werden könnten.
- Wenn Sie sich nicht ganz sicher sind, daß das Wehr ohne Risiko befahrbar ist, umtragen Sie es.

Falls Sie mit dem Boot im Rücksog eines Wehres hängenbleiben:

- Lassen Sie sich ins Wasser fallen, und steigen Sie aus. Vielleicht werden Sie nun aus dem Rücksog hinausgespült.
- Ist dies nicht der Fall, schwimmen Sie zum Wehr hin, und tauchen Sie mit dem fallenden Wasser möglichst tief hinunter (wenn möglich, vorher Schwimmweste ausziehen). Schwimmen Sie mit dem am Grund abfließenden Wasser aus dem Wehrbereich hinaus. (Achtung! Nicht zu früh wieder auftauchen.)

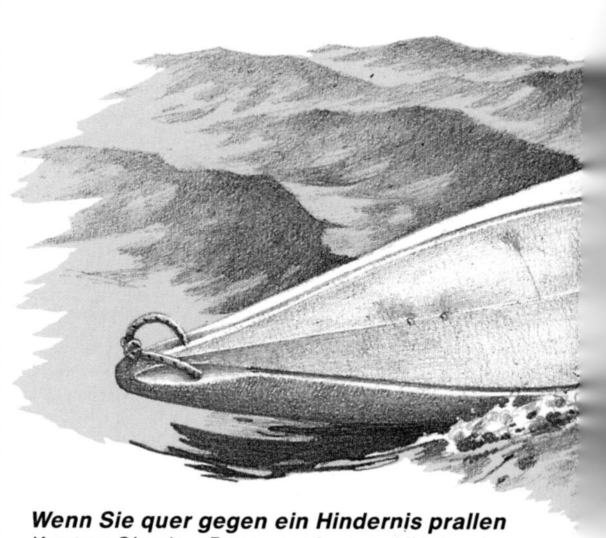

Wenn Sie quer gegen ein Hindernis prallen
Kanten Sie das Boot rasch zum Hindernis hin. Stützen Sie sich auf dem Hindernis ab, und drücken Sie das Boot vorwärts oder rückwärts an ihm vorbei.

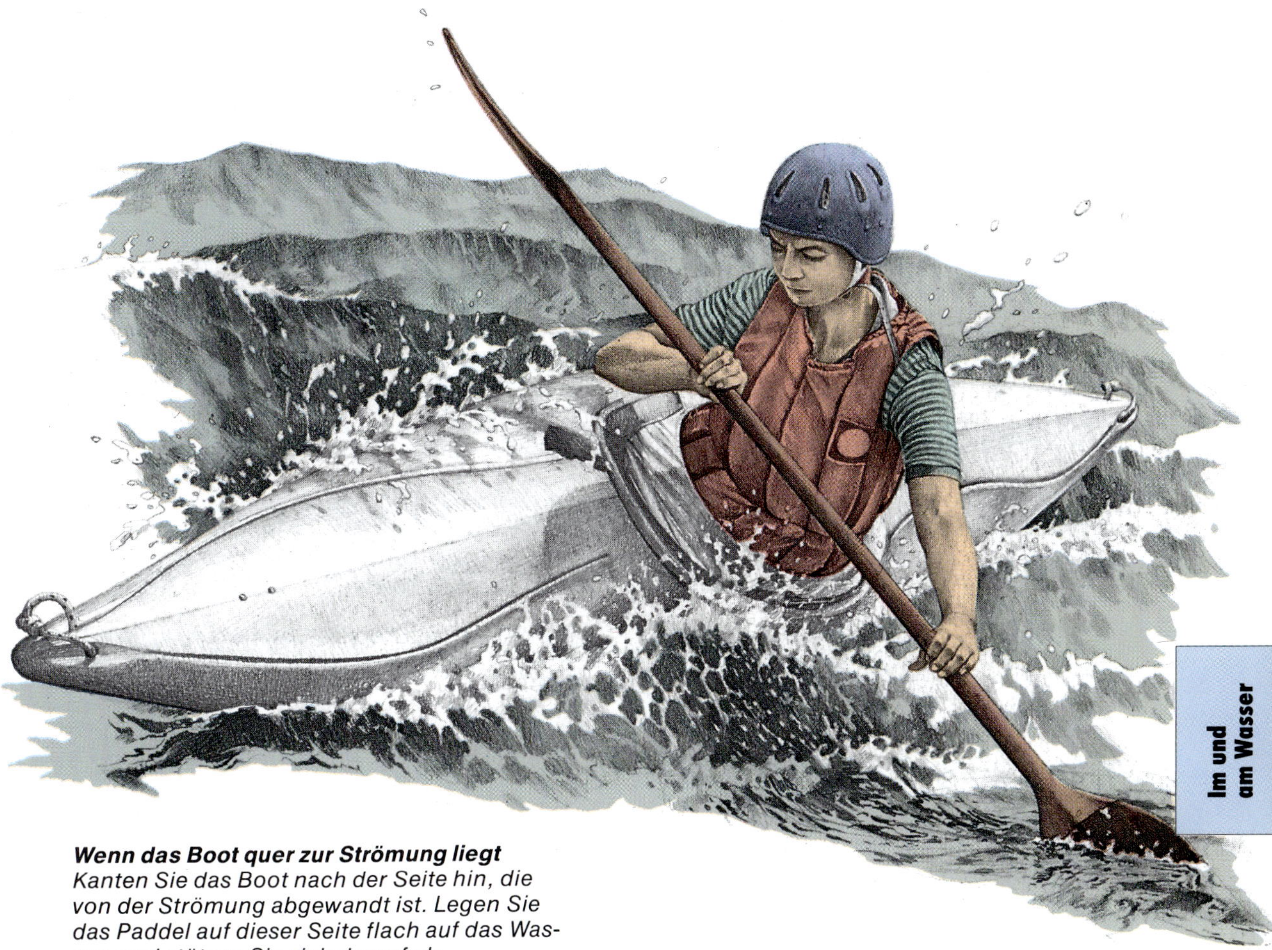

Wenn das Boot quer zur Strömung liegt
Kanten Sie das Boot nach der Seite hin, die von der Strömung abgewandt ist. Legen Sie das Paddel auf dieser Seite flach auf das Wasser, und stützen Sie sich darauf ab.

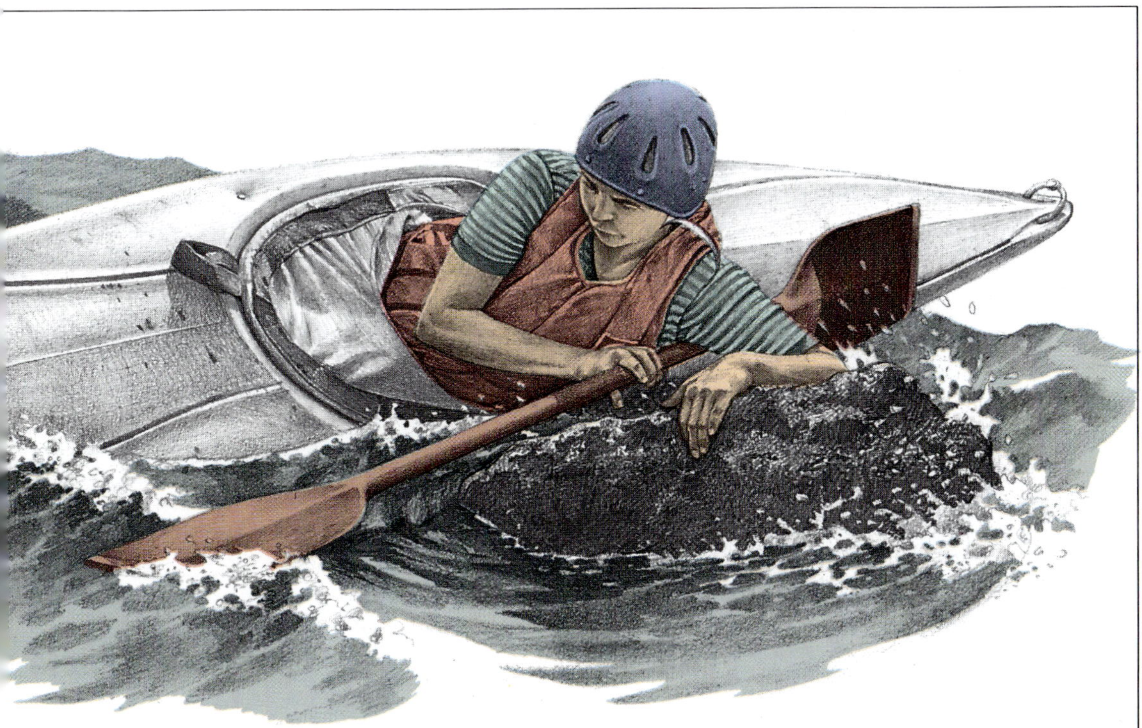

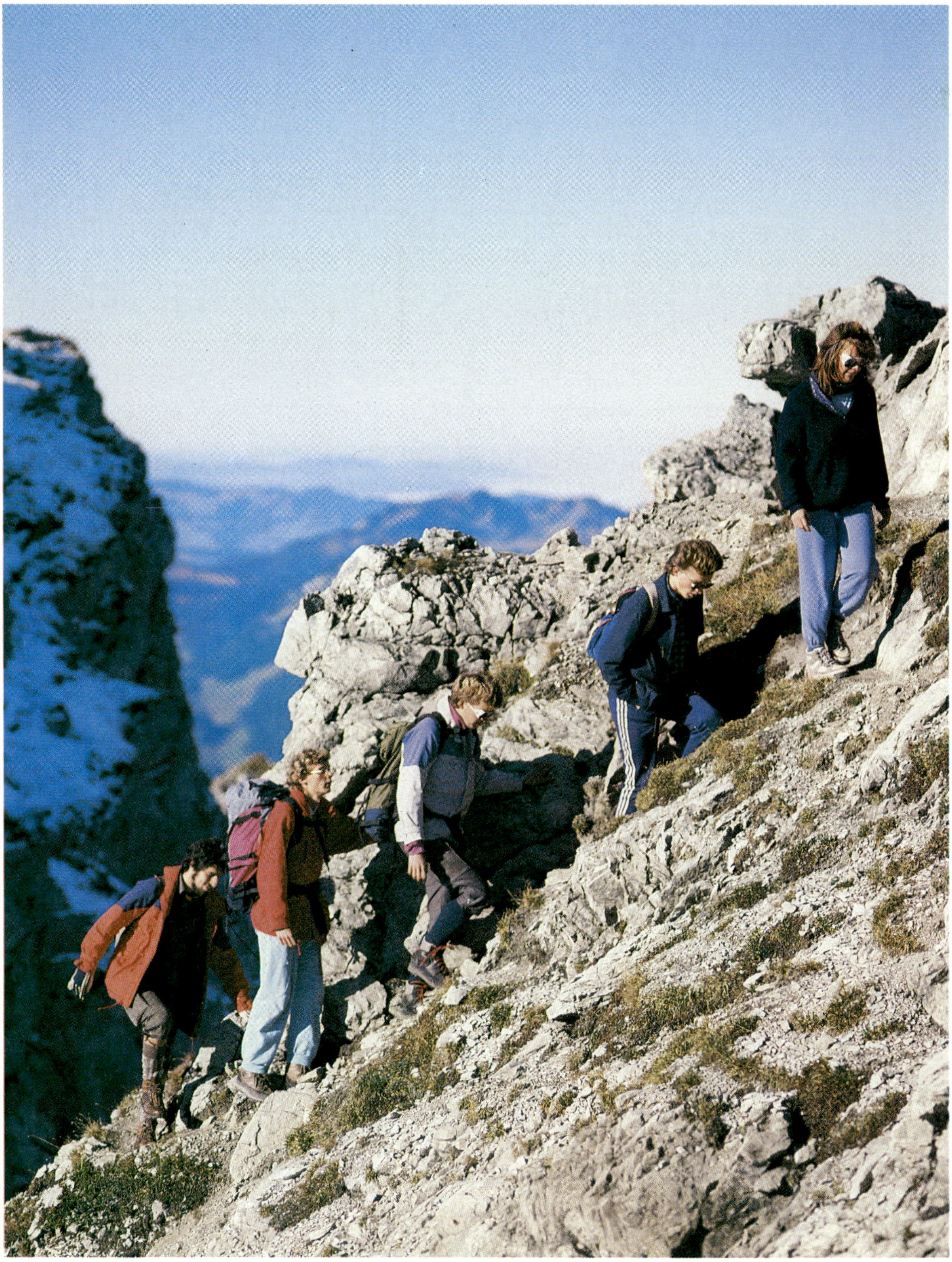

Urlaub und Freizeit

Reisen im Ausland

Reiseveranstalter und Fluggesellschaften haben Millionen von Urlaubern entlegene Länder und Gegenden nahegebracht.

Bei Fernreisen, besonders in tropische Gebiete und Länder der dritten Welt, ergeben sich aber oft besondere Probleme. So kann es z. B. erforderlich sein, ein Visum zu beantragen oder sich gegen tropische Krankheiten impfen zu lassen. Gegebenenfalls muß man Medikamente mitnehmen, die man zu Hause problemlos erhalten kann, die aber in dem Land, das man besuchen möchte, kaum zu bekommen sind. Je nachdem, wohin man reist, muß man eventuell auch Maßnahmen gegen Hitze, gegen Darmkrankheiten oder gegen die Höhenkrankheit ergreifen.

Ferner ist es notwendig, festzustellen und festzulegen, in welcher Form man sein Geld mitnehmen kann und will, z. B. als Bargeld oder in Form von Reiseschecks, in eigener oder fremder Währung, in größeren oder kleineren Banknoten. Oftmals ist es nicht erlaubt, die betreffende Landeswährung ein- oder auszuführen. Zu erwägen ist auch, ob man eine Kreditkarte beantragen soll.

Visa

Ihr Paß sollte bei der Einreise in ein anderes Land generell noch sechs Monate gültig sein. Es gibt hier aber Unterschiede. Ein Reisebüro gibt Ihnen darüber Auskunft.

- Klären Sie schon, wenn Sie Ihre Reise in einem Reisebüro oder bei einer Fluggesellschaft buchen, ob Sie für das Land, das Sie besuchen wollen, ein Visum benötigen und ob Sie einen Reisepaß oder nur einen Personalausweis brauchen. Falls Sie ein Visum benötigen, ist in der Regel der Reiseveranstalter bereit, Ihnen die erforderlichen Formulare zu geben und später den ausgefüllten Antrag zusammen mit den notwendigen Paßbildern und dem Reisepaß an das zuständige Konsulat weiterzuleiten.
- Wenn Sie mehrere Visa benötigen, ist es ratsam, sie frühzeitig zu beantragen. Bei einigen Ländern kann die Bearbeitung eines Visumantrags mehrere Wochen dauern. In den meisten Fällen wird das Visum in Ihren Paß eingestempelt. Eine Ausnahme stellt Israel dar; für dieses Land kann man sich das Visum auf einem besonderen losen Blatt erteilen lassen. Dabei muß man darauf achten, wie lange das Visum jeweils gilt und wie oft man damit einreisen darf.
- Wenn Sie nacheinander Länder besuchen möchten, die untereinander keine Beziehungen unterhalten oder deren Beziehungen schlecht sind – etwa Israel und einige arabische Länder – können Sie sich Unannehmlichkeiten an den Grenzen ersparen, wenn Sie dafür sorgen, daß sich die Visa oder Einreisestempel in getrennten Pässen befinden. Sie können sich an das Bürgermeisteramt oder die Paßbehörde wenden und um die Ausstellung eines zweiten Passes bitten, in den Sie dann das andere Visum eintragen lassen. Später nehmen Sie beide Pässe mit und zeigen an jeder der beiden Grenzen einen anderen vor.
- Manchmal ist es aber auch möglich, eines der Visa oder beide auf einem getrennten Blatt einzutragen, das dann mit einer Büroklammer im Paß befestigt wird und nach dem Besuch wieder entfernt werden kann. Fragen Sie die betreffenden Botschaften oder Konsulate, ob sie mit diesem Verfahren einverstanden sind.
- Wenn sich von einer früheren Reise her in Ihrem Paß Visa oder Stempel befinden, die zu Schwierigkeiten führen könnten, haben Sie die Möglichkeit, den alten Paß zurückzugeben und einen neuen zu beantragen – unabhängig davon, wie lange der alte noch gültig ist.

Impfungen

- Erkundigen Sie sich im Reisebüro oder bei der Fluggesellschaft danach, welche Impfbestimmungen in dem Land gelten, das Sie besuchen wollen. Die Fluggesellschaften sind selbst daran interessiert, Ihnen diese Informationen zu geben, da sie von den betreffenden Ländern für die Einhaltung dieser Bestimmungen mitverantwortlich gemacht werden. Sie sind gehalten, vor dem Abflug zu überprüfen, ob die Impf- und Visavorschriften erfüllt sind. Ist dies einmal nicht der Fall, muß die Fluggesellschaft den Betreffenden sofort auf ihre eigenen Kosten in seine Heimat zurückbringen. (Sie wird die Flugkosten dann in der Regel von ihm zurückfordern.)
- Erkundigen Sie sich überdies bei einem Arzt nach vorbeugenden Impfungen und Maßnahmen. Unabhängig von den offiziellen Bestimmungen kann es ratsam sein, zusätzliche Impfungen vornehmen zu lassen, da Menschen, die in gemäßigtem Klima zu Hause sind – wie es z. B. in Mitteleuropa herrscht –, nicht gegen Krankheiten immun sind, die vorwiegend in den Tropen und Subtropen auftreten.
- Informieren Sie sich über die Impfungen mindestens sechs Wochen vor dem Antritt Ihrer Reise. Denn bei manchen Impfungen sind zwei Injektionen im Abstand von mindestens einer Woche erforderlich, und wenn der Betreffende gegen mehrere Krankheiten geimpft werden soll, ist es eventuell nicht möglich oder medizinisch nicht ratsam, alle Impfungen zur gleichen Zeit durchzuführen. Planen Sie auch einen Zeitpuffer ein, da z. B. fieberhafte Erkrankungen eine Impfung ausschließen.
- Die Impfung können Sie bei Ihrem Hausarzt, beim örtlichen Gesundheitsamt oder beim tropenmedizinischen Institut einer Universitätsklinik vornehmen lassen. Die Immunisierung wird in den Internationalen Impfpaß eingetragen, ein gelbes Heftchen, das Sie im Reisebüro oder im tropenmedizinischen Institut erhalten. Es empfiehlt sich, von dem Paß eine Fotokopie anzufertigen, weil man sich sonst möglicherweise erneut impfen lassen muß, wenn man das Dokument verliert.
- Zu den Krankheiten, gegen die eine Schutzimpfung vor einer Reise erforderlich sein kann, gehören vor allem Cholera, Hepatitis (Leberentzündung), Kinderlähmung (bis zum Alter von 45 Jahren), Typhus, Paratyphus A und B, Tetanus und Gelbfieber.

Cholera: Der Impfstoff schützt nur in begrenztem Maße. Es sind zwei Injektionen im Abstand von 7–14 Tagen erforderlich.

Hepatitis (Leberentzündung): Injektionen von Gammaglobulinen bieten einen begrenzten Schutz gegen diese Krankheit, die in vielen tropischen Ländern verbreitet ist. Seit 1982 gibt es gegen die Hepatitis B auch einen Impfstoff.

Kinderlähmung: Diese Krankheit ist in weiten Teilen des Nahen Ostens und Nordafrikas noch verbreitet. Der Impfstoff wird normalerweise auf ein Stück Zucker geträufelt, das dann geschluckt wird (Schluckimpfung).

Typhus und *Paratyphus A und B:* Eine Impfung empfiehlt sich vor allen Reisen nach Asien und in die Tropen. Sie ist ein halbes Jahr wirksam. Der Impfstoff wird in Form von Tabletten verabreicht, die man einnimmt.

Gelbfieber: Diese Krankheit tritt nur in Afrika in der Nähe des Äquators und in den nördlichen, tropischen Teilen Südamerikas auf; sie wird durch Moskitos übertragen. Die Impfung besteht aus einer einzigen Injektion, die zehn Jahre wirksam ist.

Malaria

Reisende in den Tropen sind besonders von der Malaria bedroht, die durch die Anopheles-Mücke übertragen wird. Es gibt keine Möglichkeit der Impfung, aber vorbeugende Medikamente bieten einen gewissen Schutz.

- Erkundigen Sie sich in einem Krankenhaus für tropische Krankheiten, einem Impfzentrum, einem Reisebüro oder bei einer Fluggesellschaft, welche Medikamente Sie einnehmen sollen. Normalerweise müssen Sie mit einer Einnahme dieser Mittel bereits beginnen, ehe Sie im Malariagebiet eintreffen, und die Präparate auch dann noch einige Zeit einnehmen, wenn Sie das Gebiet verlassen haben.
- Lassen Sie sich auch über Antimückenmittel informieren, um das Risiko von Mückenstichen zu verringern.

WAS TUN GEGEN DIE REISEKRANKHEIT?

Seekrankheit, Autokrankheit, Luftkrankheit – diese Bezeichnungen sind Aspekte des gleichen Leidens. Sie werden unter dem Oberbegriff der Reisekrankheit zusammengefaßt. 90 % aller Menschen werden davon irgendwann befallen. Die Symptome sind Übelkeit, Erbrechen, Schweißausbrüche, Schwindelgefühl, Blässe und Durchfall.

Die Reisekrankheit tritt dann auf, wenn jemand in einem Fahrzeug sitzt, dessen Bewegungsrichtung sich häufig ändert (schaukelndes Schiff, Auto auf kurvenreicher Straße, häufiges Beschleunigen und Bremsen).

- Nehmen Sie vor Antritt der Reise keine größere Mahlzeit ein, und trinken Sie keinen Alkohol.
- Nehmen Sie vor und während der Reise nur kleine, leichte Mahlzeiten zu sich.
- Beschäftigen Sie sich während der Fahrt. Auf diese Weise lenken Sie sich von Krankheitsgefühlen ab. Versuchen Sie aber nicht, während einer Fahrt im Auto zu lesen oder zu schreiben.
- Schauen Sie durch die Frontscheibe des Autos. Wenn Sie durch die Seitenfenster auf vorbeihuschende Objekte blicken, kann sich Ihre Übelkeit verstärken.
- Blicken Sie auf den Horizont, nicht auf nahe gelegene Objekte. So halten Sie Ihren Kopf ruhig und verringern die Übelkeit.
- Wenn Ihnen schlecht wird, legen Sie den Kopf zurück, und halten Sie ihn ruhig. Legen Sie sich möglichst flach hin, ohne ein Kissen unterzulegen.
- Atmen Sie frische Luft ein. Gehen Sie dazu an Deck, falls Sie sich auf einem Schiff befinden, oder öffnen Sie, wenn Sie im Wagen fahren, das Autofenster, und bitten Sie den Fahrer immer wieder einmal anzuhalten.
- Nehmen Sie regelmäßig Flüssigkeit in kleinen Mengen zu sich, um einen zu großen Flüssigkeitsverlust zu vermeiden. Versuchen Sie auch, immer wieder etwas zu essen.
- Halten Sie sich von Rauchern fern, besonders dann, wenn Sie selbst Nichtraucher sind. Der Rauch könnte Ihre Übelkeit noch verstärken.

Medikamente

Gegen die Reisekrankheit gibt es auch wirksame Tabletten. Die erste muß normalerweise etwa 30 Minuten vor Beginn der Reise eingenommen werden. Ein solches Mittel kann Müdigkeit hervorrufen und damit die Fähigkeit, ein Auto zu fahren, beeinträchtigen. Ferner erhöht es die Wirkung von Alkohol. Steuern Sie kein Fahrzeug, und bedienen Sie keine Maschine, bis diese Symptome nachgelassen haben. Das kann vier bis sechs Stunden dauern.

Tabletten gegen die Reisekrankheit können auch noch andere Nebenwirkungen haben – meist um so ausgeprägtere, je wirksamer sie sind. Wenn Sie gesundheitliche Probleme haben – insbesondere mit den Augen oder den Harnwegen – oder wenn Sie Medikamente einnehmen, fragen Sie zunächst Ihren Arzt, bevor Sie zu einem Mittel gegen die Reisekrankheit greifen.

Eine Alternative zu Reisetabletten sind Kaudragees, die man erst nimmt, wenn sich das Übelkeitsgefühl einstellt. Sie wirken innerhalb kurzer Zeit. Notfalls leisten auch Beruhigungstabletten gute Dienste.

• Benutzen Sie das Antimückenmittel abends, und tragen Sie nach Einbruch der Dunkelheit ein langärmeliges Hemd und eine lange Hose, da die Malariamücken nachts fliegen.
• Übernachten Sie möglichst nur in Hotels mit Klimaanlage, da die Mücken kühle Orte meiden. Wenn dies nicht möglich ist, schlafen Sie unter einem Moskitonetz, und versprühen Sie in Ihrem Zimmer Insektenvertilgungsmittel, bevor Sie zu Bett gehen.
• Wenn es in Ihrem Schlafzimmer einen Ventilator gibt, lassen Sie ihn während der ganzen Nacht eingeschaltet, denn die Mücken mögen auch keinen Luftzug.

Medikamente
• Wenn Sie ständig bestimmte Medikamente benötigen, nehmen Sie davon einen Vorrat mit, der für die gesamte Urlaubszeit ausreicht. Viele Medikamente sind in andern Ländern nicht erhältlich oder sehr teuer.
• Nehmen Sie aus demselben Grund auch schmerzstillende Mittel und Mittel gegen Durchfall mit.

Höhenkrankheit
Wenn man im Gebirge zu schnell in zu große Höhen aufsteigt oder wenn man in einem Flugzeug reist, das keine druckfeste Kabine besitzt, kann infolge des plötzlich verringerten Sauerstoffgehalts der Luft die Höhenkrankheit auftreten.

Symptome einer leichten Höhenkrankheit sind Kurzatmigkeit, Kopfschmerzen, Herzklopfen, Appetitlosigkeit und Schlaflosigkeit.

Eine schwere Höhenkrankheit kann, wenn sie nicht behandelt wird, zu ernsten Lungenschäden führen. Die Symptome sind Schwindel, Übelkeit, Erbrechen, Krämpfe, starker Durst, Schwäche, Müdigkeit, Seh- und Hörstörungen.

Die Höhenkrankheit beginnt meistens in einer Höhe von 3000 m. Die ersten Symptome können jedoch auch schon bei 2000 m auftreten.
• Wenn Sie eine leichte Höhenkrankheit haben, vermeiden Sie alle Anstrengungen, bis Sie sich vollständig akklimatisiert haben. Legen Sie sich hin, und ruhen Sie sich aus. Normalerweise verschwinden die Symptome innerhalb von 24–48 Stunden von selbst.
• Wenn die Symptome innerhalb dieser Zeit nicht nachlassen oder wenn sie sich sogar verschlimmern, ziehen Sie einen Arzt zu Rate.
• Atmen Sie etwas Sauerstoff aus einem Sauerstoffbehälter ein, falls einer vorhanden ist. Eine leichte Höhenkrankheit bessert sich dadurch sogleich, und eine schwere Höhenkrankheit wird dadurch erträglicher.
• Wenn keine ärztliche Hilfe verfügbar ist und die schweren Symptome nicht verschwinden wollen, hilft nur noch der sofortige Abstieg in geringere Höhen. Die Symptome verringern sich von selbst, je tiefer man kommt.
• Bleiben Sie einige Tage in einer geringeren Höhe, bevor Sie erneut versuchen, in größere Höhen aufzusteigen. Gehen Sie immer nur in kleineren Etappen höher, und gewöhnen Sie sich jeweils erst an die neue Höhe, bevor Sie weitersteigen.

Die richtige Kleidung
• In ein Land mit heißem und feuchtem Klima sollten Sie Kleidung mitnehmen, die Schweiß aufsaugt, leicht und luftig ist und die Hitze reflektiert; d. h., sie sollte hell sein.
• Für Kleidung bei heißem Wetter ist Baumwolle das beste Material. Baumwolle kann Wasser im Gewicht von 50 % ihres Eigengewichts aufsaugen. Für sportlich Aktive ist Unterwäsche aus modernen Kunststoffasern eine Alternative. Diese Gewebe befördern den Schweiß von der Haut weg. Bei Oberbekleidung stellen Mischgewebe einen guten Kompromiß dar. Sie vereinen die Körperfreundlichkeit der Baumwolle mit der Atmungsaktivität und der Reißfestigkeit der Kunstfaser.
• Tragen Sie zum Schutz gegen die Sonnenstrahlen einen leichten Hut.
• Verzichten Sie in Gebieten, in denen es Schlangen und Skorpione gibt, auf offene Sandalen. Ziehen Sie statt dessen Stiefel an.

Lebensmittel und Getränke
Zahlreiche tropische und subtropische Krankheiten werden durch Wasser oder Lebensmittel übertragen, die mit Bakterien infiziert oder durch Fliegen oder unhygienische Handhabung verseucht sind. Solche Krankheiten sind z. B. Cholera, Gelbsucht, Ruhr und andere Magen- und Darmerkrankungen.

Wenn Ihnen Lebensmittel zweifelhaft erscheinen, die Sie gekauft haben oder die Ihnen angeboten werden, können Sie das Ansteckungsrisiko verringern, indem Sie einige Regeln beachten.
• Trinken Sie Milch und Leitungswasser nur abgekocht. Schwarzer Tee und Kaffee z. B. können meistens ohne Risiko getrunken werden.
• Nehmen Sie keine kalten Getränke zu sich, die nicht abgefüllt sind. Verzichten Sie auf Eiswürfel und Eiscreme. Durch Gefrieren werden Bakterien nicht unschädlich gemacht; sobald das Eis schmilzt, werden sie wieder aktiv. Kalte Getränke, die in Flaschen abgefüllt sind, kann man jedoch normalerweise trinken.
• Essen Sie keine ungekochten Speisen wie Salate und anderes rohes Gemüse, keine an Ort und Stelle zubereitete Mayonnaise und kein gekauftes geschältes Obst. Dies alles könnte mit infiziertem Wasser gewaschen, mit verseuchten Zutaten hergestellt oder sonst bei der Zubereitung verseucht worden sein. Früchte, die Sie selbst geschält haben, können Sie dagegen bedenkenlos essen.
• Essen Sie nicht in Restaurants, in denen es viele Fliegen gibt. Wenn über den Tischen Schwärme von Fliegen hängen, sieht es in der Küche wahrscheinlich noch schlimmer aus.

Geld
• Wenn Sie außerhalb Ihres Heimatlandes krank werden, müssen Sie eine ärztliche Behandlung möglicherweise sofort bezahlen.

Dies gilt auch dann, wenn Sie krankenversichert sind, und auch in europäischen Ländern, die mit der Bundesrepublik Deutschland Versicherungsabkommen geschlossen haben. Nehmen Sie deshalb für einen solchen Fall zusätzlich Geld mit. (Siehe auch „Im Ausland zum Arzt“, S. 281.)

- Tragen Sie nie viel Bargeld bei sich. Bewahren Sie keine wertvollen Gegenstände in einer Handtasche auf, da diese Ihnen leicht entrissen werden kann.
- In besonders armen Ländern sollte man darauf verzichten, teuren Schmuck zu tragen.
- Deponieren Sie Pässe, Flugscheine, sonstige Reisedokumente, Reiseschecks und Geld, das Sie gerade nicht benötigen, im Hotelsafe.
- Wenn Sie Wertsachen mitnehmen müssen, bringen Sie sie nach Möglichkeit in einem Geldgürtel unter.
- Notieren Sie sich die Nummer, den Ausstellungsort und das Ausstellungsdatum Ihres Passes, oder nehmen Sie eine Fotokopie dieses Dokuments mit. Solche Unterlagen beschleunigen die Ausstellung eines neuen Passes durch das nächste deutsche Konsulat, falls Ihr Paß im Ausland gestohlen wird oder Sie ihn dort verlieren.
- Kreditkarten werden inzwischen in nahezu allen Ländern akzeptiert. Notieren Sie sich Ihre Kreditkartennummer, so daß Sie der Kreditkartengesellschaft einen eventuellen Verlust sofort telefonisch oder telegrafisch mitteilen können. (Siehe auch S. 384.)
- Benutzen Sie nur Reiseschecks von Banken, die Vertretungen in dem Land haben, das Sie besuchen, und die garantieren, daß gestohlene und verlorene Schecks schnellstens, d. h. etwa innerhalb eines Tages, ersetzt werden.
- Informieren Sie sich bei einem Reisebüro, einer Bank oder einer Fluggesellschaft darüber, welche Währung Sie am besten benutzen sollten. So kann es beispielsweise günstig sein, in manche Länder amerikanische Dollars mitzunehmen.
- Erkundigen Sie sich weiter danach, ob die betreffende Landeswährung eingeführt werden darf – und in welcher Höhe.
- Suchen Sie im Urlaub nach einer Stelle, die den besten Wechselkurs bietet. Hotels und Geschäfte haben oft einen ungünstigeren Kurs als Banken.
- Kaufen Sie alle benötigten Fahrkarten und Flugscheine für das Ausland möglichst schon in Ihrem Heimatland. In vielen Ländern der dritten Welt verlangen die Einwanderungsbehörden, daß Reisende bereits bei der Einreise Fahrkarten oder Flugscheine für die Ausreise haben, oder es werden zusätzliche Steuern fällig. Wer keinen Fahrtausweis hat, muß eventuell eine hohe Kaution hinterlegen, die er später manchmal nur unter Schwierigkeiten zurückerhält; oder er muß dann an Ort und Stelle einen Fahr- oder Flugschein kaufen, der Ausländern manchmal in der jeweiligen Währung zu einem sehr ungünstigen Wechselkurs berechnet wird.

SONNENBRAND VERMEIDEN

- Meiden Sie in südlichen Ländern die direkte Sonne, wenn Sie eine sehr helle Haut oder Sommersprossen haben. Auch im Schatten wird man braun.
- Schützen Sie kleine Kinder besonders gut gegen die Sonnenstrahlen.
- Benutzen Sie ein Sonnenschutzmittel. Es muß alle zwei Stunden sowie nach dem Baden erneuert werden. Beachten Sie den Lichtschutzfaktor. Lassen Sie sich beim Kauf eventuell vom Drogisten beraten.
- Halten Sie sich am ersten Tag als heller Hauttyp nicht länger als 10 Minuten in der Sonne auf, als dunkler Hauttyp nicht länger als 45 Minuten, und verlängern Sie in den folgenden Tagen die Zeit, in der Sie sich der Sonne aussetzen, nur langsam.
- Seien Sie besonders beim Schwimmen, Segeln, Wasserskifahren und Skifahren vorsichtig. Wasser und Schnee reflektieren die Sonnenstrahlen und verstärken sie damit. Sie können sich auch dann einen Sonnenbrand holen, wenn Sie meinen, es sei kühl.
- Schützen Sie Ihre Haut, selbst wenn der Himmel bewölkt ist. Der größte Teil der ultravioletten Strahlung von der Sonne durchdringt die Wolken.
- Männer sollten kein Rasierwasser benutzen.
- Tragen Sie einen Sonnenhut, der auch den Nacken gegen die Sonne schützt. Damit beugen Sie auch Erschöpfungszuständen vor.

- Wenn Sie ein Land mit einer hohen Inflationsrate besuchen, z.B. die Türkei oder einige südamerikanische Länder, benutzen Sie nur Bargeld und Reiseschecks mit kleinem Nennwert. In solchen Ländern können sich die Wechselkurse täglich ändern. Wenn Sie jeweils nur eine kleine Summe in die Landeswährung umtauschen, verlieren Sie unter diesen Umständen nicht zuviel durch den ungünstigeren Kurs.
- In vielen Ländern der dritten Welt ist durch strenge Bestimmungen festgelegt, wieviel Geld in der Landeswährung ein- und ausgeführt werden darf. Oft ist auch eine entsprechende Deklaration erforderlich. Informieren Sie sich darüber bei der Botschaft oder dem Konsulat des jeweiligen Landes bzw. bei einer Bank.
- Am Ende Ihres Urlaubs sollten Sie möglichst wenig Geld in der Landeswährung übrigbehalten. Eventuell ist es in dem betreffenden Land nicht möglich, die Landeswährung wieder in DM umzutauschen, und in Ihrem Heimatland hat diese Währung nur einen geringen Wert.

Konkurs des Reiseveranstalters

Es kann vorkommen, daß jemand in Deutschland bei einem Reiseveranstalter eine Pauschalreise gebucht hat und dann während des Urlaubs erlebt, daß der Veranstalter zahlungsunfähig wird. Um den Reisenden in einem solchen Fall vor unangenehmen Folgen zu schützen, hat der Gesetzgeber das Reiserecht 1994 zugunsten des Verbrauchers novelliert.

● Bevor die Reise nicht beendet ist, darf der Reiseveranstalter lediglich eine geringe Anzahlung von 10 % des Reisepreises, höchstens jedoch 500 DM verlangen. Zu weiteren Zahlungsforderungen ist er nur berechtigt, wenn er dem Reisenden einen Sicherungsschein übergibt. Dazu ist er in der Regel gesetzlich verpflichtet.

Der Sicherungsschein ist die Bestätigung dafür, daß der Reiseveranstalter die von ihm zu erbringenden Leistungen bei einem Versicherungsunternehmen oder einem Kreditinstitut abgesichert hat. Wird der Veranstalter zahlungsunfähig, hat der Reisende einen unmittelbaren Anspruch gegen den Versicherer oder das Kreditinstitut, von dem der Sicherungsschein auch unterschrieben ist.

● Sollte der Fall eintreten, daß der Reiseveranstalter, bei dem Sie Ihre Reise gebucht haben, während Ihres Urlaubs in Konkurs geht, so wenden Sie sich an den zuständigen Reiseleiter, der Sie über evtl. getroffene Regelungen informiert. So kann es sein, daß ein anderer Veranstalter die Verpflichtungen des ursprünglichen Reiseveranstalters übernimmt. Im übrigen haben Sie zwei Möglichkeiten.

● Sie können den Urlaub fortsetzen. Zusätzlich entstehende Kosten müssen Sie in diesem Fall auslegen. Lassen Sie sich diese Mehraufwendungen unbedingt bescheinigen. Nach Ihrer Rückkehr werden Ihnen die bescheinigten Zusatzkosten erstattet. Näheres erfahren Sie im Reisebüro.

● Sie können den Urlaub abbrechen und heimreisen. Dann haben Sie Anspruch auf Rückzahlung des Reisepreises und evtl. entstandener Mehrkosten für einen besonderen Rücktransport vom Urlaubsort.

Wenn das Reisebüro in Konkurs geht

Ist das Reisebüro selbst Veranstalter Ihrer Reise und geht es in Konkurs, während Sie sich im Urlaub befinden, gilt das oben Gesagte.

Falls das Reisebüro hingegen nur Mittler zwischen Ihnen und dem Veranstalter ist und die eingenommenen Beträge noch nicht an den Veranstalter abgeführt hat, bestehen nur geringe Chancen, daß Sie Ihr Geld im Konkursverfahren zurückbekommen.

Konkurs der Fluggesellschaft

Wenn Sie bei einem Reiseveranstalter eine Auslandsreise gebucht haben, ist er verpflichtet, sich um Sie zu kümmern, falls eine von ihm in Anspruch genommene Fluggesellschaft Konkurs macht. Der Reiseveranstalter muß dann eine andere Fluggesellschaft für Sie finden oder Ihnen, falls dies nicht möglich ist, eine gleichwertige, zumutbare Beförderungsmöglichkeit anbieten.

Haben Sie Ihren Flugschein jedoch direkt bei der Fluggesellschaft gekauft, müssen Sie in einem solchen Fall versuchen, Ihr Ziel auf einem andern Weg zu erreichen.

● Gehen Sie mit Ihrem Flugschein zu einer andern Fluggesellschaft, die ebenfalls auf der betreffenden Route fliegt, und bitten Sie sie, den Schein auf einen Flug dieser Gesellschaft umzubuchen. Fluggesellschaften, die Mitglied des internationalen Luftverkehrsverbands (IATA) sind, akzeptieren normalerweise Flugscheine, die von andern Mitgliedsgesellschaften ausgestellt worden sind. Sie können auch Flugscheine von Gesellschaften, die nicht Mitglieder der IATA sind, akzeptieren. Verpflichtet sind sie zu beidem jedoch nicht.

● Wenn Ihr Flugschein von keiner andern Fluggesellschaft akzeptiert wird, müssen Sie wahrscheinlich einen neuen Flugschein selbst bezahlen.

Wenn man seinen Urlaub selbst bucht

Wenn Sie als Einzelperson einen Urlaub im Ausland selbst buchen, z. B. direkt bei einem Hotel, und wenn das Hotel dann in Konkurs geht, könnten Sie das ausländische Unternehmen auf Schadenersatz verklagen. Dies lohnt sich aber nur dann, wenn es um eine große Summe geht.

Die sicherste Methode, sich gegen ein derartiges Risiko zu schützen, ist die, daß man seine Reise bei einem renommierten Reisebüro bucht.

Wenn Sie das Flugzeug verpassen

Wenn Sie am Flughafen einmal feststellen, daß Sie Ihr Flugzeug verpaßt haben, gehen Sie sofort zum Abfertigungsschalter der betreffenden Fluggesellschaft. Ob Sie dort auf einen andern Flug umgebucht werden können oder nicht, das hängt von der Art Ihres Flugscheins und des Tarifs ab.

Wenn Sie den vollen, normalen Preis bezahlt haben, ist der Flugschein ein Jahr lang gültig und nicht auf einen bestimmten Flug beschränkt.

Für Charter-, Sonder- und Billigflüge gelten meistens bestimmte Bedingungen. Einschränkungen, wie z. B. „Gültig nur für die angegebenen Flüge und Tage", sind auf dem Flugschein vermerkt.

● Legen Sie am Abfertigungsschalter Ihren Flugschein vor und erklären Sie, was passiert ist. Bitten Sie darum, auf den nächsten Flug umgebucht zu werden.

● Wenn Sie einen Flugschein ohne Einschränkung haben, ist die Fluggesellschaft verpflichtet, Sie auf den nächsten Flug, bei dem noch Plätze frei sind, umzubuchen, gegebenenfalls auch bei einer andern Fluggesellschaft.

● Wenn die nächsten Flüge ausgebucht sind, bitten Sie um einen Anschlußflug zu einem andern Flughafen, und fliegen Sie von dort zu Ihrem Reiseziel.

● Wenn Sie einen verbilligten Flugschein gekauft haben, hilft Ihnen die Fluggesellschaft vielleicht, einen andern Flug zu suchen. Sie ist dazu aber nicht verpflichtet. Außerdem müssen Sie damit rechnen, daß Sie nachzahlen müssen.

Wenn sich Ihre Reise verzögert

Wenn sich Ihre Reise wegen schlechten Wetters oder aufgrund technischer Probleme oder Streiks verzögert, bietet, in Deutschland wie im Ausland, die Flug-, Fähr- oder Busgesellschaft, bei der Sie gebucht haben, oft Erfrischungen und unter Umständen auch Übernachtungsmöglichkeiten an.

Flug-, Fähr- und Busgesellschaften sind aber nicht verpflichtet, sich während einer Verzögerung, die auf höhere Gewalt zurückzuführen ist, um die Reisenden zu kümmern. Wenn Sie also z. B. wegen eines Hafenarbeiterstreiks tagelang aufgehalten werden, können Sie von der Fährgesellschaft keinen Schadenersatz fordern. Eine Entschädigung steht Ihnen nur von einer Versicherungsgesellschaft zu – falls Sie gegen ein solches Risiko eine Versicherung abgeschlossen haben.

Das gleiche gilt für Pauschalreisen, die man nicht direkt bei einer Beförderungsgesellschaft, sondern bei einem Reiseveranstalter bucht. Der Reiseveranstalter kümmert sich normalerweise um Urlauber, die in einem Hafen oder Flughafen festsitzen. Verpflichtet ist er dazu aber nicht, es sei denn, er habe eine solche Verpflichtung bei der Buchung der Reise übernommen.

Anders sieht es aus, wenn der Reiseveranstalter oder der Reisende den Reisevertrag in einem solchen Fall kündigt. Dies ist immer dann möglich, wenn die Reise infolge höherer Gewalt erheblich erschwert, beeinträchtigt oder gefährdet ist. Der Veranstalter verliert dann den Anspruch auf den vereinbarten Reisepreis, kann jedoch für Leistungen, die bereits erbracht wurden oder dazu dienen, die Reise zu beenden, eine Entschädigung verlangen. Ferner muß der Veranstalter bei Vertragsaufhebung den Reisenden zurückbefördern, wenn der Vertrag diese Leistung umfaßt. Mögliche Mehrkosten für die Rückbeförderung müssen beide Parteien je zur Hälfte tragen, sonstige Mehrkosten der Reisende.

Sich selbst versichern

Gegen den Fall, daß man einen Urlaub etwa wegen Krankheit kurzfristig absagen oder abbrechen muß, kann man eine entsprechende Versicherung abschließen. Allerdings gibt es gewisse Ausschlüsse wie bestehende Krankheiten, hohes Alter usw., die nicht oder nur gegen höhere Prämien versicherbar sind.

Einige Reiseveranstalter berücksichtigen diese Kosten bereits in einem Standardversicherungspaket, das sie ihren Kunden anbieten. Auf der Versicherungspolice steht, welche Risiken dadurch abgedeckt sind. Außerdem können Sie sich auch bei einer Versicherungsgesellschaft oder einem Reisebüro über dieses Thema informieren.

Im Ausland zum Arzt

Eine ärztliche Behandlung im Ausland kann sehr teuer sein, besonders in den USA. Gegen die Kosten bei einem Unfall oder einer Krankheit schützen Sie sich am besten mit Hilfe Ihrer Krankenversicherung.

Kostenlose oder verbilligte Behandlung

In den Ländern des Europäischen Wirtschaftsraums haben Versicherte einer deutschen Krankenkasse Anspruch auf kostenfreie ärztliche Behandlung, Krankenhauspflege usw. Solche Ansprüche bestehen – zumindest teilweise – auch in anderen Ländern, mit denen die Bundesrepublik Deutschland ein Sozialversicherungsabkommen abgeschlossen hat (Schweiz, Türkei, Tunesien). Bei Urlaub in einem Land des ehemaligen Jugoslawien sowie in Rumänien fragen Sie bitte Ihre Krankenkasse nach der aktuellen Rechtslage.

Wenn Sie die Möglichkeit haben wollen, in dem Land, das Sie besuchen möchten, kostenfrei behandelt zu werden, tun Sie folgendes:

- Besorgen Sie sich mindestens vier Wochen vor einer Auslandsreise bei Ihrer Krankenkasse Informationen über den Versicherungsschutz im Fall einer medizinischen Versorgung im Ausland. Sie erhalten dann eine Broschüre, in der Ihnen genau erklärt wird, worauf Sie in welchem Land Anspruch haben und was Sie im Krankheitsfall tun müssen.
- In Großbritannien und Nordirland genügt Ihr Paß, wenn Sie eine kostenlose oder verbilligte Behandlung wünschen. In anderen Ländern müssen Sie einen bestimmten Berechtigungsschein (E 111 für Länder des Europäischen Wirtschaftsraums) vorlegen. Ihre Krankenkasse sendet Ihnen diesen Schein für das betreffende Land zu. Aus den Unterlagen ergibt sich, ob Sie diesen Anspruchsnachweis direkt beim Arzt vorlegen oder bei der ausländischen Krankenkasse gegen einen dortigen Berechtigungsschein umtauschen müssen.
- In einigen Ländern, z. B. in Dänemark, müssen Sie eine ärztliche Rechnung bezahlen und noch vor Ihrer Rückkehr in die Bundesrepublik Deutschland eine Erstattung beantragen. In den Unterlagen von Ihrer Krankenkasse können Sie nachlesen, wie Sie in Ihrem Urlaubsland einen solchen Antrag stellen müssen. In vielen Ländern bekommen Sie allerdings nicht Ihr gesamtes Geld zurück. In Belgien und Frankreich werden Ihnen nur etwa drei Viertel Ihrer Ausgaben zurückgezahlt.

Größere Rechnungen, z. B. für einen Krankenhausaufenthalt, werden unter Umständen von der ausländischen Krankenkasse direkt beglichen. Kleinere Beträge für einen Arztbesuch oder für Medikamente muß man in der Regel sofort bezahlen. Man kann das Geld dann später nach der Rückkehr in die Bundesrepublik Deutschland zurückfordern.

- Wenn Sie nicht genug Geld bei sich haben, um die Rechnung zu begleichen, wenden Sie sich telefonisch oder telegrafisch an Ihre Bank in der Bundesrepublik Deutschland, oder gehen Sie zu einer örtlichen Bank, und verständigen Sie Ihre Bank von dort aus.

• Wenn Sie von Ihrer Bank kein Geld bekommen können, wenden Sie sich an das nächste deutsche Konsulat.
• Maßgebend für Ihre Ansprüche auf Leistungen im Ausland sind die dortigen Bestimmungen. Die Leistungen entsprechen oft nicht dem deutschen Niveau. Ist weder das Recht des Europäischen Wirtschaftsraums noch ein Sozialversicherungsabkommen anwendbar, erstattet die gesetzliche Krankenkasse in der Regel keinerlei Kosten. Rückführungskosten werden meist nicht übernommen. Empfehlenswert ist hier der Abschluß einer privaten Versicherung.

Auslandskrankenversicherung
Eine Versicherung gegen einen medizinischen Notfall im Ausland kann man auch bei Reisebüros und Automobilklubs oder direkt bei einer Versicherungsgesellschaft abschließen. Sie ist oft in einem Paket zusammen mit einer Reiserücktritts-, Reisegepäck-, Unfall- und Haftpflichtversicherung enthalten. Auf der Police wird jeweils dargelegt, welche Risiken abgedeckt sind und was im Krankheits- oder Schadensfall zu tun ist.

In manchen Reiseversicherungspaketen ist für einen nur geringfügigen Aufpreis (Mehrpreis) auf den normalen Betrag eine unbegrenzte Deckung für ärztliche Behandlung enthalten. Dieses Angebot kann für die Auto- und Skifahrer unter den Urlaubern interessant sein, die ein erhöhtes Risiko eingehen, aber auch für Urlauber, die in Länder wie die USA und Kanada reisen, in denen die Kosten für eine ärztliche Behandlung wesentlich höher sind als in Westeuropa.
• Lassen Sie eine Kopie der betreffenden Versicherungspolice oder Bescheinigung zu Hause, und nehmen Sie das Original mit in den Urlaub. Damit können Sie am besten belegen, daß Sie abgesichert sind; eine Fotokopie wird möglicherweise nicht akzeptiert. Zeigen Sie dem behandelnden Arzt das Original, wenn Sie die Rechnung erst nach der Heimkehr bezahlen möchten.

In der Regel ist bei den Versicherungen eine ambulante und stationäre Behandlung sowie eine eventuell notwendige Rückführung im Flugzeug abgedeckt.
• Erkundigen Sie sich, ob eine Deckungsgrenze besteht.
• Eine zusätzliche Unfallversicherung empfiehlt sich, wenn Sie sich gegen etwaige Dauerfolgen oder Invalidität absichern möchten. Auch gegen Tod durch Unfall sind Sie dann versichert. Die Höhe der Summe können Sie jeweils festlegen.

Falls Sie Ihre Reisedokumente mit einer Kreditkarte bezahlt haben, sind Sie in der Regel gegen einen Unfall in einem Verkehrsmittel versichert. Die genauen Versicherungsnummern sowie die Bedingungen finden Sie meistens in den Geschäftsbedingungen Ihres Kreditkartenunternehmens. Erkundigen Sie sich bei der nächsten Niederlassung danach.
• Informieren Sie sich beim Kauf einer Krankenversicherungspolice darüber, wann Sie die Versicherungsgesellschaft von einer Forderung unterrichten müssen. Eventuell steht auf der Police, daß Sie so schnell wie möglich anrufen oder ein Telegramm schicken müssen und nicht erst, wenn Sie wieder zu Hause sind.
• Wenn Sie irgendwo sofort bezahlen müssen, lassen Sie sich eine Quittung ausstellen, und schicken Sie sie nach Ihrer Rückkehr an die Versicherungsgesellschaft.

DURCHFALL UND RUHR

Trotz entsprechender Vorsichtsmaßnahmen kann es Ihnen passieren, daß Sie während einer Reise Magen- und Darmprobleme bekommen. Durchfall dauert normalerweise zwei bis drei Tage; oft kommen noch Erbrechen, Krämpfe im Unterleib und Schweißausbrüche dazu. In den meisten Fällen können Sie diese Krankheit selbst behandeln.
• Trinken Sie Wasser, das in Flaschen abgefüllt ist, in ausreichender Menge, um den Verlust an Körperflüssigkeit auszugleichen. Fügen Sie jedem halben Liter Wasser einen Teelöffel Salz hinzu. Nehmen Sie keine feste Nahrung und Milchgetränke zu sich.
• Nehmen Sie Medikamente gegen Durchfall ein.
• Wenn der Durchfall und das Erbrechen für einige Stunden aufgehört haben, nehmen Sie leichte Kost zu sich, z. B. trockene Kekse, Zwieback, Vanillepudding oder klare Kraftbrühe, aber nicht schwarzen Tee, Kaffee oder säurehaltige Getränke, wie z. B. Fruchtsäfte, da die Magenwände dadurch erneut gereizt werden.

Ruhr
Die Ruhr ist eine schwere Form des Durchfalls. Es gibt zwei Arten: die Bakterien- und die Amöbenruhr. Die zuletzt genannte ist schwerwiegend und in Europa sehr selten, aber die Symptome beider Arten sind die gleichen: starker Durchfall und Erbrechen; Blut, Eiter oder Schleim im Stuhl; Schmerzen; erhöhte Empfindlichkeit und Schwellung des Unterleibs.
• Suchen Sie einen Arzt auf, wenn die Symptome verstärkt oder längere Zeit auftreten oder wenn sie schnell an Heftigkeit zunehmen; ferner auch dann, wenn Sie sich die Krankheit in einem Land zugezogen haben, in dem die Amöbenruhr auftritt, oder wenn Ihr Stuhl Blut oder Schleim enthält.

Andernfalls gelten die oben für den Durchfall beschriebenen Maßnahmen.

Wenn Ihr Zug oder Flugzeug verunglückt

Ein Eisenbahn- oder ein Flugzeugunfall erscheint oft schlimmer als ein Autounfall, weil in diesen Massenverkehrsmitteln meistens viele Menschen betroffen sind. Dafür ist jedoch die Wahrscheinlichkeit, in einem Zug oder Flugzeug verletzt zu werden, wesentlich geringer als im Straßenverkehr.

Wenn ein solcher Fall nun aber doch einmal eintritt und man selbst mitbetroffen ist – was kann man dann tun?

Wenn Ihr Zug verunglückt

Vielleicht spüren Sie, daß der Zug besonders stark gebremst wird. Dies gibt Ihnen die Möglichkeit, vor dem Aufprall noch etwas zu tun.

- Halten Sie sich von Fenstern und Türen fern. Werfen Sie sich auf den Boden. Halten Sie sich an einem fest angebrachten Gegenstand fest.
- Stemmen Sie sich gegen einen festen Gegenstand.
- Drücken Sie Ihr Kinn gegen Ihre Brust. Auf diese Weise schützen Sie Ihren Hals vor einem sogenannten Schleudertrauma, einer Verletzung der Wirbelsäule.
- Wenn Sie mit dem Rücken in Fahrtrichtung und in einiger Entfernung von Türen und Fenstern sitzen, bleiben Sie dort. Wenn Sie nicht so sitzen, versuchen Sie, an einen solchen Platz zu kommen. Riskieren Sie aber nicht, im Augenblick des Aufpralls ohne Halt dazustehen.
- Springen Sie nicht aus dem fahrenden Zug, auch dann nicht, wenn er aus den Gleisen gesprungen ist. Die Reisezugwagen sind als „Sicherheitszellen" konstruiert und bieten den Fahrgästen einen weitgehenden Schutz. Bei einem Aufprall absorbieren die meist stählernen Aufbauten einen Teil der Wucht. Wenn Sie jedoch hinausspringen, prallt Ihr Körper mit voller Wucht auf den Boden, vielleicht auch auf Nachbargleise.
- Nachdem der Zug zum Stillstand gekommen ist, versuchen Sie, die Lage einzuschätzen. In stark bewohnten Gegenden und wenn sich der Zug in einem Tunnel befindet, ist es normalerweise am besten, auf Hilfe oder auf Anweisungen des Zugpersonals zu warten. Wer außerhalb des Zuges herumläuft, setzt sich möglicherweise weiteren Gefahren aus, vor allem, wenn er unter Schock steht.
- Nach einem Unfall können Drähte der elektrischen Oberleitung herabhängen. Stehen sie noch unter Spannung, ist selbst eine Annäherung gefährlich. Verlassen Sie in einem solchen Fall den Zug erst, nachdem offiziell mitgeteilt worden ist, daß man den Strom abgeschaltet hat.
- Bei der Deutschen Bahn werden mehr und mehr klimatisierte Wagen eingesetzt, deren Fenster sich nicht öffnen lassen. Einige Fenster sind so eingerichtet, daß sie als Notausstieg dienen können: Sie besitzen entsprechend gekennzeichnete Nothandgriffe, mit denen man die Fensterdichtung aus dem Rahmen ziehen kann, woraufhin sich das ganze Fenster herauskippen läßt. Benutzen Sie im Notfall einen solchen Ausstieg.
- Verlassen Sie danach sofort den Gleisbereich. Auf Nachbargleisen können weitere Züge herankommen. Ein Aufenthalt ist hier also besonders gefährlich.

Wenn eine Wagentür offensteht

- Wenn in einem fahrenden Zug eine Tür offensteht, versuchen Sie nicht, sie zu schließen. Die Züge in Gegenrichtung fahren nur in geringem Abstand vorbei. Außerdem könnten Sie durch eine ruckartige Bewegung des Zuges hinausgeschleudert werden.
- Verständigen Sie einen Schaffner, und überlassen Sie dem Zugpersonal alles Weitere.

Wenn Ihr Flugzeug verunglückt

Die Angst vor dem Fliegen ist weit verbreitet – und auch verständlich. Sie rührt zum Teil daher, daß der Flugreisende einem eventuell eintretenden unvorhergesehenen Ereignis hilflos ausgeliefert ist.

Wenn bei Ihnen diese Angst sehr stark ausgeprägt ist, bitten Sie Ihren Arzt um Rat. Im übrigen denken Sie immer daran, daß das Reisen mit dem Flugzeug sicherer ist als das Reisen mit dem Auto.

Die heikelsten Abschnitte einer Flugreise sind der Anfang und das Ende. Sechs von zehn Unfällen mit einem Flugzeug ereignen sich beim Start oder bei der Landung.

- Verfolgen Sie deshalb aufmerksam die Erläuterungen zu den Sicherheitsvorkehrungen, die Ihnen die Besatzung zu Beginn des Fluges vorträgt.
- Machen Sie sich auch selbst vor dem Start mit den Sicherheitseinrichtungen, z. B. den Notausgängen, vertraut.
- Suchen Sie den Notausgang, der sich am nächsten bei Ihrem Sitz befindet. Prägen Sie sich ein, wo er ist und wie er geöffnet wird. Eine Anleitung zum Öffnen befindet sich auf der Tür. Nach einem Unglück müssen Sie diesen Ausgang eventuell in dichtem Rauch finden und öffnen.
- Lesen Sie die Karte mit den Anweisungen, wie Sie sich im Notfall verhalten sollen. Diese Karte befindet sich in der Tasche an der Lehne des Sitzes vor Ihnen.
- Wenn ein Notfall eintritt, folgen Sie den Anweisungen der Besatzung. Sie ist für solche Fälle besonders ausgebildet.
- Wenn Sie dazu aufgefordert werden, legen Sie gegebenenfalls Ihre Brille ab, nehmen Ihr künstliches Gebiß heraus und ziehen Schuhe mit hohen Absätzen aus. Entfernen Sie außerdem spitze Gegenstände, z. B. Kugelschreiber und Bleistifte, aus Ihren Taschen.
- Wenn im Flugzeug Rauch entsteht, schützen Sie Nase und Mund mit einem Taschentuch. Machen Sie nach Möglichkeit das Taschentuch naß.
- Halten Sie sich, während Sie sich zum Notausgang bewegen, dicht am Boden.
- Rutschen für den Notausstieg werden automatisch aufgeblasen, sobald die Tür geöffnet wird. Springen Sie in sitzender Haltung auf die Rutsche.

• Wenn Sie am Boden angekommen sind, entfernen Sie sich vom Flugzeug. Versuchen Sie nicht, noch einmal zurückzukehren, um persönliche Gegenstände zu holen.
• Wenn Sie Verletzte bemerken oder selbst verletzt sind, verständigen Sie die Besatzung. Sie ist in Erster Hilfe ausgebildet und verfügt über die notwendige Ausrüstung für solche Fälle. Versuchen Sie, während man etwa auf Hilfe wartet, die Stimmung der andern Passagiere zu heben, indem Sie mit ihnen sprechen oder sie trösten.

RATSCHLÄGE FÜR DEN FLUG

• Wählen Sie Ihre Flugzeit mit Bedacht. Wenn Sie in östlicher oder westlicher Richtung fliegen und dabei die Grenzen von Zeitzonen überqueren, legen Sie den Flug so, daß Sie nach Ortszeit am frühen Abend ankommen. Auf diese Weise können Sie bald nach der Ankunft zu Bett gehen.
• Legen Sie die Fahrt zum Flughafen so, daß Sie viel Zeit dafür haben und frühzeitig ankommen. Auf diese Weise vermeiden Sie Hektik und damit eine zusätzliche Belastung Ihres Kreislaufs. Abgesehen davon, daß Sie so nicht befürchten müssen, das Flugzeug zu verpassen. (Siehe auch S. 280.)
• Wenn Sie sich Ihren Sitzplatz aussuchen können, setzen Sie sich im Flugzeug möglichst weit vorn hin. Dort ist der Flug angenehmer. Lärm und Vibrationen sind ganz hinten meist stärker. Es gibt jedoch keinen Hinweis darauf, daß im Fall eines Unglücks bestimmte Sitze sicherer sind als andere.
• Ziehen Sie sich für den Flug bequeme Kleidung an. Auch die Schuhe sollten gut passen. Wenn man stundenlang sitzen muß, können die Füße und der Leib anschwellen, so daß enge Kleidung unbequem wird.
• Nehmen Sie einen Pullover oder eine Strickjacke mit, die Sie rasch an- oder ausziehen können. Selbst bei einem kurzen Flug ändern sich die Temperaturen manchmal rasch. Denken Sie zudem an die klimatischen Veränderungen bei Zwischenlandungen, und ziehen Sie sich immer dem jeweiligen Wetter entsprechend an.
• Nehmen Sie Toilettenartikel mit, damit Sie sich unterwegs frisch machen können.
• Rauchen Sie nicht – oder zumindest weniger als sonst. Raucher reagieren auf große Höhen empfindlicher als Nichtraucher, weil Tabakrauch die Aufnahme von Sauerstoff durch den Körper erschwert. Und während des Fluges ist der Sauerstoffgehalt der Luft im Flugzeug – in dem normalerweise ein Druckausgleich entsprechend einer Höhe von rund 2000 m vorgenommen wird – geringer als am Boden.
• Seien Sie unbesorgt, wenn Sie einen Druck in den Ohren verspüren und schlechter hören. Dies ist völlig normal: Die Luft im Mittelohr paßt sich dem veränderten Luftdruck in der Kabine an. Um Ihre Ohren beim Aufstieg des Flugzeugs wieder freizubekommen, schlucken Sie immer wieder. Beim Abstieg schließen Sie den Mund, halten sich die Nase zu und atmen leicht durch den Mund aus. Vermeiden Sie es möglichst zu fliegen, wenn Sie eine schwere Erkältung oder Nebenhöhlenentzündung haben. Müssen Sie trotzdem fliegen, benutzen Sie ein Mittel, das die Schleimhäute abschwellen läßt und die Nase frei macht.
• Trinken Sie während eines langen Fluges viel – in 24 Stunden 2–3 l. In großen Höhen ist die Luft in der Flugzeugkabine sehr trokken; deshalb verlieren Sie zusätzlich Flüssigkeit, die Sie ersetzen sollten. Die besten Getränke sind Wasser und Fruchtsäfte.
• Verzichten Sie auf Alkohol, da er dem Körper Wasser entzieht. Kaffee und Tee haben in geringerem Maße die gleiche Wirkung; trinken Sie davon nicht soviel.
• Mahlzeiten stellen bei langen internationalen Flügen eine Abwechslung dar. Legen Sie Ihre Mahlzeiten möglichst so, daß sie Ihrem normalen Rhythmus entsprechen. Wenn es z. B. für Ihre innere Uhr zwei Uhr nachts ist, tun Sie am besten daran, nichts zu essen, da sich Ihre Verdauungsorgane bereits weitgehend auf die Nachtruhe eingestellt haben.
• Schlafen Sie auf einem langen Flug soviel wie möglich. Auch ein Halbschlaf und wiederholter kurzer Schlaf helfen, die Symptome der Zeitverschiebung, die beim Durchqueren mehrerer Zeitzonen entstehen (Jet-travel-Syndrom), zu verringern.
• Die Reisekrankheit (siehe S. 277) tritt in großen Düsenflugzeugen selten auf, da solche Maschinen die Schlechtwetterzonen schnell durchqueren oder über ihnen fliegen, so daß besondere Bewegungen auf ein Mindestmaß beschränkt bleiben.
• Wenn Sie für eine Reisekrankheit besonders anfällig sind, versuchen Sie, einen Platz zu bekommen, der sich in der Mitte des Flugzeugs befindet, denn dort sind die Bewegungen am geringsten.
• Falls Sie Tabletten gegen die Reisekrankheit haben, nehmen Sie die erste Dosis 30 Minuten vor dem Start ein, weitere danach in den empfohlenen Abständen. Denken Sie aber daran, daß manche Tabletten schläfrig machen. Nehmen Sie solche Medikamente nicht ein, wenn Sie nach dem Flug Auto fahren wollen. Eine gute Alternative zu Tabletten sind Kaupräparate, die ihre Wirkung sofort entfalten und deshalb nur im Bedarfsfall genommen werden müssen.

Mit dem Wohnwagen unterwegs

Wer einen Urlaub mit dem Wohnwagen plant, kann sich und andere vor mancher mißlichen Notsituation bewahren, wenn er die folgenden Hinweise beachtet.

Beladen eines Caravans
Wohnanhänger darf man nur bis zu einem bestimmten Maß beladen: Es hängt von der zulässigen Anhängelast des ziehenden Fahrzeugs sowie vom Eigen- und Gesamtgewicht des Caravans ab. Damit der Anhänger gut auf der Straße liegt und nicht etwa ins Schlingern gerät, muß man beim Laden sehr umsichtig vorgehen:

- Verteilen Sie das Gewicht Ihrer Campingausrüstung gleichmäßig auf die Stauräume rechts und links.
- Verstauen Sie schwere Ausrüstung möglichst weit unten und in Nähe der Achse. Wenn der Achsbereich nicht ausreicht, weichen Sie nach vorn aus. Beladen Sie keinesfalls das Heck schwer. Je tiefer der Schwerpunkt des beladenen Wohnwagens liegt und je näher an der Achse er sich befindet, desto besser ist es.
- Befestigen Sie schwere Gegenstände so, daß sie beim Bremsen nicht nach vorn rutschen können.

Die richtige Fahrweise
Beim Fahren mit einem Wohnanhänger sind einige Besonderheiten zu beachten:

- Üben Sie noch vor der Abreise in aller Ruhe das Rückwärtsfahren. Sie schützen sich damit vor mißlichen Situationen.
- Vergessen Sie während der Fahrt nie, wie lang Zugfahrzeug und Wohnanhänger zusammengenommen sind. Scheren Sie nach dem Überholen keinesfalls zu früh wieder ein.
- Bedenken Sie, daß sich Ihre Überhol- und Bremswege wesentlich verlängern.
- Bremsen Sie nicht abrupt, sondern sanft. So kann die Auflaufbremse des Caravans weich und wirkungsvoll ansprechen.
- Berücksichtigen Sie, daß Ihr Anhänger breiter und höher ist als Ihr Auto. Insbesondere enge Durchfahrten oder niedrige Tankstellen können deshalb problematisch werden.
- Wohnanhänger sind sehr windempfindlich. Böigen Seitenwind spüren Sie besonders auf Brücken oder nach Unterführungen.
- Auch entgegenkommende Omnibusse oder Lastwagen können Ihnen zu schaffen machen. Bei höheren Geschwindigkeiten kann der Luftstau oder -sog, der bei einer solchen Begegnung entsteht, Ihren Anhänger ins Schleudern bringen.

Wenn der Wohnwagen schlingert
Fahren Sie so langsam und umsichtig, daß Ihr Anhänger nicht ins Schleudern gerät. Wenn er aber doch einmal schlingert, reagieren Sie so:

- Nehmen Sie sofort das Gas weg, und bremsen Sie leicht.
- Lenken Sie nicht gegen; das Gespann könnte sich aufschaukeln. Halten Sie vielmehr das Lenkrad fest in der Hand. In der Regel bekommen Sie den Caravan so wieder unter Kontrolle.
- Wenn sich Ihr Gespann jedoch bereits bis zum Schleudern aufgeschaukelt hat, bremsen Sie beherzt, und zwar in dem Augenblick, wo Zugwagen und Anhänger sich in einer Linie mit der Fahrbahn befinden. Dazu müssen Sie sich stark konzentrieren; doch kann dieses Verfahren letzte Rettung bedeuten.

Gebirgspässe
Steigungen über 12% sind für Gespanne ungeeignet.

- Verzichten Sie also darauf, besonders steile und enge Pässe zu befahren. Meiden Sie aber auch Pässe mit langer Steigung unter 12% (z. B. den Großglockner).
- Befahren Sie Pässe zu verkehrsarmen Zeiten, also am frühen Morgen oder am späten Nachmittag.
- Fahren Sie nicht untertourig. Schalten Sie rechtzeitig in den nächstniedrigeren Gang. Sie vermeiden damit eine übermäßige Erhitzung des Motors und die Gefahr, stehenzubleiben und mühevoll wieder anfahren zu müssen.

DER KAUF EINES CARAVANS

Bereits beim Kauf eines Caravans kann man viel für die eigene Sicherheit tun.

- Denken Sie daran, daß das Fahrverhalten eines Wohnanhängers um so besser ist, je tiefer der Schwerpunkt liegt und je breiter die Achse ist.
- Das tatsächliche Gewicht des Anhängers muß unter der zulässigen Anhängelast des Zugfahrzeugs liegen.
- Bevorzugen Sie auch bei kleineren Modellen stets eine Ausführung mit Auflaufbremse. Sie können dann im Notfall wesentlich schneller anhalten.
- Wählen Sie innerhalb Ihrer Möglichkeiten die etwas größere Ausführung. Bei ihr ist die Federung besser, und die Fahrsicherheit ist größer.
- Es werden Caravanmodelle mit V-Deichsel oder mit einer Rohrdeichsel angeboten. Bei einem Unfall schützt die V-Deichsel besser, denn sie kann wesentlich mehr Aufprallenergie durch Verformung vernichten. Die Rohrdeichsel hingegen könnte sich wie ein Speer in den Fahrgastraum bohren.
- Schräglenker-Achsen und Spurstabilisierungskupplungen haben ihren Preis. Sie anzuschaffen lohnt sich aber, da sie ein hohes Maß an Fahrsicherheit und Spurtreue garantieren.

Notfälle beim Zelten

Moderne Zelte sind fest, leicht und nehmen zusammengelegt wenig Raum ein. Trotz ihrer Stabilität können sie aber ebenso beschädigt werden wie ein anderer Unterschlupf auch – durch Wind, Regen, Schnee und Feuer.

Wenn das Zelt brennt

- Wenn Ihr Zelt Feuer fängt, verlassen Sie es sofort. Achten Sie dabei auf brennende Stücke der Zeltplane. Ersticken Sie die kleinen Flammen mit Kleidungsstücken oder einem Schlafsack.
- Wenn die Ursache des Feuers ein brennender Kocher im Eingang ist, stoßen Sie ihn weg – eventuell mit einem Tritt –, bevor Sie hinausgehen und das Zelt zum Einsturz bringen.
- Nachdem Sie das Zelt verlassen haben, bringen Sie es zum Einsturz, indem Sie die Zeltstangen umstoßen und die wichtigsten Halteleinen lösen. Treten Sie dann das Feuer aus. Wenn das nicht möglich ist, ergreifen Sie das Zelt an dem Ende, das noch nicht brennt, und ziehen Sie es von Ihrer im Zelt untergebrachten Ausrüstung weg.
- Wenn das Feuer zu heftig ist, als daß Sie sich ihm nähern könnten, lassen Sie es brennen. Ihre Ausrüstung können Sie ersetzen, Ihr Leben nicht.
- Versuchen Sie, das Feuer von Schaumgummi- oder Kunststoffmatratzen fernzuhalten, die Sie als Unterlagen beim Schlafen benutzt haben. Viele dieser Materialien geben giftige Dämpfe ab, wenn sie brennen.
- Wenn das Feuer im Zelt erloschen ist, begießen Sie den Bereich um den Kocher mit Wasser, damit nicht das Unterholz Feuer fängt.

Wenn das Zelt undicht ist

- Wenn Regen oder geschmolzener Schnee in das Zelt eindringt, versuchen Sie, die Löcher zu schließen, indem Sie innen oder außen warmes Kerzenwachs oder Klebeband auf die defekte Stelle drücken.
- Wenn weiterhin Wasser eindringt, schützen Sie Kleidung und Schlafsäcke mit einem wasserdichten Anorak oder einer Kunststoffplane. Falls Sie einen großen Biwaksack haben, legen Sie sich mit Ihrem Schlafsack hinein.

Notausstieg

__1.__ Ein Schlafsack kann zur Falle werden, z. B. wenn Ihr Zelt durch einen Kocher in Brand gerät. Wenn Sie Ihren Schlafsack schnell verlassen müssen, versuchen Sie nicht erst, den Reißverschluß zu öffnen. Richten Sie Ihren Oberkörper auf, und schieben Sie dann den Schlafsack bis zur Hüfte hinunter.

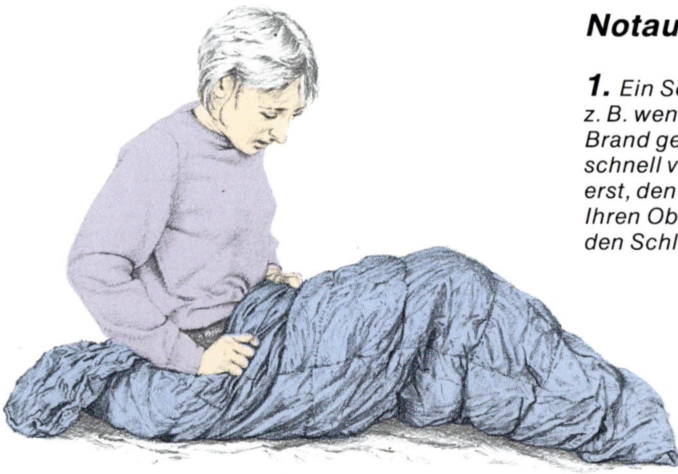

__2.__ Legen Sie Ihren Oberkörper wieder auf den Boden, und heben Sie die Hüften an. Schieben Sie den Schlafsack über die Hüften hinweg.

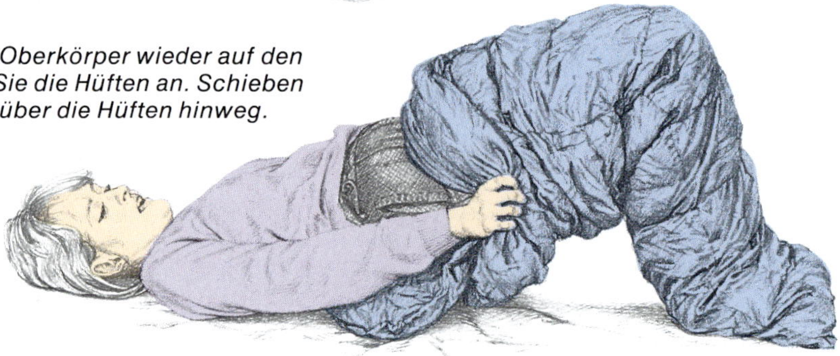

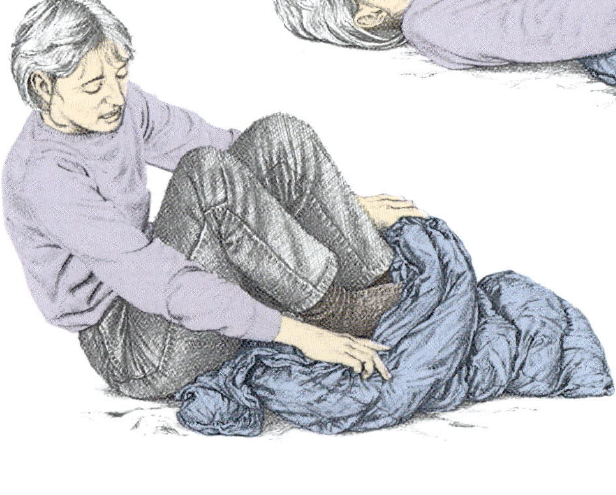

__3.__ Setzen Sie sich wieder hin, und schieben Sie den Schlafsack die Beine hinunter und über Ihre Füße hinweg.

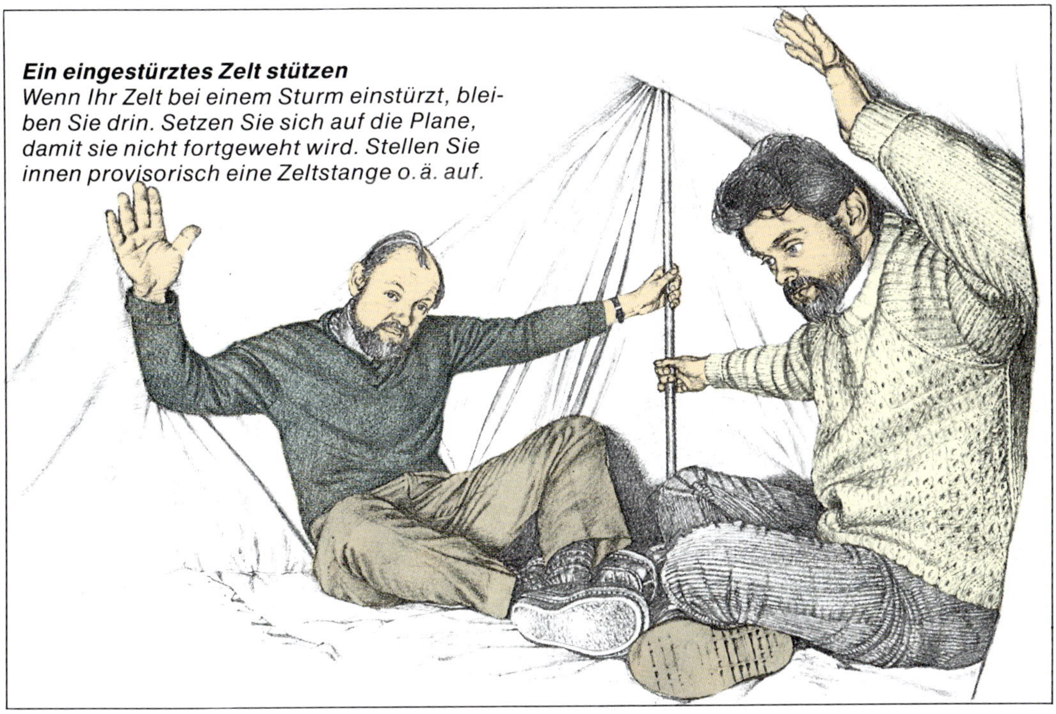

Ein eingestürztes Zelt stützen
Wenn Ihr Zelt bei einem Sturm einstürzt, bleiben Sie drin. Setzen Sie sich auf die Plane, damit sie nicht fortgeweht wird. Stellen Sie innen provisorisch eine Zeltstange o. ä. auf.

Wenn das Zelt überschwemmt wird

• Was man tun muß, wenn das Zelt überschwemmt wird, das hängt vom Material des Schlafsacks ab. Ein Daunenschlafsack verliert seine Isolierfähigkeit, wenn er durchnäßt wird. In diesem Fall ist es am besten, das Zelt samt Schlafsack zu verlassen und sich einen trockenen Platz zu suchen.
• Wenn es in der Nähe keinen Unterschlupf gibt, errichten Sie, z. B. aus Zweigen, eine erhöhte Sitzgelegenheit und verbringen dort die Nacht in Ihren trockensten Kleidungsstücken.
• Erhalten Sie bei sehr kaltem Wetter Ihre Körperwärme besser, indem Sie die Ärmel der äußersten Schicht oder der beiden äußeren Schichten Ihrer Bekleidung nicht benutzen. Knöpfen Sie statt dessen die Kleidungsstücke zu (bzw. schließen Sie den Reißverschluß), kreuzen Sie darunter Ihre Arme, und klemmen Sie Ihre Hände in die Achselhöhlen.
• Schlafsäcke, die mit synthetischem Material gefüllt sind, halten auch dann noch warm, wenn sie naß sind. In diesem Fall ist es am besten, zu verhindern, daß weiterhin Wasser ins Zelt eindringt, z. B. indem man rund um das Zelt eine Rinne gräbt, die das Wasser ableitet. Wischen Sie dann das Zelt trocken, wringen Sie den Schlafsack aus, und bleiben Sie im Zelt.

Wenn das Zelt umgeweht wird

Ein eingestürztes Zelt bei starkem Wind völlig wieder aufzustellen ist sehr schwierig.
• Wenn bei sehr schlechtem Wetter kein anderer Schutz vorhanden ist, z. B. ein Auto, bleiben Sie im zusammengefallenen Zelt. Verhindern Sie, daß es fortgeweht wird, indem Sie sich auf die Ränder des Zeltes oder die integrierte Bodenplane legen.
• Schaffen Sie sich etwas Raum im Zelt, indem Sie die Plane durch eine Zeltstange oder einen Packsack mit Tragegestell stützen.

EIN LAGER AUFSCHLAGEN

• Wählen Sie einen Lagerplatz auf festem, flachem Grund. Er sollte sich nicht an einem Flußufer befinden.
• Suchen Sie eine windgeschützte Stelle. Legen Sie sich auf den Boden, um zu prüfen, ob Steine vorhanden sind, die man nicht ohne weiteres erkennen kann.
• Stellen Sie das Zelt so auf, daß der Eingang auf der vom Wind abgewandten Seite liegt. Ziehen Sie die Zeltplanen und die Schnüre straff.
• Wenn Regen droht, legen Sie unter den Kanten des Zeltdachs – an einem Hang auch oberhalb des Zeltes – Rinnen an, um das Wasser abzuleiten.
• Wenn ein Sturm aufzieht, legen Sie schwere Steine auf die Heringe und die Laschen unten am Zelt.
• Verankern Sie den Kocher, während Sie ihn benutzen, mit Heringen im Boden, damit er nicht umfallen kann. Solange Sie ihn nicht benutzen, lagern Sie ihn sowie die Brennstoffbehälter abseits vom Zelt.

Wenn ein bösartiges Tier Sie bedroht

Diejenigen Tiere, die hierzulande am ehesten einem Menschen gefährlich werden können, sind wütende Hunde und Stiere. In beiden Fällen muß man mit größter Vorsicht vorgehen.

Halten Sie sich zurück, wenn Sie einem Stier begegnen. Auch eine Kuh mit einem Kalb kann sehr ungemütlich werden. Am besten halten Sie sich von allen Rindern fern.

Wenn ein Hund Sie bedroht

- Blicken Sie einem Hund, von dem Sie bedroht werden, nicht in die Augen. Der Hund könnte dies als Drohgebärde verstehen und noch aggressiver werden.
- Vermeiden Sie auch sonst jede Bewegung, die dem Hund das Gefühl geben könnte, daß Sie ihn treten oder schlagen wollen.
- Bleiben Sie ruhig stehen, und rufen Sie dem Hund im Befehlston Kommandos wie „Geh" oder „Sitz" zu.
- Andererseits können Sie auch versuchen, den Hund zu besänftigen, indem Sie ruhig und freundlich auf ihn einreden.
- Versuchen Sie nötigenfalls, sowohl den Hund zu beruhigen, als auch, ihm zu befehlen, um so herauszufinden, welche Methode erfolgreicher ist.
- Wenn der Hund trotzdem weiter auf Sie eindringt, versuchen Sie, ihn am Hals zu packen. Drängen Sie ihn dann rückwärts auf eine Tür oder ein Tor zu. Schieben Sie ihn dort hindurch, und schließen Sie die Tür.
- Fassen Sie den Hund nicht am Schwanz an. Er würde sich dann umdrehen und Sie in die Hand beißen.
- Wenn der Hund Sie eindeutig beißen will und wenn Sie das kaum verhindern können, bieten Sie ihm dazu Ihren Unterarm an. Bedekken Sie den Arm vorher möglichst mit einer Jacke oder einem Pullover. Stoßen Sie dem Hund dann den Unterarm kräftig in den Rachen. Dadurch wird sein Biß abgeschwächt. Stoßen Sie weiter, bis der Hund losläßt.
- Versuchen Sie nicht, Ihren Arm vorher herauszuziehen. Ein Hund kann sehr kräftig zupacken, und wenn Sie ziehen, wird Ihr Arm zerfleischt.
- Wenn Sie von einem Hund gebissen worden sind, waschen Sie die Wunde sorgfältig mit Wasser aus. Entfernen Sie dabei den Speichel vollständig. Suchen Sie schnell einen Arzt auf, damit er Ihnen eine Tetanusspritze gibt. (Siehe auch „Bißwunde", S. 61.)

Wenn ein Stier Sie verfolgt

Es gibt nur wenige Situationen, in denen es ratsam ist, vor einem Stier davonzulaufen.

- Wenn der Stier ziemlich weit von Ihnen entfernt ist, würden plötzliche Bewegungen nur seine Aufmerksamkeit erregen. Bringen Sie sich also langsam in Sicherheit. Behalten Sie dabei den Stier immer im Auge.
- Wenn der Stier nicht sehr weit entfernt ist und Miene macht, Sie anzugreifen, laufen Sie nicht einfach von ihm weg. Eine Regel besagt: „Drehe einem Stier niemals den Rücken zu." Bringen Sie sich also schnell in Sicherheit, aber behalten Sie dabei den Stier immer im Auge.
- Versuchen Sie, ein Kleidungsstück auszuziehen und wegzuwerfen. Vielleicht wird der Stier dadurch abgelenkt, und Sie bekommen einen größeren Vorsprung. Schlagen Sie aber nicht mit dem Kleidungsstück nach dem Stier, und schwenken Sie nicht Ihre Arme.
- Wenn Sie nicht rechtzeitig eine Mauer oder einen Zaun erreichen und überklettern können, bleiben Sie stehen und stellen sich dem Tier. Fordern Sie es aber nicht durch drohende Gebärden heraus. Bereiten Sie sich statt dessen darauf vor, ihm im letzten Moment auszuweichen, indem Sie zur Seite springen. Dies ist nicht so schwer, wie es vielleicht scheint. Denn ein Stier ist massig und kann nicht so leicht die Richtung ändern oder stoppen, wenn er bei einem Angriff einmal im Schwung ist.
- Nachdem Sie dem Stier ausgewichen sind, versuchen Sie wieder, sich so schnell wie möglich in Sicherheit zu bringen. Vergessen Sie dabei nicht, den Stier im Auge zu behalten, und rechnen Sie damit, ihm erneut ausweichen zu müssen.

UMGANG MIT FREMDEN HUNDEN

Alljährlich müssen Tausende von Menschen nach Hundebissen im Krankenhaus behandelt werden.

Im Urlaub oder in ländlichen Gegenden kann einem überall ein fremder Hund begegnen. Stellen Sie sich auf ein plötzliches, vielleicht erschreckendes Bellen besonders dann ein, wenn ein Weg durch ein Bauerngehöft führt. Hofhunde sind nicht immer so gefährlich, wie sie sich anhören; doch sollte man sie, wie andere unbekannte Tiere auch, mit der nötigen Vorsicht behandeln.

Halten Sie sich von Orten fern, an denen Wachhunde gehalten werden. Ein ausgebildeter Wachhund ist dazu erzogen worden, Eindringlinge abzuschrecken. Manche Wachhunde sind sehr diszipliniert; viele aber sind es nicht. Und für Fremde sind alle Wachhunde gefährlich.

Es ist nicht ratsam, sich einem fremden Hund zu nähern, geschweige denn zu versuchen, ihn zu berühren. Ermutigen Sie auch nicht etwa Kinder dazu – in dem falschen Glauben, Kinder sollten auf unbekannte Tiere freundlich zugehen. Nach einer guten Erfahrung mit einem herumstreunenden Hund kann die nächste sehr schlecht sein.

Wenn Sie auf eine Schlange treffen

Die meisten Schlangen sind scheue Geschöpfe, die nur dann angreifen, wenn sie aufgeschreckt oder in die Enge getrieben werden. Die Kreuzotter, die häufigste Giftschlange unserer Heimat, flüchtet normalerweise, wenn man sich ihr nähert. Ihr Biß verursacht Schmerzen, Erbrechen und Durchfall. Die betroffene Stelle schwillt an. Todesfälle sind aber selten.

- Wenn Sie eine Schlange sehen, halten Sie sofort an, und ziehen Sie sich mindestens 6 m weit zurück.
- Wenn Sie gebissen worden sind, reinigen Sie die Wunde und binden sie ab. Halten Sie das gebissene Glied niedrig. (Siehe „Schlangenbiß", S. 111.)

Wo Schlangen leben

Schlangen sind Kaltblüter; deshalb leben die meisten Arten in tropischen und subtropischen Gebieten. In den Polargebieten gibt es keine Schlangen. In unseren Breiten halten Schlangen einen Winterschlaf. In Mitteleuropa sind vor allem die Kreuzotter, die Ringelnatter und die Glattnatter verbreitet. Kreuzottern bevorzugen trockene Gebiete, in erster Linie sandige Heide und Brachland.

Viele Schlangen, die in andern Ländern vorkommen, sind harmlos. Dennoch sollte man allen mit größter Vorsicht begegnen. Wenn Sie zu Fuß in Gegenden unterwegs sind, in denen Schlangen vorkommen, ziehen Sie leichte Stiefel an (keine Sandalen), um Ihre Füße und Knöchel zu schützen, denn diese sind das häufigste Angriffsziel von Schlangen. Bleiben Sie auf den Wegen.

INSEKTENSTICHE

Wenn Sie in Mitteleuropa von einem Insekt gestochen werden, sind die Folgen höchstwahrscheinlich nicht sehr schwerwiegend. Ein solcher Stich kann jedoch zu einer allergischen Reaktion führen, und auch ein Bienen- oder Wespenstich im Mund kann gefährlich werden. Die Maßnahmen in solchen Fällen werden auf S. 86 beschrieben.

- Um die Gefahr, von Mücken oder andern Insekten gestochen zu werden, so gering wie möglich zu halten, können Sie sich mit einem Mittel gegen Insektenstiche einreiben. Verteilen Sie es über den ganzen Körper. Sprühen Sie, falls erforderlich, auch Bettwäsche und Kleidung mit einem Mittel ein.
- Zelten Sie nicht am Ufer eines Flusses oder Sees. Lagerplätze in der Nähe von Gewässern werden im Sommer häufig von Mücken heimgesucht.
- Meiden Sie farnbewachsene Hänge. Dort halten sich oft Zecken und andere Insekten auf. (Siehe dazu S. 86.) Bleiben Sie in solchen Gebieten auf den Wegen.

KREUZOTTERN UND RINGELNATTERN

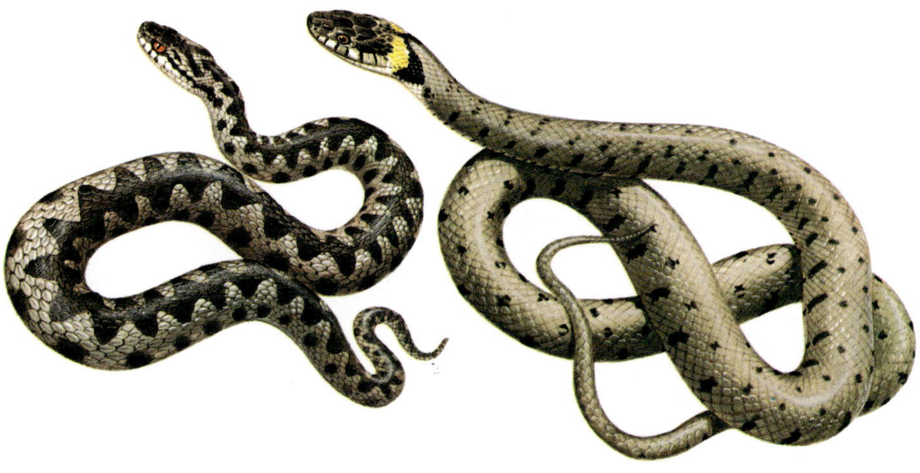

Kreuzottern (links) haben ein dunkles Zickzackband auf dem Rücken und werden 50–60 cm lang. Die Weibchen sind dunkler und brauner als die silbriggrauen, gelblichen oder bräunlichen Männchen.

Ringelnattern (rechts) sind harmlos. Ihre Oberseite ist olivbraun. An den Seiten haben sie Reihen kleiner schwarzer Flecke. Die etwa 1 m langen Weibchen sind viel größer als die Männchen.

Wenn Sie in ein Gewitter geraten

Blitze schlagen meist an den höchsten Punkten einer Gegend ein, und sie bevorzugen den Weg des geringsten Widerstandes. Infolgedessen sind hohe, einzelnstehende Bäume und Gebäude besonders gefährdet. Auch Menschen können vom Blitz getroffen werden, entweder weil sie selbst der höchste Punkt in dem betreffenden Gebiet sind oder weil sie sich in der Nähe eines Gegenstandes befinden, in den der Blitz einschlägt.

- Wenn während eines Gewitters Ihre Haut kribbelt und Ihre Haare sich aufrichten, steht vermutlich ein Blitzschlag nahebei bevor.

Die Wahrscheinlichkeit, daß man bei einem Gewitter von einem Blitz getroffen wird, ist gering. Blitze sind jedoch unberechenbar; deshalb ist es im Fall eines Gewitters trotzdem ratsam, Vorsichtsmaßnahmen zu treffen.

- Meiden Sie höher gelegene Stellen, etwa Bergkuppen.
- Wenn hohe Objekte, z. B. Bäume oder Felsblöcke, in der Nähe sind, entfernen Sie sich schnell von ihnen.
- Falls das aus irgendeinem Grund nicht möglich ist, suchen Sie sich einen trockenen Platz; ein nasser Untergrund wirkt nicht isolierend, da Wasser Elektrizität gut leitet. Gehen Sie in die Hocke. Halten Sie dabei Ihre Füße dicht beieinander. Ziehen Sie Ihre Knie mit beiden Armen an die Brust, und halten Sie Ihren Kopf – den verwundbarsten Teil Ihres Körpers – möglichst weit unten. Stützen Sie nicht Ihre Hände auf. Dadurch würden Sie einen zusätzlichen Bodenkontakt herstellen und somit das Risiko vergrößern.
- Suchen Sie nicht ohne weiteres in einem Höhleneingang, unter einem Felsvorsprung oder in einer Felsnische Schutz. An solchen Stellen kann der Blitz eine Funkenstrecke bilden und dort seinen Weg über jeden nehmen, der sich in der Nähe befindet. (Siehe S. 299 und 300.)
- Meiden Sie Gegenstände aus Metall, etwa einen Metallzaun. Ein Blitz muß einen Menschen nicht unbedingt direkt treffen. Von ihm können Nebenblitze ausgehen, die sich mehrere Meter weit vom Hauptfunken entfernen. Außerdem hat der Blitz eine enorm hohe Temperatur und erhitzt deshalb auf seinem Weg zur Erde die Luft so stark, daß Druckwellen entstehen. Man hört sie als Donner. Wenn ein Mensch dicht dabeisteht, können diese Wellen ihm durchaus die Lungen zerreißen.
- Wenn Sie gerade im Freien baden oder sich in einem Boot befinden, gehen Sie sofort an Land. Auf einem größeren Schiff sollte die Mannschaft unter Deck gehen, und der Mann am Ruder sollte kein Metall berühren.
- Lassen Sie bei Gewitter keine Drachen steigen. Auch sollten Sie dann weder reiten noch radfahren.
- Im Freien bieten Schuhe mit Gummisohlen oder Gummistiefel einen gewissen – aber nicht absolut sicheren – Schutz.
- Wenn Sie mit dem Auto unterwegs sind, bleiben Sie darin sitzen. Bei einem Gewitter ist ein Auto im Freien einer der sichersten Aufenthaltsorte. Wenn ein Blitz ein Auto trifft – das im Grunde ein sogenannter Faradaykäfig ist –, läuft er an seiner Oberfläche entlang und dringt nicht ins Innere ein.
- Ziehen Sie jedoch zur Vorsicht die Antenne Ihres Radios ein.
- Gebäude bieten im allgemeinen einen guten Schutz. Meiden Sie aber frei stehende Scheunen und Hütten.
- Ziehen Sie zu Hause den Netzstecker und den Antennenstecker Ihres Fernsehgeräts und Ihres Radioapparats heraus.
- Die Fenster brauchen Sie bei einem Gewitter nur gegen Regen zu schließen. Allenfalls auch zum Schutz gegen Kugelblitze, aber die sind selten. Ein normaler Blitz schlägt nicht durch ein geöffnetes Fenster in ein Haus ein.

VOM BLITZ GETROFFEN

Wenn jemand vom Blitz getroffen wird, hat das nicht unbedingt seinen Tod zur Folge. Viele Menschen kommen mit einem Schock und leichten Verbrennungen davon. Ein Blitzschlag ist am ehesten dann tödlich, wenn er den Betroffenen am Kopf trifft und dann auf seinem Weg zur Erde durch den Rumpf fährt. Die Folge ist in diesem Fall häufig ein Herzschlag, oder der Betreffende erstickt.

Ein Blitz kann auch schwere Verbrennungen, Knochenbrüche (aufgrund eines heftigen Muskelkrampfs, der durch den elektrischen Schlag hervorgerufen wird) und Rißwunden zur Folge haben.

Auch kann die Kleidung des Getroffenen in Brand geraten, und metallene Schmuckstücke und Armbanduhren können schmelzen.

- Wenn die Kleidung des Getroffenen brennt, legen Sie ihn sofort auf den Boden, um die aufwärts strebenden Flammen von seinem Gesicht fernzuhalten. Sonst könnte er ersticken oder beim Atmen die Flammen einziehen und an inneren Verbrennungen sterben.
- Wenn der Betroffene in Panik gerät und Ihren Anweisungen nicht folgt, stellen Sie ihm ein Bein, oder stoßen Sie ihn um. Achten Sie dabei darauf, daß Sie sich nicht selbst Verbrennungen zuziehen.
- Löschen Sie die Flammen möglichst rasch, indem Sie sie mit Wasser übergießen oder indem Sie den Betroffenen in einen dicken Mantel oder eine Decke einwickeln. Die Decke darf aber nicht aus Kunststoff sein.
- Sorgen Sie dafür, daß der Betroffene sofort in ärztliche Behandlung kommt – auch wenn er nicht verletzt zu sein scheint.

Hilfe bei Unterkühlung

Wenn jemand ohne entsprechenden Schutz größerer Kälte ausgesetzt ist, kann seine Körpertemperatur in lebensgefährlicher Weise sinken. Sofern man nichts dagegen unternimmt, führt eine solche Unterkühlung zum Tod. Fachleute meinen, daß eine Unterkühlung überdies andere tödliche Unfälle verursacht, da sie die Kräfte des Betroffenen erschöpft und seine Urteilsfähigkeit herabsetzt – wodurch wiederum die Wahrscheinlichkeit eines Unfalls, z. B. eines Absturzes, steigt.

Zahlreiche Fälle von Unterkühlung ereignen sich im Sommer, wenn viele Menschen leicht bekleidet im Gebirge wandern und auf plötzlich auftretenden, schneidend kalten Wind und eisige Regengüsse nicht vorbereitet sind. Die Wirkungen hängen vom Alter und vom Gesundheitszustand der Betroffenen ab. Aber selbst gesunde, kräftige Personen können in weniger als vier Stunden erfrieren.

Warnende Anzeichen

Gewöhnlich sind Mattigkeit und Apathie die ersten Anzeichen einer sinkenden Körpertemperatur. Weitere Symptome sind: ungewöhnlich kalte Haut, Frösteln, Stolpern, Krämpfe, undeutliches Sprechen, Sehstörungen, Reizbarkeit oder unberechenbares Verhalten.

- Wenn Sie eines dieser Anzeichen an sich selbst feststellen, ziehen Sie, falls Ihre Kleidung durchnäßt ist, nach Möglichkeit trockene Sachen an. Bedecken Sie auch Ihren Kopf, Ihr Gesicht und den Hals, um den Wärmeverlust zu verringern. Etwa 50% der vom Körper abgegebenen Wärme entweicht über den Kopf und den Hals.
- Suchen Sie rasch eine geschützte Stelle auf, und legen Sie sich, wenn möglich, in einen Schlafsack. Hüllen Sie sich außerdem in eine Rettungsfolie, wenn Sie eine mithaben.
- Essen und trinken Sie etwas Warmes und Süßes.

Wie man einem Unterkühlten hilft

- Wenn Sie bei einem andern Symptome der Unterkühlung bemerken, zwingen Sie den Betreffenden nicht, sich zu bewegen, um warm zu werden – etwa schnell zu gehen.
- Legen Sie den Betroffenen, zusammen mit einer weiteren Person, die ihn wärmt, in einen Schlafsack.
- Wenn die Symptome sehr ausgeprägt sind, ziehen Sie den Betroffenen nicht aus, auch wenn seine Sachen naß sind. Beim Wechseln der Kleidung würde er unter diesen Umständen zuviel Körperwärme verlieren.
- Schützen Sie den Betroffenen durch ein Zelt, eine Plastikplane oder einen entsprechenden Notbehelf gegen die Witterung. Isolieren Sie den Schlafsack durch Kleidungsstücke, Gras oder sonstiges verfügbares Material gegen den kalten Boden.
- Wenn der Betroffene bei Bewußtsein ist, geben Sie ihm etwas Warmes und Süßes zu trinken und zu essen.
- Bieten Sie ihm keinen Alkohol an. Massieren Sie ihn auch nicht. Durch beides werden die Blutgefäße nahe der Haut erweitert, so daß mehr Blut dorthin fließt. Auf diese Weise würde den inneren Organen des Betroffenen zu einem Zeitpunkt, da unbedingt das Körperinnere und nicht die Oberfläche gewärmt werden muß, Körperwärme entzogen.
- Wenn der Betroffene das Bewußtsein verliert, bringen Sie ihn in die stabile Seitenlage (siehe S. 58).
- Geben Sie einem Bewußtlosen niemals etwas zu essen oder zu trinken. Er könnte daran ersticken.
- Wenn Sie ein Haus erreichen und der Betroffene bei Bewußtsein ist, legen Sie ihn in eine mit warmem – aber nicht heißem – Wasser gefüllte Badewanne. Die Arme und Beine dürfen dabei nicht im Wasser sein. Die Temperatur des Wassers sollte angenehm sein, wenn Sie einen Ellbogen hineinhalten.
- Sobald der Betroffene zu schwitzen beginnt, trocknen Sie ihn ab, und legen Sie ihn in ein warmes Bett, damit er sich dort erholt.
- Legen Sie einen Bewußtlosen nicht in eine Badewanne. Ziehen Sie ihm, wenn Sie sich in einem Haus befinden, statt dessen seine nasse Kleidung aus, und legen Sie ihn in ein warmes Bett. Zusätzlich sollten zwei weitere Personen sich links und rechts an den Bewußtlosen legen und ihn mit ihren Körpern wärmen.

WIE MAN EINER UNTERKÜHLUNG VORBEUGT

- Wenn Sie eine Bergtour machen wollen, ruhen Sie sich in der Nacht davor gut aus. Unterkühlte haben oft berichtet, daß sie sich am Morgen des betreffenden Tages nicht ganz wohl gefühlt hätten. Gründe dafür sind häufig eine anstrengende Anreise oder Alkoholkonsum in der vorangegangenen Nacht.
- Nehmen Sie vor dem Aufbruch ein kräftiges Frühstück mit viel Flüssigkeit zu sich. Essen Sie im Lauf des Tages häufiger energiereiche Nahrung in kleineren Mengen, etwa Schokolade.
- Tragen Sie in Ihrem Rucksack immer eine Rettungsfolie bei sich, in die Sie sich im Notfall einhüllen können.
- Tragen Sie warme Kleidung, die Sie vollständig gegen den Wind schützt. Die äußere Schicht der Bekleidung sollte völlig wasserdicht sein. Verlassen Sie sich nicht auf Jeans oder regenfeste Anoraks. Bei extremen Witterungsbedingungen sind sie ganz unzureichend.
- Nehmen Sie zusätzliche trockene Kleidung mit.
- Ziehen Sie, wenn es Ihnen beim Gehen zu warm wird, Kleidungsstücke aus. Sie sollten nicht schweißüberströmt sein, da Wasser dem Körper schneller Wärme entzieht als Luft.

Wenn man die Orientierung verloren hat

Was man tun muß, wenn man sich auf einer Wanderung verirrt hat, hängt großenteils von den Umständen ab. Nachts und bei Kälte ist es das wichtigste, Schutz und Wärme zu finden. An einem sonnigen Tag kommt es hingegen eher darauf an, eine Hauptstraße oder ein Telefon ausfindig zu machen.

Wenn Sie sich bei gutem Wetter verlaufen

- Wenn Sie den Verdacht haben, daß Sie sich nicht mehr auf dem richtigen Weg befinden, halten Sie an, und überlegen Sie. Einfach weiterzugehen kann die Lage verschlimmern.
- Wenn Sie eine Landkarte haben, ziehen Sie sie zu Rate. Sie werden wahrscheinlich zumindest eine grobe Vorstellung haben, wo Sie sich befinden. Schauen Sie sich um, ob in der Landschaft markante Punkte zu sehen sind, die sich auf der Karte wiederfinden.
- Versuchen Sie, auf der Karte den letzten Punkt zu finden, von dem Sie sicher wissen, daß Sie dort waren. Von dort aus zeichnen Sie nach bestem Vermögen Ihren weiteren Weg nach, indem Sie sich Gebäude, Wasserläufe oder markante Punkte, an denen Sie vorbeigekommen sind, ins Gedächtnis rufen.
- Studieren Sie die Höhenlinien auf der Karte, um eine Vorstellung von der Formation der Landschaft zu bekommen, in der Sie sich verlaufen haben. Weit auseinander liegende Höhenlinien zeigen an, daß es sich um sanft abfallende Hänge handelt. Schleifenförmig verlaufende Höhenlinien markieren gewöhnlich einen Bergvorsprung oder das Ende eines Tales.
- Prüfen Sie auch den Maßstab der Karte. Er wird gewöhnlich als Verhältniszahl angegeben, z. B. 1 : 50 000. Dies bedeutet, daß 1 cm auf der Karte 50 000 cm oder 500 m in der Natur entsprechen.
- Wenn Sie weder einen Schreibstift und Papier noch einen Zirkel haben, benutzen Sie Ihren Finger als Entfernungsmesser. Der Zeigefinger eines Erwachsenen mißt in den meisten Fällen von der Spitze bis zum ersten Gelenk etwa 2,5 cm. Diese Länge entspricht auf der Karte (Maßstab 1 : 50 000) einer Entfernung von 1,25 km. Bei Karten in kleinerem Maßstab rechnet man in entsprechender Weise.
- Drehen Sie die Karte so, daß die markanten Punkte in der Landschaft und die Symbole auf der Karte, die sie repräsentieren, jeweils auf einer Linie liegen. Nun ist die Karte richtig ausgerichtet; ihre Nordrichtung entspricht der Nordrichtung in der Wirklichkeit.
- Entschließen Sie sich, in welcher Richtung Sie weitergehen wollen, um eine Landstraße oder eine Ortschaft zu erreichen.
- Prüfen Sie dabei, ob ein Hindernis den Weg zu dem gewählten Ziel versperrt – z. B. eine Felswand oder ein Fluß. Wenn ja, suchen Sie eine Möglichkeit, das Hindernis zu umgehen.
- Suchen Sie auf der Landkarte und in der Landschaft nach einem markanten Punkt, auf den Sie zugehen können. Kontrollieren Sie, während Sie weiterwandern, auf der Karte, wie Sie vorwärtskommen, indem Sie auf weitere markante Orientierungspunkte rechts und links im Gelände achten. (Siehe S. 296.)

Wenn Sie keine Landkarte haben

Auch wenn man keine Karte und keinen Kompaß hat, gibt es Möglichkeiten, wieder auf den richtigen Weg zu kommen.

NOTSIGNALE IN DER WILDNIS

In der freien Natur sind Menschen aus größerer Entfernung oder aus der Luft nur schwer zu erkennen. Es gibt aber eine Reihe von Möglichkeiten, die Aufmerksamkeit anderer Leute auf sich zu ziehen, wenn man in der Wildnis in Schwierigkeiten gerät.

- Ziehen Sie für eine Tour in unwegsames Gelände Kleidung in leuchtenden Farben an.
- Das internationale Notsignal besteht aus sechs Pfeiftönen oder Lichtzeichen pro Minute, in regelmäßigen Abständen gegeben, gefolgt von einer Minute Pause. Dieses Signal wird so lange wie nötig wiederholt.
- Wenn Sie Holz und Streichhölzer haben, zünden Sie ein Feuer oder mehrere an. Sobald das Holz richtig brennt, legen Sie feuchtes Holz oder Gras auf, so daß sich starker Rauch entwickelt.
- Sammeln Sie Äste und Steine, oder nehmen Sie Kleidungsstücke, und legen Sie damit das Wort HILFE (oder englisch: HELP) oder SOS auf dem Boden aus. Machen Sie die Buchstaben so groß wie möglich. Wenn Schnee liegt, trampeln Sie das Wort in breiten Linien in den Schnee.
- Schwenken Sie, wenn Hilfe naht, eine große Fahne, die Sie aus möglichst bunten Kleidungsstücken herstellen.
- Wenn man Ihnen mit einem Hubschrauber zu Hilfe kommt, entzünden Sie ein kleines Feuer. Der Rauch zeigt dem Piloten die Windrichtung an und hilft ihm so, seine Position genau zu halten.

Ein selbstgefertigter Signalspiegel

Sie können das Sonnenlicht nutzen, um Botschaften zu übermitteln. Dazu brauchen Sie einen Signalspiegel, den Sie sich leicht selbst anfertigen können. An klaren Tagen sind die Lichtsignale kilometerweit sichtbar.

- Beschaffen Sie sich ein dünnes Blech, das auf beiden Seiten glänzt und Licht reflektieren kann. Sie können den sauberen

• Überlegen Sie zuerst, ob Sie nicht umkehren und z. B. bis zu der Landstraße zurückgehen wollen, die Sie als letzte überquert haben.
• Wenn Sie nicht zurückgehen wollen oder können, schauen Sie sich um. Wenn Sie eine

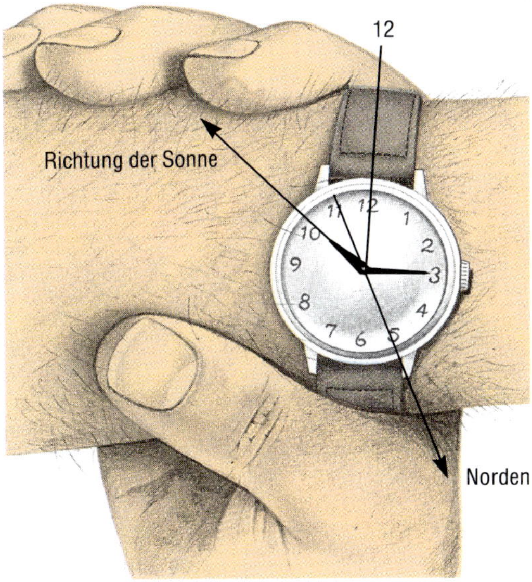

Wo Norden ist, sagt einem die Uhr
Richten Sie den Stundenzeiger auf die Sonne. Halbieren Sie den Winkel zwischen dem Stundenzeiger und der 12 durch eine gedachte Linie; sie zeigt nach Süden. In der entgegengesetzten Richtung ist Norden. Wenn Sommerzeit herrscht, halbieren Sie den Winkel zwischen dem Stundenzeiger und der 1.

Straße sehen – oder etwas, das auf eine Straße hindeutet, z. B. ein Haus oder eine Baumreihe –, gehen Sie darauf zu.
• Wenn Sie sich an irgendwelchen markanten Punkten orientieren können, so daß Sie zumindest ungefähr wissen, wo Sie sind, gehen Sie auf die nächste Straße oder den nächsten Weg zu, der Sie in der richtigen Richtung weiterbringen wird. Auch eine Eisenbahnlinie oder ein Fluß kann Ihnen wieder Sicherheit geben.
• Am günstigsten ist es, wenn das Ziel, das Sie ansteuern, z. B. eine Straße oder ein Fluß, Ihre Marschrichtung ungefähr im rechten Winkel schneidet. Dann stoßen Sie in jedem Fall darauf, auch wenn Sie etwas von Ihrer Richtung abkommen sollten.
• Wenn Sie keine brauchbaren Orientierungspunkte ausmachen können, entscheiden Sie sich für eine Richtung, die Sie einschlagen wollen. Orientieren Sie sich dann nach der Sonne. Sie geht im Osten auf und im Westen unter. Mittags steht sie auf der nördlichen Erdhalbkugel im Süden und auf der südlichen Erdhalbkugel im Norden.
• Wenn die Sonne hinter Wolken verborgen ist, können Sie ihre Position folgendermaßen bestimmen: Stellen Sie einen Bleistift oder eine Nagelfeile senkrecht auf eine glänzende Fläche, z. B. auf eine Kreditkarte aus Plastik oder auf den Daumennagel. Sie sehen dann einen schwachen Schatten. Die Sonne steht gegenüber dem Schatten.
• Wenn Sie eine Uhr mit Zeigern haben, können Sie sie zur Bestimmung der Südrichtung benutzen. Drehen Sie die Uhr so, daß der Stundenzeiger zur Sonne zeigt. Teilen Sie dann den Winkel zwischen dem Stundenzeiger und der

Deckel einer Konservendose oder auch ein Stück Stanniolpapier nehmen.
• Machen Sie in die Mitte des Deckels ein kleines Loch.
• Blicken Sie durch das Loch zu der Person oder Stelle hin, der Sie ein Signal übermitteln wollen. Dabei muß die Sonne Ihnen ungefähr gegenüberstehen.
• Halten Sie den Spiegel ruhig. Blicken Sie auf das Spiegelbild Ihres Gesichts auf der Rückseite des Deckels. Sie sehen auf Ihrem Gesicht einen Lichtpunkt, der von der Sonne stammt.
• Kippen Sie den Deckel so lange, bis der Lichtfleck in dem Loch verschwindet. In diesem Augenblick fällt das Licht auf Ihren Zielpunkt.
• Bewegen Sie den Deckel langsam auf und ab, so daß eine Reihe von Lichtsignalen entsteht. Diese wird eher bemerkt als ein beständiger Lichtschein. Sie können so das internationale Bergnotsignal (siehe weiter vorn) abgeben.

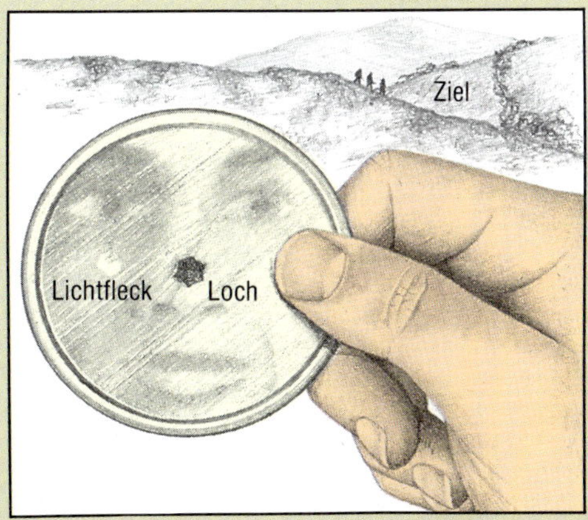

So richtet man einen Signalspiegel aus
Blicken Sie durch ein Loch etwa im Deckel einer Konservendose auf Ihr Ziel. Neigen Sie den Deckel, bis der Lichtfleck auf Ihrem Spiegelbild im Loch verschwindet. Nun fällt das Licht auf den Zielpunkt.

12 durch eine gedachte Linie in zwei gleiche Hälften. (Um 4 Uhr beispielsweise geht diese Linie durch die 2.) Die gedachte Linie zeigt dann – auf der nördlichen Erdhalbkugel – genau nach Süden. Auf der südlichen Erdhalbkugel zeigt sie genau nach Norden. Wenn Sommerzeit herrscht, halbieren Sie den Winkel zwischen dem Stundenzeiger und der 1.

- Falls die Wolken zu dicht sind, als daß Sie den Standort der Sonne feststellen könnten, halten Sie nach Moos an Bäumen Ausschau. Da Moos am besten im Schatten wächst, weist auf der nördlichen Erdhalbkugel meist die Nord- oder Nordostseite, auf der südlichen Erdhalbkugel die Süd- oder Südostseite der Bäume den üppigsten Bewuchs auf. Diese Tatsache ermöglicht es Ihnen, Ihre Marschrichtung zumindest im großen und ganzen abzuschätzen. Überprüfen Sie sie aber nach dem Stand der Sonne, sobald die Wolken für einen Augenblick aufreißen.

Wenn Sie eine Karte haben

- Wenn Sie eine Karte haben, sehen Sie darauf nach, ob auf Ihrem Weg gefährliche Stellen vorhanden sind. Steile Felshänge sind z. B. durch eine besondere Schraffierung gekennzeichnet. Suchen Sie sich eine Route, die diese Gefahr umgeht.
- An der Laufrichtung eines Baches können Sie erkennen, nach welcher Seite es bergab geht. Folgen Sie dem Bachlauf aber nicht zu dicht. Im Gebirge gräbt das Wasser manchmal tiefe Schluchten, die gefährlich sein können.
- Meiden Sie im Tiefland und in Senken Gebiete, in denen Büschel von spitzem, hellgrünem Gras wachsen. Solche Grasbüschel sind oft ein Anzeichen für einen Sumpf.

Wenn Sie in ein Unwetter geraten

- Wenn Sie in unbewohntem Gelände von einem heftigen Unwetter überrascht werden und eine Rettungsfolie mithaben, in der Sie von Kopf bis Fuß geschützt sitzen können, überlegen Sie, ob Sie nicht da bleiben wollen, wo Sie sind, bis das Unwetter vorbei ist.
- Falls Sie keine solche Ausrüstung bei sich haben und ein Unwetter mit Regen und Sturm über Sie hereinbricht, dann ist es für Sie das wichtigste, von der Höhe ins Tal zu gelangen. Wenn es das falsche Tal ist, macht das nichts – wenn Sie es nur rasch erreichen. Benutzen Sie dabei aber keine vermeintlichen Abkürzungen in unbekanntem Gelände.
- Halten Sie auf Ihrem Weg bergab Ausschau nach Hinweisen auf eine Schutzmöglichkeit. Vielleicht stoßen Sie auch auf einen Pfad, der zu einem Bauernhaus führt.

Wenn Sie sich im Nebel verirren

- Wenn Nebel aufkommt, norden Sie Ihre Karte mit Hilfe eines Kompasses ein und legen fest, in welche Richtung Sie gehen wollen.
- Visieren Sie mit dem Kompaß in die Richtung, der Sie folgen wollen, und merken Sie sich auf dieser Linie einen markanten Punkt, etwa einen Felsblock oder einen Ast.

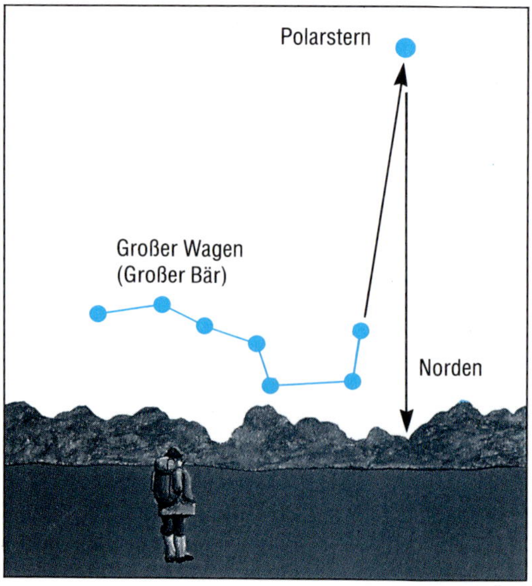

Wie man mit Hilfe der Sterne Norden findet
Suchen Sie den Großen Wagen (Großer Bär). Die beiden hinteren Sterne weisen auf den – relativ schwachen – Polarstern, der die Nordrichtung markiert.

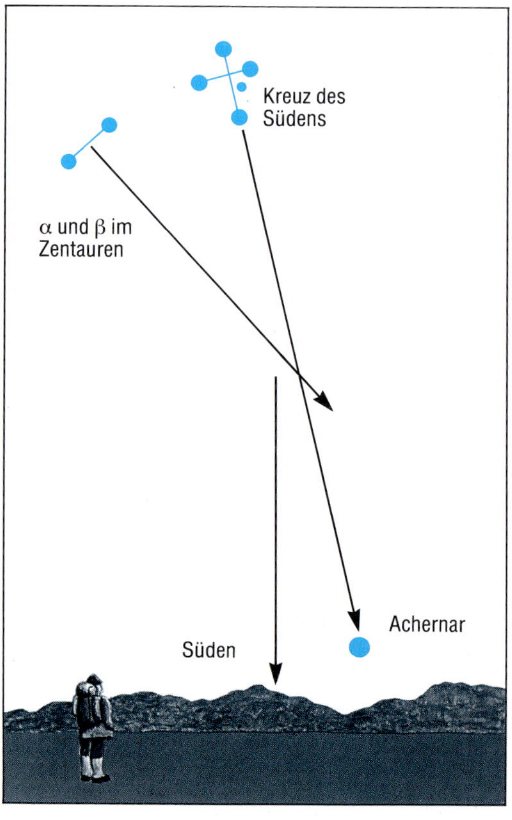

Wie man mit Hilfe der Sterne Süden findet
Ziehen Sie eine Linie durch das Kreuz des Südens, und verlängern Sie sie um das Dreifache. Süden liegt etwas links vom Endpunkt. Benutzen Sie Achernar und die beiden hellsten Sterne im Zentauren, um ihn zu markieren.

• Gehen Sie bis zu diesem Punkt. Dann visieren Sie wieder mit dem Kompaß und merken sich auf der Linie Ihrer Marschrichtung einen neuen Punkt. Wiederholen Sie dies Verfahren, bis Sie aus dem Nebel heraus sind.
• Wenn Sie keine Karte und keinen Kompaß haben, bleiben Sie an Ort und Stelle, bis der Nebel sich lichtet.

Wenn Sie sich nachts verirren
• Wenn Sie sich nachts verirren und der Mond hell scheint, so daß Sie Ihre Umgebung gut erkennen können, versuchen Sie, eine Straße oder ein Haus zu erreichen.
• Wenn Sie keinen Kompaß haben, richten Sie sich nach den Sternen. Auf der nördlichen Himmelskugel steht der Polarstern – der letzte Schwanzstern des Kleinen Bären – genau im Norden. Man kann ihn mit Hilfe des Großen Wagens (Großer Bär) leicht finden: Man stößt auf ihn, wenn man die beiden „hinteren" Sterne des Großen Wagens durch eine gedachte Linie verbindet und diese etwa um das Fünffache verlängert. Auf der südlichen Himmelskugel weist das Kreuz des Südens ungefähr nach Süden.
• Eine andere Möglichkeit, auf beiden Erdhalbkugeln die Himmelsrichtungen zu bestimmen, bietet das Sternbild Orion. Wenn man den mittleren Stern des Gürtels und den Stern, der den Kopf darstellt, durch eine Linie verbindet, so weist diese zu den Füßen hinunter nach Süden.
• Wenn die Sicht sehr schlecht ist und Sie sich im Gebirge befinden, suchen Sie Schutz auf der windgeschützten Seite eines Felsens, und schlüpfen Sie in Ihren Biwaksack, sofern Sie einen haben.
• Mitglieder einer Gruppe können sich warm halten, indem sie sich aneinanderschmiegen. Der Platz in der Mitte ist der wärmste; man sollte deshalb von Zeit zu Zeit die Plätze tauschen.

Wenn ein Kind sich verirrt hat
Ein unternehmungslustiges Kind, das am Strand, auf einem Berghang, auf dem Jahrmarkt oder beim Picknickplatz auf Entdekkungsreise geht, kann sich leicht verlaufen.
• Machen Sie einem Kind vor einem Ausflug klar, daß es gefährlich ist, wenn es sich so weit von Ihnen entfernt, daß es Sie nicht mehr sehen kann. Machen Sie mit ihm einen gut erkennbaren Punkt aus, an dem Sie sich treffen können, wenn das Kind sich trotzdem einmal verlaufen hat.
• Sobald Sie merken, daß das Kind nicht mehr da ist, suchen Sie das Gebiet ab, wo Sie es zuletzt gesehen haben.
• Gehen Sie zu dem vereinbarten Treffpunkt. Wenn möglich, bitten Sie jemanden, dort zu warten, während Sie weiter herumschauen.
• Wenn es eine Lautsprecheranlage gibt – auf Jahrmärkten und in Vergnügungsparks ist das oft der Fall –, bitten Sie den Verantwortlichen, eine Durchsage zu machen und das vermißte Kind zu beschreiben.
• Wenn das alles erfolglos bleibt, informieren Sie die Polizei. Geben Sie eine genaue Beschreibung des Kindes.

WIE MAN SCHWIERIGKEITEN VERMEIDET

Wer in die Wildnis geht, kann das Risiko, sich zu verirren oder irgendwo festzusitzen, stark verringern, wenn er einige einfache Regeln beachtet.
• Teilen Sie in einem solchen Fall einer zuständigen Person – etwa dem Hüttenwirt oder der Pensionswirtin – mit, wohin Sie gehen wollen und wann Sie vermutlich zurück sein werden.
• Falls Sie nach Ihrem Abmarsch Ihre Pläne aus irgendeinem Grund ändern, geben Sie denjenigen, die Sie erwarten, nach Möglichkeit Bescheid. Wenn nötig, melden Sie sich per Telefon bei der Polizei an, um zu vermeiden, daß der Rettungsdienst umsonst alarmiert wird.
• Rechnen Sie aus, wie lange Ihre Wanderung ungefähr dauern wird. Siehe dazu die Angaben auf S. 299 oben.
• Informieren Sie sich, bevor Sie losgehen, über die Wetterlage – etwa beim Verkehrsbüro, beim Bergführerbüro oder beim Hüttenwirt. Man kann auch vom Talort aus in einer Hütte anrufen. Die Großwetterlage erfährt man am besten durch den lokalen Sender des Rundfunks oder einer Fernsehanstalt.
• Gehen Sie nicht allein. Wenn jemand verletzt wird – wenn er sich z. B. den Knöchel verstaucht –, kann einer bei ihm bleiben, während die andern Hilfe holen.

Was Sie mitnehmen sollten
• Nehmen Sie eine Rettungsfolie als isolierende Unterlage mit.
• Nehmen Sie folgende Kleidungsstücke mit: einen Anorak und eine feste Hose; Regenschutz; Gamaschen und feste, bequeme Stiefel; einen zweiten Pullover; eine warme Kopfbedeckung und Handschuhe.
• Packen Sie außerdem ein: Nahrungsmittel, unter anderm Schokolade und Dörrobst; eine Karte in großem Maßstab (1:25000), die auf dem neuesten Stand ist, und einen Kompaß; Streichhölzer; eine Erste-Hilfe-Ausrüstung; Signalpfeife und Taschenlampe; Papier und Bleistift.
• Für eine längere Tour ergänzen Sie diese Dinge zu einer Überlebensausrüstung (siehe S. 323).

Wie man Karte und Kompaß benutzt

Mit einer genauen Karte und einem Kompaß sowie mit Bleistift und Lineal (oder einem anderen Gegenstand mit gerader Kante, z. B. einer Zigarettenschachtel) kann man sich ohne große Umwege durch völlig unbekanntes Gelände bewegen. Und wenn man sich verlaufen hat, kann man seinen Standort schnell bestimmen, sofern in der Landschaft zwei oder drei markante Punkte sichtbar und zu identifizieren sind.

So finden Sie Ihren Standort auf der Karte
Topographische Karten, nach denen man gut wandern kann, haben einen verhältnismäßig großen Maßstab (1 : 50 000). Sie sind so angelegt, daß Norden genau oben ist. Will man mit Hilfe einer solchen Karte seinen Standort im Gelände bestimmen, muß man die Karte zunächst nach Norden ausrichten (einnorden). Dazu benutzt man einen Kompaß.

- Stellen Sie den Ring mit der Gradeinteilung, der sich am Kompaß befindet, so, daß die Nordmarke unter der Ablesemarke steht.
- Legen Sie den Kompaß mit einer Seitenkante an einen Seitenrand der Karte an.
- Drehen Sie die Karte zusammen mit dem Kompaß so lange, bis die Kompaßnadel auf die Nordmarke der Skala zeigt. Die Karte ist nun ausgerichtet und darf nicht mehr verrutschen.
- Halten Sie Ausschau nach markanten Punkten in der Landschaft, z. B. einer Kirche oder einem bekannten Berggipfel. Identifizieren Sie diese Objekte auf der Karte.
- Legen Sie eine vordere Ecke des Kompasses auf das Kartensymbol des betreffenden Objekts. Visieren Sie an der Kante des Kompasses entlang, und drehen Sie den Kompaß um die vordere Ecke – ohne dabei die Karte zu drehen –, bis die Kante auf das entsprechende Objekt in der Landschaft zeigt. Ziehen Sie an der Kompaßkante entlang eine Linie von dem markanten Punkt aus rückwärts auf Ihr Auge zu.
- Machen Sie das gleiche mit einem zweiten markanten Punkt. Ihr Standort ist ungefähr dort, wo sich die beiden Linien auf der Karte kreuzen. Wenn noch ein drittes markantes Objekt in der Gegend sichtbar ist, können Sie mit ihm ebenso verfahren und damit eine Gegenprobe machen.
- Sobald Sie Ihren Standort bestimmt haben, gehen Sie daran, mit Hilfe der Karte Ihre Marschrichtung zu bestimmen. Legen Sie die Kompaßkante von Ihrem Standpunkt aus so, daß sie auf der eingenordeten Karte in die gewählte Richtung zeigt. Blicken Sie dann – wieder ohne dabei die Karte zu drehen – an der Kante entlang in die Landschaft. Manche Kompasse haben für diesen Zweck auch eine besondere Visiereinrichtung.
- Wählen Sie auf der Visierlinie ein leicht erkennbares Merkmal im Gelände, und benutzen Sie es als Orientierungspunkt. Wenn Sie es erreicht haben, nehmen Sie die Karte und legen Ihre Route erneut fest. Sie darf nicht über Hindernisse wie Felsabstürze und sumpfiges Gelände führen. Wählen Sie dann den nächsten Orientierungspunkt, den Sie erreichen wollen.

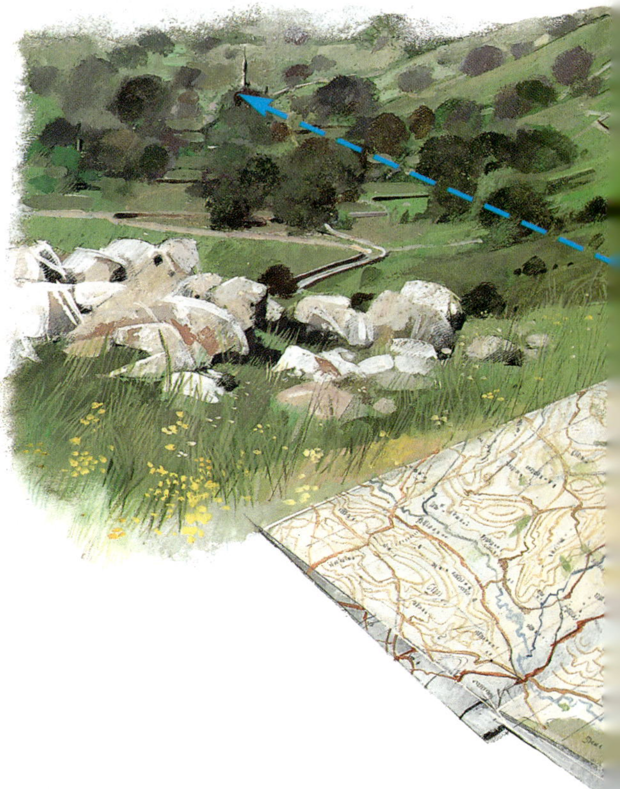

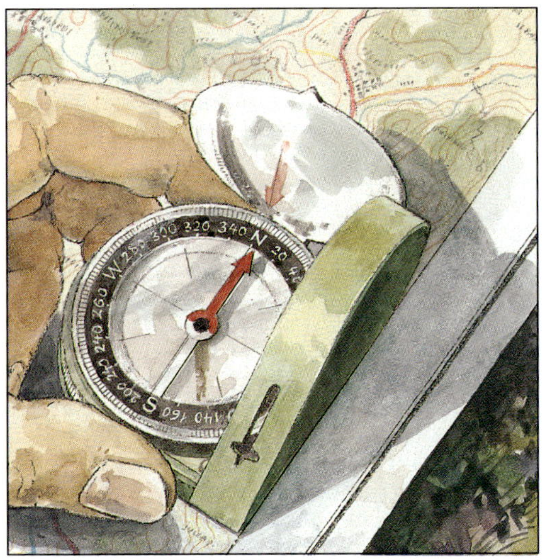

Die Karte ausrichten
Legen Sie eine Kante des Kompasses an einem seitlichen Kartenrand an. Drehen Sie nun die Karte, bis die Kompaßnadel auf die Nordmarke zeigt.

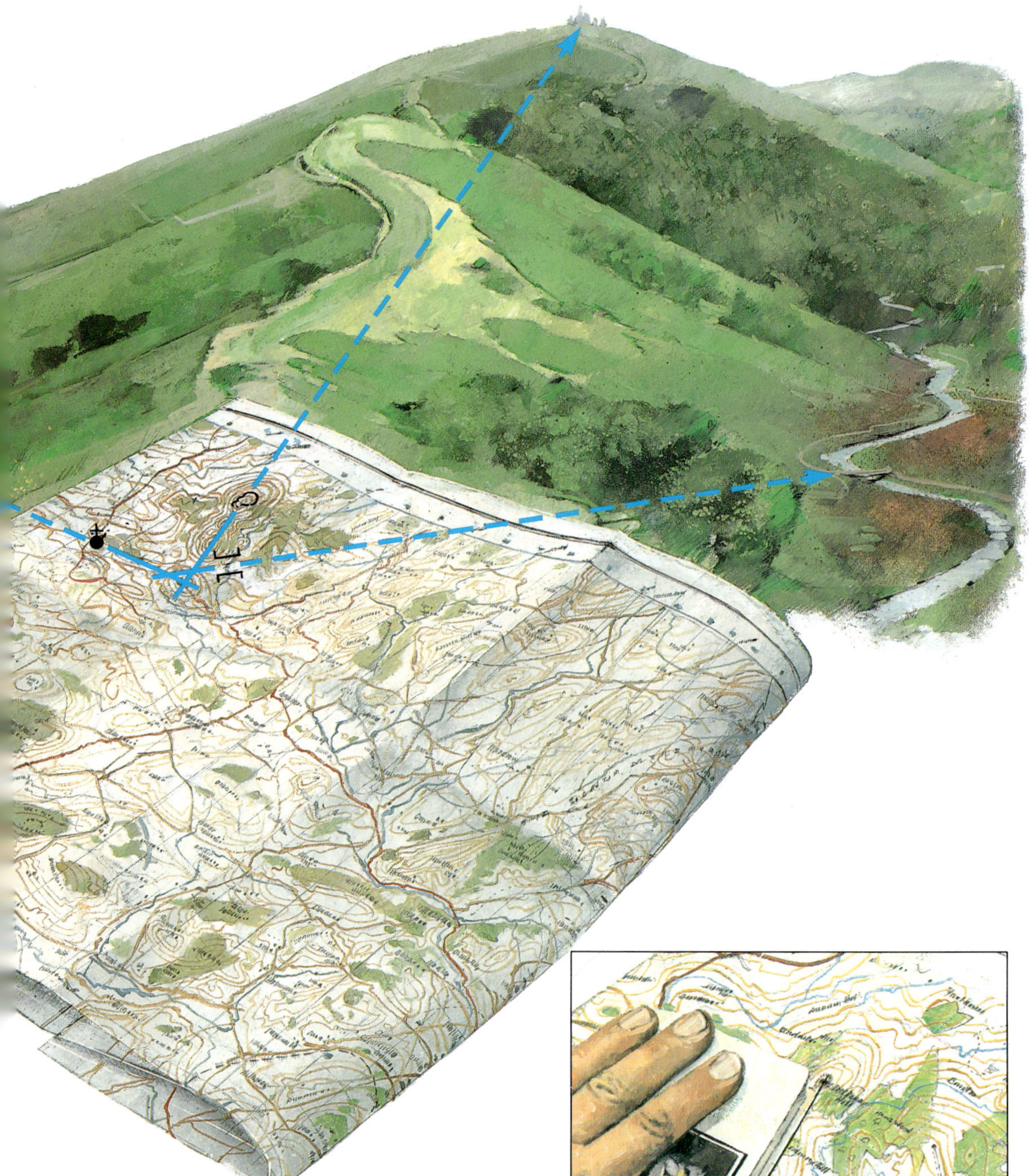

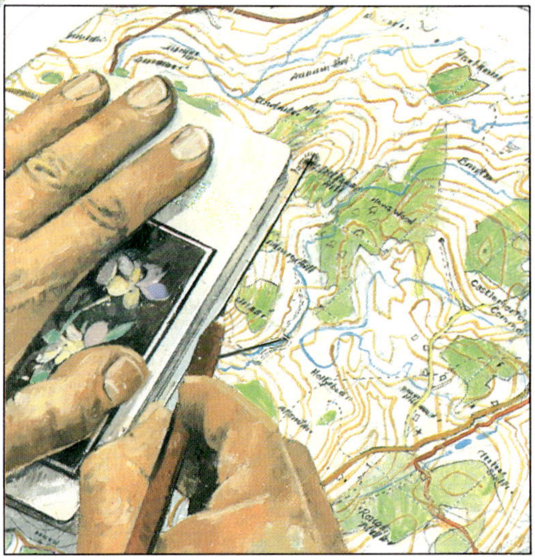

Standortbestimmung
Richten Sie Ihre Karte nach Norden aus. Suchen Sie in dem Bereich der Karte, in dem Sie sich vermutlich befinden, nach Symbolen, die markante Objekte anzeigen (Berggipfel, Brücke, Kirche o.ä.). Versuchen Sie diese Objekte in der Landschaft zu finden. Wenn Sie eins gefunden haben, visieren Sie so über die Karte hinweg, daß der Punkt auf der Karte und der entsprechende Punkt in der Landschaft in einer Linie liegen. Ihr Standort befindet sich auf dieser Linie. Suchen Sie noch weitere Punkte, und ziehen Sie die entsprechenden Linien. Der Schnittpunkt aller Linien ist Ihr Standort.

Visierhilfe
Wenn man ein Objekt in der Landschaft über die Karte hinweg anvisiert, kann jeder Gegenstand mit einer geraden Kante als Hilfsmittel dienen, etwa ein Lineal oder ein Buch.

Wandern im Gebirge

Jedes Jahr fahren Hunderttausende von Erholungsuchenden in die Berge. Viele kommen aus dem Flachland; sie sind untrainiert, haben nur eine unvollständige oder mangelhafte Ausrüstung und kennen die Gefahren des Hochgebirges nicht. Entsprechend hoch ist die Zahl der Unfälle. Sie fordern in den Alpen jedes Jahr 400–500 Tote. Dabei passieren die meisten Unfälle in verhältnismäßig leichtem Gelände.

Standardausrüstung

- Besonders wichtig ist geeignetes Schuhwerk. Tragen Sie robuste Bergstiefel aus Leder. (Wildleder ist weniger gut, da es nicht wasserabweisend ist.) Sie sollten bis über die Knöchel reichen und damit den Füßen festen Halt geben. Achten Sie auf eine gut profilierte Gummisohle, die Ihnen ein sicheres Gehen auf Fels, Gras, Erde und Schnee ermöglicht. Halbschuhe, Turnstiefel u. ä. sind bestenfalls für Spaziergänge auf guten Wegen geeignet.
- Im Gebirge kann – auch im Hochsommer – das Wetter sehr rasch umschlagen und Regen, Schnee, Sturm und Kälte bringen. Wählen Sie Ihre Kleidung dementsprechend. Am besten nehmen Sie für jede Witterung ein besonderes Kleidungsstück mit. So haben Sie am meisten Kombinationsmöglichkeiten:
  – Gegen Regen: einen Umhang mit Kapuze oder einen weiten Regenmantel, unter dem auch der Rucksack Platz findet.
  – Gegen Schnee und Sturm: einen Anorak mit Kapuze aus wasserabweisendem Material, das den Wind abhält, aber atmungsaktiv ist.
  – Gegen Kälte: einen Wollpullover oder eine Faserpelzjacke; Mütze und Handschuhe.
  – Eine feste Kniebundhose, Wollstrümpfe und Gamaschen.
- Für die Orientierung benötigen Sie eine gute Wanderkarte (üblicher Maßstab 1:50000), dazu eventuell auch eine Beschreibung der Tour. Wenn Sie sich ausschließlich in markiertem Gelände bewegen, können Sie auf Kompaß und Höhenmesser verzichten.
- Eine Sonnenbrille bzw. Gletscherbrille ist meist unentbehrlich.
- Beim Rucksack haben sich Modelle durchgesetzt, die direkt am Rücken aufliegen und nur ein leichtes oder gar kein Innengestell besitzen.
- Im Rucksack sollten Sie immer eine kleine Bergapotheke mitführen.
- Für eine Eistour (Gletscher) braucht man Steigeisen und einen Pickel. Für ein Schneefeld genügen Grödeln.

Die Planung einer Bergtour

Zunächst muß man bei der Planung einer Tour die Jahreszeit berücksichtigen.

- Im Frühjahr liegt in den Bergen meist noch viel Schnee, der eine Wanderung zu einer sehr mühsamen Angelegenheit machen kann. Mancherorts besteht auch noch Lawinengefahr. Wählen Sie deshalb Ihre Ziele in niedrigeren Höhenlagen.
- Der Juni ist wegen der überall blühenden Vegetation besonders schön. Allerdings kommt es häufig zu Gewittern.
- Juli und August sind die Hauptwandermonate.
- Im Spätsommer und Herbst ist das Wetter meist am beständigsten. Beachten Sie aber, daß die Tage schon merklich kürzer werden.

Eine Bergtour sollte man niemals nur nach Lust und Laune festlegen. Einer der häufigsten Fehler, die zu Unfällen führen, besteht darin, daß man die eigenen Fähigkeiten überschätzt.

- Beginnen Sie mit kleineren und leichteren Touren in nicht zu großer Höhe – mit Wanderungen, die Ihrer augenblicklichen Verfassung gut angepaßt sind.
- In einer Gruppe setzt das schwächste Mitglied das Maß.
- Gehen Sie bei der Tourenwahl nie bis an Ihre Leistungsgrenze. Andernfalls sind Sie, falls unterwegs unerwartete Schwierigkeiten auftreten (z. B. Wettersturz, schlechte Wegverhältnisse, eine Verletzung), gleich überfordert.

WETTERREGELN

Weiterhin gutes Wetter ist zu erwarten,

- wenn der Morgen klar und kalt ist;
- bei Tau oder Reif am Morgen;
- wenn der Nebel morgens fällt;
- wenn hinter nicht zusammenhängenden Wolken ein klarer, tiefblauer Himmel zu sehen ist;
- bei Abendrot;
- bei Ostwind (auf der Alpennordseite).

Mit Wetterverschlechterung ist zu rechnen,

- wenn der Nebel morgens steigt und eine Wolkendecke bildet;
- wenn die Sonne oder der Mond einen Hof (Halo) hat;
- bei einem leicht verschleierten Morgenhimmel und lauen Temperaturen;
- bei einem Gewitter in der zweiten Nachthälfte, am Morgen oder vormittags.

Man kann einen Höhenmesser auch als Barometer und damit zur Wettervorhersage benutzen.

- Langsames Steigen des Höhenmessers (= Fallen des Luftdrucks) bedeutet langsame Wetterverschlechterung.
- Schnelles und starkes Steigen zeigt einen Wettersturz oder ein Gewitter an.
- Langsames Fallen des Höhenmessers deutet auf Wetterbesserung hin.
- Schnelles Fallen bringt nur kurzfristig besseres Wetter.

• Planen Sie bei der Zeitberechnung immer eine Reserve für notwendige Pausen und unerwartete Zwischenfälle ein (2–4 Stunden).
• Berechnen Sie die Gehzeit richtig. Eine Wegstrecke setzt sich aus der Horizontalentfernung und dem Höhenunterschied zusammen. Bei der Berechnung gilt für leichteres Gelände und normale Verhältnisse: Sie steigen in einer Stunde etwa 400 Höhenmeter auf und etwa 600 Höhenmeter ab. Ebenfalls eine Stunde benötigen Sie für 4 km in der Horizontalen. Berechnen Sie für Ihre Wanderung beide Zeiten; halbieren Sie die kürzere, und addieren Sie sie zu der längeren. Die Summe entspricht ungefähr der Gehzeit.

Schutz bei Blitzgefahr

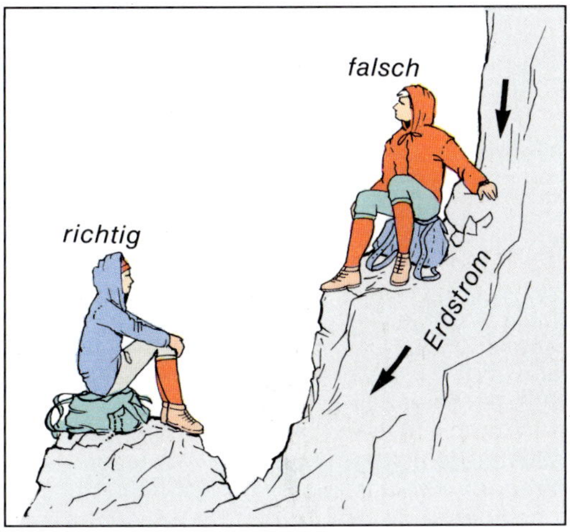

***1.** Halten Sie sich nicht direkt unterhalb einer Felswand auf. Setzen Sie sich einige Meter entfernt hin, am besten auf eine isolierende Unterlage (Rucksack, Kleidungsstücke).*

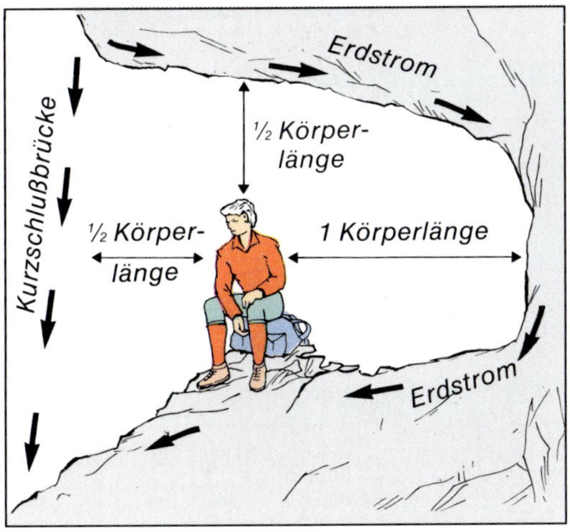

***2.** In einer Höhle oder unter einem Überhang sollten Sie bei Blitzgefahr nur dann Schutz suchen, wenn Sie zum Fels und nach außen bestimmte Abstände einhalten können. Setzen Sie sich auf eine isolierende Unterlage.*

RUCKSACKAPOTHEKE

Für einen Notfall oder Krankheitsfall während einer Bergtour sollten Sie folgendes in Ihrer Rucksackapotheke haben:
• großes und kleines Verbandpäckchen;
• elastische Binde (10 cm breit);
• Schnellverband (Hansaplast);
• Heftpflaster (Leukoplast);
• sterile Wundauflagen;
• mehrere Mullbinden;
• Dreiecktuch;
• Schmerzmittel.

Wenn Sie einen längeren Hüttenaufenthalt planen, sollten Sie zusätzlich folgendes mitnehmen:
• Mittel gegen Durchfall (z. B. Kohlekompretten);
• Mittel gegen Sonnenbrand;
• Wundsalbe;
• Wunddesinfektionsmittel (jodfrei, z. B. Kodantinktur);
• Salbe gegen Prellungen;
• Augentropfen.

• Informieren Sie sich möglichst umfassend über die geplante Tour: anhand der Karte, aufgrund von Beschreibungen, durch mündliche Auskünfte, die Sie einholen, u. a. m. Informieren Sie sich über Schwierigkeiten der Route, besondere Anforderungen (Trittsicherheit, Schwindelfreiheit), notwendige Ausrüstung (Pickel, Steigeisen usw.), vorhandene Stützpunkte (Hütten) und mögliche Notabstiege.
• Erkundigen Sie sich kurz vor der Tour nach den Wetteraussichten und den zur Zeit herrschenden Verhältnissen (Hütten geöffnet? Zustand der Wege? Schnee?). Gehen Sie nicht los, wenn schlechtes Wetter herrscht oder angesagt ist.

Gefahren der Berge
Zu den Hauptgefahren im Gebirge gehören nasser Untergrund, Steinschlag, Wettersturz, Gewitter, schlechte Sichtverhältnisse und Schneefelder.
• Gehen Sie bei oder nach Regen oder Schneefall besonders vorsichtig. Nasse Felsen (besonders nach vielen Begehungen oder Gestein mit Flechtenbewuchs), Gras und Erde können dann sehr rutschig werden.
• Steinschlag wird durch folgende Ursachen ausgelöst: Sturm, Gefrieren von Wasser im Gestein (Sprengwirkung), Tauen von gefrorenem Wasser im Gestein, Gemsen und Bergsteiger.
• Achten Sie beim Queren von steinschlaggefährdeten Zonen wie Steilrinnen oder steilen, brüchigen Bergflanken darauf, daß jeweils immer nur eine Person die kritische Zone möglichst schnell überwindet. Die andern warten an sicheren Punkten und beobachten das Gelände weiter oben.

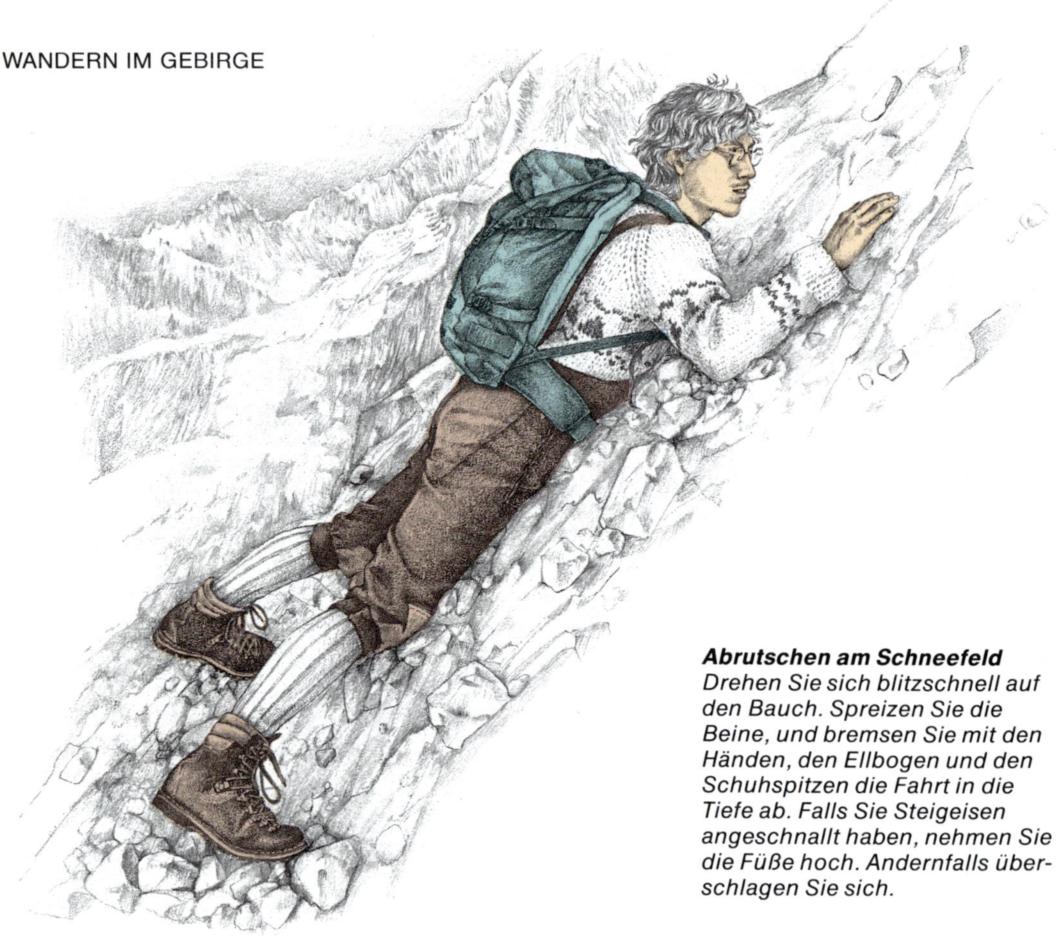

Abrutschen am Schneefeld
Drehen Sie sich blitzschnell auf den Bauch. Spreizen Sie die Beine, und bremsen Sie mit den Händen, den Ellbogen und den Schuhspitzen die Fahrt in die Tiefe ab. Falls Sie Steigeisen angeschnallt haben, nehmen Sie die Füße hoch. Andernfalls überschlagen Sie sich.

- Wenn die Gefahr besteht, daß Mitglieder der eigenen Gruppe Steine loslösen, ist es zweckmäßig, daß alle dicht hintereinander bleiben.
- Falls Sie von einem Steinschlag überrascht werden, gehen Sie blitzschnell in Deckung, und schützen Sie Kopf und Schultern mit dem Rucksack. Wenn einzelne Steine fallen, ist es besser, wenn Sie stehenbleiben, die Flugbahn beobachten und entsprechend ausweichen.
- Bei einem Gewitter sind nicht direkte Einschläge am meisten zu fürchten, sondern die nachfolgenden Erdströme, die, wenn sie durch den Körper fließen, auch noch in einiger Entfernung vom Einschlagpunkt tödlich sein können.
- Akute Blitzschlaggefahr besteht, wenn Blitz und Donner gleichzeitig auftreten; wenn ein eigenartiges Surren zu hören ist; wenn sich die Haare aufrichten; wenn kleine, blaue Flammen (Elmsfeuer) an Metallspitzen sichtbar sind.
- Verlassen Sie bei Gefahr sofort exponierte Stellen wie Gipfel, Grate, Vorsprünge. Meiden Sie Eisenleitern, Drahtseile, feuchte Rinnen, Bäume. Die Erdströme fließen hier besonders gern ab.
- Auch Mulden, kleine Überhänge und Höhlen sind – entgegen dem Gefühl – gefährlich, da die Elektrizität durch die Luft überspringen kann („Kurzschlußbrücke", siehe S. 299).
- Am sichersten sind Sie unterhalb einer Felswand oder eines Steilaufschwungs mit einer Höhe von mindestens 20 m und in einem waagrechten Abstand dazu von einigen Metern.
- Stellen Sie eine gute Isolierung zum Boden her, etwa durch einen Rucksack, setzen Sie sich darauf, und kauern Sie sich zusammen.
- Bei schlechten Sichtverhältnissen (Nebel, Schneetreiben, Dunkelheit) besteht die Gefahr, daß Sie vom Weg abkommen und sich verirren. Begeben Sie sich unter solchen Umständen nie in unmarkiertes, nicht einsehbares Gelände, selbst wenn z. B. die Geräusche eines Hüttenbetriebs oder einer Menschengruppe vor Ihnen zu hören sind. Dazwischen kann ungangbares, gefährliches Gelände liegen. Durch Mißachtung dieser Regel sind schon viele Unfälle passiert.

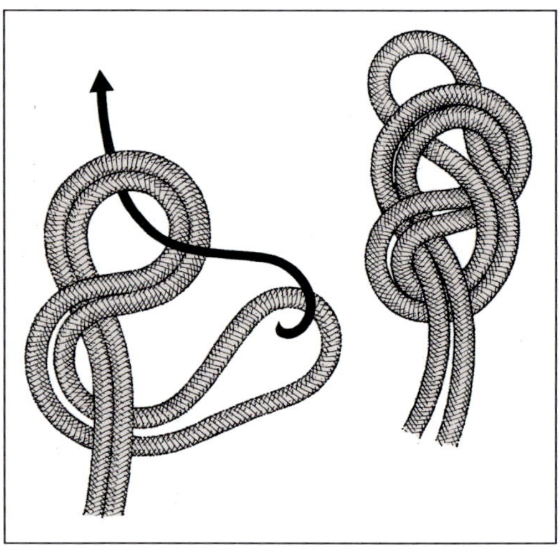

So macht man einen Achterknoten
Mit diesem Knoten seilen Sie sich an. Außerdem können Sie in die Schlaufe einen Karabiner (für das Stahlseil am Klettersteig) einhängen.

Auf Bergwanderungen müssen Sie – besonders im Frühjahr und Frühsommer – möglicherweise Schneefelder überqueren. Meist ist zwar eine Trittspur vorhanden, aber sie kann, vor allem morgens, hart gefroren sein. An solchen Stellen braucht man Grödeln bzw. Steigeisen. Wer die nicht hat, tut besser daran, umzukehren. Denn wer hier ausrutscht, muß mit einer sausenden Fahrt in den Tod rechnen.

- Dabei besteht durchaus die Möglichkeit, anzuhalten. Bringen Sie in einem solchen Fall Ihren Körper sofort in Bauchlage, die Füße nach unten.
- Spreizen Sie die Beine, und nehmen Sie eine „Liegestützhaltung" ein. Bremsen Sie mit Händen und Schuhspitzen.
- Wenn Sie Steigeisen angeschnallt haben, nehmen Sie die Füße hoch, sonst überschlagen Sie sich.
- Mit einem Eispickel erreichen Sie eine wesentlich größere Bremswirkung: Eine Hand umfaßt den Schaft; die andere packt die Haue und drückt sie möglichst tief in den Schnee.

Sicherung auf Klettersteigen
Klettersteige sind Weganlagen, die man mit Drahtseilen, Leitern, Eisenklammern und Eisenstiften begehbar gemacht und abgesichert hat. Sie ermöglichen es auch dem durchschnittlichen Bergwanderer, in Gelände vorzudringen, das vorher nur dem extremen Klette-

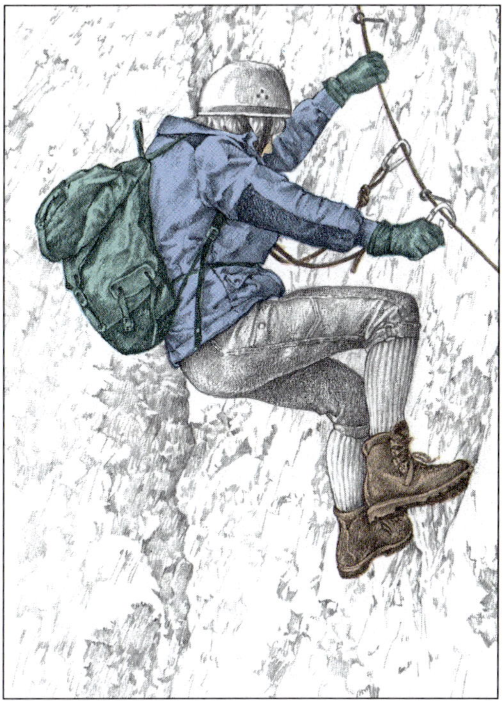

Sicherung am Stahlseil
Beachten Sie, daß immer mindestens ein Karabiner in das Stahlseil eingehängt sein muß. Prüfen Sie jedes Stahlseil sowie die Halterungen auf Beschädigungen und Festigkeit.

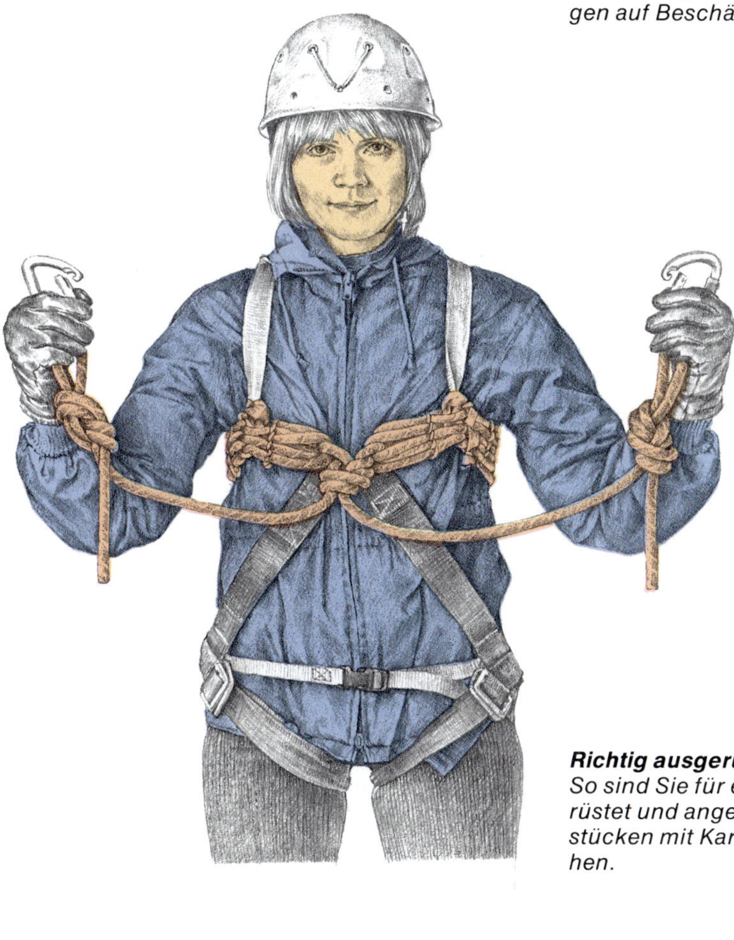

Richtig ausgerüstet
So sind Sie für einen Klettersteig richtig ausgerüstet und angeseilt: mit Anseilgurt, zwei Seilstücken mit Karabinern, Helm und Handschuhen.

rer vorbehalten war. Teilweise sind sie sehr anspruchsvoll und durchqueren sogar senkrechte und überhängende Felswände.

Klettersteige erfordern meist keine überdurchschnittlichen Fähigkeiten im Klettern. Wer sie benutzt, muß allerdings schwindelfrei und trittsicher sein. Wenn der Steig sehr exponiert ist, sollte man sich gegen einen Absturz sichern. Dazu benötigt man:

– einen (Anseil-)Brustgurt, am besten in Verbindung mit einem Sitzgurt, oder aber einen Kombinationsgurt, in dem beides vereinigt ist;
– ein 4–4,5 m langes (Kletter-)Seilstück mit einem Durchmesser von 10–11 mm;
– zwei Karabinerhaken (mit einem möglichst großen Querschnitt) zum Einhängen.

Sehr sinnvoll sind außerdem ein Kletterhelm gegen Steinschlag sowie Lederhandschuhe zum Schutz der Hände bei rostigen oder beschädigten Drahtseilen.

Und so seilen Sie sich an:

- Legen Sie den Anseilgurt an. Wichtig ist eine richtige Einstellung auf Ihre Körpergröße.
- Führen Sie das Seilstück zur Hälfte durch die dafür vorgesehenen Schlaufen des Gurtes.
- Verknoten Sie die beiden gleich langen Seilstränge direkt am Gurt durch einen Achterknoten (siehe Abb. S. 300) miteinander. Achten Sie darauf, daß der Knoten möglichst nahe am Körper sitzt und fest angezogen ist.
- Machen Sie in jeden Seilstrang mit einem Achterknoten eine Schlaufe, und hängen Sie dort jeweils einen Karabiner ein. Die Stränge müssen so kurz sein, daß sie straff sind, wenn man die Karabiner ergreift und die Arme nicht ganz durchstreckt.

So sichern Sie sich im Klettersteig:

- Wenn ein Stahlseil vorhanden ist, hängen Sie den Karabiner eines Seilstrangs dort ein, und lassen Sie ihn beim Klettern mitlaufen.

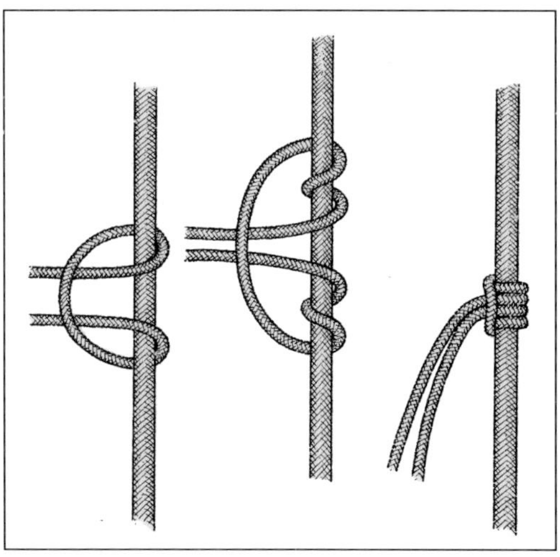

So sieht ein Prusikknoten aus
Den Prusikknoten schlingt man um ein mindestens doppelt so dickes Seil. Er blockiert bei Belastung, läßt sich aber, wenn er nicht unter Zug steht, auf dem Seil verschieben.

- Die Stahlseile sind mit Stiften am Fels befestigt; dort kann der Karabiner nicht weiterlaufen. Wenn Sie an einer solchen Stelle ankommen, hängen Sie den bisher nicht verwendeten Karabiner, der sich am zweiten Seilstrang befindet, nach dem Stift ein. Erst dann dürfen Sie den ersten Seilstrang vor dem Stift aushängen.
- In Leitern oder Klammern können Sie einen Karabiner direkt einhängen, falls kein parallel laufendes Stahlseil vorhanden ist. Wichtig ist auch hier, daß Sie immer mit mindestens einem Seilstrang gesichert sind.

Was Sie sonst noch beachten sollten:

- Prüfen Sie Seilhalterungen, Leitern und Klammern auf ihre Festigkeit, bevor Sie sich ihnen anvertrauen. Die Vorrichtungen können sich mit der Zeit lockern, etwa infolge von Rost, Blitzschlag oder Steinschlag.
- Halten Sie in einer Gruppe so viel Abstand, daß sich zwischen zwei Halterungen immer nur eine Person befindet.
- Ziehen Sie sich nicht mit den Armen hoch, sondern benutzen Sie zur Fortbewegung in erster Linie die Beine. Mit den Armen sollten Sie nur verhindern, daß der Oberkörper aus der Felswand herauskippt. Streben Sie an, die Stahlseile hauptsächlich für die Sicherung und möglichst wenig zur Fortbewegung zu verwenden.

Gletscherwanderung

Einen Gletscher zu überqueren bereitet meist keine besonderen Schwierigkeiten, falls er nicht sehr spaltenreich oder steil ist. Wenn er mit einer harten Firnschicht bedeckt ist, geht man darauf genauso leicht wie auf einem Wanderweg. Dies hat oft zur Folge, daß sich unerfahrene und schlecht ausgerüstete Touristen auf einen Gletscher wagen, ohne sich seiner Gefahren bewußt zu sein.

Wie man einen Gletscher sicher begeht

Die größte Gefahr ist der Sturz in eine Spalte, vor allem dann, wenn der Gletscher mit Schnee bedeckt ist, so daß nicht alle Spalten sichtbar sind.

- Betreten Sie einen Gletscher, der Spalten aufweist, nie allein, sondern mindestens zu zweit, besser zu dritt, und seilen Sie sich an. Je mehr Personen an einem Seil gehen, um so geringer ist die Gefahr, daß, wenn einer in eine Spalte fällt, die andern mitgerissen werden.
- Verlassen Sie sich nicht auf die Sicherheit einer vorhandenen Spur. „Schneebrücken" über Spalten sind morgens meist hart gefroren und tragen das Gewicht eines Menschen problemlos. Nachmittags können sie jedoch so aufweichen, daß die Gefahr einzubrechen sehr groß ist. Prüfen Sie deshalb den Schnee mit dem Pickel.
- Lernen Sie, wie man einen Menschen aus einer Gletscherspalte birgt. Üben Sie die Techniken unter der Anleitung eines erfahrenen Bergsteigers im Gelände. Nur so haben Sie die Gewähr, sich selbst oder andern nach einem Sturz in eine Spalte schnell und gezielt helfen zu können.

Die Ausrüstung für einen Gletscher
Zusätzlich zur normalen Bergausrüstung (siehe S. 298) benötigt man für eine Gletscherwanderung:
- Einen Brust- und einen Sitzgurt oder einen Kombinationsgurt wie für Klettersteige. (Der Sitzgurt ist hier unbedingt erforderlich, da jemand, der nur mit dem Brustgurt ausgerüstet ist und frei im Seil hängt, schon nach einigen Minuten bewegungsunfähig wird.)
- Ein 1 m langes (Kletter-)Seilstück mit einem Durchmesser von 9–11 mm.
- Ein 40 m langes Kletterseil mit einem Durchmesser von 10–11 mm.
- Zwei bis drei Karabiner, einer davon mit Schraubsicherung.
- Drei Reepschnüre, jeweils 4 m lang, mit einem Durchmesser von 4–5 mm; jede wird an ihren beiden Enden mit einem Achterknoten (siehe S. 300) zu einer Schlinge zusammengebunden.
- Eine Eisschraube.
- Einen Pickel.
- Evtl. Steigeisen (bei schneefreiem oder steilem Gletscher).

Das Anseilen
- Wenn man in einer Gruppe auf einen gefährlichen Gletscher geht, seilt man sich an.
- Bei einer Zweiergesellschaft sollte der Abstand zwischen den beiden Personen etwa 12 m betragen, so daß für jeden eine Seilreserve von 14 m bleibt.
- Bei einer Dreierseilschaft beträgt der Abstand ebenfalls jeweils 12 m. Der erste und der letzte haben somit eine Seilreserve von je 8 m.
- Bei noch mehr Personen stellt man gleiche Abstände ohne Seilreserven her.
- Befestigen Sie das 1 m lange Seilstück im Anseilgurt, wie im Abschnitt „Sicherung auf Klettersteigen“ (S. 301) beschrieben, und hängen Sie den Schraubkarabiner in das Seilstück.
- Machen Sie an Ihrem Anseilpunkt mit einem Achterknoten eine Schlaufe in das Seil, und hängen Sie sie in den Karabiner ein. Nun sind Sie angeseilt.
- Machen Sie in das Ende der Seilreserve eine Schlinge, die so groß ist, daß Sie mit einem Bergstiefel hineinsteigen können, und legen Sie sie lose um die Schulter, oder packen Sie sie in den Rucksack.
- Knüpfen Sie zwei Reepschnüre mit Prusikknoten (siehe S. 302) vor sich in das lange Seil. Wenn Sie in der Seilschaft der erste sind, knüpfen Sie die Reepschnurschlingen hinter sich in das Seil. Der Prusikknoten ist ein Klemmknoten, der sich in unbelastetem Zustand auf dem Seil verschieben läßt, bei Belastung aber blockiert.
- Wichtig: Die Länge der Prusikschlingen müssen Sie schon vor der Tour genau Ihrer Körpergröße anpassen.
- Führen Sie die beiden Schlingen von oben nach unten zwischen dem Brustgurt und Ihrem Körper durch (sehr wichtig!), und verstauen Sie die restliche Schnur in den Hosentaschen.

Spaltenbergung mit dem Steigbügelverfahren

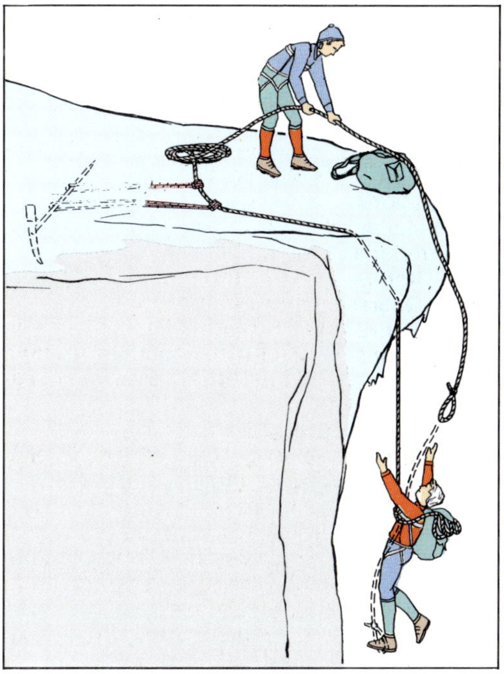

1. *Das Seil (Seilreserve) wird zum Abgestürzten hinabgelassen. Dieser tritt mit einem Fuß in die Schlaufe am Ende des Seiles.*

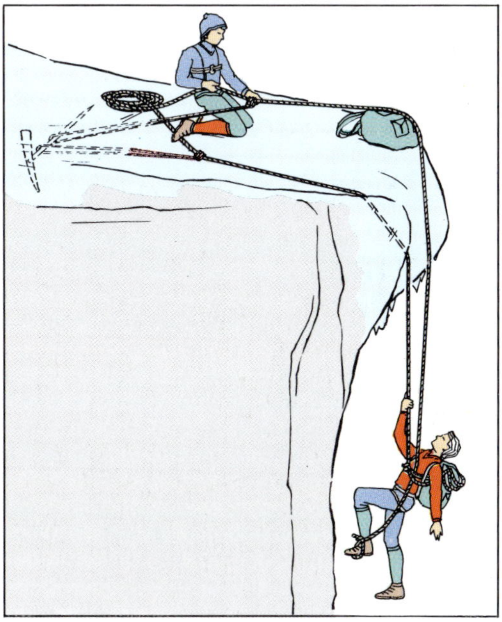

2. *Der Gestürzte entlastet abwechselnd das Seil, an dem er hängt, und die Seilreserve, in der er steht. Der Helfer oben zieht den jeweils locker werdenden Seilstrang durch den Prusikknoten ein. Belastet der Gestürzte das Seil, so wird es durch den Prusikknoten blockiert und kann nicht zurückrutschen.*

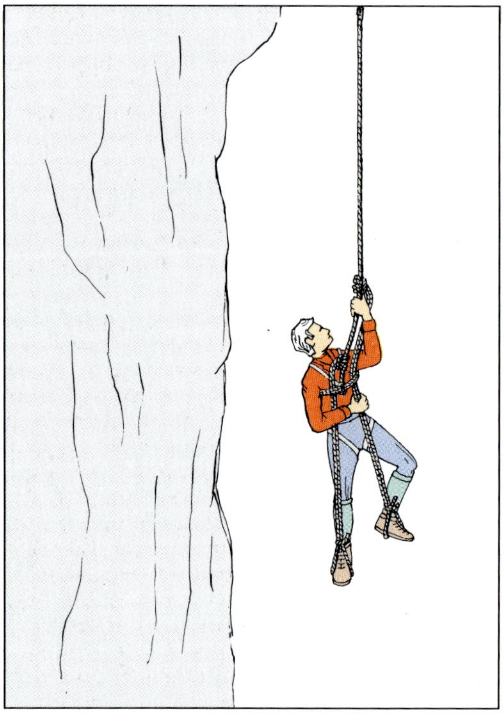

Spaltenbergung durch „Prusiken“
Der Gestürzte steigt selbständig am Seil auf. Dabei bedient er sich der beiden Schlingen, die mit Prusikknoten am Seil angebracht wurden. Jeder Fuß steht in einer Schlinge. Die Schlingen werden abwechselnd entlastet und nach oben geschoben.

- Befestigen Sie die Eisschraube und die dritte Reepschnurschlinge gut erreichbar am Anseilgurt. Jetzt können Sie losgehen.
- Achten Sie darauf, daß das Seil beim Gehen straff ist und nicht am Boden schleift.
- Halten Sie den Pickel griffbereit und durch eine Handschlaufe oder Schnur gegen Verlust gesichert in der Hand. Die Pickelhaue zeigt dabei nach vorn.

Wenn jemand in eine Spalte stürzt
Wenn ein Bergwanderer in eine Spalte stürzt, werden die andern Mitglieder der Seilschaft durch den Ruck des sich straffenden Seiles meist zu Boden gerissen. Versuchen Sie in einem solchen Fall, aus dieser Lage heraus das straffe Seil, das zum Gestürzten führt, im Schnee oder Eis zu fixieren, um sich selbst von seinem Zug zu entlasten. Wenn eine genügend dicke (mindestens 50 cm) und feste Firnschicht vorhanden ist, verwenden Sie dazu am besten den Pickel.
- Befestigen Sie die beiden in das Seil geknüpften Reepschnurschlingen an der Mitte des Pickelschaftes.
- Graben Sie den Pickel in waagrechter Lage in den Schnee ein, und zwar so, daß der Schaft quer zur Zugrichtung des Seiles liegt.
- Graben Sie für die aus dem Schnee führenden Reepschnüre eine genügend lange und tiefe Rille, so daß der Pickel nicht nach oben herausgerissen werden kann.
- Wenn zu wenig oder kein Schnee vorhanden ist, drehen Sie eine Eisschraube in das Eis. Vorher müssen Sie eventuell darauf liegenden Schnee und die oberste, spröde Eisschicht mit dem Pickel entfernen. Befestigen Sie an der Eisschraube die Reepschnüre.
- Jetzt können Sie die Fixierung vorsichtig mit dem straffen Seil belasten.
- Hängen Sie sich aus dem Seil aus, und stehen Sie auf. In unsicherem Gelände sollten Sie sich mit der dritten Reepschnurschlinge selbst am fixierten Seil sichern.
- Prüfen und verbessern Sie eventuell nochmals die Fixierung.

Bergung mit dem Steigbügelverfahren
Die sicherste Art der Bergung ist das sogenannte Steigbügelverfahren.
- Nehmen Sie Ihre Seilreserve (das freie Ende des Kletterseils) zur Hand, und gehen Sie vorsichtig an den Spaltenrand.
- Lassen Sie die Seilreserve mit der Schlinge am Anfang zum Gestürzten hinunter.
- Dieser führt das Seil zwischen seinem Körper und dem Brustgurt hindurch und tritt mit einem Fuß in die Schlinge.
- Kehren Sie zur Fixierung zurück. Auf Zuruf hebt nun der Gestürzte das in der Schlinge stehende Bein möglichst weit an. Ziehen Sie das dadurch gelockerte Seil durch den entsprechenden Prusikknoten ein.
- Auf einen weiteren Zuruf hin drückt der Gestürzte sein Bein durch und richtet sich auf. (Der Prusikknoten blockiert dabei und verhindert, daß das Seil zurückrutscht.)
- Da das Seil, an dem der Gestürzte bisher hing, jetzt entlastet und locker ist, können Sie es durch den andern Prusikknoten einholen.
- Nun kann es der Gestürzte wieder belasten und damit sein Bein abermals anheben.
- Der Vorgang wird so oft wiederholt, bis der Gestürzte den Spaltenrand erreicht hat.
- Falls die Seilstränge tief in den Spaltenrand einschneiden, ist es für den Gestürzten sehr schwierig, ihn zu überwinden. Legen Sie in diesem Fall einen Rucksack, einen Pickel oder Kleidungsstücke unter.

Bergung mittels Prusiken
Bei diesem Verfahren ist nur der Gestürzte aktiv. Es ist vor allem dann sinnvoll, wenn der Seilpartner den Gestürzten nur mit Mühe halten kann und es ihm deshalb nicht möglich ist, das Seil zu fixieren.

Wenn Sie selbst gestürzt sind, gehen Sie so vor:
- Holen Sie die beiden Reepschnurschlingen aus den Hosentaschen, und treten Sie mit jedem Fuß in eine Schlinge.
- Heben Sie den Fuß, der in der Schlinge des oberen Prusikknotens steht, an, und schieben Sie den Knoten möglichst weit am Seil hoch.
- Drücken Sie das Bein durch, und richten Sie sich auf.

- Heben Sie den andern Fuß an, schieben Sie den zweiten Prusikknoten nach, und belasten Sie die entsprechende Schlinge.
- Wiederholen Sie den Vorgang bis zum Spaltenrand.

Behelfsmäßiger Transport eines Verletzten
Wenn jemand schwer verletzt ist (Verletzung der Wirbelsäule, stärkere Kopfverletzung, starke Blutung, Bewußtlosigkeit, Schock), überlassen Sie den Transport lieber der Bergwacht oder einem Hubschrauber. Auch bei einem Knochenbruch ist dies Verfahren für den Verletzten wesentlich bequemer und weniger schmerzhaft als ein möglicherweise stundenlang dauernder behelfsmäßiger Transport.

Ein behelfsmäßiger Transport ist nur dann angebracht, wenn sich ein Abtransport durch die Bergwacht nicht lohnt – etwa bei einer Zerrung, Verstauchung oder Prellung – oder wenn fremde Hilfe gar nicht oder nicht schnell genug herbeigeholt werden kann, z. B. in nicht erschlossenen Gebieten.

Wenn zwei Kameraden da sind, die dem Verletzten helfen können, gehen Sie folgendermaßen vor:

- Suchen Sie einen etwa 2 m langen Ast, der das Gewicht des Verletzten auf jeden Fall trägt.
- Die beiden Helfer setzen ihre Rucksäcke auf, stellen sich in einem Abstand von 60–70 cm nebeneinander und schieben den Ast jeweils zwischen dem Rückenteil des Rucksacks und den Trageriemen durch, so daß er auf der äußeren Seite bei jedem etwa gleich weit (20–30 cm) übersteht.
- Nun kann der Verletzte zwischen den Helfern auf dem Ast Platz nehmen, und zwar so, daß sein Blick nach vorn gerichtet ist. Die Helfer müssen dabei eventuell in die Knie gehen.
- Der Verletzte hält sich fest, indem er seine Arme um die Schultern der Helfer legt. Gleichzeitig können diese ihn jeweils mit ihrem inneren Arm am Rücken stützen.
- Bei einem längeren Transport empfiehlt es sich, den Ast dort, wo er am Rücken der Helfer aufliegt und wo der Verletzte sitzt, zu polstern.

Sind Sie der einzige Helfer, verfahren Sie so:

- Stellen Sie die Trageriemen Ihres Rucksacks so lang wie möglich ein. Eventuell verlängern Sie die Riemen mit einer Schnur.
- Legen Sie den Rucksack so auf die Erde, daß der Verletzte seine Beine in die Öffnungen der Trageriemen stecken kann – in der gleichen Weise, wie man dort normalerweise seine Arme hindurchsteckt (von innen nach außen).
- Nehmen Sie nun den Rucksack so weit auf, daß Sie ihn, zumindest in kniender Stellung, mitsamt dem Verletzten aufsetzen können. Der Verletzte sitzt jetzt zwischen Ihrem Rücken und dem Rucksack auf den Trageriemen. Seine Beine hängen rechts und links herunter, und er hält sich an Ihren Schultern fest.

Transport eines Verletzten

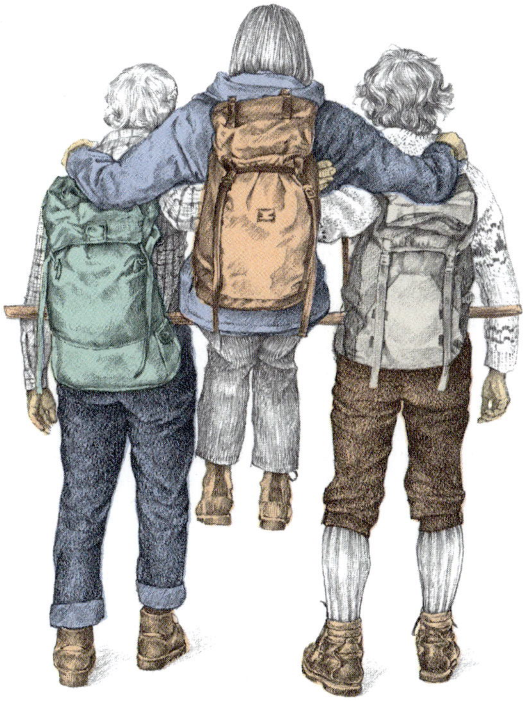

1. *Einen Verletzten kann man auf einem starken Ast transportieren, den man durch die Rucksackriemen von zwei nebeneinandergehenden Helfern schiebt.*

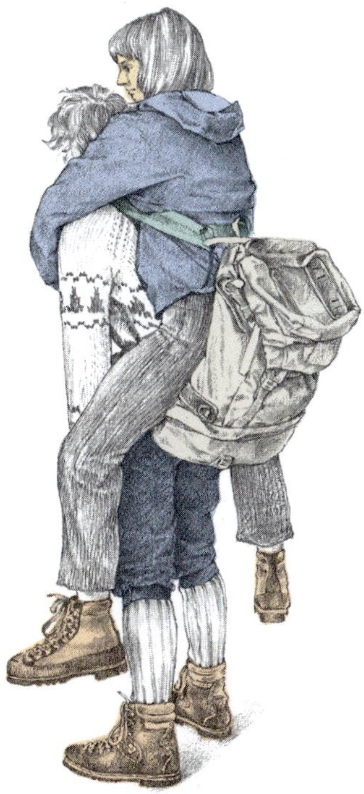

2. *Ist nur ein Helfer da, kann er den „Rucksacksitz“ anwenden. Dabei sitzt der Verletzte zwischen dem Rücken des Helfers und dessen Rucksack auf den Trageriemen.*

Skifahren – Lawinen – Notsituationen

Der alpine Skilauf ist zu einem Massensport geworden. Aufstiegshilfen und präparierte, abgesicherte Pisten ermöglichen es auch dem, der mit dem Hochgebirge nicht so vertraut ist, verhältnismäßig sicher Ski zu fahren. Trotzdem ereignen sich immer wieder Unfälle, und es treten Notsituationen ein, die bei richtiger Vorbereitung des Skisports, geeigneter Ausrüstung und angemessenem Verhalten fast stets vermeidbar gewesen wären.

Vorbereitung auf das Skifahren

Skifahren ist ein Sport, der Kondition und Gelenkigkeit erfordert. Man sollte deshalb nicht unvorbereitet auf die Piste oder Loipe gehen. Viele Vereine und Volkshochschulen bieten im Herbst regelmäßig Skigymnastik an. Kondition bekommt man am besten durch Waldläufe, Radfahren, Schwimmen u. a. m.

Bringen Sie vor Beginn der Saison Ihre Ausrüstung in Ordnung:

- Eine Bindung löst nur dann sicher aus, wenn sie richtig eingestellt ist und wenn die beweglichen Teile sauber und korrosionsfrei sind.
- Skier mit ausgebesserten und gewachsten Belägen sind nicht nur schneller, sondern sie drehen auch leichter.
- Geschliffene, scharfe Stahlkanten geben auch auf vereister Piste den Skiern eine sichere Führung.

Lassen Sie die entsprechenden Arbeiten in einem guten Fachgeschäft ausführen.

Die richtige Ausrüstung

Der Skityp und die Länge der Skier richten sich nach dem Verwendungszweck und dem Können des Skiläufers. Für die Einstufung gibt es die IAS-Klassifizierung. Entsprechend dieser Kennzeichnung werden die Skier im Handel angeboten:

L: für Anfänger und leichte Pisten;

A: für mittlere Fahrer und mittelschwere Pisten;

S: für sportliche Fahrer und alle Pisten;

I: für besondere Verwendung, z. B. Trickskifahren, Hochleistungssport, Skispringen, Touren.

Damit sich die Skier nach einem Sturz und dem Auslösen der Bindung nicht selbständig machen können, sind seitlich sogenannte Skistopper angebracht, die dann nach unten klappen und die Skier abbremsen. Fangriemen sollte man auf der Piste nicht mehr verwenden, da sich die Skier bei ihnen nicht vollständig von den Beinen lösen und ihre Stahlkanten für den Gestürzten eine Gefahr darstellen.

Skibindungen sind heute fast ausschließlich Sicherheitsbindungen. Sie lösen bei Dreh- und Frontalstürzen aus. Eine Ausnahme stellen hier Langlaufbindungen dar.

Die Schlaufen der Skistöcke sollten eine Sicherheitsöffnung haben. Diese verhindert, daß der Besitzer sich eventuell verletzt, wenn ein Skistock hängenbleibt.

- Lassen Sie sich durch schönes Wetter im Tal nicht dazu verleiten, nur leichtbekleidet in die Seilbahn oder den Sessellift zu steigen. Die Temperatur sinkt pro 100 Höhenmeter um 0,7 – 1 °C, d. h., 1000 m höher kann es bis zu 10 °C kälter sein. Außerdem weht in größerer Höhe auch bei schönstem Wetter oft ein kalter Wind.

Im Schnee ist die Ultraviolettstrahlung der Sonne besonders gefährlich, und zwar nicht nur bei Sonnenschein, sondern auch bei Nebel. Wer seine Augen nicht dagegen schützt, kann schnell schneeblind werden und sogar bleibende Schäden davontragen. Gefährlich ist auch ein längerer Aufenthalt im Schnee mit kurzen Ärmeln oder im Badeanzug. Verbrennungen der Haut können die Folge sein.

- Benutzen Sie eine gute Sonnenbrille. Am besten ist es, wenn sie einen seitlichen Schutz hat. Es gibt auch besondere Skibrillen mit entsprechenden Gläsern.
- Verwenden Sie ein Sonnenschutzmittel mit hohem Schutzfaktor (über 6).

Das Verhalten auf der Piste

Nach einer langen Autofahrt und nach der Fahrt im Sessel- oder Schlepplift sind die Knochen und Muskeln steif und ungelenk. Wer in diesem Zustand gleich Ski fährt, riskiert eher Knochenbrüche, Zerrungen und Verstauchungen.

- Wärmen Sie sich auf, ehe Sie abfahren oder loslaufen – am besten durch etwas Gymnastik oder einen kurzen Dauerlauf.
- Halten Sie sich an die international gültigen Pistenregeln (siehe Kasten auf S. 307).
- Wählen Sie eine Abfahrt, die Ihrem Können entspricht. Die Schwierigkeit einer Strecke ist durch farbige, runde Schilder gekennzeichnet: blau = leicht, rot = mittelschwer, schwarz = schwer.
- Fahren Sie so, daß Sie jederzeit anhalten können, wenn plötzlich ein Hindernis auftaucht, etwa ein Zaun, eine schneefreie oder gestreute Stelle oder ein gestürzter Skifahrer.

Wenn man gestürzt ist

- Wenn Sie einmal stürzen, machen Sie so schnell wie möglich die Piste oder Loipe wieder frei, vor allem an unübersichtlichen Stellen.
- Falls Ihnen dies nicht möglich ist, weil Sie verletzt sind, sollte eine unübersichtliche Unfallstelle sofort in ausreichendem Abstand gekennzeichnet werden, damit nachfolgende Skifahrer gewarnt werden. Diesem Zweck können z. B. zwei über Kreuz in den Schnee gesteckte Skier und ein farbiges Kleidungsstück oder ein Warnposten dienen.
- Auch wenn Sie aus einem Schlepplift stürzen, müssen Sie die Spur schnell verlassen, da die Nachfolgenden meist keine Möglichkeit haben, auszuweichen oder anzuhalten. Notfalls müssen sie ebenfalls aussteigen.

Fahren abseits der Piste

Viele Skifahrer geben sich mit der Zeit nicht mehr mit Abfahrten auf markierten und gewalzten Pisten zufrieden. Sie möchten eine andere „Dimension" des Skifahrens kennenlernen: das Tiefschneefahren. Da man sich dabei in ungesichertes Gelände begibt, ist hier ein größeres Können notwendig. Überdies sollte man die Gefahren kennen und sich entsprechend verhalten. Wer diese Kenntnisse noch nicht in ausreichendem Maße besitzt, tut gut daran, einen Berg- oder Skiführer zu mieten.

- Fahren Sie nie allein abseits der Piste. Sie können sich nicht darauf verlassen, daß man Sie, wenn Sie einen Unfall haben, rasch findet. Und schon ein verlorener Ski kann es Ihnen im tiefen Schnee unmöglich machen, auch nur einige hundert Meter vorwärtszukommen.
- Nehmen Sie ein paar zusätzliche Dinge mit, mit denen Sie sich in Notsituationen selbst besser helfen können:

– Ein Vielzweck-Taschenmesser. Es läßt sich zum Schneiden, Feilen, Sägen, Bohren und Anziehen von Schrauben verwenden.

– Eine feste, mindestens 10 m lange Schnur. Damit können Sie einen gebrochenen Ski notdürftig reparieren oder, wenn Sie ihn verloren haben, Tannenzweige unter die Skistiefel binden. Sie können damit auch ein gebrochenes Bein schienen und sogar eine Trage oder einen Notschlitten anfertigen.

– Erste-Hilfe-Material (siehe S. 299).

– Eine Trillerpfeife, mit der Sie im Notfall Hilfe herbeirufen können. Diese Signale hört man wesentlich besser als Rufen oder Pfeifen. (Siehe auch S. 292.)

– Wetterschutz. Schon ein einfacher Perlonanorak, eventuell zusammen mit einer Überhose, schützt Sie einigermaßen vor Wind und damit vor Auskühlung, falls Sie längere Zeit ausharren müssen. Noch besser geeignet ist ein Biwaksack. Das ist ein wasserdichter Sack, den Sie sich überstülpen oder wie einen Schlafsack verwenden können.

– Bei anspruchsvollen Abfahrten empfiehlt es sich dringend, sogenannte Lawinenverschütteten-Suchgeräte (VS-Geräte) mitzunehmen. Sie senden Pieptöne aus, die von entsprechenden Geräten empfangen werden können und es Rettern ermöglichen, Verschüttete innerhalb weniger Minuten aufzuspüren.

PISTENREGELN

Um die Unfallgefahr beim alpinen Skilauf zu verringern, hat man international gültige Pistenregeln aufgestellt, die jeder Skifahrer beachten sollte.

- Jeder Skifahrer muß sich stets so verhalten, daß er keinen anderen gefährdet.
- Jeder Skifahrer muß Geschwindigkeit und Fahrweise seinem Können ebenso wie den Gelände- und Witterungsverhältnissen anpassen.
- Der von hinten kommende Skifahrer muß seine Fahrspur so wählen, daß er vor ihm fahrende Skiläufer nicht gefährdet oder schädigt.
- Überholt werden darf von oben oder von unten, von rechts oder links, aber immer nur mit einem Abstand, der dem überholten Skifahrer für alle seine Bewegungen genügend Raum läßt.
- Jeder Skifahrer, der in eine Abfahrtsstrecke einfahren oder ein Skigelände queren (traversieren) will, muß sich zuvor nach oben und unten vergewissern, daß er dies ohne Gefahr für sich und andere tun kann.
- Jeder Skifahrer muß es vermeiden, sich ohne Not an engen oder unübersichtlichen Stellen einer Abfahrtsstrecke aufzuhalten. Ein gestürzter Skifahrer muß eine solche Stelle so schnell wie möglich wieder frei machen.
- Der aufsteigende Skifahrer darf nur den Rand einer Abfahrtsstrecke benutzen; er muß auch diesen bei schlechten Sichtverhältnissen verlassen. Das gleiche gilt für den Skifahrer, der zu Fuß absteigt.
- Jeder Skifahrer muß die Zeichen (Markierungen und Hinweisschilder) auf den Abfahrtsstrecken beachten.
- Bei Unfällen ist jeder zur Hilfeleistung verpflichtet.
- Jeder, ob Zeuge oder Beteiligter, ob verantwortlich oder nicht, muß bei einem Unfall seine Personalien angeben.

Lawinen

Jedes Jahr sterben in den Alpen rund 100 Skifahrer unter zu Tal gehenden Schneemassen, die zu 90 % von ihnen selbst ausgelöst worden sind. Die Lawinengefahr hängt im wesentlichen von zwei Faktoren ab: vom Wetter und vom Gelände. Das Wetter bestimmt den Aufbau der Schneedecke. Dabei spielt nicht nur das derzeitige Wetter eine Rolle, sondern auch das der vergangenen Tage und Wochen. Beim Gelände sind die Neigung und Richtung der Hänge, die Geländeformen und der Untergrund ausschlaggebend.

- Fragen Sie, bevor Sie die markierten Pisten verlassen, Bergführer, Skilehrer und Liftpersonal nach ihrer Meinung. Informieren Sie sich über die Lawinenlage durch den Rundfunk oder durch einen Anruf bei einer Lawinenwarnzentrale. (Siehe Kasten S. 308.)
- Verlassen Sie sich nie blindlings auf eine einzige Aussage. Nutzen Sie alle Informationsquellen, und ergänzen Sie sie durch eigene Beobachtungen im Gelände. Es ist möglich, daß die Lawinengefahr im ganzen als gering beurteilt wird, daß sie aber an bestimmten Stellen dennoch sehr groß ist.
- Wenn im Gelände schon Abfahrtsspuren vorhanden sind oder Skifahrer sich dort aufhalten, so ist das keine Gewähr dafür, daß der Hang sicher ist.
- Verlassen Sie sich nicht zu sehr auf Ihr VS-Gerät. 20 % aller Verschütteten sind, wenn eine Lawine zum Stehen kommt, bereits nicht mehr am Leben.

Falls Sie einmal gezwungen sein sollten, nicht ganz sicheres Gelände zu betreten, beachten Sie folgende Regeln:

- Nehmen Sie vorher die Hände aus den Stockschlaufen. Ziehen Sie Anorak, Mütze und Handschuhe an, und lösen Sie die Fangriemen.
- Achten Sie darauf, daß sich immer nur eine Person in der unsicheren Zone befindet. Die anderen beobachten sie aufmerksam.
- Fahren Sie nicht quer über den Hang. Fahren Sie möglichst in der Fallinie ab. Nutzen Sie günstige Geländeformen aus, z. B. große Felsen, dichten Wald oder einen Bergrücken.

Wenn man selbst in eine Lawine gerät

- Wenn man von einer Lawine überrascht wird, kann es – in seltenen Fällen – gelingen, mit einer Schußfahrt schräg aus der sich bewegenden Schneemasse herauszufahren.
- Falls Sie von der Lawine niedergerissen werden, entledigen Sie sich möglichst schnell Ihrer Stöcke und besonders Ihrer Skier.
- Versuchen Sie, sich mit schwimmähnlichen Bewegungen an der Oberfläche zu halten bzw. an die Oberfläche der Schneemasse zu gelangen.
- Halten Sie, kurz bevor die Lawine zum Stillstand kommt, die Hände vor den Mund und die Nase, um sich einen Raum zum Atmen zu schaffen. Sobald die Schneemasse zur Ruhe gekommen ist, hat der Betroffene meist keine Möglichkeit mehr, sich zu bewegen.
- Geraten Sie nicht in Panik. Geben Sie sich nicht auf, und vertrauen Sie darauf, daß man Sie bald findet.

Wie man einem Verschütteten hilft

- Wenn Sie beobachten, wie jemand von einer Lawine mitgerissen wird, merken Sie sich genau den Punkt, wo Sie den Verschütteten zum letztenmal gesehen haben. Markieren Sie ihn.
- Falls alle in der beteiligten Gruppe mit VS-Geräten ausgerüstet sind, sollten sie sofort selbst mit der Suche nach dem Verschütteten beginnen, da seine Überlebenschancen schon nach kurzer Zeit rapide sinken. Wenn genügend Suchende vorhanden sind, können gleichzeitig mindestens zwei Kameraden weiterfahren und zusätzliche Hilfe holen.
- Sind keine VS-Geräte vorhanden, muß man auf jeden Fall sofort Hilfe mit entsprechender Ausrüstung (Lawinensonden, Lawinenhunde, Schaufeln) holen. Beginnen Sie gleichzeitig die Suche mit den vorhandenen Mitteln. Sondieren Sie z. B. die Schneedecke mit den Skistöcken, nachdem Sie zuvor die Teller entfernt haben.
- Fangen Sie mit der Suche in der Fallinie des Punktes an, an dem der Verschüttete verschwunden ist.
- Wenn Sie den Verschütteten geortet haben, legen Sie zuerst den Kopf frei.
- Ist der Betreffende bewußtlos, führen Sie, nachdem Sie die Atemwege von Schnee und Erbrochenem befreit haben, Wiederbelebungsversuche durch. Die Wiederbelebung und weitere eventuell notwendige Maßnahmen sind im Erste-Hilfe-Kapitel unter den Stichwörtern Beatmung, Schock, Unterkühlung, Erfrierungen, Blutungen, Knochenbrüche, Verbände beschrieben.

Skitouren

Die anspruchsvollste Art des Skifahrens ist das Tourengehen oder Skibergsteigen. Die Skier dienen hier als Fortbewegungsmittel beim Aufstieg und bei der Abfahrt im winterlichen Gebirge. Da im allgemeinen keine bezeichneten Routen vorhanden sind und man sich bis in die höchsten Gipfelregionen begibt, genügt es nicht, wenn man nur gut Ski fahren kann. Vielmehr benötigt man eine Menge zusätzlicher Kenntnisse und Fertigkeiten.

LAWINENLAGEBERICHTE

Gute Informationen über die Lawinenlage erhält man telefonisch von den offiziellen Lawinenwarnzentralen oder über den Rundfunk. Die Telefonnummern sind folgende:

Bayern	0 89/12 10 12 10	Steiermark	00 43/3 16/15 88
Tirol	00 43/5 12/15 88	Oberösterreich	00 43/7 32/15 88
Salzburger Land	00 43/6 62/15 88	Südtirol	00 39/4 71/27 11 77
Vorarlberg	00 43/55 22/15 88	Schweiz	00 41/1/187
Kärnten	00 43/4 63/15 88	Chamonix	00 33 50/53 17 11

Die Telefonnummern gelten für einen Anruf aus Deutschland. Zu beachten ist, daß die unter diesen Nummern gegebene Information immer überregionalen Charakter hat und daß die örtlichen Verhältnisse deutlich abweichen können. Es ist daher ratsam und wichtig, vor Tourenaufbruch Informationen vor Ort einzuholen. Im Rundfunk gibt es einen Lawinenlagebericht auf Bayern 3 täglich nach den 8-Uhr-Nachrichten.

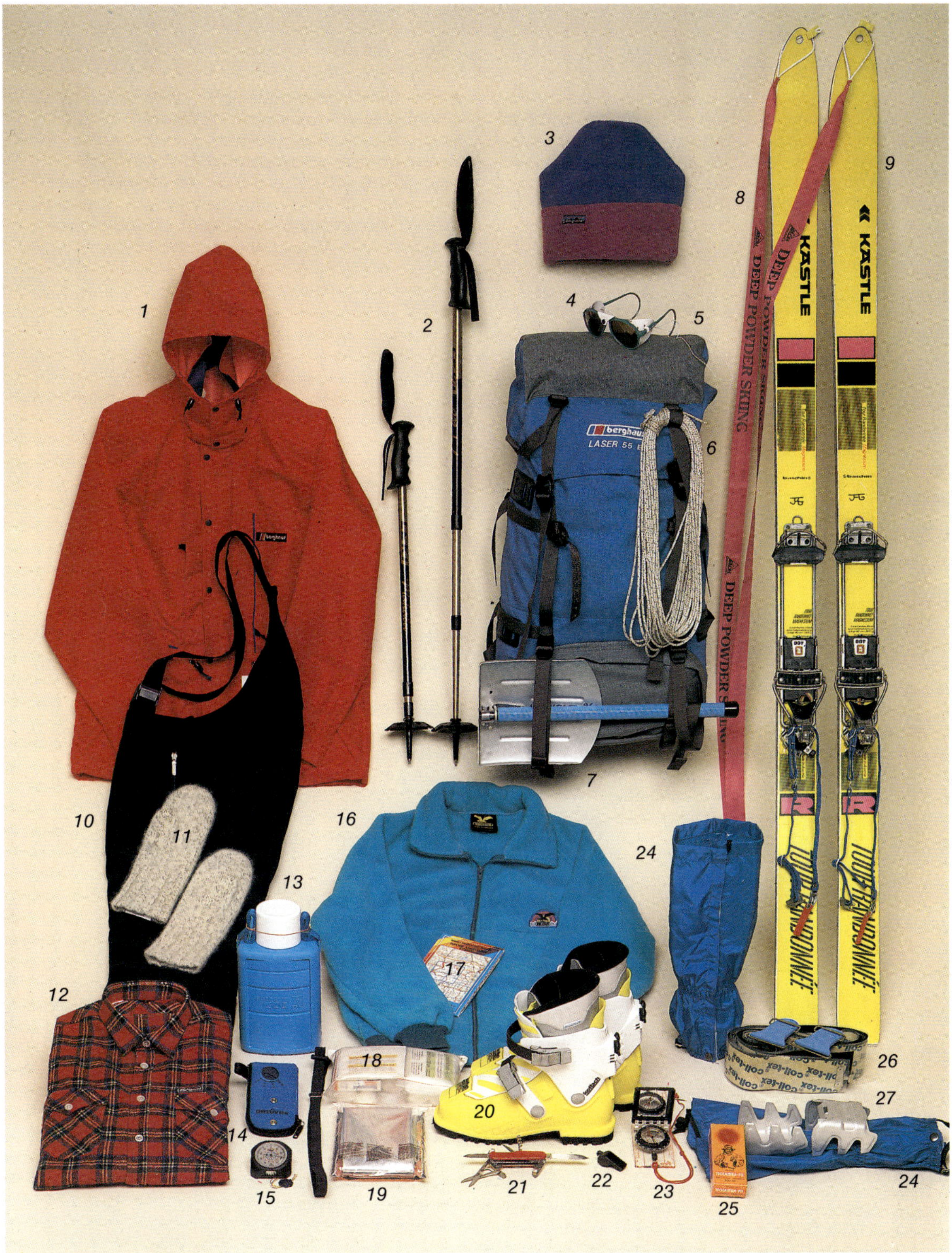

Ausrüstung für eine Skitour

1 Anorak, 2 Teleskopskistöcke, 3 Mütze, 4 Gletscherbrille, 5 Rucksack, 6 Schnur, 7 Lawinenschaufel, 8 Tiefschneebänder, 9 Tourenskier mit Tourenbindung und Fangriemen, 10 Tourenhose, 11 Handschuhe (Fäustlinge), 12 Hemd, 13 Thermosflasche, 14 Lawinenverschütteten-Suchgerät mit Gurt, 15 Höhenmesser, 16 Faserpelzjacke (oder Pullover), 17 Karte, 18 Bergapotheke, 19 Rettungsfolie (oder Biwaksack), 20 Skistiefel, 21 Vielzweck-Taschenmesser, 22 Trillerpfeife, 23 Kompaß, 24 Gamaschen, 25 Sonnenschutzmittel, 26 Steigfelle, 27 Harscheisen.

Zu beherrschen sind:
- Orientierung mit Hilfe von Karte, Kompaß und Höhenmesser.
- Geländebeurteilung; Anlegen einer Aufstiegsspur.
- Aufstiegs- und Abfahrtstechniken.
- Lawinenkunde.
- Wetterkunde.
- Bei Gletscherbegehungen und besonders anspruchsvollen Touren: Gebrauch von Seil, Eispickel und Steigeisen.

Wer sich die entsprechenden Kenntnisse aneignen will, nimmt am besten an einem Kurs teil oder läßt sich von erfahrenen Tourengehern mitnehmen. Außerdem benötigt man eine spezielle Ausrüstung (siehe S. 309).

So stellt man einen Behelfsschlitten her

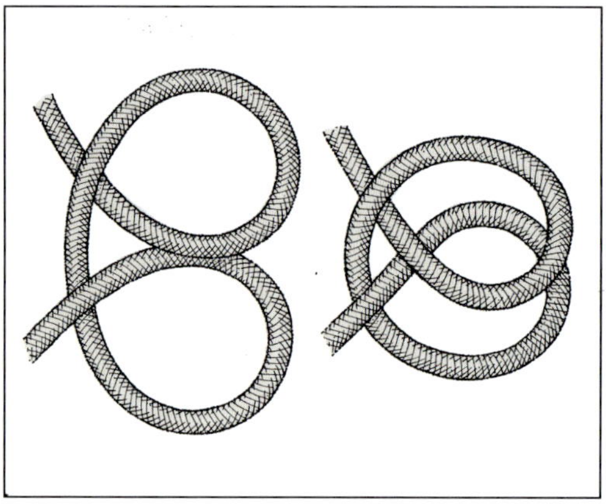

1. *Machen Sie zunächst einen sogenannten Mastwurf: Bilden Sie mit der Schnur zwei nebeneinanderliegende Augen, wie diese Abbildung das zeigt. Legen Sie das erste Auge auf das zweite.*

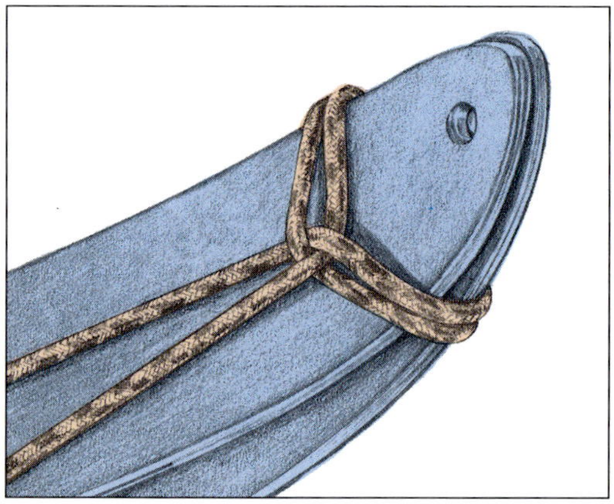

2. *Schieben Sie den Mastwurf über die aufeinandergelegten Skispitzen, und befestigen Sie die Schnurenden vorn an den Bindungen. Die Schnur muß straff sein, damit der Knoten nicht von den Skispitzen abrutschen kann.*

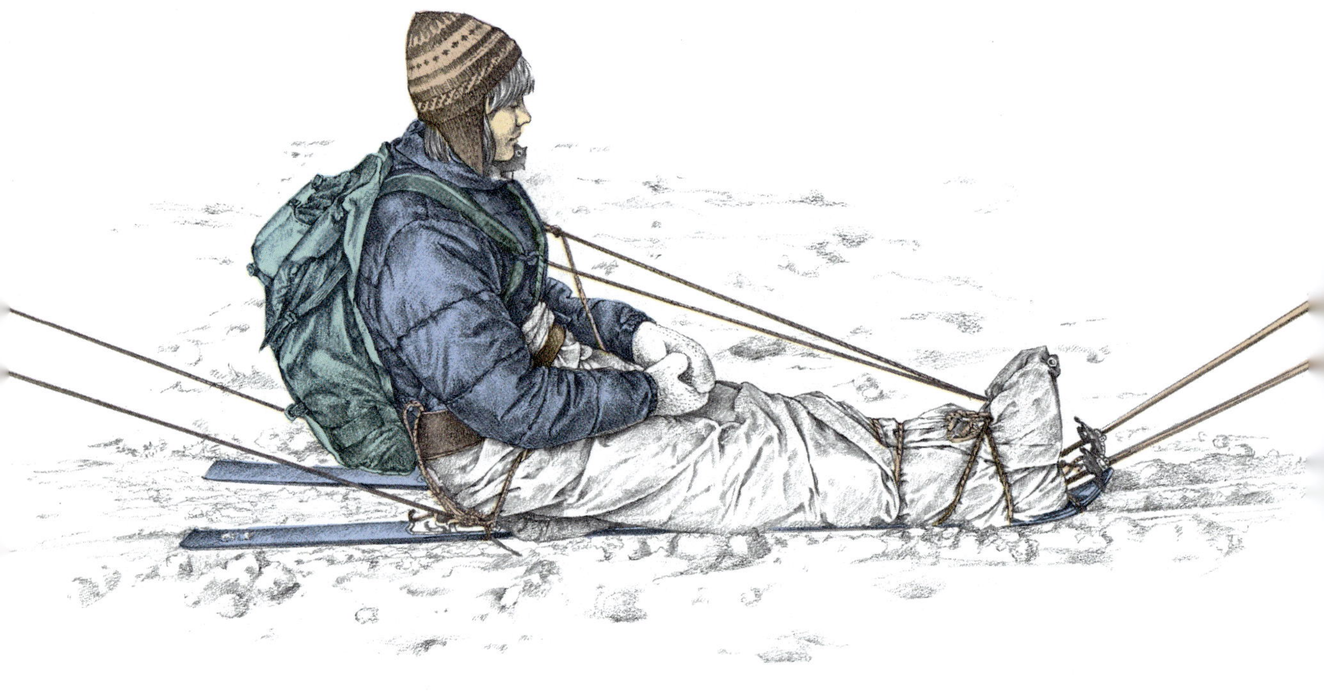

3. *So sieht der Behelfsschlitten aus, auf dem der Verletzte festgebunden ist. Eine Schnur führt zu den Skispitzen und hält den Betreffenden aufrecht. Zum Transport sind zwei Helfer nötig: einer vorn zum Lenken und Ziehen und ein weiterer hinten zum Bremsen.*

Transport eines Verletzten

Ein verletzter Skifahrer wird auf der Piste problemlos mit dem Akja, einer Art Notschlitten, abtransportiert. Ist er schwerer verletzt, holt man ihn sogar mit dem Hubschrauber.

Verletzt sich ein Skifahrer abseits der Piste und ist jemand bei ihm, so können diese andern aus einem Paar Skier, einem Rucksack, Skistöcken, Kleidungsstücken und Schnüren einen Behelfsschlitten bauen:

- Legen Sie die Skier so nebeneinander, daß sie vorn einen spitzen Winkel bilden. Die Schaufeln werden dabei aufeinandergelegt.
- Binden Sie die Schaufeln mit einem Mastwurf zusammen, und führen Sie die Schnurenden straff zu den Vorderteilen der Bindungen weiter. Befestigen Sie sie dort, um zu verhindern, daß der Knoten von den Schaufeln rutscht.
- Verknoten Sie die Fangriemen so, daß die Skier nicht auseinandergehen können.
- Polstern Sie den Bereich der Skibindungen mit Kleidungsstücken aus.
- Heben Sie den Verletzten mit den Beinen nach vorn vorsichtig auf den Behelfsschlitten.
- Setzen Sie ihm einen Rucksack auf, und verbinden Sie die Tragriemen durch eine Schnur mit den Skispitzen. So kann der Oberkörper nicht zurückfallen.
- Schützen Sie die Beine und den Unterkörper des Verletzten mit zusätzlichen Kleidungsstükken oder durch einen Biwaksack, und binden Sie den Betreffenden mit weiteren Schnüren auf dem Behelfsschlitten fest.
- Mit zwei an der Spitze befestigten Skistökken kann man das Gefährt dann ziehen.
- Zum Bremsen bei einer Abfahrt dienen zwei lange Schnüre, die man hinten an den Bindungen befestigt und dann in die Hand nimmt.

Wie man im Schnee biwakiert

Wenn die Gefahr besteht, daß Sie vor Einbruch der Dunkelheit das Tal oder eine feste Unterkunft nicht mehr erreichen, sollten Sie sich rechtzeitig für ein Biwak entscheiden; denn die Vorbereitungen dafür sind, vor allem wenn Sie keine Hilfsmittel (Schaufel) haben, recht zeitaufwendig.

- Suchen Sie zunächst eine geeignete Stelle: entweder eine ebene Fläche mit einer Schneedecke, die mindestens 2 m hoch ist, oder einen kleinen, windabgewandten Hang. Besonders geeignet sind Schneewächten. Achten Sie darauf, daß die Stelle nicht lawinengefährdet ist, auch dann nicht, wenn noch mehr Schnee fällt oder Sturm aufkommt.
- Bauen Sie nun eine Schneehöhle. (Siehe auch S. 319 und 320.) Der Innenraum sollte nicht zu niedrig sein, da sich Schnee, der erwärmt wird, mehr als einen halben Meter setzen kann.
- Legen Sie am Hang den Eingang möglichst tief, damit die warme Luft – die nach oben steigt – nicht abfließen kann.
- Wenn Sie sich von oben in den Schnee hineingegraben haben, verschließen Sie den Eingang mit Skiern und mit Schnee.

Biwak in einer Schneehöhle

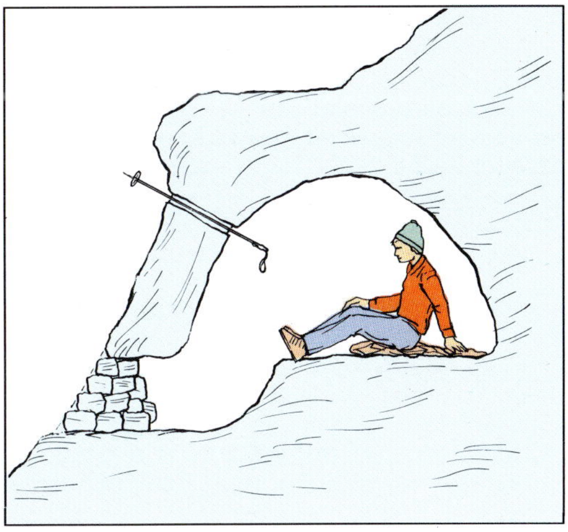

1. *Wenn Sie die Schneehöhle in einen Hang graben, achten Sie darauf, daß der Eingang tiefer liegt als die vorgesehene Sitzfläche. So fließt die warme Luft nicht ab.*

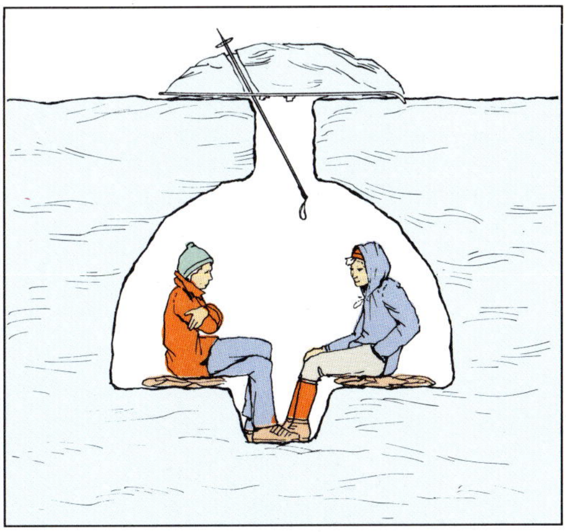

2. *Beim Bau einer Schneehöhle in ebenem Gelände hebt man innen einen Graben für die kalte Luft aus und dichtet den Eingang gut ab. Bei beiden Bauarten muß mit einem Skistock ein Luftloch offengehalten werden.*

- Lassen Sie eine Öffnung für die Luftzufuhr. Halten Sie sie mit einem Skistock offen.
- Markieren Sie den Eingang, so daß er außen gut sichtbar ist.
- Glätten Sie die Innenwände, so gut es geht, damit der schmelzende Schnee nicht abtropft, sondern herunterrinnt.
- Decken Sie die kalte Sitzfläche mit Reisig, einem Biwaksack oder mit dem Rucksack ab.
- Ziehen Sie alle vorhandenen Kleidungsstücke an – die trockenen direkt auf die Haut, nasse darüber.
- Legen Sie sich im Notbiwak nicht hin, sondern bleiben Sie sitzen. Diese Position ist günstiger für die Durchblutung der Beine.

Notfälle in Höhlen

Höhlen, also Hohlräume unter der Erdoberfläche, haben seit jeher auf den Menschen eine besondere Anziehungskraft ausgeübt. Es gibt kleine Höhlen, und sehr große. Manche bilden riesige Säle, andere stellen ein gewaltiges, höchst verwickeltes System von Gängen dar, das sich im Erdboden kilometerweit verzweigt oder in unabsehbare Tiefen hinabführt.

Eine ganze Reihe von Höhlen sind als „Schauhöhlen" der Allgemeinheit zugänglich gemacht worden – allein in der Bundesrepublik Deutschland weit über 30. Sie sind beleuchtet und stellenweise mit Stegen und Geländern ausgestattet. Andere Höhlen sind nur etwas für Spezialisten, für Höhlenforscher, von denen viele Höhlen überhaupt erst entdeckt worden sind.

Ernsthafte Höhlenforscher sind umsichtige und erfahrene Leute. Sie sind auch gut ausgerüstet – mit Seilen, Leitern, Lampen und anderem Gerät. Dennoch ist ein Restrisiko nicht auszuschließen. Wesentlich größer sind die Gefahren für Menschen, die sich, von Neugier und Abenteuerlust getrieben, in größere Höhlen hineinwagen, ohne richtig darauf vorbereitet zu sein. So kommt es immer wieder vor, daß Menschen in einer Höhle in Schwierigkeiten geraten; daß sie dort irgendwo festsitzen oder den Rückweg nicht mehr finden und, zum Teil mit beträchtlichem Aufwand, gerettet werden müssen. Zuweilen kommt es sogar vor, daß jemand in einer Höhle stirbt.

VORSICHT IN HÖHLEN

- Wenn Sie Höhlen begehen wollen, tun Sie am besten daran, sich erfahrenen und richtig ausgerüsteten Höhlenforschern anzuschließen.
- Wenn Sie in eine Höhle einsteigen wollen, sollten Sie mindestens zu viert sein. Wenn ein Unfall passiert, kann einer bei dem Verletzten bleiben, während die andern beiden Hilfe holen.
- Geben Sie jemandem Kenntnis davon, daß Sie in die Höhle einsteigen. Dann weiß man im Notfall, wo Sie sind, und kann Ihnen schneller helfen.
- Hören Sie, bevor Sie aufbrechen, die Wettervorhersage. Bei stärkeren Regenfällen sind manche Höhlen schnell überschwemmt.
- Ziehen Sie sich warm an. Manche Höhlen sind das ganze Jahr über kalt und feucht, oft auch schlammig. Ziehen Sie feste Schnürstiefel oder Stulpenstiefel an, und setzen Sie einen Bergsteiger- oder Höhlenhelm auf.
- Nehmen Sie folgendes mit: eine Stirnlampe mit Batterien; Ersatzbatterien und -birnen; auch Karbidlampen sind noch gebräuchlich und haben Vorteile; Kraftnahrung (z.B. Schokolade, Traubenzucker, Fruchtmark und Studentenfutter) und Wasser; eine Höhlenkarte; eine Taschenapotheke; eine Signalpfeife; eine Uhr mit Leuchtziffern; starke Kletterseile.
- Wenn Sie Ihren Weg zur Vorsicht durch Steinhaufen markieren, räumen Sie die Steine auf dem Rückweg wieder weg. Halten Sie sich an die Regel der Höhlenforscher: Nehmen Sie nichts aus der Höhle mit außer Ihrem belichteten Film; lassen Sie nichts in der Höhle zurück außer Ihren Fußspuren.

Wenn Sie sich in einer Höhle verirrt haben

- Wenn Sie eine Höhle begehen und merken, daß Sie sich verirrt haben, halten Sie sofort an. Versuchen Sie sich zu erinnern, an welchem Punkt Sie die falsche Richtung eingeschlagen haben.
- Rechnen Sie nach, wie lange Sie schon in der Höhle sind, damit Sie abschätzen können, wie lange Sie für den Rückweg brauchen.
- Markieren Sie die Stelle, wo Sie sind. Scharren Sie ein Zeichen in den Schlamm auf dem Boden, oder türmen Sie Steine zu einem kleinen Steinhaufen auf. Wenn das nicht möglich ist, kratzen Sie mit Ihrem Messer ein Zeichen an die Wand, oder machen Sie mit einer brennenden Kerze einen Rußfleck.
- Versuchen Sie, den Weg zurückzugehen, auf dem Sie gekommen sind.
- Blicken Sie dabei immer wieder zurück, um zu prüfen, ob Sie bestimmte Abschnitte wiedererkennen. Der Weg durch eine Höhle sieht in der einen Richtung oft ganz anders aus als in der entgegengesetzten.
- Markieren Sie Ihren Weg immer wieder durch Zeichen.
- Legen Sie Pausen ein, um Kraft zu sparen. Machen Sie bei jeder Pause Ihre Lampe aus, um die Batterie zu schonen. Sie wissen nicht, wie lange Sie sie noch brauchen.
- Wenn der Weg Sie immer tiefer in unbekanntes Gebiet führt, kehren Sie zu dem Punkt zurück, an dem Sie sich noch sicher fühlten. Folgen Sie dabei Ihren Markierungen. Probieren

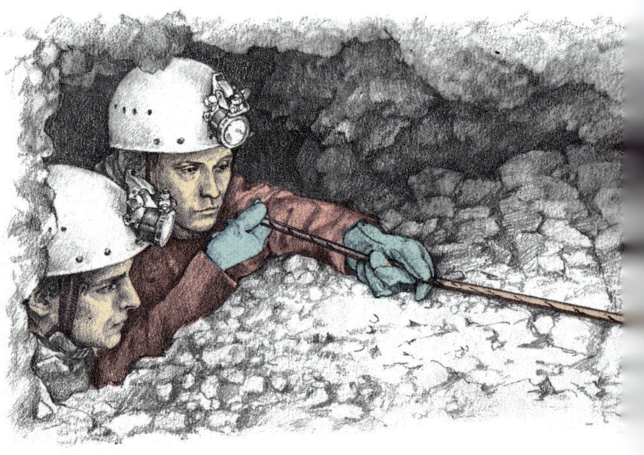

Sie einen anderen Gang. Selbst bei einem Labyrinth von Gängen stoßen Sie irgendwann einmal auf den richtigen.

● Rufen Sie, oder lassen Sie Ihre Signalpfeife ertönen, wenn Sie Geräusche hören, die von anderen Höhlenwanderern stammen könnten.

Klettern in Höhlen

In vielen Höhlen gibt es Kletterstellen. Um sie zu meistern, muß man eine besondere Ausrüstung haben und bestimmte Methoden beherrschen.

● Meiden Sie Kletterstellen als Anfänger.

● Übernehmen Sie die Ausrüstung nicht einfach von Bergsteigern. Die richtige Kleidung und die besonderen Geräte, die man braucht, können lebenswichtig sein. Für Höhlenausrüstungen gibt es spezielle Versandgeschäfte.

● Die Sicherung an einer Kletterstelle muß möglichst umfassend sein. Auch an einem flachen Hang kann eine Seilsicherung nötig sein, da solche Hänge oft mit Lehm bedeckt und rutschig sind. Wer hier nicht ausreichend gesichert ist, gleitet möglicherweise in Schächte oder Spalten ab.

Wenn Sie in einem Gang steckenbleiben

● Entspannen Sie sich vollständig. Angespannte Muskeln und schnelles, nervöses Atmen vergrößern Ihren Körperumfang, so daß Sie schwerer wieder loskommen. Machen Sie sich ganz schlaff.

● Sobald Sie wieder normal atmen, versuchen Sie, sich langsam aus der Klemme herauszuwinden. Gehen Sie das Problem mit Geduld an, und bleiben Sie so entspannt wie möglich.

● Arbeiten Sie mit Ihrem ganzen Körper. Oft ist es einfacher, sich mit den Beinen aus der Engstelle herauszustoßen, als mit den Armen zu ziehen.

Wenn Ihre Lampe ausgeht

In einem Höhlensystem herrscht tiefste Finsternis; ohne Lampe verliert man sehr schnell die Orientierung.

● Wenn Sie allein sind und Ihre Lampe ausgeht, halten Sie sofort an. Gehen Sie in die Hocke, und legen Sie eine Hand unmittelbar vor Ihren Füßen auf den Boden; die andere Hand legen Sie direkt hinter Ihre Füße.

● Halten Sie Ihre Hände in dieser Stellung, und drehen Sie sich um, so daß Sie nun zum Ausgang blicken. Benutzen Sie dabei Ihre Hände als Orientierungshilfe. Drehen Sie sich dann nicht mehr, und laufen Sie nicht herum.

● Setzen Sie sich auf den Boden, und warten Sie mindestens zehn Minuten, bis sich Ihre Augen völlig an die Dunkelheit angepaßt haben. Wenn Sie nicht weit vom Eingang der Höhle entfernt sind, wird mit zunehmender Lichtempfindlichkeit Ihrer Augen vielleicht ein Lichtschimmer sichtbar.

● Versuchen Sie, während Sie warten, sich alle Gänge ins Gedächtnis zurückzurufen, durch die Sie gekommen sind.

● Wenn vor Ihnen ein Lichtschimmer vom Höhleneingang her zu sehen ist, kriechen Sie langsam in diese Richtung. Tasten Sie dabei ständig den Boden vor sich ab, und prüfen Sie, ob sich dort ein Felszacken befindet oder ob Gesteinsbrocken im Weg liegen.

● Wenn es ganz dunkel ist, aber der Weg, auf dem Sie gekommen sind, ziemlich gerade war – wenige Kurven, keine Abzweigungen, nichts Gefährliches auf dem Boden –, bewegen Sie sich auf der gleichen Linie auf allen vieren zurück. Stellen Sie sich dabei die Strecke im Geist vor. Tasten Sie sich an der Wand der Höhle entlang.

● Wenn Sie sich in einem gefährlichen und komplizierten Höhlensystem befinden, warten Sie, bis jemand kommt und Sie rettet. Die Chance, daß Sie aus eigener Kraft sicher aus der Höhle herausfinden, ist sehr gering.

Befreiung aus einem Engpaß

Wenn Sie feststecken, machen Ihre Kameraden in ein Seil eine Schlinge. Stecken Sie einen Fuß in die Schlinge, und beugen Sie das Bein. Ihre Kameraden ziehen das Seil straff und befestigen es. Drücken Sie nun Ihr Bein mit aller Kraft durch, und schieben Sie sich so aus dem Engpaß.

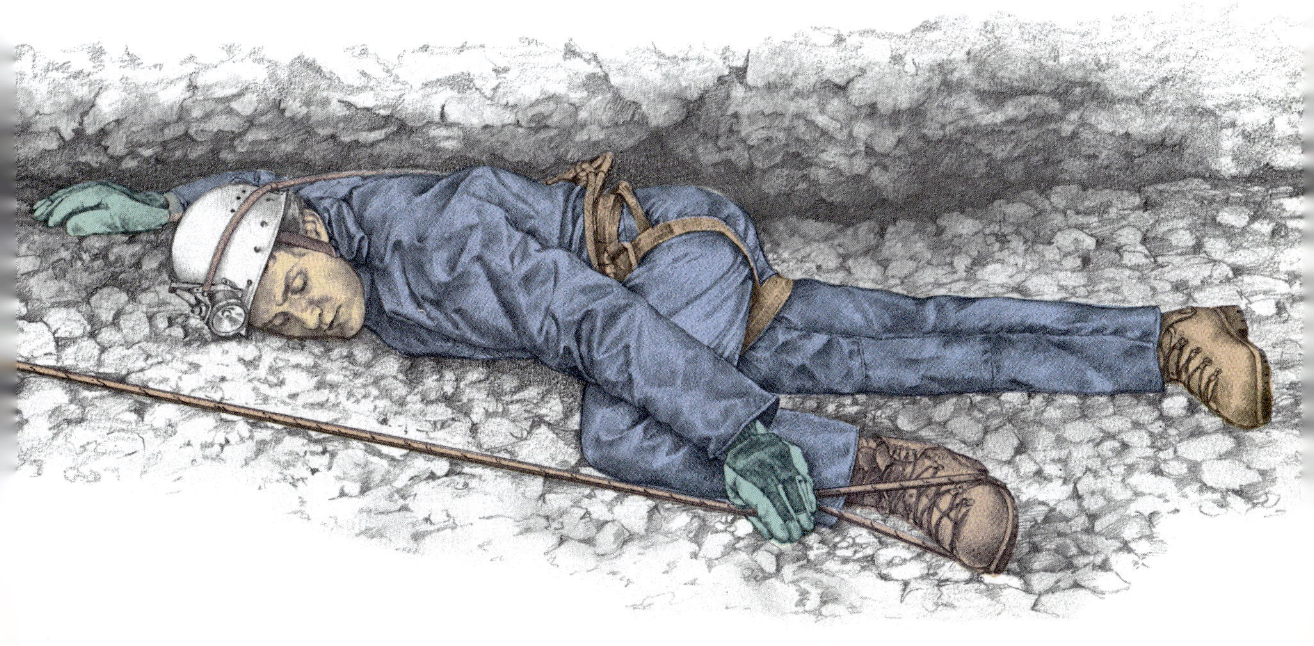

Überleben in der Wildnis

Eine Verletzung, eine Panne, schlechtes Wetter oder sonstiges Pech kann aus einer Abenteuerreise einen Kampf ums Überleben machen. Dies kann an allen möglichen Orten passieren: im Gebirge oder im Moor, im tropischen Regenwald oder in der Wüste. Wo immer es sein mag, vier dringende Maßnahmen haben Vorrang vor allem. In der Reihenfolge ihrer Wichtigkeit sind dies: Schutz suchen, Notsignale geben, Wasserversorgung und Nahrung sichern.

Auf den folgenden Seiten beschreiben Überlebensspezialisten, wie man diese Aufgaben unter den verschiedensten Bedingungen lösen kann. Alle angegebenen Techniken sind in wirklichen Notfällen bereits angewandt worden, und sie gehören zum Überlebenstraining von Mitgliedern einschlägiger Organisationen. Einige Techniken bergen jedoch ihrerseits Risiken. Sie sollten nur dann benutzt werden, wenn die andernfalls drohende Gefahr noch größer ist.

Die vordringlichen Maßnahmen

- Wo immer Sie sich befinden, bringen Sie sich zuerst vor Kälte, Hitze, Sturm oder Regen in Sicherheit, damit Sie dann ruhig und mit Bedacht einen Plan für Ihr weiteres Vorgehen machen können.
- Geben Sie als nächstes ein deutlich wahrnehmbares Signal, damit andere Menschen erkennen können, daß Sie in Not sind und wo Sie sich befinden. Verwenden Sie alles, was sich dafür eignet. Breiten Sie etwa farbige Kleidungsstücke aus, die sich deutlich von der Umgebung abheben. Zünden Sie ein Feuer an, und geben Sie damit Rauchsignale. Lassen Sie eine Pfeife ertönen, wenn Sie eine haben. Das internationale Notsignal besteht aus sechs Signalen pro Minute, denen jeweils eine Pause von einer Minute folgt. Dieses Signal wird beliebig wiederholt. Oder stellen Sie Spiegel auf, die die Sonne reflektieren. Blinken Sie nachts mit Ihrer Taschenlampe. Erst danach gehen Sie auf Wasser- und Nahrungssuche. Vielleicht sind schon Suchmannschaften unterwegs – und finden Sie nicht, weil Sie kein Notsignal geben.
- Wasser ist lebenswichtiger als Nahrung. Ohne Wasser bleibt ein Mensch nur wenige Tage am Leben – und auch das nur in gemäßigtem Klima. Während Sie auf der Suche nach einem geschützten Platz und mit den Vorbereitungen für das Notsignal beschäftigt waren, haben Sie bereits Körperflüssigkeit verbraucht, die ersetzt werden muß.
- Als letztes gehen Sie auf Nahrungssuche. Unter normalen Bedingungen bleibt ein erwachsener Mensch ohne Nahrung noch wochenlang am Leben.
- Gehen Sie trotzdem frühzeitig auf Nahrungssuche. Prüfen Sie die Pflanzen in der Umgebung auf ihre Eßbarkeit. (Siehe „Die Eßbarkeitsprobe“, S. 318.)

Ein Feuer machen

Ihre Überlebenschancen in der Wildnis können davon abhängen, ob Sie in der Lage sind, ein

VORBEREITUNG EINER REISE IN DIE WILDNIS

Auch die beste Vorbereitung kann nicht alle Risiken ausschließen, die mit einer Reise in ein abgelegenes oder wildes Land verbunden sind. Aber eine gute Vorbereitung kann die Wahrscheinlichkeit, daß etwas schiefgeht, wesentlich vermindern und die Überlebenschancen der Beteiligten im Fall eines Mißgeschicks erheblich verbessern.

- Gehen Sie nie allein auf eine Abenteuerreise.
- Machen Sie sich mit dem Gebrauch von Karte und Kompaß völlig vertraut.
- Informieren Sie vor der Abreise Verwandte oder Freunde über Ihre Reiseroute, die Zahl der Teilnehmer sowie darüber, wann Sie wo sein wollen. So können im Notfall zuständige Stellen alarmiert werden.
- Besprechen Sie Ihre Pläne frühzeitig mit Leuten, die die Gegend, die Sie bereisen wollen, gut kennen. Mit großer Wahrscheinlichkeit erhalten Sie dabei wertvolle Ratschläge.
- Nehmen Sie bequeme Kleidung mit, die Sie gut gegen Witterungsunbilden schützt. Was Sie im Einzelfall tragen, hängt vom Klima ab.
- Tragen Sie direkt auf der Haut Stoffe, die den Schweiß aufsaugen. Ganz allgemein sind Baumwolle und Wolle in dieser Hinsicht besser als Kunstfasern; aber spezielle synthetische Thermofasern sind ebenfalls gut. Baumwolle eignet sich besonders für warmes Klima, da sie den Schweiß aufsaugt. Für kaltes Wetter ist sie weniger geeignet, da sie nur langsam trocken wird.
- In warmem Klima sollten Sie leichte Hosen tragen. In kaltem Klima sind Kniebundhosen aus Wollstoff, Cordsamt oder einer speziellen Kunstfaser sowie lange Kniestrümpfe die beste Kleidung. Tragen Sie keine Jeans. Eine nasse Jeanshose hält die Wärme nicht.
- Ziehen Sie Wollsocken an. Sie saugen den Schweiß auf und polstern die Füße ab. Festes Schuhwerk ist selbstverständlich.
- Etwa 50 % der Wärme, die der Körper verliert, werden vom Kopf und von den Händen abgegeben. Tragen Sie also bei kaltem Wetter eine Mütze und Handschuhe, um Ihre Körperwärme zu bewahren.
- Nehmen Sie eine Überlebensausrüstung mit (siehe S. 322 und 323).

Feuer zu machen. Wärme liefern, Nahrung zubereiten, Wasser abkochen, Kleidung trocknen, Signale geben, Insekten vertreiben – der Erfüllung all dieser lebenswichtigen Aufgaben dient das Feuer. Deswegen müssen Sie auf alle Wanderungen in abgelegenen oder schwierigen Gebieten ein zuverlässiges Feuerzeug oder einen ausreichenden Vorrat an Streichhölzern mitnehmen. Es gibt auch wasserdicht verpackte Streichhölzer; oder packen Sie normale Streichhölzer selbst in einen wasserdichten Behälter.

Wie man Anzündmaterial findet

- Anzündmaterial muß zumeist völlig trocken sein. Geeignet sind trockenes Gras oder Stroh, trockene Zweige, Äste, Blätter, Rindenstücke und Holzspäne. Bei nassem Wetter suchen Sie unter Baumstümpfen und Felsvorsprüngen nach möglichst trockenem Material.
- Rinde, die man von Birken abzieht, ist auch bei nassem Wetter ein gutes Anzündmaterial, da sie leicht brennbare Öle enthält. Ebenso leicht entflammbar ist das Harz, das sich an Aststummeln von Tannen bildet.
- Wenn Sie gar kein brauchbares natürliches Anzündmaterial finden können, zerreißen Sie ein Kleidungsstück. Wattebäusche, eine abgewickelte Mullbinde aus der Erste-Hilfe-Packung und Flusen, wie sie sich etwa in einer Hosentasche ansammeln, eignen sich ebenfalls zum Feuermachen.
- Blasen Sie das glimmende Anzündmaterial vorsichtig an, und legen Sie, wenn es brennt,

Wie man mit der Autobatterie ein Feuer entzündet

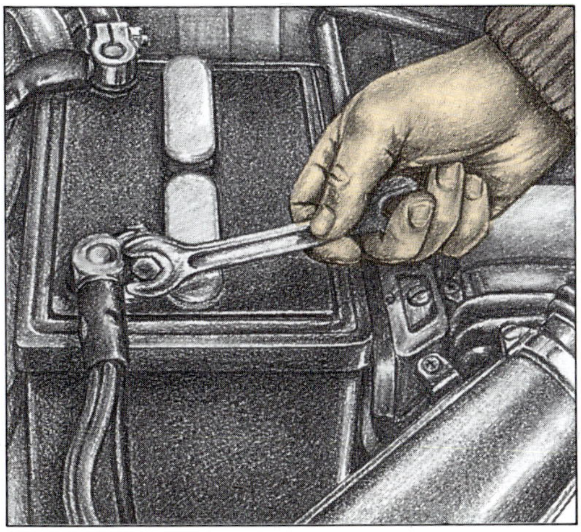

1. *Lösen Sie im Notfall die Kabelanschlüsse an der Batterie, und heben Sie die Batterie aus dem Auto.*

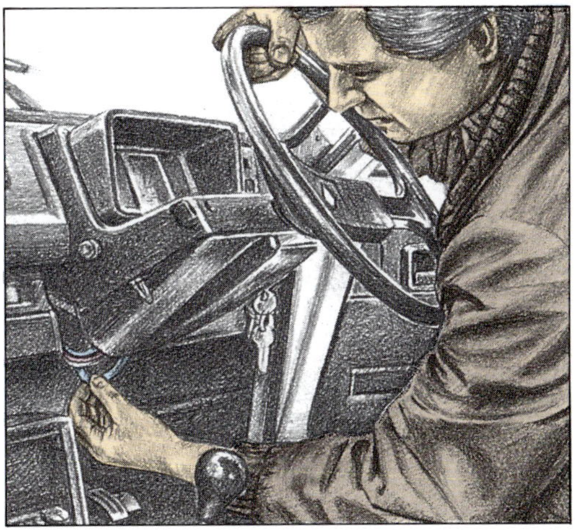

2. *Wenn Sie kein Ersatzkabel oder Starthilfekabel mithaben, montieren Sie zwei entbehrliche Leitungskabel ab.*

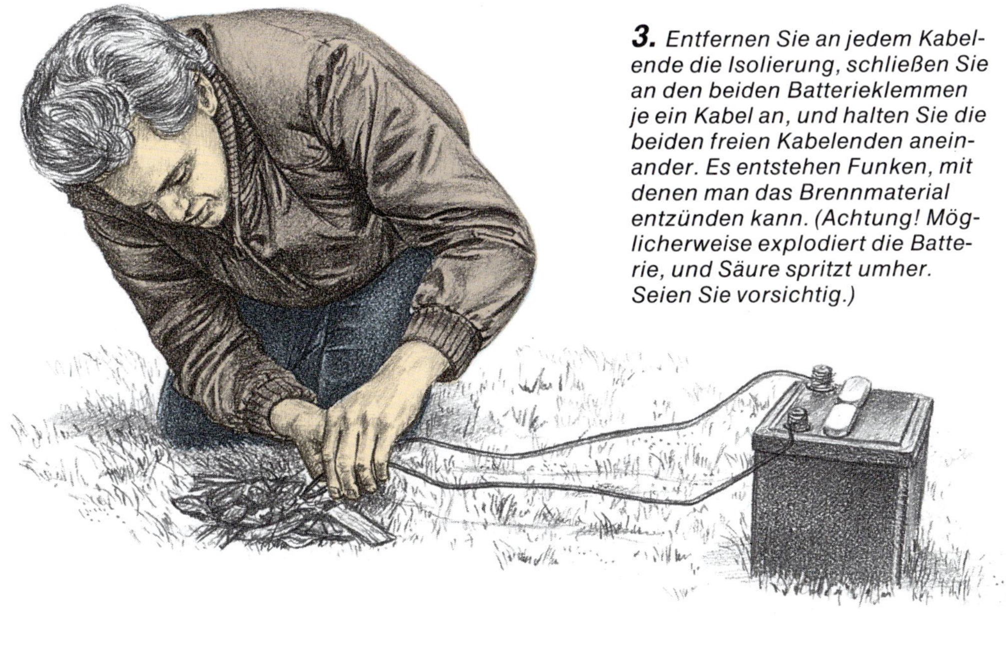

3. *Entfernen Sie an jedem Kabelende die Isolierung, schließen Sie an den beiden Batterieklemmen je ein Kabel an, und halten Sie die beiden freien Kabelenden aneinander. Es entstehen Funken, mit denen man das Brennmaterial entzünden kann. (Achtung! Möglicherweise explodiert die Batterie, und Säure spritzt umher. Seien Sie vorsichtig.)*

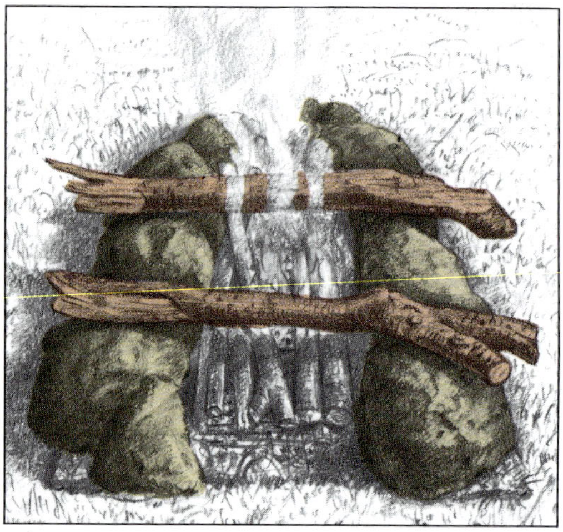

So legt man ein Jägerfeuer an
Man kann die Feuerstelle aus Holzklötzen, Steinen, Erde oder einer Grasnarbe bauen. Sie hat einen trichterförmigen Grundriß und zieht gut. Die weite Trichteröffnung sollte der Windrichtung zugekehrt sein. Legen Sie frische Äste oder einen Metallrost über die Seitenwände, und stellen Sie Ihren Topf darauf.

weiteres Brennmaterial auf. Denken Sie daran, daß gespaltene Äste besser brennen als ganze.
- Schichten Sie das Brennmaterial locker auf, damit die Luft zirkulieren kann und das Feuer in Gang kommt. Wenn es richtig brennt, können Sie alles verfügbare Holz auflegen.

Feuer mit der Autobatterie anzünden
Wenn Sie mit dem Auto liegengeblieben sind und keine Streichhölzer bei sich haben, können Sie mit Hilfe des Autos auf zwei verschiedene Arten Feuer machen. Lassen Sie sich aber nie dazu verführen, mit Benzin ein Feuer anzuzünden oder am Brennen zu halten. Benzin brennt explosionsartig, und die Explosion kann Sie töten.
- Ist in dem Auto ein Zigarettenanzünder vorhanden, so machen Sie damit Feuer. Drehen Sie ein Stück Papier zu einem Fidibus zusammen, oder nehmen Sie einen Stoffetzen oder trockene Baumrinde. (Birkenrinde ist am besten.)
- Sobald der Zigarettenanzünder glüht, zünden Sie damit den Fidibus an. Diesen benutzen Sie dann wie ein Streichholz und entzünden damit das Feuer.
- Wenn es in dem Auto keinen Zigarettenanzünder gibt, können Sie auch mit der Autobatterie Feuer machen. Bauen Sie die Batterie aus, und heben Sie sie vorsichtig aus dem Wagen.
- Nehmen Sie zwei Stücke von einer elektrischen Leitung, die nicht so wichtig ist, beispielsweise von der Innenbeleuchtung. Oder nehmen Sie die Starthilfekabel. Schließen Sie jeweils ein Kabel an die Klemmen der Batterie an. Dann halten Sie die beiden freien Kabelenden vorsichtig aneinander. Die Funken, die dabei entstehen, bringen das Anzündmaterial zum Brennen. Achtung! Wenden Sie dieses Verfahren nur im äußersten Notfall mit großer Vorsicht an. Es kann sein, daß die Batterie dabei explodiert und Säure umherspritzt.

Wie man eine Feuerstelle baut
Bevor Sie ein Feuer anzünden, räumen Sie zunächst alles weg, was in Brand geraten könnte. Sorgen Sie dafür, daß Sie auch etwas zur Hand haben, womit Sie das Feuer notfalls löschen können – Wasser oder Zweige, mit denen Sie die Flammen bei Gefahr ausschlagen.

Ein sogenanntes Jägerfeuer ist einfach anzulegen, und es brennt besonders gut. Auch als Kochstelle eignet es sich hervorragend.
- Nehmen Sie zu diesem Zweck Holzblöcke, Erde oder Steine, und bauen Sie daraus eine etwa 30–45 cm lange, trichterförmige Feuerstelle. Die größere Öffnung sollte etwa 30 cm breit sein und in die Richtung zeigen, aus der der Wind weht. Die kleinere Öffnung sollte 7,5–10 cm breit sein und an der vom Wind abgekehrten Seite liegen.
- Zünden Sie das Feuer an der breiteren Seite an.
- Die heißeste Stelle befindet sich ein Stückchen von dem Feuer entfernt auf der Seite der engeren Trichteröffnung. Man kann die Kochtemperatur gut regulieren, indem man den Topf oder die Pfanne genau auf diesen Punkt stellt oder von dort wegrückt.
- Eine andere Möglichkeit, die Feuerstelle anzulegen, besteht darin, daß man die Grasnarbe mit einem Messer aufschneidet und die Soden nach beiden Seiten aufrichtet.

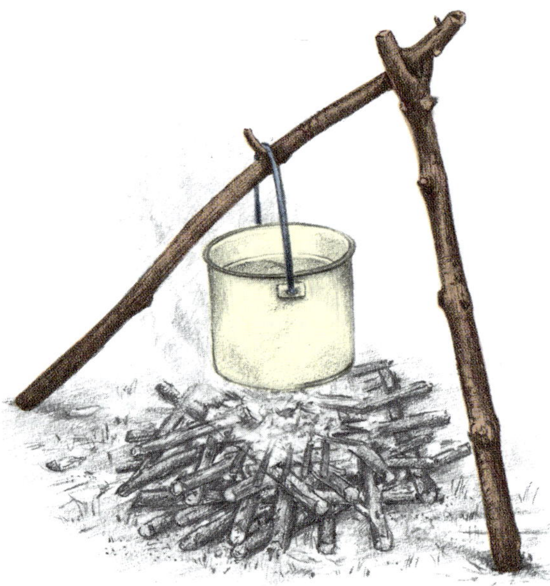

So hängt man einen Topf übers Feuer
Stecken Sie einen gegabelten Ast in die Erde, und stützen Sie ihn mit einem zweiten Stock ab. Hängen Sie Ihren Kochtopf über das Feuer. Der Henkel findet an einem Aststummel Halt.

Wie man ein Feuer über Nacht in Gang hält

- Wenn Sie ein Holzfeuer über Nacht am Brennen halten wollen, vermindern Sie die Luftzufuhr, indem Sie um das Feuer herum Erde oder Steine aufhäufen.
- Legen Sie hartes oder frisches Holz auf, das langsam brennt.
- Um es nachts so warm wie möglich zu haben, legen Sie sich zwischen das Feuer und irgendeine natürliche Rückwand, z. B. eine Böschung, eine Felswand oder einen dicken Baumstamm. Auf diese Weise wird die Wärme auf Ihre vom Feuer abgewandte Körperseite zurückgeworfen.
- Wenn kein natürlicher Wärmereflektor vorhanden ist, rollen Sie Steine, Baumklötze oder Stämme dorthin, wo Sie sie brauchen.
- Legen Sie sich mit Ihren Kameraden dicht aneinander, so daß Sie sich gegenseitig wärmen und die Wärme halten.

Kochen in der Wildnis

- Kochen Sie über einer Holzglut, nicht über den Flammen.
- Kochen Sie alle Nahrungsmittel gut gar, vor allem Fleisch und Fisch. Dies gilt besonders für warme und feuchte Länder, wo Bakterien üppig gedeihen. Durch Kochen werden schädliche Bakterien vernichtet und manche Gifte neutralisiert.
- Kochen in Wasser ist gesundheitlich zumeist die sicherste Methode der Nahrungszubereitung. Außerdem wird auf diese Weise zähes Fleisch weicher.
- Wenn Sie Zweifel haben, ob eine bestimmte Tier- oder Pflanzenart eßbar ist, machen Sie die Eßbarkeitsprobe (siehe S. 318).

Hilfe bei Magenbeschwerden

In der Wildnis kann es passieren, daß man starke Magenschmerzen bekommt. Meist hat der Betreffende dann giftige Pflanzen oder verseuchtes Wasser zu sich genommen.

- Wenn Sie selbst einmal solche Schmerzen haben und vermuten, daß sie durch Wasser oder Nahrungsmittel hervorgerufen sein könnten, und wenn Sie keine Medikamente bei sich haben, versuchen Sie, sich zum Erbrechen zu bringen. Stecken Sie sich dazu einen Finger in den Hals, oder trinken Sie sauberes Salzwasser.
- Sie können auch etwas Kohle oder Kreide essen; beide Mittel absorbieren Gifte. Kreide finden Sie vielleicht im Felsgestein in Ihrer Nähe. Als Kohle eignet sich jedes Stückchen verkohltes Holz aus dem Feuer.
- Zerstoßen Sie die Kreide- oder Kohlestücke, und schlucken Sie davon einen oder zwei Eßlöffel voll. Trinken Sie reichlich sauberes Wasser nach.

Wenn das Wasser vielleicht verseucht ist

- Schmutziges oder verseuchtes Wasser muß man abkochen. Wenn man ganz sicher gehen will, läßt man das Wasser zehn Minuten lang kochen. Man kann das Wasser auch chemisch entkeimen. (Siehe „Kaliumpermanganat – ein Universalmittel“, S. 323.)
- Durch Filtern wird Wasser nicht entkeimt, aber oft wird es dadurch klarer und schmeckt besser.
- Wenn Sie keinen richtigen Filter zur Verfügung haben, können Sie sich selbst einen machen. Als Behälter nehmen Sie einen Segeltuchsack oder einen Plastikbeutel, eine große

So filtert man Wasser

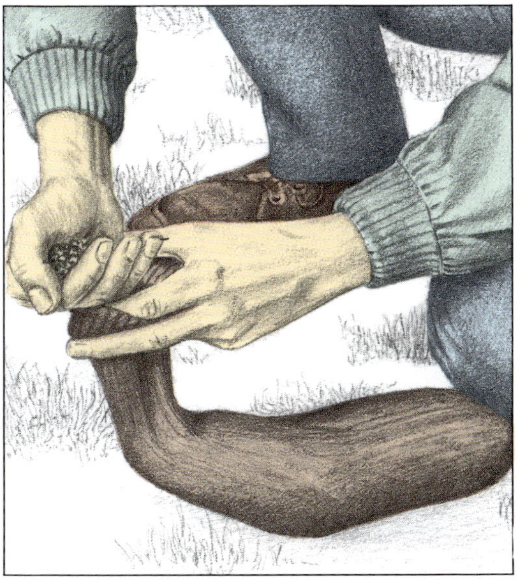

1. *Jeder längliche Behälter mit Löchern – z. B. eine saubere Socke – eignet sich als Filter. Füllen Sie unten eine Schicht Kies ein.*

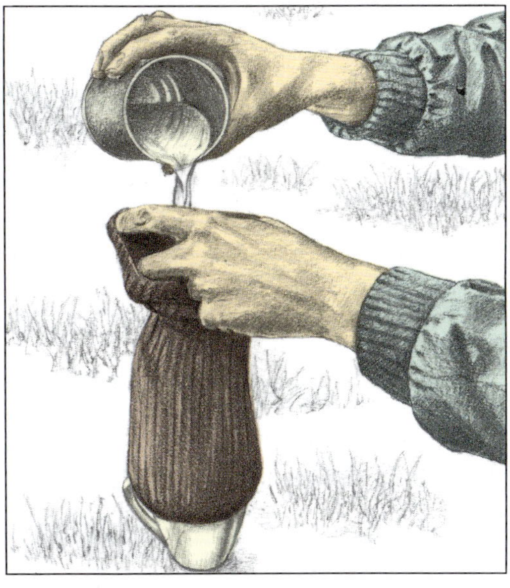

2. *Darüber kommen mehrere Schichten Sand und Holzkohle. Gießen Sie das Wasser durch diesen Filter; dann kochen Sie es ab.*

Büchse, einen zugeknoteten Hemdsärmel – oder auch eine saubere Socke.
- Machen Sie in den Boden des Behälters nötigenfalls kleine Löcher.
- Füllen Sie in den Behälter zunächst eine Schicht Kies. Darüber kommt abwechselnd eine Schicht zerstoßene Kohle und eine Schicht Sand, bis der Behälter voll ist. Jede Schicht sollte etwa 2,5 cm dick sein.
- Jetzt gießen Sie das Wasser hindurch und fangen es mit einer Tasse auf.
- Filtern Sie das Wasser, bevor Sie es abkochen oder chemisch entkeimen – nicht danach. In dem Filter könnte das Wasser erneut Bakterien aufnehmen.

Wasser aus Schnee oder Eis
Wenn man Schnee hat, hat man auch Wasser. Zunächst muß der Schnee aber geschmolzen werden. Im allgemeinen ist man mit Eis besser dran, da Eis beim Schmelzen 50% weniger Energie verbraucht. Wenn man Schnee erwärmt, wird auch die Luft erwärmt, die zwischen den Schneeflocken eingeschlossen ist; dadurch geht viel Energie verloren.

Überleben im Urwald
Wenn Sie im Urwald festsitzen, ist das kein Grund zu verzweifeln. Wasser und Nahrung sind in der Regel reichlich vorhanden. Und die Bäume halten Brennmaterial für ein Feuer bereit und bieten Schutz gegen die Elemente.

Der größte Feind ist in den meisten Fällen die Angst. Man sollte es sich in dieser Lage nicht leisten, gegenüber allem möglichen Getier, das da läuft, krabbelt, schwimmt oder fliegt, allzu empfindlich zu sein.
- Suchen Sie sich ein natürliches Schutzdach,

DIE ESSBARKEITSPROBE

Wenn Sie in einer abgelegenen Gegend festsitzen, sind Sie vielleicht gezwungen, von dem zu leben, was die Natur dort bietet. Das bedeutet: Sie müssen zum größten Teil Pflanzen essen. Es gibt zahllose Pflanzen, giftige und ungiftige, und möglicherweise sind Ihnen die Eigenschaften der verschiedenen Arten nicht geläufig. Im Notfall können Sie jedoch herausbekommen, was eßbar ist; allerdings müssen Sie dafür selbst das Versuchskaninchen spielen.

Wenden Sie diese Methode aber nicht zu Hause an, und halten Sie besonders Kinder davon ab, sie auszuprobieren! Machen Sie nur dann davon Gebrauch, wenn die Gefahr, daß Sie dadurch krank werden, geringer wiegt, als die Gefahr zu verhungern.
- Jede der beteiligten Personen sollte immer nur eine Pflanze zur Zeit ausprobieren. Und jede Pflanze sollte andererseits jeweils nur von einer einzigen Person getestet werden.
- Wenn Sie beobachten, daß eine bestimmte Pflanze von Vögeln oder andern Tieren gefressen wird, dann können Sie daraus nicht schließen, daß diese Pflanze auch für den Menschen eßbar ist.
- Wählen Sie für Ihren Test eine Pflanze, die in der Gegend häufig vorkommt. Machen Sie aber keine Experimente mit Pilzen. Wenn Sie nicht ganz genau wissen, daß ein Pilz eßbar ist, verzehren Sie ihn weder roh noch gekocht. Durch Kochen werden die Gifte von Pilzen nicht immer neutralisiert.
- Wenn Sie sich für eine Pflanze entschieden haben, sehen Sie sich die Farbe des Pflanzensaftes an. Zerquetschen Sie dazu ein Blatt oder einen Stiel.
- Scheiden Sie Pflanzen aus, die einen cremigen oder milchigen Saft haben; sie sind wahrscheinlich giftig. (Eine wesentliche Ausnahme von dieser Regel ist der Löwenzahn: Die Pflanze außer der Blüte ist eßbar und nahrhaft. Sie regt auch die Harn- und Galleproduktion an.)
- Reiben Sie den Pflanzensaft innen an der Unterlippe in die Schleimhaut ein. Legen Sie gleichzeitig ein kleines Stückchen der Pflanze – fingernagelgroß oder kleiner – auf Ihre Zungenspitze. Warten Sie vier bis fünf Minuten. Wenn sich ein stechender, brennender oder widriger Geschmack einstellt, scheidet die Pflanze aus.
- Macht sich kein derartiger Geschmack bemerkbar, nehmen Sie ein größeres Stück der Pflanze, etwa 5 cm im Quadrat. Kauen Sie es, und schlucken Sie es hinunter. Warten Sie zwei Stunden. Wenn Sie Magenbeschwerden bekommen oder wenn Ihnen übel wird, scheidet die Pflanze aus. Wahrscheinlich ist sie giftig.
- Wenn Sie keines dieser Symptome feststellen, nehmen Sie ein noch größeres Stück der Pflanze, etwa 15 cm im Quadrat. Kauen und schlucken Sie es, und warten Sie wieder zwei Stunden. Wenn sich keine negative Wirkung einstellt, können Sie die Pflanze wahrscheinlich unbeschadet essen.
- Wenn Ihre Versuche ergeben haben, daß die Pflanze höchstwahrscheinlich eßbar ist, kochen Sie sie. Schütten Sie das Kochwasser weg. Als letzte Vorsichtsmaßnahme kochen Sie die Pflanze noch einmal, bevor Sie sie essen.
- Machen Sie den Test im Lauf der Tage auch mit andern Pflanzen. Probieren Sie außer den Blättern und Stielen auch die Wurzeln, Früchte und Blüten. So bekommen Sie mit der Zeit eine abwechslungsreichere Kost.

oder bauen Sie sich einen einfachen Unterschlupf, der sich an einen Baum anlehnt und sich etwas über dem Boden befindet.

- Für den Bau eines solchen Notquartiers ist Bambus, der in vielen tropischen Regenwäldern wächst, ein ausgezeichnetes Baumaterial. Darüber hinaus hat er noch viele weitere Vorteile. Vom Speer bis zum Floß kann man alles mögliche daraus herstellen. Das Rohr eignet sich als Brennholz, und die zarten Sprossen stellen eine nahrhafte Speise dar.
- Filtern Sie jegliches Wasser, und kochen Sie es ab.
- Kochen Sie alles, was Sie essen wollen. Krankheitserreger gedeihen in den feuchtwarmen Wäldern genauso gut wie die Vegetation. Wenn Sie Nahrung sammeln, hüten Sie sich vor allen Pflanzen mit leuchtenden Farben, besonders vor roten und orangenen, da sie oft giftig sind.
- Waschen Sie sich, wann immer dies möglich ist, um Insekten fernzuhalten und um Hautinfektionen vorzubeugen.
- Machen Sie ein Feuer, um Käfer, Mücken und andere Insekten zu vertreiben. Benutzen Sie außerdem ein Insektenmittel; es hilft ebenfalls, Parasiten abzuwehren.
- Im dichten Urwald kommt man nur langsam voran. Versuchen Sie nicht, vorwärtszustürmen. Oft ist es sogar besser zurückzugehen – z. B. wenn man sich in Schlingpflanzen verfängt.
- Um einen Weg zu finden, der aus dem Urwald herausführt, suchen Sie einen Wasserlauf, und folgen Sie ihm. Folgen Sie einem Bach bis zum Fluß und, nötigenfalls, dem Fluß bis ans Meer.
- Früher oder später werden Sie auf diese Weise wahrscheinlich auf Menschen stoßen, da Wasserläufe im tropischen Regenwald die Hauptverbindungswege darstellen.

Im Gebirge überleben

- Wenn Sie im Gebirge festsitzen, suchen Sie in einer Höhle oder unter einem Felsvorsprung Schutz. Sie sind dort nicht nur vor Wind und Wetter geschützt, sondern finden da oft auch etwas Wasser. Während eines Gewitters sind solche Stellen jedoch gefährlich. (Siehe S. 299 und 300.)

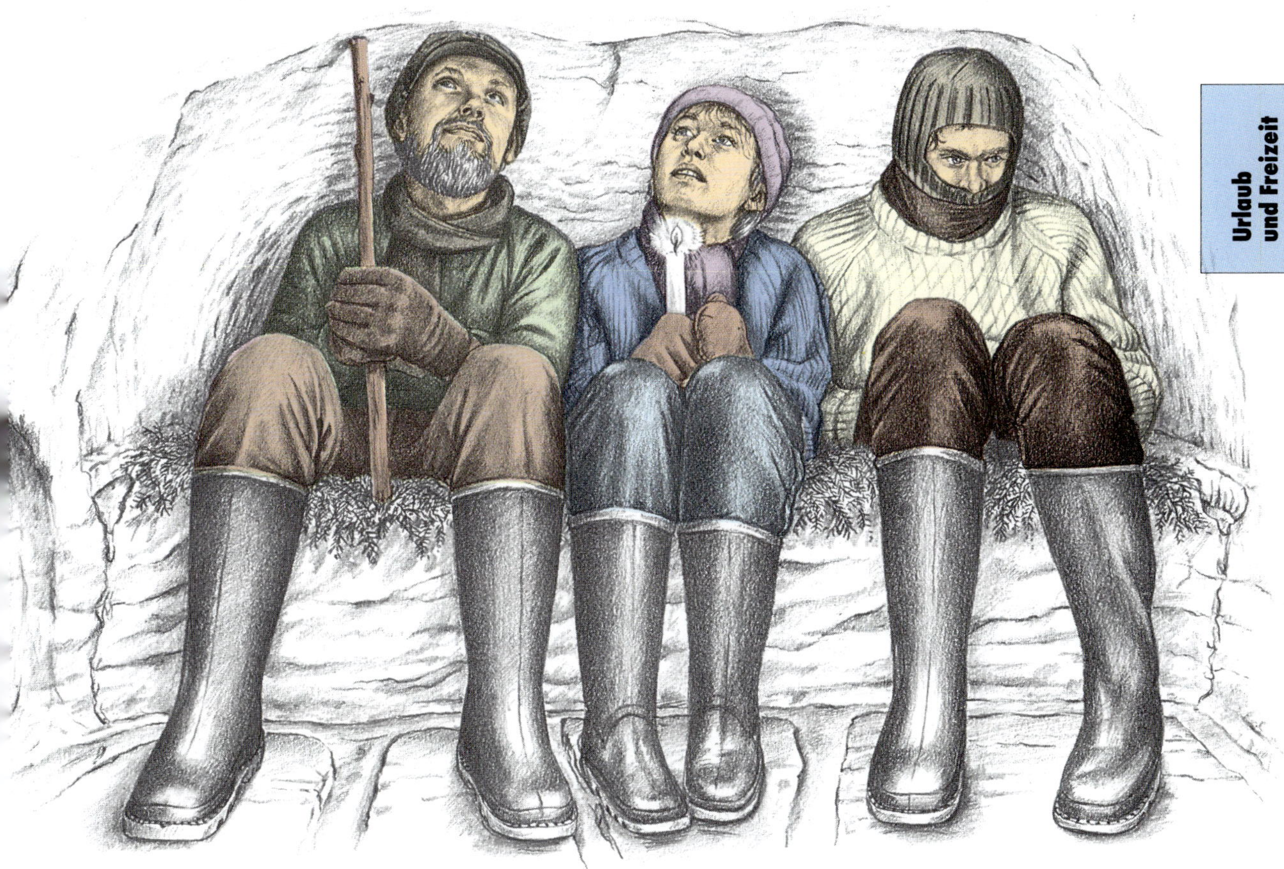

Unterschlupf in einer Schneehöhle
Graben Sie sich eine Schneehöhle; kriechen Sie hinein, und verschließen Sie den Eingang. Bohren Sie mit einem Stock ein Luftloch in das Schneedach. Halten Sie diese Öffnung frei.
Legen Sie Zweige oder eine Rettungsfolie auf die Bank, damit Sie nicht auf dem kalten Schnee sitzen. Zünden Sie eine Kerze an; sie wärmt und hält Sie wach.

- Meiden Sie ferner Stellen, an denen Lawinen herunterkommen können oder ein Erdrutsch möglich ist wie z. B. an Hängen mit Geröllhalden.
- Wenn Sie sich in einem abgelegenen Tal befinden, ist es vielleicht sicherer, nicht auf der Talsohle zu bleiben, sondern zu einer höher gelegenen Stelle aufzusteigen.
- Markieren Sie Ihren Standort mit einem Kleidungsstück oder mit einer farbigen Zeltbahn.
- Versuchen Sie durch Rufen oder durch eine Signalpfeife auf sich aufmerksam zu machen. Im Gebirge trägt der Schall weit. Geben Sie das internationale Notsignal: sechs Signale pro Minute, dann eine Minute Pause, dann wieder sechs Signale pro Minute usw. Dieser Notruf wird eher wahrgenommen als irgendwelche Rufe aufs Geratewohl.

Eine Schneehöhle als Unterschlupf

Wenn Schnee liegt und schlechtes Wetter oder die Dämmerung Sie am Weitergehen hindert, können Sie sich ein Obdach in Form einer Schneehöhle herstellen. (Siehe auch S. 311.)

- Nutzen Sie nach Möglichkeit natürliche Schneehöhlen. Vielleicht reichen die mit Schnee schwer beladenen Äste eines Baumes bis auf den Boden und bilden einen einladenden Unterschlupf, an dem nicht mehr viel zu arbeiten ist.
- Wenn so etwas nicht zu finden ist, graben Sie sich von der Seite her in eine Schneewehe hinein. Sie muß tief genug sein, nämlich etwa 1,5–1,8 m.
- Wenn Sie eine geeignete Stelle gefunden haben, markieren Sie Ihren Standort deutlich. Graben Sie ganz unten einen Eingang, dem ein etwa 60 cm langer Tunnel folgt. Schaufeln Sie anschließend eine Höhle aus. Sie sollte so groß sein, daß Sie darin sitzen können.
- Eine solche Höhle kann bis zu drei Personen aufnehmen. Falls Sie mehr Leute sind, graben Sie am besten mehrere Höhlen. Wenn man nicht allein ist und sich gegenseitig wärmen kann, ist das eine beträchtliche Hilfe. Graben Sie mit einer Schaufel oder mit einem Eispickel. Haben Sie ein solches Gerät nicht, behelfen Sie sich mit einem geeigneten Gegenstand, etwa einer Pfanne oder Zweigen. Ihre Hände allein reichen nicht aus.
- Bohren Sie mit einem Stock ein Luftloch in das Schneedach. Wenn mehrere Personen in der Höhle sind, brauchen Sie wahrscheinlich mehrere Luftschächte. Halten Sie den Stock griffbereit, damit Sie den Schacht wieder frei machen können, wenn sich darin neuer Schnee gesammelt hat.
- Stechen Sie in der Höhle eine Bank aus, auf der Sie sitzen können. Machen Sie hinten und an den Seiten, wo Bank und Wand aneinanderstoßen, kleine Rinnen. Hier kann dann das Wasser ablaufen, falls etwas Schnee schmilzt. Legen Sie möglichst Zweige auf die Sitzfläche.
- Graben Sie vor der Sitzbank einen „Kältegraben" in den Boden. Da kalte Luft schwerer ist als warme und nach unten sinkt, sammelt sie sich in dieser Vertiefung – und Sie bleiben davon verschont.
- Wenn die Schneehöhle fertig ist, kriechen Sie hinein, und verschließen Sie den Eingang. Lassen Sie dabei ein Luftloch offen. Bleiben Sie bis zum nächsten Morgen in der Höhle – oder bis das Wetter sich gebessert hat und Sie weitergehen können.
- Schlafen Sie nicht ein, wenn Sie in einer Schneehöhle sitzen. Es sei denn, Sie sind entsprechend ausgerüstet und haben einen Schlafsack und einen Biwaksack bei sich. Halten Sie sich wach, indem Sie singen und sich Geschichten erzählen.
- Zünden Sie eine Kerze an, wenn Sie eine haben. Das Kerzenlicht verbreitet Wärme und hilft Ihnen, wach zu bleiben.

In der Wüste überleben

In der Wüste droht dem Körper die Gefahr der Austrocknung. Ausreichende Zufuhr von Flüssigkeit ist deshalb lebenswichtig.

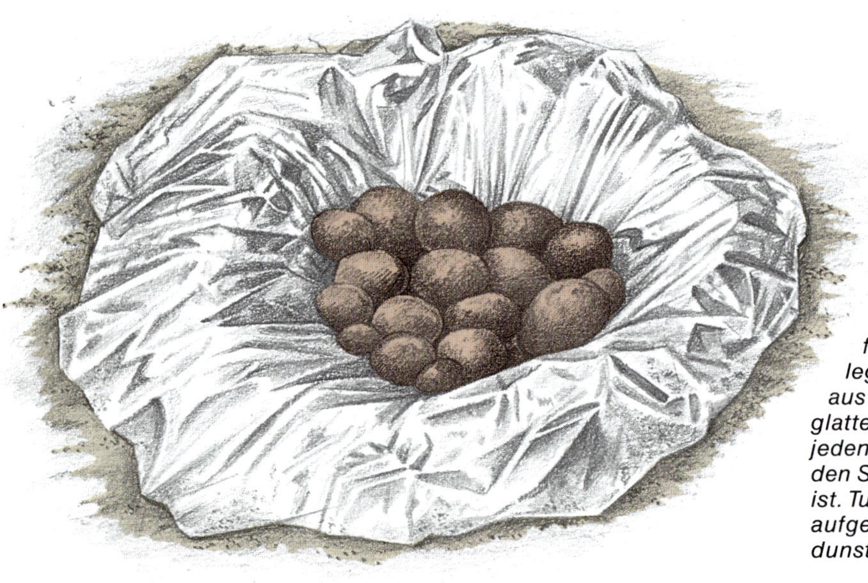

So sammelt man Tau

Um in der Wüste Tau zu sammeln, graben Sie eine flache Mulde in den Boden, legen sie mit einer Plastikfolie aus und häufen darin saubere, glatte Steine auf. Trinken Sie jeden Morgen den Tau, der von den Steinen auf die Folie getropft ist. Tun Sie das, bevor die Sonne aufgeht und die Flüssigkeit verdunstet.

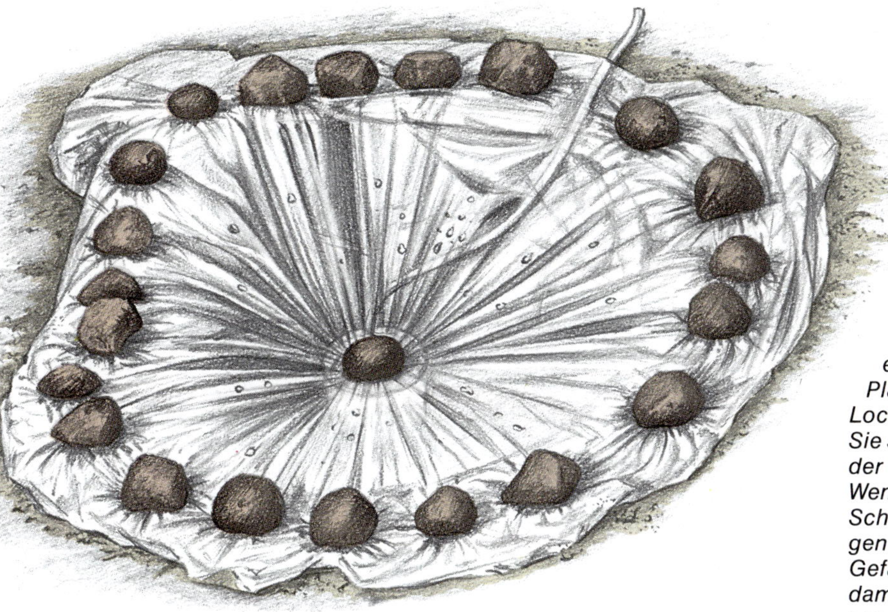

So zieht man Wasser aus dem Boden
Um mit Hilfe der Sonnenwärme Wasser aus dem Boden zu ziehen, graben Sie ein Loch, und stellen Sie ein Gefäß hinein. Breiten Sie eine Plastikfolie über das Loch, und beschweren Sie sie am Rand und in der Mitte durch Steine. Wenn Sie einen Schlauch haben, hängen Sie ihn in das Gefäß und saugen damit das Wasser heraus, das sich darin sammelt.

- Wenn Sie einen Hut haben, befestigen Sie hinten an der Krempe ein Taschentuch, so daß es herabhängt und Kopf und Nacken vor der Sonne schützt. Eventuell machen Sie sich eine improvisierte Kopfbedeckung. Es ist wichtig, daß nicht nur der Kopf, sondern auch der Nakken bedeckt ist, damit Sie keinen Hitzschlag bekommen (siehe S. 84).
- Geben Sie Signale, damit Rettungsmannschaften Sie entdecken. (Siehe S. 314.) Dann suchen Sie Schutz vor der Sonne.
- Bleiben Sie tagsüber im Schatten. Nutzen Sie jede geeignete Stelle, z. B. eine Höhle oder Felsen. Gehen Sie nur nachts herum.
- Wenn Sie mit Ihrem Auto liegengeblieben sind, bleiben Sie bei ihm. Nutzen Sie seinen Schatten, um während der Hitze des Tages kühl zu bleiben. Versuchen Sie nicht, zu Fuß weiterzugehen.
- Ein Erwachsener, der sich im Schatten aufhält, kann mit 2,5 l Wasser pro Tag auskommen. Versuchen Sie, nur früh morgens und abends zu trinken. Wenn Sie während des heißen Tages trinken, schwitzen Sie übermäßig und verlieren dabei wichtige Körpersalze.
- Suchen Sie in ausgetrockneten Wasserläufen nach Wasser. Graben Sie an feuchten Stellen oder um die Wurzeln von Pflanzen herum. An solchen Punkten kann der Boden Feuchtigkeit enthalten.
- Halten Sie nach Tieren Ausschau. Wo es Insekten, Säugetiere und Vögel gibt, ist auch Wasser in der Nähe.
- Suchen Sie nach Pflanzen, die Sie essen können. Bei den meisten Wüstenpflanzen ist irgendein Teil eßbar. (Siehe „Die Eßbarkeitsprobe", S. 318.)
- Sammeln Sie Wasser mit Hilfe einer Wärmedestillieranlage oder eines Tauabscheiders.

Wie man Tau sammelt
Auf glatten Flächen, z. B. auf Fensterscheiben, Metallteilen oder glatten Kieselsteinen, sammelt sich nachts Tau. Man kann ihn frühmorgens sammeln, indem man mit einem Tuch über die Fläche fährt und es dann über einem Behälter auswringt. Diese Methode läßt sich systematisch ausbauen.

- Graben Sie eine Mulde, und legen Sie sie mit Plastikfolie oder einem andern wasserdichten Material aus.
- Häufen Sie in der Mulde saubere, glatte Steine auf. An ihnen schlägt sich nachts Tau nieder. Die Tropfen rinnen auf die Plastikfolie und sammeln sich dort am Grund an.
- Frühmorgens, ehe die Sonne aufgeht und der Tau verdunstet, entfernen Sie die Steine und holen sich das Wasser.
- Entkeimen Sie das Wasser, bevor Sie es trinken. Dazu können Sie Kaliumpermanganat benutzen, wenn Sie welches bei sich haben. (Siehe S. 323.) An den Steinen können sich Krankheitserreger befinden.

Eine einfache Destillationsanlage
Eine andere Methode, in der Wüste zu Wasser zu kommen, besteht darin, daß man es mit Hilfe der Sonnenhitze aus dem Boden zieht. Mit einer richtig gebauten Anlage kann man täglich bis zu 2 l Wasser gewinnen.

- Graben Sie ein Loch, das einen Durchmesser von mindestens 1 m hat.
- Stellen Sie in die Mitte des Loches eine saubere Dose oder ein anderes Gefäß mit weiter Öffnung.
- Wenn Sie ein paar Blätter oder Zweige finden, verteilen Sie sie locker auf dem Grund des Loches. Auf diese Weise steigern Sie die Wasserausbeute.

● Breiten Sie über das Loch eine Plastikfolie, und belegen Sie den Rand ringsum mit Steinen, um sie festzuhalten. Legen Sie in die Mitte der Folie einen Stein. Der tiefste Punkt der so beschwerten Folie sollte sich genau über dem Gefäß befinden, es jedoch nicht berühren. An der Unterseite der Folie kondensiert Wasser in Tropfen, die zum tiefsten Punkt rinnen und in das Gefäß fließen.

● Wenn Sie ein Stück Kunststoffschlauch haben, hängen Sie das eine Ende in das Gefäß und führen das andere Ende unter der Folie hervor nach außen. Dann können Sie das Wasser aus dem Gefäß saugen, ohne die Folie berühren zu müssen.

● Das Wasser, das Sie auf diese Weise gewinnen, brauchen Sie nicht zu sterilisieren, sofern der Behälter und die Folie sauber sind. Denn bei diesem Vorgang wird das Wasser bereits destilliert; man kann es also bedenkenlos trinken.

Überleben im Moor

Die besonderen Gefahren in Mooren und offenem Ödland sind Nässe und Kälte. Dem, der dort naß wird und auskühlt, droht eine Unterkühlung (siehe S. 291). Suchen Sie sich deshalb, wenn Sie in eine solche Lage geraten, sofort einen trockenen Unterschlupf.

● Suchen Sie nach Plätzen, an denen Tiere vor den Unbilden der Witterung Schutz suchen, z. B. Wald, Dickicht, Höhlen, Felsvorsprünge und Uferböschungen. Teilen Sie notfalls den Platz mit den Tieren. Auch ein Schafstall bietet guten Schutz gegen Wind und Wetter.

● Gehen Sie nicht unnötig in heftigen Regen, dichten Nebel oder starkes Schneetreiben hinaus.

EINE ÜBERLEBENSAUSRÜSTUNG FÜR AUTOFAHRER

Eine Überlebensausrüstung ist für jeden Autofahrer, der eine lange Reise durch abgelegene Länder vorbereitet, unerläßlich.

Die hier vorgeschlagenen Dinge sind nicht teuer. Zum Teil können Sie auch alte oder gebrauchte Sachen aus Ihrem Haushalt nehmen. Möglicherweise brauchen Sie die Ausrüstung nie. Wenn aber der eine Fall eintritt, bei dem Sie sie benötigen, kann sie sich als unschätzbar wertvoll erweisen.

Der durchsichtige Plastiksack kann als Behälter für alles übrige dienen. Es ist sinnvoll, daß er durchsichtig ist; denn im Notfall wollen Sie nicht kostbare Zeit damit verlieren, daß Sie in einem großen Behälter nach einem kleinen Gegenstand kramen, den Sie sofort brauchen.

Gegenstand	Nutzen
Großer, durchsichtiger Plastiksack	Nimmt Ausrüstung auf und hält sie trocken. Schutz; Schwimmhilfe; Seilersatz (wenn in Streifen geschnitten); Wassergewinnung in der Wüste (siehe S. 320–321); Wasserbehälter; provisorische Windschutzscheibe.
Nylon-Wäscheleine, mindestens 5 m lang	Schleppseil; Befestigungsseil.
Decke	Wärme; Trage; Seil oder Verband (wenn in Streifen gerissen).
Pullover und Socken (in verschiedenen Farben)	Wärme; provisorischer Filter; Notsignale.
Zusammenlegbarer Wasserbehälter	Wasserbehälter; Schwimmhilfe.
Dosen mit Nahrung	Ernährung; Kochgeschirr (wenn leer); Signale geben: Dosendeckel als Spiegel (siehe Kasten S. 292–293).
Wasserdicht verpackte Streichhölzer	Feuer anzünden; Signale geben.
Kaliumpermanganat	Desinfektionsmittel; Feuer anzünden; Notsignale geben (siehe S. 323).

- Sammeln Sie Regen, oder schmelzen Sie Schnee oder Eis, um Trinkwasser zu gewinnen.
- Sobald sich das Wetter bessert, machen Sie sich auf den Weg zum nächstgelegenen Ort, an dem Sie in Sicherheit sind. (Siehe auch: „Wenn man die Orientierung verloren hat", S. 292.)

Kaliumpermanganat – ein Universalmittel
Kaliumpermanganat, eine chemische Verbindung, die violettrote, metallisch glänzende Kristalle bildet, ist ein vielseitig verwendbares Mittel, das in jede Überlebensausrüstung gehört. Man kann damit Wasser entkeimen, Wunden desinfizieren, Feuer anzünden oder Notsignale geben.

- Wenn Sie Wasser entkeimen wollen, lösen Sie in 1 l drei bis vier Kristalle Kaliumpermanganat auf. Warten Sie 30 Minuten. Das Wasser sieht dann leicht trübe aus; man kann es aber bedenkenlos trinken und zum Kochen verwenden.
- Wenn Sie Schnittwunden und Hautabschürfungen desinfizieren oder eine Pilzinfektion behandeln wollen, lösen Sie Kaliumpermanganatkristalle nach und nach in einem Glas Wasser auf. Fügen Sie keine Kristalle mehr hinzu, sobald sich das Wasser rot färbt. Baden Sie die Wunde bzw. die infizierte Stelle in der Lösung.
- Zum Feuermachen nehmen Sie einen Teil Zucker und zwei Teile Kaliumpermanganat. Mischen Sie die Kristalle, und zerreiben Sie sie zwischen zwei trockenen Stücken Anmachholz. Wenn alles genügend trocken ist, fängt das Holz an zu brennen.
- Man kann auch noch auf eine andere Art Feuer machen. Tun Sie einen Kaffeelöffel Kaliumpermanganat auf ein Stück Zeitungspapier. Fügen Sie einige Tropfen Frostschutzmittel hinzu, und knüllen Sie dann das Zeitungspapier zusammen. Die chemische Reaktion zwischen den beiden Stoffen erzeugt innerhalb von 30 Sekunden eine Flamme.
- Wenn Sie in einem Boot auf dem Meer treiben, schütten Sie Kaliumpermanganat ins Wasser. Die zeitweilige Verfärbung des Wassers hilft Rettungsmannschaften, Sie zu finden.

PERSÖNLICHE ÜBERLEBENSAUSRÜSTUNG

Auch eine Überlebensausrüstung im Kleinformat kann so viel enthalten, daß aus keinem auftretenden Problem eine Krise wird. Nehmen Sie diese Ausrüstung nicht in Ihrem Rucksack mit, sondern verstauen Sie sie gesondert, z. B. in den Taschen Ihres Anoraks. Falls Sie aus irgendeinem Grund von Ihrem Rucksack getrennt werden, können Sie so immer noch auf Ihre Notausrüstung zurückgreifen – um den richtigen Weg zu finden oder um am Leben zu bleiben, bis man Sie findet.

Gegenstand	Nutzen
Leere Blechdose mit Deckel	Behälter für Überlebensausrüstung; Kochgerät; Signalgerät (wenn als Spiegel benutzt; siehe Kasten S. 292–293).
Kleiner Kompaß	Orientierung.
Wasserdicht verpackte Streichhölzer	Feuer anzünden.
Kleine Kerze	Licht; Wärme; Feuer anzünden.
Watte	Tupfer; Verpackung; Anzündmaterial.
Messer	Schneiden; Dosen öffnen; Kochen.
Nylonschnur	Reparieren der Ausrüstung; Festbinden.
Rettungsfolie	Wärme; Schutz.
Kaliumpermanganat	Desinfektionsmittel; Feuer anzünden; Notsignale geben (siehe oben).
Signalpfeife	Notsignale.

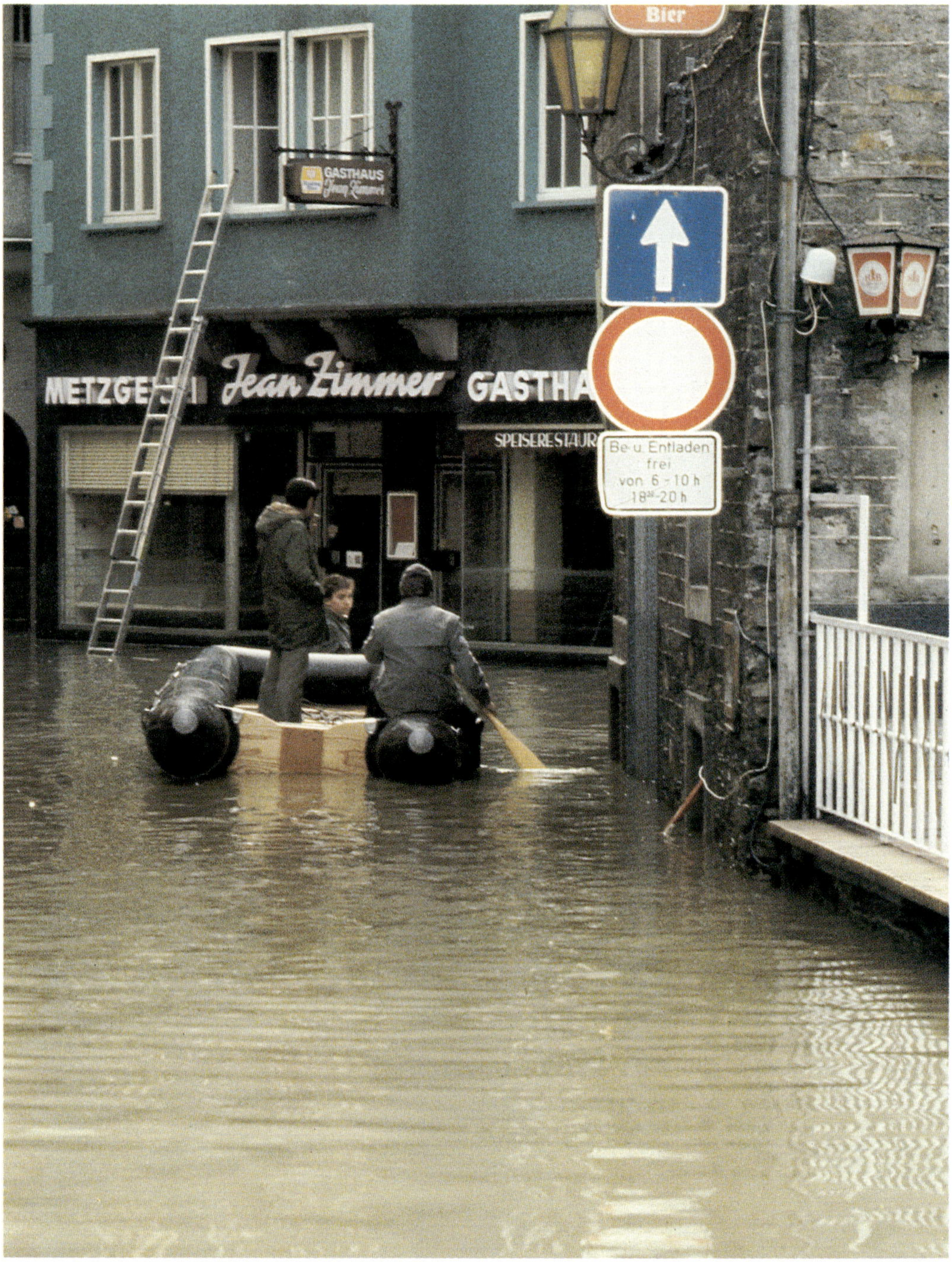
Bier
GASTHAUS
Jean Zimmer
Jean Zimmer
Be-u. Entladen
frei
von 6-10 h

Naturkatastrophen

Wenn ein Vulkan ausbricht

Bei einem heftigen Vulkanausbruch verdunkeln Aschewolken den Himmel; Gesteinsbrokken hageln herab, und geschmolzene Lava fließt zu Tal. Aus dem Krater oder aus Spalten an den Flanken des Berges können überdies giftige Gase austreten. Ein Vulkanausbruch ist ein so gewaltiges Naturereignis, daß der Mensch ihm weitgehend ausgeliefert ist. Ob man eine solche Katastrophe überlebt, das hängt wesentlich vom Glück ab. Aber entschlossenes Handeln kann dabei den Ausschlag geben.

- Wenn Sie sich in der Nähe eines Vulkans befinden und Anzeichen eines bevorstehenden Ausbruchs bemerken (siehe Kasten auf dieser Seite), verlassen Sie das Gebiet sofort. Wenn der Ausbruch erst einmal beginnt, wird das Entkommen wahrscheinlich wesentlich schwieriger, weil dann Menschen flüchten und der Verkehr und die Versorgung zusammenbrechen.
- Wenn Sie von einem Ausbruch überrascht werden, verlassen Sie die Gegend sofort. Benutzen Sie dazu jedes verfügbare Transportmittel. Denken Sie jedoch daran, daß Räder in der immer höher werdenden Asche steckenbleiben können. Sie müssen dann vielleicht das Fahrzeug verlassen. Laufen Sie gegebenenfalls auf die nächste Straße zu, die aus dem Gebiet hinausführt.
- Wenn Sie von einem Lavastrom bedroht sind, klettern Sie zu einer höhergelegenen Stelle hinauf.
- Versuchen Sie, Ihren Kopf zu schützen. Als Schutz gegen durch die Luft heransausende Gesteinsbrocken ist ein fester Hut oder ein Sturzhelm besonders gut geeignet. Notfalls kann man sich aber auch mit einer andern Kopfbedeckung behelfen, die man z. B. mit Zeitungspapier ausstopft.
- Stellen Sie aus geeignetem Material, das Sie gerade zur Hand haben, eine provisorische Gesichtsmaske gegen giftige Dämpfe her. Binden Sie sich etwa einen nassen Schal oder ein nasses Taschentuch über Nase und Mund, um Staub und Gase abzuhalten.
- Setzen Sie zum Schutz der Augen eine möglichst dicht anliegende Schutzbrille auf, etwa eine Taucherbrille, falls Sie eine haben.
- Ziehen Sie möglichst dicke Kleidung an.
- In manchen Gegenden, in denen es aktive Vulkane gibt, hat man für den Notfall Schutzräume eingerichtet. Wenn sich keiner in der Nähe befindet, sollten Sie nicht statt dessen Zuflucht in einem Gebäude suchen, es sei denn, Sie wären unmittelbar von vorrückender Lava bedroht. Zwar können Wände herabfallenden Gesteinsbrocken standhalten; das Dach aber stürzt meist ein.
- Wenn Sie sich in der Bahn einer glühend heißen Wolke aus Staub und Gasen befinden, die an der Flanke eines Vulkans mit einer Geschwindigkeit von mehr als 150 km/h herabrollt, gibt es nur zwei bekannte Überlebensmethoden: Am besten ist es, wenn Sie in einem festen, gemauerten unterirdischen Raum Zuflucht finden. Falls ein solcher Raum nicht vorhanden ist, springen Sie in einen Fluß, und halten Sie unter Wasser den Atem an. Eine kleine glühende Gaswolke geht in weniger als 30 Sekunden darüber hinweg.
- Wenn nach dem Ausbruch Ruhe eingetreten ist, setzen Sie Ihre Flucht aus dem Gebiet fort, denn weitere Ausbrüche können folgen.

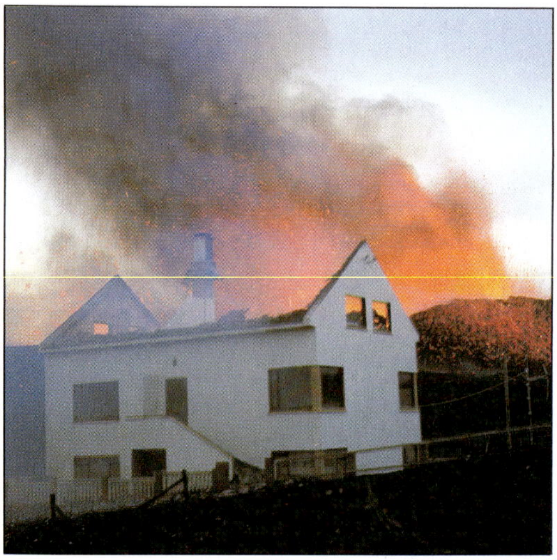

Feuer aus der Erde
Asche und Gesteinsbrocken brachten das Dach dieses Hauses zum Einsturz. Bei dem Vulkanausbruch auf der Insel Heimaey vor der Südwestküste Islands im Jahr 1973 wurde der Ort Vestmannaeyjar zum Teil verschüttet.

WARNENDE ANZEICHEN

In vielen Teilen der Welt gibt es Vulkane. Europäische Vertreter sind u.a. der Vesuv bei Neapel, der Ätna auf Sizilien und die Hekla auf Island. Einige Vulkane sind immer unruhig; aber selbst ein Vulkan, der seit Jahrhunderten ruht, kann plötzlich zu neuem Leben erwachen. Vorboten großer Ausbrüche sind manchmal schon wochenlang vorher zu beobachten. Zu ihnen zählen:

- Zunehmende seismische Aktivität (Erdbeben).
- Lautes Grollen aus dem Vulkaninnern oder aus dem Erdboden.
- Schwefelgeruch aus Flüssen. Das Wasser kann sich auch erwärmen.
- Eine Dampfwolke, die über der Bergspitze schwebt.
- Saurer Regen, der auf der ungeschützten Haut brennt.
- Feiner Bimssteinstaub, der wie eine schwere Wolke am Himmel hängt.
- Wiederholter Ausstoß von heißer Asche und Gasen aus dem Krater.

Wie man sich in einem Hurrikan verhält

Hurrikane können Geschwindigkeiten von 300 km/h erreichen. Damit sind sie die heftigsten Stürme, die es gibt. In manchen Teilen der Erde werden sie auch als Taifune oder Zyklone bezeichnet. Sie können Häuser zerstören, Überlandleitungen zerreißen, Bäume entwurzeln und Flutwellen hervorrufen, die weit ins Binnenland vordringen.

Es ist unwahrscheinlich, daß man von einem Hurrikan überrascht wird. In stark gefährdeten Gebieten werden über den Rundfunk Warnungen gesendet. Überdies nimmt der Sturm nur allmählich an Stärke zu. So hat man Zeit, Vorbereitungen zu treffen.

- Wenn ein Hurrikan bevorsteht, halten Sie sich vom Meeresstrand, von Flüssen sowie von tiefliegenden Gebieten fern, die durch Flutwellen überschwemmt werden könnten. Gehen Sie auf höhergelegenes Gebiet. Versuchen Sie, möglichst hoch über die eventuelle Fluthöhe zu kommen.
- Wenn Sie über ein Auto verfügen, füllen Sie den Tank, und fahren Sie sofort aus dem Gefahrengebiet heraus. Bemühen Sie sich, von dem vorhergesagten Weg, den der Sturm nehmen wird, fort oder aber möglichst weit ins Landesinnere zu kommen; Hurrikane werden schwächer, je tiefer sie ins Land eindringen.
- Wenn ein Hurrikan da ist, ehe Sie sich in Sicherheit bringen können, bleiben Sie im Haus. Denn sobald der Sturm seine volle Stärke erreicht hat, wird eine Fahrt durch Wind und Regen äußerst gefährlich, wenn nicht gar unmöglich.
- Suchen Sie Schutz im größten und stabilsten Gebäude, das Sie erreichen können. Der sicherste Platz ist dort in der Regel unter der Treppe oder im Keller.
- Nehmen Sie Nahrungsvorräte und Trinkwasser mit. Verzichten Sie auf Lebensmittel, die gekocht, gekühlt oder verdünnt werden müssen. Der Strom und die Wasserversorgung können tagelang unterbrochen sein.
- Verschließen Sie Türen und Fenster fest. Schließen Sie die Fensterläden. Kleben Sie Klebebandstreifen sternförmig auf die Fensterscheiben, damit das Glas nicht umherfliegen kann, wenn die Scheiben durch den Sturm zerbrochen werden. Halten Sie sich von Fenstern fern. Selbst wenn sie verklebt sind, können Glasscherben durch die Luft fliegen.
- Falls Sie sich auf einem hochgelegenen Plateau oder einem offenen Feld befinden, wenn der Wind Hurrikanstärke erreicht, legen Sie sich flach auf den Boden. Kriechen Sie in den Windschatten eines jeden Gegenstands, der sich bietet, eines Felsblocks, einer Baumgruppe oder eines Gebüschs, an dem sich der Wind bricht. Wenn Sie bei Bäumen Schutz suchen, seien Sie aber vorsichtig, da Äste abbrechen oder die Bäume sogar entwurzelt werden können.
- Bald nachdem der Sturm seine größte Stärke erreicht, kann Windstille eintreten. Das geschieht, wenn das Zentrum des Hurrikans, das „Auge“, über einen hinweggeht. Dann erscheint sogar ein Stück klarer Himmel. Bleiben Sie dann an einer geschützten Stelle. In weniger als einer Stunde wird der Hurrikan erneut einsetzen; diesmal wird der Sturm aus der entgegengesetzten Richtung kommen.

Was tun bei einem Tornado?
Tornados sind schlauchförmige Luftwirbel, die sich von der Unterseite einer Sturmwolke rüsselartig herabsenken. Meist haben sie einen Durchmesser von etwa 25–50 m. Wo der Rüssel die Erde erreicht, richtet er große Zerstörungen an. Die Windgeschwindigkeit in einem solchen Luftschlauch kann 300 km/h überschreiten. Der Tornado selbst bewegt sich aber nur mit einer Geschwindigkeit von 50 bis 60 km/h fort; er zieht also in wenigen Minuten vorüber. Am häufigsten sind Tornados auf den Ebenen von Nordamerika.

Gebäude, die sich in der Bahn eines Tornados befinden, können regelrecht explodieren, weil der normale Luftdruck in ihrem Innern viel höher ist als der sehr niedrige Luftdruck im Zentrum des Sturmes.

- Wenn Sie sich in einem Haus befinden, das in der Bahn eines Tornados liegt, öffnen Sie alle Türen und Fenster auf der Windschattenseite. Auf diese Weise gleicht sich der Druckunterschied zwischen drinnen und draußen besser aus.
- Halten Sie die Fenster und Türen auf der Sturmseite, also dort, wo der Tornado herannaht, fest geschlossen. Wenn der Wirbelsturm ins Haus eindringt, kann er das Dach abheben oder die Wände einreißen.
- Treffen Sie im übrigen die gleichen Vorkehrungen wie bei einem Hurrikan.

WO GIBT ES HURRIKANE?

Hurrikane bilden sich über tropischen und subtropischen Meeren. In Europa erreichen Stürme, die vom Atlantik kommen, auf Bergspitzen manchmal fast Orkanstärke, aber wirkliche Hurrikane gibt es hier kaum. Die schwersten Hurrikane treten meist in bestimmten Gebieten auf: im Südwesten des Indischen Ozeans, im Arabischen Meer, im Golf von Bengalen, an der Nordküste von Australien, im Westpazifik, auf den Westindischen Inseln und im Golf von Mexiko. Auch den Südosten und Süden der USA suchen häufig Hurrikane heim, vorwiegend zwischen Juni und Oktober.

Die mächtigen Stürme haben in verschiedenen Teilen der Erde unterschiedliche Namen. Im Bereich der Karibik, der Westindischen Inseln und des Golfs von Mexiko werden sie als Hurrikan, in den Meeresgebieten um Japan und China als Taifun und im Golf von Bengalen und anderswo als Zyklon bezeichnet.

Wenn die Erde bebt

Für ein Erdbeben gibt es, im Gegensatz zu einem Hurrikan oder einer Überschwemmung, keine warnenden Anzeichen, auf die man sich verlassen könnte. Allerdings können kleine Erdstöße in einem erdbebengefährdeten Gebiet ein Zeichen dafür sein, daß ein größeres Beben bevorsteht. Während eines stärkeren Bebens besteht die Gefahr, daß man durch herabfallende Trümmer verletzt wird.

- Wenn ein Erdbeben beginnt und Sie in einem Haus sind, laufen Sie nicht auf die Straße.
- Suchen Sie Schutz unter einem stabilen Möbelstück, etwa unter einem Schreibtisch, einem Tisch oder Bett. Wenn keine schweren Möbel vorhanden sind, stellen Sie sich unter eine Treppe oder einen Türsturz. Der Rahmen kann etwas Schutz bieten.
- Halten Sie sich von Fenstern fern. Wenn das Gebäude schwankt, können sie zerbrechen.
- Wenn Sie während des Erdbebens im Freien sind, halten Sie sich von hohen Gebäuden, Bäumen, Starkstromleitungen und andern hochaufragenden Objekten fern, die einstürzen können.
- Falls genügend Platz ist, laufen Sie so weit wie möglich von hohen Objekten weg. Haben Sie keine Chance zu entkommen, suchen Sie Schutz unter einem Türeingang.
- Suchen Sie nicht Unterschlupf in einem Keller, in einer Unterführung oder in einem U-Bahn-Tunnel. Die Ausgänge können durch Schuttmassen versperrt werden, und die Tunnel können einstürzen.
- Falls Sie sich in einem Auto befinden, halten Sie an, und legen Sie sich auf den Boden des Wagens. Kauern Sie sich möglichst noch unterhalb der Höhe des Sitzes zusammen. Wenn Sie im Freien sind und das Erdbeben so stark ist, daß es Sie aus dem Gleichgewicht bringen kann, legen Sie sich flach hin.
- Wenn das Beben vorbei ist, bleiben Sie an Ort und Stelle. Auf das erste Beben können weitere in unvorhersehbaren Abständen folgen. Warten Sie, bis die offiziellen Stellen (Polizei, Rettungsmannschaften) Entwarnung geben.

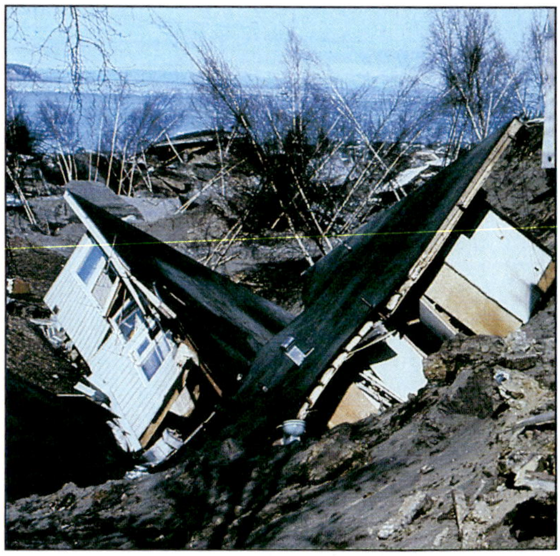

Wenn die Erde sich bewegt
Gekippte Bäume und ein Bungalow, der in der Mitte auseinandergerissen und halb von der Erde verschlungen wurde, zeugen von der Gewalt eines Erdbebens, das am Karfreitag 1964 die Stadt Anchorage in Alaska verwüstete. Das Beben erreichte die Stärke 8,6 auf der Richter-Skala.

- Nach einem heftigen Erdbeben können z. B. beschädigte Starkstromleitungen Brände auslösen. Aus geborstenen Abflußrohren kann Abwasser austreten. Die Wasserversorgung kann eingeschränkt werden oder völlig ausfallen, weil die Wasserleitungen beschädigt sind. Prüfen Sie in Ihrer Wohnung nach, ob solche Schäden eingetreten sind, und achten Sie im Rundfunk oder Fernsehen auf offizielle Warnungen und Anweisungen.
- Wenn Sie ins Freie gehen müssen, halten Sie sich von Gebäuden und andern großen Objekten fern, die möglicherweise durch die Erdstöße beschädigt sind. Sie könnten ohne Vorwarnung einstürzen.

ERDBEBENZONEN

In bestimmten Gebieten der Erde treten Erdbeben besonders häufig auf. Hierzu gehören die Pazifikküste von Nord- und Südamerika, Indonesien, Japan, die Ostküste Chinas, Südost- und Zentralasien sowie ein Gürtel, der sich vom Iran durch das Mittelmeer bis nach Italien erstreckt.

Andererseits gibt es kein Gebiet der Welt, das völlig sicher ist. Auch in Deutschland hat es Erdbeben gegeben. Besonders betroffen sind hier immer wieder die Rheinische Tiefebene und die Schwäbische Alb. Das schwerste Beben ereignete sich am 18. Oktober 1356 im Rheintal bei Basel. Betroffen waren 34 Dörfer; Schlösser, Burgen und zahlreiche Kirchen, darunter auch das Münster von Basel, wurden zerstört oder beschädigt. 1756 verursachte ein Beben in Köln, Aachen, Düren und Jülich beträchtliche Gebäudeschäden und forderte neun Todesopfer. Gebäudeschäden richteten auch Erdbeben an, die 1911, 1943 und 1969 Teile der Schwäbischen Alb erschütterten und jeweils die Stärke 7–8 erreichten.

In besonders erdbebengefährdeten Städten wie San Francisco oder Tokio baut man Häuser heute auf erdbebensicheren Fundamenten.

Was tun bei einer Überschwemmung?

Große Überschwemmungen treten in der Regel in Flußtälern, Küstengebieten und andern tief gelegenen Gegenden auf. In einem Gebiet, das häufig von Überschwemmungen heimgesucht wird, muß man während und nach Unwettern und in langen Regenperioden besonders wachsam sein.

- An vielen gefährdeten Orten gibt es ein Flutwarnungssystem. Machen Sie sich, falls eine Überschwemmung droht, damit vertraut.

Eine Überschwemmung kann auch durch eine enorme Flutwelle verursacht werden, etwa wenn, z. B. nach einem Erdbeben, ein Staudamm bricht.

- Achten Sie im Fall einer Überschwemmung darauf, ob im Radio oder Fernsehen von offiziellen Stellen Hinweise und Anweisungen gegeben werden. Wenn ja, befolgen Sie sie.

Wenn Ihre Wohnung bedroht ist

- Wenn eine große Überschwemmung Ihr Haus oder Ihre Wohnung bedroht, drehen Sie den Gashaupthahn zu und schalten Sie den Strom ab, um die Gefahr eines Brandes oder Kurzschlusses zu vermindern.
- Verhindern Sie, daß Wasser in das Haus eindringt, indem Sie zunächst die Spalten unten an den Außentüren verstopfen.
- Am besten legt man hierzu Sandsäcke außen an die Unterkante der Tür. Vielleicht sind solche Sandsäcke schon verteilt worden. Andernfalls können Sie sie selbst herstellen. Im Idealfall sollten sie 15 × 30 cm groß sein; aber Sie können auch improvisieren, indem Sie Plastiktüten mit Erde, Sand oder Kies füllen. Wenn Sie nichts anderes zur Hand haben, können Sie die Spalten auch mit alten Teppichen oder Decken abdichten.
- Legen Sie auch Sandsäcke außen gegen die Unterkanten der Fenster im Erdgeschoß, wenn es möglich erscheint, daß das Wasser so hoch steigt.
- Falls das Wasser weiter steigt, bringen Sie alle Nahrungsmittel im Haus sowie andere wichtige oder wertvolle Dinge in den ersten Stock. Wenn Sie in einer einsamen Gegend wohnen, kann es zwei bis drei Tage dauern, bis Hilfe kommt. Wichtig sind vor allem Trinkwasser, Nahrung und warme Kleidung.
- Nehmen Sie möglichst auch einen Kocher mit. Im Notfall tun es auch Kerzen, mit denen Sie Wasser erhitzen können. Vergessen Sie nicht ein Gasfeuerzeug oder trockene Streichhölzer. Tragen Sie auch Dinge zusammen, mit denen man Signale aussenden kann, um sich bemerkbar zu machen, etwa eine Taschenlampe, Trillerpfeife, Fahnen, leuchtend gefärbte Laken oder Decken, ölige Lumpen (für ein Signalfeuer) und einen Spiegel.
- Wenn das Wasser sehr stark ansteigt, müssen Sie vielleicht auf das Dach klettern. Essen und trinken Sie vorher, soviel Sie können, um Energiereserven anzulegen. Ziehen Sie sich warme Kleidung an; sie trägt dazu bei, die Körperwärme zu erhalten, selbst wenn Sie naß werden.
- Nehmen Sie Seile oder Laken mit, um sich

Das Haus vor Wasser schützen

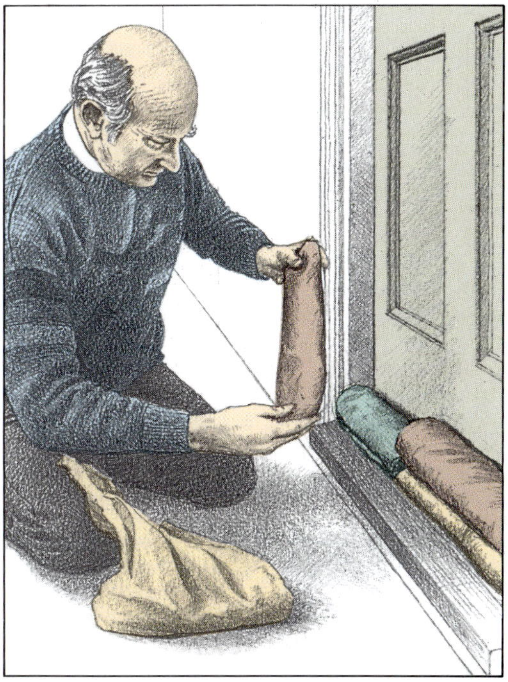

1. *Bei einer Überschwemmung legen Sie außen gegen die untere Kante der Haustür Sandsäcke. Notfalls benutzen Sie dafür Plastiktüten, die Sie mit Erde füllen.*

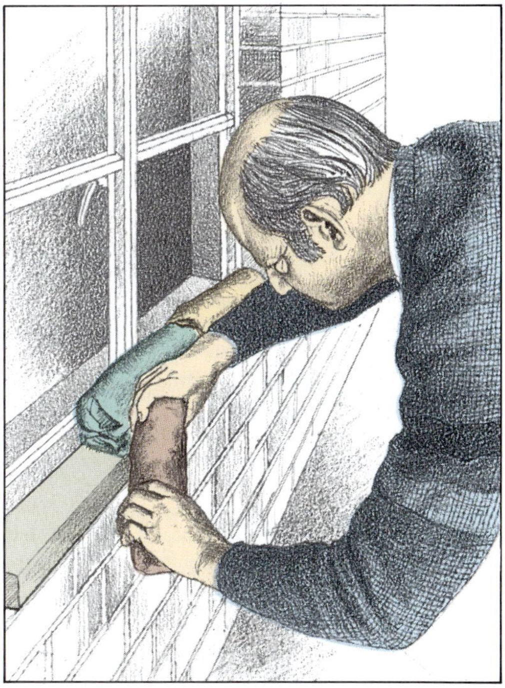

2. *Wenn das Wasser bis zum Fenster zu steigen droht, legen Sie Sandsäcke außen auf die Fensterbank. Ersatzweise nehmen Sie alte Teppiche oder Decken.*

Natur-katastrophen

am Schornstein festzubinden, damit Sie nicht vom Dach rutschen.

- Müssen Sie sich ein provisorisches Floß bauen, fügen Sie dazu alle möglichen schwimmfähigen Dinge zusammen, die Sie zur Hand haben: eine Luftmatratze, Holzbalken, Truhen, Planken oder sogar einen Schrank. Wenn Sie keine Seile haben, um die Teile zusammenzubinden, nehmen Sie dazu Betttücher.
- Ein solches Floß kann nur der letzte Ausweg sein. Probieren Sie es aus, um zu sehen, ob es schwimmt, bevor Sie sich ihm anvertrauen. Nehmen Sie eine Art von Paddel, etwa ein Brett, und die Signalausrüstung mit.

Wie man einen Fluß durchquert

Falls Ihnen der Weg durch einen Fluß abgeschnitten wird, der Hochwasser führt, seien Sie sehr vorsichtig, wenn Sie versuchen, ans andere Ufer zu kommen. Selbst ein kleiner Bach kann stark anschwellen und dadurch eine so mächtige Strömung erhalten, daß er Sie mitreißt.

- Vergewissern Sie sich zunächst, ob Sie überhaupt unbedingt hier auf die andere Seite müssen. Vielleicht können Sie einen Umweg machen und eine Brücke benutzen oder aber flußaufwärts gehen, wo der Fluß vielleicht durch kleinere Zuflüsse gespeist wird, die mitsamt dem bis dorthin schmaleren Fluß leichter zu überqueren sind.

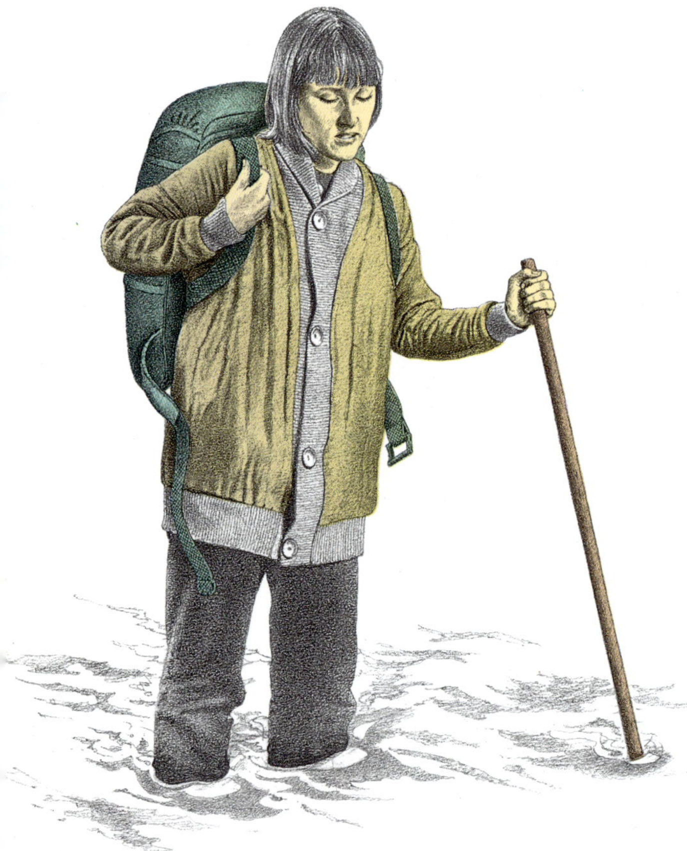

- Ziehen Sie die Socken aus. Ziehen Sie dann wieder Ihre Stiefel oder Schuhe an, damit Sie auf dem Flußbett festen Halt haben. Sobald Sie am andern Ufer sind, können Sie das Wasser aus den Schuhen auskippen und dann die Socken wieder anziehen. Sie tragen dazu bei, daß die Füße warm und trocken werden.
- Wenn Sie einen Rucksack haben, befestigen Sie ihn so, daß er hoch oben auf dem Rücken sitzt. Sein Gewicht stabilisiert Ihr Gleichgewicht, wenn Sie den Fluß überqueren. Zur Vorsicht sollten Sie jedoch den Bauchriemen lösen, so daß Sie den Rucksack im Notfall rasch abwerfen können.
- Nehmen Sie einen Spazierstock oder einen anderen festen Stab mit, den Sie gerade zur Hand haben. Am besten eignet sich ein Stock, der etwa 1,80 m lang ist. Er kann Ihnen als „drittes Bein" dienen und im Wasser besseren Halt geben. Überdies können Sie damit auch prüfen, wie tief der Fluß ist. Halten Sie den Stock auf der flußaufwärts gelegenen Seite, damit er Ihnen nicht von der Strömung weggerissen wird.
- Durchqueren Sie den Fluß entweder gerade oder diagonal stromabwärts. Bewegen Sie sich dabei seitlich fort; bleiben Sie gegen den Strom gewandt. Wenn Sie sich stromabwärts wenden, können Ihre Knie unter dem Druck des Wassers gegen die Kniekehlen einknicken.
- Schieben Sie, wenn Sie seitwärts gehen, jeweils einen Fuß flach über den Boden, und ziehen Sie dann den andern nach. Tun Sie jeden Schritt nur dann, wenn Sie sicher sind, daß das Standbein festen Halt hat.
- Kreuzen Sie nicht die Beine, wenn Sie sich seitlich fortbewegen. Sie könnten dadurch das Gleichgewicht verlieren.

Durchquerung mit einem Seil

Ein Fluß, der Hochwasser führt, läßt sich, wenn man nicht allein ist, am sichersten mit Hilfe eines Seiles durchqueren. Dabei verfährt man folgendermaßen:

- Einer durchquert den Fluß und nimmt dabei ein Ende des Seiles mit. Wenn das Seil lang genug ist, sollte er es sich um den Leib binden. Die Kameraden sichern das andere Ende, indem sie es an einem Baum oder Felsblock festmachen. Falls das nicht möglich ist, halten die andern das Seil, so daß sie den ersten zurückziehen können, wenn er einmal ausgleitet oder umgerissen wird.
- Ist der erste drüben, macht er das Ende des Seiles dort ebenfalls fest.

Einen Fluß durchqueren

Durchqueren Sie einen Fluß, der Hochwasser führt, indem Sie seitwärts gehen. Richten Sie das Gesicht stromaufwärts. Nehmen Sie einen langen Stab mit. Er hilft Ihnen, das Gleichgewicht zu bewahren, und Sie können damit ausloten, wie tief das Wasser ist. Wenn Sie einen Rucksack tragen, behalten Sie ihn auf. Lösen Sie jedoch den Bauchriemen, so daß Sie den Rucksack notfalls rasch abwerfen können.

● Nun kommen die andern einzeln nach, indem sie sich mit einer Hand am Seil festhalten und mit der andern auf einen Stock stützen, um sich im Gleichgewicht zu halten.
● Wenn das Seil nicht über den Fluß reicht, sollten sich die Mitglieder der Gruppe hintereinander festbinden. Jeder sollte nach Möglichkeit einen Stock haben. Nun gehen sie los, und zwar geht immer nur einer zur Zeit. Während er sich vorwärts bewegt, stemmen sich die andern gegen die Strömung, um ihn zu halten, falls er ausrutscht.

Flußüberquerung in einer Gruppe
Drei oder mehr Leute, die kein Seil haben, können sich gegenseitig helfen, indem sie den Fluß als Gruppe durchqueren.
● Stellen Sie sich hintereinander auf, und zwar so, daß das Gesicht eines jeden gegen die Strömung gerichtet ist. Jeder hält sich an der Taille oder den Schultern seines Vordermannes fest. Nun macht der vorderste einen kleinen Schritt zur Seite, dann der zweite, dann der dritte usw. Während eine Person sich bewegt, stemmen sich die andern gegen das Wasser, um sie halten zu können, falls sie ausrutscht.
● Eine weitere Möglichkeit besteht darin, daß sich die ganze Reihe dicht geschlossen bewegt: Hinter dem ersten hält sich jeder an seinem jeweiligen Vordermann fest, und alle machen immer gleichzeitig einen Schritt zur Seite.
● Drei Personen können den Fluß auch überqueren, indem sie sich untereinander einhaken. Die mittlere Person blickt stromaufwärts, und die beiden andern stehen sich gegenüber, jeweils eine Seite der Strömung zugewandt. Wiederum bewegt sich immer nur eine Person zur Zeit.

Welche Stellen sind am günstigsten?
● Suchen Sie zur Durchquerung eine Stelle, an der der Fluß sich verbreitert. Dort ist er vermutlich seichter, und die Strömung ist geringer.
● Überqueren Sie den Fluß nicht an einer Biegung. Zwar ist er dort vielleicht an der Innenseite seicht, und die Strömung ist langsamer, aber dafür wird das Wasser am äußeren Ufer tiefer und reißender.
● Falls im Fluß irgendwo Felsblöcke und größere Steine liegen, können Sie sich dort gut festhalten, wenn Sie an ihnen vorbeiwaten. Versuchen Sie aber nicht, auf die Steine zu treten; sie könnten schlüpfrig oder wackelig sein.
● Überqueren Sie den Fluß nicht in der Nähe von ins Wasser gestürzten Bäumen, an glatten Uferböschungen, oberhalb von Stromschnellen oder bei einem Wehr.

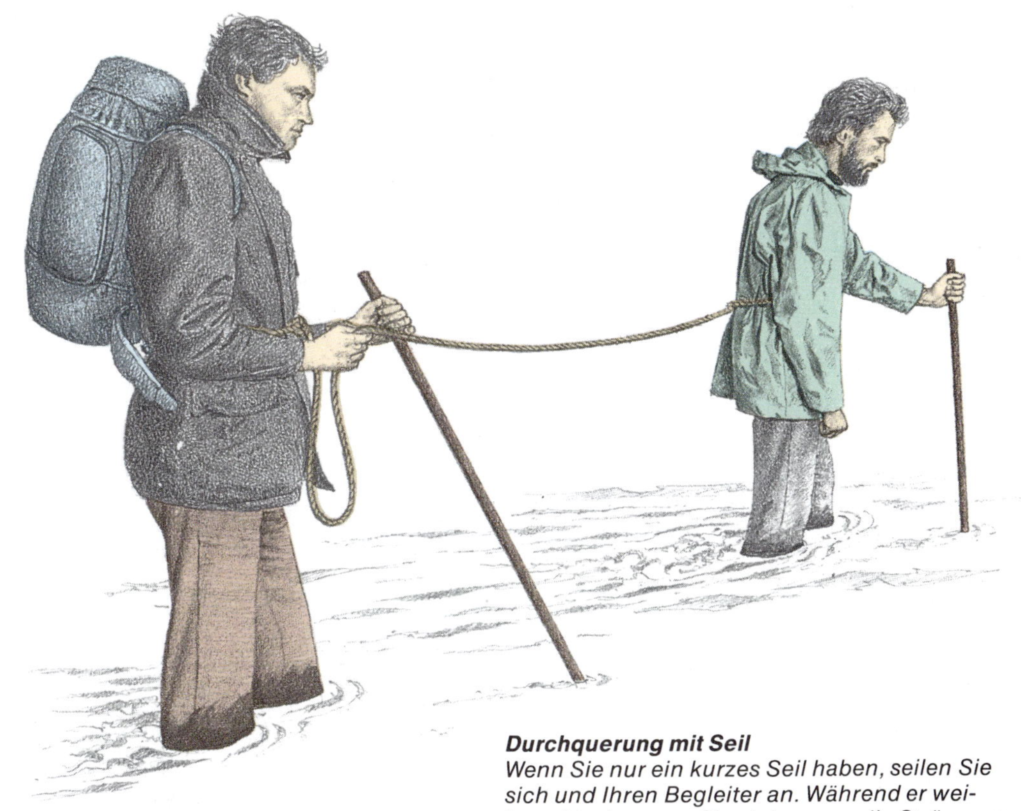

Durchquerung mit Seil
Wenn Sie nur ein kurzes Seil haben, seilen Sie sich und Ihren Begleiter an. Während er weitergeht, stemmen Sie sich gegen die Strömung und lassen das Seil durch die Hand laufen.

Von einem Waldbrand eingeschlossen

Ein Waldbrand kann sich mit rasender Geschwindigkeit über das Land verbreiten und dadurch alle Versuche, ihn einzudämmen, scheitern lassen. Wenn das Feuer besonders heftig wütet, können sich die Flammen durch brennende Blätter und Zweige, die von der heftigen Luftströmung fortgetragen werden, schneller ausbreiten, als ein Pferd galoppiert. Dabei können sie auch breite natürliche Hindernisse wie Flüsse überspringen.

- Bevor Sie versuchen, vor einem Waldbrand davonzurennen, sollten Sie deshalb rasch die Lage prüfen. Vielleicht gibt es bessere Rettungsmöglichkeiten.
- Laufen Sie zu einer Straße oder einem Fluß hin. Dies sind die besten Fluchtwege. Sie können aber auch auf ein gepflügtes Feld oder eine steinige Halde laufen – überall dahin, wo nur wenig Vegetation vorhanden ist. Streben Sie nach Möglichkeit diagonal von dem Feuer weg, um so gleichzeitig aus seiner Bahn heraus zu kommen.
- Wenn Ihnen die Flammen den Weg abschneiden, begeben Sie sich in die Mitte der größten offenen Fläche, die Sie erreichen können.
- Meiden Sie trockene, mit Farn bestandene Stellen und andere Flächen mit abgestorbener Vegetation: Sie können so trocken wie Zunder sein und regelrecht explodieren, wenn sie von den Flammen erfaßt werden.
- Wenn Sie sich in einem Auto befinden, so bleiben Sie darin. Die Gefahr, daß ein Benzintank explodiert, ist geringer als das Risiko, in einem wilden Feuer zu verbrennen oder im Rauch zu ersticken.
- Wenn Sie zu Fuß unterwegs sind und von den Flammen eingeholt werden, legen Sie sich flach auf den Boden. Der – erstickende – Rauch ist dort weniger dick.
- Wenn der Boden weich genug ist, scharren Sie eine Vertiefung, und legen Sie sich hinein. Wenn ein Bach oder Teich in der Nähe ist, waten oder schwimmen Sie bis in die Mitte.
- Sobald die Feuerfront an Ihnen vorbeigezogen ist, suchen Sie sich einen Fluchtweg gegen den Wind durch ein Gebiet, in dem das Feuer bereits erloschen ist.

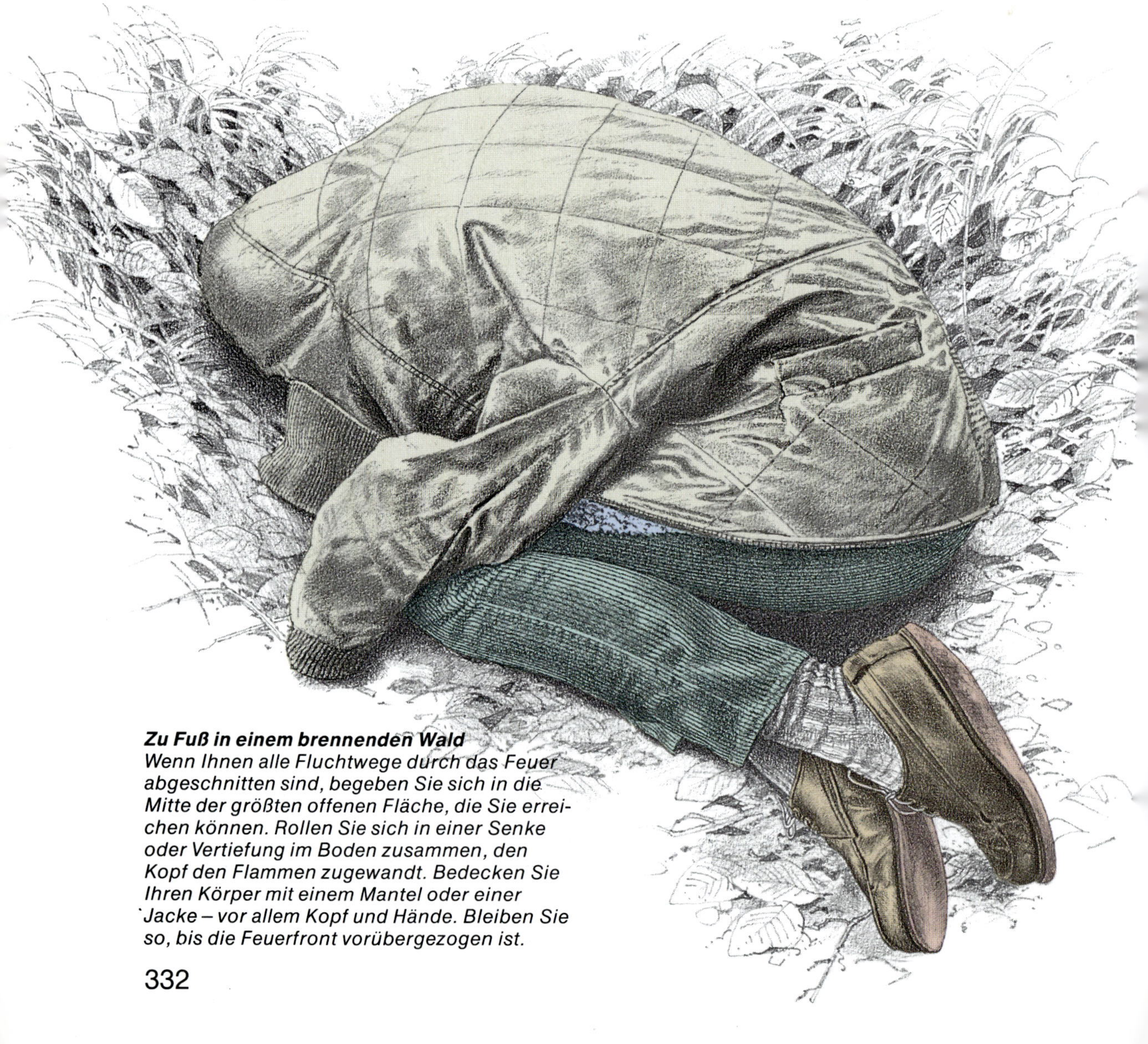

Zu Fuß in einem brennenden Wald
Wenn Ihnen alle Fluchtwege durch das Feuer abgeschnitten sind, begeben Sie sich in die Mitte der größten offenen Fläche, die Sie erreichen können. Rollen Sie sich in einer Senke oder Vertiefung im Boden zusammen, den Kopf den Flammen zugewandt. Bedecken Sie Ihren Körper mit einem Mantel oder einer Jacke – vor allem Kopf und Hände. Bleiben Sie so, bis die Feuerfront vorübergezogen ist.

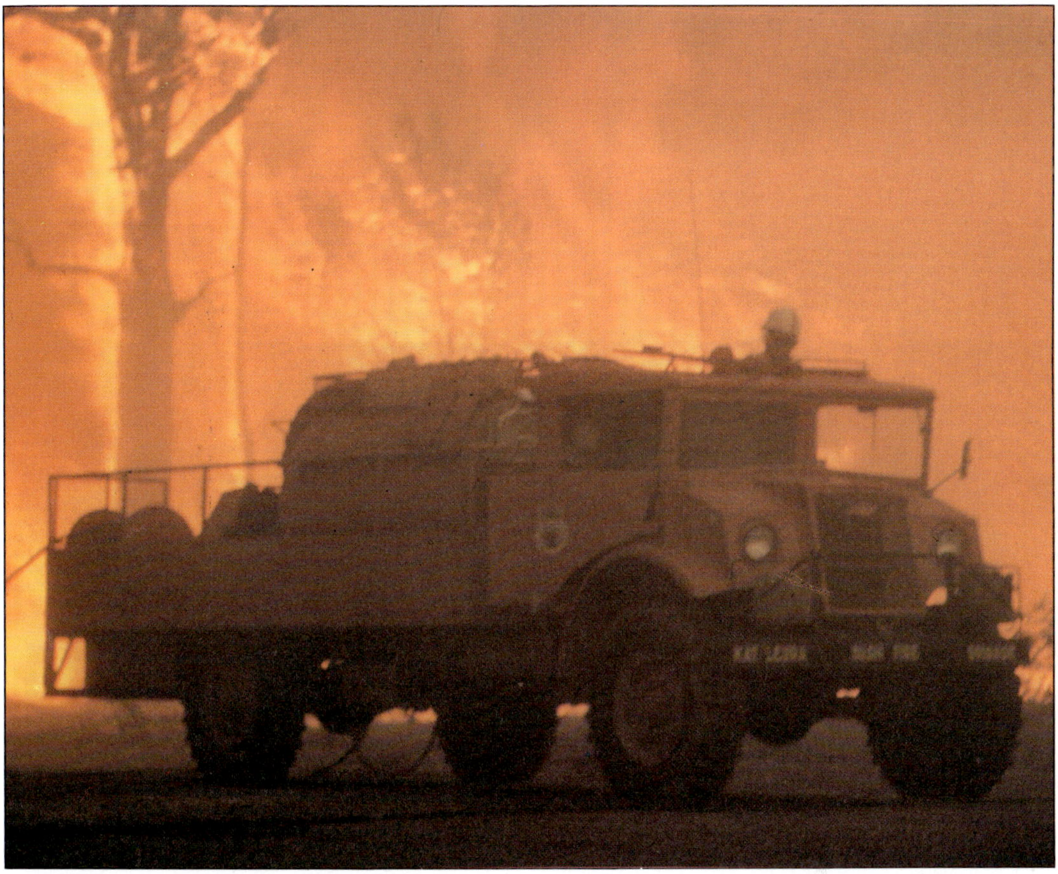

Glühendes Inferno *Bei einem australischen Buschbrand hebt sich der Löschzug von der Flammenwand ab. Dieser Brand wütete im November 1968 westlich von Sydney.*

Wie man ein kleineres Feuer bekämpft
Wenn ein kleiner Haufen trockenes Gras oder Heidekraut Feuer fängt, können Sie es möglicherweise ersticken.

- Versuchen Sie, das Feuer mit einem Zweig, einem Sack oder einer Decke auszuschlagen. Schwenken Sie dabei die improvisierte Feuerpatsche nicht zu heftig. Andernfalls werden die Flammen weiter angefacht, und Funken stieben umher.
- Stellen Sie sich so, daß der Wind von hinten kommt, damit Sie nicht von den Flammen erfaßt werden, wenn das Feuer auflodert. Bekämpfen Sie das Feuer von den Rändern aus nach innen.
- Schaufeln Sie Asche und Erde auf das Feuer.
- Bemühen Sie sich mit allen Kräften, das Feuer einzudämmen. Wenn es dennoch außer Kontrolle gerät, bringen Sie sich sofort in Sicherheit.
- Laufen Sie gegen die Windrichtung, so daß Sie außerhalb der Feuerbahn bleiben, und schlagen Sie möglichst rasch Alarm.

Natur-
katastrophen

WANN IST DIE BRANDGEFAHR AM GRÖSSTEN?

Wälder sind dann am stärksten gefährdet, wenn abgestorbene Vegetation austrocknet. Die meisten Waldbrände entstehen in Nadelgehölzen, wo der Boden immer mit totem harzreichem Holz bedeckt ist. In einem langen, trockenen Sommer verstärkt sich die Gefahr eines Waldbrandes. Auch Heide- und Moorgebiete können zu brennen beginnen.

- Werfen Sie niemals Zigaretten, Zigarren oder Pfeifentabak weg, deren Glut noch nicht völlig erloschen ist. Waldbrände werden in den meisten Fällen durch nachlässige Raucher verursacht. Schon kleinste Mengen glühender Asche können genügen, um hektargroße Waldflächen in Brand zu setzen.
- Halten Sie Campingkocher im Sommer weit von Pflanzen fern. Brände können auch an Straßenböschungen beginnen.

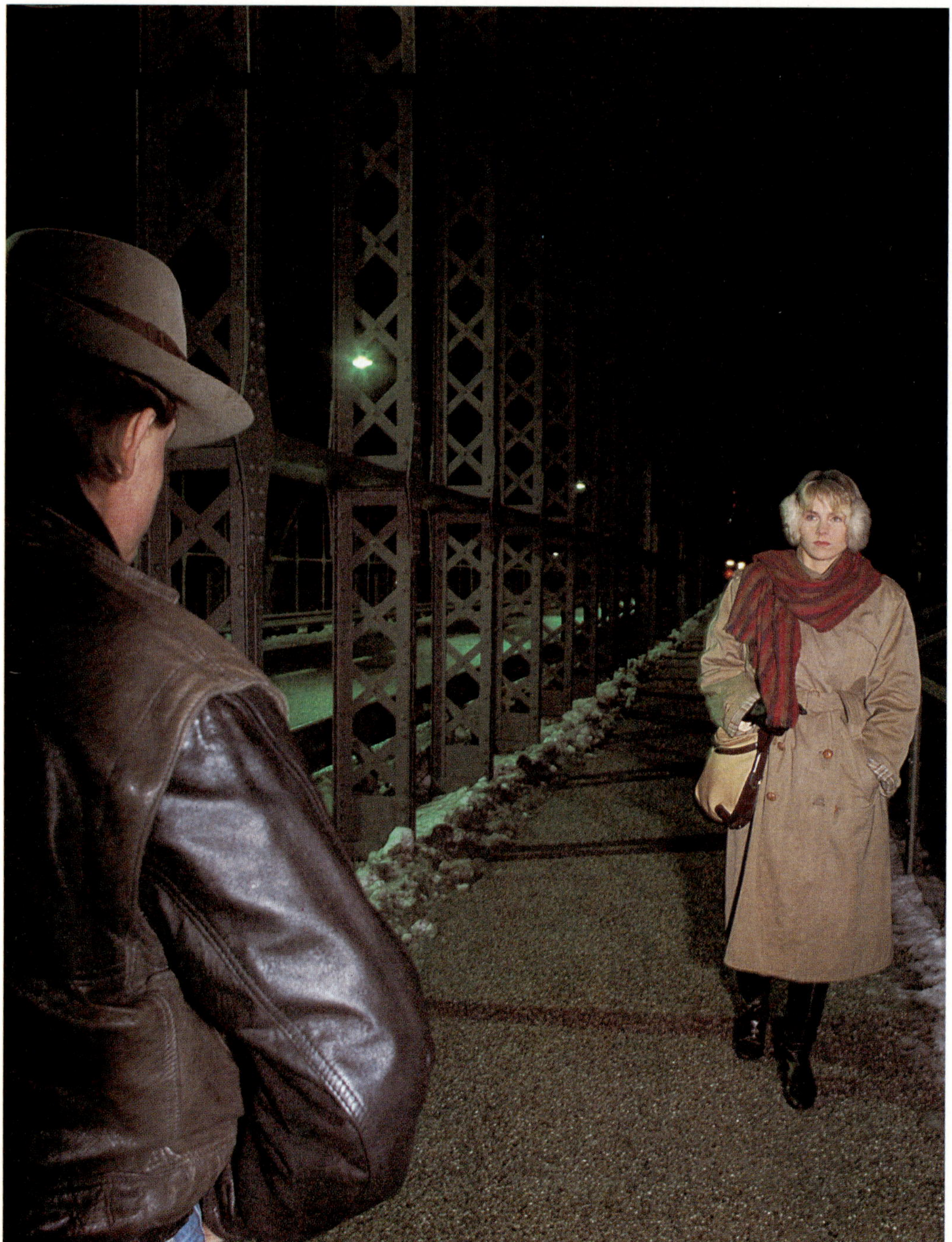

Verbrechen

Wenn man auf der Straße überfallen wird

Wenn man auf der Straße überfallen wird und die Chance hat, dem Angreifer zu entkommen, sollte man fliehen. Dabei muß man allerdings die Lage richtig einschätzen und schnell genug reagieren.

Wenn der Angreifer es auf Geld oder Wertsachen abgesehen hat, ist es besser, diese Dinge auszuhändigen, als sich auf einen Zweikampf einzulassen, bei dem man riskiert, ernste Verletzungen davonzutragen. Falsch ist es, wenn man etwa glaubt, der Angreifer lasse sich einschüchtern, indem man behauptet, man könne Judo oder Karate. Unter Umständen fühlt er sich dann herausgefordert und will seine Kräfte und seine Reaktionsfähigkeit beweisen.

Insgesamt spielen bei der Selbstverteidigung psychologische Momente eine wesentliche Rolle. Was man in diesem Zusammenhang sagt oder tut, hängt aber auch von der jeweiligen Lage ab; deshalb lassen sich nur schwer Verhaltensregeln geben, die für alle Fälle gelten.

Es kann erfolgreich sein, wenn man mit dem Täter ruhig redet und an seinen Anstand appel-

Stoß in den Magen

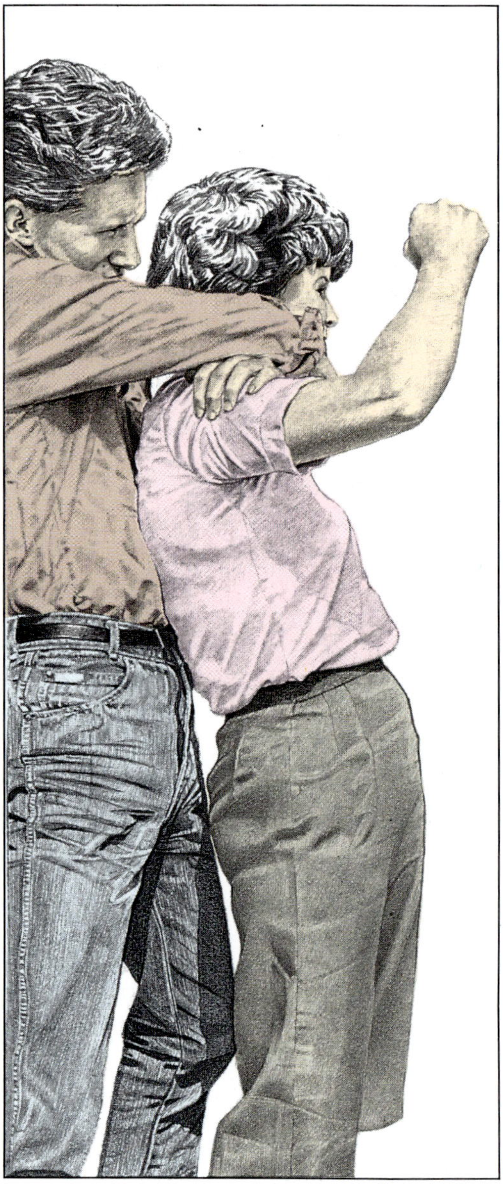

1. *Wenn jemand Ihnen von hinten die Arme um den Hals legt, drehen Sie Ihren Körper leicht, ballen Sie die Hand zur Faust, und heben Sie den Arm.*

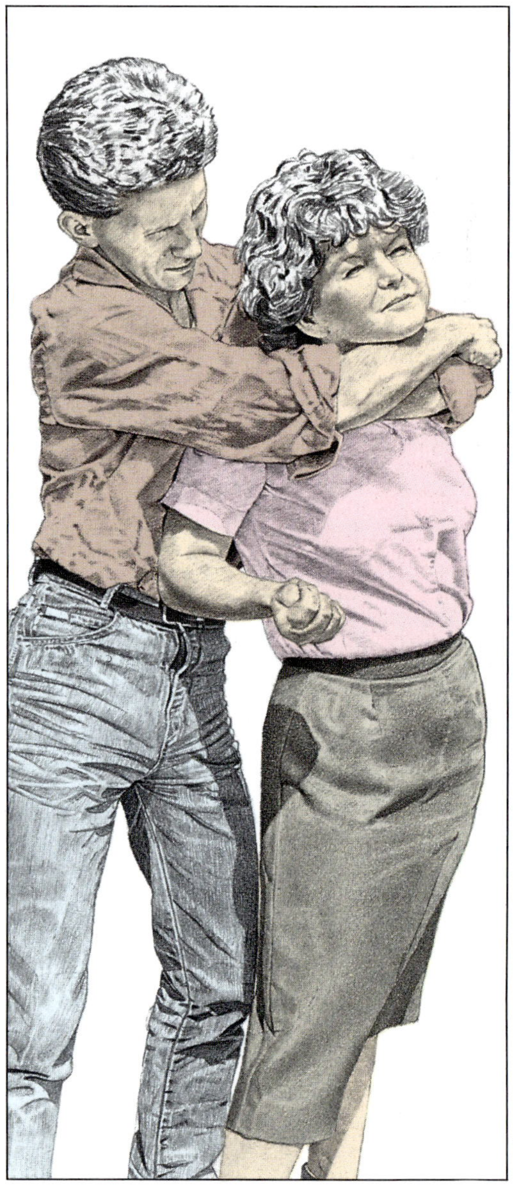

2. *Stoßen Sie mit dem Ellbogen kräftig nach hinten in die Magengrube des Angreifers. Dies bewirkt in der Regel, daß sein Griff sich lokkert, so daß Sie sich befreien können.*

Abwehr mit dem Fuß

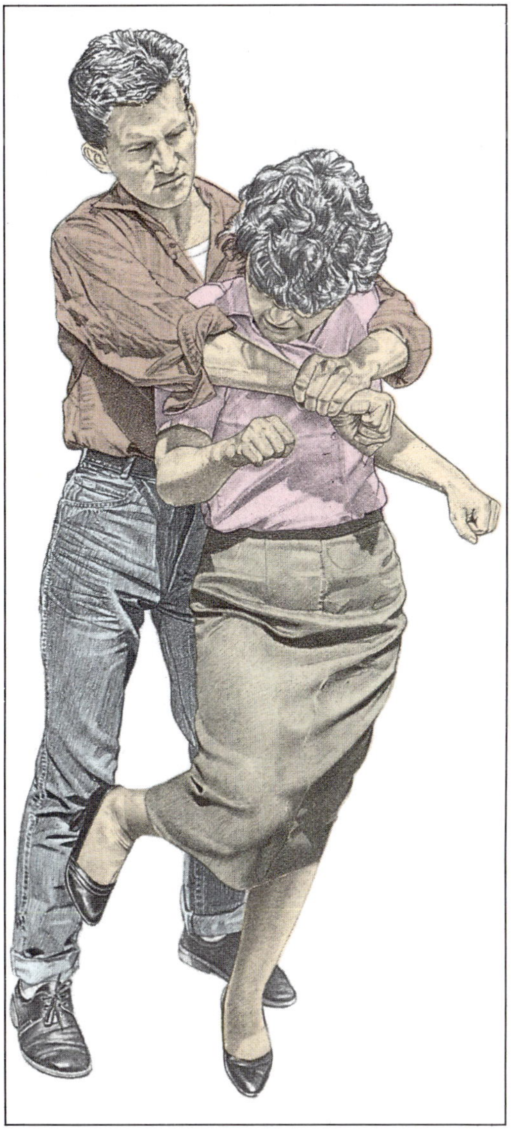

1. *Falls sich der Griff des Angreifers nicht lokkert, fahren Sie mit einer Kante Ihres Schuhs vorn an seinem Schienbein hinunter. Hohe Absätze sind besonders wirksam.*

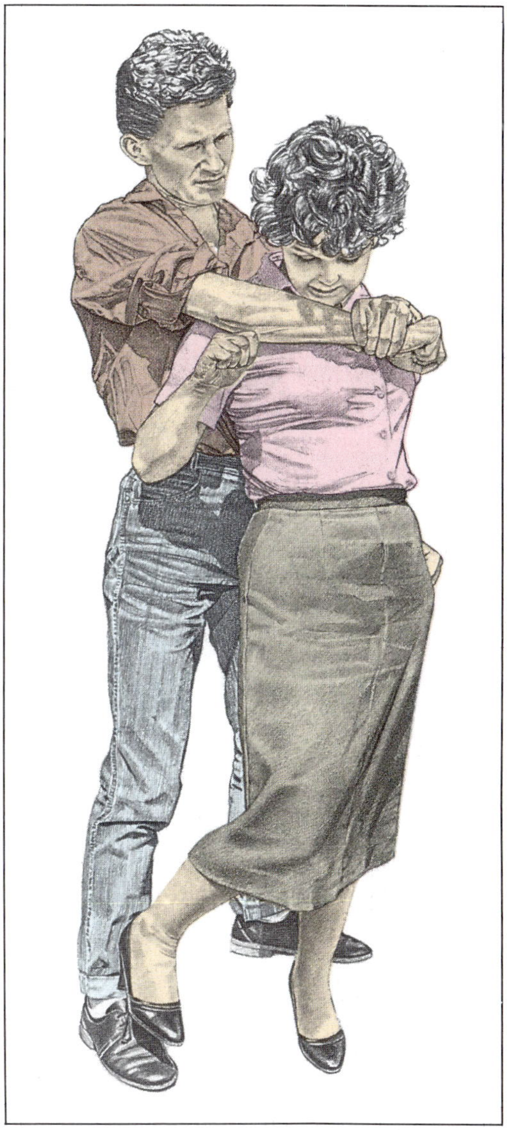

2. *Stampfen Sie kräftig mit dem Absatz auf den Schuh des Angreifers. Ein Pfennigabsatz übt unter dem Gewicht einer 50 kg schweren Frau einen Druck von mehr als 100 kg/cm² aus.*

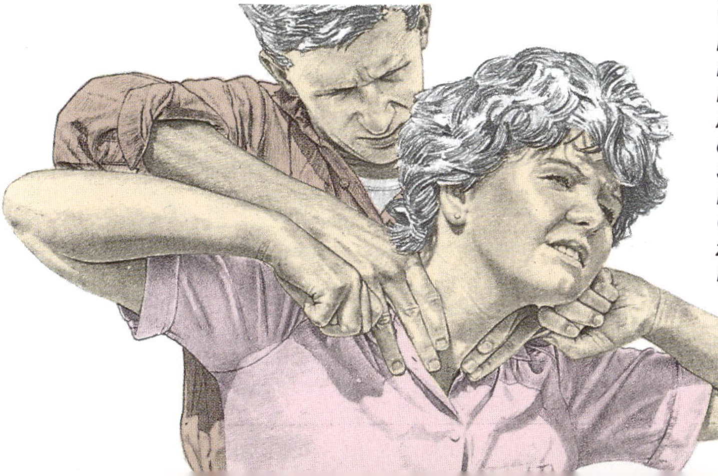

Die Finger verdrehen
Wenn jemand Sie am Hals packt, legen Sie den Kopf in den Nakken; dann haben Sie einen besseren Zugriff zu den Fingern des Angreifers. Fassen Sie seine beiden kleinen Finger, und drehen Sie sie nach oben und von Ihrem Hals weg nach außen. Dieser Griff verursacht heftige Schmerzen. Er kann dem Angreifer die Finger brechen.

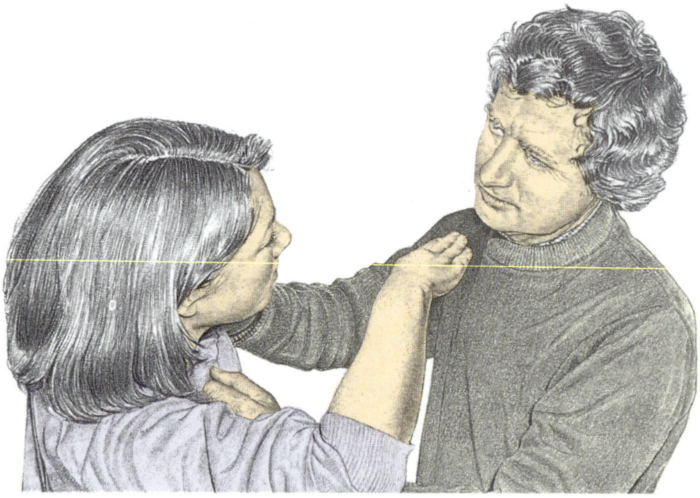

Schlag gegen den Hals
Halten Sie die Finger einer Hand ganz gerade, und schlagen Sie sie gegen den Hals des Angreifers. Sie können den Schlag entweder mit den Fingerspitzen oder mit der Handkante ausführen. Achtung: Diese Abwehr kann den Angreifer schwer verletzen. Deshalb sollte man sie nur dann anwenden, wenn man sich in Lebensgefahr befindet.

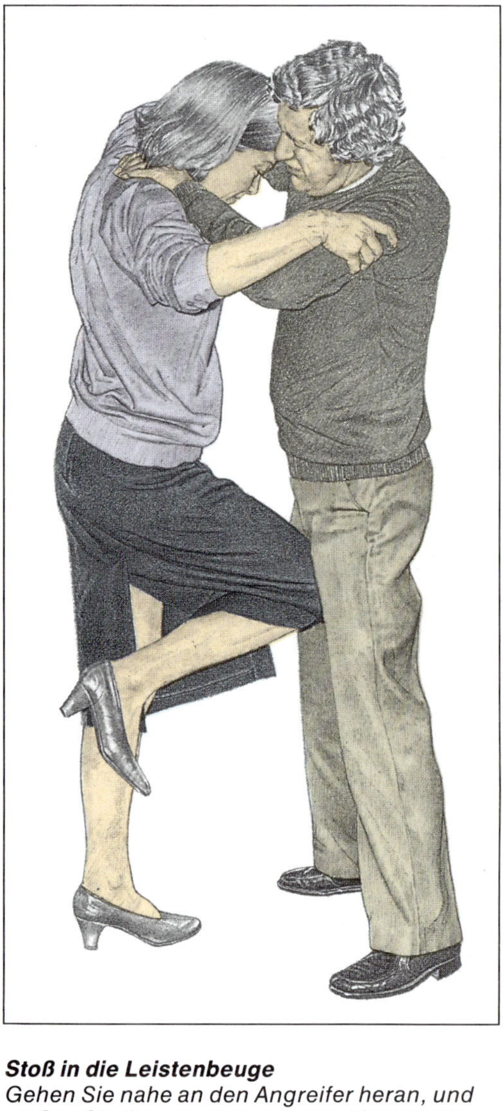

Stoß in die Leistenbeuge
Gehen Sie nahe an den Angreifer heran, und stoßen Sie ihm das Knie kurz und hart in die Leistenbeuge.

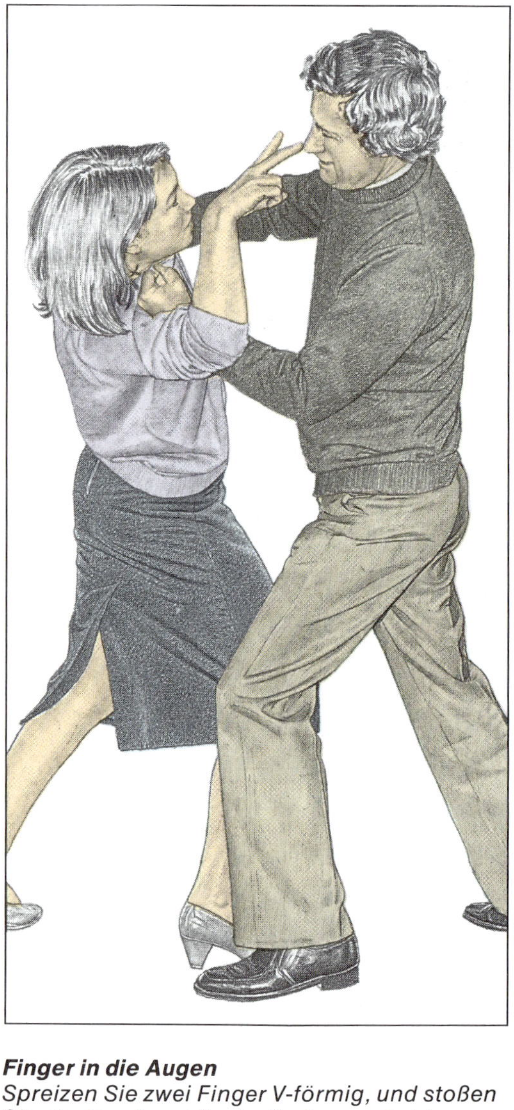

Finger in die Augen
Spreizen Sie zwei Finger V-förmig, und stoßen Sie sie dem Angreifer in die Augen. Achtung: Schwere Augenverletzungen sind möglich.

liert. Andererseits kann man manchmal den Angreifer in die Flucht schlagen, indem man laut um Hilfe ruft. Möglicherweise wird er dadurch jedoch so gereizt, daß er aggressiv reagiert oder in Panik gerät und einen schreienden Menschen unter allen Umständen zum Schweigen bringen möchte.

Befindet man sich klar erkennbar in akuter Lebensgefahr und kann man sich nicht mehr

NOTWEHR, RECHTLICH GESEHEN

Der Paragraph 32 des Strafgesetzbuches besagt:

- Wer eine Tat begeht, die durch Notwehr geboten ist, handelt nicht rechtswidrig.
- Notwehr ist die Verteidigung, die erforderlich ist, um einen gegenwärtigen rechtswidrigen Angriff von sich oder einem anderen abzuwenden.

Das Wort „gegenwärtig" bedeutet, daß der Angriff gerade stattfindet. Um Notwehr handelt es sich also nicht mehr, wenn z. B. der Angreifer bereits davonläuft und der Angegriffene ihn verfolgt und verprügelt.

Der Paragraph 33 besagt:

- Überschreitet der Täter die Grenzen der Notwehr aus Verwirrung, Furcht oder Schrecken, so wird er nicht bestraft. (Hier ist derjenige, der sich verteidigt, als Täter bezeichnet.)

Der Paragraph 34 besagt:

- Wer in einer gegenwärtigen, nicht anders abwendbaren Gefahr für Leben, Leib, Freiheit, Ehre, Eigentum oder ein anderes Rechtsgut eine Tat begeht, um die Gefahr von sich oder einem anderen abzuwenden, handelt nicht rechtswidrig, wenn bei der Abwägung der widerstreitenden Interessen, namentlich der betroffenen Rechtsgüter und des Grades der ihnen drohenden Gefahren, das geschützte Interesse (z. B. des Angegriffenen) das beeinträchtigte (z. B. des Angreifers) wesentlich überwiegt. Dies gilt jedoch nur, soweit die Tat (des Angegriffenen) ein angemessenes Mittel ist, die Gefahr abzuwenden.

Damit gesteht der Gesetzgeber einem Angegriffenen zu, sich, wenn er z. B. in Lebensgefahr ist, mit Methoden zu verteidigen, die an sich strafbar sind. Er mutet dem Angegriffenen aber auch zu, selbst im Augenblick der Gefahr noch abzuwägen, ob seine Verteidigung angemessen ist. Wenn also etwa ein Räuber einer Frau die Handtasche entreißt und sie ihn daraufhin zum Krüppel schlägt, wird man nicht mehr von einer angemessenen Abwehr sprechen können.

Stoß mit einem Schirm

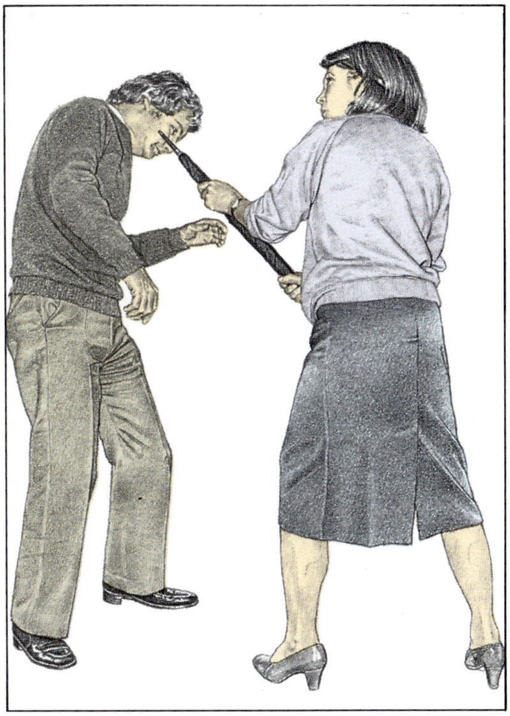

1. *Halten Sie den Schirm oder Spazierstock mit beiden Händen, und stoßen Sie die Spitze dem Angreifer fest ins Gesicht ...*

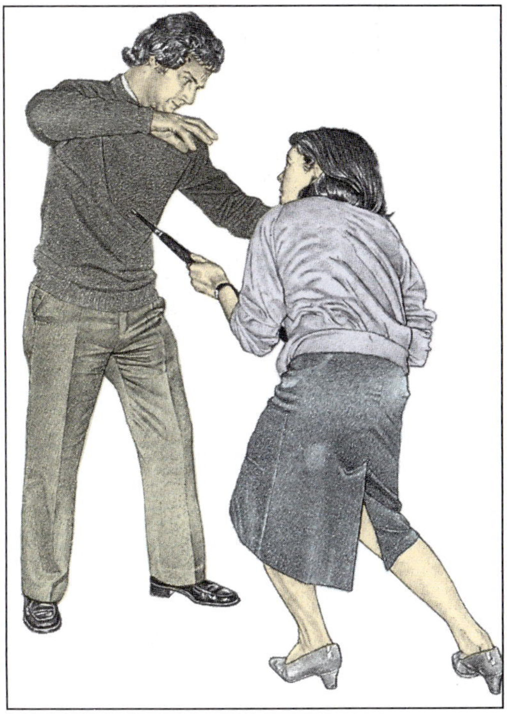

2. *... oder in den Magen. Wenn Sie keine Waffe haben, packen Sie seine Hoden, und pressen Sie sie kräftig zusammen.*

durch die Flucht retten, bleibt einem unter Umständen kein anderer Ausweg, als sich mit allen Kräften zu wehren. Dieser Abwehr einer tödlichen Gefahr sollen die Techniken dienen, die auf S. 336–339 im Bild gezeigt werden. Um sie im Notfall wirkungsvoll anwenden zu können, muß man sie vorher üben. Dabei sollte man sich immer der Tatsache bewußt sein, daß man den Angreifer mit hart eingesetzten Abwehrschlägen, etwa gegen die Kehle oder die Augen, schwer verletzen kann. Man sollte sie also nur in äußerster Not (Lebensgefahr) anwenden. Wegen der Rechtslage siehe Kasten S. 339.

Folgende Maßnahmen können im Ernstfall hilfreich sein:

- Halten Sie ein Abwehrmittel gegen Angreifer bereit (Trillerpfeife, Abwehrspray).
- Wenn sich Ihnen ein verdächtig aussehender Fremder nähert, versuchen Sie frühzeitig zu entkommen. Bewahren Sie die Ruhe, und handeln Sie mit Überlegung.
- Laufen Sie in die nächste gut beleuchtete Straße, in der sich andere Menschen befinden.
- Laufen Sie zu dem nächsten Haus, das bewohnt aussieht. Klingeln Sie dort, und schlagen Sie gegen die Tür.
- Wenn Sie nicht mehr fliehen können und sich wehren müssen, geben Sie keine Vorwarnung. Überraschen Sie den Angreifer durch konsequente Abwehr.
- Schlagen Sie rasch und so fest zu, wie Sie nur können. Seien Sie bereit, den Schlag zu wiederholen oder einen andern folgen zu lassen.
- Wehren Sie den Angriff mit möglichst einfachen und geübten Selbstverteidigungstechniken ab.
- Schreien oder rufen Sie beim Kämpfen.
- Wenden Sie dem Gegner nur die Seite Ihres Körpers zu.
- Lockern Sie Griffe des Gegners, indem Sie ausweichen.
- Treten und schlagen Sie im äußersten Notfall in die empfindlichsten Körperteile (Kopf und Genitalbereich).
- Achten Sie auf wichtige Erkennungsmerkmale des Angreifers.
- Alarmieren Sie so schnell, wie es möglich ist, die Polizei.

WIE MAN SICH GEGEN EINEN ÜBERFALL WAPPNET

- Gehen Sie möglichst in Begleitung von Freunden. Bleiben Sie den ganzen Weg bis zu Ihrer Haustür mit ihnen zusammen.
- Wenn Sie mit dem Auto zu Hause abgesetzt werden, bitten Sie den Fahrer zu warten, bis Sie im Haus sind.
- Bleiben Sie nachts nach Möglichkeit auf gut beleuchteten Straßen, und meiden Sie einsame Straßen oder Plätze.
- Gehen Sie nicht an den Häusern entlang, sondern dicht an der Bordkante, notfalls sogar auf der Straße, damit ein Angreifer, der in einem Hauseingang oder Torweg lauert, weiter herauskommen muß.
- Gehen Sie selbstbewußt, selbst wenn Ihnen nicht danach zumute ist. Schon ein entschlossener Gesichtsausdruck genügt manchmal, um einen Angreifer von der Tat abzuhalten.
- Nehmen Sie nach Einbruch der Dunkelheit eine Taschenlampe mit. Sie können damit einen Angreifer blenden und auf diese Weise Zeit gewinnen, um das Weite zu suchen. Eine Taschenlampe kann man auch als Schlagwaffe benutzen.
- Fahren Sie nicht per Anhalter.
- Wenn Sie eine Tasche haben, tragen Sie sie in derjenigen Hand oder über derjenigen Schulter, die von der Straße abgewandt ist. Manche Straßenräuber fahren auf Fahrrädern oder Motorrädern an ihre Opfer heran und entreißen ihnen die Handtasche im Vorbeifahren.
- Bewahren Sie Scheckbuch und Scheckkarte getrennt voneinander auf. Wenn Sie z. B. das Scheckbuch in der Handtasche bei sich führen, bewahren Sie die Scheckkarte in der Jacken- oder Manteltasche auf.
- Tun Sie Ihre Schlüssel in die Jacken- oder Manteltasche, nicht in die Akten- oder Handtasche. Dann können Sie, wenn Ihnen Ihre Tasche gestohlen wird, trotzdem noch in Ihre Wohnung.
- Wenn Sie eine Sprühdose benutzen wollen, halten Sie sie im Notfall in der Hand, nicht in der Handtasche, wo sie schwer zu erreichen ist. Mit einer solchen Sprühdose kann man einen Angriff abwehren. Es ist aber auch schon vorgekommen, daß der Angreifer der Überfallenen die Dose entrissen und gegen sie selbst eingesetzt hat.

Sicherheit in der Wohnung

- Schreiben Sie als Frau nicht Ihren vollen Vornamen auf das Schild an der Haustür, sondern nur die Initialen. So kann ein Fremder nicht erkennen, ob hier ein Mann oder eine Frau wohnt.
- Wenn Sie allein leben, setzen Sie zusätzlich einen erfundenen Namen auf das Schild. Eine Wohnung, die von mehreren Leuten bewohnt ist, wird ein Sittenstrolch oder Einbrecher eher meiden.
- Wenn Sie wissen wollen, wie Sie Ihre Wohnung noch besser sichern können, wenden Sie sich an eine kriminalpolizeiliche Beratungsstelle. Dort erhalten Sie kostenlose Informationen. Machen Sie von den möglichen technischen Sicherungen auch Gebrauch. Siehe auch S. 176 und 178.

Wenn ein Triebtäter Sie bedroht

Die Zahl der Frauen, die alljährlich vergewaltigt werden, ist groß. Und noch höher als die Zahl der bekannten Verbrechen dieser Art ist wohl die Dunkelziffer.
Viele Maßnahmen gegen einen Sittlichkeitsverbrecher sind die gleichen wie die, mit denen man sich gegen einen Räuber schützt. (Siehe auch „Wenn man auf der Straße überfallen wird“, S. 336.) Doch es gibt auch besondere Unterschiede.
- Wenn eine Frau zu Hause oder auf der Straße von einem Räuber oder einem Sittlichkeitsverbrecher angegriffen wird, tut sie am besten daran wegzulaufen, sofern das möglich ist. Kämpfen sollte sie nur dann, wenn ihr keine andere Wahl bleibt.
- Wenn Sie das Gefühl haben, daß Sie verfolgt werden, gehen Sie auf die andere Straßenseite. So können Sie prüfen, ob sich Ihr Verdacht bestätigt: Blicken Sie zurück, oder horchen Sie darauf, ob die Person hinter Ihnen ebenfalls die Straße überquert.
- Wenn Sie merken, daß Sie verfolgt werden, gehen Sie möglichst rasch zum nächsten belebten Ort, z. B. zu einer Gaststätte, Bushaltestelle oder zu einem Taxistand. Sie können auch am nächsten Haus klingeln und klopfen, das bewohnt zu sein scheint.
- Sagen Sie den Bewohnern, daß Sie das Gefühl haben, Sie würden verfolgt, und bitten Sie sie, telefonieren zu dürfen. Rufen Sie die Polizei an, und geben Sie ihr eine Beschreibung der Person, die Ihnen gefolgt ist.
- Benutzen Sie kein Telefon in einer Telefonzelle, um Hilfe herbeizurufen, vor allem nicht in einer ruhigen Straße. Sie könnten in der Zelle angegriffen werden.

Wenn jemand Sie anspricht

Wenn sich Ihnen jemand nähert, der offensichtlich etwas im Schilde führt, und Sie nicht sofort fliehen können, haben Sie mehrere Möglichkeiten, sich zu verteidigen. Welche Methode die beste ist, das hängt von den Umständen sowie von Ihrer Kraft und Ihrem Selbstvertrauen ab. Keine der im folgenden angegebenen Möglichkeiten kann eine hundertprozentige Sicherheit garantieren; aber alle sind schon erfolgreich von Frauen gegen Sittlichkeitsverbrecher angewandt worden.
- Wenn Sie noch Zeit haben, bevor die Person Sie anspricht, nehmen Sie einen harten Gegenstand in die Hand, z. B. einen Kamm, einen Schlüsselbund oder eine spezielle Sprühdose.
- Wenn Sie einen Schlüsselbund nehmen, lassen Sie die Schlüssel zwischen den Fingern durchhängen, und umschließen Sie sie mit der Hand, so daß die Enden aus der Faust herausragen.
- Wenn Sie einen Angriff befürchten, halten Sie Ihre provisorische Waffe versteckt. Benutzen Sie sie bei einem Angriff plötzlich, ohne Vorwarnung, und so kräftig wie möglich.
- Wenn Sie einen Kamm benutzen, stechen Sie dem Angreifer den Stiel oder die Zähne ins Gesicht.
- Kratzen Sie mit den Schlüsseln über sein Gesicht. Oder sprühen Sie ihm mit der Sprühdose in die Augen. Schreien Sie gleichzeitig, so laut Sie können.
- Wehren Sie sich mit der improvisierten Waffe, bis der Angreifer Sie losläßt. Laufen Sie dann zur nächsten gut beleuchteten Straße oder ins nächste bewohnte Haus, und rufen Sie Hilfe herbei.
- Wenn Sie nichts haben, was sich als Waffe eignet, schreien Sie den Angreifer an, er solle Sie in Ruhe lassen. Benutzen Sie dabei Kraftausdrücke – so laut und heftig wie möglich.
- Wenn der Angreifer Sie so fest packt, daß Sie nicht fliehen können, und wenn er Ihnen körperlich überlegen ist, versuchen Sie, mit ihm zu reden.
- Suchen Sie Zeit zu gewinnen, bis sich eine Möglichkeit zur Flucht ergibt. Laden Sie ihn beispielsweise in Ihre Wohnung ein. Diese Einladung sollte überzeugend klingen. Versuchen Sie, ihn in dem Glauben zu bestärken, daß Sie, sobald Sie zu Hause sind, bereitwillig tun werden, was er will.
- Führen Sie den Betreffenden in eine gut beleuchtete, belebte Straße. Laufen Sie dann auf die Leute zu, und rufen Sie um Hilfe.
- Sie können auch versuchen, den Mann davon zu überzeugen, daß Sie gern eine Nacht mit ihm verbringen werden, aber erst in einigen Tagen. Geben Sie ihm eine Telefonnummer, damit er Ihnen glaubt, aber eine falsche. Erfinden Sie einen plausiblen Grund für den Aufschub. Sagen Sie etwa, Sie hätten eine starke Monatsblutung. Vielleicht hilft es auch, wenn Sie vorgeben, Sie hätten Aids.

KINDER WARNEN

Auch Kinder sind durch Triebtäter gefährdet.
- Klären Sie sie entsprechend auf. Schärfen Sie ihnen ein, daß sie nicht mit Männern mitgehen oder -fahren sollen. Das gilt nicht nur für Personen, die ihnen völlig fremd sind, sondern auch für Menschen, die sie an sich ziemlich gut kennen. Denn Sittlichkeitsverbrechen an Kindern werden häufig von Tätern begangen, die zum engeren oder weiteren Umkreis der betroffenen Familie gehören.
- Sagen Sie Ihren Kindern, daß sie auf dem Schulweg nicht trödeln sollen.
- Raten Sie ihnen, möglichst mit andern Kindern zusammenzubleiben.
- Schicken Sie ein kleines Kind nach Möglichkeit nicht allein zum Einkaufen.
- Sagen Sie Ihren Kindern, daß sie es Ihnen unbedingt erzählen sollen, wenn sie mit einem Mann etwas Ungewöhnliches oder Verdächtiges erlebt haben. Erhalten Sie sich dafür das Vertrauen Ihrer Kinder.

● Wenn der Mann zögert, reden Sie weiter. Schlagen Sie vor, zunächst etwas trinken zu gehen. Sobald andere Leute auftauchen und sie nahe genug heran sind, laufen Sie plötzlich auf sie zu, und rufen Sie dabei laut um Hilfe.

● Sobald Sie von dem Täter losgekommen sind, rufen Sie über den Notruf 110 die Polizei an und geben ihr eine ausführliche Beschreibung des Betreffenden. (Siehe dazu S. 1 und S. 177.)

Wenn Sie angegriffen worden sind

● Wenn Sie körperlich angegriffen wurden, gehen Sie danach so bald wie möglich zur Polizei, und geben Sie ihr eine möglichst genaue Beschreibung des Täters. (Siehe S. 177.) Je schneller Sie eine Vergewaltigung oder sexuelle Nötigung anzeigen, desto größer ist die Wahrscheinlichkeit, daß der Täter ermittelt wird. Waschen Sie sich vorher nicht, und verändern Sie nichts an Ihrer Kleidung; andernfalls könnten Sie wichtige Spuren oder Beweismittel vernichten. Die Polizei wird dann eine ärztliche Untersuchung veranlassen. Diese kann zu dem Beweis beitragen, daß Sie gezwungen wurden, dem Täter zu Willen zu sein.

● Wenn Sie meinen, Sie seien den Fragen, die die Polizei stellen muß, oder einem darauffolgenden Gerichtsverfahren nicht gewachsen, können Sie sich an den Verein „Frauen helfen Frauen" wenden und dort um Rat fragen. Er ist in allen größeren Städten der Bundesrepublik Deutschland vertreten. Die Telefonnummer steht im Telefonbuch. Hilfestellung leisten auch die Einrichtungen von Pro Familia, der Weiße Ring sowie die Sozialdienste der Kirchen und Wohlfahrtsverbände.

Wenn ein Betrunkener Sie belästigt

Ein fremder Betrunkener ist meist eher ein Ärgernis als eine Gefahr. Die Unberechenbarkeit seines Verhaltens und seine abrupten Stimmungsumschwünge können aber etwas recht Beängstigendes haben.

● Schenken Sie einem Betrunkenen nach Möglichkeit keine Beachtung, und halten Sie sich von ihm fern.

● Wenn Sie keine Möglichkeit haben, dem Mann aus dem Weg zu gehen, versuchen Sie, seine Stimmung und seinen Charakter zu beurteilen. Wenn er harmlos erscheint und nur reden will, sprechen Sie wohlwollend mit ihm, bis er weggeht oder Sie weggehen können.

● Bemühen Sie sich, nicht unsicher zu erscheinen, denn dies könnte ihn ermutigen.

● Bleiben Sie nicht auf der Straße stehen, wenn er mit Ihnen ein Gespräch anfangen will. Sagen Sie nur „Auf Wiedersehen", und gehen Sie schnell weiter.

● Wenn der Betrunkene aggressiv wird oder randaliert, versuchen Sie, die Aufmerksamkeit anderer Leute auf sich zu lenken.

● Schreien Sie ihn an und fordern Sie ihn auf, Sie in Ruhe zu lassen. Energisches Auftreten kann Sie vor weiteren Belästigungen schützen.

Obszöne Anrufe

Obszöne Telefonanrufe sind unangenehm und störend, aber es ist sehr unwahrscheinlich, daß sie zu einem persönlichen Kontakt oder gar einem körperlichen Angriff führen.

● Wenn Sie sich möglichst gut gegen solche Anrufe schützen wollen, nennen Sie weder Ihren Namen noch Ihre Telefonnummer, sobald Sie den Hörer abgenommen haben. Sagen Sie nur „Hallo". Oft machen sich obszöne Anrufer nicht die Mühe, im Telefonbuch bestimmte Namen oder Nummern herauszusuchen. Vielmehr rufen sie so lange beliebige Nummern an, bis eine Frau sich meldet. Deshalb ist es unwahrscheinlich, daß der Anrufer Ihre Nummer kennt.

● Wenn Sie zuvor noch keinen Anruf dieser Art bekommen haben, legen Sie einfach wortlos den Hörer auf, sobald Sie merken, worum es sich hier handelt. Bekunden Sie keinen Zorn oder Abscheu und erst recht keine Angst. Jede Gefühlsäußerung kann für den Betreffenden ein Anreiz sein, erneut anzurufen.

● Der Versuch, den Anrufer abzuschrecken, indem man mit einer Pfeife oder einem andern Gerät an der Muschel ein schrilles Geräusch ertönen läßt, hat meist keine große Wirkung, weil der Ton nur gedämpft übertragen wird.

Wenn man ständig weiter belästigt wird

● Wenn sich die obszönen Anrufe ständig wiederholen, melden Sie das der Polizei. Sie weiß vielleicht von ähnlichen Anrufen und läßt möglicherweise Ihren Anschluß überwachen.

● Hat die Polizei entsprechende Ermittlungen aufgenommen und kann sie während eines Gesprächs zurückverfolgen, woher der Anruf kommt, so lassen Sie den Mann reden. Achten Sie dabei auf Hinweise, die der Polizei helfen können, ihn zu ermitteln. Vielleicht ist ein Geräusch im Hintergrund zu hören. So könnte etwa Verkehrslärm darauf hindeuten, daß der Anruf aus einer Telefonzelle kommt.

● Damit der Anrufer weiterspricht, gehen Sie nach Kräften auf seine sexuellen Phantasien ein. Meist möchte ein solcher Mann mit einer Frau sprechen, die ihm unterwürfig erscheint und bei der er das Gefühl hat, daß er sie beherrscht.

● Wenn Sie die Anrufe als sehr unangenehm empfinden oder Angst haben, daß etwa ein Kind ans Telefon geht, können Sie selbst verschiedene Gegenmaßnahmen ergreifen. Veranlassen Sie z. B., daß die Telekom bei Ihnen eine Fangschaltung einbaut. Das kann allerdings einige Tage dauern.

● Beantragen Sie eine neue Telefonnummer, damit die Möglichkeit geringer wird, daß derselbe Anrufer Sie nochmals belästigt.

● Informieren Sie sich bei der Telekom oder im Fachhandel über Telefonmodelle, die Sie für eingehende Anrufe sperren können, damit Sie nicht gestört oder belästigt werden. Allerdings können Sie dann auch von erwünschten Partnern nicht mehr angerufen werden. Wenn jedoch der Anrufer, der Sie belästigt, immer wieder abgeblockt wird, gibt er es vielleicht auf, Ihre Nummer zu wählen.

• Legen Sie nicht den Hörer neben die Gabel. Das könnte zu einer Störung in Ihrem eigenen Apparat oder in Ihrem zuständigen Fernmeldeamt führen.
• Eine weitere Möglichkeit besteht darin, daß Sie mit Freunden und Verwandten ein bestimmtes Erkennungszeichen verabreden. Bitten Sie sie z. B., das Telefon dreimal klingeln zu lassen, dann aufzulegen und nochmals zu wählen. Auf diese Weise können Sie sicher sein, daß Sie keinen unerwünschten Anruf bekommen.
• Im allgemeinen tut man gut daran, Außenstehenden von den obszönen Anrufen nichts zu sagen. Es kommt vor, daß der Anrufer zum Bekanntenkreis der Angerufenen gehört und daß schon die Erwähnung seiner Anrufe bzw. die Beunruhigung, die daraus spricht, für ihn einen Anreiz darstellt, in seinem Tun fortzufahren.

LÄSTIGEN ANRUFEN VORBEUGEN

Obszöne Telefongespräche werden meistens von Männern geführt, die häufig allein sind. Sie rufen selten aus öffentlichen Telefonzellen an, weil sie heimlich vorgehen und während ihres Anrufs sexuelle Handlungen vornehmen.
• Wenn ein unbekannter Anrufer Sie bittet, Ihre Nummer zu bestätigen, tun Sie das nicht. Fragen Sie vielmehr, welche Nummer gewünscht wird. Wenn es nicht Ihre Nummer ist, korrigieren Sie den Betreffenden nicht. Sagen Sie nur: „Falsch verbunden", und legen Sie auf. Wenn es Ihre Nummer ist, fragen Sie, wer am Apparat ist.
• Wenn Ihre Kinder häufig ans Telefon gehen, sorgen Sie dafür, daß sie die Nummer nicht angeben.
• Wenn Sie nicht möchten, daß Ihr Name und Ihre Nummer im Telefonbuch veröffentlicht werden, lassen Sie sich eine Geheimnummer geben, also eine andere Nummer, die im Telefonbuch nicht eingetragen wird. Sie erhalten dann nur Anrufe von Personen, denen Sie Ihre Nummer mitgeteilt haben. Ein zufälliger Anruf wird dadurch nicht hundertprozentig verhindert. Wenn Sie aber in einem solchen Fall Ihre Nummer nicht angeben, ist eine Wiederholung unwahrscheinlich.
• Wenn Sie eine Frau sind und im Telefonbuch stehen möchten, können Sie veranlassen, daß dort nur Ihr Familienname und die Initialen Ihres Vornamens angegeben werden. Auf diese Weise kann ein Uneingeweihter nicht erkennen, ob Sie ein Mann oder eine – eventuell alleinstehende – Frau sind.

Wenn eine Bombe explodiert

Die Explosion einer von Terroristen gelegten Bombe gehört zu den erschreckendsten Notfällen.
• Verlassen Sie in einem solchen Fall sofort den betroffenen Bereich. Mehrfach haben Terroristen schon eine zweite Bombe versteckt.
• Benachrichtigen Sie über den Notruf 110 die Polizei. (Siehe S. 1.) Sie wird andere Rettungsdienste alarmieren.
• Behindern Sie die Rettungsarbeiten nicht als Schaulustiger.
• Stellen Sie sich der Polizei als Zeuge zur Verfügung.
• Machen Sie sich möglichst bald Notizen über Ihre Beobachtungen. Sie können Ihnen helfen, wichtige Einzelheiten zu behalten. (Siehe S. 177.)

Wenn Sie ein verdächtiges Paket sehen
• Berühren Sie auf keinen Fall ein Paket oder einen Behälter, der Ihrer Meinung nach eine Bombe sein könnte. Viele Bomben von Terroristen sind mit einer Vorrichtung versehen, die eine Explosion auslöst, sobald man das Paket auch nur berührt oder bewegt.
• Rufen Sie nicht „Achtung, Bombe!" oder etwas dergleichen, wodurch Sie eine Panik auslösen könnten.
• Halten Sie sich von dem Paket fern, und fordern Sie andere auf, das gleiche zu tun.
• Wenn Sie sehen, wie jemand irgendwo ein verdächtiges Paket hinstellt und sich dann entfernt, notieren Sie sich, wie er aussieht. (Siehe S. 177.)
• Benachrichtigen Sie sofort die Polizei. Wählen Sie dazu den Notruf 110. (Siehe S. 1.)

BRIEFBOMBEN

Briefbomben sind, ebenso wie andere Arten von selbstgebastelten Bomben, fast immer so aufgemacht, daß sie harmlos aussehen.
• Wenn einem eine Postsendung (Brief oder Paket) verdächtig erscheint, kann man auf folgende Warnzeichen achten: Hinweise auf etwa vorhandene Drähte oder Batterien, Fettspuren, ein Geruch nach Mandeln.
• Versuchen Sie nicht, einen Brief oder ein Paket zu öffnen, das Ihnen verdächtig erscheint. Briefbomben sind so eingerichtet, daß sie den Postweg heil überstehen, aber explodieren, sobald sie geöffnet werden. Drücken Sie die Sendung auch nicht, und stochern Sie nicht darin herum.
• Rufen Sie den Absender an, und fragen Sie ihn, ob die Sendung echt ist.
• Informieren Sie gegebenenfalls über den Notruf 110 die Polizei. (Siehe S. 1.)

Gefahr in einer Menschenmenge

Wer sich in einer erregten, möglicherweise auch in Panik geratenen Menschenmenge befindet, sei es mit Bedacht, sei es durch Zufall, kann in eine Situation geraten, in der er schwere Verletzungen erleidet oder sogar ums Leben kommt.

Eine Gefahr ergibt sich besonders dann, wenn die Leidenschaften der Menschen aufgepeitscht werden, etwa während oder nach Fußballspielen oder bei Demonstrationen und Protestkundgebungen. Wenn eine Panik ausbricht, kann jeder Ort, an dem sich viele Menschen auf engem Raum befinden – z. B. ein Kino oder eine Diskothek –, zur Todesfalle werden.

- Wenn eine offensichtlich aufgebrachte oder in Panik geratene Menschenmenge auf Sie zukommt, gehen Sie ihr aus dem Weg.
- Wenn Ihnen keine Zeit mehr bleibt, sich zu entfernen, ehe Sie von der Menge eingeholt werden, gehen Sie in den nächsten Laden, oder klingeln Sie an der Tür des nächsten Hauses, und bitten Sie um Hilfe.
- Ist das nicht möglich, schmiegen Sie sich in einen Türeingang. Bleiben Sie dort, bis die Menschen vorübergezogen sind.
- Wenn Sie von der Menge mitgerissen werden, beachten Sie vor allem zwei Dinge: Halten Sie sich von Schaufensterfronten fern, und bleiben Sie auf den Beinen. Denn wenn Sie durch eine Schaufensterscheibe gestoßen oder von der Menge niedergetrampelt werden, kommen Sie kaum ohne schwere Verletzungen davon.
- Klammern Sie sich an einen feststehenden Gegenstand, beispielsweise an einen Laternenpfahl, und lassen Sie die Menschen an sich vorbeiziehen.
- Falls Sie gewaltsam mitgerissen werden, schaffen Sie sich Raum, indem Sie eins Ihrer Handgelenke vor Ihrem Körper mit der andern Hand umfassen und die Ellbogen nach außen

Wenn Sie von einer Menge mitgerissen werden

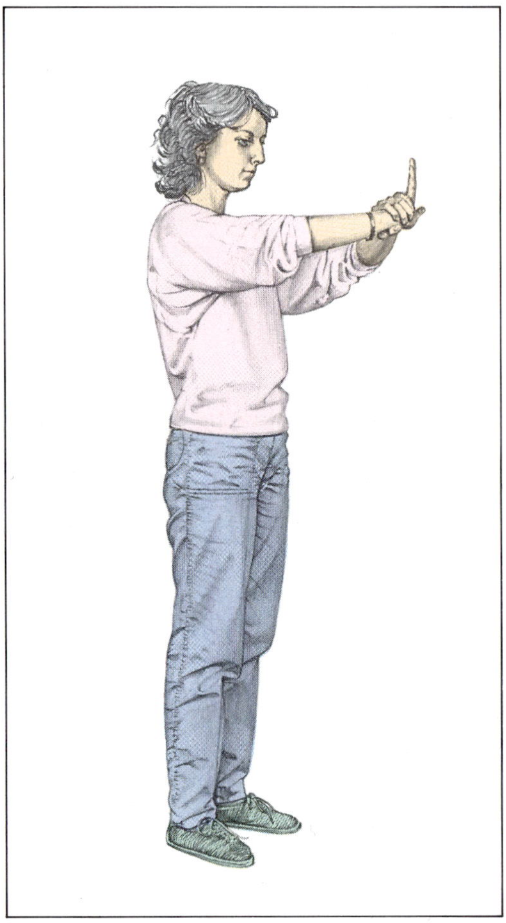

1. *In einem dichten Gedränge schaffen Sie sich freien Raum vor der Brust, damit Sie besser atmen können. Umfassen Sie dazu ein Handgelenk vor der Brust mit der andern Hand, und drücken Sie die Ellbogen zur Seite.*

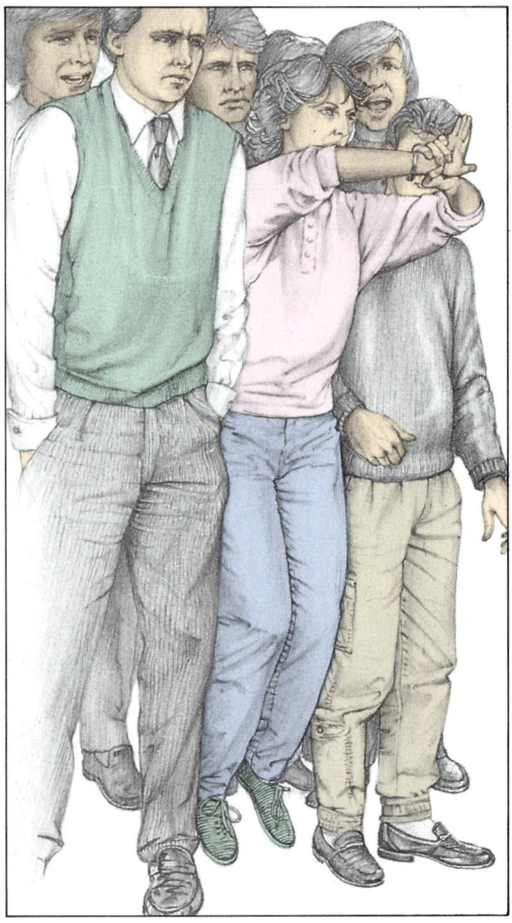

2. *Bleiben Sie auf den Beinen, und halten Sie sich von Schaufenstern fern. Im äußersten Notfall heben Sie die Füße vom Boden hoch, damit man Ihnen nicht auf die Zehen tritt, und lassen sich von den andern tragen.*

stemmen. So können Sie sich dagegen schützen, daß Sie von den andern zusammengedrückt werden und möglicherweise das Bewußtsein verlieren, weil Sie keine Luft mehr bekommen. Neigen Sie den Oberkörper leicht nach vorn, um zusätzlichen Raum zu gewinnen, damit sich die Lungen besser ausdehnen können.

- Im äußersten Notfall, etwa bei einer Panik in einem Kino, beugen Sie auch die Knie und heben die Füße völlig vom Boden, damit niemand Ihnen auf die Zehen tritt. Sie schweben also in der Luft, getragen von der allseits andrängenden Menge.
- Bereiten Sie sich darauf vor, die Füße wieder auf den Boden zu setzen, sobald der Andrang nachläßt.
- Wenn Sie zu Boden gestoßen werden, versuchen Sie, an eine Wand zu gelangen.
- Rollen Sie sich dort eng zusammen, und wenden Sie das Gesicht zur Wand. Verschränken Sie die Hände im Nacken. So können Sie Ihre empfindlichsten Körperteile am besten schützen.

Wenn Sie sich in einem Auto befinden

- Fahren Sie nie durch eine Menschenmenge hindurch – vor allem dann nicht, wenn die Leute aufgebracht oder feindselig gestimmt sind oder wenn es so aussieht, als ob die Stimmung in Feindseligkeit umschlagen könnte. Es könnte sein, daß die Menge sich auf Ihr Auto stürzt und die Fensterscheiben einschlägt oder den Wagen umkippt, so daß Sie ernstlich verletzt werden.
- Wenn Ihnen eine Menschenmenge entgegenkommt, halten Sie nicht an, um sie zu beobachten. Biegen Sie in eine Seitenstraße ein. Oder Sie fahren rückwärts oder kehren um und fahren ruhig weg.
- Wenn Sie der herannahenden Menge nicht ausweichen können, parken Sie das Auto. Schließen Sie es ab, und lassen Sie es stehen. Suchen Sie Zuflucht in einer Seitenstraße, einem Laden, einem Haus oder einem Türeingang.

DER GEFAHR BEGEGNEN

- Prüfen Sie bei öffentlichen Veranstaltungen, an denen viele Menschen teilnehmen, schon beim Hineingehen die Ausgänge. Denken Sie auch daran, daß der sicherste Fluchtweg vielleicht nicht der gleiche Weg ist, auf dem Sie hereingekommen sind.
- Wenn an einem Ort, an dem sich viele Menschen aufhalten, eine Panik ausbricht, z. B. im Fußballstadion, so meiden Sie Treppenabgänge und Engstellen, denn dort ist die Gefahr besonders groß, zu stürzen oder eingeklemmt zu werden.
- Binden Sie sich nach einem Fußballspiel keinen Schal um, der zeigt, mit welcher Mannschaft Sie es halten. Andernfalls könnten Sie auf dem Nachhauseweg von Fans der andern Mannschaft angegriffen werden. Die meisten Verletzungen treten nach einem Spiel auf, nicht vorher oder während des Spieles.

Wenn Sie zu Boden gestoßen werden
Wenn man Sie zu Boden stößt, versuchen Sie, an eine Wand zu gelangen. Rollen Sie sich eng zusammen, und wenden Sie das Gesicht zur Wand. Verschränken Sie die Hände fest im Nacken. So können Ihre Finger, der Rücken und die Beine verletzt werden, aber Ihre empfindlichsten Körperteile werden geschützt.

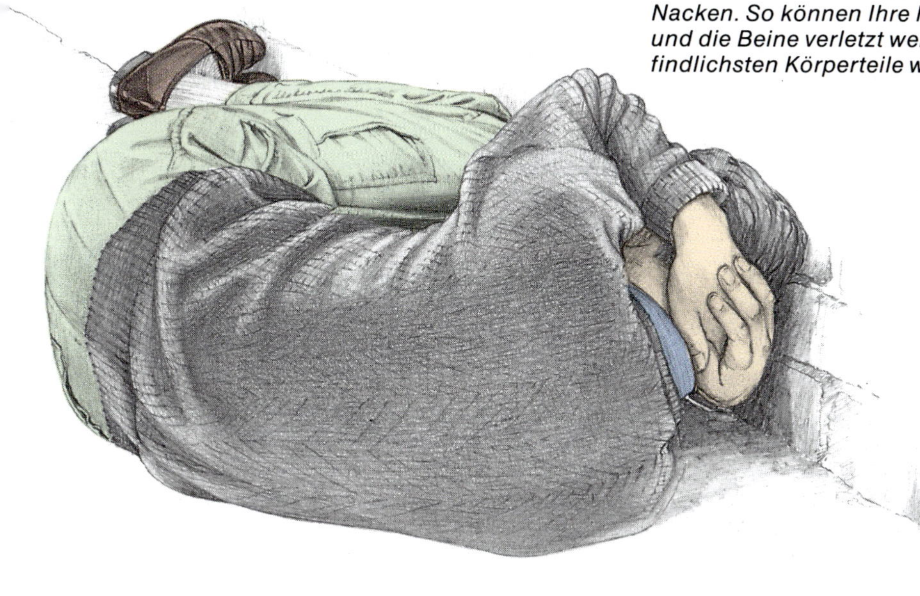

Wenn man in einen Raubüberfall gerät

Tagtäglich werden in der Bundesrepublik Deutschland Raubüberfälle verübt – Diebstähle, bei denen Gewalt angewandt oder angedroht wird. Häufig sind die Räuber bewaffnet. Oft haben sie es auf Stellen abgesehen, wo wertvolle Waren wie Schmuck liegen oder große Mengen Bargeld zusammenkommen, z. B. Banken, Lohnbüros, Geldtransporter oder Warenhäuser und Supermärkte. Noch wesentlich häufiger als Raubüberfälle sind Einbrüche. (Siehe dazu S. 176.)

Die meisten Raubüberfälle werden tagsüber ausgeführt. Am Tatort befinden sich deshalb manchmal ziemlich viele Menschen. Die Täter handeln schnell und verbreiten Furcht und Schrecken, um an die Beute heranzukommen und dann ungehindert fliehen zu können.

Zu Hause, in einem Geschäft, auf der Straße

- Wenn Sie in einen Raubüberfall geraten – zu Hause, als zufällig Anwesender bei einem Überfall in der Öffentlichkeit, als Angestellter einer überfallenen Bank oder Firma –, gehen Sie gegen die Gewalttäter nicht vor. Spielen Sie nicht den Helden. Geld kann ersetzt werden, ein Menschenleben nicht.
- Versuchen Sie auch nicht wegzulaufen. Wenn Sie dies tun, ziehen Sie die Aufmerksamkeit der Täter auf sich, und Sie können dabei getötet oder verletzt werden.
- Bewahren Sie Ruhe. Tun Sie, was Ihnen gesagt wird, ruhig und zügig. Vermeiden Sie eine Auseinandersetzung mit den Tätern.
- Halten Sie jedoch die Augen und Ohren offen, und prägen Sie sich möglichst viele Einzelheiten ein, die der Polizei später helfen können, die Täter zu ermitteln – etwa einen besonderen Akzent der Täter. Machen Sie sich, nachdem die Täter geflohen sind, so bald wie möglich Notizen, damit Sie keine wesentlichen Einzelheiten vergessen. (Siehe auch S. 177.)
- Wählen Sie nach dem Überfall so bald wie möglich den Notruf 110 (siehe S. 1), und benachrichtigen Sie die Polizei.
- Wenn Sie auf der Straße sind und beobachten, wie in einem Gebäude ein Überfall verübt wird – z. B. durch ein Schaufenster –, und wenn Sie sich selbst dabei nicht in Gefahr befinden, greifen Sie nicht ein.
- Benachrichtigen Sie möglichst rasch die Polizei (Telefonnummer 110; siehe S. 1). Legen Sie danach den Hörer nicht gleich auf. Wenn Sie sich in der Nähe des Tatorts befinden, können Sie der Polizei vielleicht noch das Fluchtfahrzeug beschreiben und angeben, in welche Richtung die Täter geflohen sind.
- Falls kein Telefon in der Nähe ist, machen Sie möglichst bald Notizen von Ihren Beobachtungen. Wenn Sie zunächst keine Möglichkeit haben, die Polizei zu verständigen, rufen Sie sie später an. Ihre Beobachtungen können sehr wichtig sein.

Wenn Sie als Geisel genommen werden

Daß Sie jemals bei einem Überfall als Geisel genommen werden, ist zwar unwahrscheinlich, aber nicht ganz unmöglich.

Wenn jemand als Geisel genommen wird und die Verbrecher ihm mit dem Tod drohen, kann diese Belastung für den Betroffenen so groß sein, daß er keinen klaren Gedanken mehr zu fassen vermag und in blinde Panik gerät. Wenn man sich jedoch von der Panik überwältigen läßt, wird die Gefahr noch größer.

- Denken Sie in einem solchen Fall daran, daß ein Geiselnehmer im Grunde nicht die Absicht hat, seine Geisel zu verletzen oder zu töten. Er will vielmehr durch diese Drohung andere dazu zwingen, seine Forderungen zu erfüllen.
- Wehren Sie sich nicht. Versuchen Sie nicht wegzulaufen.
- Tun Sie, was Ihnen gesagt wird.
- Merken Sie sich möglichst viele Einzelheiten, die Ihren Geiselnehmer charakterisieren: sein ungefähres Alter, seine Statur, Stimme, Erscheinung, Kleidung usw. (siehe auch S. 177).
- Sobald Sie wieder frei sind, rufen Sie die Polizei an (Notruf 110; siehe S. 1), und halten Sie Ihre Beobachtungen schriftlich fest.

SICHERHEITSMASSNAHMEN

In einem Büro oder Geschäftsraum kann man zahlreiche Vorsichtsmaßnahmen treffen, um einem Überfall vorzubeugen. Wo erhebliche Werte vorhanden sind, kann man z. B. eine Alarmanlage einbauen, die direkt mit dem nächsten Polizeirevier verbunden und durch einen versteckten Knopf auszulösen ist. Einbruchshemmende Türen und Fenster können den Tätern den Zugang erschweren.

Für Kassenpersonal und Geldboten gibt es Verhaltensempfehlungen der Kreditinstitute und Wirtschaftsverbände sowie Merkblätter der Polizei. Geldboten sind auch alle Personen, die nach Ladenschluß die Tageseinnahmen in Geldbomben zur Bank bringen.

Für den Notfall ist es sinnvoll, Codewörter oder Stichwörter zu verabreden. Ist z. B. der Kassenraum durch eine von innen verschließbare Tür gesichert, könnten Räuber einen Mitarbeiter als Geisel nehmen, um sich dadurch den Zutritt zu erzwingen. In dieser Lage kann ein vorher abgesprochenes Stichwort – z. B.: „Läßt du mich mal in den Kassenraum?" – andere Mitarbeiter in einem Nebenraum aufmerksam machen, ohne daß die Täter Verdacht schöpfen. Daraufhin kann jemand unbemerkt die Polizei benachrichtigen.

- Ratschläge für einen umfassenden Sicherheitsplan, der auf das jeweilige Objekt zugeschnitten ist, erteilen Spezialisten der Kriminalpolizei.

Was tun bei einer Flugzeugentführung?

Flugzeugentführungen kommen zwar nicht häufig vor, immerhin wurden aber in den letzten Jahren weltweit jährlich etwa 20 Flugzeuge entführt – kleinere Maschinen ebenso wie große Jumbo-Jets. Damit haben pro Jahr an die 4000 Passagiere eine Flugzeugentführung miterlebt.

Meistens kommen die Entführer auf Flughäfen an Bord, in denen die Sicherheitsvorkehrungen mangelhaft sind – oft in Ländern der dritten Welt. Dort können die Verbrecher leichter Waffen einschmuggeln. Nach dem Start geben sie sich zu erkennen.

Zu Beginn einer Flugzeugentführung befinden sich Entführer, Besatzung und Passagiere in einem starken Erregungszustand, was spontane Gewalttaten der Entführer zur Folge haben kann.

- Verhalten Sie sich in einem solchen Fall nicht aggressiv. Versuchen Sie, unauffällig zu bleiben. Andernfalls können Sie die besondere Aufmerksamkeit der Entführer auf sich ziehen und sich selbst sowie andere in Gefahr bringen.
- Verstecken oder beseitigen Sie alle persönlichen Dinge, die eventuell den Haß der Entführer wecken könnten, z. B. militärische Ausweise.

Erfahrungsgemäß verbessert sich die Lage im Lauf der Zeit. Oft entwickelt sich zwischen Passagieren und Entführern eine Beziehung. Möglicherweise werden Sie gebeten, bei der Zubereitung von Mahlzeiten, beim Aufräumen oder bei der Versorgung von Mitreisenden zu helfen.

- Akzeptieren Sie eine solche entspannte Stimmung; lassen Sie sich aber nicht auf Diskussionen über die politischen Ansichten der Entführer ein.
- Versuchen Sie, sich im Zusammenhang mit den Entführern möglichst viele Einzelheiten einzuprägen: Aussehen, besondere körperliche Merkmale, andere Eigentümlichkeiten, Bewaffnung, ferner auch Namen, mit denen die Entführer sich untereinander anreden. Falls Sie vorzeitig freigelassen werden, können Sie dann wesentliche Hinweise für ein eventuelles Einsatzkommando geben, das eine Befreiungsaktion unternehmen soll.
- Wichtig sind überdies genaue Beobachtungen, wenn die Entführer Gewalttaten (Verletzung oder Ermordung von Geiseln) verüben. Später können exakte Angaben für eine Identifizierung der Täter und die Feststellung einer Täterschaft von Bedeutung sein.
- Eine Entführung kann tagelang dauern. Die Maschine muß vielleicht eine ermüdend lange Reihe von Flughäfen anfliegen, während die Entführer einen politischen Zufluchtsort suchen. Wirken Sie dann nach Möglichkeit beruhigend auf Ihre Mitreisenden ein.

Eine Flugzeugentführung überleben

Wenn das Flugzeug am Boden festgehalten wird, kann die Heizung oder Kühlung ausfallen. In Wüstengebieten ist es tagsüber heiß und nachts sehr kalt.

- Unter diesen Bedingungen lohnt es sich vielleicht, die Entführer zu fragen, ob sie die Notfenster bei Tag zum Lüften entfernen und sie nachts wieder einsetzen können, damit die Passagiere nicht frieren.
- Machen Sie sich darauf gefaßt, daß sanitäre Probleme auftreten können. Die Toiletten sind bei den meisten Flugzeugen in sich abgeschlossene, chemische Systeme. Sie füllen sich schnell, fangen an zu riechen und müssen geleert werden, indem man außen am Flugzeug ein Ventil öffnet. Überdies kann Wasser zum Waschen knapp werden oder überhaupt fehlen, wenn die Motoren abgeschaltet sind.

Wenn eine Entführung länger andauert, kann es sein, daß Passagiere sich sonderbar verhalten. Manche werden deprimiert und sind kaum noch ansprechbar. Andere werden nervös, unberechenbar und entfalten eine hektische Aktivität. Kinder hingegen machen oft weniger Schwierigkeiten, als man denken sollte. Sie können sogar nützliche Verbindungen zu den Entführern herstellen.

- Versuchen Sie, sich mit Dingen zu beschäftigen, die Sie von der Situation ablenken. Dazu eignen sich beispielsweise Kreuzworträtsel, Kartenspiele, Bücher und Zeitschriften. Wer ständig an die Gefahr denkt, neigt zu unüberlegten Handlungen und zur Panik.
- Versuchen Sie, fit zu bleiben. Das ist wichtig, damit Sie nicht die Nerven verlieren. Die Möglichkeiten, sich körperlich zu bewegen, sind vielleicht begrenzt; nehmen Sie aber jede Chance wahr, Schlaf zu bekommen. Sogar ein kurzes Nickerchen ist nützlich. Wenn Sie zuwenig schlafen, können Sie nicht mehr klar denken.
- Nehmen Sie Flüssigkeit zu sich, wann immer das möglich ist. Flüssigkeit ist wichtiger als Nahrung. Bei hohen Temperaturen geht durch Schwitzen rasch viel Körperflüssigkeit verloren. Am Boden braucht man, wenn man sich nicht körperlich betätigt, im Durchschnitt mindestens einen Liter Wasser pro Tag – in großer Höhe sogar zwei Liter und mehr. Trinken Sie jedoch keinen Alkohol; er entzieht dem Körper Wasser.
- Wenn ein Ultimatum der Entführer abläuft, wird die seelische Belastung noch größer. Suchen Sie Passagiere zu beruhigen, welche die Nerven zu verlieren drohen.
- Wenn das Flugzeug von Spezialeinheiten gestürmt wird, werfen Sie sich zu Boden, und bleiben Sie unten. Machen Sie sich so klein wie möglich. Rollen Sie sich zwischen den Sitzen zusammen. Es können jetzt Lichtblitze aufflammen und Explosionen, Schüsse und Schreie ertönen. Stehen Sie erst dann auf, wenn man Ihnen mitteilt, daß alles vorbei ist.
- Sobald dies der Fall ist, verlassen Sie das Flugzeug möglichst schnell. Es kann mit Sprengsätzen versehen worden sein, oder aus den Tanks kann Kraftstoff auslaufen.
- Draußen werden Sie von Rettungsdiensten und Hilfsorganisationen versorgt. Sie erhalten ärztliche Hilfe und saubere Kleidung, können sich waschen und ausschlafen.

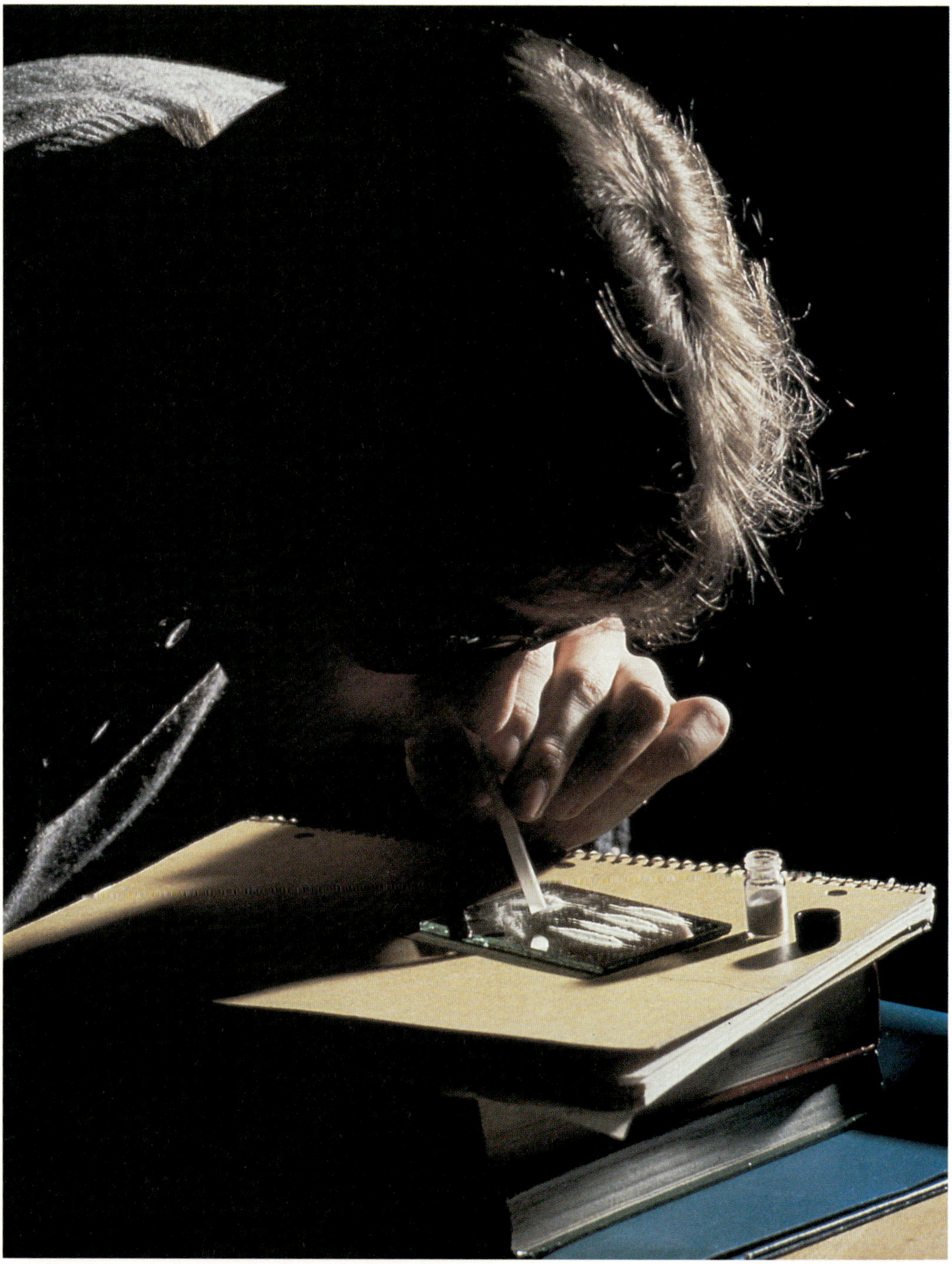

Alkohol und Drogen

Alkoholismus erkennen und bekämpfen

Mäßiger und gelegentlicher Alkoholgenuß im privaten Bereich richtet mit großer Wahrscheinlichkeit keinen Schaden an. Dennoch gilt Alkohol als Droge. Die schädliche Wirkung des Alkohols wird vor allem dann erkennbar, wenn er ständig und in großen Mengen genossen wird.

Übermäßiger Genuß kann Halluzinationen hervorrufen, die so erschreckend sind wie die durch LSD bewirkten. Durch Alkoholentzug können Erscheinungen wie beim Entzug von Beruhigungsmitteln auftreten. Und wie Heroin kann auch Alkohol zum Koma und schließlich zum Tod führen.

Medizinisch gesprochen ist Alkohol ein Sedativum mit beruhigender und einschläfernder Wirkung. Zwar mag ein Trinker zunächst in eine gehobene Stimmung geraten, letztlich wirkt Alkohol aber auf das zentrale Nervensystem eher dämpfend als anregend. Aus diesem Grund gehört Alkohol zu den gefährlichen der mißbräuchlich benutzten Drogen: zu denjenigen, die bei Überdosis zum Tod führen können. (Siehe dazu auch S. 355.)

Alkohol als Droge

WAS DER TRINKER EMPFINDET Mäßiger Alkoholgenuß kann Hemmungen abbauen und Spannungen und Angst vermindern. Oft fühlt sich der Betreffende entspannt, zuversichtlich, angeregt oder sogar euphorisch.

Große Mengen von Alkohol haben Erregung, Unruhe, Übelkeit und Erbrechen zur Folge. Der Trinkende fühlt sich oft geistig rege und körperlich durchaus intakt. In Wirklichkeit wird er aber wirr im Kopf, sein Gang schwankt, und er kann nicht mehr deutlich sprechen.

WAS DIE ANDERN SEHEN Alkohol vermindert die natürlichen Hemmungen und das Verantwortungsgefühl. Diese Auswirkungen sind für andere häufig deutlicher erkennbar als für den Trinkenden selbst. Dieser wird impulsiv und übertrieben gesprächig. Sein Benehmen ist oft hochtrabend oder anstößig, manchmal auch aggressiv oder gar gewalttätig.

Je mehr der Betreffende trinkt, desto mehr lassen sein Urteilsvermögen und seine Konzentration nach. Der Trinkende torkelt und nuschelt beim Sprechen. Ein Unfall ist in diesem Zustand keineswegs ausgeschlossen.

Nach übermäßigem Alkoholgenuß kann ein Trinker in einen Zustand der Betäubung und danach in ein Koma fallen. In schweren Fällen kann Atemstillstand eintreten.

Versorgung eines Volltrunkenen

- Wenn der Betrunkene aufhört zu atmen, beginnen Sie sofort mit der Mund-zu-Mund-Beatmung (siehe S. 54).
- Wenn der Betrunkene bewußtlos ist, aber noch atmet, entfernen Sie mit dem Finger alle Fremdkörper aus seinem Mund und Rachen. Vergewissern Sie sich, daß seine Luftwege frei sind.
- Versuchen Sie nicht, den Betrunkenen zum Erbrechen zu bringen. Ein Bewußtloser kann daran ersticken.
- Bringen Sie den Betrunkenen in die Seitenlage (siehe S. 58).
- Lockern Sie seine Kleidung.
- Rufen Sie sofort die Notrufnummer 110 an (siehe S. 1), wenn der Betrunkene bewußtlos ist oder nicht aufstehen kann, wenn er blaß aussieht und anhaltende Atemschwierigkeiten hat und wenn sein Puls unregelmäßig und langsam ist.
- Rufen Sie auch dann die Nummer 110 an, wenn der Betrunkene sich verletzt hat, wenn er sich ständig erbricht oder wenn er erregt und unruhig bleibt.
- Rufen Sie ferner die Nummer 110 an, wenn

DIE LANGZEITWIRKUNGEN DES TRINKENS

Bei anhaltendem Alkoholgenuß drohen außer den direkten Gefahren auch langfristige Schäden. Besonders empfindlich sind hier die Leber und das Zentralnervensystem. Die Leberschäden entstehen durch eine giftige Wirkung des Alkohols. Der geistige Verfall ist dagegen die Folge von organischen Veränderungen, die der Alkohol im Gehirn verursacht.

Bei starken Trinkern entwickelt sich eine Fettleber. Wenn der Betreffende aber das Trinken aufgibt, regeneriert sich das Organ fast vollständig. Bei manchen Trinkern stellt sich eine Hepatitis (Leberentzündung) oder eine Leberzirrhose ein, bei der gesunde Leberzellen durch Bindegewebe ersetzt werden. Durch völlige Abstinenz kann eine Hepatitis geheilt werden; die Schäden, die durch eine Zirrhose entstehen, sind hingegen bleibend. Eine Leberzirrhose kann zum Tod führen; bei völligem Alkoholverzicht schreitet die Krankheit jedoch nicht weiter fort.

Außerdem kann Alkohol eine Magenschleimhautentzündung, eine Entzündung der Bauchspeicheldrüse und Anämie (eine Verminderung der roten Blutkörperchen) verursachen.

Schäden am Zentralnervensystem können zu einer Polyneuritis führen, einer Entzündung mehrerer Nerven, die Lähmungserscheinungen hervorrufen kann.

Zu den Symptomen eines Hirnschadens gehören Gedächtnisschwund, krankhafte Eifersucht und Verfolgungswahn, andere Wahnvorstellungen und Halluzinationen. Außerdem kann sich ein alkoholbedingter Schwachsinn entwickeln.

der Betrunkene zuckerkrank ist oder wenn Sie den Verdacht haben, daß er zusammen mit dem Alkohol noch irgendwelche Medikamente oder Drogen eingenommen hat.

Entzugserscheinungen
Alkohol ist eine Suchtdroge. Wenn jemand lange Zeit stark trinkt, gewöhnt sich sein Körper an große Mengen Alkohol.

Die angenehmen Wirkungen des Alkohols gehen im Lauf der Zeit meist verloren, und schließlich braucht der Trinker den Alkohol nur, um „normal" zu bleiben – um mit den alltäglichen Anforderungen und Bedrängnissen des Lebens fertig zu werden.

Oft wird die Alkoholabhängigkeit erst dann deutlich, wenn die Versorgung mit alkoholischen Getränken unterbrochen oder wesentlich vermindert wird. Sobald das geschieht, können ernste Entzugserscheinungen auftreten. Sie ähneln denen beim Entzug von Beruhigungstabletten.

- Die Entzugserscheinungen bei einem Alkoholiker bestehen in Angst, Schweißausbrüchen und Zittern. Das sogenannte Morgenzittern, wie es Alkoholiker oft erleben, ist eine solche Entzugserscheinung. Sie tritt gewöhnlich nach dem Schlafen auf und verschwindet nach dem ersten Alkoholkonsum am Morgen wieder.
- Eine besonders schwerwiegende Komplikation bei Alkoholentzug ist das Delirium tremens. Es beginnt zwei bis vier Tage nach dem letzten Glas Alkohol, das der Betreffende getrunken hat. Vorher können Krämpfe auftreten. Im Hauptstadium zittert der Betroffene; er ist stark erregt, hat Fieber und lebhafte Halluzinationen, die oft Angstzustände erzeugen.
- Eine Entzugskrise dauert meistens drei Tage oder noch länger, ob es nun zum Delirium tremens kommt oder nicht, und sie endet oft plötzlich.
- Die Krise kann so heftig sein, daß eine starke Unfallgefahr besteht. Überdies können erhebliche Komplikationen auftreten, z. B. eine Lungenentzündung. Aus diesem Grund sollte ein Alkoholiker nicht ohne ärztliche Hilfe schlagartig mit dem Trinken aufhören. Freunde und Verwandte sollten den Betroffenen ermutigen, eine Entziehungskur zu machen.

Was kann man selbst tun?
Alkoholismus kann verschiedene Ursachen haben. Er kann z. B. durch seelische Probleme entstehen oder durch eine besonders belastende Arbeit oder auch durch die Gesellschaft von Freunden, die stark trinken.

Es gibt unterschiedliche Formen von Alkoholismus. Manche Trinker rühren über einen längeren Zeitraum keinen Tropfen Alkohol an und trinken dann plötzlich unmäßig. Sie sind in diesem Augenblick nicht mehr in der Lage, damit aufzuhören. Andere sind selten richtig betrunken, halten aber ständig einen gewissen Alkoholspiegel aufrecht, indem sie den ganzen Tag über immer wieder kleine Mengen trinken.

Was auch immer der Grund für das Trinken sein mag – man kann keinen Alkoholiker vom Trinken abhalten, egal welcher Form des Alkoholismus er verfallen ist. Vielmehr muß der Betroffene selbst den Entschluß fassen, mit dem Trinken aufzuhören.

Es gibt jedoch eine Menge Dinge, die Sie tun können, um bei dem Betreffenden eine positive Einstellung gegenüber seinem Problem zu fördern und den Entwöhnungsprozeß zu unterstützen.

- Zunächst müssen Sie selbst einsehen, daß Alkoholismus eine Krankheit ist. Niemandem ist damit gedient, wenn Sie diesen Zustand als ein Zeichen von Willensschwäche betrachten.
- Eignen Sie sich alles Wissen an, das Sie über diese Krankheit erlangen können.
- Schließen Sie sich den Al-Anon-Familiengruppen an. Das ist eine Gemeinschaft von Angehörigen und Freunden von Trinkern.
- Ermutigen Sie den Alkoholkranken, sich den Anonymen Alkoholikern (AA) anzuschließen. (Siehe S. 354.) Bieten Sie ihm an, ihn zum ersten Treffen zu begleiten. Die Teilnahme verpflichtet zu nichts, und niemand fragt nach seinem vollen Namen.
- Lassen Sie Informationsmaterial in Ihrer Wohnung herumliegen, z. B. Schriften der AA. Der Alkoholiker weigert sich womöglich zunächst, diese Schriften zu lesen; aber vielleicht sieht er sie doch an, wenn Sie einmal nicht da sind.
- Wenn der Alkoholkranke zu erkennen gibt, daß er möglicherweise das Trinken aufgeben will, ermutigen Sie ihn, zum Arzt zu gehen. Manchmal hat der Betroffene sich selbst das ganze Ausmaß des Problems noch gar nicht eingestanden. Oft widerstrebt es ihm, zum Arzt zu gehen, doch ist er eher bereit, mit einem verständnisvollen Geistlichen zu sprechen. Dieser kann ihn dann vielleicht davon überzeugen, daß er ärztliche Hilfe braucht.
- Unterstützen Sie jede Liebhaberei und jede Tätigkeit des Alkoholkranken, die ihn interessiert, solange sie ihn vom Alkohol abhält. Versuchen Sie andererseits, ihn beispielsweise vom Kartenspiel im Wirtshaus abzuhalten.
- Im Fall einer Krise, etwa wenn die Begleichung von Schulden überfällig ist, konfrontieren Sie den Alkoholiker mit dem Problem. Wenn er Sie dann um Hilfe bittet, schlagen Sie ihm vor, mit den Anonymen Alkoholikern Verbindung aufzunehmen. Die Mitglieder dieser Organisation wissen, was bei solchen besonderen Problemen anzuraten ist.

Was man nicht tun darf
- Setzen Sie nicht Ihr eigenes körperliches und seelisches Wohl aufs Spiel. Sorgen Sie dafür, daß Sie gesund bleiben und sich eine positive Einstellung zum Leben bewahren.
- Hüten Sie sich davor, an Ihrem Partner herumzunörgeln, ihn zu belehren, zu predigen und sich in ausartende Wortgefechte verstrikken zu lassen. Ein Trinker fühlt sich durch jede Art von Ablehnung herabgesetzt. Sie könnten durch Ihr Verhalten eine Gewalttätigkeit auslösen oder Ihren Partner noch tiefer in das Ge-

fühl der persönlichen Wertlosigkeit hineintreiben, das er ja schon mit Hilfe des Alkohols bekämpft.

- Versuchen Sie nicht, an die Gefühle des Trinkers zu appellieren, um ihn vom Trinken abzubringen! Verlangen Sie z. B. nicht von ihm, er solle seine Liebe zu Ihnen dadurch beweisen, daß er mit dem Trinken aufhört. Drohen Sie auch nicht damit, daß Sie ihn verlassen würden – es sei denn, Sie wären bereit, Ihre Drohung wahr zu machen.
- Wenn Sie eine versteckte Flasche Alkohol finden, werfen Sie sie nicht weg. Sie könnten dadurch eine Gewalttätigkeit provozieren und das noch vorhandene Vertrauen zerstören. Ein Alkoholiker findet fast immer einen Weg, um sich Nachschub zu beschaffen. Und wenn nicht, kann die erzwungene Abstinenz eine Entzugskrise zur Folge haben, der Sie nicht gewachsen sind.
- Versuchen Sie nicht, den Trinker vor den Folgen seiner Sucht zu schützen, etwa indem Sie die Schulden bezahlen, die er gemacht hat. Lassen Sie ihn das Problem selbst lösen. Falls Sie ihm die Steine aus dem Weg räumen, fördern Sie indirekt die Alkoholsucht.
- Lassen Sie sich nicht mit oberflächlichen Versprechungen abspeisen. Wenn der Alkoho-

VIER STADIEN AUF DEM WEG ZUM ALKOHOLIKER

Stadium 1:
die Voralkoholiker-Phase
Jeder, der eine der folgenden Fragen mit Ja beantwortet – besonders Frage 4 –, sollte seine Trinkgewohnheiten überdenken, da sie für ihn zu einem Problem werden könnten.
1. Trinken Sie bei gesellschaftlichen Anlässen, um sich ungezwungener zu fühlen?
2. Trinken Sie, um Ihre Sorgen und Ängste zu vergessen?
3. Fühlen Sie sich bei der Arbeit leistungsfähiger oder selbstsicherer, wenn Sie trinken?
4. Brauchen Sie mehr Alkohol als früher, um die gleiche Wirkung zu erzielen?

Stadium 2:
die Warnphase
Jeder, der eine oder mehrere der folgenden Fragen mit Ja beantwortet, ist auf dem Weg, Alkoholiker zu werden. Er sollte seinen Alkoholkonsum wesentlich verringern. Den meisten Menschen gelingt das in diesem Stadium noch ohne fremde Hilfe.
1. Haben Sie nach einem feuchtfröhlichen Abend, an dem Sie Ihrer Meinung nach eigentlich nicht betrunken waren, Schwierigkeiten, sich an das zu erinnern, was Sie getan oder gesagt haben?
2. Trinken Sie heimlich?
3. Trinken Sie schon zu Hause ein paar Gläser, wenn Sie meinen, daß es auf der bevorstehenden Party wohl nicht genügend zu trinken gibt?
4. Stürzen Sie Ihr alkoholisches Getränk hinunter?
5. Bevorzugen Sie Arbeitsplätze, wo Sie leichten Zugang zu Alkohol haben?
6. Setzen Sie sich gelegentlich noch ans Steuer Ihres Autos, wenn Sie mehrere Gläser Alkohol getrunken haben?

Stadium 3:
die kritische Phase
Jedes Ja auf eine dieser Fragen ist ein warnendes Signal für den Trinker, seinen Alkoholkonsum drastisch einzuschränken oder sogar ganz auf Alkohol zu verzichten. Noch ist er vielleicht nicht völlig vom Alkohol abhängig, aber er wird es bald sein, wenn er seine Gewohnheiten nicht ändert.
1. Trinken Sie weiter, obwohl Sie sich vorgenommen haben, nur „ein oder zwei Gläser" zu trinken?
2. Haben Sie oft einen Kater?
3. Möchten Sie Ihren Kater am liebsten mit einem Frühschoppen bekämpfen?
4. Tritt bei Ihnen das „Morgenzittern" auf?
5. Trinken Sie morgens als erstes ein alkoholisches Getränk?
6. Ist Ihnen das Trinken wichtiger als das Essen?
7. Haben Sie Schuldgefühle wegen des Trinkens?
8. Trinken Sie lieber allein?
9. Vernachlässigen Sie wegen des Trinkens Ihre Arbeit?
10. Schadet Ihr Trinken Ihrer Familie?
11. Müssen Sie jeden Tag zu bestimmten Zeiten trinken?
12. Brauchen Sie alle paar Stunden einen Drink?
13. Haben Sie ständig eine Flasche Alkohol greifbar?
14. Macht das Trinken Sie gereizt?

liker den Entschluß gefaßt hat, mit dem Trinken aufzuhören, bestehen Sie darauf, daß Taten folgen. Der Betroffene muß z. B. zum Arzt gehen und die Zusammenkünfte der Anonymen Alkoholiker besuchen. (Siehe S. 354.)

- Geben Sie die Hoffnung nicht auf. Die meisten Alkoholiker, die sich ihrer Sucht stellen und qualifizierte Hilfe annehmen, können ihre Krankheit schließlich überwinden. Etwa jeder dritte Alkoholiker, der sich behandeln läßt, wird völlig wiederhergestellt, und einem weiteren von dreien kann weitgehend geholfen werden. Deswegen sollten Sie sich nie damit zufriedengeben, nichts zu tun.

Wo erhalten Sie Hilfe?

- Wenn Sie selbst Alkoholiker sind und versuchen, Ihr Problem zu überwinden, bleiben Sie mit Ihrem Arzt in Verbindung. Denken Sie daran, daß ein Alkoholiker das Trinken auf keinen Fall plötzlich aufgeben darf, ohne dabei ärztliche Hilfe in Anspruch zu nehmen. Alkoholismus kann man mit Tabletten behandeln.
- Halten Sie sich immer vor Augen, daß keine Tablette der Welt Alkoholismus für immer heilen kann. Medikamente bringen vorübergehend Linderung; sie sind aber keine Alternative zu der Hilfe, die Organisationen wie die Anonymen Alkoholiker anbieten.

15. Sind Sie eifersüchtig, seit Sie soviel trinken?
16. Haben Sie vom Trinken irgendwelche Beschwerden, z. B. Magenschmerzen?
17. Macht das Trinken Sie unruhig, oder hält es Sie vom Schlafen ab?
18. Können Sie nur dann einschlafen, wenn Sie etwas getrunken haben?
19. Haben Ihre Initiative, Ihr Ehrgeiz, Ihre Konzentration und Leistungsfähigkeit nachgelassen?
20. Hat Ihr Interesse am Geschlechtsleben nachgelassen?
21. Sind Sie launisch oder trübsinnig geworden?
22. Hat Ihr Trinken die Lebensweise Ihres Ehepartners und Ihrer Kinder verändert? Gehen Sie z. B. nicht mehr aus und laden keine Gäste mehr ein?
23. Ist mit Ihnen schlechter auszukommen als früher, oder haben Sie sich sonst verändert?
24. Trinken Sie lieber dort, wo niemand Sie kennt, und zwar mit Leuten aus einer andern Gesellschaftsschicht?
25. Sind Sie empfindlich und voller Selbstmitleid, oder fühlen Sie sich von jedem ungerecht behandelt?
26. Setzen Sie durch das Trinken Ihren Beruf aufs Spiel, oder schaden Sie Ihrem guten Ruf?

Stadium 4: die chronische Phase

Wer die ersten drei Fragen oder eine davon mit Ja beantwortet, muß sich darüber klar sein, daß er mit großer Wahrscheinlichkeit Alkoholiker ist. Die Antwort Ja auf eine der letzten fünf Fragen bedeutet, daß er bestimmt Alkoholiker ist. Er braucht sofort Hilfe, sonst fügt er sich bleibenden Schaden an Körper und Geist zu.

1. Haben Sie beim Trinken schon einmal ernsthaft an Selbstmord gedacht?
2. Fühlen Sie sich unfähig, mit dem Leben fertig zu werden, ob Sie nun getrunken haben oder nicht?
3. Haben Sie eins der folgenden Leiden (die alle eine Folge starken Alkoholkonsums sein können)? Erbrechen von Blut; Blut im Stuhl; starke Bauchschmerzen; unsicherer Gang, auch wenn Sie nüchtern sind; Schmerzen in den Waden; epilepsieähnliche Anfälle; Halluzinationen; starkes Zittern; Schweißausbrüche bei Nacht.
4. Gehen Sie auf „Sauftour“, und trinken Sie dann tagelang?
5. Werden Sie heute von geringeren Mengen Alkohol betrunken als früher?
6. Können Sie nichts tun, ohne sich vorher mit Alkohol gestärkt zu haben?
7. Haben Sie nicht die Kraft, das Trinken aufzugeben, obwohl man Ihnen gesagt hat, daß Sie daran zugrunde gehen werden?
8. Fallen Sie immer wieder in unkontrolliertes, übermäßiges Trinken zurück, obwohl Sie versucht haben, weniger zu trinken oder ganz damit aufzuhören?

Wenn Sie dem Alkohol entsagt haben

Wenn Sie vom Alkohol abhängig sind und davon loskommen wollen, brauchen Sie wegen der Entzugserscheinungen wahrscheinlich eine Betreuung durch Spezialisten. Denken Sie aber daran, daß letztlich Sie selbst für Ihre Heilung verantwortlich sind.

- Gehen Sie fortan unter allen Umständen schon dem ersten Glas aus dem Weg. Wenn Sie sich auch nur ein einziges Glas erlauben, ist es fast sicher, daß weitere folgen werden.
- Halten Sie engen Kontakt mit einer der Hilfsorganisationen für Alkoholiker. (Siehe Kasten auf dieser Seite.)
- Schaffen Sie sich einen besonderen Freundeskreis aus Nichttrinkern, zu denen Sie gehen können, wenn Sie das Gefühl haben, Unterstützung zu brauchen.
- Halten Sie engen Kontakt mit Ihrem Arzt.
- Lassen Sie den Gedanken, daß Sie für den Rest Ihres Lebens „trocken" bleiben müssen, nicht zur Zwangsvorstellung werden. Bewältigen Sie jeweils immer nur den gegenwärtigen Tag. Aus den Tagen werden Wochen, Monate und Jahre. Und mit der Zeit gehört die Abstinenz zu Ihrem täglichen Leben.
- Lassen Sie sich nicht dadurch entmutigen, daß Sie noch eine Zeitlang, nachdem Sie das Trinken aufgegeben haben, gelegentlich ein heftiges Verlangen nach Alkohol verspüren. Je länger Sie nüchtern bleiben, desto weniger werden Sie von der Sucht geplagt werden.
- Versuchen Sie, die Lücke zu füllen, die dadurch entsteht, daß Sie das Trinken aufgeben. Lenken Sie sich ab, und richten Sie Ihren Geist auf reizvolle Dinge. Probieren Sie alles mögliche aus, was Sie interessiert. Pflegen Sie neue Freundschaften und neue Liebhabereien.
- Machen Sie sich selber klar, welche Gefühle Sie beherrschen. Bestimmte Einstellungen können Sie zum Trinken veranlaßt haben, z. B. Schuldgefühle, ein Gefühl der Unzulänglichkeit oder ein Drang zur Selbstzerstörung. Wenn Sie diese Empfindungen erkennen, annehmen und überwinden können, kann auch der Zwang zum Trinken stark nachlassen. In diesem Zusammenhang ist fachmännische Hilfe in Form einer Analyse oder psychiatrischen Therapie oft erfolgreich.
- Halten Sie sich von Wirtschaften, Bars und andern Orten fern, wo getrunken wird. Wenn Sie lange Zeit ein starker Trinker waren, haben Sie höchstwahrscheinlich Ihre Stammlokale und Trinkgenossen; gehen Sie ihnen um jeden Preis aus dem Weg.
- Verzichten Sie darauf, Alkohol im Haus zu haben. Einen Vorrat für Gäste zu halten ist riskant. Bitten Sie lieber Ihre Gäste um Verständnis dafür, daß Sie nichts anbieten.

ORGANISATIONEN, DIE HELFEN KÖNNEN

Anonyme Alkoholiker
Landwehrstr. 9, 80336 München
Tel.: (0 89) 1 92 95
Anonyme Alkoholiker sind eine weltweite Interessengemeinschaft von Menschen, die keine alkoholischen Getränke mehr zu sich nehmen und nüchtern bleiben wollen. In der Bundesrepublik Deutschland gibt es rund 2000 Gruppen in zahlreichen Orten. Viele davon sind im Telefonbuch unter Anonyme Alkoholiker oder AA verzeichnet.

Al-Anon Familiengruppen/Alateen
Emilienstr. 4, 45128 Essen
Tel.: (02 01) 77 30 07
Die Al-Anon-Familiengruppen sind eine Gemeinschaft von Angehörigen und Freunden von Alkoholikern. Diese Menschen treffen sich regelmäßig, um durch Erfahrungsaustausch ihre gemeinsamen Probleme zu lösen. Zu den Al-Anon-Familiengruppen gehören die Alateengruppen für Kinder und Jugendliche von Alkoholikern.

Blaues Kreuz in Deutschland e. V.
Freiligrathstr. 27, 42289 Wuppertal
Tel.: (02 02) 62 00 30
Das Blaue Kreuz will Suchtgefährdeten und ihren Angehörigen helfen. Information, Therapie und Rehabilitation geschehen im Sinne einer christlichen Seelsorge.

Blaues Kreuz in der evangelischen Kirche e. V.
Eiderstr. 68, 24768 Rendsburg
Tel.: (0 43 31) 59 32 19

Bundesarbeitsgemeinschaft der Freundeskreise
Kurt-Schumacher-Str. 2, 34117 Kassel
Tel.: (05 61) 78 04 13
Die Freundeskreise für Suchtkrankenhilfe sind Gemeinschaften, deren Mitglieder selbst suchtkrank waren, nun abstinent leben und Suchtkranken und ihren Angehörigen bei ihren Problemen helfen wollen.

Deutscher Guttempler Orden
Adenauerallee 45, 20097 Hamburg
Tel.: (040) 24 58 80
Der Orden will die Lebensintensität des Menschen durch bewußt alkoholfreie Lebensführung erhöhen und alkoholfreie Lebensgemeinschaften ermöglichen.

Kreuzbund e. V.
Münsterstr. 25, 59065 Hamm
Tel.: (0 23 81) 67 27 20
Der Kreuzbund ist die katholische Selbsthilfeorganisation und Helfergemeinschaft für Suchtkranke. Er gibt begleitende Hilfe während der Behandlung von Suchtkranken und während der Nachsorge.

Drogenmißbrauch: die Risiken

Jeder Mißbrauch chemischer Substanzen – seien es Drogen, seien es bestimmte Medikamente, alkoholische Getränke oder andere Stoffe wie Klebstoffe, Lösungsmittel oder Benzin – enthält große Risiken.

Die meisten Notfälle, die im Zusammenhang mit Drogen auftreten, sind auf eine Überdosierung zurückzuführen. Besonders große Gefahren bergen in dieser Hinsicht die starken Beruhigungsmittel. Wenn man sie in zu großer Menge einnimmt, können sie die gesamten Körperfunktionen so weit herabsetzen, daß der Betroffene ins Koma fällt. In extremen Fällen führen diese Mittel zum Atemstillstand und damit zum Tod.

Auch wenn der im Koma Liegende noch atmet, kann er ersticken, wenn er sich erbricht oder wenn seine Zunge nach hinten rutscht und die Atemwege blockiert.

Folgende Stoffe können zum Koma führen: Opiate wie Heroin und Morphium; starke Beruhigungsmittel; Alkohol (vor allem hochprozentiger); inhalierte Dämpfe von Lösungsmitteln, Klebstoffen, Feuerzeugbenzin und ähnlichen leicht verdunstenden Flüssigkeiten.

Die Gefahr geistiger Verwirrung

Alle Drogen beeinträchtigen das Urteilsvermögen und das Verhalten des Betreffenden erheblich. Dadurch entsteht ein Risiko für Unfälle aller Art. So kann z. B. jemand, der LSD eingenommen hat, sich einbilden, er könne fliegen, und in diesem Glauben springt er vielleicht aus einem Fenster in den Tod.

Hohe Dosen von Haschisch können einen gefährlichen Zustand geistiger Verwirrung hervorrufen, der mehrere Tage andauert. Massive Dosen von Amphetaminen „blockieren" den Geist: Der Süchtige verliert das Verhältnis zur Wirklichkeit und begeht möglicherweise Verbrechen, ohne an die Folgen auch nur zu denken.

Das Risiko bei Injektionen

Zusätzlich zu der Gefahr der Droge birgt auch jede Injektion ernste Risiken für den Süchtigen. Nach einer schlecht gesetzten Spritze kann sich an der betreffenden Stelle ein Geschwür bilden; eine Vene kann sich entzünden, oder es bildet sich ein unter Umständen tödliches Blutgerinnsel (Thrombose).

Oft wird ein Süchtiger auch das Opfer einer Infektion, z. B. einer Blutvergiftung, einer Leberentzündung oder von Aids. Diese Krankheiten werden durch den Gebrauch verunreinigter Spritzen übertragen, teilweise auch durch die Verwendung von unsauberem Wasser, mit dem die Droge verdünnt wurde.

Die Injektion der Droge in eine Vene stellt im allgemeinen die gefährlichste Art des Drogenkonsums dar, da in diesem Fall die ganze Dosis sofort auf den Körper einwirkt. Amphetamine z. B. haben nur geringe schädliche Nebenwirkungen, wenn man sie schluckt, da ihre Wirkung sich in diesem Fall durch den Verdauungsvorgang auf mehrere Stunden verteilt. Wird die gleiche Dosis Amphetamin jedoch gespritzt, ist die Intensität des Rausches sehr stark; das Amphetamin ist dann so gefährlich und macht so süchtig wie Heroin.

Unter den Rauschgiften ist Heroin das wirksamste. Der Körper gewöhnt sich an größere Dosen. Wenn der Süchtige jedoch mit dem Konsum kurz aussetzt, verliert sich diese Gewöhnung. Dann kann eine einzige Spritze mit der Dosierung, an die der Süchtige gewöhnt war, zum Tod führen.

Das Risiko bei unreinen Drogen

Die Gefahren, die mit dem Konsum von Drogen verbunden sind, werden in der Praxis dadurch vervielfacht, daß die Schwarzhändler die Stoffe mit anderen Substanzen vermischen, um den Profit zu steigern. Diese Zusatzstoffe können ihrerseits wiederum schädlich oder mit Krankheitserregern verunreinigt sein. Oder sie eignen sich gar nicht für den vorgesehenen Gebrauch. So kann sich z. B. ein Süchtiger unreines Heroin einspritzen, das sich allenfalls zum Rauchen eignet – mit für ihn unvorhersehbaren nachteiligen Auswirkungen.

Auf dem schwarzen Markt werden schlimme Mischungen unreiner Produkte als reine Drogen verkauft. Die Süchtigen können im allgemeinen gar nicht feststellen, was sie genau konsumieren oder wie stark der Stoff jeweils ist. Folglich wissen sie auch nicht genau, welche Dosis der betreffenden Substanz ihr Körper eigentlich verträgt.

Die Gefahren des Mischens

Drogensüchtige mischen manchmal Drogen zu einem Cocktail, was verheerende Folgen haben kann. So wird z. B. ein Beruhigungsmittel oder Alkohol geschluckt, um die Wirkung eines Anregungsmittels aufzuheben.

Drogen, die eine entgegengesetzte Wirkung haben, wenn man jede für sich einnimmt, heben sich aber nicht unbedingt gegenseitig auf, sofern man sie kurz hintereinander schluckt. Unter bestimmten Umständen wirken sie zusammen und erhöhen die Gesamtwirkung – mit unvorhersehbaren und möglicherweise tödlichen Folgen.

Der Sicherheitsspielraum

Die verschiedenen Drogen wirken im Körper auf unterschiedliche Weise. So gibt es bei LSD nur selten eine Überdosis, weil es offenbar auf das Gehirn wie ein Auslöser wirkt. Ist dieser chemische Auslöser einmal betätigt worden, wirken zusätzliche LSD-Mengen kaum mehr. Daher ist die Wirkung beim Süchtigen immer ziemlich gleich, ob er nun eine bestimmte Dosis oder das Dreifache davon nimmt.

Bei Klebstoffen und Lösungsmitteln hingegen ist die Toleranz minimal. Zwischen der Dosis, die der Schnüffler braucht, um einen Rausch zu erzielen, und derjenigen, die lebensgefährlich sein kann, ist nur ein kleiner Unterschied. So kann eine bestimmte Dosis einen Rausch bewirken. Schon die doppelte Dosis kann aber ausreichen, um einen Atemstillstand zu verursachen.

Drogen und andere Suchtmittel

Der zehnseitige Abschnitt, der hier beginnt, führt in alphabetischer Reihenfolge die Drogen auf, die in der Bundesrepublik Deutschland von Drogensüchtigen am häufigsten benutzt werden. Jede Droge wird beschrieben und dargestellt. Es folgt eine Aufzählung von Bezeichnungen, die für die betreffende Droge in der „Szene" üblich sind. Denn oft ist es so, daß Eltern einen solchen Namen beiläufig aus dem Mund ihres Kindes hören und erst in diesem Augenblick merken, daß sie ein Drogenproblem in der Familie haben.

Danach wird beschrieben, was der Süchtige empfindet, wenn er „high" ist, und was ein Beobachter vielleicht sieht. Ferner erfahren Sie, woran man erkennt, daß der Betreffende eine Überdosis eingenommen hat, und was Sie dann tun müssen. (Angaben über Maßnahmen, wenn die Droge oder das Medikament nicht bekannt ist, finden Sie auf S. 100.)

Eine Dosis, die für manche Personen „risikolos" zu sein scheint, kann für andere bereits eine Überdosis darstellen. So verursacht eine einzige Aspirintablette bei manchen Menschen bereits erhebliche Magenschmerzen, während andere gar nichts spüren. In ähnlicher Weise sind einige Leute überempfindlich gegen Kokain und erleiden, unmittelbar nachdem sie das Pulver geschnupft haben, einen lebensbedrohenden Schock.

Das Alter, das Gewicht und der Gesundheitszustand eines Menschen beeinflussen ebenfalls die Wirkung, welche eine bestimmte Dosis eines Medikaments oder einer Droge ausübt. Unter sonst gleichen Voraussetzungen geht also ein älterer, leichterer oder nicht so gesunder Mensch ein größeres Risiko ein als ein schwerer, junger und gesunder Mensch.

Mißbrauch von Arzneimitteln

In diesen Zusammenhang gehört auch der Medikamentenmißbrauch. Konsumiert werden Schmerz-, Beruhigungs- und Schlafmittel sowie Weckmittel. Auch zu Hustenmitteln wird gegriffen. Je nach Art des Medikaments ist die Wirkung beruhigend oder anregend.

Die mit diesem Mißbrauch verbundenen Gefahren reichen von verminderter Konzentrations- und Reaktionsfähigkeit über Leber-, Herz- und Kreislaufschäden bis hin zu akutem Herz- und Kreislaufversagen, wenn eine Überdosis genommen wurde.

Die Gefahr sowohl der körperlichen als auch der psychischen Abhängigkeit ist sehr groß.

SYMPTOMÜBERSICHT

Jemand, der eine Überdosis von einer Droge eingenommen hat, ist meist nicht mehr in der Lage, diese Droge zu nennen. Oder aber er will nicht zugeben, daß er drogensüchtig ist. In der nachfolgenden Übersicht sind die wichtigsten Symptome aufgeführt und dazu jeweils die Drogen, die sie verursachen können. Weitere Einzelheiten und Hinweise darauf, was Sie im Notfall tun können, finden Sie jeweils unter dem Stichwort der betreffenden Droge. Die entsprechenden Einzelheiten über Alkohol finden Sie auf S. 350.

Symptom	Mögliche Drogen
Angst	Ecstasy LSD
Fieber und schneller Puls	Amphetamine (Anregungsmittel) Ecstasy Kokain
Gerötete Haut	Amylnitrit
Gewalttätigkeit	Amphetamine (Anregungsmittel) LSD
Halluzinationen	Ecstasy Haschisch Klebstoffe Kokain LSD
Heftige Unruhe	Amphetamine (Anregungsmittel) Ecstasy Kokain
Hysterische Ausbrüche	Amphetamine (Anregungsmittel) Kokain LSD
Koma	Alkohol Heroin Klebstoffe Morphium Methadon Opium Tranquilizer
Kopfschmerzen starke	Amylnitrit
Krämpfe	Amphetamine (Anregungsmittel) Kokain
Schläfrigkeit	Beruhigungsmittel Haschisch
Trunkenheit (scheinbare)	Amylnitrit Beruhigungsmittel Klebstoffe

Amphetamine (und andere Anregungsmittel)

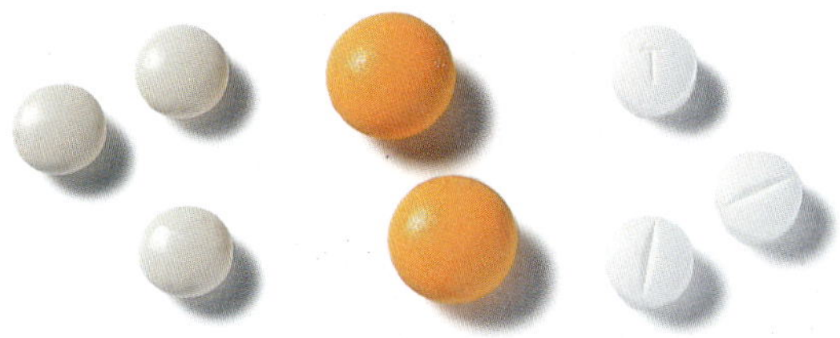

Amphetamin-Tabletten

WIE SIE AUSSEHEN Vom Arzt verschriebene Amphetamine und andere Anregungsmittel sind als Tabletten oder Kapseln erhältlich. Ihre Formen und Farben sind sehr unterschiedlich. Viele dieser legal ausgegebenen Medikamente – die auch als Schlankheitsmittel verordnet werden, da sie den Appetit zügeln – finden ihren Weg auf den schwarzen Markt.

Auch Amphetaminsulfat, ein weißes Pulver, wird auf dem schwarzen Markt verkauft. Oft ist es mit Kreide oder Talkum vermischt. Manchmal wird es als Kokain angeboten.

Mittlerweile werden Amphetamine auch illegal in Untergrundlabors hergestellt, die vor allem in den Niederlanden, Polen und den baltischen Staaten betrieben werden. Die unklare Herkunft vergrößert die mit dem Mißbrauch dieser Mittel verbundenen Gefahren. Reinheitsgehalt und Zusammensetzung des Stoffes sind in einem solchen Fall fast nie bekannt, wodurch die Dauer des Rausches sowie die Nebenwirkungen völlig unkalkulierbar werden.

HANDELSNAMEN Captagon, Eventin, Ritalin, Tradon, AN1.

WIE SIE GENANNT WERDEN Speed, Pep pills, Power, Beißer – das sind Bezeichnungen, die von Drogensüchtigen benutzt werden. Sie gelten für den ganzen Bereich der Anregungs- und Aufputschmittel. Daneben sind auch Slangausdrücke für Handelsnamen im Gebrauch, z. B. Captas für Captagon.

WIE SIE BENUTZT WERDEN Tabletten und Kapseln werden geschluckt. Amphetaminsulfat wird geschnupft, geschluckt und (seltener) in Wasser aufgelöst und gespritzt.

WAS DER BENUTZER EMPFINDET Zu den kurzfristigen Wirkungen gehört eine gesteigerte geistige und körperliche Aktivität. Der Betreffende hat oft nicht das Bedürfnis zu schlafen und verliert möglicherweise seine normalen Hemmungen.

Wer die Medikamente einnimmt, bekommt einen trockenen Mund und dadurch oft großen Durst.

Übermäßig große Dosen oder eine wiederholte Einnahme der Mittel rufen ein Gefühl der Loslösung von der Wirklichkeit hervor, das manchmal von Wahnvorstellungen begleitet ist. Wenn die anregende Wirkung des Mittels nachläßt, kommt es zu einer depressiven Reaktion. Der Katzenjammer kann stark und anhaltend sein, so daß der Betreffende von neuem zu dem Mittel greift. Auf diese Weise wird die Droge zur Gewohnheit. Sobald der Nachschub fehlt, hat der Süchtige ein heftiges Verlangen danach, ferner ein Gefühl der Niedergeschlagenheit und Angst.

WAS DIE ANDERN SEHEN Eine kleinere Dosis des Mittels macht den Betreffenden redefreudig, unstet und ruhelos. Er bekommt eine rauhe Stimme und trinkt mehr als normal.

Größere Dosen blockieren den Zugang zur Wirklichkeit. Der Betreffende zieht sich möglicherweise von andern Menschen zurück und ist unfallgefährdet. Er ist sich der Folgen seines Handelns nicht mehr bewußt und kann Straftaten begehen oder gewalttätig werden.

Die Sucht kann den Betreffenden dazu bringen, um Geld zu betteln, und eines Tages stellt man vielleicht fest, daß er zu Hause Geld entwendet hat.

SYMPTOME NACH EINER ÜBERDOSIS Wenn der Süchtige eine Überdosis seiner Droge eingenommen hat, wird er oft sehr unruhig. Er neigt vielleicht auch zu unvernünftigen Handlungen, zu Verzweiflung, Hysterie und Wahnvorstellungen.

Zu den körperlichen Symptomen gehören ein beschleunigter Puls, schneller Atem, Zukkungen und sogar Krämpfe. Wenn der Zustand anhält, kann zudem die Körpertemperatur ansteigen.

Hilfe nach einer Überdosis

- Sorgen Sie dafür, daß der Süchtige nichts mehr von dem Mittel und auch keine andern Medikamente zu sich nimmt.
- Schützen Sie ihn vor hellem Licht, lauten Geräuschen und schneller Bewegung. All dies verstärkt die Krise.
- Versuchen Sie, ihn zu beruhigen, und behalten Sie ihn im Auge, damit ihm nichts passiert. Wird er gewalttätig, muß man ihn bändigen.
- Rufen Sie Ihren Arzt oder ein Krankenhaus an, und fragen Sie um Rat. Muß man den Süchtigen in die Klinik bringen, wird ihm dort unter Umständen der Magen ausgepumpt. In schwereren Fällen kann es einige Stunden dauern, bis die Symptome einer Überdosis abklingen. Der Arzt kann deshalb ein Beruhigungsmittel verabreichen.

Amylnitrit

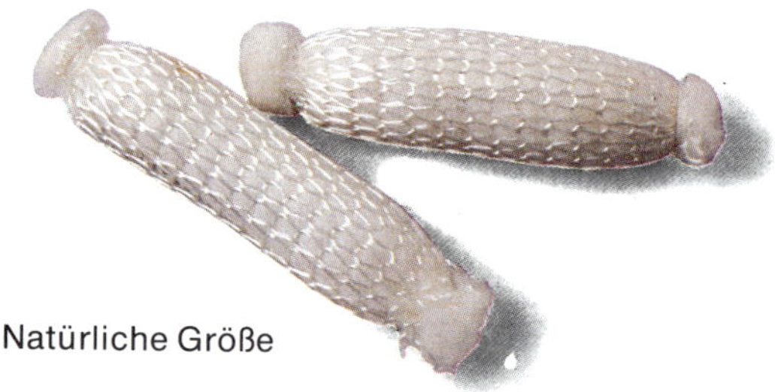

Natürliche Größe

WIE ES AUSSIEHT Amylnitrit ist eine klare Flüssigkeit, die in kleine Glasampullen abgefüllt wird. Die Ampullen stecken gewöhnlich in einer Baumwollhülle. Die Droge wird als Medikament zur Behandlung von Angina pectoris und Migräne verabreicht.

HANDELSNAMEN Keine.

WIE ES GENANNT WIRD Ammies, Sniffers, Amps.

WIE ES BENUTZT WIRD Die Glasampulle wird zerschlagen. Die sehr flüchtige Flüssigkeit verdunstet und wird von der Baumwollhülle aufgesogen. Die Dämpfe werden dann inhaliert.

WAS DER BENUTZER EMPFINDET Der Benutzer erlebt ein berauschendes Gefühl; er ist „high“. Oft sind mehrere Ampullen nötig, um den Zustand herbeizuführen, und nicht selten wird er von hämmernden Kopfschmerzen begleitet. Starke Dosen führen zu Halluzinationen.

WAS DIE ANDERN SEHEN Der Benutzer wirkt betrunken, freudig erregt oder auch verwirrt. Oft ist seine Haut gerötet, und er klagt über Kopfschmerzen. Die Flüssigkeit riecht ausgeprägt nach Äther. Dieser Geruch kann auch dem Benutzer anhaften.

SYMPTOME NACH EINER ÜBERDOSIS Nach einer Überdosis treten die Symptome verstärkt auf. Die Kopfschmerzen können sehr quälend werden, und die Haut ist stark gerötet.

Auch die Symptome eines Rausches (Taumeln, Verwirrung) sind verstärkt vorhanden.

In schweren Fällen kann es zu einem Kollaps und zu Atembeschwerden kommen.

Hilfe nach einer Überdosis

- Wenn der Betroffene aufhört zu atmen, beginnen Sie sofort mit einer Mund-zu-Mund-Beatmung (siehe S. 54).
- Holen Sie sofort ärztliche Hilfe, wenn eine Mund-zu-Mund-Beatmung nötig ist. (Notruf 110; siehe S. 1).
- Bleiben Sie bei dem Betroffenen, damit er sich nicht unabsichtlich verletzt.
- Warten Sie, bis die Wirkung der Droge abklingt. Falls der Betroffene nicht noch andere Drogen eingenommen hat, sollte das nach etwa 30 Minuten der Fall sein.

Cannabis (Haschisch, Marihuana)

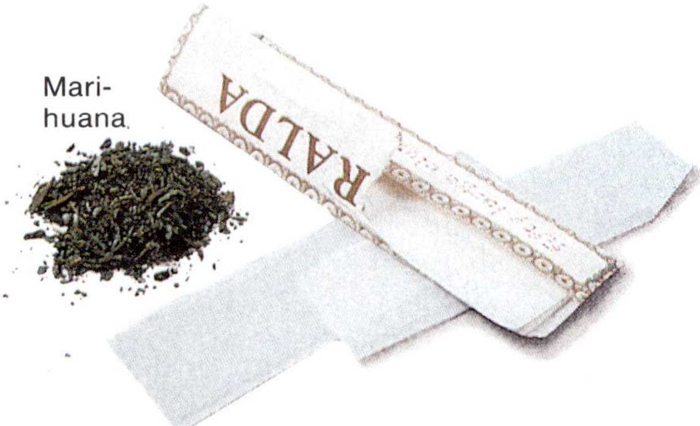

Marihuana

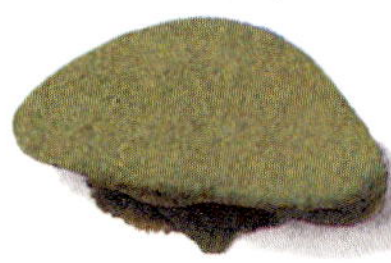

Cannabisharz

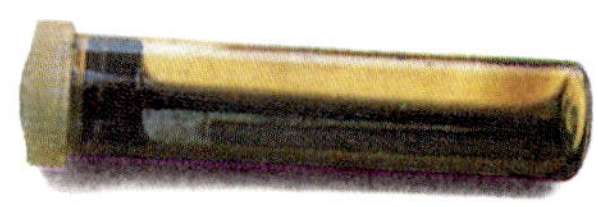

Cannabisöl

WIE ES AUSSIEHT Die Drogen Haschisch und Marihuana werden aus dem Hanf (*Cannabis sativa* und *Cannabis indica*) gewonnen. Haschisch erhält man aus dem Harz dieser Pflanzen, Marihuana – das vor allem in Mittel- und Südamerika konsumiert wird – aus getrockneten und kleingehackten Blättern, Samen und Blütenteilen.

Die trockenen Blätter sehen grünlichbraun aus. Das Harz hat die Form von grünlichen, bräunlichen oder schwärzlichen Klumpen.

Haschisch kommt meist in Form von Stangen oder Platten auf den illegalen Markt. Sie sehen grünlich, rötlich, bräunlich oder auch schwarz aus. Auch als gelbgrünes oder braunes Pulver wird Haschisch gehandelt.

Selten einmal erscheint Cannabis in flüssiger Form: als gelbbraunes Cannabisöl oder als Cannabistinktur.

HANDELSNAMEN Keine.

WIE ES GENANNT WIRD Das Harz wird als Hasch, Shit, Piece oder Kanten bezeichnet. Denn da Haschisch im Gegensatz zu Marihuana eine feste Form besitzt, kann davon ein sogenannter Kanten abgebrochen werden. Die getrockneten Pflanzenteile werden Grass genannt. Andere Slang-Bezeichnungen leiten sich von den Farben und den Anbaugebieten der Drogen her, z. B. Grüner Türke, Roter Libanese oder Schwarzer Afghane.

Cannabiszigaretten heißen Joints, Spliffs oder Reefers.

WIE ES BENUTZT WIRD Cannabis wird gewöhnlich geraucht, und zwar in Form von Joints (Zigaretten), die meist mit großen Papierstücken hergestellt werden, oder in einer Pfeife. Auf diese Weise erzielt man eine sofortige Wirkung. Die Pflanzenteile kann man auch ohne Papier rauchen, ähnlich wie Zigarren. Manche Süchtigen mischen die Pflanzenteile oder das Harz auch mit Tabak.

Zuweilen wird das pulverisierte Harz einer Teigmasse beigemischt, die man dann backt und ißt. Die Droge wirkt in diesem Fall mit Verzögerung.

WAS DER BENUTZER EMPFINDET Die Wirkungsweise der Droge ist unvorhersehbar. Bei jemandem, der ohnehin ängstlich oder depressiv ist, kann sie bewirken, daß er ganz in sich gekehrt wird und seine Angst sich vertieft.

Große oder wiederholte Dosen können eine ausgeprägte Schläfrigkeit hervorrufen oder auch Wahnvorstellungen oder Halluzinationen ähnlich denen eines LSD-„Trips". In der Haut empfindet der Süchtige oft ein Kribbeln.

WAS DIE ANDERN SEHEN Weggeworfene Stummel, Zigarettenpapier oder abgerissene Pappkartonstreifen (aus denen behelfsmäßige Zigarettenfilter gemacht werden) können Hinweise darauf sein, daß jemand Haschisch raucht.

Der Rauch von Haschisch hat einen ausgeprägten Geruch, der dem von brennendem Gras oder von einem Feuer beim Verbrennen von Gartenabfällen ähnelt.

Die Augen von Haschischsüchtigen sind häufig rot. Oft wirkt der Betreffende ungewöhnlich entspannt und distanziert, auch wohl leicht verwirrt, oder er lacht ohne Grund.

Das Urteilsvermögen des Süchtigen und sein Gedächtnis sind beeinträchtigt. Oft ist er reizbar, besonders wenn er größere Dosen Haschisch genommen hat. Seine Bewegungen sind ungeschickt, so daß er sich leichter verletzt.

Haschisch ruft nur selten einen Kater hervor. Süchtige werden aber unruhig und gierig, wenn sie Nachschub brauchen.

SYMPTOME NACH EINER ÜBERDOSIS Große Dosen von Haschisch rufen eine verstärkte Schläfrigkeit und Verwirrtheit oder ausgeprägte Halluzinationen hervor. Die Symptome können quälend sein; normalerweise sind sie aber nicht lebensbedrohend. Oft besteht jedoch ein ernstes Unfallrisiko, besonders wenn der Süchtige in diesem Zustand Auto fährt oder Maschinen bedient. Anhaltender Konsum von Haschisch oder große Dosen können eine Psychose hervorrufen – Wahnvorstellungen, die einige Tage anhalten.

Hilfe nach einer Überdosis

- Versuchen Sie, den Süchtigen zu beruhigen. Passen Sie auf ihn auf, um Unfälle zu vermeiden. Bedenken Sie dabei, daß die Bewußtseinsstörung in schweren Fällen mehrere Tage lang anhalten kann.
- Wenn die Wahnvorstellungen länger dauern oder das Verhalten des Betreffenden ernsthaft gestört erscheint, ziehen Sie einen Arzt oder Psychiater zu Rate.

Ecstasy

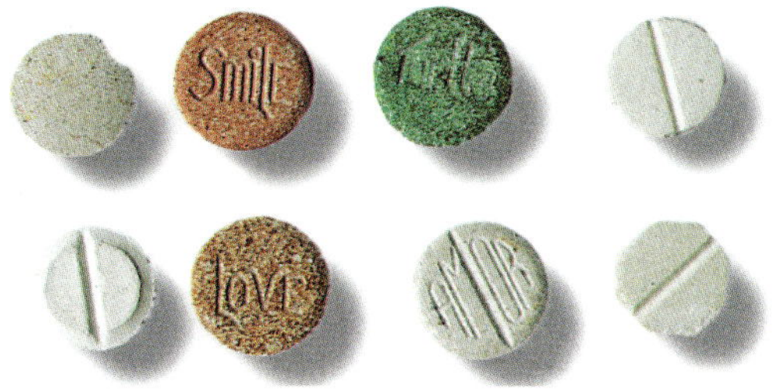

Ecstasy-Tabletten

WIE ES AUSSIEHT Ecstasy ist eine Droge, die in den letzten Jahren zunehmend an Bedeutung gewonnen hat. Besonders gern wird sie von Anhängern der Technoszene konsumiert, die in Diskotheken, Messehallen oder alten Fabrikhallen zu einer besonders lauten, monoton hämmernden Musik Tanzpartys abhalten.

Das Mittel gehört zur Gruppe der sogenannten Designerdrogen, bei denen es sich um Abkömmlinge von bekannten Suchtstoffen handelt. Was diese Stoffe so gefährlich macht, ist die Tatsache, daß sie häufig ohne Fachkenntnisse und unter einfachsten Verhältnissen in Untergrundlabors hergestellt oder durch Zwischenhändler gestreckt oder verunreinigt werden. Damit schwanken sie stark in Zusammensetzung und Reinheitsgehalt, so daß ihre Wirkung unberechenbar ist.

Bei Ecstasy handelt es sich um Abkömmlinge des Amphetamins. Diese Mittel werden als pfenniggroße weiße oder bunte Tabletten, seltener als farbige Gelatinekapseln angeboten. Oft sind sie mit Symbolen bestanzt, die Harmlosigkeit vortäuschen, z. B. einem Kleeblatt, einem Frosch oder einem Herz. Einige tragen Aufschriften wie Amor, Love oder Smile. Manchmal weisen die Pillen auch Ziffern auf, die die Konzentration des rauschauslösenden Stoffs angeben. Eine Tablette kostet zwischen 25 und 50 DM.

HANDELSNAMEN Keine.

WIE ES GENANNT WIRD Damit die Droge von den Jugendlichen als schick angesehen wird, bekommt sie einen klangvollen Namen. Neben Ecstasy sind Begriffe wie XTC und E-Teil gebräuchlich.

WIE ES BENUTZT WIRD Tabletten und Kapseln werden geschluckt. Manchmal nehmen unerfahrene Konsumenten zwei Tabletten hintereinander, weil die Wirkung nicht sofort einsetzt. Dann ist die Dosis leicht zu hoch.

Mit steigendem Konsum nimmt die Wirkung von Ecstasy ab. Die Betroffenen fühlen sich erschöpft und suchen einen Ausgleich, indem sie die Dosis steigern oder zusätzlich andere Drogen wie Haschisch, LSD, Kokain oder Heroin einnehmen, die im Umfeld von Ecstasy ebenfalls angeboten werden. Besonders in diesem Fall ist die Wirkung unvorhersehbar.

Schließlich gewöhnen sich die Konsumenten an die Droge und werden psychisch abhängig. Um nach dem Rausch wieder Ruhe zu finden, greifen sie oft zu Alkohol oder Schlaftabletten.

WAS DER BENUTZER EMPFINDET Ecstasy wirkt aufputschend und manchmal zusätzlich halluzinogen. Der Benutzer fühlt weder Hunger noch Müdigkeit, er hat das Bedürfnis zu reden und sich zu bewegen.

Ungefähr eine halbe Stunde nach der Einnahme steigen Pulsfrequenz, Körpertemperatur und Blutdruck. Das bedeutet für Menschen mit Bluthochdruck oder Herzrhythmusstörungen möglicherweise Lebensgefahr. Aber auch bei Gesunden, die durch Ecstasy beim pausenlosen Tanzen keine Ermüdung fühlen, kann es durch die Anstrengung zu einem Kreislaufkollaps oder sogar einem Hitzschlag kommen.

Viele Konsumenten von Ecstasy verspüren keinerlei nachteilige Wirkungen. Das ist jedoch kein Grund, sich in Sicherheit zu wiegen. Manchmal treten Folgeerscheinungen wie ein Kreislaufzusammenbruch plötzlich auch noch nach längerem Konsum auf. Bei fortgesetztem Gebrauch kann es zu Angstzuständen und Kontrollverlust kommen. Weitere mögliche Folgen sind Schlaflosigkeit, Depressionen und Verfolgungswahn.

WAS DIE ANDERN SEHEN Tabletten, Kapseln und entsprechende Aufbewahrungsbehältnisse können ein Hinweis darauf sein, daß jemand Ecstasy nimmt.

Beim Betreffenden wachsen Rede- und Bewegungsdrang. Längerer Konsum kann zu Gewichtsverlust, Gereiztheit, Desorientierung und ungesundem Aussehen führen.

SYMPTOME NACH EINER ÜBERDOSIS Die Droge Ecstasy ist keinesfalls harmlos. Eine Überdosis kann Halluzinationen, Störungen des Seh- und Hörvermögens, körperliche Erschöpfung und Kreislaufversagen hervorrufen.

Hilfe nach einer Überdosis

- Wenn der Betreffende einen Schwächeanfall hat, setzen Sie ihn aufrecht hin. Bringen Sie Ihn dazu, langsam und tief zu atmen, und wirken Sie durch behutsames Zureden beruhigend auf ihn ein.
- Geben Sie ihm Wasser mit einer Prise Salz zu trinken. Aufputschende Getränke wie Kaffee oder Tee sowie Alkohol dürfen nicht verabreicht werden.
- Bei Bewußtlosigkeit legen Sie das Opfer in die stabile Seitenlage. Sichern Sie die Atmung, indem Sie den Kopf nach hinten beugen. Wählen Sie den Notruf 110 (siehe S. 1), und bleiben Sie bei dem Patienten, bis der Rettungswagen eintrifft.

Heroin und Morphium

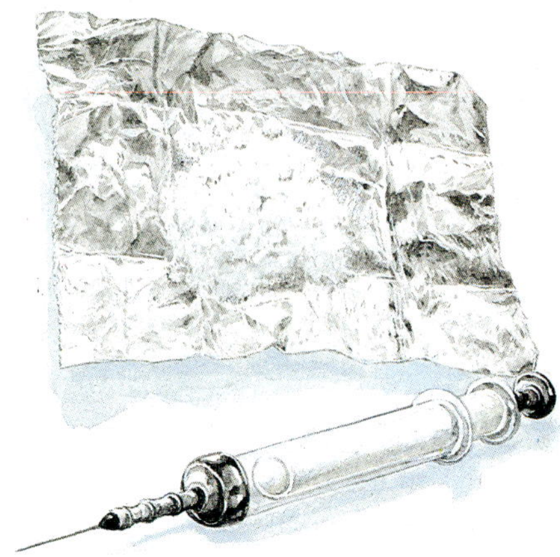

WIE SIE AUSSEHEN Heroin und Morphium werden gewöhnlich in Pulverform verkauft. Beide Stoffe werden aus Opium gewonnen. Reines Pulver ist weiß, doch da es oft verunreinigt ist, sieht es zumeist bräunlichgelb aus. Heroin (ein Derivat von Morphium) ist die stärkere der beiden Substanzen und von allen illegal benutzten Drogen wohl die gefährlichste. Beide Stoffe werden gewöhnlich mit neutralen Pulvern „verschnitten", also vermischt, bevor sie auf den schwarzen Markt kommen.

Weniger gebräuchlich ist der Verkauf der Droge als Lösung in Glasampullen. Noch seltener wird sie in Form von kleinen, weißen Tabletten gehandelt.

HANDELSNAMEN Keine.

WIE SIE GENANNT WERDEN Heroin: Stoff, Gift, Dope oder auch H (sprich: ehtsch). Morphium: Morph. Eine einzelne Dosis wird als Hit bezeichnet.

WIE SIE BENUTZT WERDEN Heroin und Morphium werden gewöhnlich in Wasser aufgelöst und eingespritzt. Süchtige injizieren sich die Droge meist direkt in eine Vene; man kann sie aber auch in die Haut einspritzen. Beide Drogen können überdies geraucht oder geschluckt werden.

WAS DER BENUTZER EMPFINDET Bei beiden Drogen verliert der Süchtige den Kontakt mit der Wirklichkeit. Er wird schläfrig.

Heroin und Morphium machen süchtig. Meistens kommt es bei den Betroffenen dahin, daß sie gar keine angenehmen Wirkungen mehr fühlen. Sie brauchen die Drogen dann nur noch, um den quälenden Entzugserscheinungen zu entgehen.

WAS DIE ANDERN SEHEN Die Anzeichen eines Rauschzustands sind schwach. Der Süchtige scheint lediglich in seine eigene Welt zurückgezogen zu sein. Größere Dosen erzeugen eine stärker ausgeprägte Schläfrigkeit. Bei dem Süchtigen können Narben von den Spritzen zu sehen sein. Die üblichen Einstichstellen liegen innen an den Unterarmen und vorn an den Ellbogen. Ferner können Geschwüre oder die Narben von abgeheilten Geschwüren vorhanden sein.

Weggeworfene Spritzen, Nadeln und Ampullen oder auch Folien und Röhrchen (die zum Inhalieren des Rauches der Droge benutzt werden) deuten auf diesen Drogenkonsum hin. Wenn der Nachschub ausbleibt, treten Entzugserscheinungen auf. Der Süchtige wird dann hektisch und oft auch gewalttätig. Um an Geld für die Droge heranzukommen, begeht er zuweilen Straftaten (Beschaffungskriminalität).

SYMPTOME NACH EINER ÜBERDOSIS Der Süchtige fällt in ein Koma, aus dem er nicht mehr zu erwecken ist. Die Pupillen sind zu Punkten verengt. Es kann auch zum Atemstillstand kommen.

Eine Überdosis ist besonders dann gefährlich, wenn der Süchtige die Droge eine Zeitlang nicht eingenommen hat, z. B. im Krankenhaus oder Gefängnis. Nach ein paar Tagen ohne Droge kann schon eine einzige Spritze tödlich sein, da der Körper Dosen, an die er vorher gewöhnt war, nicht mehr verträgt.

Hilfe nach einer Überdosis

- Wählen Sie den Notruf 110 (siehe S. 1).
- Wenn der Betroffene aufhört zu atmen, entfernen Sie alle Fremdkörper aus seinem Mund und Rachen, und beginnen Sie sofort mit der Mund-zu-Mund-Beatmung (siehe S. 54).
- Fahren Sie damit fort, bis die Atmung wieder einsetzt oder bis ein Arzt zur Stelle ist.
- Wenn der Betroffene bewußtlos ist, aber atmet, prüfen Sie, ob die Luftwege frei sind, und bringen Sie ihn in die Seitenlage (siehe S. 58).

Kokain und Crack

Päckchen mit einer Dosis

WIE ES AUSSIEHT Kokain wird aus den Blättern der immergrünen Kokasträucher gewonnen. Es ist ein feines, weißes Pulver. Auf dem schwarzen Markt wird es oft in Form einer einzelnen Dosis in einem kleinen, zusammengefalteten Stück Papier oder Plastikfolie verkauft. Da reines Kokain sehr teuer ist, sind diese Dosen meistens stark mit neutralen Pulvern wie Kreide oder Talkum vermischt. Manchmal enthalten sie auch gar kein Kokain, sondern bestehen nur aus billigerem Amphetamin – das oft seinerseits wieder mit andern Stoffen gestreckt wurde.

Selten einmal erreichen Blätter der Kokasträucher den schwarzen Markt. Die elliptischen Blätter sind glänzend und dunkelgrün.

Eine besonders wirksame und süchtig machende Form des Kokains ist Crack. Man gewinnt es, indem man Kokain mit Wasser und Natriumbikarbonat erhitzt.

HANDELSNAMEN Keine.

WIE ES GENANNT WIRD Koks, Schnee.

WIE ES BENUTZT WIRD Das Pulver wird meist geschnupft. Man kann es aber auch in Wasser auflösen und in eine Vene einspritzen. Ferner kann man Kokain mit Tabak vermischen und rauchen. Zusammengerollte Blätter des Kokastrauchs – deren Wirkung wesentlich schwächer ist als die des Pulvers – werden gekaut.

WAS DER BENUTZER EMPFINDET Die Droge wirkt aufputschend und enthemmend. Große Dosen können Halluzinationen hervorrufen, die zu Verfolgungsangst führen.

Sobald die Wirkung der Droge nachläßt, fühlt der Betreffende sich niedergeschlagen. Diese Stimmung behebt er durch eine neue Dosis. So wird die Droge zur Sucht.

WAS DIE ANDERN SEHEN Die Stimmung des Süchtigen kann sich spürbar heben. Oft wirkt der Betreffende völlig enthemmt, vielleicht sogar berauscht. Sein Verhalten kann unkontrolliert sein und sich zu heftigen Ausbrüchen steigern, wenn etwas nicht nach seinem Willen geht. Er ist unfallgefährdet.

Kokain zerstört die Nasenscheidewand. Bei manchen Süchtigen wird das Schnupfen zum nervösen Tick.

Am Morgen nach dem Konsum der Droge ist der Süchtige stark verkatert und deprimiert.

Sobald der Drogennachschub ausbleibt, setzen schwere Entzugserscheinungen ein. Der Betroffene sucht oft wie rasend nach einer Möglichkeit, sich die Droge zu beschaffen, und begeht dann zuweilen Straftaten, um zu Geld zu kommen.

SYMPTOME NACH EINER ÜBERDOSIS Manche Menschen sind überempfindlich gegen Kokain. Schon eine kleine Dosis kann in einem solchen Fall aufgrund einer allergischen Reaktion, eines sogenannten anaphylaktischen Schocks, zu einem Kollaps führen.

Eine Überdosis Kokain bewirkt Hysterie, Wahnvorstellungen, Zittern, Muskelzucken und Krämpfe. Der Puls, die Atemfrequenz und die Körpertemperatur können steigen.

Hilfe nach einer Überdosis

- Wenn ein Kokainsüchtiger plötzlich einen Kollaps erleidet, rufen Sie sofort die Notrufnummer 110 an (siehe S. 1). Schnelle ärztliche Hilfe ist nötig, wenn ein anaphylaktischer Schock vorliegt. (Siehe dazu S. 86.)
- Im übrigen ist eine Überdosis Kokain selten lebensbedrohend. Halten Sie den Betreffenden davon ab, sich noch mehr von der Droge einzuverleiben, und versuchen Sie, ihn zu beruhigen. Schützen Sie ihn vor hellem Licht, lauten Geräuschen und schnellen Bewegungen anderer. Behalten Sie ihn im Auge, damit er sich nicht verletzt.
- Die Wirkung der Droge läßt nach ein paar Stunden rasch nach. Den Magen auszupumpen ist nicht nötig, es sei denn, der Betreffende hat noch andere Drogen benutzt. Falls die Symptome anhalten oder sehr stark sind, ziehen Sie einen Arzt zu Rate.

LSD (und andere Halluzinogene)

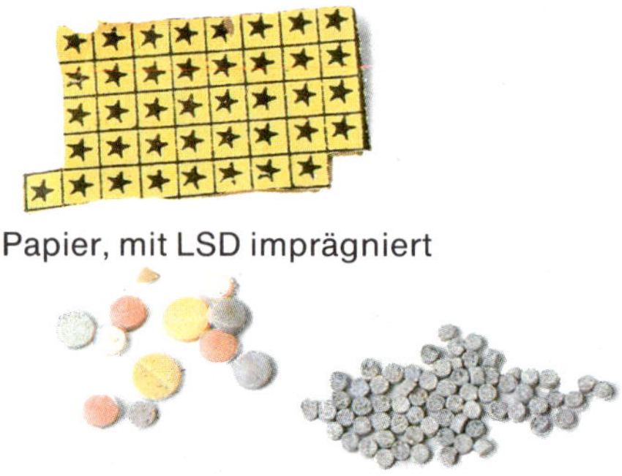

Papier, mit LSD imprägniert

LSD-Tabletten

Mikrotabletten

Alles etwa natürliche Größe

WIE SIE AUSSEHEN LSD (Lysergsäure-diäthylamid) und andere chemische Halluzinogene (Stoffe, die Sinnestäuschungen hervorrufen) gibt es in Form von Kapseln oder Tabletten. Deren Formen, Größen und Farben unterscheiden sich stark. Es können winzige Tabletten sein (so klein wie dieser Buchstabe o oder noch kleiner); es kann sich aber auch um durchsichtige Kunststoffvierecke mit der Droge darin handeln.

In selteneren Fällen wird LSD als farblose Flüssigkeit verkauft, die der Süchtige dann auf Würfelzucker, Kekse oder Löschpapier auftropft und schluckt.

Meskalin, ein anderes Halluzinogen, wird aus dem Kaktus *Lophophora williamsii* gewonnen, der in Mexiko wächst. Der oberirdische Teil dieser Pflanze enthält das Meskalin. Man trocknet ihn und verkauft ihn in braunen Stükken, Peyotl genannt.

Bestimmte Pilze – die meist getrocknet gehandelt werden – enthalten ebenfalls Halluzinogene. Das gleiche gilt für die Samen einer Reihe von Trichterwinden.

HANDELSNAMEN Keine.

WIE SIE GENANNT WERDEN LSD wird gewöhnlich Acid genannt. Andere Halluzinogene werden manchmal als Hallus bezeichnet. Die Dosis für einen Trip ist ein Tab. Chemische Halluzinogene sind unter den Abkürzungen ihrer chemischen Bezeichnung bekannt, z. B. STP, DMT und PCP (Phenylcyclidin).

Portionen von Peyotl werden Buttons oder Mescal Buttons genannt.

WIE SIE BENUTZT WERDEN Fast alle Halluzinogene werden geschluckt. Ganz selten einmal wird LSD eingespritzt.

WAS DER BENUTZER EMPFINDET Der Süchtige erlebt einen Halluzinationstrip, eine Folge ungeordneter Empfindungen. Der Trip beginnt etwa 30 Minuten nach der Einnahme der Droge. Er kann je nach der Größe der Dosis vier Stunden oder länger dauern. Die Sinneseindrücke sind dabei verzerrt; so verändern sich etwa die Gehörs- und Geruchsempfindungen. Überdies erlebt der Konsument traumhafte Visionen in leuchtenden Farben. Manchmal sind diese Träume auch Alpträume mit furchterregenden Bildern, die den Betreffenden in Panik versetzen.

WAS DIE ANDERN SEHEN Es treten nur wenige äußerliche Symptome auf. Der Betreffende scheint in einem Tagtraum befangen oder in Trance verfallen zu sein. Er ist jedoch zumeist in der Lage, seine Erfahrungen mehr oder weniger zusammenhängend zu beschreiben. Da der Süchtige sich von der Wirklichkeit gelöst hat, ist er unfallgefährdet. So bildet er sich vielleicht ein, er könne fliegen oder auf dem Wasser gehen.

Bei einem sogenannten Horrortrip versucht der Süchtige zuweilen, sich vor den eingebildeten Schrecknissen zu verkriechen oder vor ihnen zu fliehen. Diese imaginären Bedrohungen können ein gewalttätiges Verhalten hervorrufen.

SYMPTOME NACH EINER ÜBERDOSIS Wirkliche Überdosen kommen selten vor. Große Mengen von Halluzinogenen verstärken oder verlängern jedoch das Rauscherlebnis. Ein Notfall entsteht meistens dann, wenn die Ängste eines Horrortrips anhalten.

Manche Halluzinogene können giftig sein. Dazu gehören solche, die in bestimmten Pilzen enthalten sind, ferner PCP und verunreinigtes LSD. Zu den Vergiftungserscheinungen zählen Übelkeit, Erbrechen und Kollaps. Das Verhalten des Betroffenen kann stark gestört sein.

Hilfe nach einer Überdosis

- Wenn ein Verdacht auf eine Vergiftung besteht, wählen Sie sofort den Notruf 110 (siehe S. 1).
- Ziehen Sie auch sonst einen Arzt zu Rate. Es ist besser, den Arzt kommen zu lassen, als den Betroffenen zum Arzt zu bringen, da hierdurch die Schreckensvisionen erneut ausgelöst werden könnten.
- Wenn der Betroffene bewußtlos ist, entfernen Sie alle Fremdkörper aus seinem Mund und bringen Sie ihn in die Seitenlage (siehe S. 58).
- Falls der Betreffende einen Horrortrip erlebt und dabei in einen Angstzustand gerät, aber nicht das Bewußtsein verliert, ist keine sofortige ärztliche Hilfe nötig.
- Bleiben Sie bei dem Betroffenen, damit er keinen Unfall erleidet, und halten Sie ihn davon ab, weitere Drogen einzunehmen. Wenn er gewalttätig wird, müssen Sie ihn vielleicht festhalten oder festbinden.
- Schützen Sie ihn vor hellem Licht, lauten Geräuschen und schnellen Bewegungen anderer. Bringen Sie ihn möglichst in einen dämmerigen Raum, und sprechen Sie beruhigend auf ihn ein, bis das Schlimmste vorüber ist.

Methadon

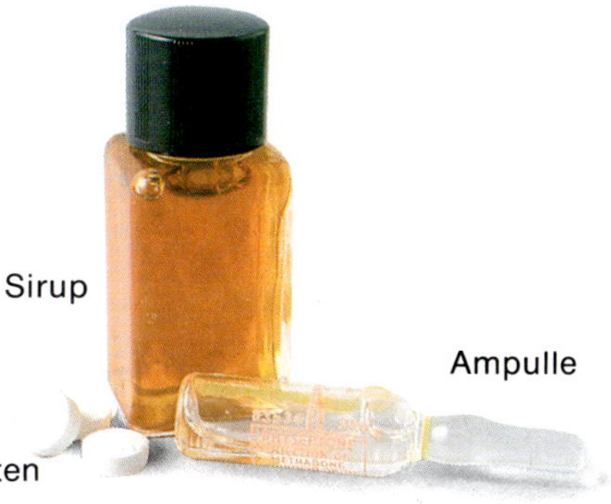

WIE ES AUSSIEHT Methadon gibt es als klare Flüssigkeit, die in kleinen Ampullen enthalten ist. Es wird aber auch als farbiger Sirup oder in Form von kleinen, weißen Tabletten verkauft.

HANDELSNAME Polamidon.

WIE ES GENANNT WIRD Pol.

WIE ES BENUTZT WIRD Das Mittel kann in eine Vene oder unter die Haut gespritzt werden. In Drogenkliniken wird es in dieser Form zur Behandlung von Heroinsüchtigen eingesetzt, da es oft die Abhängigkeit vermindert.

Sirup und Tabletten werden geschluckt. In Drogenkliniken verwendet man diese Formen mit dem Ziel, Süchtige von ihrer Gewohnheit abzubringen, sich Heroin zu spritzen.

WAS DER BENUTZER EMPFINDET Methadon hat ähnliche Wirkungen wie Heroin und Morphium. Diese Wirkungen halten jedoch etwas länger an. Methadon macht süchtig, und wenn man es absetzt, können Entzugserscheinungen auftreten.

WAS DIE ANDERN SEHEN Die sichtbaren Wirkungen und Symptome bei Methadonsucht sind die gleichen wie bei Heroin und Morphium.

SYMPTOME NACH EINER ÜBERDOSIS Die gleichen wie bei einer Überdosis Heroin oder Morphium.

Hilfe nach einer Überdosis

- Die Behandlung ist die gleiche wie bei einer Überdosis Heroin oder Morphium (siehe S. 361).

Opium

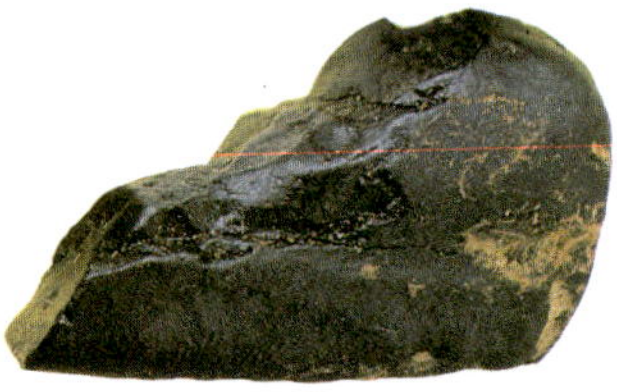

Rohopium

WIE ES AUSSIEHT Rohopium ist der getrocknete Milchsaft aus den unreifen Kapselwänden des Schlafmohns. Es sieht schwärzlich oder bräunlich aus. (Siehe die obenstehende Abbildung.) Gereinigtes Opium ist heller und oft pulverig.

HANDELSNAMEN Keine. Ähnliche Symptome rufen auch die Betäubungsmittel hervor. Dazu gehören Dolantin, Fortral, Morphinum hydrochloricum, MST, Paverysat und Temgesic.

WIE ES GENANNT WIRD Slangausdrücke existieren nicht, da Rohopium in der Drogenszene keine Rolle spielt.

WIE ES BENUTZT WIRD Rohopium wird gewöhnlich geraucht, und zwar in einer Opiumpfeife. Man kann es auch schlucken. Reines Opium kann geraucht, geschluckt oder (in bestimmten Formen) gespritzt werden. Alle Formen machen süchtig.

WAS DER BENUTZER EMPFINDET Die Wirkungen von Opium ähneln denen von Heroin und Morphium – die beide aus Opium gewonnen werden. Die Empfindungen sind jedoch im allgemeinen schwächer.

WAS DIE ANDERN SEHEN Der Süchtige wirkt schläfrig und geistesabwesend, jedoch in geringerem Maße als bei einem Heroin- oder Morphiumsüchtigen. Einstichstellen von Spritzen sind nicht unbedingt vorhanden.

Direkte Hinweise stellen gegebenenfalls eine Opiumpfeife und süßer, schwerer Geruch dar.

SYMPTOME NACH EINER ÜBERDOSIS Die Wirkungen einer übergroßen Dosis ähneln denen von Heroin und Morphium. Jedoch ist das Risiko, daß der Betreffende in Koma fällt oder Atemstillstand eintritt, bei Opium geringer.

Hilfe nach einer Überdosis

- Wenn der Betroffene im Koma liegt, wenn er also zwar atmet, aber nicht aufgeweckt werden kann, behandelt man ihn wie bei einem Koma durch Heroin und Morphium (siehe S. 361).
- In leichteren Fällen erholt sich der Betroffene von allein.
- Behalten Sie den Betroffenen im Auge, und überzeugen Sie sich davon, daß er sich wieder völlig erholt.

Schnüffelstoffe (Klebstoffe, Lösungsmittel, Benzin)

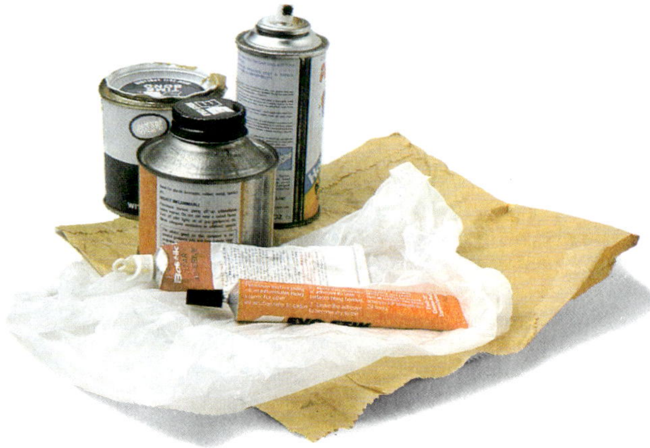

WIE SIE AUSSEHEN Viele Haushalts- und Industrieprodukte enthalten Lösungsmittel, deren Dämpfe einen Rauschzustand hervorrufen. Diese Produkte sind frei erhältlich. Zu ihnen gehört eine breite Skala von Klebstoffen, Verdünnungsmitteln, Lacken, Farbentfernern, Beizlösungen, Reinigungsmitteln, Haarsprays, Nagellacken und Nagellackentfernern. Treibstoff, Feuerzeugbenzin und Feuerzeuggas haben ähnliche Eigenschaften.

WIE SIE GENANNT WERDEN Sniffer, Spirit.

WIE SIE BENUTZT WERDEN Klebe- und Lösungsmittel werden durch die Nase oder den Mund eingeatmet. Der Süchtige schnüffelt die Dämpfe zuweilen direkt an der Tube, Büchse oder Spraydose, zumeist jedoch aus einer Plastiktüte, in die er den Klebstoff hineingeschüttet hat, oder von einem Tuch, das er mit der Flüssigkeit getränkt hat.

WAS DER BENUTZER EMPFINDET Die Dämpfe berauschen sofort. Sie entspannen und beruhigen wie Alkohol. Es können auch Halluzinationen auftreten. Der Rausch geht oft in Schläfrigkeit, Benommenheit und einen Bewußtseinsverlust über.

WAS DIE ANDERN SEHEN Der Betreffende ist leicht berauscht, als wäre er angetrunken. Er schwankt und spricht undeutlich. Man merkt jedoch meist schnell, daß es sich um jemanden handelt, der solche Mittel schnüffelt, da die inhalierten Dämpfe durchdringend riechen.

Verschütteter Klebstoff, ein getränktes Tuch, herumliegende Plastiktüten – derartige Dinge deuten darauf hin, daß ein Lösungsmittel als Droge benutzt wird.

SYMPTOME NACH EINER ÜBERDOSIS Ein starker Rausch kann schnell zum Koma führen. In schweren Fällen tritt Atemstillstand ein, besonders dann, wenn der Betreffende vornüberkippt, ohnmächtig wird und in diesem Zustand die Dämpfe weiter einatmet.

Hilfe nach einer Überdosis
- Entfernen Sie sofort das Lösungsmittel.
- Wenn Sie sich in einem geschlossenen Raum befinden, öffnen Sie Fenster und Türen.
- Entfernen Sie alle Fremdkörper aus dem Mund des Betreffenden. Falls die Atmung aussetzt, beginnen Sie sofort mit der Mund-zu-Mund-Beatmung (siehe Seite 54).
- Wenn der Betroffene bewußtlos ist oder in Koma fällt, bringen Sie ihn sofort in die Seitenlage (siehe S. 58).
- Wählen Sie dann den Notruf 110 (siehe S. 1).
- Wenn der Betroffene bei Bewußtsein, aber verwirrt ist, behalten Sie ihn im Auge. Verschlimmert sich sein Zustand oder erholt er sich nicht innerhalb von fünf Minuten, rufen Sie die Nummer 110 an. (Siehe S. 1.)
- Passen Sie auf, daß der Betreffende sich nicht verletzt, solange er noch unter dem Einfluß der Droge steht.
- Achten Sie besonders darauf, daß kein Feuer ausbricht. Viele Klebe- und Lösungsmittel sind brennbar oder sogar explosiv. Dies gilt in erhöhtem Maße für Treibstoff oder Feuerzeugbenzin. Ein Funke genügt dann schon, um die Dämpfe zu entzünden.

Tranquilizer

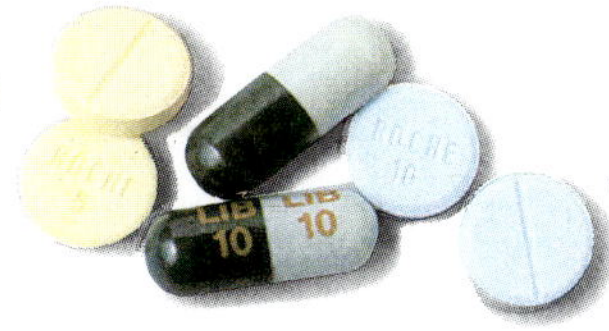

Valium

Valium

Librium

WIE SIE AUSSEHEN Tranquilizer sind als Tabletten und Kapseln in den verschiedensten Formen und Farben erhältlich. Einige werden auch als Saft oder in Ampullen verkauft.

HANDELSNAMEN Librium und Valium sind leichte Tranquilizer. In normaler Dosis entspannen und beruhigen sie. Häufig verschrieben werden überdies die Mittel Adumbran, Dalmadorm, Dormopuren, Eatan, Halcion, Imeson, Mogadan, Noctamid, Novanox, Remestan, Staurodorm, Tavor u. a.

WIE SIE GENANNT WERDEN Downers.

WIE SIE BENUTZT WERDEN Tranquilizer werden normalerweise geschluckt.

Süchtige nehmen sie oft in gefährlicher Kombination mit Alkohol zu sich. Gelegentlich werden Tranquilizer auch gespritzt.

WAS DER BENUTZER EMPFINDET Geistige Erregung klingt ab, und seelischer Druck läßt nach. Die Medikamente wirken leicht berauschend. Nimmt man sie jedoch zusammen mit Alkohol ein, ist die Rauschwirkung wesentlich stärker.

WAS DIE ANDERN SEHEN Es treten die charakteristischen Symptome von leichter Trunkenheit auf. Größere Dosen oder aber kleinere Dosen zusammen mit Alkohol bewirken größere Verwirrung, Schläfrigkeit, undeutliche Aussprache und fahrige Bewegungen.

Die gewohnheitsmäßige Einnahme von Tranquilizern kann zur Abhängigkeit führen. Wenn der Nachschub ausbleibt, reagiert der Betroffene mit erkennbarer Angst.

SYMPTOME NACH EINER ÜBERDOSIS Eine Überdosis kann zum Koma führen.

Hilfe nach einer Überdosis
- Wählen Sie den Notruf 110 (siehe S. 1).
- Wenn der Betreffende bei Bewußtsein ist, bringen Sie ihn zum Erbrechen, indem Sie ihm einen Finger in den Hals stecken.
- Ist das Opfer hingegen bewußtlos, dürfen Sie es nicht zum Erbrechen bringen. Säubern Sie seinen Mund von Fremdkörpern, und betten Sie es in die Seitenlage (siehe S. 58).
- Bei Atemstillstand beginnen Sie sofort mit der Mund-zu-Mund-Beatmung (siehe S. 54).

Hilfe für Jugendliche, die Drogen nehmen

Zuweilen bemerkt jemand, daß ein Jugendlicher Drogen nimmt, ohne daß bereits eine ausgesprochene Notsituation bestünde. Der Verdacht entsteht etwa, weil sich der Jugendliche in seinem ganzen Verhalten plötzlich verändert hat oder weil er aus der Schule nur noch schlechte Noten nach Hause bringt.

Wenn man sich mit der Tatsache konfrontiert sieht, daß ein Jugendlicher Drogen nimmt, sollte man die Situation nicht allzusehr dramatisieren. Drei Ziele sind wichtig:

- Erhalten Sie sich möglichst das Vertrauen des jungen Menschen. Meistens ist er der einzige, der Ihnen sagen kann, was geschehen ist.
- Versuchen Sie herauszufinden, welche Drogen er nimmt. Werden sie geraucht, geschluckt, gespritzt oder inhaliert? Regen sie an, oder entspannen sie? Seit wann und wie oft nimmt der Jugendliche diese Drogen?
- Beraten Sie sich mit Ihrem Hausarzt, und wenden Sie sich an eine Drogenberatungsstelle.

Wie man helfen kann

Drogenkonsum ist unter Jugendlichen weit verbreitet. Manchmal gibt ein Jugendlicher der Versuchung nur deshalb nach, weil er „dazugehören", weil er als Mitglied einer Clique anerkannt sein will. In einem solchen Fall kann es genügen, den Betreffenden über alle Gefahren aufzuklären, um zu erreichen, daß er keine Drogen mehr nimmt.

Oft hat das Problem seine Wurzeln jedoch in einer geistigen Spannung oder seelischen Belastung. Für Einsamkeit, Depressionen und Angst scheinen Drogen eine einfache Lösung zu sein.

- Zeigen Sie Verständnis, und sprechen Sie über die Probleme.
- Ermutigen Sie den Jugendlichen, sich außerhalb der Drogenszene Freunde zu suchen und sich Interessengebieten zu widmen, die sein Selbstvertrauen steigern.
- Versuchen Sie, etwas zu planen, auf das er sich freuen kann, so daß er nicht wieder in Angst und Niedergeschlagenheit abgleitet.
- Falls die Sucht schon länger besteht, braucht man die Hilfe eines Fachmanns, um mit den Entzugserscheinungen fertig zu werden. Dabei bleibt auch die Zuwendung von Angehörigen und Freunden weiterhin sehr wichtig. Selbst wenn der Betreffende aus einer Drogenklinik als „geheilt" entlassen wird, kann er leicht rückfällig werden.

Besonders bedenklich sind in dieser Hinsicht die Statistiken von Heroinsüchtigen. Der größte Teil der Abhängigen kehrt nach einer Entziehungskur zur Droge zurück, und es sterben mehr Betroffene, als auf Dauer geheilt werden.

HEROIN – DAS AUSMASS DES PROBLEMS

Früher wurde Heroin nur in den dunklen Vierteln einiger Großstädte gehandelt. Heute ist es in der Bundesrepublik Deutschland allerorten zu haben. Große Mengen werden aus dem Mittleren und Nahen Osten nach Bayern eingeschmuggelt. Ein Teil geht in die Niederlande, wo die Droge immer billiger geworden ist.

Im Durchschnitt nimmt jeder Süchtige pro Tag 1 g verfälschtes Heroin. Um ihre Sucht finanzieren zu können, begehen Heroinabhängige oft Straftaten, die vom Diebstahl bis zu Einbrüchen, Raubüberfällen und noch Schlimmerem reichen.

Um neue Kunden zu gewinnen, bieten Drogenhändler manchmal Jugendlichen und andern Neulingen unreines Heroin an, das sich zum Rauchen eignet, und verlangen dafür nur einen geringen Preis oder auch gar nichts. Hat jemand aber einmal mit der Droge angefangen, braucht er stärkere Dosen – die er dann bezahlen muß. Und dann will er oft bald die schnellere Wirkung, welche die Heroinspritze ermöglicht.

Entzug – der Preis für den Verzicht

Wer gewohnheitsmäßig Heroin oder andere Suchtdrogen (dazu gehören Morphium, Barbiturate und Alkohol) zu sich nimmt, wird davon körperlich abhängig. Sobald der Betreffende eine oder zwei Dosen ausläßt, treten schwere Entzugserscheinungen auf. In der Drogenszene wird dieser Zustand Cold turkey genannt. Während einer solchen Entzugskrise können Betroffene in besonderen Kliniken für die Behandlung von Suchtkranken sowie in bestimmten Krankenhäusern ärztlich betreut werden.

Die Entzugserscheinungen setzen oft schon einige Stunden nach der letzten Dosis der Droge ein.

- Die typische Krise beginnt mit Symptomen, die denen einer Erkältung ähneln: So tränen etwa die Augen, und die Nase läuft. Dazu kommen oft Angst, Unruhe und eine rasende Gier nach der Droge.
- Es folgen zumeist Magenkrämpfe, Gliederschmerzen, Kopfweh und Erbrechen. In manchen Fällen treten auch leichte Muskelkrämpfe auf.
- In ernsten Fällen – so auch besonders beim Entzug von Barbituraten – kommt es zu stärkeren Krämpfen.
- Die Entzugserscheinungen halten zwei bis drei Tage lang an. In den folgenden 8–14 Tagen klingen die Symptome dann allmählich immer mehr ab. Aber das Verlangen nach der Droge bleibt bei dem Betreffenden bestehen – manchmal bis zum Ende des Lebens.

Die rechtliche Seite des Drogenproblems

Der Umgang mit den meisten suchterzeugenden Mitteln unterliegt den strengen Bestimmungen des Betäubungsmittelgesetzes. Wer in Deutschland Betäubungsmittel anbaut, herstellt, mit ihnen Handel treibt, sie einführt, ausführt, verkauft oder sonst abgibt, muß dazu grundsätzlich eine Erlaubnis haben. Diese Genehmigung erhalten fast ausschließlich Angehörige bestimmter Berufsgruppen wie Apotheker, Ärzte, Zahnärzte sowie Tierärzte zu medizinischen Zwecken. Diese Personen unterliegen strengen Überwachungsmaßnahmen. So müssen sie die Betäubungsmittel besonders verwahren und über ihren Erwerb und Verbrauch sowie über den jeweiligen Bestand Buch führen.

Der Begriff Betäubungsmittel ist weit gefaßt. Er umschließt Heroin, Morphium und sonstige Opiate sowie LSD, Meskalin und Cannabis (Haschisch), aber auch Amphetamine und andere verschreibungspflichtige Betäubungsmittel.

Welche Strafen drohen?

Das Gesetz besagt: Wer Betäubungsmittel (Drogen) ohne Erlaubnis anbaut oder herstellt, wer mit ihnen Handel treibt, sie einführt, ausführt, abgibt oder auf andere Weise in Verkehr bringt, wer sie erwirbt oder sie sich sonstwie beschafft oder wer – falls er befugt ist, mit Betäubungsmitteln umzugehen – sie gesetzeswidrig verschreibt, verabreicht oder zum unmittelbaren Verbrauch überläßt, wird mit einer Geldstrafe oder einer Freiheitsstrafe bis zu vier Jahren bestraft.

Das Gericht kann die Strafe mildern oder von einer Strafe absehen, wenn der Täter die Betäubungsmittel lediglich zum eigenen Verbrauch in geringer Menge anbaut, herstellt, einführt, erwirbt oder sie sich sonstwie verschafft.

Wenn jemand erstmals mit dem Gesetz in Konflikt geraten ist und wenn es sich nur um eine kleine Drogenmenge zum Eigenverbrauch handelt, kommt der Betreffende zumeist mit einer Geldstrafe davon. Im Wiederholungsfall ist jedoch mit einer Freiheitsstrafe zu rechnen.

Seit 1994 soll die Staatsanwaltschaft beim Besitz einer kleinen Menge Haschisch oder Marihuana prüfen, ob das Verfahren nicht wegen Geringfügigkeit einzustellen ist.

Liegt ein bandenmäßiger Handel oder ein gewerbsmäßiger Handel in erheblichem Umfang vor oder sind Dritte gefährdet, droht dem Täter eine empfindliche Freiheitsstrafe. Auch wird in einem solchen Fall wegen der Gefährlichkeit des Delikts in den seltensten Fällen die Strafe zur Bewährung ausgesetzt; sie muß also vollzogen werden.

Handelt jemand gewerbsmäßig mit Drogen oder gibt er sie an Personen unter 18 Jahren ab oder gefährdet er durch eine solche Handlung die Gesundheit mehrerer Menschen oder handelt es sich hierbei um nicht geringe Mengen, so liegt ein besonders schwerer Fall vor. Die Mindeststrafe beträgt dann ein Jahr Freiheitsstrafe.

Wer als Mitglied einer Bande gewerbsmäßig gegen das Betäubungsmittelgesetz verstößt oder gewerbsmäßig Handel mit Personen unter 18 Jahren betreibt oder wer einem andern Betäubungsmittel abgibt, verabreicht oder überläßt und dadurch leichtfertig seinen Tod verursacht oder wer Betäubungsmittel in nicht geringen Mengen ohne Erlaubnis einführt, kann mit einer Freiheitsstrafe nicht unter zwei Jahren bestraft werden. Die Höchststrafe beträgt in einem solchen Fall 15 Jahre. Mitgliedern einer Rauschgiftbande drohen also höhere Strafen als Einzelpersonen.

Das Gericht kann von einer Bestrafung absehen, wenn der Täter durch freiwillige Mitarbeit und durch Mitteilung seines Wissens wesentlich dazu beigetragen hat, daß eine Tat aufgedeckt werden kann, die über den eigenen Beitrag hinausgeht, oder wenn der Täter freiwillig sein Wissen so rechtzeitig einer Polizeidienststelle mitgeteilt hat, daß Vergehen gegen das Betäubungsmittelgesetz verhindert werden konnten.

Die Befugnisse von Beamten

Bei Ermittlungen in Rauschgiftfällen sind die Polizei wie auch die Staatsanwaltschaft an das Gesetz gebunden. Beide dürfen z. B. eine Durchsuchung nur dann durchführen, wenn eine richterliche Durchsuchungsanordnung vorliegt. Falls jedoch jemand auf frischer Tat ertappt wird oder Gefahr (hinsichtlich des Ermittlungsergebnisses) im Verzug ist (siehe S. 371), können Beamte eine Person oder eine Wohnung auch ohne Durchsuchungsbefehl durchsuchen.

Zollbeamte an den Grenzübergängen oder in einem Zollgrenzbezirk können Kontrollen vornehmen, ohne daß die eben angeführten Voraussetzungen gegeben sind oder sonst ein konkreter Anhaltspunkt vorliegt.

Drogen im Haus

- Wenn Sie feststellen, daß jemand in Ihrem Haus Drogen besitzt, herstellt oder mit ihnen handelt oder einer der oben beschriebenen Tatbestände erfüllt ist, so unterbinden Sie dies sofort. Andernfalls laufen Sie Gefahr, sich der Beihilfe schuldig zu machen. Dann können Sie genau wie der Täter bestraft werden; jedoch bestehen Milderungsmöglichkeiten.
- Gelingt es Ihnen nicht, Straftaten gegen das Betäubungsmittelgesetz in Ihrem Haus zu verhindern, verständigen Sie die Polizei.
- Wird jemand, der Ihnen nahesteht, eines Vergehens gegen das Betäubungsmittelgesetz beschuldigt, so sollte er unverzüglich einen Rechtsbeistand erhalten. Am besten beauftragt man einen Rechtsanwalt, der auf diesem Gebiet Erfahrung hat. (Siehe dazu S. 370.)

Für den Anwalt ist es dann wichtig, daß man ihm alle wesentlichen Einzelheiten mitteilt – etwa um welche Drogenmengen es sich handelt und welche Motive zu dem Vergehen geführt haben. Nur so kann er bei der Verteidigung alle Möglichkeiten für eine Strafminderung ausschöpfen.

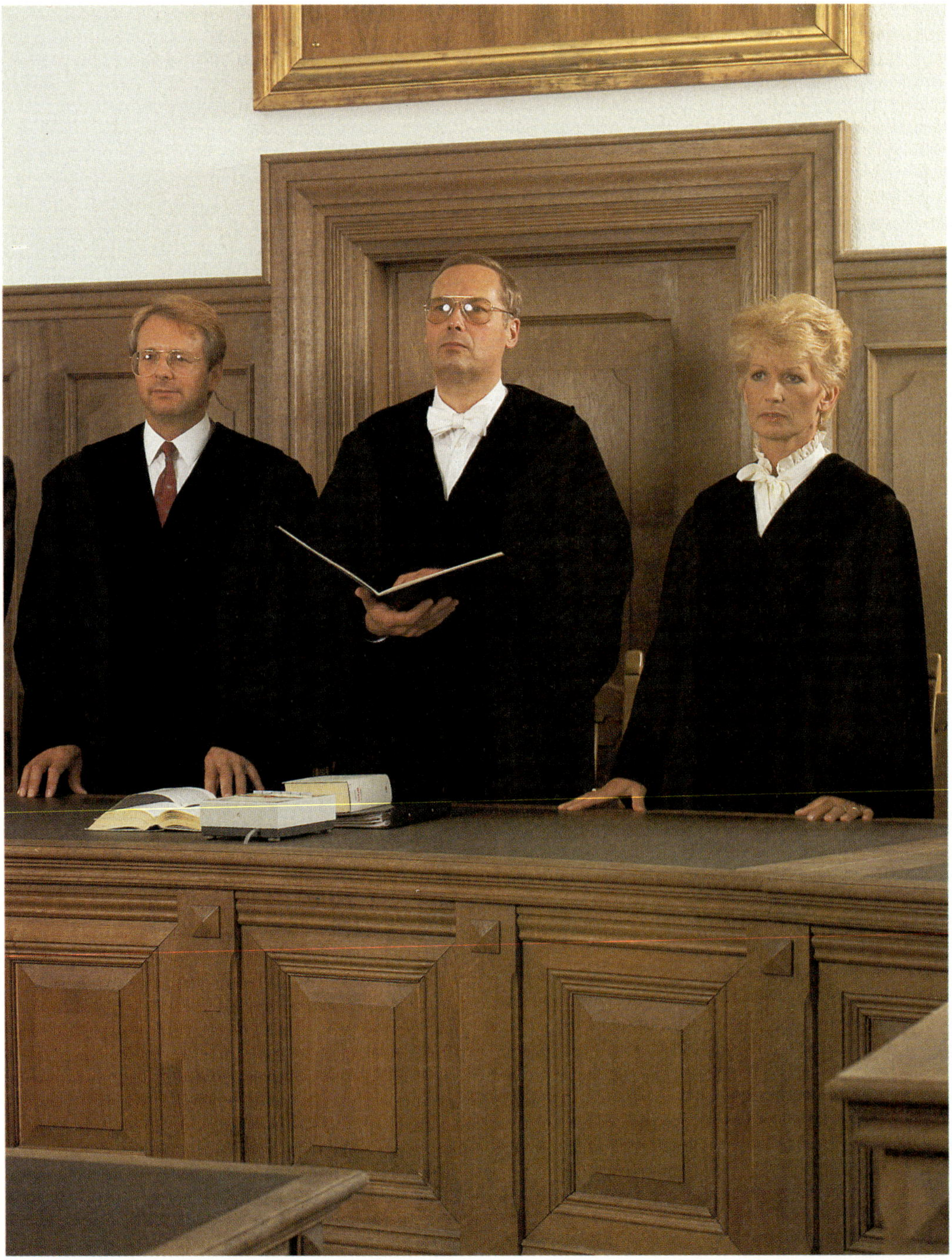

Recht und Finanzen

Hilfe bei Rechtsproblemen

Jedem Bürger kann es im alltäglichen Leben passieren, daß er in einen Rechtsstreit verwikkelt wird. Dazu muß er sich nicht strafbar gemacht haben. Es kann sein, daß er etwa mit seinem Vermieter in eine Auseinandersetzung gerät, daß er versehentlich fremde Sachwerte beschädigt oder daß sein Arbeitgeber ihm scheinbar ungerechtfertigt kündigt.

In solchen und anderen Fällen braucht der Betreffende oft juristische Hilfe. Wo findet er sie?

In der Bundesrepublik Deutschland ist die Rechtsberatung den Rechtsanwälten vorbehalten.

Wie man einen Rechtsanwalt findet

Wenn Sie ein Rechtsproblem haben und zu dem Schluß kommen, daß Sie es allein nicht lösen können, müssen Sie sich einen Anwalt suchen.

- Wenn Sie keinen kennen, lassen Sie sich einen von Bekannten empfehlen, die sich auskennen oder Erfahrung haben.
- Sie können auch bei Ihrem zuständigen Amtsgericht die Liste der ortsansässigen Rechtsanwälte einsehen.
- Haben Sie ein spezielles Rechtsproblem, so empfiehlt es sich, einen Fachanwalt hinzuzuziehen. In der Bundesrepublik Deutschland sind die Fachgebietsbezeichnungen Fachanwalt für Steuerrecht, Arbeitsrecht, Verwaltungsrecht und Sozialrecht zugelassen.
- Die Anwälte mit Fachbezeichnung nennt Ihnen das Amtsgericht. Eine entsprechende Liste können Sie auch bei der Anwaltskammer anfordern, deren Adresse Sie beim Amtsgericht erfahren. Außerdem führen die örtlichen Anwaltsvereine Listen, in denen die Anwälte mit ihren Spezialgebieten verzeichnet sind.
- Ferner können Sie in den „Gelben Seiten" Ihres Telefonbuchs unter dem Stichwort „Rechtsanwälte" nachsehen. Rufen Sie einen Rechtsanwalt an, der in der Nähe wohnt, und fragen Sie ihn, ob er sich mit Rechtsproblemen von der Art des Ihren befaßt. Ist das nicht der Fall, bitten Sie ihn, Ihnen einen andern Anwalt am Ort zu empfehlen, der Ihnen eventuell weiterhelfen kann.

WIE MAN BERATUNGS- UND PROZESSKOSTENHILFE BEANTRAGT

Wenn Sie Ihre Rechte wahrnehmen möchten, die entsprechenden Mittel aber nicht aufbringen können, steht Ihnen Beratungs- und Prozeßkostenhilfe zu.

Die Beratungshilfe greift in außergerichtlichen Verfahren. Um in ihren Genuß zu gelangen, wendet man sich an das zuständige Amtsgericht, dem man das Problem sowie seine persönlichen und wirtschaftlichen Verhältnisse darlegt. Beratungshilfe wird zugestanden, wenn auch Prozeßkostenhilfe gewährt würde. Bei einer vierköpfigen Familie wäre das in der Regel der Fall, wenn das Nettoeinkommen 2500 DM im Monat nicht wesentlich übersteigt.

Kann das Amtsgericht selbst helfen, wird es dies tun. Andernfalls stellt es einen Beratungsschein aus, mit dem Sie einen Anwalt eigener Wahl aufsuchen können. Sie können sich auch direkt an einen Anwalt wenden; er wird die Beratungshilfe für Sie beantragen. Im allgemeinen ist jeder Rechtsanwalt zur Beratung verpflichtet. In Hamburg und Bremen liegt die Rechtsberatung in öffentlicher Hand.

Man erhält einen Beratungsschein für Angelegenheiten des Zivilrechts, des Arbeitsrechts, des Verwaltungsrechts, des Sozialrechts und des Verfassungsrechts. Auf diesen Gebieten umfaßt die Beratungshilfe die gesamte außergerichtliche Vertretung von der Beratung über die Korrespondenz bis zum Abschluß eines Vergleichs.

In Angelegenheiten des Strafrechts sowie des Ordnungswidrigkeitenrechts wird Hilfe nur für die Beratung gewährt, nicht aber für Vertretung oder Verteidigung. Die Beratung durch das Amtsgericht ist kostenlos; dem Anwalt muß man eine Gebühr von 20 DM zahlen, die aber erlassen werden kann.

Ist die Angelegenheit nicht außergerichtlich beizulegen, so kann man beim anzurufenden Gericht Prozeßkostenhilfe beantragen. In dem Antrag muß man seine persönlichen und wirtschaftlichen Verhältnisse und den Streit unter Angabe der Beweismittel darlegen. Das Gericht prüft dann, ob der Prozeß Aussicht auf Erfolg hat und nicht mutwillig ist.

Mit der Bewilligung einer Prozeßkostenhilfe wird man von der Zahlung der Gerichts- und Anwaltskosten befreit. Ist man jedoch finanziell in der Lage, sich wenigstens an den Kosten zu beteiligen, so muß man das tun. Das Gericht prüft dies und ordnet gegebenenfalls an, welche Beiträge in monatlichen Raten an die Gerichtskasse zu zahlen sind.

Allerdings deckt die Prozeßkostenhilfe – außer bei arbeitsgerichtlichen Streitigkeiten in der ersten Instanz – nicht die Anwaltskosten der Gegenpartei ab. Das heißt, falls Sie den Prozeß verlieren, müssen Sie, auch wenn Ihnen Prozeßkostenhilfe bewilligt wurde, die Kosten des gegnerischen Anwalts erstatten. Es empfiehlt sich daher, den eigenen Anwalt zu fragen, wie hoch dieser Betrag sein kann, bevor man sich entschließt, mit Prozeßkostenhilfe einen Rechtsstreit zu führen.

Gebühren und Honorare
Die Gebühren wird der Rechtsanwalt nach der Bundesrechtsanwaltsgebührenordnung abrechnen.

In der Bundesrepublik Deutschland ist in gerichtlichen und außergerichtlichen Verfahren für die Höhe des Anwaltshonorars nicht der notwendige Zeitaufwand maßgebend; die Bemessungsgrundlage bildet vielmehr der sogenannte Streitwert, also der Wert des Gegenstands, um den es bei dem Streit geht. Aus ihm sowie aus dem Wert der Tätigkeiten des Anwalts errechnen sich die Gebühren nach einer gesetzlich festgelegten Tabelle.

Darüber hinaus besteht die Möglichkeit, mit dem Anwalt eine Honorarübereinkunft zu treffen. Hierbei kann die Vergütung höher als die gesetzliche Gebühr sein. Allerdings muß die Vereinbarung vor der Erteilung des Auftrags auf einem gesonderten Blatt schriftlich festgelegt werden.

Außerhalb gerichtlicher Auseinandersetzungen kann mit dem Anwalt eine Pauschal- oder Zeitvergütung vereinbart werden, die unterhalb der gesetzlichen Gebühren liegt.

- Wenn Sie mit Ihrem Rechtsanwalt unzufrieden sind oder wenn Sie glauben, daß er Ihre Interessen nicht voll vertritt, sollten Sie erwägen, den Anwalt zu wechseln. Das kann allerdings teuer werden. Besser ist es, wenn Sie zunächst versuchen, mit Ihrem Anwalt über das Problem zu sprechen. Sollte das nicht helfen, können Sie sich bei der Anwaltskammer, dem Pflichtverband der Rechtsanwälte und Rechtsbeistände, beschweren.

Bei den örtlich zuständigen Amtsgerichten und Arbeitsgerichten ist eine Rechtsauskunftsstelle eingerichtet. Diese darf jedoch nur einzelne Auskünfte erteilen und nicht umfassend beratend tätig werden. Dort kann man Sie auch über die Möglichkeit einer Beratungs- oder Prozeßkostenhilfe informieren und Ihnen gegebenenfalls beim Ausfüllen der entsprechenden Formulare behilflich sein. (Siehe Kasten auf S. 370.)

Fragen der Polizei

Nach der Strafprozeßordnung darf die Polizei nur dann jemanden festhalten oder durchsuchen, wenn der Betreffende hinreichend verdächtig ist, an einer Straftat als Täter oder als Mittäter (etwa als Helfer oder Hehler) beteiligt gewesen zu sein.

- Wenn Sie von der Polizei angehalten und befragt werden, sind Sie im allgemeinen nicht verpflichtet, Auskunft zu geben. Sie müssen jedoch Ihre Personalien (Name, Adresse, Beruf und Stand) angeben. Tun Sie das nicht, kann ein Ordnungswidrigkeitsverfahren gegen Sie eingeleitet und ein Bußgeld verhängt werden.

Im großen und ganzen ist es ratsam, an Ermittlungen mitzuwirken. Die Polizei sucht möglicherweise nach jemandem, der einen Unfall beobachtet hat oder Zeuge eines Vergehens wurde und eventuell wertvolle Hinweise geben kann.

- Sie sind nicht verpflichtet, zur Polizeiwache mitzugehen – es sei denn, Sie werden vorläufig festgenommen. Wenn Sie meinen, daß Sie einen Rechtsanwalt brauchen, versuchen Sie ihn nach Möglichkeit anzurufen und zu informieren, bevor Sie festgenommen werden.

Wenn die Polizei in Ihre Wohnung kommt
Kommen Beamte in Uniform zu Ihnen nach Hause, werden sie sich vorstellen und Ihnen mitteilen, warum Sie befragt werden.

- Beamte in Zivil müssen Ihnen auf Verlangen auch ihre Dienstausweise zeigen. Ein solcher Ausweis enthält den Namen und Dienstrang des Beamten sowie die Bezeichnung seiner Dienststelle, manchmal auch ein Siegel (Wappen), ferner eine Fotografie des Beamten.
- Überprüfen Sie, ob die Fotografie mit der Person übereinstimmt. Wenn Sie nicht sicher sind, ob der Betreffende wirklich ein Polizist ist, rufen Sie bei der angegebenen Dienststelle an und überprüfen die Angaben. Bitten Sie den Betreffenden, vor der Tür zu warten, bis Sie telefoniert haben.
- Sie müssen Polizeibeamten Zugang zu Ihrer Wohnung gewähren, wenn sie einen Durchsuchungsbefehl vorzeigen.
- Überdies müssen Sie die Beamten – auch ohne Durchsuchungsbefehl – hereinlassen, wenn sie angeben, daß sie jemanden auf frischer Tat verfolgen oder daß „Gefahr im Verzug" ist oder wenn sie einen entwichenen Gefangenen festnehmen wollen.
- Aus anderen Gründen müssen Sie die Beamten nicht in Ihre Wohnung einlassen. Wenn Sie die Beamten jedoch hereinbitten, können Sie sie auch jederzeit wiederum bitten, die Wohnung zu verlassen. Dieser Aufforderung müssen die Beamten dann nachkommen.
- Informieren Sie nach Möglichkeit Ihren Anwalt über bevorstehende Maßnahmen wie z. B. eine Durchsuchung.

Wenn Sie verhaftet werden

• Wenn ein hinreichender Tatverdacht besteht und noch Ermittlungen durchzuführen sind, kann die Polizei Sie vorläufig festnehmen.
• Wenn die Polizei Sie vorläufig festnimmt oder verhaftet, muß man Ihnen den Grund dafür mitteilen.
• Notieren Sie sich die genannten Gründe, wenn Sie festgenommen werden. Diese Notizen können später für Ihren Rechtsanwalt eine Hilfe sein.
• Lassen Sie sich zur Polizeiwache bringen, ohne Widerstand zu leisten. Wenn Sie sich der Festnahme widersetzen, kann man Sie deswegen belangen bzw. anklagen und zu einer Geld- oder Gefängnisstrafe verurteilen – selbst dann, wenn Sie später von der Anklage freigesprochen werden, aufgrund deren Sie verhaftet wurden.
• Die Polizei ist berechtigt, bei der Verhaftung Gewalt anzuwenden – sie muß aber in einem angemessenen Verhältnis zur Tat stehen – oder Sie mit Handschellen zu fesseln.
• Wenn Sie der Meinung sind, daß Sie zu Unrecht festgenommen wurden, dann sagen Sie das, sobald Sie auf der Polizeiwache sind. Verständigen Sie gegebenenfalls Ihren Anwalt.

Auf der Polizeiwache
Die Polizei darf einen Festgenommenen durchsuchen und Gegenstände beschlagnahmen, die als Beweise benötigt werden oder die Verletzungen oder Schaden zufügen können.
• Sie sind nicht verpflichtet, eine Durchsuchung durch die Polizei zu dulden, sofern kein Durchsuchungsbefehl vorliegt. Dies gilt jedoch nicht, wenn jemand auf frischer Tat verfolgt wird oder bei Gefahr im Verzug oder wenn ein entwichener Gefangener wiederergriffen werden soll.
• Wenn Sie nicht sicher sind, ob die Durchsuchung rechtmäßig ist, dürfte es vernünftiger sein, sich durchsuchen zu lassen und später eventuell durch einen Rechtsanwalt Beschwerde einzulegen oder zu protestieren.
• Falls die Polizei etwas findet, das sie für ein mögliches Beweismittel hält, wird sie es beschlagnahmen. Liegt dafür kein richterlicher Beschluß vor, so darf die Polizei oder die Staatsanwaltschaft die Beschlagnahme nur bei Gefahr im Verzug anordnen.
• Sie können der Beschlagnahme widersprechen. Dann muß der Beamte binnen drei Tagen eine richterliche Bestätigung beantragen.
• Bestehen Sie darauf, daß die beschlagnahmten Gegenstände aufgelistet werden und daß man Ihnen über die Beschlagnahme eine Bestätigung aushändigt.
• Sie können sich weigern, auf Fragen zu antworten. Wenn Sie jedoch antworten, wird die Polizei Ihre Aussage festhalten. Vor Gericht kann diese dann als Beweis verwertet werden, indem die Polizeibeamten als Zeugen auftreten. Sobald wegen einer Ordnungswidrigkeit, eines Vergehens oder eines Verbrechens gegen Sie ermittelt wird, muß Ihnen bekanntgegeben werden, daß Sie keine Fragen beantworten müssen.
• Wenn Sie freiwillig Angaben oder eine Aussage machen, lesen Sie das Protokoll darüber sorgfältig durch, bevor Sie es unterschreiben. Sie haben das Recht, alle falschen oder unklaren Angaben zu korrigieren.
• Sie können sich weigern, von sich Fingerabdrücke abnehmen zu lassen. Jedoch können unter bestimmten Umständen auf Anordnung eines Richters oder der Staatsanwaltschaft oder durch deren Hilfsbeamte (Polizeibeamte ab Polizeimeister aufwärts) auch gegen Ihren Willen von Ihnen Fingerabdrücke abgenommen werden.

Untersuchungshaft
Wenn Sie vorläufig festgenommen werden, müssen Sie spätestens mit Ablauf des Tages, der auf die Festnahme folgt, dem zuständigen Haftrichter vorgeführt werden. Sollte innerhalb dieser Zeit kein richterlicher Haftbefehl ergehen, muß man Sie wieder auf freien Fuß setzen.
• Ein richterlicher Haftbefehl wird nach einer Anhörung des Beschuldigten beschlossen. Kommt der Richter zu der Auffassung, daß Sie der Tat dringend verdächtig sind und ein Haftgrund besteht, so kann er einen Haftbefehl erlassen. Die bekanntesten Haftgründe sind Fluchtgefahr und Verdunklungsgefahr. Da der Richter berücksichtigen muß, daß die Untersuchungshaft in einem angemessenen Verhältnis zu der Straftat und zu dem zu erwartenden Strafmaß steht, kann er den Haftbefehl außer Vollzug setzen. Dies tut er dann, wenn weniger einschneidende Maßnahmen ausreichen, um den Untersuchungszweck zu sichern. Eine solche Maßnahme ist etwa die Anweisung, der Betreffende solle sich regelmäßig bei einer bestimmten Dienststelle melden, oder er dürfe seinen Wohn- oder Aufenthaltsort oder einen bestimmten Bereich nicht ohne Erlaubnis oder nur unter Aufsicht einer bestimmten Person verlassen.
• Sollten Sie einer Tat beschuldigt werden und einem Haftrichter vorgeführt werden, beantragen Sie vorsorglich die Außervollzugsetzung des Haftbefehls.
Ist gegen Sie bereits ein Haftbefehl erlassen worden, so muß er Ihnen durch den Richter eröffnet werden. Bei dieser Gelegenheit können Sie bereits entlastende Gesichtspunkte vorbringen. Der Richter hat dann zu prüfen, ob er den Haftbefehl aufrechterhält bzw. erläßt oder ob er ihn aufhebt. Bei dieser Anhörung durch den Haftrichter kann, wenn Sie es wünschen, Ihr Rechtsanwalt anwesend sein. Sind Sie der Auffassung, daß der Haftbefehl zu Unrecht ergangen ist, so können Sie einen Haftprüfungstermin beantragen oder aber Haftbeschwerde einlegen.

Strafverfahren

- Wenn ein Strafverfahren gegen Sie anhängig ist, tun Sie gut daran, schon bald einen Rechtsanwalt mit der Wahrnehmung Ihrer Interessen zu beauftragen. Das gilt besonders dann, wenn Ihr Fall kompliziert ist oder wenn Sie eine empfindliche Höchststrafe erhalten können.
- Prüfen Sie, ob der Schuldvorwurf zu Recht besteht und ob die weiteren Angaben dazu stimmen. Falls Sie zu der Auffassung kommen, daß Sie sich tatsächlich etwas haben zuschulden kommen lassen, sollten Sie erwägen, ob Sie nicht – in Abstimmung mit Ihrem Rechtsanwalt – mit der zuständigen Ermittlungsbehörde (Staatsanwaltschaft) Kontakt aufnehmen und die Geschehnisse, soweit sie zutreffend sind, einräumen. Eventuell können Sie dann erreichen, daß die Angelegenheit ohne Gerichtsverhandlung durch einen Strafbefehl beendet wird. Im Normalfall wird dann eine Geldstrafe gegen Sie verhängt.
- Sie haben die Möglichkeit, gegen einen Strafbefehl innerhalb von 14 Tagen, nachdem er zugestellt worden ist, Einspruch einzulegen. In diesem Fall findet dann eine mündliche Hauptverhandlung statt.

Wenn man Ihnen ein Vergehen vorwirft, das zu einer höheren Strafe führen könnte, so wird die Staatsanwaltschaft in der Regel Anklage erheben. Die Anklageschrift wird Ihnen rechtzeitig zugestellt.

- Notieren Sie sich genau, was während des Vorfalls geschah, der zu der Anklage führte. Wenn Sie Zeugen benennen wollen, schreiben Sie auch auf, zu welcher Tatsache Sie sich auf diese Zeugen berufen wollen.
- Unter bestimmten Voraussetzungen kann Ihnen ein Pflichtverteidiger bestellt werden. Dies ist dann möglich, wenn man Ihnen eine Tat vorwirft, die besonders schwer gewesen sein soll und zu einer erheblichen Strafe führen kann, oder wenn Sie aus anderen Gründen nicht in der Lage sein sollten, sich selbst zu verteidigen. In einem solchen Fall empfiehlt es sich, rechtzeitig den Antrag zu stellen, daß Ihnen ein Pflichtverteidiger beigeordnet werde.

Zivilrechtliches Verfahren

Die meisten zivilrechtlichen Auseinandersetzungen werden durch Verhandlungen zwischen den streitenden Parteien oder durch deren Rechtsanwälte aus der Welt geschafft. Wenn sich zwei Parteien jedoch nicht einigen können, kann der Streitfall vor ein Gericht gebracht werden. Zivilrechtliche Auseinandersetzungen werden in der ersten Instanz entweder vor dem Amtsgericht oder vor dem zuständigen Landgericht verhandelt.

Das Amtsgericht ist zuständig für Streitigkeiten über vermögensrechtliche Ansprüche, deren Gegenstandswert 10 000 DM nicht übersteigt, ferner für Streitigkeiten zwischen einem Vermieter von Wohnräumen und einem Mieter oder Untermieter, des weiteren für Ehe-, Kindschafts- und Unterhaltssachen.

Für andere zivilrechtliche Streitigkeiten (Gegenstandswert über 10 000 DM und nicht vermögensrechtliche Auseinandersetzungen wie z. B. Schadenersatz wegen Verleumdung oder üble Nachrede) ist die erste Instanz des Landgerichts zuständig.

- Vor dem Landgericht müssen Sie durch einen dort zugelassenen Rechtsanwalt vertreten sein. Beim Amtsgericht hingegen können Sie im allgemeinen selbst Klage erheben oder sich gegen eine Klage wehren. Eine Ausnahme bildet das Familiengericht.

Ein zivilrechtlicher Rechtsstreit beginnt damit, daß der Kläger oder, häufiger noch, sein Rechtsanwalt bei dem zuständigen Gericht eine Klageschrift einreicht und damit Klage erhebt. Bei Familienangelegenheiten wird der entsprechende Schriftsatz „Antrag“ genannt.

DAS RECHT IM ALLTAG

Die meisten Menschen haben in ihrem Leben noch niemals vor Gericht gestanden. Dennoch beeinflußt die Gesetzgebung vieles von dem, was alle Menschen tun.

Es gibt im Recht vor allem zwei große Bereiche: das Strafrecht und das Zivilrecht.

- Das Strafrecht legt die Strafen für eine Mißachtung der Regeln der menschlichen Gesellschaft fest – vom Falschparken bis zum Mord.
- Das Zivilrecht beschäftigt sich mit Streitigkeiten zwischen einzelnen Mitgliedern der Gesellschaft, zwischen Unternehmen oder Organisationen. Es ermöglicht Personen, eine Entschädigung oder andere Wiedergutmachung von jemandem zu erhalten, der sie fahrlässig oder vorsätzlich geschädigt hat, der also etwa einen Vertrag gebrochen hat, Geld schuldig bleibt oder sonst unlauter oder unbillig gehandelt hat.

Der Kläger oder der Antragsteller muß, sofern ihm nicht Prozeßkostenhilfe gewährt wurde, einen Gerichtskostenvorschuß entrichten. Nur wenn er das getan hat, stellt das Gericht dem Beklagten oder dem Antragsgegner die Klageschrift zu.

Mit der Zustellung der Klageschrift setzt das Gericht dem Beklagten meist eine Frist. Oft fordert es ihn auf, innerhalb dieser Frist schriftlich mitzuteilen, ob er sich gegen die Klage verteidigen will und, falls ja, alle Gründe gegen die Klage anzuführen und auch bereits Beweise für seine Behauptungen zu nennen.

- Eine solche Frist müssen Sie unbedingt einhalten. Das Gericht kann, um Verzögerungen zu vermeiden, Gründe, die Sie nach der gesetzten Frist vortragen, als verspätet zurückweisen.
- Wenn Sie einen Brief erhalten, in dem Ihnen von jemandem zivilrechtliche Schritte angedroht werden, und wenn Sie seine Forderung bestreiten, überlegen Sie sich, ob Sie nicht vor Beginn des Gerichtsverfahrens fachmännischen Rat einholen sollten. Es kann billiger sein, wenn Sie einen Rechtsanwalt bezahlen, um einen Vergleich ohne Gerichtsverhandlung zu erreichen, als wenn Sie es zu einem gerichtlichen Verfahren kommen lassen.

Wenn Sie einen Mahnbescheid erhalten

Wenn jemand behauptet, daß Sie ihm Geld schulden, kann er bei dem zuständigen Amtsgericht die Zustellung eines gerichtlichen Mahnbescheids (früher: Zahlungsbefehl) gegen Sie beantragen. Ein solcher Mahnbescheid muß Ihnen dann persönlich zugestellt werden oder per Post mit einer Zustellungsurkunde an Sie versandt werden. In ihm sind die geforderte Summe, die Gerichtskosten und die Kosten für den Rechtsanwalt aufgeführt.

Dem Mahnbescheid ist ein Formular beigefügt, mit dem Sie Widerspruch einlegen können.

- Widerspruch gegen den Mahnbescheid können Sie ohne Angabe von Gründen einlegen. Die Frist hierzu beträgt zwei Wochen. Wenn Sie sich nicht sicher sind, wie Sie das Formular ausfüllen müssen, wird Ihnen ein Beamter beim Amtsgericht behilflich sein. Sie können auch einen Rechtsanwalt um Hilfe bitten.
- Vorsicht: Wenn der Postbote Sie nicht antrifft und eine Benachrichtigung in Ihren Briefkasten wirft, beginnt die Widerspruchsfrist meist bereits in diesem Moment zu laufen.
- Legen Sie Widerspruch ein, so wird das Verfahren in ein „streitiges Zivilverfahren“ übergeleitet. Der Kläger muß seinen Anspruch schriftlich begründen. Der Amtsrichter prüft dann – meist in einem Verhandlungstermin und nachdem eventuell eine Beweisaufnahme durchgeführt wurde –, ob der Anspruch wirklich begründet ist, und spricht schließlich ein Urteil.
- Legen Sie keinen Widerspruch ein, so kann der Gläubiger den Erlaß eines Vollstreckungsbescheids beantragen. Mit einem solchen Bescheid kann der Gläubiger dann den Gerichtsvollzieher mit der Zwangsvollstreckung beauftragen.
- Auch gegen den Vollstreckungsbescheid können Sie innerhalb einer Frist von 14 Tagen Einspruch einlegen. Dieser Einspruch setzt aber den Vollstreckungsbescheid nicht außer Kraft; der Gläubiger kann also die Zwangsvollstreckung weiter betreiben. Beantragen Sie daher mit dem Einspruch auch gleich die Aussetzung der Zwangsvollstreckung.
- Sind Sie jedoch der Auffassung, daß Sie den im Mahnbescheid geforderten Betrag schulden, so zahlen Sie die Summe sofort. Zahlen Sie nicht an das Gericht. Zahlen Sie entweder an den Rechtsanwalt des Gläubigers oder an den Antragsteller direkt, um weitere Kosten zu vermeiden.

Wenn Sie eine Klageschrift erhalten

Wenn jemand meint, daß er einen Anspruch gegen Sie hat, etwa eine Schadenersatzforderung oder eine Forderung auf Unterlassung, kann er bei dem zuständigen Zivilgericht Klage erheben. Das Gericht stellt Ihnen dann die Klage mit der Begründung des Klägers bzw. Antragstellers zu.

Falls der Zustellungsbeamte Sie nicht antrifft, hinterläßt er Ihnen die Benachrichtigung, daß er das Schriftstück bei dem zuständigen Postamt niederlegt. Sobald er diese Nachricht in Ihren Briefkasten wirft, wird die Klageschrift juristisch wie zugestellt angesehen. Dies ist für die Berechnung der Frist zu beachten, die das Gericht Ihnen setzt: Der Ablauf dieser Frist beginnt nämlich nicht erst an dem Tag, an dem das Schriftstück von der Post abgeholt wird, sondern schon dann, wenn der Zustellungsbeamte die Nachricht für Sie hinterläßt.

- Wenn Sie aus Gründen, für die Sie nichts können – z. B. Krankheit oder Urlaub –, daran gehindert waren, das Schriftstück abzuholen und somit die Frist einzuhalten, so können Sie bei dem Gericht innerhalb von zwei Wochen (bei Bußgeld- und Strafsachen innerhalb von einer Woche) die „Wiedereinsetzung in den vorherigen Stand“ beantragen. Gleichzeitig müssen Sie die versäumte Handlung nachholen, z. B. Widerspruch einlegen. Gibt das Gericht Ihrem Antrag statt, wird der Fall so behandelt, als ob Sie die Frist nicht versäumt hätten.
- Wenn Sie eine Klage erhalten haben, beraten Sie sich so schnell wie möglich mit einem Rechtsanwalt. Besprechen Sie mit ihm, wie Sie auf die Klageschrift reagieren sollen, ob Sie sich verteidigen werden oder Widerklage erheben wollen.
- Wenn der Rechtsstreit Aussicht auf Erfolg bietet, Sie aber für ihn nicht genug Geld haben, können Sie eventuell Prozeßkostenhilfe beantragen (siehe S. 370). Ihr Anwalt wird für Sie diesen Antrag stellen, wenn Sie ihn darum bitten.

Kündigung der Wohnung

• Wird Ihnen Ihre Wohnung gekündigt, prüfen Sie, ob Ihr Vermieter Gründe angegeben hat. Zu einer solchen Begründung ist er in der Regel verpflichtet. Dies gilt nicht, wenn Sie zusammen mit ihm in seinem Haus wohnen und das Haus nicht mehr als diese zwei Wohnungen aufweist. In diesem Fall verlängert sich die Kündigungsfrist aber um drei Monate.
• Ihr Vermieter kann Ihnen die Wohnung nur dann kündigen, wenn er ein berechtigtes Interesse an der Kündigung hat und dieses darlegt. Ein solches Interesse liegt etwa dann vor, wenn Sie Ihre vertraglichen Verpflichtungen als Mieter schuldhaft nicht unerheblich verletzt haben oder wenn der Vermieter die Räume als Wohnung für sich oder für nahe Familienangehörige benötigt.
• Sind Sie der Auffassung, daß die vertragliche Beendigung des Mietverhältnisses für Sie oder Ihre Familie eine Härte bedeuten würde, die auch unter Berücksichtigung der berechtigten Interessen des Vermieters nicht zu rechtfertigen ist, so können Sie zwei Monate vor Beendigung des Mietverhältnisses gegen die Kündigung schriftlich Widerspruch einlegen und die Fortsetzung des Mietverhältnisses verlangen. Auf Aufforderung des Vermieters müssen Sie Ihre Gründe für den Widerspruch darlegen.
• Eine Widerspruchsmöglichkeit haben Sie nicht, wenn der Vermieter Ihnen fristlos gekündigt hat, weil Sie Ihre Pflichten verletzt haben oder weil Sie mehr als zwei Monatsmieten nicht gezahlt haben. Jedoch wird die Kündigung unwirksam, wenn Sie den Mietrückstand umgehend ausgleichen. Dies gilt allerdings nicht, wenn Sie innerhalb der letzten zwei Jahre schon einmal wegen eines Mietrückstands eine Kündigung erhalten haben.
• In den neuen Bundesländern besteht für Mietverträge, die vor dem 3. Oktober 1990 geschlossen wurden, bis Ende 1995, möglicherweise darüber hinaus, ein zusätzlicher Kündigungsschutz. Als Kündigungsgrund gilt Eigenbedarf, jedoch nur unter eingeschränkten Bedingungen. Wer zusammen mit dem Vermieter in einem Zweifamilienhaus wohnt, kann nur aus bestimmten Gründen gekündigt werden. Der Kündigungsgrund „Hinderung angemessener wirtschaftlicher Verwertung“ gilt nicht.

Wenn jemand seine Wohnung räumen muß
Muß jemand seine Wohnung räumen und weiß nicht, wo er bleiben soll, wendet er sich an die zuständige Gemeinde- oder Stadtverwaltung. Diese muß ihm eine angemessene (Not-)Unterkunft zur Verfügung stellen oder ihn in einen ausreichenden Wohnraum einweisen (und gegebenenfalls die Kosten hierfür tragen).
• Versuchen Sie, wenn Sie Ihre Wohnung räumen müssen, alsbald eine neue zu finden und zu mieten. Eventuell ist das Sozialamt verpflichtet, die Miete zu übernehmen. Stellen Sie dann auch einen Antrag auf Wohngeld, und lassen Sie prüfen, ob Ihnen Wohngeld zusteht.

Mieterhöhung

• Wird Ihre Miete erhöht, so prüfen Sie, ob die angegebenen Gründe zutreffen. Der Vermieter muß seine Forderung schriftlich geltend machen und begründen. Meist beruft er sich darauf, daß die ortsübliche Miete entsprechend gestiegen sei. Dies muß er auch belegen – entweder indem er drei vergleichbare Wohnungen benennt oder indem er ein Sachverständigengutachten vorlegt oder dadurch, daß er sich auf den Mietspiegel bezieht (falls es für die betreffende Gemeinde einen gibt). Jedoch darf die Miete seit einem Jahr nicht erhöht worden sein.
• Ein weiterer Grund liegt dann vor, wenn der Vermieter bauliche Veränderungen durchführt, die den Gebrauchswert der Wohnung wesentlich steigern. Der Vermieter darf dann die Jahresmiete um 11% der aufgewendeten und nachgewiesenen Kosten erhöhen. Hierbei muß er jedoch bestimmte Fristen einhalten.
• Sie können innerhalb von zwei Monaten, nachdem Sie die Mieterhöhung erhalten haben, ihr zustimmen oder sie ablehnen. Geht die Zustimmung dem Vermieter nicht innerhalb von zwei Monaten zu, so kann er Sie innerhalb weiterer zwei Monate vor dem Amtsgericht auf Zustimmung zur Mieterhöhung verklagen.
• Wenn bei Abschluß des Mietvertrags eine Staffelmiete festgelegt worden ist – sie darf nur für einen Zeitraum bis zu zehn Jahren vereinbart werden –, ist eine weitere Mieterhöhung aus den obengenannten Gründen zunächst nicht mehr zulässig. Außerdem muß auch die Staffelmiete jeweils ein Jahr unverändert bleiben. Die neue, höhere Miete wird dann jeweils erst zu dem festgelegten Enddatum fällig.
• Falls die Mieterhöhung nicht die genannten Voraussetzungen erfüllt, ist sie unwirksam.
• In den neuen Bundesländern regelt bis Ende 1997 das Mietenüberleitungsgesetz (MÜG) die Miethöhe für Wohnungen, die vor dem 3. Oktober 1990 fertiggestellt wurden. Nach dem MÜG darf der Vermieter die Miete nur anheben, wenn mindestens drei von fünf wichtigen Gebäudeteilen ohne erhebliche Schäden sind. Die bisherige Grundmiete kann um 15 % steigen. Wenn die Wohnung kein Bad oder keine Zentralheizung hat, liegt dieser Satz bei 10 %; bei Einfamilienhäusern und sogenannten Wendewohnungen mit überdurchschnittlicher Ausstattung bei 20 %. Zum 1. Januar 1997 kann sich die Miete um weitere 5 % erhöhen, jedoch nur in größeren Gemeinden oder in Gemeinden in der Nachbarschaft größerer Städte. Nach Modernisierungen darf die Mieterhöhung nicht mehr als 3 DM pro Quadratmeter betragen. Vermietet der Vermieter neu, kann er höchstens 15 % mehr als die bisher zulässige Miete verlangen. Mietspiegel, Sachverständigengutachten und Vergleichswohnungen spielen als Begründungsmittel für Mieterhöhungen bei Wohnungen, für die das MÜG gilt, zur Zeit keine Rolle.
• Haben Sie Zweifel, wenden Sie sich an den Mieterbund oder an einen Rechtsanwalt.

Verlust der Arbeit

• Wenn der Arbeitgeber Ihnen kündigt, ist er normalerweise nicht verpflichtet, Ihnen die Gründe mitzuteilen. Ausnahmen gelten, wenn es sich um eine außerordentliche (fristlose) Kündigung oder um die Kündigung eines Ausbildungsverhältnisses nach der Probezeit handelt oder wenn in einem Tarifvertrag die Angabe des Kündigungsgrundes zwingend vorgeschrieben ist. Bei einer betriebsbedingten Kündigung müssen Ihnen die Gründe mitgeteilt werden, warum unter sozialen Aspekten gerade Sie ausgewählt wurden.

Wenn in einem Betrieb oder einer Verwaltung ein Betriebs- oder Personalrat vorhanden ist, muß er vor jeder Kündigung gehört werden. Hierbei müssen ihm auch die Kündigungsgründe angegeben werden. Bei einer ordentlichen Kündigung muß der Betriebs- bzw. Personalrat innerhalb von acht Tagen, bei einer außerordentlichen innerhalb von drei Tagen Stellung nehmen. Unterläßt er dies, so gilt das als Zustimmung. Der Betriebs- oder Personalrat kann der Kündigung durch den Arbeitgeber widersprechen; er wird sich dazu mit Ihnen in Verbindung setzen.

• Kündigt man Ihnen, können Sie innerhalb von drei Wochen Klage beim zuständigen Arbeitsgericht erheben. Es empfiehlt sich, dazu einen Anwalt oder einen zuständigen Vertreter der Gewerkschaft hinzuzuziehen. Allerdings werden Ihnen in der arbeitsgerichtlichen Auseinandersetzung in der ersten Instanz die Anwaltskosten auch dann nicht von dem Gegner erstattet, wenn Sie den Rechtsstreit gewinnen. Informieren Sie sich daher vorher über die Kosten, die in dieser Hinsicht auf Sie zukommen. Wenn die Gewerkschaft Sie vertritt, übernimmt sie die Kosten.

• Die Kündigungsschutzvorschriften gelten nicht für Betriebe, in denen in der Regel fünf oder weniger Arbeitnehmer (ohne Auszubildende) beschäftigt werden oder wenn das Arbeitsverhältnis keine sechs Monate besteht.

• Beabsichtigt ein Arbeitgeber innerhalb von 30 Kalendertagen, in einem Betrieb mit einer größeren gesetzlich festgelegten Zahl von Arbeitnehmern mehrere Angestellte oder Arbeiter im Zuge eines Personalabbaus zu entlassen, so ist er verpflichtet, zunächst den Betriebsrat zu informieren und anzuhören. Meist werden bei dieser Gelegenheit Sozialpläne ausgearbeitet.

• Einen Monat vor der Entlassungsaktion ist diese beim Landesarbeitsamt anzuzeigen. Das Landesarbeitsamt muß die Entlassungen genehmigen. Tut es das, ist davon auszugehen, daß die Aktion betrieblich bedingt und die Kündigung rechtens ist.

• Wenn Sie eine Kündigung erhalten und daraufhin arbeitslos werden, stellen Sie sofort beim Arbeitsamt einen Antrag auf Arbeitslosengeld. Dieses kann Ihnen frühestens vom Tag der Antragstellung an gewährt werden.

Arbeitsunfall

Mehr als 40 000 Personen erleiden jährlich in der Bundesrepublik Deutschland einen Arbeitsunfall. Die Unfallverhütungsvorschriften der Berufsgenossenschaften zielen daraufhin ab, diese Zahl zu verringern und den Arbeitnehmer gegen Arbeitsunfälle zu schützen. Der Arbeitgeber wird durch die Vorschriften verpflichtet, einen sicheren Arbeitsplatz und eine sichere Arbeitsorganisation, sichere Anlagen und Werkzeuge zur Verfügung zu stellen und erfahrene Leute zu beschäftigen.

• Wenn Sie bei der Arbeit verletzt werden oder aufgrund Ihrer Arbeit erkranken, stehen Ihnen Unterstützungsmaßnahmen und gegebenenfalls sogar eine Berufsunfähigkeitsrente von der zuständigen Berufsgenossenschaft zu.

• Gegen den Arbeitgeber oder gegen Kollegen haben Sie wegen Verletzungen, die Sie durch einen Arbeitsunfall erlitten haben, keine Ansprüche – es sei denn, der Schaden wäre Ihnen vorsätzlich zugefügt worden.

Wenn Sie verletzt werden

• Wenn Sie einen Arbeitsunfall erleiden und dadurch verletzt werden, melden Sie den Unfall sofort dem Betriebsleiter. Ein Unternehmer hat dafür zu sorgen, daß jede Erste-Hilfe-Leistung festgehalten wird. Diese Aufzeichnung muß er fünf Jahre lang aufbewahren. In der Regel führt der Arbeitgeber ein sogenanntes Verbandsbuch. Wenn ein solches Buch vorhanden ist, tragen Sie den Unfall darin ein. Sind Sie zu schwer verletzt, um selbst zu schreiben, bitten Sie jemand andern, das für Sie zu tun.

• So bald wie möglich sollten Sie der zuständigen Berufsgenossenschaft den Unfall schriftlich melden und ihr den Hergang beschreiben. Es empfiehlt sich auch, Mitarbeiter, die den Unfall beobachtet haben, zu benennen oder sonstige Beweismittel anzugeben.

• Gehen Sie zu einem von der Berufsgenossenschaft anerkannten Unfallarzt – selbst dann, wenn die Verletzung von einem Ersthelfer in der Firma versorgt wurde und der Unfall nicht sehr schwer zu sein scheint. Dies ist wichtig, da später Komplikationen eintreten können. Eventuell haben Sie, je nach der Schwere des Unfalls, ein Anrecht auf Beihilfen; und wenn Sie durch die Verletzung ständig in Ihrem Beruf beeinträchtigt sind, weil Sie z. B. einen Finger oder Zeh verloren haben, steht Ihnen möglicherweise auch eine (Teil-)Rente von seiten der Berufsgenossenschaft zu.

• Falls Sie im Zweifel sind, welche Ansprüche Sie geltend machen können, fragen Sie so bald wie möglich bei der für Sie zuständigen Berufsgenossenschaft nach. Wenn Sie einen Arbeitsunfall erlitten haben, gleichgültig ob mit oder ohne Verschulden eines Kollegen oder Ihres Arbeitgebers, haben Sie einen Anspruch auf Leistungen der zuständigen Berufsgenossenschaft. Ihr Arbeitgeber muß Sie gegen dieses Risiko versichern.

• Falls die Berufsgenossenschaft es aus irgendeinem Grund ablehnt, Ihnen Leistungen oder eine Rente zu gewähren, können Sie gegen diesen Bescheid Widerspruch einlegen. Die Frist dafür beträgt einen Monat. Ändert die Berufsgenossenschaft daraufhin ihre Entscheidung nicht ab, können Sie innerhalb eines Monats Klage beim Sozialgericht erheben. Dabei müssen Sie alle Umstände des Unfalls angeben und Ihre Angaben auch beweisen können. Vermerken Sie daher die Anschriften aller Zeugen. Legen Sie auch ein Attest Ihres Arztes bei, aus dem die Art Ihrer Verletzung und Beeinträchtigung hervorgeht.

• Für das Verfahren vor dem Sozialgericht fallen keine Gerichtsgebühren an. Wenn Sie meinen, daß Sie einen Prozeß gewinnen können, informieren Sie sich so bald wie möglich bei einem Gewerkschaftsvertreter oder bei einem Rechtsanwalt über die nötigen Schritte.

Anspruch auf Lohnfortzahlung

Jedem Arbeitnehmer, der wegen einer Krankheit nicht arbeiten kann, muß der Arbeitgeber sechs Wochen lang den Lohn weiterbezahlen.

• Wenn Sie krank werden, sind Sie verpflichtet, Ihrem Arbeitgeber unverzüglich mitzuteilen, daß Sie arbeitsunfähig sind und wie lange Sie voraussichtlich krank sein werden. Überdies müssen Sie Ihrem Arbeitgeber vor Ablauf des dritten Kalendertags nach dem Beginn der Krankheit eine ärztliche Bescheinigung nachreichen.

• Sind Sie bei einer Krankenkasse pflichtversichert, so haben Sie ihr gegenüber, wenn die Lohnfortzahlung durch den Arbeitgeber nach sechs Wochen endet, einen Anspruch auf Krankengeld. Beantragen Sie das Krankengeld, sobald Sie absehen können, daß Ihre Krankheit länger als sechs Wochen dauern wird.

Probleme in einem Geschäft

Wenn man in einem überfüllten Geschäft von Waren umgeben ist, kann es einem leicht passieren, daß man etwas vom Regal stößt, so daß es zerbricht. Oder man hat etwas „originalverpackt“ gekauft und entdeckt erst zu Hause, daß die Ware fehlerhaft ist. In den beiden genannten Fällen hat der Gesetzgeber versucht, zwischen dem Recht des Verkäufers und dem des Käufers einen gerechten Ausgleich herzustellen.

Wenn Sie etwas zerbrechen

Wer in einem Geschäft etwas umstößt oder aus Unachtsamkeit fallen läßt, ist rechtlich für den fahrlässig verursachten Schaden verantwortlich. Anders ausgedrückt: Man muß für jeden Schaden einstehen, den man bei sorgfältigem Verhalten hätte vermeiden können.

• Wenn Sie etwas beschädigt haben und meinen, daß dies eindeutig Ihr Fehler war, ist es am besten, wenn Sie den Schaden bezahlen – falls der Geschäftsführer Sie überhaupt darum bittet. Der Geschäftsführer ist berechtigt, die Kosten der Wiederbeschaffung (Selbstkostenpreis sowie allgemeine Kosten) zu verlangen. Ist eine Wiederbeschaffung nicht möglich, da es sich um ein Einzelstück handelt, so kann der Geschädigte auch den entgangenen Gewinn (Verkaufspreis) verlangen.

• Wenn Sie haftpflichtversichert sind, kommt die Versicherung für den Schaden auf – auch wenn er von einem Kind verursacht wurde.

• Wenn Sie für den angerichteten Schaden nichts können, etwa weil die Ware schlecht gestapelt war, müssen Sie keinen Schadenersatz leisten. Zahlen Sie also in einem solchen Fall nicht.

• Wenn der Geschäftsführer anderer Meinung ist als Sie, kann er sich dazu entschließen, den Schadenersatz gerichtlich geltend zu machen. Notieren Sie sich deshalb, bevor Sie das Geschäft verlassen, die Namen und Adressen von Zeugen, falls solche vorhanden sind. Sie werden deren Aussagen vor Gericht zu Ihrer Unterstützung brauchen.

Wenn Sie eine Reklamation haben

• Wenn Sie eine fehlerhafte Ware reklamieren oder sich über schlechte Bedienung beschweren wollen, gehen Sie systematisch vor. Seien Sie dabei sachlich und beharrlich. Schimpfen Sie nicht nur herum, sondern überlegen Sie sich genau die Gründe für Ihre Beschwerde und welche Maßnahmen Sie erwarten.

• Richten Sie Ihre Beschwerde zunächst an die Person, mit der Sie zu tun gehabt haben, z. B. an den Verkäufer oder den Oberkellner. Werden Sie nicht ungehalten. Setzen Sie sich mit dem Betreffenden so bald wie möglich in Verbindung. Unnötige Verzögerungen schwächen Ihre Position. Möglicherweise verfällt sogar Ihr Anspruch.

• Wenn Ihr Vorgehen keinen Erfolg bringt, fragen Sie nach dem Geschäftsführer, dem Abteilungsleiter oder sonst einer verantwortlichen

Person. Machen Sie auch diesem gegenüber deutlich, wie Sie die Angelegenheit bereinigt haben möchten.

• Haben Sie immer noch keinen Erfolg, beschweren Sie sich schriftlich. Richten Sie diese Beschwerde an den Geschäftsführer oder die Person, die für das Büro bzw. die Dienststelle, das Geschäft oder die Organisation, mit der Sie zu tun hatten, verantwortlich ist. Die Adresse finden Sie im Telefonbuch. Legen Sie die Gründe für Ihre Beschwerde dar. Nennen Sie die wesentlichen Namen und Tatsachen. Fügen Sie Fotokopien von Dokumenten bei. Schicken Sie keine Originale.

• Setzen Sie für die Antwort einen Termin. Machen Sie klar, daß Sie die Angelegenheit weiterverfolgen werden, wenn Sie innerhalb der gesetzten Frist keine befriedigende Antwort erhalten.

• Schicken Sie den Brief per Einschreiben mit Rückschein. Der Adressat kann dann nicht behaupten, er habe Ihr Schreiben nicht erhalten. Behalten Sie eine Kopie des Briefes bei Ihren Unterlagen.

• Wenn Sie bis zu dem von Ihnen gesetzten Termin keine Antwort erhalten haben, schreiben Sie noch einen Brief, und legen Sie ihm eine Kopie Ihres ersten Briefes bei. Vermerken Sie auch, daß Sie eine Kopie des Briefes an eine höhere Instanz (z. B. Bezirksleiter, Verwaltungsdirektor, Vorstand) schicken.

• Wenn Sie die Adresse nicht kennen, können Sie die Firma anrufen und in der Telefonzentrale nach dem Namen oder der Adresse der vorgesetzten Instanz fragen. Erwähnen Sie dabei nicht, warum Sie diese Angabe haben möchten.

• Wenn Sie dann immer noch keine Antwort erhalten, überlegen Sie sich, ob Sie sich bei der zuständigen Industrie- und Handelskammer oder beim Gewerbeaufsichtsamt beschweren sollten.

• Sie können sich auch an einen Rechtsanwalt wenden. Falls Sie im Recht sind und die Gegenseite auf Ihre Briefe nicht fristgemäß reagiert, muß sie – falls Sie Recht bekommen – unter dem Gesichtspunkt des Verzugs Ihre Rechtsanwaltskosten erstatten. Bevor Sie einen Rechtsanwalt beauftragen, ein Gerichtsverfahren einzuleiten, wägen Sie jedoch ab, ob Ihre Sache Aussicht auf Erfolg hat. Andernfalls können die Kosten sehr hoch werden.

WENN MAN SIE DES DIEBSTAHLS BESCHULDIGT

Wer in einem Geschäft bewußt Waren mitnimmt, ohne dafür zu bezahlen, macht sich des Diebstahls schuldig.

• Wenn ein Warenhausdetektiv oder ein Angestellter des Geschäfts Sie des Diebstahls verdächtigt und Sie bittet, ihm zu folgen, leisten Sie keinen Widerstand, selbst wenn Sie unschuldig sind. Folgen Sie ihm in das Büro des Geschäftsführers. Verpflichtet sind Sie dazu aber nicht. Wenn Sie sich weigern, muß der Mann Sie gehen lassen, oder er kann Sie festhalten, bis die Polizei eintrifft.

• Sie müssen zu keiner Zeit auf Fragen antworten. Der Warenhausdetektiv hat auch nicht das Recht, Sie oder Ihre Tasche ohne Ihre Erlaubnis zu durchsuchen. Wenn Sie im Büro des Geschäftsführers sind, bitten Sie darum, telefonieren zu dürfen. Setzen Sie sich mit einem Rechtsanwalt in Verbindung, und befolgen Sie seine Ratschläge. Wenn Sie keinen Rechtsanwalt kennen, bitten Sie einen Freund oder einen Verwandten, als Helfer und Zeugen in das Geschäft zu kommen.

• Führen Sie das Telefongespräch möglichst außerhalb der Hörweite der Geschäftsangestellten. Was Sie sagen, könnte als Beweis gegen Sie verwendet werden, wenn man Sie vor Gericht bringt.

• Warten Sie, bis der Rechtsanwalt oder Ihr Freund kommt, bevor Sie etwas sagen. Von dieser Regel gibt es nur eine Ausnahme: Wenn Ihnen klar wird, daß Sie einen Fehler begangen haben, können Sie versuchen, die Sachlage zu erklären. Vergessen Sie dabei jedoch nicht, daß alles, was Sie sagen, vor Gericht gegen Sie verwendet werden kann.

• Wenn sich der Geschäftsinhaber dazu entschließt, gegen Sie Strafanzeige zu erstatten, wird er die Polizei holen. Er muß dies so bald wie möglich tun oder Sie andernfalls wieder gehen lassen. (Siehe auch „Strafverfahren“, S. 373.)

Wenn ein Kind Schaden anrichtet

Ein Kind, welches das siebte Lebensjahr noch nicht vollendet hat, braucht einen Schaden, den es einem andern zugefügt hat, nicht zu ersetzen. Im Alter zwischen sieben und 18 Jahren ist es dann für einen solchen Schaden verantwortlich, wenn es die erforderliche Einsicht besitzt. Diese Einsichtsfähigkeit wird man mit zunehmendem Alter annehmen müssen. So kann man wohl davon ausgehen, daß etwa ein Kind von 14 Jahren genügend Kenntnisse und Erfahrung haben muß, um zu wissen, daß es einen Schaden, den es einem andern z. B. durch Zündeln oder ähnliches zufügt, zu ersetzen hat. Entsprechendes wird gelten, wenn ein Junge in diesem Alter z. B. mit einer Schleuder oder mit Pfeil und Bogen auf einen Menschen schießt und diesen verletzt.

Wenn ein Kind einen Schaden anrichtet und nicht dafür aufzukommen braucht, müssen möglicherweise die Eltern Ersatz leisten, sofern sie ihre Aufsichtspflicht verletzt haben. Das kann z. B. dann der Fall sein, wenn eine Mutter ihr dreijähriges Kind nicht beaufsichtigt und dieses auf die Straße rennt und dadurch einen Verkehrsunfall verursacht.

Die Eltern sind verpflichtet, ihr Kind ausreichend zu beaufsichtigen und zu erziehen und es dazu anzuhalten, andern keinen Schaden zuzufügen. So können Eltern z. B. auch dann haftbar sein, wenn sie ihrem Kind Streichhölzer überlassen oder wenn sie es unbeaufsichtigt mit gefährlichen Dingen wie Pfeil und Bogen spielen lassen. Ältere Jugendliche müssen eindringlich ermahnt werden, die Spiel- und Sportgeräte richtig einzusetzen.

Im allgemeinen wird ein Gericht jedoch dem Prinzip folgen, daß Eltern nur dann für eine Handlung ihres Kindes verantwortlich sind, wenn man vernünftigerweise annehmen kann, daß sie über das Kind tatsächlich die Kontrolle hätten ausüben können.

- Wenn Ihr Kind einen kleineren Schaden verursacht, wenn es etwa mit einem Fußball die Fensterscheibe des Nachbarn einschießt, empfiehlt es sich, daß Sie gleich sagen, Sie würden die Kosten der Reparatur übernehmen. Sind Sie in einer Haftpflichtversicherung, so kommt diese dafür auf.
- Wenn Ihr Kind einen größeren Schaden anrichtet oder jemanden verletzt – wenn es etwa ein Feuer entzündet, das außer Kontrolle gerät – und es so aussieht, als ob dies zu einem gerichtlichen Schadenersatzverfahren führen könnte, ist es am besten, sich nicht zu äußern und nichts zu tun oder zu sagen, was später als Anerkenntnis einer Schuld ausgelegt werden könnte. Holen Sie in einem solchen Fall statt dessen möglichst schnell den Rat eines Rechtsanwalts ein.

Ein Todesfall in der Familie

Selbst wenn jemand lange schwer krank war und man mit seinem Tod rechnen mußte, ist es für die Angehörigen sehr belastend, sobald der Betreffende gestorben ist, die Formalitäten zu erledigen. In der Regel sind die Bestattungsunternehmen bereit, alles Notwendige zu tun. Die Kosten können allerdings recht hoch sein. Wenn ein Angehöriger die Formalitäten selbst erledigt, werden die beteiligten Beamten sich mitfühlend zeigen und sich bemühen, alles so rücksichtsvoll wie möglich abzuwickeln.

Sobald jemand gestorben ist, muß man zuerst den Arzt rufen – wenn dieser nicht ohnehin schon da ist.

In den darauffolgenden Tagen sind dann im allgemeinen fünf weitere Maßnahmen notwendig: Unterrichtung der nächsten Angehörigen; Vorbereitung der Beisetzung; Meldung des Sterbefalls; Klärung der persönlichen Angelegenheiten des Toten und die Beantragung des Sterbegeldes. Gegebenenfalls ist der Pfarrer zu benachrichtigen.

Einen Arzt rufen

- Wenn jemand zu Hause stirbt, rufen Sie einen Arzt, am besten den, der den Verstorbenen schon wegen seiner letzten Krankheit behandelt hat.
- Der Arzt wird die Todesursache feststellen und eine Todesbescheinigung ausstellen. Wenn der Tod in einem Krankenhaus eintritt, wird man dort das Notwendige erledigen.
- Der Arzt gibt Ihnen die Bescheinigung oder einen Leichenschauschein. Bewahren Sie das Dokument gut auf. Sie brauchen es, um den Todesfall anzumelden.
- Falls der Verstorbene Teile seines Körpers für Organspenden zur Verfügung stellen wollte, informieren Sie unbedingt sofort den Arzt oder das Krankenhaus.
- Wenn Anhaltspunkte für eine unnatürliche Todesursache vorhanden sind, muß der Arzt dies auf der Todesbescheinigung vermerken. Der Standesbeamte, der die Meldung des Todesfalls entgegennimmt, muß dann die Staatsanwaltschaft benachrichtigen. Diese entscheidet, ob sie bei dem zuständigen Richter eine Obduktion beantragen will.
- Wird zur Feststellung der genauen Todesursache eine Obduktion notwendig, ergibt sich eine Verzögerung von einigen Tagen.

Unterrichtung der nächsten Angehörigen

- Benachrichtigen Sie frühzeitig nahe Verwandte und Freunde von dem Sterbefall, damit sie zur Beerdigung kommen können. Teilen Sie ihnen den Termin mit.
- Benachrichtigen Sie den Pfarrer.
- Bereiten Sie einen Leichenschmaus oder einen Imbiß für die Trauergäste vor.
- Vielleicht möchten Sie auch eine Todesanzeige in der Zeitung aufgeben. In der Inseratenabteilung der Zeitung wird man Sie gern beraten.

Vorbereitung der Beisetzung

Im allgemeinen wird ein Begräbnis von den Verwandten des Verstorbenen vorbereitet, in manchen Fällen auch von Erben, falls diese schon bekannt sind.

Wenn der Verstorbene in bezug auf sein Begräbnis einen besonderen Wunsch geäußert hat, wird dieser im allgemeinen respektiert. Eine gesetzliche Verpflichtung dazu besteht jedoch nicht. Dies gilt selbst dann, wenn der Wunsch im Testament des Verstorbenen aufgeführt ist.

- Setzen Sie sich wegen der Beisetzung mit einem Bestattungsunternehmen in Verbindung. Wenn Sie keines kennen, sehen Sie in den Gelben Seiten des Telefonbuchs nach. Das Bestattungsunternehmen wird den Verstorbenen abholen. Besprechen Sie mit dem Verantwortlichen, welche Art von Begräbnis er vorbereiten soll, und fragen Sie ihn, wie hoch die Kosten sein werden.
- Wenn eine Feuerbestattung vorgesehen ist, sind eine Reihe besonderer Formalitäten zu beachten. Das Beerdigungsinstitut wird alle Vorbereitungen für Sie treffen.

WER MUSS EINEN TODESFALL ANZEIGEN?

Es ist gesetzlich vorgeschrieben, daß jeder Todesfall angezeigt werden muß. Das Gesetz legt auch genau fest, wer diese Meldung vorzunehmen hat.

- Wenn der Tod in einem Haus oder Krankenhaus eintritt, muß die erste der im folgenden genannten Personen, die zur Verfügung steht, den Todesfall anzeigen. Der Betreffende kann seine Verpflichtung nicht an einen anderen delegieren. Der Rangordnung nach sind dies folgende Personen:

1. Das Familienoberhaupt.
2. Derjenige, in dessen Wohnung sich der Sterbefall ereignet hat.
3. Jeder, der bei dem Tod zugegen war oder von dem Sterbefall aus eigenem Wissen unterrichtet ist.

- Die Anzeige muß mündlich erstattet werden.
- Stirbt jemand in einer öffentlichen Entbindungs-, Hebammen-, Kranken-, Heil-, Pflege- oder Entziehungsanstalt, in einer Gefangenenanstalt, Fürsorgeerziehungsanstalt oder in einer Anstalt, in der eine mit Freiheitsentzug verbundene Maßregelung, Besserung oder Sicherung vollzogen wird, so ist der Leiter dieser Anstalt oder der von der zuständigen Behörde ermächtigte Beamte oder Angestellte dieser Anstalt zur Anzeige verpflichtet.
- In diesen Fällen genügt eine schriftliche Anzeige auf einem Formular.

Anzeige des Sterbefalls

Es ist gesetzlich festgelegt, wer einen Sterbefall melden muß. (Siehe Kasten auf dieser Seite.)

- Wenn Sie der Verantwortliche sind, bringen Sie die Todesbescheinigung – oder den Leichenschauschein, wenn Ihnen der Arzt einen solchen gegeben hat – zum Standesamt. Der Arzt, der den Schein ausgestellt hat, wird Ihnen sagen können, wo sich das Personenstandsregister (Standesamt) befindet. Wenn nicht, können Sie die Stadtverwaltung anrufen und sich dort informieren bzw. weiterverbinden lassen. Der Tod eines Menschen muß dem Standesbeamten, in dessen Bezirk er gestorben ist, spätestens am folgenden Werktag angezeigt werden.
- Wenn Sie den Todesfall anzeigen, wird der zuständige Standesbeamte folgende Informationen haben wollen: den vollen Namen des Verstorbenen; seinen Beruf und Wohnort; den Tag und Ort seiner Geburt; den Vornamen und den Familiennamen des Ehegatten oder die Mitteilung, daß der Verstorbene nicht verheiratet war; den Ort, den Tag und die Stunde des Todes. Des weiteren muß der Standesbeamte den Vor- und Familiennamen, Beruf und Wohnort des Anzeigenden aufnehmen. Der Beamte wird Ihnen eine Bestätigung der Eintragung in das Sterbebuch und eine Sterbeurkunde aushändigen.
- Bringen Sie die Bestätigung der Eintragung ins Sterbebuch zu dem Bestattungsinstitut. Die Beisetzung darf erst dann stattfinden, wenn das Institut diese Urkunde hat.
- Wenn Sie für die Klärung der persönlichen Angelegenheiten des Toten verantwortlich sind, brauchen Sie noch weitere Kopien der Sterbeurkunde. Lassen Sie sich daher mehrere beglaubigte Ausfertigungen oder Kopien geben. (Sie sind gebührenpflichtig.) Eventuell müssen Sie eine solche Urkunde dem Nachlaßgericht vorlegen. Eine weitere benötigen Sie, wenn eine Lebensversicherung ausgezahlt werden soll.

Klärung der Angelegenheiten des Toten

Für die Klärung der persönlichen Angelegenheiten des Verstorbenen sind im allgemeinen die Erben verantwortlich, falls diese bekannt sind. Andernfalls sind die nächsten Angehörigen zuständig. Hat der Verstorbene einen Testamentsvollstrecker benannt, so ist dieser verpflichtet, die Angelegenheiten abzuwickeln.

- Die erste Aufgabe besteht darin, das Testament des Toten zu erfüllen. Wenn es nicht gleich zu finden ist, fragt man den Notar, den Rechtsanwalt oder die Bank des Verstorbenen. Möglicherweise wird das Testament dort aufbewahrt.
- Wenn es kein Testament oder keinen Testamentsvollstrecker gibt – weil der Verstorbene keinen benannt hat –, sollten die nächsten Verwandten beim Nachlaßgericht einen Erbschein beantragen. Durch diesen Schein werden sie als rechtmäßige Erben ausgewiesen. Gegebenenfalls ist das Gericht verpflichtet, die Erben

zu ermitteln und ausfindig zu machen. Der Standesbeamte, dem Sie den Tod angezeigt haben, kann Ihnen die Adresse des zuständigen Nachlaßgerichts nennen.

- Beim Nachlaßgericht teilt man Ihnen mit, welche Unterlagen (Geburtsurkunde usw.) Sie im konkreten Fall vorlegen müssen.
- Finden Sie heraus, welche Vermögenswerte der Verstorbene hatte. Sehen Sie dazu seine persönlichen Papiere durch, und befragen Sie den Direktor seiner Bank, seinen Steuerberater oder seinen Rechtsanwalt.
- Treten Sie mit allen Organisationen in Verbindung, mit denen der Verstorbene geschäftlich zu tun hatte, z. B. mit Sparkassen, Bausparkassen und Versicherungsgesellschaften. Diese dürfen Ihnen aber nur dann Auskunft erteilen, wenn Sie von dem Verstorbenen zuvor bevollmächtigt worden sind oder wenn Sie den Erbschein vorlegen.
- Falls die Vermögensmasse sich als sehr komplex erweist und im Testament des Verstorbenen kein erfahrener Testamentsvollstrecker benannt ist, kann es sinnvoll sein, die Hilfe eines Rechtsanwalts in Anspruch zu nehmen. Es empfiehlt sich, hierfür zuvor die Zustimmung aller Erben einzuholen. Liegt sie vor, können die Gebühren aus der Vermögensmasse beglichen werden.

Finanzielle Hilfe

Im Todesfall brauchen Angehörige eventuell finanzielle Hilfe. Es gibt verschiedene Unterstützungen. Dies sind das Sterbegeld der Krankenkasse (für Mitglieder, die am 1. Januar 1989 sowie am Sterbetag versichert waren), eine Hinterbliebenenrente für Witwen und Waisen von den Versicherungsanstalten und eine Betriebsunfallrente der Berufsgenossenschaft.

- Wenden Sie sich wegen des Sterbegeldes an die Krankenkasse des Verstorbenen. Sollte sie Ihnen nicht bekannt sein, wenden Sie sich an den letzten Arbeitgeber des Verstorbenen. Er kennt die Krankenkasse, da er dorthin die Sozialabgaben abgeführt hat.
- Setzen Sie sich eventuell mit dem örtlich zuständigen Versichertenältesten der Bundesversicherungsanstalt für Angestellte in Verbindung. Wo Sie ihn finden, erfahren Sie bei Ihrer Gemeinde- oder Stadtverwaltung oder auch bei der Rentenberatungsstelle, wenn es an Ihrem Ort eine gibt.
- Sollte der Tod durch einen Arbeitsunfall verursacht worden sein, kann der Arbeitgeber Ihnen die zuständige Berufsgenossenschaft nennen. An sie können Sie sich dann wenden.

Tod im Ausland

Wenn, etwa auf einer Reise, ein naher Angehöriger oder Freund von Ihnen im Ausland stirbt, setzen Sie sich mit der deutschen Botschaft oder mit dem Konsulat am Ort in Verbindung. Die Botschafts- oder Konsulatsangehörigen werden Sie gemäß den örtlichen Bestimmungen für die Registrierung von Todesfällen beraten und Ihnen helfen, die Bestattung oder den Rücktransport des Verstorbenen in die Wege zu leiten.

Todesbescheinigung

Die Todesbescheinigung wird benötigt für die Überführung des Verstorbenen in eine Leichenhalle sowie seine Bestattung und Beförderung. Sie ist dem Standesamt vorzulegen und danach – bei einer Erdbestattung – der Verwaltung des Bestattungsplatzes zu übergeben. Für die Anmeldung des Sterbefalls möglichst Geburts- und Heiratsurkunde, Auszug aus dem Familienbuch (Familienstammbuch) sowie Personalausweis des Verstorbenen zum Standesamt mitbringen.

Familienname (Ehename) und ggf. abweichender Geburtsname | Vorname

Geburtsdatum (nicht bei Totgeburten) | Geschlecht männl. ☐ weibl. ☐

Geburtsort (Gemeinde und Kreis)

Wohnort (Gemeinde und Kreis) Straße und Hausnummer

Ort des Todes/der Totgeburt (Gemeinde und Kreis, Straße und Nr., ggf. Name des Krankenhauses)

Zeitpunkt des Todes/der Totgeburt (Tag, Monat, Jahr) | Uhrzeit ____ Uhr

Anhaltspunkte für nicht natürlichen Tod: ja ☐ nein ☐

Es besteht Ansteckungsgefahr: ja ☐ nein ☐

Der Arzt

Ort, Datum | Name und Anschrift (deutlich schreiben oder Stempel) | Unterschrift

Die Erdbestattung kann auf Grund dieser Todesbescheinigung frühestens 48 Stunden nach dem oben angegebenen Todeszeitpunkt erfolgen.

Der Sterbefall wurde in das Sterbebuch eingetragen am ....

Der Standesbeamte

(Siegel) ....

Fehlt dieser Vermerk des Standesbeamten, so darf die Erdbestattung nur mit Genehmigung der Ortspolizeibehörde erfolgen.

Die Erdbestattung ist erfolgt am ....

auf ....

Die Verwaltung des Bestattungsplatzes

(Stempel) ....

Diese Todesbescheinigung ist von dem Träger des Bestattungsplatzes für die Dauer der Ruhefrist aufzubewahren.

Eine Todesbescheinigung
Bevor man einen Todesfall melden kann, muß ein Arzt eine Bescheinigung über die Todesursache ausstellen. Diese Bescheinigung (Todesbescheinigung bzw. Leichenschauschein) hat man dem Standesbeamten vorzulegen.

Ein Versicherungsschaden tritt ein

Wenn Ihr Haus, Ihre Wohnung oder Ihr Auto beschädigt wird – sei es durch Diebe, durch Wandalen oder einfach durch einen Unfall – und Sie den Schaden bei Ihrer Versicherungsgesellschaft geltend machen wollen, sollten Sie dies so schnell wie möglich tun.

Informieren Sie die Gesellschaft auch dann, wenn Sie erwägen, die Versicherung gar nicht in Anspruch zu nehmen, weil Sie eventuell bei der Kraftfahrzeugversicherung den Prämiennachlaß wegen Schadenfreiheit nicht verlieren wollen. Wenn Sie den Schaden nicht unverzüglich anzeigen, verlieren Sie das Recht, den Schaden später bei der Versicherung geltend zu machen.

Gebäude- und Hausratversicherung

- Wenn Sie an Ihrem Gebäude einen Schaden feststellen oder bei Ihrem Hausrat einen Schaden oder Verlust haben, rufen Sie möglichst umgehend die Versicherungsgesellschaft bzw. die Versicherungsanstalt an, und teilen Sie ihr mit, was geschehen ist.
- Die Versicherung wird Ihnen ein Schadenformular zusenden, das Sie ausfüllen müssen. Eventuell kommt auch der für Sie zuständige Beauftragte zu Ihnen, nimmt den Schaden auf und hilft Ihnen gegebenenfalls, das Formular auszufüllen.
- Auf dem Formular müssen Sie Einzelheiten des Falles und des Schadensumfangs mitteilen. Geben Sie an, was verloren ist und was beschädigt wurde. Fügen Sie dem Formular Rechnungen und sonstige Belege bei. Normalerweise müssen Sie den Wert der gestohlenen oder beschädigten Dinge nachweisen. Soll die beschädigte Sache repariert werden und liegt ein Kostenvoranschlag vor, schicken Sie diesen an die Versicherungsgesellschaft. Bewahren Sie von allen Unterlagen, die Sie einreichen, Kopien auf.
- Lassen Sie unbedingt notwendige Reparaturen sofort ausführen. Unbedingt notwendig sind alle Reparaturen, die der Sicherung des Eigentums dienen, etwa das Decken eines vom Sturm beschädigten Daches oder die Reparatur einer Tür, die von Einbrechern beschädigt wurde. Man muß für diese Art von Reparaturen keinen Kostenvoranschlag einreichen und auch nicht warten, bis die Versicherungsgesellschaft ihnen zugestimmt hat.
- Wenn Sie im Zweifel sind, ob die Reparaturen, die Sie für nötig halten, auch als unbedingt notwendige Reparaturen gelten, rufen Sie die Versicherungsgesellschaft an, und besprechen Sie die Angelegenheit mit dem Sachbearbeiter.
- Warten Sie mit der Ausführung der nicht unbedingt notwendigen Reparaturen, bis ein Beauftragter der Versicherung den Schaden aufgenommen hat.
- Wenn Sie innerhalb einer Woche noch keine Antwort von der Versicherungsgesellschaft erhalten haben, rufen Sie dort an. Möglicherweise bekommen Sie telefonisch die Zustimmung, daß Sie die Reparaturen durchführen lassen dürfen.
- Wenn Sie diese Zustimmung bekommen, notieren Sie sich den Namen des betreffenden Angestellten und bitten ihn, Ihnen dieses Einverständnis schriftlich zu bestätigen. Wenn Sie die Zustimmung nicht erhalten, fragen Sie den Angestellten, wann die Zustimmung voraussichtlich erteilt werden wird.

Haftpflichtversicherung

Eine Privathaftpflichtversicherung ist wichtig und dabei nicht teuer. Schon für etwa 100 DM pro Jahr kann man einen Schaden, den man selbst oder ein Familienmitglied etwa verursacht, bis zu einem Betrag von 10 000 000 DM abdecken.

Jeder Halter eines Kraftfahrzeugs ist gesetzlich verpflichtet, eine Kfz-Haftpflichtversicherung abzuschließen. Wer ein Jahr lang schadenfrei fährt, erhält einen Schadenfreiheitsrabatt.

Für Schäden, die ein Hund verursacht, kommt die private Haftpflichtversicherung nicht auf. Es empfiehlt sich daher für Hundehalter, eine Hundehaftpflichtversicherung abzuschließen oder eine bestehende Versicherung entsprechend erweitern zu lassen.

Nach einem Autounfall

- Wenn Ihr Fahrzeug bei einem Unfall beschädigt worden ist, prüfen Sie, ob es sich überhaupt lohnt, die Versicherung deswegen in Anspruch zu nehmen. Der teilweise oder völlige Verlust des Schadenfreiheitsrabatts ist möglicherweise teurer, als wenn Sie die Reparatur selbst bezahlen. Auch wenn die Reparatur ausgeführt worden ist, können Sie der Versicherung noch mitteilen, daß Sie den Schaden selbst übernehmen wollen. In diesem Fall zahlen Sie den erhaltenen Betrag an die Versicherung zurück und erhalten sich damit Ihren Schadenfreiheitsrabatt.
- Falls Sie die Versicherung in Anspruch nehmen wollen, informieren Sie die Gesellschaft möglichst rasch. Sie können das telefonisch tun. In diesem Fall fragen Sie nach dem Namen des Sachbearbeiters und bitten um Zusendung eines Schadenformulars.
- Selbst wenn Ihr Fahrzeug unbeschädigt ist oder wenn Sie sich entschließen, keinen Versicherungsanspruch geltend zu machen, müssen Sie der Versicherungsgesellschaft dennoch Bescheid geben, denn möglicherweise erhebt jemand anders einen Schadenersatzanspruch gegen Sie. So kann z. B. eine Gemeindeverwaltung den Ersatz eines Schadens verlangen, den Sie an einem Poller angerichtet haben.
- Holen Sie nach einem Autounfall für die Reparatur des Wagens einen Kostenvoranschlag oder, wenn der Schaden voraussichtlich den Betrag von 1200 DM übersteigt, ein Sachverständigengutachten ein. Sobald ein solches Gutachten vorliegt, können Sie die Reparatur ausführen lassen. Es empfiehlt sich jedoch, kurz mit der Versicherung Kontakt aufzunehmen und sie zu bitten, die Reparatur des Fahrzeugs zu genehmigen.

• Sobald die Versicherungsgesellschaft Ihnen das Schadenformular zugeschickt hat, füllen Sie es aus. Fügen Sie einen Kostenvoranschlag oder das Sachverständigengutachten bei, und schicken Sie alles an die Versicherungsgesellschaft.

• Wenn Sie sich noch nicht darüber im klaren sind, ob Sie Ihre Versicherung in Anspruch nehmen oder den Schaden selbst regulieren wollen, teilen Sie der Versicherung dies mit. Sobald Sie sich entschieden haben, wie Sie verfahren möchten, sollten Sie das auch Ihre Versicherung wissen lassen. Bewahren Sie von Unterlagen, die Sie wegschicken, unbedingt Kopien auf.

• Wenn Sie nach etwa zehn Tagen von der Versicherungsgesellschaft noch keine Antwort erhalten haben, rufen Sie dort an. Möglicherweise bekommen Sie dann telefonisch die Zustimmung zur Reparatur. In diesem Fall notieren Sie sich den Namen des Versicherungsangestellten und bitten ihn, seine Einwilligung schriftlich zu bestätigen.

• Wenn jemand nach einem Autounfall einen Anspruch gegen Sie geltend macht oder wenn Sie gar eine Klageschrift erhalten und daraufhin Ihre Versicherung in Anspruch nehmen wollen, schicken Sie das Schreiben bzw. die Klageschrift möglichst schnell an die Versicherungsgesellschaft. Bitten Sie sie, den Schaden zu regeln. Beantworten Sie jenes Schreiben nicht selbst, und äußern Sie sich zu dem Anspruch ausschließlich gegenüber Ihrer Versicherung.

Wenn Ihr Fahrzeug gestohlen worden ist

• Wenn Ihnen Ihr Auto gestohlen worden ist, sollten Sie sich möglichst rasch mit der Polizei und Ihrer Versicherungsgesellschaft in Verbindung setzen. Sowohl wenn eine Teilkasko-, als auch wenn eine Vollkaskoversicherung vorhanden ist, bestehen die Versicherungen darauf, daß der Diebstahl von der Polizei aufgenommen wird. Ist das Fahrzeug gemietet oder durch einen Ratenzahlungs- oder Kreditvertrag sicherungsübereignet, muß außerdem das kreditgewährende Institut benachrichtigt werden.

Wenn Ihnen ein Fahrzeug gestohlen wird, ist die Chance, daß Sie es je wiedersehen werden, nicht sehr groß. Nur verhältnismäßig wenige der als gestohlen gemeldeten Fahrzeuge werden wiedergefunden, und von diesen haben die Diebe dann obendrein viele beschädigt.

• Wenn Sie den Diebstahl beobachten, aber die Diebe nicht selbst daran hindern können, rufen Sie sofort die Polizei an (Notruf 110, im Ausland die entsprechende Nummer), und teilen Sie ihr den Vorgang mit. Wenn Sie den Diebstahl erst später entdecken, setzen Sie sich mit der nächsten Polizeistation in Verbindung.

• Nennen Sie der Polizei Ihren Namen und Ihre Adresse, das Fabrikat des Fahrzeugs, die Farbe des Wagens, das Kennzeichen sowie Fahrgestell- und die Motornummer, sofern Sie diese kennen.

• Versuchen Sie, sich an alles zu erinnern, woran das Fahrzeug leicht zu erkennen ist, und teilen Sie diese Einzelheiten der Polizei mit. Möglicherweise tragen z. B. eine große Delle in der Karosserie, ein auffälliger Aufkleber am Fenster oder eine ungewöhnliche Antenne dazu bei, daß Ihr Fahrzeug unter all den andern auf der Straße identifiziert werden kann.

• Falls Sie eine Teilkasko- oder Vollkaskoversicherung abgeschlossen haben, rufen Sie, nachdem Sie die Polizei benachrichtigt haben, wegen des Diebstahls Ihre Versicherungsgesellschaft an, und bitten Sie um Zusendung eines Schadenformulars. Tragen Sie in das Formular die gleichen Angaben ein, die Sie der Polizei gegenüber gemacht haben, und schikken Sie das Blatt so bald wie möglich zurück.

• Wenn der Diebstahl im Ausland stattgefunden hat, fügen Sie eine Kopie des ausländischen Polizeiberichts bei.

Sie werden von der Versicherungsgesellschaft ungefähr zwei bis drei Wochen lang nichts hören, da in diesem Zeitraum manche Fahrzeuge wiedergefunden werden. Wenn Ihr Wagen nicht gefunden wird und wenn Ihr Anspruch klar ist und nicht bestritten wird, erhalten Sie einige Wochen, nachdem Sie den Diebstahl gemeldet haben, eine Summe.

• Falls Ihr Fahrzeug gefunden wird, können Sie, wenn Sie eine Teilkasko- oder Vollkaskoversicherung abgeschlossen haben, einen Schaden, den die Diebe angerichtet haben, auf die gleiche Art und Weise geltend machen wie einen Diebstahl.

Wenn Ihr Anspruch in Frage gestellt wird

Wenn Ihre Versicherungsgesellschaft die Zahlung für einen Schaden, den Sie geltend machen, hinauszögert oder wenn sie Ihnen weniger anbietet, als Sie verlangt haben, können Sie das Verfahren der Gesellschaft entweder akzeptieren oder dagegen angehen.

• Falls Sie sich entschließen, gegen das Verfahren anzugehen, besteht der erste Schritt darin, daß Sie sich bei der Versicherungsgesellschaft schriftlich beschweren und Ihre Forderung deutlich darlegen. Bewahren Sie von diesem Schreiben sowie von allen folgenden eine Kopie auf.

• Wenn Sie auf Ihr Schreiben keine zufriedenstellende Antwort erhalten, bleibt Ihnen nur noch die Möglichkeit, die Versicherung zivilgerichtlich auf Zahlung des begehrten Betrags zu verklagen. Dabei ist zu berücksichtigen, daß Versicherungsgesellschaften in der Regel Juristen beschäftigen oder konsultieren. Überlegen Sie sich daher gut, ob Sie sich wirklich im Recht fühlen. Falls Ihre Klage nämlich vom Gericht abgewiesen wird, können erhebliche Kosten (Gerichtskosten und Anwaltskosten für beide Seiten) auf Sie zukommen. Im Zweifelsfall holen Sie sich Rat bei einem Anwalt.

Sie haben Ihre Scheckkarte verloren

• Wenn Sie feststellen, daß Sie Ihre Kreditkarte, Ihr Scheckheft oder Ihre Scheckkarte verloren haben, rufen Sie möglichst schnell die betreffende Bank oder Kreditgesellschaft an. Ist das Institut nicht erreichbar (etwa nachts oder am Wochenende), so rufen Sie die Zentralstelle in Frankfurt – Tel. (0 69) 74 09 87 – an.

• Lassen Sie Ihrem Anruf sofort einen entsprechenden Brief folgen.

• Damit Sie die nötigen Unterlagen zur Hand haben, wenn Sie einmal einen solchen Verlust melden müssen, sollten Sie Ihre Kontonummer und die Kartennummer auf einen Zettel schreiben und diesen an einem getrennten Ort sicher aufbewahren.

• Wenn Sie meinen, daß es sich um einen Diebstahl handelt, sollten Sie auch die Polizei informieren.

• Wenn Sie nicht sehr schnell handeln, müssen Sie in den meisten Fällen für alle Käufe und Rechnungen aufkommen, die der Dieb zu Lasten Ihres Kontos macht.

Diebstahl einer Kreditkarte

In der Bundesrepublik Deutschland gibt es mehrere Kreditkartenunternehmen. Die Vertragsverhältnisse sind bei ihnen verschieden gestaltet.

Ob Sie einen Schaden tragen müssen, wenn Ihnen Ihre Kreditkarte gestohlen wird, und wenn ja, bis zu welcher Höhe, das hängt von den allgemeinen Geschäftsbedingungen des betreffenden Kreditinstituts ab, die Bestandteil des Vertrags sind. Bei den meisten Kreditkartensystemen wird der Verbraucher von einer Haftung befreit, sobald er den Verlust gemeldet hat. Bei manchen muß er jedoch einen Schaden bis zu einer gewissen Höhe tragen.

• Melden Sie daher auch einen Verlust der Kreditkarte unverzüglich, da nur dann die Gesellschaft Maßnahmen treffen kann, um den Schaden gering zu halten.

Diebstahl eines Scheckhefts

Die Banken sind berechtigt, einen Scheck ohne weiteres anzunehmen und einzulösen, es sei denn, der Angestellte kann erkennen, daß der Scheck gestohlen oder gefälscht ist. Fälscht ein Dieb Ihre Unterschrift auf einem gestohlenen Scheckformular, so muß die Bank nur dann den Schaden tragen, wenn sie den Betrag auszahlt, obwohl der Scheck gesperrt und die Fälschung erkennbar war.

• Melden Sie deshalb einen Verlust des Scheckhefts sofort Ihrer Bank.

Diebstahl einer Bargeldkarte

Wenn Ihnen Ihre Bargeldkarte gestohlen wird, haben Sie alle Folgen und Nachteile einer mißbräuchlichen Verwendung zu tragen, und zwar auch dann, wenn Sie dem betreffenden Kreditinstitut den Verlust anzeigen.

• Melden Sie trotzdem den Verlust unverzüglich, da man dann die Automaten entsprechend einstellen und den Schaden gering halten kann.

• Bewahren Sie nie Ihre Bargeldkarte zusammen mit Ihrer persönlichen Geheimnummer auf. Ohne diese Nummer ist die Karte für den Dieb wertlos.

VERLUST VON DOKUMENTEN IM AUSLAND

• Wenn Sie sich im Ausland befinden und dort eine Kreditkarte, Bargeldkarte, Scheckkarte oder ein Scheckheft verlieren, informieren Sie möglichst bald die betreffende Bank oder die Kreditkartengesellschaft. Rufen Sie sie an, oder schicken Sie ein Telegramm.

• Wenn Sie infolge des Verlusts zu wenig Geld in Landeswährung haben, bitten Sie das Institut um dringende Überweisung von Bargeld auf eine für Sie erreichbare Bank.

• Informieren Sie die örtliche Polizei über den Verlust, und bitten Sie um eine schriftliche Bestätigung dafür, daß Sie dies getan haben.

Wenn Sie Ihren Paß verlieren

• Wenn Ihnen im Ausland Ihr Reisepaß abhanden kommt oder gestohlen wird, informieren Sie zuerst die Polizei. Wenn Sie die Landessprache nicht beherrschen, bitten Sie jemanden, der sie spricht, mit Ihnen zu kommen und Ihnen zu helfen, die Polizei zu unterrichten.

• Bitten Sie die Polizei, Ihnen schriftlich zu bestätigen, daß Sie den Verlust angezeigt haben. Wenn man Ihnen solch eine Bescheinigung nicht ausstellen will, notieren Sie sich die Polizeistation und, wenn möglich, den Namen des Beamten, mit dem Sie gesprochen haben.

• Als nächstes setzen Sie sich mit dem Konsulat oder der Botschaft der Bundesrepublik Deutschland in Verbindung. Dort kann man Ihnen einen Ersatzreisepaß oder ein Notdokument ausstellen, damit Sie nach Hause kommen. Die Polizei sollte in der Lage sein, Ihnen die Adresse und Telefonnummer des Konsulats zu nennen. Andernfalls können Sie sich im Telefonbuch der nächsten größeren Stadt oder der Hauptstadt des betreffenden Landes informieren.

• Wenn Sie für die Einreise in das Land, in dem Sie den Reisepaß verloren haben, ein Visum brauchten, müssen Sie wahrscheinlich in den neuen Reisepaß ein Ersatzvisum bekommen. Fragen Sie im Konsulat, ob dies notwendig ist und wie man das Visum beantragt.

- Versuchen Sie möglichst, sich Ihre persönliche Geheimnummer zu merken. Wenn Sie sich die Nummer aufschreiben müssen, bewahren Sie sie so auf, daß sie etwas anderes zu sein scheint, z. B. eine Telefonnummer.
- Die gleichen Regeln und Vorsichtsmaßnahmen gelten für Kredit- und Scheckkarten, die als Bargeldkarten verwendet werden können.

Wenn Sie einen Geldschein beschädigen
Wenn Sie versehentlich einen Geldschein beschädigen, indem Sie ihn etwa in einer Tasche stecken lassen und in der Waschmaschine mitwaschen oder ihn teilweise verbrennen, können Sie ihn ersetzt bekommen.
- Bringen Sie die Überbleibsel des Geldscheins zu Ihrer Bank, und bitten Sie dort um Ersatz. Ist der Schein noch annähernd erkennbar oder fehlt nur ein geringer Teil, so wird man Ihnen den Schaden direkt ersetzen. Ist der Schein so beschädigt, daß erhebliche Teile – z. B. die Seriennummer – nicht mehr erkennbar sind, so wird die Bank den Geldschein mit einem entsprechenden Antrag an die zuständige Zweigstelle der Bundeszentralbank weiterleiten. Diese wird dann entscheiden, ob sie den Geldschein umtauscht.

Ist der Geldschein zu stark zerstört, ist z. B. weniger als die Hälfte des Scheines erkennbar, kann die Bank den Umtausch ablehnen oder zurückstellen. Dieses Verfahren wird jedoch etliche Wochen in Anspruch nehmen.

Nützliche Adressen

ADAC

Am Westpark 8
81373 München
Tel.: (0 89) 7 67 60

ADAC-Pannenhilfe

Tel.: (01 80) 2 22 22 22
Diese Nummer ist bundesweit einheitlich.

Anonyme Alkoholiker

Siehe S. 354

Arbeiter-Samariter-Bund

Bundesverband

Sülzburgstraße 140
50937 Köln
Tel.: (02 21) 47 60 50

Arbeiterwohlfahrt Bundesverband e. V.

Oppelner Straße 130
53119 Bonn
Tel.: (02 28) 6 68 50

Arbeitsgemeinschaft der Verbraucher

Heilsbachstraße 20
53123 Bonn
Tel.: (02 28) 6 48 90

Bayerisches Rotes Kreuz – Bergwacht

Holbeinstraße 11
81679 München
Tel.: (0 89) 9 24 10

Blaues Kreuz in Deutschland e. V.

Siehe S. 354

Bund der Versicherten e. V.

(Verbraucherschutz-Verein für Versicherte)

22052 Hamburg
Tel.: (0 41 93) 9 42 22

Bundesverband der Elternkreise drogengefährdeter und -abhängiger Jugendlicher

Köthener Straße 38
10963 Berlin
Tel.: (0 30) 2 62 60 89

Bundesvereinigung Lebenshilfe für geistig Behinderte e. V.

Raiffeisenstraße 18
35043 Marburg
Tel.: (0 64 21) 49 10
Örtliche Vereinigungen sind unter „Lebenshilfe für geistig Behinderte e. V." im Telefonbuch zu finden.

Der weiße Ring

(Organisation, die Opfern von Verbrechen hilft)

Weberstraße 16
55130 Mainz
Tel.: (0 61 31) 8 30 30

Deutsche Lebens-Rettungs-Gesellschaft

Präsidium

Im Niedernfeld 2
31542 Bad Nenndorf
Tel.: (0 57 23) 95 54 00

Deutscher Alpenverein

Hauptverwaltung

Von-Kahr-Straße 2–4
80997 München
Tel.: (0 89) 14 00 30

Deutscher Caritasverband

Zentrale

Karlstraße 40
79104 Freiburg
Tel.: (07 61) 20 00

Deutscher Guttemplerorden

Siehe S. 354

Deutscher Kanuverband

Bertaallee 8
47055 Duisburg
Tel.: (02 03) 99 75 90

Deutscher Kinderschutzbund

Bundesgeschäftsstelle

Schiffgraben 29
30159 Hannover
Tel.: (05 11) 30 48 50

Deutscher Mieterbund

Aachener Straße 313
50931 Köln
Tel.: (02 21) 94 07 70

Deutscher Paritätischer Wohlfahrtsverband

(Gesamtverband)

Heinrich-Hoffmann-Straße 3
60528 Frankfurt
Tel.: (0 69) 6 70 60

Deutscher Seglerverband e. V.

Gründgensstraße 18
22309 Hamburg
Tel.: (0 40) 6 32 00 90

Deutscher Skiverband

Hubertusstraße 1
82152 Planegg
Tel.: (0 89) 8 57 90 09

Deutsches Jugendherbergswerk

Hauptverband

Bismarckstraße 8
32756 Detmold
Tel.: (0 52 31) 7 40 10

Deutsches Rotes Kreuz – Bergwacht Württemberg

Badstraße 41
70372 Stuttgart
Tel.: (07 11) 55 10 44

Deutsches Rotes Kreuz

Generalsekretariat

Friedrich-Ebert-Allee 71
53113 Bonn
Tel.: (02 28) 54 11

Diakonisches Werk der Evangelischen Kirche in Deutschland

Stafflenbergstraße 76
70184 Stuttgart
Tel.: (07 11) 2 15 90

Johanniter-Unfall-Hilfe e. V.

Bundesgeschäftsführung

Karl-Legien-Straße 188
53117 Bonn
Tel.: (02 28) 6 83 00

Kreuzbund e. V.

Siehe S. 354

Malteser-Hilfsdienst

Generalsekretariat

Hauptstraße 22–24
51103 Köln
Tel.: (02 21) 98 22 01

Pro Familia

Bundesgeschäftsstelle

Stresemannallee 3
60596 Frankfurt
Tel.: (0 69) 63 90 02

Stiftung Warentest

Lützowplatz 11–13
01785 Berlin
Tel.: (0 30) 2 63 10

Vertrieb:
Julius-Hölder-Straße 47
70579 Stuttgart
Tel.: (01 80) 2 32 13 13

Vergiftungen

Siehe S. 32–33

Verkehrsopferhilfe e. V.

Glockengießerwall 1
20095 Hamburg
Tel.: (0 40) 30 18 00

Zentralruf der Autoversicherer

Tel.: 1 92 13
In: Aachen, Berlin, Essen, Frankfurt, Hamburg, Hannover, Köln, München, Nürnberg, Saarbrücken.

Register

Kapitelüberschriften und Hauptstichwörter sind **halbfett** gedruckt.

A

C

D

E

F

G

H

I

J

K

L

M

S

T

U

V

W

X

Z

BILDNACHWEIS

Umschlagrückseite
o. l.: Petra Loewen/Bildarchiv Superbild; o. M.: Rawi/Mauritius; o. r.: Rolf Hayo/Picture Press; M. l.: Bildarchiv Superbild; M.: Schröter/Mauritius; M. r.: Klaus Kerth/ZEFA; u. l.: Mahrholz/Mauritius; u. M.: R. Morsch/ZEFA; u. r.: Rawi/Mauritius

Innenteil
38 o. l.: Rolf Hayo/Picture Press; M. l.: Petra Loewen/Bildarchiv Superbild; M. r.: Bildarchiv Superbild; u. l.: Rawi/Mauritius; u. r.: L. Schröter/Mauritius; 39 o. l.: Klaus Kerth/ZEFA; o. r.: Rawi/Mauritius; M. l.: Mahrholz/Mauritius; u. l.: R. Morsch/ZEFA; 42 Petra Loewen/Bildarchiv Superbild; 44/45 Loster und Weisensel; 140 Rawi/Mauritius; 158 Georg Kaplan (2); 159 Heinrich Geuther KG, Mitwitz-Steinach; 160 A. Kolckmann GmbH, Alfdorf; 161 Georg Kaplan; 162 Photomedia/Bavaria; 163, 164 Georg Kaplan (3); 165 R. Schmid/Bildarchiv Huber; 188 Rolf Hayo/Picture Press; 225 ADAC; 226 Bildarchiv Superbild; 265 Prof. R. Scorer (5); 274 L. Schröter/Mauritius; 289 aus „Der große ADAC-Führer durch Wald, Feld und Flur“; 301 o. aus: Sepp Schnürer „Klettersteige Dolomiten-Brenta“, BLV Verlag; 309 Stuttgarter Sportwerkstätten Herbert Baschin, Foto: Dieter Woog; 324 Klaus Kerth/ZEFA; 326 S. Jonasson/Frank Lane Picture Agency Ltd.; 328 S. McCutcheon/Frank Lane Picture Agency Ltd.; 333 Jeff Cutting; 334 Mahrholz/Mauritius; 348 R. Morsch/Stockmarket/ZEFA; 357 Loster und Weisensel; 359 LKA Baden-Württemberg; 368 Rawi/Mauritius; 381 Formularverlag W. Kohlhammer.

ILLUSTRATOREN

Andrew Aloof
Dick Bonson
Klaus Bürgle
Charles Chambers
Brian Delf
Jennifer Eachus
Colin Emberson
Grose/Thurston
Nicholas H. T. Hall
Ingo Hess
Rosalind Hewitt
Hellmut Hoffmann
Harald Konopatzki
Milada Krautmann
Ivan Lapper
Gordon Lawson
Malcolm McGregor
David Nockels
Stephen Pointer
A. W. K. A. Popkiewicz
Bill Prosser
Walter Schöllhammer

FOTOGRAFEN

Johannes D. Damm
Dieter Elsässer
Wilfried Göbel
Andra Nelki
David Sheppard
Studio Wellinger und Heidrich
Dieter Woog

Wichtige Telefonnummern

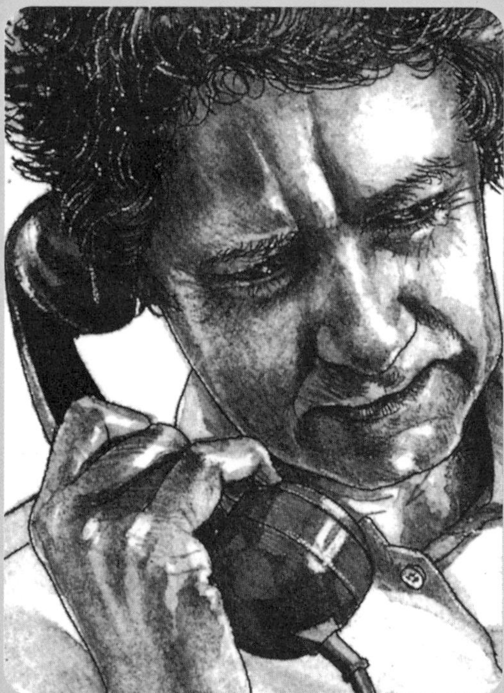

Hier können Sie Telefonnummern eintragen, die Sie in Notfällen brauchen. Schreiben Sie die Zahlen groß und deutlich; vielleicht müssen Sie sie bei schwachem Licht lesen.

Hausarzt

Fachärzte

Zahnarzt

Krankenhaus

Krankenpflege

Tierarzt

Elektriker

Installateur

Gaswerk

Autowerkstatt